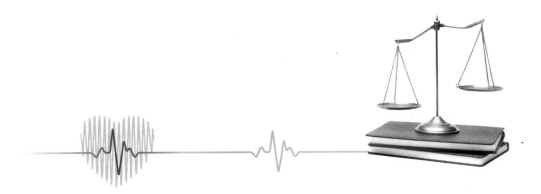

| SOCIAL INJUSTICE AND PUBLIC HEALTH |
Third Edition

사회정의와 건강

사회 불의에 맞서 어떻게 건강을 지킬 것인가?

배리 S. 레비 엮음 | 신영전 외 옮김

한울
아카데미

❧ 일러두기

이 책의 모든 각주는 옮긴이의 것입니다.

건강, 평화 및 사회정의에 막대한 공헌을 한
빅터 W. 시델(Victor W. Sidel, MD) 박사를 추모하며 이 책을 바칩니다.

CONTENTS

3부 사회 불의가 공중보건 각 영역에 어떻게 영향을 미치나

CONTENTS

서 문

사회 불의는 전 세계적으로 많은 공중보건 문제들의 기저를 이루고 있다. 그것은 다양한 형태의 차별을 포함하여 여러 가지 방식으로 나타난다. 그것은 국가 내에서 '가진 자'와 '못 가진 자' 사이의 격차와 고소득 국가와 저소득 국가, 중간소득 국가 사이에 큰 격차를 만든다. 이것은 질병, 부상, 장애, 조기 사망을 야기한다. 보건 전문가, 보건 전문직 학생 및 기타 사람들은 사회 불의를 줄이고 건강에 미치는 영향을 최소화하기 위해 사회 불의를 이해해야 한다.

이 책은 사회 불의와 그것이 건강에 미치는 영향과 이를 해결하기 위해 해야 할 일을 이해하기 위한 포괄적인 접근방식을 제안한다. 제1부는 사회 불의가 건강에 미치는 영향을 탐구한다. 제2부는 10개의 특정 인구 집단의 건강이 사회 불의에 의해 어떻게 영향을 받는지 자세히 설명한다. 제3부는 사회 불의가 공중보건의 10가지 측면에서 어떻게 건강에 악영향을 미치는지 살펴본다. 제4부는 실천 의제를 제공한다.

빅터 시델 박사와 나는 『사회 불의와 건강(Social Injustice and Public Health)』의 첫 두 판을 공동 편집했다. 우리는 사회 불의의 뿌리와 그것이 건강에 미치는 영향에 대해 더 나은 이해를 제공하고, 교육과 연구를 촉진하고, 사회 불의의 감소와 건강 결과에 미치는 영향을 최소화하기 위한 실천을 활성화시키기 위해 이 책을 개정해 왔다. 시델 박사는 2018년 1월 세상을 떠났다. 사회 불의를 해결하기 위한 그의 헌신과 기여는 계속해서 이 작업에 영감을 주고 있다.

2019년 3월 매사추세츠주 서본에서
배리 S. 레비(Barry S. Levy)

감사의 말

『사회 불의와 건강』의 제3판을 개정하는 데는 많은 사람들의 기술과 자원이 관여되어 있으며, 매우 감사하게 생각한다.

전문 지식과 통찰력을 반영해 장(chapter)과 텍스트 상자를 작성한 모든 기여자들에게 감사드린다. 사회 불의와 건강에 대한 그들의 헌신은 이 책에 기여한 그들의 작업에 뚜렷이 드러난다.

정보 접근 및 인용, 원고 초안 준비, 기고자들과의 의사소통을 조정하는 일을 훌륭하게 처리해 준 헤더 맥스토(Heather McStowe)에게 깊은 감사를 표한다.

옥스퍼드 대학 출판부의 채드 지머만(Chad Zimmerman), 콜 레이먼(Chloe Layman)과 다른 사람들, 데바세나 베다무르디(Devasena Vedamurthi)와 뉴젠 지식 작업(Newgen Knowledge Works) 생산팀에 있는 다른 사람들, 그리고 교정담당자 애니 우이(Annie Woy)의 지도, 도움, 지원에 매우 감사드린다.

마지막으로, 아내 낸시 레비(Nancy Levy)의 지속적인 격려와 지원에 감사와 사랑을 표한다.

배리 S. 레비

엮은이 소개

레비, 배리 S.(Barry S. Levy, MD, MPH)는 직업 및 환경 보건 의사이자 역학자로 터프츠 의과대학(Tufts University School of Medicine)의 공중보건학과 겸임 교수이자 작업 및 환경 보건 분야의 자문위원(consultant)이다. 이 책의 이전 두 판 외에도, 그는 직업 및 환경 보건과 기후변화, 전쟁, 테러가 공중보건에 미치는 영향, 캄보디아 난민 위기에 대한 대응, 공중보건 기술과 실천에 대한 17권의 책을 공동 편집했다. 그는 200개 이상의 저널 기사와 책의 장(chapter)들을 저술했다. 레비 박사는 이전에 질병통제예방센터(Centers for Disease Control and Prevention)의 역학자, 매사추세츠 의과대학 (University of Massachusetts Medical School) 교수, 국제 보건 프로그램 및 프로젝트 책임자로 일했다. 그는 미국 공중보건 협회의 회장을 역임했고, 최고 영예인 세지윅 (Sedgwick) 기념 메달을 받았다.

기여자 소개

캐럴 이슬리 앨런(Carol Easley Allen), PhD, RN

트윈 솔루션 회사(Twin Solutions LLC)

앨라배마주 헌츠빌 callen1946@gmail.com

미론 알루키안 주니어(Myron Allukian, Jr.), DDS, MPH

세계보건협회(World Federation of Public Health Associations) 구강보건실무단 부의장

구강 건강을 위한 매사추세츠 연합 대표

매사추세츠주 보스턴, myalluk@aol.com

로버트 E. 애런슨(Robert E. Aronson), DrPH, MPH

테일러 대학교(Taylor University) 교수, 공중보건 프로그램 감독

인디애나주 업랜드 bob_aronson@taylor.edu

루스 벨(Ruth Bell), PhD

유니버시티 칼리지 런던(University College London) 건강형평성 연구소(Institute for Health Equity) 공중보건 및 역학 선임고문

영국 런던, r.bell@ucl.ac.uk

람라 벤매마르(Ramla Benmaamar), PhD

금연 세계를 위한 재단(Foundation for a Smoke-Free World)

글로벌 과학 커뮤니케이션(Scientific Communication) 감독

뉴욕주 뉴욕, ramla.benmaamar@smokefreeworld.org

탈리아 매 벳쳐(Talia Mae Bettcher), PhD

캘리포니아 주립대학교 로스앤젤레스(California State University, Los Angeles) 철학과 교수

캘리포니아주 로스앤젤레스, tbettch@exchange.calstatela.edu

캐서린 볼스(Kathryn Bolles), MPH

세이브 더 칠드런(Save the Children) 국제 건강과 영양 감독

워싱턴 DC 워싱턴, kbolles@savechildren.org

앤절라 M. 브라싱턴(Angela M. Brasington), MSPH

미국 국제개발처(United States Agency for International Development) 세계보건국 인구집단 및 생식보건 사무소 사회 및 행동 변화(Social and Behavior Change) 선임고문

워싱턴 DC 워싱턴, abrasington@usaid.gov

폴라 브레이브먼(Paula Braveman), MD, MPH

캘리포니아 대학교 샌프란시스코(University of California, San Francisco) 가정 및 지역사회의학 교수

건강형평성센터 감독

캘리포니아주 샌프란시스코, Paula.Braveman@ucsf.edu

조셉 E. 브레너(Joseph E. Brenner), MA

무역 및 보건정책 분석센터(Center for Policy Analysis on Trade and Health, CPATH) 공동감독

캘리포니아주 샌프란시스코, jebrenner@cpath.org

J. 래리 브라운(J. Larry Brown), PhD

국제 아동기회(Chances for Children International) 대표

하버드 보건대학(Harvard T. H. Chan School of Public Health) 명예교수

brown.ilarry@gmail.com

제이 C. 버틀러(Jay C. Butler), MD

알래스카 건강 및 사회서비스부 공중보건부 감독 및 최고 의료책임자

알래스카주 앵커리지, JayButler@hotmail.com

테레사 H. 청(Theresa H. Cheng), MD, JD

UCLA 메디컬 센터 응급의학과

캘리포니아주 로스앤젤레스, Theresa.h.cheng@gmail.com

정혜주(Haejoo Chung), MSc, PhD

고려대학교 보건사회정책학 교수

BK21 PLUS 인간생명-사회환경 상호작용 융합사업단장

대한민국 서울, hpolicy@korea.ac.kr

마틴 D. 코헨(Martin D. Cohen), MSW

메트로 웨스트 건강재단(Metro West Health Foundation) 대표 및 최고경영자

매사추세츠주 프레밍험, mcohen@mwhealth.org

마사 F. 데이비스,(Martha F. Davis), JD

인권과 국제경제 프로그램(Program on Human Rights and the Global Economy) 체험교육학장

노스이스트 대학교 법학대학원(Northeastern University School of Law) 법학교수

매사추세츠주 보스턴, m.davis@northeastern.edu

사라 데그(Sarah Degue), PhD

국립질병예방통제센터(National Center for Injury Prevention and Control Centers for Disease Control and Prevention) 폭력예방과 노인보건 과학자

조지아주 아틀랜타, hci2@cdc.gov

어니스트 드러커(Ernest Drucker), PhD

뉴욕대학교(New York University) 국제보건대학 연구 과학자 및 공중보건학 교수

몬테피오레 의료센터(Montefiore Medical Center) 및 알버트 아이슈타인 의과대학(Albert Einstein College of Medicine) 가정의학 및 사회의학 명예교수

뉴욕주 뉴욕, emdrucker@earthlink.net

세릴 E. 이슬리(Cheryl E. Easley), PhD, RN

트윈 솔루션 회사(Twin Solutions LLC)

앨라배마주 하베스트, ce650l@gmail.com

윌리암 W. 이튼(William W. Eaton), PhD

존스홉킨스 블룸버그 보건대학(Johns Hopkins Bloomberg School of Public Health) 정신건강학과 교수

메릴랜드주 볼티모어

M. 제임스 엘리아드스(M. James Eliades), MD, MPH

미얀마 양곤 국제 인구집단서비스 아시아 말라리아 퇴치 감독

컬럼비아 대학교 의료센터(Columbia University Medical Center) 인구집단 및 가족건강 조교수

뉴욕주 뉴욕, mje2127@cumc.columbia.edu

캐럴 L. 에스테스(Carroll L. Estes), PhD

건강노화연구소 설립자 및 이사

캘리포니아 대학교 샌프란시스코(University of California, San Francisco) 간호대학 사회 및 행동과학부 명예교수

캘리포니아주 샌프란시스코, Carroll.estes@gmail.com

폴 M. 파머(Paul E. Farmer), MD, PhD

하버드 대학교(Harvard University) 콜로코트로네스 대학교(Kolokotrones University) 교수

파트너스 인 헬스(Partners In Health) 공동설립자

매사추세츠주 보스턴, paul_farrner@hms.harvard.edu

올리버 파인(Oliver Fein), MD

코넬(Weill Cornell) 대학교 웨일 의과대학 의료 및 보건의료정책 및 연구학과 부학장

임상의학/임상건강정책 및 연구 교수

뉴욕주 뉴욕, ofein@med.cornell.edu

헨리 A. 프리드먼(Henry A. Freedman), LLB, Hon Dr Law

법학박사.

뉴욕주 뉴욕, HenryAFreedman@gmail.com

프리야 간디(Priya Gandhi), MS

로버트 우드 존슨 재단(Robert Wood Johnson Foundation) 연구-평가-교육 부서 공동연구원

뉴저지주 프린스턴, pgandhi@rwjf.org

H. 잭 가이거(H. Jack Geiger), MD, MSciHyg

뉴욕 시립대학교(City College of New York) CUNY 의과대학(CUNY Medical School) 아서 C. 로건(Arthur C. Logan)
의대 명예교수

뉴욕주 뉴욕, jgeiger@igc.org

릴리안 겔버그(Lillian Gelberg), MD, MSPH

UCLA 데이비드 게펜 의과대학(David Geffen School of Medicine at UCLA)가정의학과 / UCLA 보건대학(UCLA Fielding
School of Public Health) 보건정책 및 관리학부 교수

VA 그레이터 로스앤젤레스 건강관리 시스템(VA Greater Los Angeles Healthcare System)

캘리포니아주 로스앤젤레스, LGelberg@mednet.ucla.edu

로버트 M. 굴드(Robert M. Gould), MD

UCSF 의과대학(UCSF School of Medicine) 산부인과 및 생식과학부 부교수, 사회적 책임을 위한 의사회 전 대표

캘리포니아주 샌프란시스코, rmgouldl@yahoo.com

노라 엘런 그로스(Nora Ellen Groce), PhD

UCLS 장애연구센터 센터장

유니버시티 칼리지 런던(University College London) 공중보건 및 역학 교수

영국 런던, nora.groce@ucl.ac.uk

소피아 그러스킨(Sofia Gruskin), JD, MIA

켁 의과대학(Keck School of Medicine) 예방의학 교수/ 굴드 법학대학원(Gould School of Law) 예방의학 및 법 교수

서던캘리포니아 대학교(University of Southern California) 글로벌건강불평등연구센터 및 글로벌 건강과 인권 프로그램 감독

캘리포니아주 로스앤젤레스, Sofia.Gruskin@med.usc.edu

레이첼 건살루스(Rachel Gunsalus), MPH

가이거 깁슨 지역사회 보건정책 프로그램(Geiger Gibson Program) 보조 감독

조지워싱턴 대학교(George Washington University) 밀켄 보건대학(Milken Institute School of Public Health)

워싱턴DC 워싱턴, rgunsalus@gwu.edu

존 W. 해치(John W. Hatch), PhD

노스캐롤라니아 대학교(University of North Carolina) 건강행동학부 명예교수

노스캐롤라이나주 채플힐, jhatch5 505@yahoo.com

필리프 헤셀(Philipp Hessel), PhD

학부연구이사

안데스 대학교(University of the Andes) 알베르토 예라스 카마스 공과대학 부교수

콜롬비아 보고타, p.hessel@uniandes.edu.co

데이비드 U. 힘멜슈타인(David U. Himmelstein), MD

뉴욕 시립대학교 헌터 칼리지(City University of New York at Hunter College) 공중보건학 명예교수

하버드 의과대학(Harvard Medical School) 의학 강사

매사추세츠주 보스턴, dhimmels@hunter.cuny.edu

앨리스 호로위츠(Alice M. Horowitz), PhD

메릴랜드 대학교 보건대학원, 건강행태 및 지역사회 건강교실(Behavioral and Community Health, University of Maryland School of Public Health) 연구 부교수

메릴랜즈주 칼리지파크, ahorowit@umd.edu

하워드 후(Howard Hu), MD, MPH, ScD

워싱턴 대학교(University of Washington) 공중보건학교 환경 및 산업보건과학 소속 교수

워싱턴주 시애틀, hhu5@uw.edu

빈센트 이아코피노(Vincent Iacopino), MD, PhD

인권을 위한 의사(Physicians for Human Rights) 선임의료고문/ 뉴욕주 뉴욕,

미네소타 대학교 의과대학(University of Minnesota Medical School) 겸임교수

미네소타주 미니애폴리스, viacopino@phr.org

16

로야 이자디-마그수디(Roya Ijadi-Maghsoodi), MD, MSHPM

로스앤젤레스 캘리포니아 대학교(University of California, Los Angeles, UCLA) 정신의학과 생물행동과학부 인구 행동 보건부문 조교수

의료혁신, 구현 및 정책을 위한 HSR&D 센터

미국 재향군인회 그레이터 로스앤젤레스 건강관리 시스템(VA Greater Los Angeles Healthcare System)

캘리포니아주 로스앤젤레스, Rijadimaghsoodi@mednet.ucla.edu

케이 A. 존슨(Kay A. Johnson), MPH, EdM,

(주)존슨 컨설팅 그룹 대표

버몬트주 헤인즈버그, kay.johnson@johnsongci.com

리처드 졸리(Richard Jolly), PhD

서섹스 대학교(University of Sussex) 교수

개발연구소(Institute of Development Studies) 연구원

R.Jolly@ids.ac.uk

오마르 칸(Omar Khan), MD, MHS

델라웨어 건강과학연합(Delaware Health Sciences Alliance) 대표 및 최고경영자

토머스 재퍼슨 대학교(Thomas Jefferson University) 가족 및 지역사회의학 부교수

델라웨어주 윌밍턴, okhan@Chrisitianacare.org

낸시 크리거(Nancy Krieger), PhD

하버드 보건대학 사회와 행동과학부(Department of Social and Behavioral Sciences, Harvard T. H. Chan School of Public Health) 사회역학교수

미국암학회(American Cancer Society) 임상연구교수

매사추세츠주 보스턴, nkrieger@hsph.harvard.edu

린다 영 랜더스먼(Linda Young Landesman), DrPH, MSW

랜더스먼 컨설팅(Landesman Consulting)/ 뉴욕주 라이브룩,

매사추세츠 대학교 애머스트(University of Massachusetts Amherst) 공중보건학 겸임 조교수

매사추세츠주 애머스트, lindalandesman@aol.com

로버트 S. 로런스(Robert S. Lawrence), MD

존스홉킨스 블룸버그 보건대학(Johns Hopkins Bloomberg School of Public Health) 살기좋은미래센터(Center for a Livable Future)명예교수

메릴랜드주 볼티모어, rlawrenl@jhu.edu

배리 S. 레비 MD. MPH

터프츠 의과대학(Tuft University School of Medicine) 공중보건과 지역사회의학과 겸임교수

매사추세츠주 서본, blevy@igc.org

데이비드 MKI 류(David MKI Liu), MD, JD, PhD

투올러미 카운티 미욱 부족 건강센터(Tuolumne Me-Wuk Tribal Health Center) 최고 의료책임자

캘리포니아주 투올러미 카운티, kliumd@gmail.com

에밀리아 롬바디(Emilia Lombardi), PhD

볼드윈 월러스 대학교(Baldwin Wallace University) 공중보건 및 예방서비스학과 부교수

오하이오주 베레아, elombard@bw.edu

케이 러브레이스(Kay Lovelace), PhD, MPH

노스캐롤라이나 대학교 그린즈버러(The University of North Carolina at Greensboro) 보건인문대학 공중보건 교육학부 부교수

노스캐롤라이나주 그린스보스, kalovela@uncg.edu

지나 마란토(Gina Maranto), MA

마이애미 대학교(University of Miami) 레너드와 제인 아베스 센터(The Leonard and Jayne Abess Center) 환경과학과 정책 대학원 생태과학과 정책 프로그램 코디네이터

플로리다주 코럴게이블즈, g.maranto@miami.edu

마이클 마멋(Michael Marmot), MD, PhD

유니버시티 칼리지 런던(University College London) 건강형평성 연구소 공중보건 및 역학 교수

영국 런던, m.marmot@ucl.ac.uk

제임스 A. 머시(James A. Mercy), PhD

국립질병예방통제센터(National Center for Injury Prevention and Control Centers for Disease Control and Prevention) 폭력예방 부서 감독

조지아주 애틀랜타, jam2@cdc.gov

엘리자베스 M. 무어(Elizabeth M. Moore), MD

UCLA 세멜 신경과학 및 인간행동연구소(UCLA Semel Institute for Neuroscience and Human Behavior) 레지던트

캘리포니아주 로스앤젤레스, EMMoore@mednet.ucla.edu

조이아 S. 무커지(Joia S. Mukherjee), MD, MPH,

하버드 의과대학(Harvard Medical School) 국제보건 및 사회의학과 부교수/ 파트너스 인 헬스(Partners In Health) 최고 의료책임자

매사추세츠주 보스턴, jmukherjee@pih.org

카를레스 문태너(Carles Muntaner), MD, PhD

토론토 대학교(University of Toronto) 델라 라나 보건대학 블룸버그 간호학부 정신학 교수

성미카엘 병원(St. Michael's Hospital) 도시건강 솔루션 센터

캐나다 토론토, carles.muntaner@utoronto.ca

린다 래 머라이(Linda Rae Murray), MD, MPH

일리노이스 대학교 시카고 보건대학(University of Illinois at Chicago School of Public Health) 겸임 부교수

보건의료정책연구단 이사

일리노이주 시카고, lindarae.murray@gmail.com

새뮤얼 S. 마이어스(Samuel S. Myers), MD, MPH

하버드 보건대학(Harvard T. H. Chan School of Public Health) 환경보건학과 수석연구 과학자

매사추세츠주 보스턴, smyers@hsph.harvard.edu

카르멘 리타 네바레즈(Carmen Rita Nevarez), MD, MPH
공중보건연구소 대외홍보 부사장
캘리포니아주 오클랜드, crnevarez@phi.org

에드윈 NG(Edwin NG), PhD, MSW
레니슨 대학교(Renison University College) 사회복지대학 부교수
캐나다 워털루, edwin.ng@uwaterloo.ca

레이먼드 C. 오펜헤이저(Raymond C. Otfenheiser)
글로벌 개발을 위한 노터데임 계획(Notre Dame Initiative for Global Development) 감독
노터데임 대학교(University of Notre Dame) 커프 국제 전문대학 교수
인디애나주 노터데임, roffenhe@nd.edu

샬럿 S. 필립스(Charlotte S. Phillips), MD
브루클린 포 피스(Brooklyn for Peace)의 의장
뉴욕주 브루클린, c.phillips8@verizon.net

알론조 L. 플라우(Alonzo L. Plough), PhD, MPH
로버트 우드 존슨 재단(Robert Wood Johnson Foundation) 연구-평가-교육 부서 최고위 과학 책임자 및 부대표
뉴저지주 프린스턴, aplough@rwjf.org

사라 로젠바움(Sara Rosenbaum), JD
조지워싱턴 대학교(George Washington University) 밀켄 보건대학(Milken Institute School of Public Health) 보건정책학과 해럴드와 제인허쉬 보건법 및 정책 교수
워싱턴DC 워싱턴, sarar@gwu.edu

레너드 S. 루벤스타인(Leonard S. Rubenstein), JD, LLM
존스홉킨스 블룸버그 보건대학(Johns Hopkins Bloomberg School of Public Health) 공중보건 및 인권센터 선임 과학자
메릴랜드주 볼티모어, lrubenstein@jhu.edu

앤서니 L. 슐라프(Anthony L. Schlaff), MD, MPH
터프츠 대학교 의과대학(Tufts University School of Medicine) 공중보건 및 지역사회의학 교수
공중보건 프로그램 감독
매사추세츠주 보스턴, anthony.schlaff@tufts.edu

윌리엄 F. 슐츠(William F. Schulz), DMin
하버드 대학교(Harvard University) 케네디 공과대학 Carr 인권정책센터 선임연구원
매사추세츠주 보스턴

엘런 R. 섀퍼(Ellen R. Shaffer), PhD, MPH
캘리포니아 대학교 샌프란시스코 메디컬 센터(University of California, San Francisco Medical Center) 겸임교수
무역 및 보건정책분석 센터(Center for Policy Analysis on Trade and Health) 공동소장
캘리포니아주 샌프란시스코, ershaffer@cpath.org

마크 시델(Mark Sidel), JD
위스콘신 대학교 로스쿨(University of Wisconsin Law School) 도일-바스콤(Doyle-Bascom) 법공공대학 교수
위스콘신주 매디슨, mark.sidel@wisc.edu

마들렌 스미스(Madeleine Smith), MHS

금연 세계를 위한 재단(Foundation for a Smoke-Free World) 수석 전략 연구 분석가

뉴욕주 뉴욕, madeleine.smith@smokefreeworld.org

게일 스네트로(Gail Snetro), MPH

미국 세이브 더 칠드런(Save the Children USA) 지역사회 및 사회변화 선임 고문

남아프리카공화국 케이프타운, gsnetro@savechildren.org

파트리스 M. 서턴(Patrice M. Sutton), MPH

샌프란시스코 캘리포니아대학교(University of California, San Francisco) 생식 건강 및 환경 프로그램 연구 과학자

캘리포니아주 샌프란시스코, Patrice.Sutton@ucsf.edu

마이클 J. 툴(Michael J. Toole), MBBS, BMedSc, DTM&H

모내시 대학교(Monash University) 보건 및 예방의학대학 교수

버넷 연구소(Burnet Institute) 영양 수석고문 수석연구원

호주 멜버른, mike.toole@burnet.edu.au

린다 빌라로사(Linda Villarosa), MA(Journalism)

뉴욕 시립대학교(The City College of New York) 미디어커뮤니케이션 아트 조교수

뉴욕타임즈 매거진(New York Times Magazine) 기고작가

뉴욕주 뉴욕, lvillarosa@gmail.com

스티븐 P. 월리스(Steven P. Wallace), PhD

캘리포니아 대학교 로스앤젤레스(UCLA) 보건대학 지역사회 건강학 교수

UCLA 보건정책연구센터 감독

캘리포니아주 로스앤젤레스, swallace@ucla.edu

셸리 K. 화이트(Shelley K. White), PhD, MPH, OTR

시몬스 대학교(Simmons University) 보건 및 사회학 부교수

공중보건 석사 프로그램 감독

매사추세츠주 보스턴, shelley.white@simmons.edu

토니 L. 화이트헤드(Tony L. Whitehead), PhD, MSHyg,

메릴랜드 대학교(University of Maryland) 인류학 명예교수

메릴랜드주 칼리지파크, tonywhitehead 1122@gmail.com

슈테피 울핸들러(Steffie Woolhandler), MD, MPH, MA

뉴욕 시립대학교 헌터 칼리지(Hunter College) 보건학 명예교수

하버드대학교 의과대학(Harvard Medical School) 의학 강사

매사추세츠주 보스턴, swoolhan@hunter.cuny.edu

데릭 야크(Derek Yach), MBchB, MPH

금연 세계를 위한 재단(Foundation for a Smoke-Free World) 대표

뉴욕주 뉴욕, derek.yach@smokefreeworld.org

1부

서론

사회 불의가 공중보건에 미치는 영향
The Impact of Social Injustice on Public Health

배리 S. 레비
번역 신영전

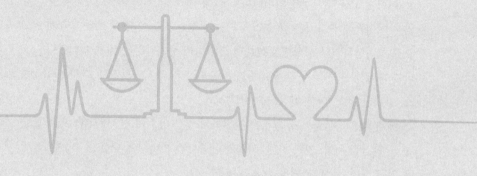

배리 S. 레비(BARRY S. LEVY)_ MD. MPH. 의사, 미국공중보건협회 회장 역임. 터프츠 의과대학(Tuft University School of Medicine) 공중보건과 지역사회의학과 겸임교수. 『전쟁과 공중보건(War and Public Health 2000)』, 『테러리즘과 공중보건(Terrorism and Public Health 2006)』, 『기후 변화와 공중보건(Climate Change and Public Health2015)』 등 공저. blevy@igc.org

신영전_ MD. MPH. PhD. 한양대학교 의대 /보건대학원 교수이다. 건강정치학, 건강정치사 등과 관련한 연구와 강의를 진행하고 있다. 건강은 정치적이며, 정치적 실현 가능성은 주어지는 것이 아니라 만들어가는 것이라 믿는다. yshin@hanyang.ac.kr

서문

사회 불의(social injustice)는 다음과 같이 다양한 양상으로 나타난다.

- 자원이 부족한 도심들(inner cities)과 농촌 지역들에 사는 많은 어린이들에게 그것은 적은 수의 교사, 혼잡한 교실, 기능적 문맹(functional illiteracy)과 함께 시장성 기술(marketable skills)의 발달이 거의 또는 전혀 없다는 것을 의미한다.
- 많은 유색 인종에게 그것은 낮은 임금, 적은 일자리와 승진 기회, 건강과 안전 관련 많은 위험에 노출되는 것을 의미한다.
- 많은 여성들에게 그것은 같은 일을 하는 남성 동료들에 비해 보수를 적게 받고 폭력적으로 공격당하거나 성적으로 학대당할 위험이 증가한다는 것을 의미한다.
- 국가 내에서 또는 국가 간에 이주가 강요되는 많은 사람들에게 그것은 심각한 스트레스, 부족한 안전, 나쁜 건강을 의미한다.
- 전 세계 많은 사람들에게 그것은 안전하지 않은 음식과 물, 열악한 위생, 표준 이하의 주택, 환경적 위험, 인권 침해, 의료와 공중보건 서비스에 대한 불충분한 접근, 예방할 수 있는 질병, 부상, 조기 죽음을 의미한다.

사회 불의는 개인과 공동체의 건강에 악영향을 미치는 조건을 만들어낸다. 그것은 개인과 집단에 인간의 기본적인 욕구를 충족시킬 수 있는 동등한 기회를 제공하는 것을 거부한다. 그 것은 기본적인 인권을 침해한다.

주요 정의들

사회 불의는 다음과 같이 두 가지 방식으로 정의되어 왔다(1). 사회 불의의 정의 중 하나는 더 많은 권력이나 영향력을 가진 사람들이 열등성에 대해 잘못된 인식에 기초해서 행한 사회의 특정 인구나 집단의 경제적, 사회적, 문화적, 시민적, 정치적 또는 기타 인권에 대한 불의나 침해를 말한다. 사회 불의로 고통 받는 인구나 집단은 인종이나 민족, 사회경제적 지위(계급), 연령, 성별, 성적 지향성 또는 다르다고 간주되는 인구나 집단 특성으로 정의될 수 있다. 이러한 인구 또는 집단은 종종 부당한 고정 관념이나 오명으로 고통 받고 있으며 증오와 폭력의 대상이 될 수 있다. 이 책의 제2부(2장부터 11장)는 이러한 사회 불의의 정의를 중심으로 구성되어 있으며, 각 장은 사회 불의에 의해 건강에 악영향을 받고 있는 인구나 집단에 초점을 맞추고 있다.

사회 불의에 대한 두 번째 정의는 미국 의학원(Institute of Medicine)[1]의 '공중보건(public health)'에 대한 다음과 같은 정의에 기초한다. 즉, (공중보건이란) 하나의 사회로서, 사람들이 건강해질 수 있는 조건들을 보장하기 위한 집단적 노력이라는 것이다(2). 이 두 번째 정의에 따르면 (사회 불의는) 사람들이 건강해질 수 있는 조건에 악영향을 미치는 정책이나 행동을 말한다. 이러한 유형의 사회 불의가 지역사회 전체, 전국, 심지어 전 지구적으로 종종 발생하지만, 빈곤층, 여성, 아동, 노인 등 사회 불의에 대한 첫 번째 정의에서 기술된 인구와 집단은 주로 이러한 정책이나 행동 때문에 불공평하게 고통을 겪는다. 이러한 사회 불의의 정의에 대한 예를 들면 다음과 같은 것들을 촉진하는 정책이나 행동이다.

- 무력 충돌 및 기타 형태의 폭력.
- 기후 변화.
- 환경오염 및 생태계 파괴.
- 정부 부패.
- 시민의 자유권과 자유 침해.
- 교육, 연구 및 공개 담론의 제한.

공중보건 종사자들은 모든 사람들이 위험과 불필요한 해악으로부터 보호받을 권리가 있다는 원칙을 준수한다(3). 이 책의 제3부(12장부터 21장까지)는 이 사회 불의의 정의를 중심으로 구성되어 있으며, 각 장은 공중보건의 각기 다른 측면에 초점을 맞춘다.

사회 불의의 뿌리

사회 불의에 대한 이 두 정의는 각각 사회의 구조나 개인이나 집단의 차별에서 비롯되는 공정성(fairness)이나 형평성의 결여를 나타낸다. 사회 불의의 뿌리는 다음과 같다.

- 빈곤.
- 사회 내 자원의 불공평한 분배.
- 인종주의, 성차별주의, 연령차별주의, 기타 형태의 차별.

---

[1] 미국 비영리, 비정부기구이다. 현재 '국립 의학 아카데미(National Academy of Medicine)'로 명칭이 변경되었다.

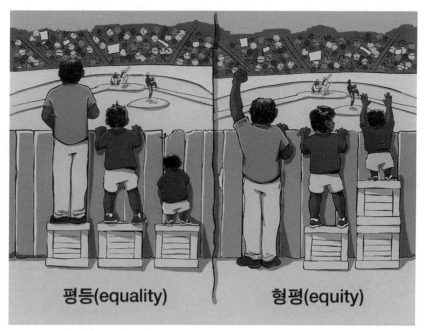

그림 1.1 평등과 형평의 구별

자료: Interaction Institute for Social Change. 그림: Angus Maguire.

- 인권 보고, 보호 및 이행에 관한 법률의 약화, 이들 법률 집행력의 약화.
- 개인과 집단이 그들의 삶에 영향을 미치는 정치적 과정에 전적으로 참여하는 것을 막는 장애물들.

사회정의의 개념과 정의는 정의, 공정성, 형평성에 근거한 것이다(글상자 1.1). 형평(equity)과 평등(equality)을 구분하는 것은 중요하다. 평등은 "특히 지위, 권리 또는 기회에 있어서 균등한 상태(the state of being equal, especially in status, rights, or opportunities)"로 정의된다(4). 형평은 각각 "공평하고 공정한 질(the quality of being fair and impartial)"로 정의된다(4). 그림 1.1의 왼편에서 야구 경기를 보는 세 사람은 각각 기회의 균등을 가지지만 결과는 같지 않다. 이와는 대조적으로, 오른편은 형평성(결과의 동일성)을 보여준다.

건강의 형평성(Equity in health)은 "사회 계층에서 다른 수준의 사회적 유리/불리함을 가진 사회 집단간의 건강 (또는 건강의 주요 사회적 결정요인)에서 체계적 격차가 없는 것"으로 정의할 수 있다(5). 이 정의에 대해 (이 책의) 저자들은 "체계적인 건강의 불형평은 이미 사회적으로 불리한 집단(예를 들어 빈자, 여성, 또는 선거권을 박탈당한 인종, 민족 집단의 일원)을 더욱 불건강하게 만든다. 다시 말해, 건강은 사회적 불리함을 극복하고, 온존(well-being)하는 데 필수적

사회정의의 정의와 개념

이 책의 초점은 사회 불의지만, 사회정의에 대한 정의와 개념을 고려하는 것이 중요하다. 사회정의는 형평성이나 공정성을 의미한다. 그것은 가치 있는 재화와 필수적인 부담의 공평한 사회적 배분이라는 분배 정의의 원칙에 기초한 윤리적 개념이다(1).

사회정의는 분배정의 개념을 사회에 존재하는 자산(assets), 특권(privileges), 유리함(advantages)에 적용한다. 그것은 모든 사람이 평등하다는 원칙을 전제한다. 이는 미국 독립선언문이 밝힌 대로 모든 국민이 '타인에게 양도 할 수 없는 권리(inalienable rights)'를 갖고 있다는 믿음에 근거한 것이다. 사회정의가 법률적 정의, 도덕적 정의와 구별될 수 있는 점은, 사회정의는 대체로 사회계약(social contract)에 관한 이론에 기초하고 있다는 것이며, 이것의 대부분은 ① 정부가 인구 구성원의 이익을 위해 만들어졌으며, ② 정부는 이 사람들에게 (인권 보호를 포함하여) 복지를 제공하고 보호해야 한다는 것이다.

개념 분석에 근거하여 사회정의는 "완전한 사회참여와 모든 시민의 혜택(benefit)과 부담(burden) 간의 균형"으로 정의되며, 결과적으로 공평한 생활과 정의로운 사회질서를 가져온다(2). 이 분석에 기초하여, 사회정의의 속성에는 "① 공정성(fairness), ② 건강에 영향을 미치는 사회 결정인자들의 충분함에 영향을 미치는 권력, 자원, 과정의 분배에서 형평성, ③ 정의로운 제도, 체계, 구조, 정책 및 프로세스, ④ 인간 개발, 권리 및 지속가능성의 형평성, ⑤ 충분한 온존(well- being)"을 포함한다(2).

사회정의는 공중보건과 불가분의 관계에 있다. 그것은 공중보건이 기초에 두고 있는 철학이다(3). 사회정의란 모든 집단과 개인이 건강 보호와 최소한의 소득 기준과 같은 중요한 권리에 있어 동등하게 권리가 있다는 것을 의미한다. 예방 가능한 질병, 부상, 조기 사망을 최소화하는 것은 공중보건과 사회정의의 목표다. 사회에서 사회정의와 형평성의 수준은 인구의 건강 상태와 건강 불평등의 감소와 상관관계가 있다(4). 사회정의는 인권과 밀접하게 관련되어 있다. 1948년 유엔 총회에서 채택된 세계인권선언(UDHR)(5)은 모든 국민이 고유하게 가지는 권리를 규정한 30개 조항으로 구성되어 있다. 이것은 건강과 온존에 적합한 생활수준에 대한 권리를 포함하고 있다(이 장 끝에 부록으로 세계인권선언이 수록되어 있다).

세계인권선언은 유엔의 법적 구속력이 있는 첫 두 개의 인권 문서인 ① '시민적 및 정치적 권리에 관한 국제규약(약칭 자유권 규약_ 옮긴이)과 ② '경제적·사회적 및 문화적 권리에 관한 국제규약(약칭 사회권 규약_ 옮긴이)의 기초를 제공했다(6). 미국에서는 보통 시민권과 정치적 권리(자유권_ 옮긴이)가 가장 중요한 인권으로 인정된다. 그러나 다른 많은 나라에서는 경제적 지위, 계급, 성별, 인종, 민족성, 시민권, 종교, 나이, 성적 지향성, 장애, 건강의 차이와 관계없이 기본적인 인간의 욕구를 충족시킬 수 있는 서비스의 권리를 포함하여 경제적, 사회적, 문화적 권리가 가장 중요한 것으로 인식되고 있다(22장, 27장 참조).

인권에 대해 널리 인정되는 공식은 정치철학자 존 롤스(John Rawls)의 글에 기초한다(7). 그는 ① 모든 사람이 사상, 발언, 결사의 자유, 집회의 자유 등 기본권과 자유에 대해 평등하다고 주장하고 있으며, ② 개인은 기회에 대한 권리뿐만 아니라 천부적인 능력이 비슷한 다른 사람들과 실질적으로 동등한 기회를 가져야 한다고 주장했다.

참고문헌
1. Braveman P, Gruskin S. Defining equity in health. Journal of Epidemiology and Community Health 2003; 57: 254-258.
2. Buettner-Schmidt K, Lobo ML. Social justice: A concept analysis. Journal of Advanced Nursing 2011;

68: 948-958.

3. Foege WH. Public health: Moving from debt to legacy (1986 presidential address). American Journal of Public Health 1987; 77: 1276-1278.

4. Anderson LM, Scrimshaw SC, Fullilove MT, et al. The Community Guide's model for linking the social environment to health. American Journal of Preventive Medicine 2003; 24: 12-20.

5. United Nations. Universal Declaration of Human Rights. Available at: http://www.un.org/en/universal-declaration-human-rights/index.html. Accessed September 18, 2018.

6. The Writing Group for the Consortium for Health and Human Rights. A call to action on the 50th anniversary of the Universal Declaration of Human Rights. Health and Human Rights 1998; 3: 7-18.

7. Rawls J. A theory of justice: Original edition. Cambridge, MA: Belknap Press of Harvard University Press, reissued 2005.

이다"(5).

건강 상태의 불평등

사회 불의의 위험요소를 증가시키고 의료 및 예방 서비스에 대한 접근성을 감소시키므로 질병, 부상, 장애, 조기 사망률을 증가시킨다. 사회 불의에 영향을 받는 사람들과 지역사회는 다음과 같은 것들의 영향을 받을 수 있다.

- 과일, 야채 및 기타 건강에 좋은 식품에 대한 접근성 감소 등을 포함하는 영양 부족.
- 안전하지 않은 물에 대한 노출 증가.
- 감염병을 야기하는 것과의 접촉 증가.
- 직업 환경적 위험에 대한 더 큰 노출.
- 비감염성 질환의 합병증 발생 빈도 증가.
- 술·담배·약물 남용 증가.
- 사회적 지원 감소.
- 질병에 대한 생리적, 면역학적 취약성 증가.
- 양질의 의료 및 예방 서비스에 대한 접근성 감소.

미국 내에서는 다음과 같은 건강 상태의 불균형이 계속 존재해 왔다.

- 2016년 아프리카계 미국인 산모가 낳은 영아의 유아 사망률은 아시아 산모가 낳은 영아의 3배 이상(출생아 1,000명당 11.4명 대 3.6명)이었다(6).

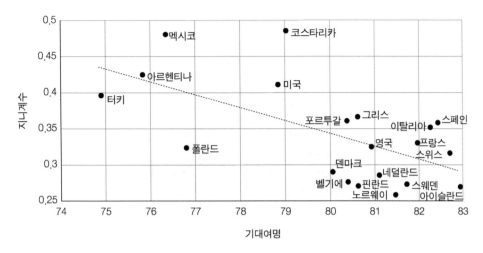

그림 1.2   2012년 일부 국가의 기대수명과 불평등[지니계수(Gini coefficient) 또는 지니지수(Gini index)]
자료: The World Bank.

- 2015~2016년 20세 이상 성인 중 히스패닉계(47.0%)와 비히스패닉계 흑인(46.8%)이 비히스패닉계 백인(37.9%)과 아시아인(12.7%)보다 연령 보정 비만율이 높았다.
- '환자 보호 및 적정 부담 보험법(the Patient Protection and Affordable Care Act)' 시행 이후 건강보험 적용 대상 범위가 증가했지만, 노인을 제외한 성인의 의료보험 미가입 율이 히스패닉계(22%)에서 비히스패닉계 백인(9%)에 비해 훨씬 더 높은 비율을 보이 고 있다(8).

미국 역사의 과정 동안, 유색인들은 종종 많은 기회를 거부당해 왔다. 차별법의 폐지와 차별 금지법의 채택 이후에도 분리 및 기타 관행의 결과로 많은 기회가 거부되었다(3장).

질병의 발생률과 유병률, 유아 사망률, 모성 사망률, 기대 수명과 기타 지표들에서 국가 간에 현저한 차이가 존재한다. 한 국가 내의 불평등 증가는 그림 1.2에 보이는 바와 같이 기대 수명을 단축하는 것과 같은 더욱 악화된 건강 관련 지표와 관련이 있다는 증거들이 존재한다 (21장 참조).

예를 들어, 일본에서 태어난 여아는 평균 87년을 산다(9). 그녀는 아마도 백신을 전부 맞을 것이고, 적절한 영양과 광범위한 교육을 받을 것이다. 만약 그녀가 임신하게 되면, 적절한 산부인과 진료를 받을 것이다. 그녀가 아프면, 그녀는 아마 수백 달러짜리 약을 처방 받을 것이다. 그녀가 만성질환에 걸린다면, 아마도 훌륭한 치료와 재활치료를 받게 될 것이다. 이와는 대조적으로, 오늘날 시에라리온에서 태어난 여아는 평균 52세까지 밖에 살지 못할 것이다(9).

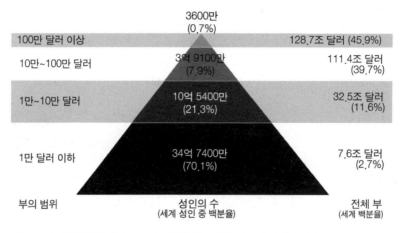

그림 1.3 전 지구적 부의 피라미드: 전 지구적 부의 분배 개요(미국 달러 기준), 2017.

자료: Credit Suisse. 2017 Global wealth report.

아마 예방접종을 받지 못할 것이고, 저체중과 영양실조에 시달릴 것이다. 그녀는 10대에 결혼해서 5명 이상의 아이를 낳을 것인데, 그들 중 누구도 훈련된 출산 전문가의 도움을 받지 못하고 태어날 것이다. 아마도 그녀의 아이들 중 한 명 이상이 유아기에 사망할 것이다. 또한 그녀는 출산 중에 사망할 위험이 높다. 그녀가 아프면, 그녀는 어떤 약도 살 여유가 없을 것이다. 그녀가 만성질환에 걸린다면, 그녀는 적절한 치료나 재활치료를 받지 못할 것이다. 그녀는 예방할 수 있는 질병이나 부상으로 인해 조기 사망할 가능성이 높다.

  기회와 자원에 대한 접근을 통제하는 사람들이 가난하고 힘없는 사람들, 그리고 다른 사람들이 이러한 기회와 자원에 대한 공정하고 공평한 접근을 얻지 못하게 할 때 종종 사회 불의가 발생한다. 사회 불의는 상위 계층의 사람들이 소득과 부 그리고 다른 자원들의 불균형적인 몫을 받을 수 있도록 하는 반면, 다른 사람들은 삶의 기본적 필수품을 얻기 위해 고군분투하게 만든다. 부의 전 지구적 분포는 전 세계 인구의 약 1%(1인당 100만 달러 이상)가 부의 약 46%를 소유하고 있는 반면, 부의 3% 미만(그림 1.3)을 전 세계 인구의 약 70%(1인당 1만 달러 미만)가 소유하고 있다. 이러한 불평등은 ① 경제 생산성을 저하시키고 경제성장을 둔화시키며, ② 건강 문제의 야기하는 데 기여하며, ③ 사회적, 경제적, 정치적 불안정을 낳는다(10, 11). 소득과 부의 불평등은 사회 내 자원 분배뿐만 아니라 입법 및 규제 활동을 통제하는 부유한 사람들의 과도한 정치권력을 포함한 여러 가지 요인들에 의해 발전되고 확대된다(10).

  특별한 상황은 사회 불의의 정도를 높일 수도 있다. 예를 들어, 식량 공급의 가용성을 감소시키는 가뭄, 홍수 또는 기타 재난은 이러한 격차를 방지하기 위한 사회적 또는 법적 조치를 취하지 않는 한 종종 다른 집단보다 특정 그룹에 더 영향을 미친다. 전쟁과 다른 형태의 무력 충돌은 인간의 기본적인 욕구를 충족시키는 서비스와 프로그램에 사용될 자원을 분산시키며 그 외에도 많은 면에서 사회적 불평등을 증가시킨다(17장의 글상자 17.1). 그러나 지역사회의 대규모 비상사태를 통해 사람들은 사회 불의를 줄이는 방식으로 함께할 수 있다.

이러한 불평등 중 많은 것을 만들어내는 시장의 정의(Market justice)는 예방할 수 있는 질병, 부상, 조기 사망을 극적으로 줄이는 데 있어 주된 장애물이 될 수 있다(3). 시장의 정의는 집단적 행동의 부담으로부터 한 사회의 가장 힘 있는 사람들이나 가장 다수의 하부집단군을 보호하기 위해 널리 퍼져 있는 이념이라고 주장되어 왔다(3). 공중보건의 중요한 역할은 대중의 건강을 보호하는 데 치명적인 결함이 있는 시장의 정의의 문제점을 극복하고, 질병, 부상, 조기 사망을 줄이며 모든 사람들을 위험으로부터 보호하는 것을 가장 우선에 두는, 국민의 건강을 보호하기 위한 윤리를 옹호하는 것이다(3).

소득 불평등

세계 거의 모든 지역에 소득 불평등이 존재한다. 그러나 2000년 이후 국가 간 불평등은 줄어든 반면 국가 내 불평등은 계속 증가하고 있다(12). 소득 불평등은 지역별로 다르며 중동 지역이 가장 높고 유럽은 가장 낮다. 전 지구적으로 소득이 가장 높은 1%의 점유율은 1980년 16%에서 2000년 22%로 증가했으며, 2000년 이후 20%로 감소했다. 한편 소득 하위 50%의 점유율은 약 9%를 지속적으로 유지하고 있다(12).

소득 불평등에 영향을 미치는 국가 제도들과 정책들의 중요한 역할은 국가들 간 ① 불평등 증가율과 ② 불평등 수준의 차이를 야기하고 있다. 현재의 추세가 계속된다면 전 지구적 불평등은 계속 악화될 것이다.

1980년 이후 공공 부문이 민간 부문으로 대거 이전했기 때문에 고소득 국가에서도 공공 부문은 상대적으로 작아져 정부의 불평등 해소 능력이 제한되고 있다. 그럼에도 불구하고 각국은 미래에 대한 투자와 누진세 확대 등의 조치를 통해 불평등을 줄일 수 있다(11, 12).

무엇을 할 것인가?

역사상 처음으로, 우리는, 글로벌 사회로서, 가난, 건강 악화, 인권 침해와 이러한 문제들을 조장하는 사회 불의를 해결할 수 있는 기술적 능력과 인적, 경제적 자원을 가지고 있다.

대부분의 사회 불의를 예방하거나 교정하려면 조직이나 대중운동에서 대중의 행동을 필요로 한다. 소규모 집단의 사람들은 진보적인 변화를 야기할 수 있고 종종 실제로 그러한 시작

오마르 칸(Omar Khan), 데이비드 미키 류(David MKI Liu)

사회정의는 개념상 공중보건과 불가분의 관계에 있다. 그러나 과학적 순수주의(scientific purism)나 "근거기반 공중보건(evidence based public health)"에 대한 배타적인 의존 때문인지, 실천에서는 공중보건과 일관되게 연계되어 있지 않았다. 일부 공중보건 종사자들은 사회정의를 추상적이거나 이상주의적인 개념으로만 본다.

그러나 문제를 정의, 평가, 통제, 예방할 때 공중보건의 실천은 과학적 증거와 사회정의 간 균형에 기반을 두어야 한다. 공중보건 전문가로서 우리는 일을 올바르게 하기 위해서뿐만 아니라 올바른 일을 선택하기 위해서 과학과 사회정의를 조화시킬 필요가 있다. 우리는 과학에 의존하고 동시에 사회정의가 모든 공중보건 활동이 일어나는 맥락이라는 것을 인식할 필요가 있다. 과학과 사회정의에 대한 공중보건 실무자들의 신뢰는 과학과 사회정의가 모두 공격을 받고 있는 지금과 같은 시기에 더욱 중요하다.

다음의 개념과 원칙은 공중보건 실무자들이 대중의 건강을 증진하고 보호하기 위해 과학과 사회정의를 이해하고 조화시킬 수 있도록 할 수 있다.

건강에 대한 권리(The right to health)는 "모든 사람이 육체적, 정신적, 사회적 행복의 가장 높은 기준을 누릴 수 있는 권리"로서 "단지 질병이나 장애가 없는 것이 아니라 신체적, 정신적, 사회적으로 완전히 온존한 상태"로 정의되는 "모든 이들이 도달 가능한 최고 수준의 신체적 정신적 건강을 향유할 수 있는 권리"이다(1). 건강에 대한 권리는 주택, 교육, 영양, 고용, 환경과 관련한 권리들을 내포하거나 그것들과 관련된 광범위한 인권이다. 그 출처는 ① 유엔 총회 결의(United Nations General Assembly resolutions), ② 미국 및 유럽 연합의 법원과 같은 국제사법재판소(the International Court of Justice) 및 기타 사법 기관의 결정, ③ 국제법을 해석하는 데 있어 미국 법원 및 다른 국가 법원의 결정 등이 포함된다. 국제인권법은 사회정의의 평가방법을 제공하는 것 외에도, 정부와 비국가 행위자에 대해 잠재적 권력을 갖기 때문에 사회 불의에 대한 개입의 시행을 촉진할 수 있다(2)(22장 및 27장 참조).

세계인권선언(1948년), 세계보건기구 헌장, 시민적 및 정치적 권리에 관한 국제규약(일명 자유권 규약_옮긴이), 기타 국제법의 기구들은 보건, 교육, 주택, 소득, 정치참여, 안전한 환경 등 인권을 규정해 왔다. 과학적 근거들과 함께, 이러한 권리는 시간이 지나면서 진화한다. 대부분의 공중보건 종사자들은 국제법의 이러한 장치들에 익숙하고 이를 받아들인다. 선언문은 국제법을 구속하는 것은 아니지만, 옹호나 소송의 근거가 될 수 있는 국제법의 새로운 규범들(new norms of international law)의 출현을 대변한다.

세계보건기구 사회 결정요인에 대한 위원회(Commission on Social Determinants of Health)*는 사회 불의가 질병과 사망률을 증가시킨다는 사실을 보여주었다. 이 작업은 광범위한 과학 문헌에 기반해 건강과 건강 불평등의 사회적 결정요인들 간의 원인적 연관성과 이들 연관성의 메커니즘을 밝힌 것이다. 위원회는 사회 불의와 그로 인한 건강 결과가 어떻게 인권을 직접적으로 침해하는지를 알려준다. 그것은 의료진들에게 "문제를 측정하고, 행동을 평가하고, 지식 기반을 확장하고, 건강의 사회적 결정요인에 대해 훈련된 인력을 개발하고, 건강의 사회적 결정요인에 대한 대중의 인식을 제고할 것을 권고했다"(3)(2장 참조).

공중보건 과학(public health science)과 사회정의 간에 긴밀한 관계를 유지하는 것은 쉽지 않은 일이지만, 그 문제를 해소하기 위해 공중보건 실무자들이 필요하다. 공중보건에서의 실천은 사회정의를 실현하는 데 초점을 맞추는 가운데 건전한 과학에 기반을 두고 있어야 한다.

———
* 이종욱 사무총장이 재임 시 만든 위원회이다(옮긴이).

참고문헌
1. World Health Organization. Constitution of the World Health Organization. Geneva: WHO, 1946. Available at: http://apps.who.int/gb/bd/PDF/bd47/EN/constitution-en.pdf. Accessed September 4, 2018.
2. Venkatapuram S, Bell R, Marmot M. The right to sutures: Social epidemiology, human rights & social justice. Health & Human Rights in Practice 2010; 12: 3-16.
3. Commission on Social Determinants of Health. Closing the gap in a generation: Health equity through action on the social determinants of health. Final Report of the Commission on Social Determinants of Health. Geneva: World Health Organization, 2008. Available at: http://www. who.int/social_determinants/thecommission/finalreport/en/. Accessed September 4, 2018.

을 만들어낸다. 그러나 상당한 진보적 변화를 이끌어내기 위해서는 문제를 문서화하고, 전략과 전술을 개발하고, 대중의 인식을 높이고, 개선된 정책을 옹호하고, 집회와 시위에 참여하고, 돈을 모금하고 기부하고, 필요하다면 비폭력적 시민불복종 형태로 참여하는 다양한 재능과 헌신을 가진 많은 사람들이 필요하다. 사회 불의를 줄이기 위해선 정부 공무원과 같은 내부자와 비정부기구(NGO) 활동가 등 외부자 모두의 헌신과 행동도 필요하다.

제4부(22장~29장)에서 반영된 바와 같이, 사회 불의를 해소하기 위한 행동의 의제를 한층 더 개발하고 실시할 필요가 있다. 이 의제에는 다음과 같은 것들이 포함된다.

- 인권 맥락에서 사회 불의의 해소: (이 장 부록에 수록된) 세계인권선언과 국제건강권선언(The International Declaration of Health Rights)(25장의 글상자 25.1)은 사회 불의를 줄이고 궁극적으로 제거하는 토대를 제공한다(22장).
- 공중보건 정책, 프로그램, 서비스에서 사회정의의 증진: 공중보건부서, 기타 정부기관, 자선재단은 사회 불의를 줄이고 사회정의 증진을 위해 많은 것을 할 수 있다(23장). 이러한 정책, 프로그램 및 서비스를 개발하는 데 과학적인 증거(scientific evidence)가 중요한 역할을 한다(글상자 1.2).
- 공동체와 공동체 생활 속에서 개개인의 역할 강화: 공동체뿐만 아니라 시민사회 조직들과 공동체 내 개개인은 사회 불의와 공중보건에 미치는 영향을 다루는 데 중요한 역할을 할 수 있다(24장).
- 공중보건에서 교육을 통한 사회정의 촉진: 공중보건 전공 학교나 공중보건 영역의 교

육 프로그램들은 여러 가지 방식으로 사회정의를 촉진할 수 있으며, 특히 그들의 커리큘럼 전반에 사회정의를 포함시킴으로써 더욱 그렇게 할 수 있다(25장).

- 사회 불의와 그로 인한 건강상의 문제와 관련된 중요 이슈에 대한 연구: 이론, 모니터링, 원인 및 예방에 대한 연구는 건강 상태와 보건의료의 불평등을 감소시킬 수 있다 (26장).
- 국내법과 국제조약을 통한 인권 존중, 보호 및 이행: 국내법과 국제 조약(규약)을 강화하고 더 잘 시행함으로써 인권을 존중, 보호, 이행하고 사회정의를 촉진할 수 있다 (27장).
- 사회운동(social movements)을 통한 사회정의 추진: 사회정의를 향한 진전은 상당한 규모의 일반인들을 움직여 사회의 불의를 해소하기 위한 집단적인 힘을 발휘하게 함으로써 가능하다(28장).
- 공평하고 지속가능한 인간 개발(human development)의 촉진: 사회정의를 달성하기 위해서는 형평성을 경제적 우선순위로 설정하는 등, 인간 개발을 촉진하기 위한 조치가 필요하다(29장). 국제연합 기관, 국제금융기구, 정부, 양자원조단체, 국제 비정부기구(29장 글상자 29.1)와 재단(29장의 글상자 29.2), 그 밖의 기관들은 인간 개발을 촉진하고 지원하는 데 중요한 역할을 한다.

미국의 '건강한 국민 이니셔티브(The Healthy People initiative)'와 유엔의 '지속가능개발목표(the Sustainable Development Goals: SDG)'는 공중보건에 영향을 미치는 사회 불의를 줄이고 그 진전을 모니터링하기 위한 틀을 제공한다. 지속가능개발목표에는 극도의 빈곤과 기아 퇴치, 양성평등 촉진과 여성에 대한 권한 부여, 영아 사망률 감소, 모성 및 재생산 건강 증진, 에이즈, 말라리아와 기타 감염병 퇴치, 환경 지속가능성 보장, 개발을 위한 글로벌 파트너십 구축 등을 포함하고 있다(29장).

사회 불의의 궁극적인 해결책은 사회적 정의를 촉진하고 개인과 공동체를 사회 불의로부터 보호하는 정책과 프로그램을 개발, 채택, 시행하는 데 있다. 그러므로 이러한 정책과 프로그램에 대한 지지는 사회정의와 건강 안건에서 가장 중요한 요소다.

궁극적으로, 사회 불의를 줄이기 위해 필요한 것은 그 근본 원인을 다루려는 대중적이고 정치적인 의지다. 공중보건의 기본적 목표는 이러한 대중적이고 정치적인 의지를 발전시키고 그것을 사회 불의를 줄이는 데 사용하는 것이다.

감사의 글

이 장은 배리 S. 레비(Barry S. Levy)와 빅터 W. 시델(Victor W. Sidel)이 공동 집필한 이 책의 첫 두 판의 비슷한 장에 바탕을 두고 있다.

참고문헌

1. Levy BS, Sidel VW. The nature of social injustice and its impact on public health. In: Levy BS, Sidel VW, eds. Social injustice and public health. 2nd ed. New York: Oxford University Press, 2013, pp. 3-18.
2. Institute of Medicine. The future of public health. Washington, DC: National Academy Press, 1988.
3. Beauchamp DE. Public health as social justice (invited paper). Inquiry 1976; XII: 3-13.
4. Oxford Dictionaries. Available at: en.oxforddictionaries.com. Accessed October 3, 2018.
5. Braveman P, Gruskin S. Defining equity in health. Journal of Epidemiology and Community Health 2003; 57: 254-258.
6. Centers for Disease Control and Prevention. Infant mortality ratio by race and ethnicity, 2016. Available at: https://www.cdc.gov/reproductivehealth/maternalinfanthealth/infantmortality.htm. Accessed September 12, 2018.
7. Hales CM, Carroll MD, Fryar CD, Ogden CL. Prevalence of obesity among adults and youth: United States, 2015-2016 (NCHS Data Brief No. 288). Atlanta, GA: National Center for Health Statistics, Centers for Disease Control and Prevention, October 2017. Available at: https://www.cdc.gov/nchs/data/databriefs/db288.pdf. Accessed September 12, 2018.
8. Artiga S, Foutz J, Damico A. Health coverage by race and ethnicity: Changes under the ACA. Menlo Park, CA: Henry J. Kaiser Family Foundation, January 26, 2018. Available at: https://www.kff.org/disparities-policy/issue-brief/health-coverage-by-race-and-ethnicity-changes-under-the-aca/. Accessed September 12, 2018.
9. The World Bank. Life expectancy at birth, female (years). Available at: https://data.worldbank.org/indicator/SP.DYN.LE00.FE.IN. Accessed September 12, 2018.
10. Stiglitz JE. The price of inequality: How today's divided society endangers our future. New York: W. W. Norton, 2012.
11. Piketty T. Capital in the twenty-first century (English edition). Cambridge, MA: Harvard University Press, 2014.
12. Alvaredo F, Chancel L, Piketty T, et al., eds. World inequality report 2018. Cambridge, MA: Harvard University Press, 2018.

세계인권선언(1948년 12월 10일 유엔총회 제정) 전문

　1948년 12월 10일, 유엔 총회는 세계인권선언을 채택하고 선포했는데, 이 선언의 전문을 여기에 싣는다. 이어 모든 회원국에 선언문의 내용을 널리 알리고 "국가나 영토의 정치적 지위에 따른 차별 없이 특별히 학교와 기타 교육기관에서 배포, 전시, 열람, 상세 설명할 것"을 요구했다.

세계인권선언*

서문

　인류 가족 모두의 존엄성과 양도할 수 없는 권리를 인정하는 것은 세계의 자유, 정의, 평화의 기초다.

　인권을 무시하고 경멸하여 인류의 양심이 훼손되는 야만적인 행동이 있었으며, 이에 오늘날 '이제 제발 모든 인간이 언론의 자유, 신념의 자유, 공포와 결핍으로부터 자유를 누릴 수 있는 세상이 왔으면 좋겠다'는 것이 보통 사람들의 지고지순한 염원으로 선포되었다.

　인간이 최후의 수단으로서 폭정과 압제에 대항하여 반란을 일으키도록 강요 받지 않도록 하기 위해서, 인권은 법의 원칙에 의해 보호되어야 한다.

　국가 간 우호관계의 발전을 도모하는 것이 필수적이며, 유엔의 회원국들은 헌장에서 기본적인 인권, 인간의 존엄과 가치, 그리고 남성과 여성의 동등한 권리에 대한 믿음을 재확인하고 더 큰 자유 속에서 사회 진보와 더 나은 삶의 기준을 증진시키기로 결정했다.

　회원국들은 유엔과 협력하여 인권과 기본적 자유에 대한 보편적 존중과 준수를 증진할 것을 약속했다.

　이러한 약속을 제대로 실천하려면 권리와 자유에 대한 공통된 이해가 가장 중요하다.

　그러므로 이제 유엔총회는 이 세계인권선언을 모든 민족과 모든 민족을 위한 공통의 성취 기준으로 선언하고, 이 선언을 끊임없이 염두에 둔 모든 개인과 모든 사회 조직이 이러한 권리와 자유에 대한 존중을 증진시키기 위해 가르치고 교육함으로써 노력해야 한다. 국가와 국제적인 진보적 조치에 의해, 회원국과 그 관할 구역의 국민 사이에서 보편적이고 효과적인 인식과 준수를 확보할 수 있도록 해야 한다.

제1조

　모든 사람은 태어날 때부터 자유롭고, 존엄하며, 평등하다. 모든 사람은 이성과 양심을 가

---

* 이 번역은 국가인권위원회 게시 「세계인권선언문」을 부분적으로 참조했다.

지고 있으므로 서로에게 형제애의 정신으로 대해야 한다.

제2조

모든 사람은 인종, 피부색, 성, 언어, 종교, 정치적 또는 다른 의견, 국가 또는 사회적 기원, 재산, 출생 또는 기타 신분과 같은 어떤 종류의 구별 없이 이 선언에 명시된 모든 권리와 자유를 누릴 권리가 있다. 또한 독립적이든, 누구의 통치하에 있든(trust), 비자치적(non-self-governing)이든, 그 밖의 어떤 주권의 제한하에 있든 개인이 속한 국가나 영토의 정치적, 관할적 또는 국제적 지위에 근거하여 어떠한 차별도 할 수 없다.

제3조

모든 사람은 자기 생명을 지킬 권리, 자유를 누릴 권리, 그리고 자신의 안전을 지킬 권리가 있다.

제4조

어느 누구도 노예가 되거나 타인에게 예속된 상태에 놓여서는 안 된다. 노예제도와 노예매매는 어떤 형태로든 일절 금지한다.

제5조

어느 누구도 고문이나 잔인하고 비인도적인 모욕, 형벌을 받아서는 안 된다.

제6조

모든 사람은 법 앞에서 '한 사람의 인간'으로 인정받을 권리가 있다.

제7조

모든 사람은 법 앞에 평등하며, 차별 없이 법의 보호를 받을 수 있다. 모든 사람은 이 선언을 위반한 차별과 그러한 차별에 대한 모든 동조에 대해 동등한 보호를 받을 권리가 있다.

제8조

모든 사람은 헌법과 법률이 보장하는 기본권을 침해당했을 때, 해당 국가 법원에 의해 효과적으로 구제받을 권리가 있다.

제9조

어느 누구도 자의적으로 체포, 구금, 추방을 당하지 않는다.

제10조

모든 사람은 자신의 행위가 범죄인지 아닌지를 판별받을 때, 독립적이고 공평한 법정에서 공평하고 공개적인 심문을 받을 권리가 있다.

제11조

(1) 형법 위반 혐의로 기소된 모든 사람은 자신의 변호에 필요한 모든 것을 보장 받는 공개 재판에서 법률에 따라 유죄가 입증될 때까지 무죄로 간주될 권리가 있다. (2) 그 어떤 사람도, 국내법 또는 국제법에 따라 범법 행위 당시에 형법을 위반하지 아니한 행위나 누락으로 인해 형사법에 의한 유죄를 인정받지 아니하며, 형사 범죄를 저질렀을 때 적용되었던 것보다 더 무거운 형벌을 부과할 수 없다.

제12조

개인의 프라이버시, 가족, 주택, 통신에 대해 타인이 함부로 간섭해서는 안 되며, 어느 누구의 명예와 평판에 대해서도 타인이 침해해서는 안 된다. 모든 사람은 그러한 간섭이나 공격에 대해 법의 보호를 받을 권리가 있다.

제13조

(1) 모든 사람은 자기 나라 영토 안에서 어디든 갈 수 있고, 어디서든 살 수 있다. (2) 또한 그 나라를 떠날 권리가 있고, 다시 돌아올 권리도 있다.

제14조

(1) 모든 사람은 박해를 피해, 타국에 피난처를 구하고 그곳에 망명할 권리가 있다. (2) 비정치적 범죄 또는 유엔의 목적과 원칙에 반하는 행위로로 인한 기소인 경우에는 이 권리가 발동되지 않을 수 있다.

제15조

(1) 누구나 국적을 가질 권리가 있다. (2) 누구든지 정당한 근거 없이 국적을 빼앗기지 않으며, 자기 국적을 바꾸거나 다른 국적을 취득할 권리가 있다.

제16조

(1) 성년이 된 남녀는 인종, 국적, 종교의 제한을 받지 않고 결혼할 수 있으며, 가정을 이룰 권리가 있다. 결혼, 결혼생활, 분만 시 동등한 권리를 갖는다. (2) 결혼은 배우자의 자유롭고 완전한 동의를 얻어야만 한다. (3) 가정은 사회의 자연적이고 근본적인 집단 단위로서 사회와 국가의 보호를 받을 권리가 있다.

제17조

(1) 모든 사람은 단독으로 또는 타인과 공동으로 재산을 소유할 권리를 가진다. (2) 누구나 자의적으로 자신의 재산을 빼앗기지 않는다.

제18조

모든 사람은 사상, 양심, 종교의 자유를 누릴 권리가 있다. 이 권리는 그의 종교나 믿음을 바꿀 자유, 그리고 혼자 또는 다른 사람과의 공동체에서 그리고 공공 또는 사적인 곳에서 그의 종교나 믿음을 가르치고, 실천하고, 예배와 준수하는 것에 대한 그의 믿음을 나타낼 자유를 포함한다.

제19조

모든 사람은 의사표현의 자유를 누릴 권리가 있다. 이 권리에는 간섭 없이 의견을 가질 수 있는 자유가 포함되며, 어떤 대중매체를 통해서든 정보와 아이디어를 찾고, 받고, 전달할 수 있는 자유가 포함된다.

제20조

(1) 모든 사람은 평화적인 집회 및 결사의 자유를 누릴 권리가 있다. (2) 그 누구도 결사에 속하도록 강요받을 수 없다.

제21조

(1) 모든 사람은 직접 또는 자유롭게 선출된 대표자를 통해, 자국의 정치에 참여할 권리가 있다. (2) 모든 사람은 자기 나라의 공공서비스에 동등하게 접근할 권리가 있다. (3) 국민의 의지는 정부 권위의 기본이 된다. 이것은 다음과 같은 정기적이고 진정한 선거로 표현된다. 즉, 보편적이고 동등한 참정권, 비밀 투표 또는 동등한 자유 투표 절차가 그것이다.

제22조

모든 사람은 사회의 일원으로서 사회보장을 받을 권리가 있으며, 국가적 노력과 국제적 협력을 통해 그리고 각 국가의 조직과 자원에 따라, 그의 존엄성과 그의 인격의 자유로운 발전에 필수적인 경제적, 사회적, 문화적 권리를 실현할 권리가 있다.

제23조

(1) 모든 사람은 일할 권리, 고용 선택의 자유, 공정하고 적절한 근무 조건, 실업으로부터 보호에 대한 권리가 있다. (2) 모든 사람은 차별 없이 동일 노동에 대해 동일 임금을 받을 권리가 있다. (3) 일하는 모든 사람은 자신과 가족에 대해 인간의 존엄성에 걸맞은 존재를 보장하도록 정당하고 적절한 보수를 받을 권리가 있으며, 필요한 경우 다른 사회적 보호 수단으로 보완될 수 있다. (4) 모든 사람은 자신의 이익을 보호하기 위해 노동조합을 결성하고 가입할 권리가 있다.

제24조

모든 사람은 합리적인 근무 시간 제한과 유급 정기 휴일을 포함하여 휴식과 여가를 즐길 권리가 있다.

제25조

(1) 모든 사람은 먹을거리, 입을 옷, 주택, 의료, 사회서비스 등을 포함해 가족의 건강과 행복에 적합한 생활수준을 누릴 권리가 있다. 이것은 실업, 질병, 장애, 배우자 사망, 노년 또는 기타 생계 곤란 등과 같은 그가 통제할 수 없는 상황에서도 보장되어야 한다. (2) 어머니와 어린 시절에는 특별한 보살핌과 도움을 받을 권리가 있다. 모든 어린이들은, 결혼생활에서 태어났든 아니든 동일한 사회적 보호를 받아야 한다.

제26조

(1) 모든 사람은 교육을 받을 권리가 있다. 초등교육과 기초교육은 무상이어야 하며, 특히 초등교육은 의무적으로 실시해야 한다. 기술과 전문 교육은 일반적으로 제공되어야 하며, 높은 수준의 교육은 자격에 기초하여 동등하게 접근할 수 있어야 한다. (2) 교육은 인간의 인격의 완전한 발전과 인권 존중과 기본적 자유에 대한 존중 강화를 지향한다. 그것은 모든 국가, 인종 또는 종교 집단 간의 이해, 관용과 우정을 증진하고, 평화 유지를 위한 유엔의 활동을 촉진한다. (3) 부모는 자기 자녀가 어떤 교육을 받을지 '우선적으로 선택할 권리'가 있다.

제27조

(1) 모든 사람은 자기가 속한 사회의 문화생활에 자유롭게 참여하고, 예술을 즐기며, 과학의 진보와 혜택을 공유할 권리가 있다. (2) 모든 사람은 자신이 저자인 과학, 문학 또는 예술적 생산에서 비롯되는 도덕적, 물질적 이익을 보호받을 권리가 있다.

제28조

모든 사람은 이 선언의 권리와 자유가 온전히 실현될 수 있는 체제에서 살아갈 자격이 있다.

제29조

(1) 모든 사람은 자신의 인격의 자유롭고 완전한 개발이 가능한 공동체에 대한 의무를 가진다. (2) 그의 권리와 자유를 행사함에 있어, 모든 사람은 다른 사람들의 권리와 자유에 대한 정당한 인식과 존중을 확보하고 민주 사회에서 도덕, 공공질서 및 일반 복지의 정당한 요건을 충족하기 위한 목적으로만 법률에 의해 결정되는 그러한 제한의 대상이 된다. (3) 이러한 권리와 자유는 어떠한 경우에도 유엔의 목적과 원칙에 반하여 행사될 수 없다.

제30조

이 선언에서 말한 어떤 권리와 자유도 다른 사람의 권리와 자유를 짓밟기 위해 사용될 수 없다. 어느 누구에게도 남의 권리를 파괴할 목적으로 자기 권리를 사용할 권리는 없다.

2부

사회 불의가 어떻게
특정 인구 집단의 건강에
영향을 미치나

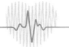

사회적으로 불리한 사람들

Socioeconomically Disadvantaged People

마이클 마멋·루스 벨
번역 김재원

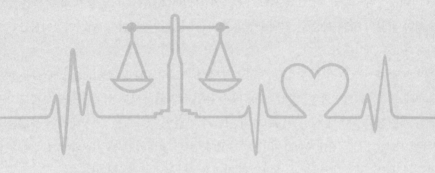

마이클 마멋(MICHAEL MARMOT)_ MD. PhD. 유니버시티 칼리지 런던(University College London) 공중보건 및 역학과 교수, 건강형평성 연구소(Institute for Health Equity) 소장.『지위 증후군: 당신의 사회적 입지는 어떻게 당신의 건강에 영향을 미치는가(Status Syndrome: How Your Social Standing Directly Affects Your Health)』(2012),『정의로운 사회, 건강한 삶(Fair Society, Healthy Lives)』(2013),『건강격차: 불평등한 세계의 도전과제(The Health Gap: The Challenge of Unequal World)』(2015) 등 저술. m.marmot@ucl.ac.uk

루스 벨(RUTH BELL)_ PhD. 유니버시티 칼리지 런던 건강형평성 연구소 선임고문, 공중보건 및 역학과 수석연구원. *Closing the Gap in a generation: Health equity through action on the social determinants of health*(2008) 등 공저. r.bell@ucl.ac.uk

김재원_ 서울대학교 보건환경연구소 객원연구원. 경제적 불안정, 정신건강 외 다양한 보건의료 연구를 진행하고 있다. 건강을 위해서는 무엇보다 사회적 기울기의 교정이 필요하다고 생각하고 있다. jwkim2010@snu.ac.kr

서문

전 세계 많은 고소득 국가들에서, 사람들은 일반적으로 국가 부의 증가는 건강을 향상시키고 수명을 늘릴 것이라고 기대한다. 하지만 실상은 보다 복잡하다. 기대수명은 과거보다 늘어났지만, 국가들 사이의 기대수명의 사회경제적 불평등은 지속되었기 때문에 국가들 사이의 기대수명 수준 차이는 더 커졌다. 아일랜드와 웨일즈 지역에 대한 국가통계자료를 통해 이를 실증적으로 확인할 수 있는데, 1970~1990년대 후반까지 각 사회 계층의 기대수명은 증가했지만 가장 높은 사회적 지위를 가진 계층에서 가장 많이 증가했다. 그 결과, 최하-최상의 사회 계층 간 기대수명의 격차는 더 커졌다(1). 1997~2001년과 2007~2011년을 비교해 보면, 남성에서의 최하-최상의 사회 계층 간 기대수명의 격차는 다소 줄었지만(0.1년), 여성에서는 오히려 증가했다(0.4년)(그림 2.1).

약간의 정도 차이는 있지만, 남성과 여성 모두에서 기대수명의 불평등(inequalities)은 1980년대에 비해 2007~2011년에 더 커졌다(2). 다른 유럽 국가들에서도 영국과 동일하게 기대수명의 격차는 커졌다(3-5). 1980~2014년까지 사망과 관련한 교육계층 간 상대적인 불평등(교육수준이 높은 집단과 낮은 집단 사이의 비)은 증가했다. 반면 절대적인 불평등(차이 그 자체)은 많은 나라들에서 감소했는데, 이것은 전반적인 사망률 감소에 기인한 것이다(6).

기대수명에서 사회경제적 불평등은 미국에서도 증가했다(7-10). 1920년생 남성에서 소득 상위 10%와 하위 10% 집단 간의 기대수명 격차는 6년이었는데, 1950년생 남성에서 그 격차는 14년으로 늘어났다. 여성의 경우, 같은 출생 코호트 집단에서 기대수명의 격차는 각각 4.7년과 13년이었다(10).

왜 이러한 현상이 사회 불의(social injustice)와 관련이 있을까? 만약 서로 다른 사회적 집단 사이의 건강 격차가 각 집단의 생활에 기인하는 층화(stratification)로 인해 발생하는 불가피한 결과라면, 우리는 이것(건강 격차)에 대해 이야기하기는 하겠지만 불공정하다고 생각하지는 않을 것이다. 하지만 (위에서 살펴본 바와 같이) 인구 집단 모두의 건강이 전체적으로 좋아지고 있는 상황에서, 서로 다른 집단 사이의 건강 및 기대수명의 사회적 불평등은 상대적으로 아주 짧은 기간 내에라도 개선될 수 있는 가능성이 있다. 따라서 서로 다른 사회적 집단 사이의 건강 및 기대수명에서의 격차는 불가피한 것이라고 여기기 어렵다. 만약 이 격차가 불가피한 것이 아니고 우리가 이 격차들을 줄이기 위해 할 수 있는 것이 있는 상황이라면, 이 격차들은 불공정한 것이다.

어떤 환경에서 태어나고, 자라고, 생활하고, 일하고, 나이 드는지가 건강 불평등으로 이어진다. 이러한 환경의 불평등은 불공정하다. 불건강을 결정하는 환경에 대해 조치를 취하려면,

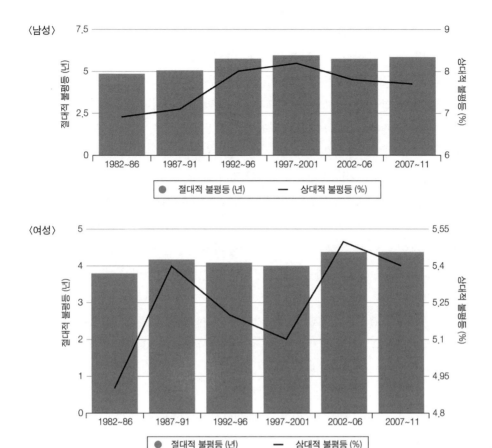

그림 2.1 잉글랜드와 웨일즈 지역에서의 기대수명의 절대적/상대적 불평등(1982~1986년부터 2007~2011년) / 위: 남성, 아래: 여성

막대 그래프 — 절대적 불평등(기대수명의 차/단위: 년)
꺾은선 그래프 — 상대적 불평등(가장 높은 집단(1)과 낮은 집단(7) 사이의 기대수명의 비/단위: %)

자료: Statistical bulletin: Trend in life expectancy at birth and at age 65 by socio-economic position based on the National Statistics Socio-economic Classification, England and Wales: 1982-1986 to 2007-2011. London: Office for National Statistics, 2015.

우리는 '불건강을 결정하는 환경이 무엇인가?' 그리고 '그 환경이 무엇에 기인하는가?'에 대해 좀 더 자세히 알아볼 필요가 있다.

사회경제적 불리함은 저소득보다 더 광범위하다

혹자는 '사회경제적 불리함'을 빈곤과 동일시하고, 빈곤을 가난(낮은 소득)과 동일시한다. 사회경제적 불리함은 낮은 소득을 의미하기도 하지만, 그 이상을 내포한다. 그러나 소득이나 물질적 자원의 부족에만 초점을 맞춘다면, 사회경제적 불리함과 건강 사이의 관계를 이해할 수 없다. 소득이나 물질적 자원 이외 다른 영역에서의 불리함들은 사회경제적 지위와 연결되는데, 이 불리함들은 건강에 결정적인 영향을 준다. 후생경제학 및 사회적 선택이론에 대한 학문적 기여와 빈곤 연구로 1998년에 노벨경제학상을 받은 인도의 경제학자인 아마르티아 센(Amatiya Sen)은 역량(capability) 개념을 가장 먼저 사용했다. 그는 개인이 '무엇을 가지고 있느냐'보다 '그것을 가지고 무엇을 할 수 있는지'가 더 중요하다는 것을 밝혀냈다. 건강 영역의 사회적 불평등은 아마도 역량 불평등의 결과일 것이다(12).

사회경제적 불평등이나 빈곤 문제를 고려함에 있어, '가난한 사람들'과 '가난하지 않은 사람들'을 명확하게 구분하기는 어렵다. 많은 국가들이 '빈곤'에 대한 소득의 역치(threshold)를 특정한 소득 금액으로 정해놓는다. 그리고 그 기준선 아래에 있는 사람은 가난한 것으로, 그리고 그 기준선 위에 있는 사람은 가난하지 않은 것으로 간주한다. 우리는 이 고정된 기준선을 활용해서 빈곤율(poverty prevalence)을 계산하고 시계열적인 비교나 국가 간 비교를 할 수 있다. 하지만 고정된 기준선을 사용하면 사회경제적 불리함에 등급(degrees)이 있다는 것을 포착하기 어렵다. 이와 유사하게 사회적 불평등에도 등급이 있어서, 사회적 지위가 낮으면 낮을수록 불건강의 위험도 점점 커진다.

건강 불평등을 발생시키는 데 중요한 – 하지만 그것이 전부는 아니다 – 소득의 역할을 이해하기 위해, 우리는 ① 개인의 소득(또는 부)은 인구 집단의 소득(또는 부)과 구분될 필요가 있는지, ② 소득과 건강의 관계가 맥락에 따라 달라지는지를 생각해 볼 필요가 있다.

당신의 소득이 적다면, 소득은 당신의 건강에 있어 중요하다

만약 어떤 개인이나 인구 집단의 소득이 매우 낮다면, 약간의 소득만 증가하더라도 아주 큰 변화가 나타날 수 있다. 국제적으로, 국가의 소득이 낮은 경우에 1인당 국민총생산(Gross National Product)과 기대수명은 강력한 상관관계가 있는데, 이 상관관계의 상당 부분은 국내총생산과 영아 및 어린이 사망률의 역상관관계 때문이다. 예를 들어, 시에라리온에서 5세 미만 어린이 사망률은 1,000명 출생 당 114명이다. 이에 반해 스웨덴이나 일본의 경우 5세 미만 어린이 사망률은 1,000명 출생 당 3명 미만이다(13).

극도의 빈곤은 극도의 불건강과 연관이 있다. 고소득 국가와 저소득 국가 사이의 건강 격차(disparity in health)는 인권에 대한 가혹한 폭력(gross abuse)을 의미한다(14)(22장 참고). 그러나 이 상황은 바뀔 수 있다. 가난한 나라의 공공서비스나 구빈(poverty relief)에 투자한다면 이 나라의 건강은 상당히 향상될 수 있다(15). 이 장의 나머지 부분에서는 미국과 영국의 사례를 통해, 고소득 국가 내에서 나타나는 사회경제적 차이에 기인한 건강 격차에 대해 살펴볼 것이다(미국과 저소득 국가를 비교하는 내용은 21장 참고).

물질적 박탈이 없다면, 절대 소득의 중요성은 줄어든다

소득이 높은 국가에서, 건강에 대한 절대소득 차이의 영향력은 소득이 낮은 나라에서보다 더 적다. 고소득 국가들에서는 국내총생산(GDP)으로 측정되는 국가 소득과 기대수명 사이의 상관관계가 거의 나타나지 않는다(표 2.1)(16)(국내총생산은 달러를 기준으로 구매력 보정을 하여, 국가들을 비교했다). 예를 들어, 그리스, 사이프러스, 포르투갈의 국민은 1인당 국내총생산이 3만 3,000달러가 채 되지 않지만, 1인당 GDP가 5만 7,638달러인 미국보다 평균 기대수명이 더 길다. 코스타리카의 구매력(1인당 GDP: 1만 6,610달러)은 미국의 1/3 수준이지만, 기대수명(코스타리카: 80세)은 미국(79세)보다 길다(16). 쿠바는 미국보다 소득이 낮으면서, 미국보다 기대수명이 긴 국가의 또 다른 사례이다. 건강에 필요한 기본적인 수준의 물질적 조건이 갖추어지고 나면, 더 높은 소득은 더 좋은 건강 상태를 위한 필수적인 조건은 아니다(17).

표 2.1에 제시된 모든 국가들에서 영아 사망률과 5세 이하 어린이 사망률이 낮은데, 이것은 이 국가들 모두가 시에라리온과 같은 심각한 물질적 빈곤 문제에 시달리지 않고 있다는 것을 의미한다(13). 그럼에도 불구하고 사회경제적 불리함은 미국이나 다른 고소득 국가에서도 지속적으로 건강에 악영향을 미친다. 고소득 국가들에서 사회경제적 불리함으로 인해 발생하는 영아 사망률의 사회경제적 집단 간 차이는 상대적으로 작지만, 기대수명의 경우 사회경제적 집단 사이에 상

표 2.1 출생 시 기대수명과 1인당 GDP
(구매력 보정된 2016년 기준 고정 국제 달러)

국가	출생 시 기대수명	국민 1인당 GDP
일본	84	42,281
스위스	83	63,889
호주	83	46,012
이탈리아	83	38,380
이스라엘	82	37,258
프랑스	82	41,343
스웨덴	82	48,905
스페인	83	36,305
노르웨이	83	58,790
캐나다	82	44,820
네덜란드	82	50,539
뉴질랜드	82	38,565
아일랜드	82	71,472
독일	81	48,861
영국	81	42,656
그리스	81	26,779
사이프러스	81	32,708
포르투갈	81	30,659
코스타리카	80	16,610
쿠바	80	-
미국	79	57,638
러시아	72	24,789

자료: World Bank data htips://data.worldbank.org/indicator/SP.DYN.LEOO.IN; https://data.world bank.org/indicator/NY.GDP.PCAP.PP.CD (검색일 2018.6.25)

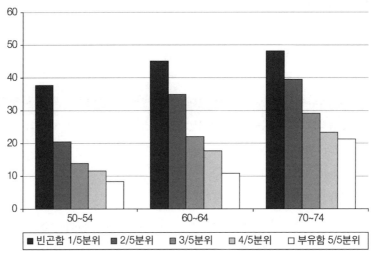

주관적 건강수준
보통/나쁨 비율

■ 빈곤함 1/5분위　■ 2/5분위　■ 3/5분위　□ 4/5분위　□ 부유함 5/5분위

그림 2.2. 연령별 인구 집단의 각 사분위에서 주관적 건강 수준 보통/나쁨 비율

자료: The English Longitudinal Study of Aging, University College London and the Institute for Fiscal Studies.

당한 격차가 존재한다. 예를 들어, 2007년부터 2011년 사이에 잉글랜드와 웨일즈에서 가장 낮은 사회 계층과 가장 높은 사회 계층 간 기대수명의 격차는 각각 5.9년(남성), 4.4년(여성)으로 나타났다(그림 2.1).

　불건강의 척도는 또한 사회경제적 기울기(gradient)도 보여준다. 예를 들어, 연령의 증가에 따라 낮은 자산 수준과 불건강(poor health) 사이에 단계적인 상관관계가 관찰되었다(그림 2.2)(18). 즉 자산 수준이 낮을수록 건강이 더 나쁘다. 모든 연령 집단에서, 불건강은 연령이 증가함에 따라 함께 증가한다. 하지만 자산 수준이 최상위 사분위에 속하는 70~74세 연령군은 자산수준이 최하위 사분위에 속하는 50~54세 연령군에 비해 건강 상태가 '보통'/'나쁨'이라고 보고할 가능성이 낮았다. 만약 '자산'이 아니라 '소득'과 건강의 관계를 분석했더라도 유사한 결과를 얻을 것이다.

　영국과 잉글랜드의 55~64세 남성과 여성의 건강을 비교한 연구에서 사회적 기울기의 존재가 확인되었고, 모든 소득수준 및 교육수준에서 잉글랜드의 55~64세 남성·여성보다 미국의 55~64세 남성·여성의 질병 비율이 더 높은 것으로 나타났다(19). 당뇨에서 가장 건강 격차가 컸고 미국의 (당뇨 발생) 비율은 잉글랜드의 두 배였다.

　고소득 국가들에서 국가 수준의 소득이 국민 전체 평균 건강이나 기대수명과 강한 상관관계를 보이지 않는다는 연구결과들은 자칫 모순적으로 보인다. 그러나 고소득 국가들에서 (개인의) 사회경제적 지위의 척도와 건강 사이에는 강한 상관관계가 있었다. 즉, 절대적인 물질적 빈곤문제가 해결된 고소득 국가들에서는 절대적 부/소득의 수준이 중요하지 않다. 중요한 것은 개인이 사회적 위계 안에서 갖는 위치이다. 이제부터 사회경제적 지위의 어떤 특성이 건강에 중요하게 영향을 미치는지를 확인해 보자.

소득이 높을수록 상대적인 지위는 중요하다

가진 자/가지지 못한 자에 초점을 두게 되면, 위계에서 가장 아랫부분을 차지하는 사람들과 사회적으로 배제된 사람들에 관심이 모아진다. 그러나 건강의 사회적 기울기는 사회 최상위층으로부터 최하위층까지 퍼져 있다.[1] 영국 공무원들을 대상으로 한 화이트홀 연구(The Whitehall study)[2]는 두 번째 직급의 공무원들이 최고 직급 공무원들에 비해 건강 상태가 더 좋지 않다는 연구결과를 통해 질병과 건강에서의 사회적 기울기를 발견했다(20, 21). [1단계 화이트홀 연구는 1만 7,530명에 대한 연구를 진행했고, 고용 직급별로 10년 이상 기록된 사망률을 분석했다. 2단계 연구는 건강과 질병에 대한 사회적, 직업적 영향을 조사했다. 2단계 화이트홀 연구의 코호트는 1985~1988년까지 20개의 정부 부처의 런던사무실에서 일했던 35~55세의 남녀 공무원 1만 308명을 대상으로 했다. 2단계 연구에서는 건강의 결정요인에 대한 조사를 계속해 나갔다.] 두 번째 직급의 공무원이 최고 직급의 공무원에 비해 사회경제적으로 불리하다는 것을 설명하기는 어렵지만, 연구결과에 따르면 건강에서의 사회적 기울기는 두 번째 직급 공무원들에게도 영향을 끼친 것으로 나타난다. 이런 현상은 영국 공무원에 국한되지 않는다. 예를 들어 스웨덴의 경우, 박사학위 소지자는 소득을 보정한 이후에도 석사학위나 전문자격(professional qualification)을 가진 경우보다 사망률이 더 낮은 것으로 나타났다.

사회경제적으로 불리한 사람들에 대한 사회 불의의 영향

'현대의' 빈곤

지난 100년 동안, 부유한 국가에서 '빈곤한 삶'의 개념은 변화했다. 예를 들어, 20세기 초에 영국에서 '빈곤'이란 비위생적인 환경에서, 깨끗하지 않은 물을 사용하며, 영양이 결핍된 상태로 습하고 춥고 비좁은 집에 산다는 의미였다. 그리고 '빈곤'은 먼지투성이이고 위험한 작

---

[1] 즉, 가장 최하위에 있는 사회 계층만이 문제가 되는 것은 아니라는 의미이다.
[2] 화이트홀 연구는 건강의 사회적 요인을 분석하는 대표적 연구로 뽑힌다. 영국에서 20~64세의 남녀 공무원에 대해 건강 상태, 특히 심폐질환과 사망률을 조사하는 이 연구는 2단계로 진행되었다.

업장에서 육체노동을 한다는 의미였다. 과거에 이러한 주거 및 작업환경은 높은 어린이 사망률과 성인 호흡기 질환 빈발을 설명하는 요인 중 하나였다. 그러나 이것은 더 이상 영국에서의 전형적 빈곤의 모습이 아니다. 예컨대, 영국에서 낮은 직급에 종사하는 공무원은 예전에 했던 일에 대해서 이렇게 말했다(17).

> 나는 타이핑 방(typing pool)에 앉아 문서를 타이핑했다. 그 일은 정말 정신을 황폐하게 하는 일이다. 우리가 과자를 먹거나 담배를 피울 수 있다는 점은 좋았지만, 우리는 서로 이야기하는 것이 금지되어 있었다.

'합당한 수준의' 퇴직연금을 받을 것임에도 불구하고 그녀는 은퇴 이후에 의미 있는 퇴직생활을 할 만한 자원을 갖지는 못할 것이라고 이야기했다.

> 나는 회사에 익숙해졌다. ··· 나는 주말이 골칫거리라고 생각한다. ··· 아무런 즐거운 일(incentive)이 없다. ··· 나는 앉아서 신문을 읽고 ··· 10시 30분에 아침을 먹는다. 만약 당신이 오후에 앉아서 TV를 보고 있다고 가정해 봐라. ··· 정말이지 최악이다.

그녀의 발언은 사회 위계에서 최하위에 있지 않은 사람들에게 '빈곤'이 무엇을 의미하는지를 보여준다. 사회 위계의 최하위에 가까운 사람들은, 낮은 소득, 불안정한 고용상태, 어려운 사회적 환경 때문에 삶은 흡사 투쟁에 가깝다.
잉글랜드 북부의 가난한 동네에 사는 한 청년은 말한다(17).

> 나는 내 가까운 친구들보다 직장 동료들을 더 많이 믿는다. 나는 친구들이 서로를 어떻게 대하는지를 경험했고, 그들은 서로를 헐뜯고 그 얘기를 내게도 한다. 나의 이야기 역시 다른 사람에게 얘기할 것이기 때문에 나는 아무것도 말하지 않을 것이고, 많이 얘기하지 않을 것이다. 나는 이 지역 사람이 아닌 다른 사람은 절대 믿지 않는다. 그들은 대부분 당신에게서 돈을 뜯어가려는 마약 판매상이고, 그들은 분명 당신의 집에 들어가기 위해 무슨 짓이든 할 것이다. 그들은 당신을 모함할 것이다. 그들은 돌아서서 당신에게서 뭔가를 빼앗아갈 것이다.

미국은 과거 몇 년간 기대수명이 증가했음에도 불구하고 최근 교육을 많이 받지 못한, 비히스패닉 백인 중년 연령군에서 약물 남용과 과음으로 인한 이환율과 사망률이 상당히 증가했다(23). 이러한 효과는 '절망의 전염(epidemic of despair)'이라고 불린다(23)(16장에 있는 글상자

16.1 참고).

사람들이 충분한 영양을 섭취하고, 오염된 물을 마시지 않고, 적절한 수준의 쉼터(집)가 있고, 감염성 질환으로 다수가 죽지 않는 상황에서 (다시 말해, 현대에서) 빈곤한 삶의 환경은 어떻게 불건강으로 이어지는가?

어린 시절

의사이자 임상 역학자인 데이비드 바커(David Barker)는 성인기 질병 위험에서 어린 시절의 중요성을 밝혔다. 그는 중요 발달 기간(a critical period of development) 동안의 노출이 장기적인 효과가 있다고 설명했다. 그는 출생 시와 생후 1년 시점의 키와 체형(thinness)을 이용해서 성인기의 당뇨, 고혈압, 그리고 심장질환을 예측할 수 있다는 것을 보여주었다(24). 아마도 (임신기간 동안의) 모성의 영양불균형과 아이의 영양불균형은 어머니의 낮은 사회적 지위와 관련될 가능성이 높다. 바커와 동료들은 출생 시의 체형(머리끝부터 발꿈치까지의 길이와 출생 시 체중으로 측정한)과 성인기의 낮은 사회적 지위는 서로 연관되어 있으며, 심장병 발생의 위험의 증가와도 관련이 있다는 것을 밝혔다. 즉 출생 시 체중이 적은 경우, 성인기의 낮은 사회경제적 지위와 심장병 발생 위험의 상관관계는 더 높았다(25).

어린 시절의 사회적 및 환경적 상황이 성인기의 질병 위험에 영향을 주는 데는 최소 2가지 방법이 있다. ① 경로 효과(path effect)와 ② 유/불리함의 누적(accumulation of advantages and disadvantages)이 바로 그것이다. 경로 효과는 어린 시절의 환경 자체가 성인기의 질병 위험을 증가시킨다기보다는 어린 시절의 환경이 삶의 궤적(trajectory)을 만들고, 성인기가 되어서도 위험을 증가시키는 환경에 살도록 한다는 것이다. 불리함의 누적과 관련해 생각해 보면, 영양실조, 감염, 인생 여러 시점에서의 심리사회적 노출의 효과는 점차 누적되어 성인기의 질병 위험을 증가시키는 데 기여할 수 있다(25). 성인기에서 교육과 질병 사이의 강력한 상관관계는 아마도 경로 효과와 누적 효과 모두를 보여주는 것일 것이다. 사실 사회경제적 불리함이 성인기 질병에 미치는 영향을 이해하기 위해서는 전 생애에 걸친 환경을 고려할 필요가 있다(26-29).

성인기 신장(키)을 통해, 성인기 건강에 대한 어린 시절의 영향에 대해 이해할 수 있다. 화이트홀 연구에서, 남성에서 큰 키는 더 높은 직급과 상관관계가 있었다(30). 평균적으로, 최고 직급에 있는 남성은 가장 낮은 직급 종사자에 비해 5cm가 더 컸다. 비슷한 양상이 미국에서도 확인되었다(31). 개인의 키는 당연히 유전과 관련이 있다. 하지만 어떤 집단의 키는 (유전적 요인보다는) 임신 중, 어린 시절, 청소년기의 영양 상태와 연관되었을 가능성이 높다.

화이트홀 연구에서 유년 시절의 작은 키는 성인기의 관상동맥 심장질환의 강력한 예측인

자였다(32, 33). 유년 시절의 작은 키와 성인기의 사회적 지위가 관상동맥 심장질환에 미치는 부정적 영향은 유아기와 성인기의 환경 모두가 성인기 질병의 위험인자로서 중요한 기여를 한다는 것을 의미한다.

보건의료서비스

보건의료 이용에서 형평성의 개념은 동일 필요도에 대한 동일 접근성으로 간주될 수 있다. 이론적으로 보건의료 이용의 부족은 접근성의 부족과 연관될 수 있고, 반대로 접근성 부족과 전혀 무관하게 보건의료를 이용하는 것을 원하지 않는 개인의 성향 때문에 발생할 수도 있다(34). 불형평성은 개인이 통제할 수 없는 상황 때문에 보건의료에 대한 접근이 제한되는 것을 설명하는 개념이다. 그러나 의료를 이용하지 않으려고 하는 개인적인 성향이 사회적, 문화적 그리고 교육적 장애물(즉, 사회경제적 요인)에 기인할 수 있기 때문에, 보건의료의 이용은 보건의료에 대한 접근성 부족을 측정하는 데 적절한 대리변수(proxy)로 사용될 수 있다.

건강의 사회적 불평등에 대한 영향 요인으로서의 보건의료의 사회적 불형평을 살펴볼 때, 영국과 미국의 상황은 완전히 대조적이다. 영국에서 전 국민은 지불능력과 관계없이 제공받을 수 있는 국가보건서비스(National Health Service)에 대해 동일한 접근권을 갖는다. 반면, 미국의 시스템 안에서는 2013년 기준으로 보험 가입이 되어 있지 않은 인구가 4,400만 명에 달했고(35) 결과적으로 보건의료에 대한 접근성이 영국보다 낮다. 미국의 의료보험 개혁법(Affordable Care Act: ACA, 소위 오바마케어) 실시에 따라, 무보험 인구는 2016년 말에 2,800만 명 이하로 감소했다. 65세 이상을 대상으로 하는 메디케어(Medicare)에 대한 접근성을 확충함으로써, 노인 인구 집단에서의 의료 접근성 차이는 눈에 띄게 감소했다. 그러나 이러한 일반화3는 필요도와 관련한 불형평의 양상을 보여주지 못한다. 이론적 차원에서의 '접근성의 형평'은 실제 '접근성의 형평'과 다르다.

영국에서 필요에 따른 의료접근성의 양상은 좋음과 나쁨이 혼재하는데(36), 이러한 결과는 부분적으로 '의료필요도'에 대한 정의 문제와 관련되어 있다.4 만약 보건의료에 대한 필요도가 '해당 서비스로부터 편익을 얻을 수 있는 여지(capacity)'로 정의된다면, 말기 암환자들은 해당 치료로부터 편익을 얻을 여지가 없기 때문에 치료에 대한 '필요'가 없는 것으로 판단될 것이다.5 반대로 조금 덜 진전된 상태의 암환자들은 보건의료로부터 편익을 받을 여지가 있

---

3 제도의 확대로 인한 전반적인 접근성 개선
4 의료 필요를 무엇이라고 정의하느냐에 따라 연구 결과가 달라지기 때문이다
5 저자는 '말기 암 환자들은 어떤 치료를 하더라도 소생 가능성이 낮기 때문에, 치료로부터 얻는 편익이 거의 없다'라고 간주한 것으로 보인다.

고, 따라서 보건의료에 대한 필요도가 더 높은 것으로 판단될 것이다. 이 경우, 현실에서 건강상태는 의료 필요도의 척도로 인식될 것이다.

영국에서 수행된 많은 연구에서 사회경제적 지위가 낮은 사람들이 사회경제적 지위가 높은 사람들보다 더 많은 보건의료서비스를 이용한 것으로 나타났다. 그러나 사회경제적 지위가 낮은 사람들은 사회경제적 지위가 높은 사람들보다 필요도가 더 높았다.[6] 필요도로 보정한 이후의 의료 이용 결과는 필요도의 종류에 따라 달라졌다. 일반 의료서비스는 대체적으로 형평하게 이용한 것[7]으로 나타났다. 응급입원서비스의 경우, 사회경제적 지위가 낮은 인구 집단에서 필요도에 비례하여 의료를 이용한 것으로 나타났다. 2007년에 발표된 논문에 따르면, 예방적 서비스를 요청하는 등의 선택적 절차에서는 사회경제적 지위가 낮은 인구 집단에게 충분한 서비스가 제공되지 못한 것으로 나타났다(36). 영국의 국가보건서비스의 개혁(2000~2009)의 효과를 분석한 2012년의 연구에서는, 입원 서비스(병원 기반의 서비스) 이용에서 사회경제적 형평성이 크게 개선되지는 않은 것으로 나타났다(37).

소득수준에 따른 보건의료 접근성은 미국의 보건의료조사평가국(Agency for Healthcare Research and Quality: AHRQ)에서 상세히 검토되었다(38). 이 연구에서 소득이 낮을수록 보건의료서비스 이용이 충분하지 않다는 것을 확인했는데, 이러한 현상은 소득이 낮은 경우 ① 보험이 없거나 충분하지 않고, ② 지속적인 치료를 위한 특정한 재정적 원천(source)이 없으며, ③ 치료를 받기가 어렵기 때문이다. 이 보고서는 또한 저소득이 ① 의료인력과의 의사소통이 잘 안 되는 문제와 ② 혈압이나 콜레스테롤 체크와 같은 예방적 서비스를 잘 받지 않는 것과도 관련 있다는 것을 밝혔다.

보건의료에서의 불균형은 영국에서보다 미국에서 더 크게 나타난다. 양국 모두 사회경제적 지위에 따라 상당한 의료 이용의 격차가 존재하는데, 이 격차는 단지 양질(high-quality)의 의료서비스에 대한 접근 제한에 기인한다고 보기 어렵다. 왜냐하면 새로운 질병의 발생과 기존 질병의 치료 모두에서 이 격차가 발견되기 때문이다. 의료에서의 불평형이 존재한다면, 이 불형평은 사회경제적 지위가 낮은 인구 집단 내 질병 이환을 야기하는 추가적인 원인으로 작용할 것이다.

생활방식과 그 영향

부유한 국가의 국민들에게 영향을 주는 질병은 보통 '풍요의 질병(disease of affluence)'라고

---

6 따라서 사회경제적 지위가 낮은 사람들이 사회경제적 지위가 높은 사람들보다 의료 접근성이 높다고 판단할 수 없다는 의미이다. 의료 접근성을 판단하기 위해서는 필요도를 보정한 이후의 결과를 보아야 한다.

7 사회경제적 지위와 무관하게 필요도 대비 이용량이 비슷하다는 의미이다.

불리는데, 이러한 질병은 흡연, 불균형한 영양섭취, 비활동적인 습관 등 그들의 생활양식 때문이라는 것이 일반적인 생각이었다. 그러나 이 설명은 두 가지 이유에서 잘못된 추론이라고 할 수 있다. 첫째, 부유한 국가들에서 질병과 사망의 주요한 원인들은 부유한 사람들보다 사회경제적으로 불리한 사람들에게 더 큰 영향을 준다. 둘째, 생활양식이 개인의 의지에 따라 자유롭게 선택된 것이라고 가정하면, '왜 (질병이나 사망과) 관련된 건강행동이 사회적 기울기를 따라 나타나는지'를 이해하기 어렵다.

건강과 질병에서의 사회적 기울기는 '생활양식'을 얼마나 설명할까? 그리고 왜 생활양식에까지 사회적 격차가 존재한다고 보아야만 할까? 예를 들어, 흡연은 낮은 사회 계층에서 더 많이 나타난다(39). 영국 공무원을 대상으로 한 연구에서 흡연은 관상동맥 심장질환에 존재하는 사회적 기울기의 1/4을 설명할 수 있었다(40, 41). 흡연 행위와 사회적 기울기의 관계에 대한 설명은 아직도 충분하지 않다. 다만 사회경제적 지위가 낮은 사람들은 미래보다 현재 지향적이므로, 미래 건강 편익을 위한 행동은 하지 않을 가능성이 높다는 설명이 제안된 바 있다. 여성 흡연 역시 취약한 사회적·환경적 환경 때문에 겪게 되는 삶 속에서의 문제와 관련이 있을 수 있다.

흡연은 비용이 드는데다 건강도 해치기 때문에 경제적으로 볼 때 전혀 수지가 맞지 않는다. 반대로, 식품비는 저소득국에서의 높은 비만율을 설명하는 데 도움이 된다. 왜냐하면 고열량 음식을 먹는 것이 적정 열량인 음식을 먹는 것보다 싸기 때문이다.[8] 미국에서 음식의 열량 밀도(kg당 칼로리)와 에너지를 얻는 데 드는 1칼로리당 단위 가격은 역관계에 있다 즉, 싼 음식일수록 음식 대비 열량이 높다. 그러나 고열량 음식에는 대부분 지방과 첨가당이 많이 들어 있다(44). 소득이 낮다는 것은 식품에 쓸 수 있는 돈이 적다는 것을 의미하므로, 이러한 양상은 낮은 사회경제적 지위와 비만 사이의 관계를 설명해 줄 수 있다. 낮은 사회경제적 지위와 비만의 관련성은 남성에서보다 여성에서 더 크게 나타나는데(45), 아마도 이것은 사회경제적 지위가 높은 여성이 (남성보다) 체중에 대해 의식적인 통제를 많이 하기 때문일 것이다. 음식의 질은 섭취 열량 외에 다른 의미로도 중요하다. 예를 들어, 사회경제적 계층이 높은 경우 과일과 야채를 더 많이 먹는데, 이러한 식습관은 중증 질환의 위험을 감소시킨다.

또한 비만에서 사회경제적 지위의 차이를 야기하는 요인은 신체활동 정도의 차이이다. 사회경제적 지위가 높으면 여가 신체활동을 더 자주 한다(46, 47).

낮은 사회경제적 지위는 조기 사망에 대한 독립적인 위험 요인이고, 그 영향의 크기는 주요

---

[8] 예컨대, 햄버거 세트와 샐러드가 든 건강식을 사먹는 경우를 비교해 보자. 얻을 수 있는 열량과 가격을 비교해 볼 때 어떤 선택지가 열량 섭취에 유리할까?

한 생활양식 위험 요인과 비슷한 수준이다(48). 170만 이상의 인구 대상의 한 연구에서는, 높은 사회경제적 지위와 낮은 사회경제적 지위를 비교했을 때, 사회적 불리함은 40세 이상 85세 이하 연령군에서 2.1년의 (생명) 손실과 연관된다는 것을 밝혀냈다. 이 손실은 흡연으로 인한 손실(4.8년), 신체적 비활동으로 인한 손실(2.4년)보다 적지만, 고혈압으로 인한 손실(1.6년), 비만으로 인한 손실(0.7년) 그리고 과음으로 인한 손실(0.5년)보다 컸다(48). 사회적 불리함으로 인한 손실은 여성(1.5년)보다 남성(2.6년)에서 더 크게 나타났다(48)(15장 참고).

사람들이 살고, 일하는 환경

고용과 작업환경은 건강 상태를 결정하는 주요 요인이다(49). 실업은, 특히 장기간 실업의 경우, 신체적 및 정신적 장애의 위험을 높인다(49). 유럽에서 교육수준이 낮은 집단의 실업률이 더 높다(50). 불안정한 일자리에서 일하거나, 임시직으로 고용된 상황은 건강에 부정적인 영향을 미친다(51-53).

작업환경은 건강에 중요한 영향을 미치고(54) 또한 건강 불평등에도 상당한 역할을 한다(41). (작업에 대한) 통제권이 낮으면서 높은 강도의 정신노동을 요구하는 직업이나, 자존감, 직장 생활에서의 기회, 재정적 보수의 측면에서 노력 대비 보상이 적은 직업은 심혈관계질환의 발생 위험 증가와 관련이 있다. 직업의 이러한 측면은 사회경제적 지위와 질병을 연결하는 중요한 연결고리가 된다(55). 직업의 심리사회적 특성은 비단 심혈관계질환에만 연관되는 것이 아니라, 질병으로 인한 결근, 정신 및 신체의 기능(functioning), 정신질환, 근골격계질환과도 관련이 있다(57-60)(19장 참고).

개인의 특성을 고려한 이후에도, 주거 지역의 사회경제적 특성은 해당 지역에 사는 주민의 건강 상태와 연관된다(61-65). 이러한 연관관계는 이웃 간 사회적 결집 수준을 통해 부분적으로 설명될 수 있다(66, 67).

위험 요인에 대한 물리적 노출 역시 중요하다. 사회경제적 지위가 낮다는 것은 건강에 영향을 줄 수 있는 주거의 질이 더 나쁘다는 것을 의미한다(68). 열악한 작업환경과 주거 조건에 더해, 소득이 낮은 사람들은 주거 혼잡, 유해 폐기물, 주변 및 실내의 공기 오염, 낮은 수질, 주변 소음 등에 노출될 가능성이 더 높다(69).

경기불황의 영향

2008년의 세계 경제위기에 뒤이어, 미국과 영국의 실업률은 2008년 초 기준 약 5%에서 2012년 기준 약 8%로 증가했다(70). 과거 불황에 대한 자료에 따르면 경기불황은 자살 및 자살 시도, 우울과 다른 정신건강 문제의 발생률 증가와 결핵 및 에이즈 발생의 증가와 관련되며 그 밖에도 건강에 장기적인 영향을 미친다(71). 예를 들어, 금융위기가 시작된 2008년부터 2010년 사이에 잉글랜드에서는 846건(남성), 155건(여성)의 자살이 역사적 추세로부터 추계된 건수보다 초과 발생했다(72). 실업률이 가장 많이 증가한 지역에서 자살 발생도 가장 많이 증가했다(72).

경제위기에 대응하기 위한 긴축정책은, 특히 사회경제적으로 불리한 인구 집단의 저소득, 열악한 주거, 실업 그리고 열악한 작업환경을 악화시키고 보건의료를 이용하기 위한 지출을 줄이게 함으로써 건강에 악영향을 미친다(73, 74).

2008년 금융위기 이후, 유럽지역의 많은 국가들은 경제적 문제에 대응하기 위해 정책적으로 공공지출을 줄였다. 그러나 적극적 노동시장 정책(Active Labor Market Policies: ALMP), 사회적 보호, 주거, 보건의료, 환경 등 건강의 사회적 결정요인에 대한 투자는 인구 집단에 대한 경기 불황의 부정적 영향을 완화시킬 수 있다(75). 유럽 18개국에서의 공적 지출(social spending)과 인구 집단의 건강 결과의 역사적 상관관계를 분석한 연구에서 사회복지 지출과 전체 사망률(overall mortality)이 역관계에 있다는 것이 밝혀졌다(76). 보건의료를 포함한 사회복지 분야에 대한 100달러(구매력 보정) 추가 지출은 모든 종류의 원인으로 인한 사망률이 1.2% 감소와 연관성이 있었다(76). 유럽 18개국을 대상으로 한 또 다른 연구에서는, 높은 공적지출 수준이 교육수준 집단별 자기보고 건강 수준(self- reported health)의 낮은 격차와 연관된다는 것을 확인했다.

근본적인 원인들과 기저에 있는 요인들

지금 모든 사회에 존재하는 사회적 층화(social stratification)는 자원에 대한 불공평한 접근, 특권의 불공평한 배분, 그리고 불공평한 자존감(self-esteem) 같은 것들을 의미한다. 그러나 사회적 원인 때문에 발생하는 현재 수준의 건강 불평등을 줄이는 것은 불가능한 문제가 아니다.

근본적인 인간의 욕구는 다음의 서로 연관된 다섯 가지 항목으로 분류할 수 있다. ① 건강과 건강의 결정요소, ② 개인의 인생에 대한 자율성 또는 통제력, ③ 완전한 사회참여에 대한 기회, ④ 존경과 자존심, ⑤ 문화에 대한 참여(17, 78). 자율성과 사회참여에 대한 욕구가 충족되지 않는 것은 건강에 부정적인 영향을 미친다. 사회적 위계는 보편적이지만, 이 욕구들을 충족시키는 데 있어 나타나는 서로 다른 불평등의 정도는 사회 불의를 야기할 수 있다. 이러한 접근은 아마르티아 센의 '역량' 또는 '자유'의 개념과 밀접하게 연관이 있다(79). '역량'은 사람들이 스스로의 인생을 통제할 수 있도록 해주고, 그들이 가치 있다고 생각하는 사람이 되거나 가치 있다고 생각하는 일을 할 수 있도록 해주는 개념으로서 이해할 수 있다. '역량'이나

'자유'는 건강에 기본적으로 꼭 필요한(fundamental) 개념이다. 만약 사회가 무상으로 교육, 보건의료, 사회보장(social security), 주거, 보육을 제공하고 교통비에 보조금(subsidized transport)을 제공한다면, 개인의 소득은 건강에 영향을 덜 미칠 것이다. 볼티모어에 사는 가난한 사람들은 미국 기준에서는 가난할 수 있지만, 국제적으로 비교해 보면 그들은 부유하다. 그들의 빈곤은 사회적 환경(조건)의 빈곤과 관련된 것이지, 비단 소득에만 연관된 것은 아니다.

선진 자본주의 국가들에 관찰되는 무절제한 시장 때문에 사회적, 경제적 불평등이 더 심화되는 것이라고 생각하는 것은 매우 그럴 듯하다. 사실, 어떤 연구 결과들은 소득 불평등이 다른 나라들에서보다 특정 자본주의 국가들에서 허용될 뿐 아니라 장려된다는 주장을 뒷받침한다. 그러나 이러한 불평등의 원인을 오직 시장에서만 찾는 것은 맞지 않다. 그렇지만 독점과 같은 시장의 왜곡이 대부분의 국가에서 거대한 부 축적의 원인으로 작용했을 수 있다.

미국과 영국 모두에서, 소득 불평등은 1980년대에 급격하게 증가했고 이후 2008년 시작한 경기 후퇴 시점까지 훨씬 더 커졌다(80-83). 영국의 경우 2008년부터는 소득 불평등이 안정되었지만, 부분적으로 그것은 소득이 전반적으로 완만하게 증가했기 때문이다(84). 그럼에도 불구하고 소득 불평등은 높은 수준으로 유지되고 있다. 미국에서, 소득에 대한 분석 결과 경기 후퇴 이후 고르지 않은 성장 패턴을 보이는 것으로 확인되었다. 구체적으로, 2013년까지 상위 1%의 소득은 대부분 (경기 후퇴 이전과 비슷한 수준으로) 회복되었지만, 나머지 99%의 소득은 거의 오르지 않았다(85). 최근의 한 연구에 따르면 OECD 회원국들 가운데 영국이 7번째, 미국이 3번째로 소득 불평등 수준이 높았다(86).

소득 불평등 자체가 더 나쁜 수준의 건강 결과를 야기하는지에 대해서는 그동안 활발한 논의가 이루어져 왔다(87-89). 소득 불평등이 필요를 충족시키는 데 있어서의 불평등과 연결될 가능성이 높다는 것은 매우 명확한 문제다. 그러한 불평등은 불가피하지 않고, 부분적으로는 경제적 및 사회적 문제(affairs)가 어떻게 조직화되는지에 의사결정들의 결과로서 나타난다.

어떤 관점에 따르면 사회가 풍요로워지기 위해 부의 창출이 누진적 과세나 다른 종류의 인식된 제한들로 방해받지 않도록, 부의 창출 과정에 동기를 부여해야 한다. 이 관점에 따르면, 심지어 경제적 불평등의 증가가 건강 불평등을 유발할 지라도, 경제적 불평등의 증가는 (사회가 풍요로워짐에 따라 발생하는) 수용할 만한 부작용이다. 소득 불평등의 증가가 경제 성장을 돕는다는 관점은 심각하게 의문이 제기되어 왔다(90). 그리고 이러한 주장은 불평등으로부터 이익을 얻는 집단의 이해에 편리하게 이용되는 신화인 것으로 밝혀졌다(91). 소득 불평등은 부분적으로 교육수준이 낮은 부모를 둔 사람들의 기술개발 기회를 제한하기 때문에, 중기적으로 경제 성장을 제한한다(92).

소득 및 사회적 불평등의 증가는 사회적 결속(cohesion)을 손상시키고(93), 이로 인해 사회

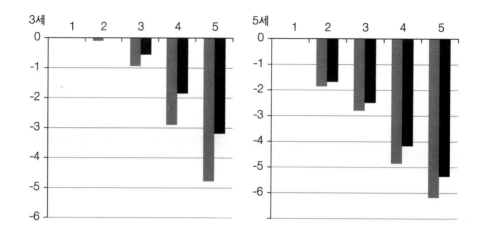

그림 2.3 언어적 능력과 부모 소득 분위 간의 관계를 보여주는 회귀계수(연구대상: 3세, 5세 어린이) 1분위는 가장 잘사는 가정이고, 5분위는 가장 가난한 가정을 의미함. 밝은 회색은 성별, 출생 순서, 부모가 사용하는 언어, 출생 시점에서의 어머니의 나이 등으로 보정한 값을 나타냄. 검은색은 여기에 부모의 양육 활동과 정신사회적 지표들을 추가로 보정한 값임.

자료: Kelly Y, Sacker A, Del Bono E, et al. What role for the home learning environment and parenting in reducing the socioeconomic gradient in child development? Findings from the Millennium Cohort Study. Archives of Diseases in Childhood 2011; 96: 832-837.

경제적으로 불리함을 입은 사람들뿐 아니라 사회 구성원 전체에게 악영향을 준다. 사회적으로 더 많이 결집된 사회일수록 더 건강한 사회일 가능성이 높다.

특히 미국에서는, 소득 불평등의 정도가 심화될 뿐 아니라 풍요와 빈곤이 지리적으로도 분리된다(90). 점점 더, 가난한 사람들은 가난한 가구들이 많이 사는 동네에 살고 풍요로운 사람들은 매우 잘사는 사람들이 사는 동네에 산다. 이러한 주거지역의 분리는 부자 동네보다 가난한 동네에서 일반적으로 낮은 질의 서비스가 제공되고, 더 많은 범죄가 일어나고, 더 자주 사회 혼란이 일어난다는 것을 의미한다. 영국에서, 미국과 마찬가지로 부자들과 가난한 사람들이 공간적으로 분리되는 경향을 보였고, 부유한 가족들은 부유한 지역에, 가난한 가족들은 가난한 지역에 점점 더 모이게 되었다(94, 95).

또 다른 불공평의 근본적인 이유는 교육의 불균형이다. 오늘날의 성인에게 영향을 주는 불평등은 오늘날의 어린이에게로 이어지고, 결국은 내일의 성인에게 이어진다(17). 불리함은 출생부터 시작해서 일생을 거치면서 축적된다(74). 예를 들어 영국의 한 연구에서는 가장 가난한 가정의 3세 어린이는 평균적으로 언어 발달에서 가장 잘사는 가정의 동년배 어린이에 비해 8개월이 늦고 이 차이는 5세 어린이에게서 더 심각하게 나타난다(그림 2.3). 이 연구는 3세와 5세의 어휘에서도 비슷한 영향을 보여준다(96). 이 영향들은, 만약 좋은 양육과 훌륭한 교육을 통해 감소되지 않는다면, 교육과정의 성취도에 사회적 격차를 초래하게 되고, 이 격차는 어른이 된 후 취업이나 다른 기회를 얻는 데 부정적인 영향을 주게 된다. 가족 배경은 중요하지만, 사회적 환경 역시 중요하다. 문해력의 개발은 가족의 사회경제적 지위, 학교의 수준, 그리고 사회적 자본, 즉 개인이나 또는 더 넓은 수준의 사회적 네트워크에서의 가용한 자원의 영향을 받는다.

무엇을 할 것인가?

모든 사회에는 사회적 위계가 존재한다. 심지어 상대적인 평등주의였을 것으로 여겨지는 수렵-채집 사회에서도 사회적 위계는 존재했다(97). 보다 복잡한 형태의 사회적 조직이 있는 사회는 다른 사회보다 명확한 위계구조가 갖춰져 있다. 사회적 위계는 붕괴될 수 없다. 그리고 역사적으로도, 20세기에 중앙, 동유럽에 존재했던 사회적 위계가 존재하지 않았던 공산주의 정부가 환영받지는 못했다. 이 국가들의 건강기록에 따르면, 이 국가들은 1970~1980년대에 대부분의 인간적 필요를 충족시키는 데 실패했다(98, 99).

건강 상태의 수준과 건강 불평등은 한 국가 내에서 시간의 흐름에 따라, 혹은 국가 간에 다양하게 나타난다. 이것은 우리가 건강 불평등이 불가피한 것이 아니라고 생각하게 하는 근거가 된다. 그러나 건강 불평등을 줄이는 것은 꽤나 어려운 일이다. 가장 높은 수준에서의 정치적 의지가 중요하고, 또한 여러 분야가 참여하는 광범위한 정책들이 필요하다(74, 75).

영국에서, 건강 불평등을 다루는 것을 최우선으로 하는 일련의 시도(initiative)들이 있었다. 1997년에 정부는 건강 불평등을 위한 독립된 조사를 시작했다[저자 중 한 명인 M.마멋은 이 조사의 과학적 자문 집단의 구성원이었다(100)]. 그 집단은 건강 불평등이 보다 넓은 차원의 경제적, 사회적 불평등으로부터 온다고 결론지었다. 따라서 불평등에 대한 사회적 태도를 근본적으로 바꿔야 할 필요가 있다고 주장했다.9 39개의 권고안 가운데 건강과 직접적으로 관련이 있는 것은 오직 2개뿐이었다. 권고안에는 건강 불평등 모니터링, 건강 불평등을 줄이기 위한 정책과 다른 수단들의 효과 평가, 취업 기회 증가, 가임기 여성, 임신 여성, 어린이, 그리고 노인들에 대한 현물/현금 복지를 통한 빈곤 감소 등이 포함되어 있었다. 또한 건강한 음식, 운동기구 그리고 경제적 도움이 필요한 과거 흡연자를 위한 니코틴 대체 치료의 공급과 가용성을 확대할 것을 권고했다. 정부는 이 권고안들 가운데 상당수를 실행에 옮겼다(101). 정부는 또한

---

9 건강 불평등을 줄이기 위해서는 건강과 관련이 없어 보이는 다양한 사회적 변화들이 동반되어야 한다. 나머지 37개의 권고안은 건강과 직결되지는 않지만, 앞에서 다루었던 건강 영향 요인들을 다루었다.

아동 빈곤 감소를 주요 목표로 설정하고 초기 아동 발달에 초점을 맞춘 새로운 프로그램을 만들었다.

2008년에 영국 정부는 새로운 근거와, 달라진 사회적 경제적 맥락을 고려하기 위해 건강 불평등에 대한 전략적 보고서를 의뢰했다. 이 보고서는 저자 중 한 명인 M.마멋이 책임을 맡았고, 나중에는 마멋 보고서(Marmot Review)로 알려졌다(74). 이 보고서의 목표 중 하나는 국제 건강의 사회적 결정요인 위원회(Commission on Social Determinants of Health)의 권고안들을 영국 상황에 적용할 방법을 도출하는 것이었다(102). 마멋 보고서의 정책적 권고안은 다음 6개의 정책적 목표 아래 구성되었다(74).

1. 모든 어린이들이 최선의 시작점(best start)에서 인생을 시작할 수 있도록 하라.
2. 모든 어린이, 젊은이, 성인 들이 그들의 역량을 최대한으로 키우고 그들의 인생에 대해 통제력을 행사할 수 있도록 하라.
3. 모두를 위해 공정한 고용 형태와 좋은 일자리를 만들라.
4. 건강한 주거환경 기준을 모두에게 보장하라.
5. 건강하고 지속가능한 장소와 지역사회를 만들고 개발하라.
6. 불건강 예방의 역할과 효과를 강화하라.

중앙정부와 지방정부는 마멋 보고서를 상당 부분 수용했다. 2012년에 잉글랜드의 보건복지개혁법(Health and Social Care Act)은 보건부장관(Secretary of State for Health: SSH), 국가보건서비스의뢰위원회(National Health Service Commissioning Board: NHSCB), 지방정부임상의뢰집단(Clinical Commissioning Groups: CCGs)에 대해, 건강 불평등과 관련하여 전례 없는 법적 의무를 강제화했다. 임상의뢰그룹(CCGs)은 2013년 4월부터 잉글랜드 지역의 보건의료서비스를 설계하는 책임을 맡았다. 그들은 환자들, 보건의료 전문가들과 일하며 지역사회 또는 지방정부 당국과 협력 관계를 맺고 있다. 이 집단들은 지역의 보건의료서비스 제공과 다른 건강 관련 서비스 및 사회 돌봄 서비스를 통합하는 역할을 맡고 있다. 지역 보건복지위원회는 이러한 서비스들의 제공을 보장하기 위해 만들어졌다. 지역 사무소들은 지역의 필요도에 근거하여, 마멋 보고서의 여섯 가지 정책 목표를 활용한 전략을 개발하는 역할을 한다.

결론

건강 불평등은 근본적으로 사회의 불평등과 관련되어 있다. 어떤 인구 집단의 전반적인 건강(수준)과 건강 불평등은 그 사회가 얼마나 구성원들의 필요를 성공적으로 충족시키고 있는가를 보여주는 척도가 된다. 만약 지금 사회경제적 불리한 집단의 불리함의 수준이 감소한다면, 그들의 건강은 당연히 개선될 수 있다.

그들의 사회경제적 불리함이 감소되지 않는 것은 사회적으로 정의롭지 못하다. 모든 사람이 똑같아져야 한다는(이것은 형편없고 바람직하지도 않은 목표이다) 평등주의를 요구하자는 것이 아니다. 그렇지만 이 주장은 '만약 우리의 사회적 기준이 스스로의 삶에 대한 통제력과 완전한 사회참여가 보다 공평하게 분배되는 방향으로 나아간다면 사회에도 이익이 될 것'이라는 것을 의미한다. 정부는 사람들이 살고 일하고, 우리 아이들이 자라며, 노인들이 잘 지낼 수 있는 환경을 만들고 개선하는 데 자원을 투입하여 이러한 변화가 일어나도록 도울 수 있다.

참고문헌

1. Office for National Statistics. Trends in life expectancy by social class 1972-2005. London: ONS, 2007.
2. Office for National Statistics. Statistical bulletin: Trend in life expectancy at birth and at age 65 by socio-economic position based on the National Statistics Socio-economic Classification, England and Wales: 1982-1986 to 2007-2011 London: ONS, 2015.
3. Mackenbach JP, Bos V, Andersen O, et al. Widening socioeconomic inequalities in mortality in six Western European countries. International Journal of Epidemiology 2003; 32: 830-837.
4. Steingrimsdottir OA, Naess O, Moe JO, et al. Trends in life expectancy by education in Norway 1961-2009. European Journal of Epidemiology 2012; 27: 163-171.
5. Tarkiainen L, Martikainen P, Laaksonen M, Valkonen T. Trends in life expectancy by income from 1988 to 2007: Decomposition by age and cause of death. Journal of Epidemiology and Community Health 2012; 66: 573-578.
6. Mackenbach JP, Valverde JR, Hu Y, Nusselder WJ. Health inequalities before and after the economic crisis: Trend study of 27 European countries. Proceedings of the National Academy of Sciences 2018; 115: 6440-6445.
7. Singh GK, Siahpush M. Widening socioeconomic inequalities in U.S. life expectancy, 1980-2000. International Journal of Epidemiology 2006; 35: 969-979.
8. Olshansky SJ, Antonucci T, Berkman L, et al. Differences in life expectancy due to race and educational differences are widening, and many may not catch up. Health Affairs (Millwood) 2012; 31: 1803-1813.
9. Bleich SN, Jarlenski MP, Bell CN, LaVeist TA. Health inequalities: Trends, progress, and policy. Annual Review of Public Health 2012; 33: 7-40.
10. Bosworth B, Burtless G, Zhang K. Later retirement, inequality in old age, and the growing gap in longevity between rich and poor. Brookings Economic Studies Program, 2016. Available at: https://www.brookings.edu/wp-content/uploads/2016/02/BosworthBurtlessZhang_retirementinequalitylongevity_012815.pdf. Accessed August 27, 2018.
11. Marmot M. Do inequalities matter? In: Daniels N, Kennedy B, Kawachi I, eds. Is inequality bad for our health? Boston: Beacon Press, 2000.
12. Sen A. Inequality reexamined. Oxford, England: Oxford University Press, 1992.
13. UNICEF Data: Under-five mortality. Available at: https://data.unicef.org/topic/child-survival/under-five-mortality/. Accessed August 28, 2018.
14. Farmer P. Pathologies of power: Health, human rights, and the new war on the poor. Berkeley, CA: University

of California Press, 2003.

15. Anand S, Ravallion M. Human development in poor countries: On the role of private incomes and public services. Journal of Economic Perspectives 1993; 7: 133-150.

16. World Bank. Data: Life expectancy at birth, total (years). Available at: https://data.worldbank. org/indicator/ SP.DYN.LE00.IN and GDP per-capita, PPP. Available at: https://data.worldbank. org/indicator/ NY.GDP.PCAP.PP.CD. Accessed June 25, 2018.

17. Marmot M. Status syndrome. London: Bloomsbury, 2004.

18. Marmot M, Banks J, Blundell R, et al. Health, wealth and lifestyles of the older population in England. The 2002 English longitudinal study of ageing. London: Institute for Fiscal Studies, 2003.

19. Banks J, Marmot M, Oldfield Z, Smith JP. Disease and disadvantage in the United States and in England. JAMA 2006; 295: 2037-2045.

20. Marmot MG, Shipley MJ. Do socioeconomic differences in mortality persist after retirement? 25-year follow up of civil servants from the first Whitehall study. British Medical Journal 1996; 313: 1177-1180.

21. Marmot MG, Ryff C, Bumpass L, et al. Social inequalities in health: Next questions and converging evidence. Social Science & Medicine 1997; 44: 901-910.

22. Erikson R. Why do graduates live longer? In: Jonsson JO, Mills O, eds. Cradle to grave: Life-course change in modern Sweden. Durham, England: Sociology Press, 2001, pp. 211-227.

23. Case A, Deaton A. Rising morbidity and mortality in midlife among white non-Hispanic Americans in the 21st century. Proceedings of the National Academy of Sciences 2015; 112: 15078-15083.

24. Barker DJP. Mothers, babies and health in later life. Edinburgh, Scotland: Churchill Livingtone, 1998.

25. Barker D, Forsen T, Uutela A, et al. Size at birth and resilience to effects of poor living conditions in adult life: Longitudinal study. British Medical Journal 2001; 323: 1273-1276.

26. Power C, Hertzman C. Social and biological pathways linking early life and adult disease. British Medical Bulletin 1997; 53: 210-221.

27. Kuh D, Ben-Shlomo Y. A life course approach to chronic disease epidemiology. 2nd ed. New York: Oxford University Press, 2004.

28. Kuh D, Hardy R. A life course approach to women's health. New York: Oxford University Press, 2003.

29. Davey Smith G, ed. Health inequalities: Lifecourse approaches. Bristol, England: The Policy Press, 2003.

30. Marmot MG, Davey Smith G, Stansfeld SA, et al. Health inequalities among British civil servants: The Whitehall II study. Lancet 1991; 337: 1387-1393.

31. Komlos J, Baur M. From the tallest to (one of) the fattest: The enigmatic fate of the American population in the 20th century. Economics and Human Biology 2004; 2: 57-74.

32. Marmot MG, Shipley MJ, Rose G. Inequalities in death—specific explanations of a general pattern. Lancet 1984; 323: 1003-1006.

33. Marmot M, Shipley M, Brunner E, Hemingway H. Relative contribution of early life and adult socioeconomic factors to adult morbidity in the WII [Whitehall II] study. Journal of Epidemiology and Community Health 2001; 55: 301-307.

34. Dixon A, Le Grand J, Henderson J, et al. Is the NHS equitable? A review of the evidence. London: The London School of Economics and Political Science. LSE Health and Social Care Discussion Paper Number 11, 2003.

35. Henry J. Kaiser Family Foundation. Key facts about the uninsured population. Washington, DC: Kaiser Family Foundation, 2017. Available at: https://www.kff.org/uninsured/fact-sheet/key-facts-about-the-uninsured-population/. Accessed June 27, 2018.

36. Dixon A, Le GJ, Henderson J, et al. Is the British National Health Service equitable? The evidence on socioeconomic differences in utilization. Journal of Health Services Research & Policy 2007; 12: 104-109.

37. Cookson R, Laudicella M, Li DP, Dusheiko M. Effects of the Blair/Brown NHS reforms on socioeconomic equity in healthcare. Journal of Health Services Research & Policy 2012; 17(Suppl 1): 55-63.

38. U.S. Department of Health and Human Services. National healthcare disparities report. Rockville, MD: Agency for Healthcare Research and Quality, 2003.

39. Jarvis MJ, Wardle J. Social patterning of individual health behaviours: the case of cigarette smoking. In: Marmot MG, Wilkinson RG, eds. The social determinants of health. Oxford, England: Oxford University Press, 1999, pp. 240-255.

40. van Rossum CTM, Shipley MJ, Van de Mheen H, et al. Employment grade differences in cause specific mortality. A 25-year follow up of civil servants from the first Whitehall study. Journal of Epidemiology and Community Health 2000; 54: 178-184.

41. Marmot M, Bosma H, Hemingway H, et al. Contribution of job control and other risk factors to social variations in coronary heart disease incidence. Whitehall II study. Lancet 1997; 350: 235-239.

42. Graham H, Hunt K. Socio-economic influences on women's smoking status in adulthood: Insights from the West Scotland Twenty-07 study. Health Bulletin 1998; 56: 757-765.

43. Graham H. Hardship and health in women's lives. London: Harvester Wheatsheaf, 1993.

44. Drewnowski A, Specter SE. Poverty and obesity: The role of energy density and energy costs. American Journal of Clinical Nutrition 2004; 79: 6-16.

45. Public Health England. Adult obesity and socioeconomic status: Factsheet. 2014. Available at: https://khub.net/c/document_library/get_file?uuid=66f4f8fd-468e-4280-af13-dae5d1436fe1&groupId=31798783. Accessed August 27, 2018.

46. Marmot MG, Davey Smith G, Stansfeld SA, et al. Health inequalities among British civil servants: The Whitehall II study. Lancet 1991; 337: 1387-1393.

47. Joint Health Surveys Unit. Health survey for England 1994. London: The Stationery Office, 1996.

48. Stringhini S, Carmeli C, Jokela M, et al. Socioeconomic status and the 25×25 risk factors as determinants of premature mortality: A multicohort study and meta-analysis of 1.7 million men and women. Lancet 2017; 389: 1229-1237.

49. Siegrist J, Benach J, McKnight A, et al. Final report of Task Group 2 for the strategic review of health inequalities in England: Employment arrangements, work conditions and health inequalities. London: Institute of Health Equity, 2009.

50. Eurostat. Unemployment rates of the population aged 25-64 by education level. 2018. Available at:http://ec.europa.eu/eurostat/tgm/refreshTableAction.do?tab=table&plugin=1&pcode=tps00066&language=en. Accessed August 27, 2018.

51. Ferrie JE, Shipley MJ, Stansfeld SA, Marmot MG. Effects of chronic job insecurity and change in job security on self reported health, minor psychiatric morbidity, physiological measures, and health related behaviours in British civil servants: The Whitehall II study. Journal of Epidemiology and Community Health 2002; 56: 450-454.

52. Virtanen P, Vahtera J, Kivimaki M, et al. Employment security and health. Journal of Epidemiology and Community Health 2002; 56: 569-574.

53. Virtanen M, Kivimaki M, Joensuu M, et al. Temporary employment and health: A review. International Journal of Epidemiology 2005; 34: 610-622.

54. Marmot M, Siegrist J, Theorell T, Feeney A. Health and the psychosocial environment at work. In: Marmot M, Wilkinson RG, eds. Social determinants of health. Oxford, England: Oxford University Press, 1999, pp. 105-131.

55. Siegrist J, Marmot M. Health inequalities and the psychosocial environment—two scientific challenges. Social Science & Medicine 2004; 58: 1463-1473.

56. Kivimaki M, Nyberg ST, Batty GD, et al. Job strain as a risk factor for coronary heart disease: A collaborative meta-analysis of individual participant data. Lancet 2012; 380: 1491-1497.

57. North F, Syme SL, Feeney A, et al. Explaining socioeconomic differences in sickness absence: The Whitehall II study. British Medical Journal 1993; 306: 361-366.

58. Stansfeld S, Bosma H, Hemingway H, Marmot M. Psychosocial work characteristics and social support as predictors of SF-36 functioning: The Whitehall II study. Psychosomatic Medicine 1998; 60: 247-255.

59. Stansfeld SA, Fuhrer R, Head J, et al. Work and psychiatric disorder in the Whitehall II study. Journal of Psychosomatic Research 1997; 43: 73-81.

60. Hemingway H, Shipley M, Stansfeld S, et al. Are risk factors for atherothrombotic disease associated with back pain sickness absence? The Whitehall II study. Journal of Epidemiology and Community Health 1999; 53: 197-203.

61. Marmot M. Inequalities in health. New England Journal of Medicine 2001; 345: 134-136.

62. Diez-Roux AV, Nieto FJ, Muntaner C, et al. Neighborhood environments and coronary heart disease: A multilevel analysis. American Journal of Epidemiology 1997; 146: 48-63.

63. MacIntyre S, Ellaway A, Cummins S. Place effects on health: How can we conceptualise, operationalise and

measure them? Social Science & Medicine 2002; 55: 125-139.

64. Diez-Roux A. Bringing context back into epidemiology: Variables and fallacies in multi-level analysis. American Journal of Public Health 1998; 88: 216-222.

65. Stafford M, Bartley M, Mitchell R, Marmot M. Characteristics of individuals and characteristics of areas: Investigating their influence on health in the Whitehall II study. Health and Place 2001; 7: 117-129.

66. Stafford M, Bartley M, Boreham R, et al. Neighbourhood social cohesion and health: investigating associations and possible mechanisms. In: Morgan A, Swann C, eds. Social capital and health. Issues of definition, measurement and links to health. London: Health Development Agency, 2004, pp. 111-131.

67. Sampson RJ, Raudenbush SW, Earls F. Neighborhoods and violent crime: A multilevel study of collective efficacy. Science 1997; 277: 916-924.

68. Blane D, Mitchell R, Bartley M. The "inverse housing law" and respiratory health. Journal of Epidemiology and Community Health 2000; 54: 745-749.

69. Evans GW, Kantrowitz E. Socioeconomic status and health: The potential role of environmental risk exposure. Annual Review of Public Health 2002; 23: 303-331.

70. Office for National Statistics. International comparisons of employment and unemployment rates. 2018. Available at: https://www.ons.gov.uk/employmentandlabourmarket/peopleinwork/ employmentandemployeetypes/ datasets/internationalcomparisonsofemploymentandunemploy mentratesa10. Accessed August 27, 2018.

71. Institute of Health Equity. The impact of the economic downturn and policy changes on health inequalities in London. London: UCL Institute of Health Equity, 2012.

72. Barr B, Taylor-Robinson D, Scott-Samuel A, et al. Suicides associated with the 2008-2010 economic recession in England: Time trend analysis. British Medical Journal 2012; 345: e5142.

73. Stuckler D, Reeves A, Loopstra R, et al. Austerity and health: The impact in the UK and Europe. European Journal of Public Health2017; 27 (Suppl 4): 18-21.

74. UCL Institute of Health Equity. Fair society, healthy lives (the Marmot review). London: Institute of Health Equity, 2010. Available at: http://www.instituteofhealthequity.org/projects/fair-society- healthy-lives-the-marmot-review. Accessed August 27, 2018.

75. Marmot M, Allen J, Bell R, et al. WHO European review of social determinants of health and the health divide. Lancet 2012; 380: 1011-1029.

76. Stuckler D, Basu S, McKee M. Budget crises, health, and social welfare programmes. British Medical Journal 2010; 340: c3311.

77. Dahl E, van der Wel KA. Educational inequalities in health in European welfare states: A social expenditure approach. Social Science & Medicine 2013; 81: 60-69.

78. Sennett R. Respect in a world of inequality. New York: W.W. Norton and Co., 2003.

79. Sen A. Development as freedom. New York: Alfred A. Knopf, 1999.

80. Saez E. Striking it richer: The evolution of top incomes in the United States (update with 2007 estimates). Berkeley, CA: UC Berkeley Institute for Research on Labor and Employment, 2009.

81. Hills J, Brewer M, Jenkins S, et al. An anatomy of economic inequality in the UK: Report of the National Equality Panel. London: Her Majesty's Government, 2010.

82. Organisation for Economic Co-operation and Development. Growing unequal? Income distribution and poverty in OECD countries. Paris: OECD, 2008.

83. Department for Work and Pensions. Households below average income: An analysis of the income distribution 1994/95-2009/10. Available at: https://assets.publishing.service.gov.uk/government/uploads/system/uploads/attachment_data/file/211979/full_hbai10.pdf. Accessed August 27, 2018.

84. Cribb J, Hood A, Joyce R, Norris Keiller A. Living standards, poverty and inequality in the UK: 2017. Institute for Fiscal Studies. Available at: https://www.ifs.org.uk/publications/9539. Accessed August 27, 2018.

85. Saez, E. Striking it richer: The evolution of top incomes in the United States (Updated with 2012 preliminary estimates). 2013. Available at: https://eml.berkeley.edu//~saez/saez-UStopincomes-2012.pdf. Accessed August 27, 2018.

86. Organisation for Economic Cooperation and Development. Income inequality update: Income inequality remains high in the face of weak recovery. 2016. Available at: https://www. oecd.org/social/OECD2016-Income-Inequality-Update.pdf. Accessed August 27, 2018.

87. Wilkinson RG. Unhealthy societies: The afflictions of inequality. London: Routledge, 1996.

88. Wilkinson RG, Pickett KE. The spirit level: Why more equal societies almost always do better. London: Allen Lane, 2009.

89. Deaton A. Health, inequality, and economic development. Journal of Economic Literature 2003; 41: 113-158.

90. Kawachi I, Kennedy BP. The health of nations: Why inequality is harmful to your health. New York: The New Press, 2002.

91. Galbraith JK. The culture of contentment. London: Sinclair-Stevenson, 1992.

92. Organisation for Economic Cooperation and Development. Focus on inequality and growth. 2014. Available at: https://www.oecd.org/social/Focus-Inequality-and-Growth-2014.pdf. Accessed August 27, 2018.

93. Putnam R. Bowling alone: The collapse and revival of American community. New York: Simon and Schuster, 2000.

94. Dorling D, Rigby J, Wheeler B, et al. Poverty, wealth and place in Britain 1968 to 2005. York, England: Joseph Rowntree Foundation, 2007.

95. Fenton A. Housing benefit reform and the spatial segregation of low-income households in London. Cambridge, UK: The Cambridge Centre for Housing and Planning Research, University of Cambridge, 2011.

96. Kelly Y, Sacker A, del Bono E, Marmot M. What role for the home learning environment and parenting in reducing the socioeconomic gradient in child development? Findings from the Millennium Cohort Study. Archives of Disease in Childhood 2011; 96: 832-837.

97. Erdal D, Whiten A. Egalitarianism and Machiavellian intelligence in human evolution. In: Mellars P, Gibson K, eds. Modelling the early human mind. Cambridge, England: McDonald Cambridge, 1996, pp. 139-160.

98. Bobak M, Marmot MG. East-West mortality divide and its potential explanations: Proposed research agenda. British Medical Journal 1996; 312: 421-425.

99. Bobak M, Pikhart H, Rose R, et al. Socioeconomic factors, material inequalities, and perceived control in self-rated health: Cross-sectional data from seven post-communist countries. Social Science & Medicine 2000; 51: 1343-1350.

100. Acheson D. Inequalities in health: Report of an independent inquiry. London: Her Majesty's Stationery Office, 1998.

101. Exworthy M, Stuart M, Blane D, Marmot M. Tackling health inequalities since the Acheson inquiry. Bristol, England: The Policy Press, 2003.

102. Marmot M, Friel S, Bell R, et al. Closing the gap in a generation: Health equity through action on the social determinants of health. Lancet 2008; 372: 1661-1669.

유색인종

People of Color

캐럴 이슬리 앨런·셰릴 E. 이슬리
번역 이종식

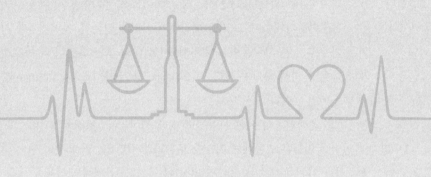

캐럴 이슬리 앨런(CAROL EASLEY ALLEN)_ PhD. RN. 미국공중보건협회 회장 역임. 트윈 솔루션 회사, 공중보건과 인종 문제 전문가. 『가정 보건 행정 편람(1988)』, 『테러리즘과 공중보건(2006)』 등 공저, callen1946@gmail.com

셰릴 E. 이슬리(CHERYL E. EASLEY)_ PhD. RN. 미국공중보건협회 회장 역임. 트윈 솔루션 회사, 알래스카 대학교 알래스카 건강과 사회복지 대학(College of Health & Social Welfare) 학장, 『테러리즘과 공중보건(2006)』 등 공저, ce650l@gmail.com

이종식_ 하버드 대학교 과학사학과 박사 수료. 과학, 사회주의, 농업, 건강 사이의 역사적 상관관계에 대해 관심을 갖고 있다. 마오쩌둥 시대 중국 전통 수의학의 과학화에 관한 박사논문을 준비 중이다. (joy377@g.harvard.edu)

서문

미국 인구의 1/3 이상이 스스로를 비유럽계 인종 혹은 민족공동체의 일원으로 간주하고 있다(1). 이러한 공동체들의 구성원인 다수의 유색인종 미국인들은 미국의 보건의료체계를 이용할 때 복잡하고, 역사적이며, 다면적인 불평등에 직면한다(2). 이 장에서 사용되는 유색인종(people of color)이라는 용어는 히스패닉계 사람들뿐만 아니라 미국의 모든 비백인 인종 또는 민족 집단을 포함한다. 이 용어는 출생지를 불문한 모든 흑인(아프리카계 미국인), 아메리카 인디언과 알래스카 원주민, 아시아인, 하와이인과 기타 태평양 제도 주민들, 히스패닉인(라티노)을 포괄한다. 히스패닉과 라티노라는 용어는 사실상 동의어로 사용되며, 흑인과 아프리카계 미국인이라는 용어 또한 마찬가지이다. 그러나 예컨대 아이티계 미국인, 자메이카계 미국인, 그리고 아프리카 국가로부터 온 사람들의 사례처럼, 미국 내의 모든 흑인이 곧 아프리카계 미국인은 아니라는 점을 분명히 하고자 한다. 백인(white)과 코카서스계(Caucasian)라는 용어 또한 서로 바꿔가며 쓰일 것이다.

많은 경우 유색인종들은 유색인종이 아닌 사람들에 비해 질이 낮은 보건의료서비스를 받고 있다. 다수의 비백인 미국인들은 그들에게 필요한 보건의료서비스를 받지 못하거나, 너무 늦게 혹은 그들이 선호하는 가치에 대한 충분한 고려 없이 받거나, 심지어 그들에게 해를 끼치는 방식으로 받는다(2). 예를 들어, 한 연구는 입원 중인 아프리카계 미국인 환자들이 진통제를 부적절하게 처방받아 왔다는 점을 밝혀냈다. 생물학적인 차이로 인해 흑인들에게는 백인들만큼 많은 진통제가 필요하지 않다는 잘못된 믿음이 이 환자들을 치료한 일부 백인 레지던트 의사들과 의대생들 사이에서 공유되고 있었던 것이다(3).

미국의 보건의료체계는 때때로 비효율적이고 불균등한 서비스를 제공함으로써, 일부 사람들이 다른 사람들보다 더 열악한 치료를 받도록 만든다. 이러한 불평등은 의료서비스에의 접근성, 의료서비스 제공자의 편견, 의사와 환자 간의 불통, 보건정보 문해력(health literacy) 부족 등의 요인에서 비롯된 각종 격차들 때문에 발생하곤 한다. 비록 이 장의 초점은 미국 내 유색인종들에게 맞춰져 있지만, 여기서 다루는 내용은 미국 이외의 다른 많은 나라의 유색인종에게도 적용될 수 있을 것이다.

인종(race)이라는 개념은 사람들이 스스로 긴밀하게 동일시하는 인종 또는 그러한 인종 범주를 중심으로 구성한 자기정체성(self-identification)을 반영한다. 인종적 범주들은 사회적·정치적 구성물로서 과학에 기반을 둔 개념이 아니다. 또한 일반적으로 인구조사 자료에서 인종은 히스패닉계 기원(Hispanic origin)과는 구별되는 별개의 개념으로 취급된다는 점을 짚고 넘어가고자 한다(글상자 3.1).

다음과 같은 정의가 2010년 미국 인구조사에 이용되었다.

백인 유럽, 중동, 또는 북아프리카의 원주민들로부터 유래한 사람. 자신의 인종을 '백인'으로 표기하거나 아일랜드계, 독일계, 이탈리아계, 레바논계, 아랍계, 모로코계, 또는 코카서스계 등의 항목에 표시한 사람을 포함한다.

흑인 혹은 아프리카계 미국인 아프리카의 흑인 인종집단으로부터 유래한 사람. 예를 들어, 자신의 인종을 '흑인, 아프리카계 미국인, 또는 니그로(negro)'로 표기하거나 아프리카계 미국인, 케냐계, 나이지리아계, 또는 아이티계 등의 항목을 보고한 사람을 포함한다.

아메리카 인디언과 알래스카 원주민 부족 정체성(tribal affiliation) 또는 특정 공동체에의 소속감을 유지하고 있는 북아메리카와 남아메리카(중앙아메리카 포함)의 원주민으로부터 유래한 사람. 자신의 인종을 '아메리카 인디언 또는 알래스카 원주민'으로 표기하거나, 자신이 공식적으로 등록된 주요 부족, 예를 들어, 나바호(Navajo), 블랙피트(Blackfeet), 이누피아(Inupiat), 유피크(Yup'ik), 혹은 중앙아메리카 인디언 집단 및 남아메리카 인디언 집단에 속한다고 표시한 사람을 포함한다.

아시아인 극동아시아, 동남아시아, 혹은 인도 아(亞)대륙—예를 들어, 캄보디아, 중국, 인도, 일본, 한국, 말레이시아, 파키스탄, 필리핀, 태국, 베트남을 포함—의 원주민으로부터 유래한 사람. 자신의 인종을 '아시아인'으로 표기하거나 인도계(Asian Indian), 중국계, 필리핀계, 한국계, 일본계, 베트남계, 여타 아시아계 민족 등의 항목에 표시한 사람을 포함한다.

하와이인과 기타 태평양 제도 사람들 하와이, 괌, 사모아, 혹은 여타 태평양 제도의 원주민으로부터 유래한 사람. 자신의 인종을 '태평양 제도 원주민(Pacific Islanders)'으로 표기하거나 하와이인, 괌계(Guam-anian) 혹은 차모로계(Chamorro), 사모아계(Samoan), 그리고 기타 태평양 제도의 원주민족 등의 항목에 표시한 사람을 포함한다.

기타 인종(Some Other Race) 이 범주는 백인, 흑인 혹은 아프리카계 미국인, 아메리카 인디언 혹은 알래스카 원주민, 아시아인, 하와이인 혹은 태평양 제도 주민 등의 범주에 포함되지 않은 다른 모든 응답자를 포함한다. 다인종적(multiracial), 혼혈(mixed), 간(間)인종적(interracial), 혹은 히스패닉과 라티노 그룹 등의 항목에 표시한 사람을 포함한다.

응답자들은 2000년 인구조사에서 처음으로 둘 이상의 인종집단에 속한다고 답변할 수 있게 되었다. 이러한 변화를 고려할 때, 인종에 대한 2000년과 2010년의 인구조사 데이터는 그 이전의 미국 인구조사 데이터와 직접적으로 비교될 수 없다(1, 2).

히스패닉 또는 라티노 '히스패닉' 또는 '라티노'란 쿠바계, 멕시코계, 푸에르토리코계, 중앙아메리카계, 남아메리카계 사람들, 혹은 인종과 무관하게 여타 스페인계 문화와 기원을 갖는 사람들을 총칭한다. 여기서 기원(origin)이란 한 개인이나 그의 부모 또는 조상이 미국에 도착하기 이전에 향유했던 유산(heritage), 민족 집단, 혈통 또는 출생국가를 의미한다. 즉, 자신의 기원을 히스패닉계라고 생각하는 개인은 어느 인종에도 속할 수 있는 것이다(1).*

* 다시 말해, 자신의 정체성을 히스패닉계 백인, 히스패닉계 흑인, 히스패닉계 아시아인 등으로 이야기하는 사람들이 충분히 있을 수 있다(옮긴이).

참고문헌

1. Centers for Disease Control and Prevention. Health disparities & inequalities report, 2011. Atlanta, GA: U.S. Department of Health and Human Services; 2011. Available at: http://www.cdc.gov/mmwr/pdf/other/su6001.pdf. Accessed August 29, 2012.
2. U.S. Census Bureau. Overview of race and Hispanic origin, 2010. Washington, DC: U.S. Census Bureau; 2011.

2017년 미국 인구의 인종/민족 집단의 분포는 다음과 같다. 히스패닉이나 라티노가 아닌 백인이 단독으로 61%, 히스패닉이나 라티노가 18%, 흑인 또는 아프리카계 미국인이 13%, 아시아계가 단독으로 5.8%, 아메리카 인디언과 알래스카 원주민을 합해서 1.3%, 하와이인과 기타 태평양 제도 출신자가 0.2%, 그리고 둘 혹은 그 이상의 인종에 속한다고 답변한 인구가 2.7% 등이었다(4).

아프리카계 미국인과 미국 내 비아메리카계 흑인

아프리카계 미국인과 비아메리카계 흑인을 아우르는 미국의 흑인들은 문화적으로 매우 다양한 집단을 포괄하고 있다. 대부분은 아프리카에서 팔려온(stolen) 400만 명 이상의 노예들의 후손이지만, 일부는 1620년 메이플라워호 도착 이전부터 이 나라에서 자유롭게 살던 흑인들의 후손이다. 미국의 노예제도는 1865년에 종식되었지만, 그 이후에도 흑인들의 선거권을 박탈하고 인종 분리를 뒷받침하는 법령들이 제정되었다. 1960년대 이래 민권(civil rights)의 증진에도 불구하고, 미국 전역에서 흑인들은 여전히 인종차별을 경험하고 있다. 현재 흑인 이민자들은 캐나다, 아프리카, 카리브해, 그리고 유럽의 여러 나라로부터 미국으로 유입되고 있다. 아프리카계 미국인들은 미국 전역에 거주하고 있으나, 그 다수(55%)는 남부에 살고 있다(5).

히스패닉 혹은 라티노

다양한 인구 집단을 포괄하고 있는 히스패닉이라는 범주는 미국에서 가장 큰 소수자집단이다. 이들은 출신지, 사용 언어, 그 외 요인에 의해 각각의 세부 집단(subgroups)으로 구분되지만, 확대가족(extended family) 형태를 유지한다는 공통적인 특징을 보인다. 히스패닉계 사람들 가운데 73%는 가정에서 영어 이외의 언어를 사용한다. 2015년 현재 히스패닉계 세부 집단으로는 멕시코인(63%)이 가장 많았고, 푸에르토리코인(9.5%), 중앙아메리카인(9.2%), 남아메리카인(6.0%), 쿠바인(3.7%) 순으로 그 뒤를 이었다. 히스패닉계 사람들 가운데 가장 많은 수는 캘리포니아, 텍사스, 플로리다, 뉴욕, 일리노이에 거주하고 있다. 히스패닉계는 히스패닉계가 아닌 백인에 비해 젊은 인구가 훨씬 더 많다. 18세 이하의 히스패닉계 인구가 전체 히스패닉계 인구의 32%를 점하고 있는 데에 반해, 비히스패닉계 백인의 19%만이 18세 이하의 인구인 것이다(6, 7).

아시아계 미국인

28개 국가로부터 미국으로 이주해 온 아시아계 미국인은 그 수가 가장 빠르게 증가하고 있는 인종/민족 집단이다. 그 대부분(59%)은 미국 이외의 국가에서 태어났다. 아시아계 미국인의 대학 졸업 비율은 다른 어떤 인종집단보다 높고, 그들의 평균 수입 또한 미국 전체 평균보다 높다. 그러나 아시아계 미국인의 12%는 빈곤 상태에 처해 있다. 이는 미국 전체 인구의 10%가 빈곤 속에 살고 있다는 점과 대비된다(8). 미국 내 몽(Hmong),[1] 크메르, 라오스, 호아(중국계 베트남인), 베트남 사람들이 극도의 빈곤과 열악한 건강 상태에 처할 위험성은 갈수록 높아지고 있다(8-10).

하와이인과 기타 태평양 제도 주민들

하와이인과 기타 태평양 제도 주민들은 하와이, 괌, 사모아 그리고 다른 태평양 군도의 원주민들의 후손이다. 하와이 제도 외에도, 괌과 사모아 같은 여타 태평양 섬들 또한 미국과 정치적·역사적으로 복잡한 관계를 맺어왔다(11).

하와이인과 태평양 제도 주민들은 1인당 소득, 평균 가구 소득, 교육, 고용, 저렴한 주택(affordable housing)에 대한 접근성 등의 지표에서, 대부분의 다른 민족 집단에 비해 열악한 환경에 처해 있다(12). 하와이인들은 그들의 언어, 문화, 땅을 유지하기 위해 싸워야 했다. 그들은 여전히 연방의회의 입법을 통해 하와이 제도 원주민의 법적 지위를 승인받기 위해, 그리

---

[1] 몽족은 흐몽족이라고도고 불리는데, 중국의 먀오족(Miao)과 혈통적·문화적으로 밀접한 연관을 맺고 있다고 알려져 있다.

고 하와이인과 미국 연방정부 사이에 공식적으로 정부 대 정부 관계(governmental relation-ship)를 수립하기 위해 노력하고 있다(13, 14).[2]

아메리카 원주민(Native Americans)

미국에 살고 있는 아메리카 인디언과 알래스카 원주민의 약 22%가 보호구역(reservations)이나 여타 신탁지역(trust lands)에 거주하고 있으며 약 60%가 대도시에 거주한다. 공식적으로 인정받지 못하여 정확히 파악되지 않는 부족들을 제외하고도, 현재 미국에는 연방정부가 각각의 문화와 믿음을 가진다고 공인한 573개, 주정부가 공인한 100개의 아메리카 인디언과 알래스카 원주민 부족들이 존재하고 있다. 각 부족들과 미국 정부와의 독특한 관계는 역사적으로 두 세기 전의 전쟁과 뒤이어 체결된 조약들로부터 비롯되었다. 해당 조약들은 각 부족을 주권적 실체로 인정한다는 것이었다. 이러한 부족들의 역사는 유럽인들과의 접촉 시기와 성격에 따라 다양하다고 할 수 있다. 그러나 공통적으로 유럽인들과의 만남이란 전염병의 유입, 부족 소유의 토지의 생태적 퇴보, 강제 이주, 대량 학살로 이어진 폭력, 사회경제적·문화적 파괴 등을 의미했다(15, 16).

미국의 원주민들은 가난과 사회적 배제로 인해 크고 작은 고통을 받고 있다. 그들은 다른 어떤 민족 집단보다 높은 실업률을 보이고 있다. 역사적·문화적 트라우마와 더불어 이러한 요인들은 약물 오남용, 가정 폭력, 자살 등 원주민들의 정신건강을 해치는 문제들을 야기하고 있다(16).

인디언 건강서비스(the Indian Health Service: IHS)는 아메리카 인디언과 알래스카 원주민에게 보건의료서비스를 제공하지만, 충분치 않은 자금으로 인해 폭넓게 활용되지 못하고 있다. 이뿐만 아니라, 지리적 고립, 안전한 식수와 위생에의 제한된 접근성, 그리고 의료서비스 제공자들의 문화적 감수성 부족 등은 아메리카 인디언과 알래스카 원주민들의 건강에 부정적인 영향을 미치고 있다. 아메리카 인디언과 알래스카 원주민들은 또한 높은 빈곤율을 보이고, 고등학교 졸업률이 낮다. 실업률 또한 높으며, 민간 의료보험에 의한 보장 범위도 제한적이다. 도시 지역에 거주하는 사람들의 경우에도 포괄적인 보건의료서비스에의 접근성은 대체로 제한되어 있다. 따라서 연방정부로부터 재정 지원을 받는 부족들은 때때로 스스로 자체적

---

2 하와이 원주민과 태평양 제도 주민들은 예컨대 나바호 부족(Navajo Nation) 등 아메리카 원주민 부족들과 달리 공식적으로 부족 주권(tribal sovereignty)을 인정받지 못했다. 따라서 하와이 원주민들은 공식적으로 주정부처럼 연방정부와 정부 대 정부의 관계를 수립할 수 있는 자치정부를 조직할 수 없다. 더 자세한 내용은 이어지는 '아메리카 원주민' 항목을 참고.

린다 빌라로사(Linda Villarosa)

비극적인 임산부 사망 사례의 대다수가 빈곤한 국가들에서 발생한다는 사실을 감안할 때, 임산부 사망률은 오랫동안 그러한 나라들만의 문제로 치부되곤 했다. 그러나 지난 몇 년 동안 미국 내에서 사망하거나 사망할 뻔한 임산부의 수가 증가했다. 이에 임산부 사망률은 이제 미국의 긴급한 관심사가 되었다. 매년 미국에서 적어도 700명의 임산부가 사망한다(1, 2). 이 가운데 63% 이상은 죽음을 막을 수도 있었던 사례에 속한다(3).

1990년과 2013년 사이 미국의 임산부 사망률은 10만 명당 12명에서 28명으로 두 배 이상 증가했다(2). 미국 질병통제예방센터(Centers for Disease Control and Prevention: CDC)의 임산부 사망률 관리 시스템에 따르면, 미국의 임신 관련 사망률이 1987년 10만 명당 7.2명에서 2014년 10만 명당 18.0명으로 증가했다(4). 물론 임신과 출산 과정에서 실제로 사망하는 여성의 수는 생존하는 대다수의 임산부 수에 비하면 여전히 적지만, 미국은 현재의 임산부 사망률이 25년 전의 수치보다 높아진 10여 개 국가 중 하나에 속한다.

미국의 임산부 사망률은 영국, 독일, 일본을 포함한 거의 모든 부유한 국가들의 사망률보다 높다(5). 더욱이 한 명의 여성이 끝내 사망하게 될 때, 70명 이상의 생존 여성들이 치명적인 임신과 출산 관련 질병에 시달리며, 이들은 단기적 혹은 장기적 후유증을 안고 살아가게 될 것이다(6).

질병통제예방센터에 따르면, 2011~2014년 사이에 미국의 임산부 사망률은 흑인 여성(10만 명당 40.0명)에게서 가장 높게 나타났고, 이는 백인 여성(10만 명당 12.4명)보다 3.2배 높은 수치였다(7). 미국 흑인 여성의 임산부 사망률은 인구의 39%가 극도로 빈곤하게 살아가는 멕시코의 임산부 사망률(10만 명당 38명)보다도 높다(5). 2014년 유엔 인종차별철폐국제위원회(UN International Committee on the Elimination of Racial Discrimination)는 미국 내 높은 임산부 사망률, 특히 아프리카계 미국인 임산부의 사망률을 낮추고 보건 불평등을 해결하기 위해 즉각적인 조치를 취할 것을 미국 정부에 촉구했다(8).

소득이나 교육수준과 무관하게 모든 흑인 여성에게 임산부로서 사망 혹은 사망의 위기에 처할 위험성이 존재한다. 흑인 여성이 백인 여성보다 임신과 관련된 원인으로 사망할 확률이 8~12배 높은 뉴욕시에서는, 대학 학위를 가진 흑인 여성(출산 1만 건당 333명)이 고등학교를 졸업하지 않은 다른 인종/민족 집단 여성(예를 들어 비히스패닉계 백인 여성의 경우, 출산 1만 건당 138명)보다 임신 및 출산 과정에서 심각한 질병에 걸릴 확률이 높다(9).

선진 보건의료서비스를 가진 미국이 이렇게 높은 임산부 사망률을 보여서는 안 되는 것이 맞다. 설상가상으로 흑백 인종격차와 관련하여 임산부 사망률의 사례와 유사한 패턴이 유아 사망률에도 나타나고 있다. 임산부 사망률의 경우와 마찬가지로, 교육수준과 소득 증가는 인종격차를 없애지 못하는 것으로 드러났다. 고등교육을 받았거나 또는 전문 학위를 가진 흑인 여성으로부터 태어나는 유아(1,000명 당 6.1명 사망)가 8학년 이하의 교육을 받은 백인 여성에게서 태어나는 유아(1,000명 당 5.9명 사망) 보다 사망할 확률이 높은 것이다(10).

손쉽고 간단한 해결책은 존재하지 않는다. 과거에는 의료기관이나 언론 매체 모두 흑인 여성들, 특히 저소득 여성들이 열악한 임신과 출산 관련 상황에 처하게 된 원인을 그녀들 개인의 행실(behavior)에서 찾곤 했다. 그러나 이 문제가 부분적으로 보건의료체계 내에 존재하는 인종적 편견 때문이거나 또는 인종이라는 요소가 흑인 여성에게 가한 스트레스 때문이라는 점이 점점 더 명백해지고 있다.

권위 있는 일부 미디어의 취재 기사들 덕분에, 그리고 자신이 자녀를 출산하는 과정에서 겪은 트라우마를 세간에 널리 알린 테니스 스타 세레나 윌리엄스(Serena Williams)의 감동적인 이야기 덕분에, 비로소 흑인 여성들이 겪는 임산부 사망 위기가 미국 정계에서 주목받기 시작했다. 2018년 이 위기에 대응하기 위한 법안이 의회에서 제정되었다. 앤드류 쿠오모(Andrew Cuomo) 뉴욕 주지사 또한 이 문제를 해결하기 위해 일련의 조치들을 취했다. 여기에는 출산 전후 여성들을 지원하는 둘라(doulas)라는 훈련된 비의료(nonmedical) 출산보조 노동자들이 제공하는 서비스에 메디케이드(Medicaid)를 확대·적용하는 방안이 포함되었다.

둘라는 과학기술과 사랑, 보살핌, 지원을 연결함으로써 하나의 단기적 해결책을 제시한다. 미국 산부인과 전문의협회의 한 보고서에 의하면, "전문적인 간호 이외에, 둘라와 같은 도우미가 제공하는 지속적이고 정서적인 일대일 지원이 출산 과정에서 더 나은 결과로 이어진다는 증거가 존재한다"(11). 무작위 임상시험에서 확인되는 긍정적인 효과로는 출산 시간의 단축, 진통제 사용량의 감소, 제왕절개의 감소, 출산 경험이 불만족스러웠다고 보고하는 사례의 감소 등을 꼽을 수 있다.

요컨대, 임산부와 유아 사망률과 관련된 위기를 종식시키기 위해서는 인종차별, 보건 불평등, 의료서비스 제공자의 편견을 제거하는 것이 대단히 중요하다고 할 수 있다.

참고문헌

1. MacDorman MF, Declercq E, Cabral H, Morton C. Recent increases in the U.S. maternal mortality rate: Disentangling trends from measurement issues. Obstetrics & Gynecology 2016; 128: 447-455.
2. World Health Organization, United Nations Childrens Fund, United Nations Population Fund, The World Bank, and the United Nations Population Division. Trends in maternal mortality: 1990 to 2013. Geneva: World Health Organization, 2014. Available at: http://www.who.int/reproduc tivehealth/publications/monitoring/maternal-mortality-2013/en/. Accessed September 24, 2018.
3. Building U.S. capacity to review and prevent maternal deaths. Report from nine maternal mortality review committees. 2018. Available at: https://www.cdcfoundation.org/sites/default/files/files/ReportfromNine MMRCs.pdf. Accessed September 24, 2018.
4. Centers for Disease Control and Prevention. Pregnancy Mortality Surveillance System. 2018. Available at: https://www.cdc.gov/reproductivehealth/maternalinfanthealth/pregnancy-mortality-surveillance-system.htm. Accessed September 4, 2018.
5. Central Intelligence Agency. The world factbook: Maternal mortality ratio. Available at: https://www.cia.gov/library/publications/the-world-factbook/rankorder/2223rank.html. Accessed September 24, 2018.
6. Centers for Disease Control and Prevention. Severe maternal morbidity in the United States. Available at: https://www.cdc.gov/reproductivehealth/maternalinfanthealth/severematernal morbidity.html. Accessed September 4, 2018.
7. Centers for Disease Control and Prevention. Pregnancy mortality surveillance system. August 17, 2018. Available at: https://www.cdc.gov/reproductivehealth/maternalinfanthealth/pregnancy-mortality-surveill ance-system.htm. Accessed on September 26, 2018.
8. Center for Reproductive Rights. UN committee calls on United States to immediately address racial discrimination in healthcare. August 29, 2014. Available at: https://www.reproductiverights.org/press-room/un-committee-calls-on-united-states-to-immediately-address-racial-discrimination-in-health-care. Accessed September 4, 2018.
9. New York City Department of Health and Mental Hygiene. Severe maternal morbidity in New York City, 2008-2012. 2016. Available at: https://www1.nyc.gov/assets/doh/downloads/pdf/data/ maternal-morbidity-report-08-12.pdf. Accessed September 4, 2018.

10. Reeves RV, Matthew DB. 6 charts showing race gaps within the American middle class. Brookings. October 21, 2016. Available at: https://www.brookings.edu/blog/social-mobility-memos/2016/10/21/6-charts-showing-race-gaps-within-the-american-middle-class/. Accessed September 4, 2018.
11. Committee on Obstetric Practice. Approaches to limit intervention during labor and birth. American College of Obstetricians and Gynecologists. 2017. Available at: https://www.acog.org/-/media/Committee-Opinions/Committee-on-Obstetric-Practice/co687.pdf?dmc=1&ts= 20180904T1538386218. Accessed September 4, 2018.

인 보건의료서비스를 갖추기도 한다(15, 16).

사회 불의가 유색인종의 건강에 미치는 영향

아프리카계 미국인과 미국 내 비아메리카계 흑인

1999년 이래 흑인과 백인 간 사망자 수의 격차가 50% 감소했음에도 불구하고, 65세 이하 모든 연령대의 흑인들은 여전히 백인들보다 월등히 높은 사망률을 보이고 있다. 또한 출생을 기점으로 흑인의 기대수명은 백인의 그것에 비해 3.5년 적다(17). 더욱이 미국의 흑인 여성들은 백인 여성보다 훨씬 높은 임산부 사망률(maternal mortality ratio)을 보이고 있다(글상자 3.2).

흑인과 히스패닉계 가정은 비만율이 높으며, 이는 심혈관질환, 암, 뇌졸중, 제2형 당뇨병에 걸릴 확률과 그에 따른 사망률을 높이는 데 일조한다(18-21). 낮은 수입과 빈곤은 비만과 상관 관계가 있는데, 이는 영양가가 낮은 음식이 건강한 음식보다 싸기 때문이다. 흑인은 백인에 비해 보건의료서비스에의 접근성이 떨어진다. 흑인 가정의 20%는 자금 또는 여타 자원이 부족하다는 이유로 적절한 음식을 지속적으로 섭취하지 못하고 있으며, 이는 같은 문제를 가진 백인 가정의 비율이 11%인 것과 대비된다(20).

흑인 여성이 유방암으로 사망할 확률은 백인 여성의 그것보다 높다. 흑인이 백인보다 췌장 암에 걸릴 확률도 25% 이상 높다(22). 아프리카계 미국인 남성들은 모든 인종/민족 집단을 통틀어 가장 높은 암 발병률(10만 명당 246명)을 보인다. 또한 아프리카계 미국인 남성들은 백인 남성들보다 두 배 이상 전립선암과 위암으로 사망할 확률이 높다. 폐암과 직장암의 발병률과 사망률은 다른 어느 인종/민족 집단보다 아프리카계 미국인 남성에게서 더 높게 나타난다 (23). 암 사망률이 높은 인종/민족 집단은 임상시험 과정에 제대로 반영되지 못하고 있으며 (24), 일부 흑인들에게 악영향을 미치는 가난과 교육 부족이라는 현실이 심장병을 포함한 다른 질병의 높은 발병률을 통해서도 확인되고 있다(25).

아프리카계 미국인들이 처해 있는 열악한 건강 상태에 대해 부분적으로나마 설명할 수 있는 개념으로 '풍화효과(weathering)'라는 개념을 꼽을 수 있다. 이는 흑인들이 조기 노화를 겪어 백인들보다 더 일찍 건강의 쇠퇴를 경험하게 되는 현상을 지칭한다. 이러한 쇠퇴현상은 심리사회적(psychosocial), 경제적, 환경적 스트레스의 결과로 생애 전반과 세대에 걸쳐 누적된다(25). '풍화'는 미국 사회에서 백인우월주의(ethnocentrism)로부터 악영향을 받는 다른 유색인종 공동체에도 영향을 미치고 있는 것으로 추정된다.

히스패닉

히스패닉계 사람들의 주요 사망 원인은 암, 심혈관질환, 예기치 못한 손상(unintentional injuries) 등이다. 그들이 걸리는 주요 질병으로는 심장병, 암, 고혈압 등이다. 히스패닉계는 또한 당뇨를 앓고 있는 사람들의 비율이 높다(6, 21).

2010년 환자 보호 및 적정 부담 보험법(Patient Protection and Affordable Care Act: ACA)에 따른 개선에도 불구하고, 문화적 감수성 부족(cultural insensitivity), 낮은 보건정보 문해력, 히스패닉계 의료서비스 제공자의 부족, 문화 적응을 가로막는 장벽들(acculturation barriers), 그리고 의료보험 취득의 어려움 등을 포함하여, 히스패닉계 사람들이 보건의료서비스를 충분히 이용하지 못하도록 만드는 문제들이 여전히 산적해 있다. 문화 적응을 가로막는 장벽들이란 미국 주류 사회에 완전히 동화되는 데 필요한 능력을 제한하는 요소들을 말하는데, 언어적 차이를 그 예로 들 수 있을 것이다.

히스패닉계 사람들의 열악한 건강 상태에 크게 영향을 미치는 사회적 결정요인들(social determinants)로는 낮은 사회경제적 지위, 교육 부족, 실업, 외국에서 태어났다는 점, 미등록 체류 상태(undocumented status), 문화적 이슈들, 예를 들어 젠더에 따른 상이한 기대 역할과 알코올 남용의 다양한 패턴 등등이 포함된다. 또한 이들의 건강을 위협하는 주요 요소로 비만, 미성년 임신(teen pregnancy), 흡연을 지적할 수 있다.

아시아계 미국인

아시아계 미국 여성의 기대수명은 미국의 다른 어느 집단보다 높다. 그럼에도 불구하고 아시아계 미국인들이 암, 심장병, 뇌졸중, 예기치 못한 손상, 당뇨에 시달리게 될 위험성은 꾸준히 증가하고 있다. 또한 만성 폐쇄성 폐질환, 결핵, 간질환, 에이즈 등은 아시아계 미국인들 사이에서 높은 발병률을 보인다. 2015년 통계에 따르면, 결핵은 비히스패닉계 백인보다 아시아계 미국인들에게 30배 이상 흔한 것으로 나타났다. 문화적, 언어적 장벽이 아시아계 미국인이 보건의료서비스에 접근하는 것을 방해하고 진단과 치료의 지연을 야기할 수 있다는 사실 또한 지적되어야 할 것이다(26). 언어적, 문화적인 요인 외에도, 건강보험의 부재와 추방에 대한 공포가 보건의료서비스 이용을 가로막고 있다(9).

하와이 원주민과 태평양 제도 거주자

하와이 원주민들과 여타 태평양 제도 출신자들은 미국 전체 인구보다 전반적으로 건강하다고 볼 수 없다. 흡연율, 알코올 소비율이 높고, 모든 집단을 통틀어 비만율이 가장 높다. 결과적으로 심장병, 암, 뇌졸중, 당뇨, 그리고 예기치 않은 손상의 위험성이 증가되고 있는 것이다. B형 간염, 결핵, 유아 사망률, 에이즈에 대한 위험도 또한 증가하고 있다. 이들은 민영(private) 의료보험의 혜택을 받을 가능성이 적으며, 암 예방 및 통제 프로그램에 대한 접근성이 낮은 것으로 나타났다(12).

아메리카 원주민

아메리카 토착민 집단은 다차원적인 빈곤과 사회적 배제로 인해 크고 작은 고통을 받고 있다. 2016년 아메리카 인디언과 알래스카 원주민의 빈곤율은 26%로 모든 민족 집단을 통틀어 가장 높았다. 토착민들의 실업률 또한 미국 전체 5.8%에 비해 높은 12%를 기록했다. 약 25%의 토착민 청년들은 학교에 가지도 일을 하지도 않는 것으로 파악되었다(27).

아메리카 인디언들과 알래스카 원주민들의 전체 사망률(overall death rate)은 비히스패닉계 백인들보다 약 50% 이상 높다. 만성 간질환, 간경변, 당뇨, 예기치 않은 손상, 폭행과 살인, 고의적 자해와 자살, 만성 하기도질환 등으로 인한 사망률이 미국 내 다른 어느 민족 집단보다도 높다(28). 이들의 주요 사망 원인은 심장병, 암, 예기치 않은 손상, 뇌졸중 등이며, 비만, 미성년 임신, 유아돌연사증후군(SIDS), 간염, 결핵, 당뇨 등의 발병율이 높다. 그들의 유아 사망률은 백인보다 60% 더 높은 것으로 나타났다.

특정 집단에 따른 건강 이슈

여성

흑인과 히스패닉계 여성은 자궁경부암의 발병률과 사망률이 가장 높다. 난소암의 경우, 흑인 여성은 5대 인종/민족 집단 중 두 번째로 발병률이 낮은 반면, 사망률은 두 번째로 높다. 이는 부분적으로는 진단이 너무 늦거나 최적의 치료를 받지 못하기 때문이다(22). 15세에서 44세 사이의 유색인종 여성들은 그보다 나이가 적거나 많은 유색인종 여성들에 비해 건강보험 적용률이 낮다. 이는 매우 우려스러운 상황인데, 가임기의 여성들에게 예방적 의료서비스에 대한 접근성이 특히 중요하기 때문이다(28).

아동과 청소년

유색인종 아이들은 그들의 빈곤 상태를 감안할 때 메디케이드와 아동건강보험 프로그램(CHIP)의 혜택을 받을 가능성이 훨씬 더 높다. 2016년 메디케이드와 아동건강보험 프로그램의 적용을 받는 흑인 아동 비율(20%)은 흑인 아동이 미국 아동 전체 인구에서 차지하는 비율(14%)보다 높았고, 메디케이드와 아동건강보험 프로그램의 혜택을 받는 히스패닉계 아동의 비율(37%) 또한 히스패닉계 아동이 미국 전체 아동 인구에서 차지하는 비율(25%)을 넘어섰다. 그러나 메디케이드와 아동건강보험 프로그램이 커버하는 아시아계 아동의 비율(3%)은 아시아계 아동이 미국 아동 인구에서 차지하는 비율(5%)보다 낮았고, 메디케이드와 아동건강보험 프로그램이 커버하는 비히스패닉계 백인 아동 비율(33%)도 이들이 미국 아동 전체 인구에서 차지하는 비율(51%)보다 낮게 나타났다(29).

아프리카계 미국 아동들은 유아 사망률, 유아돌연사증후군, 비만, 우울증에 더욱 취약하다(30). 흑인 아이들은 백인 아이들보다 두 배 가까이 천식을 앓고 있다. 흑인 아이들은 백인 아이들에 비해 천식으로 입원할 가능성이 두 배, 끝내 사망으로 이어질 확률은 네 배나 높다(31). 유색인종 아이들은 문화적, 언어적, 그리고 그 외의 여러 장벽으로 인해 적절한 보건의료서비스를 받지 못하는 경우가 많다. 지리적 위치 또한 아이들의 건강 상태에 악영향을 미친다. 예를 들어 애팔래치아(Appalachia)³에서는 유아 사망률, 저체중 출생, 미성년 임신 비율이 더 높다(32-34).

미국 아동의 1/4은 이민자 가족의 일원이다. 법적으로 미등록 체류 상태인 가정의 아이들은 강제 추방 위협에 특히 취약하며, 이로 인해 사회적 능력을 학습하고 발달시키는 데 제약을 받는다. 트럼프 행정부의 억류와 강제 추방으로 인해 부모와 격리된 아이들이 겪고 있는 사회적·심리적 트라우마 또한 수많은 어려움을 야기하고 있다(35). 많은 유색인종 아이들이 실업, 범죄, 위험한 환경에의 노출, 열악한 교육, 의료서비스와 대중교통에 대한 접근성 부족 등으로 특징지어지는 지역공동체에서 살아가고 있다(35).

고령자

유색인종 고령자들은 지속적으로 불평등을 경험하고 있다. 예를 들어, 고령의 아프리카계 미국인들은 다른 인종 집단의 고령자들에 비해 더 적은 재정적 자원을 받고 있는 것으로 보고되고 있다. 노년층 인구 가운데 흑인이 세대주인 가구의 순자산(net worth)은 백인 세대주 가

---

3 애팔래치아 산맥을 중심으로 뉴욕주 남부부터 앨라바마주와 조지아주의 북부에 이르는 미국 동부 산악지역을 하나의 문화적 지역으로 지칭하는 개념이다.

구의 1/3에 그치고 있다. 고령의 유색인종 여성들은 고령의 비히스패닉계 백인 여성보다 빈곤하게 살 확률이 높다(36).

고령자들은 다른 연령대보다 보건 불평등의 영향을 보다 극적으로 경험할 수 있다. 다수의 히스패닉계와 이민자 노인들은 비슷한 연령대의 백인보다 건강하지 못하다. 영어가 유창하지 않은 노인들이 65세 이후 장애 판정을 받을 확률은 50%에 육박한다. 유색인종 고령인구는 비만, 뇌졸중, 알츠하이머병 등의 유병률이 높고 일상생활에서의 활동 제약을 경험할 확률이 높은데, 이러한 요인들은 그들의 보건의료서비스 접근성을 떨어뜨린다. 고혈압을 앓고 있는 고령의 흑인 비율이 증가하고 있으며, 아메리카 인디언과 알래스카 원주민을 포함한 다른 집단의 고령자들이 당뇨를 앓을 위험성 또한 증가하고 있다(37, 38). 점점 더 많은 유색인종 노인들이 폐렴쌍구균과 인플루엔자 예방접종, 유방암과 직장암 검진, 고혈당, 고콜레스테롤혈증, 골다공증 등의 검사를 비롯한 임상예방 서비스를 적절하게 받지 못하고 있다(39, 40)(또한 6장, 8장, 15장 참조).

원주민 고령자들은 조상 대대로 살던 토지의 상실, 자신들의 문화에 대한 폄훼, 토착 언어 사용 금지, 기숙학교에 다니기 위해 강제로 가족과 분리된 경험 등, 자신과 가족들이 겪은 사회적, 역사적 트라우마로부터 부정적인 영향을 받고 있다(41).

남성

유색인종 남성들과 소년들은 역사적으로 소외되어 왔고, 억압되어 왔으며, 또한 낙인찍혀 왔다. 미국 전역에서 이들은 각종 보건의료 조치, 보건의료 접근성, 기타 건강의 사회적 결정 요소와 관련하여 더욱 열악한 환경에 처해 있다. 비히스패닉계 백인과 비교해 볼 때, 이들은 더 가난하게 살거나, 양질의 교육과 교육기회를 갖지 못하거나, 실업자 혹은 미취업자가 되거나, 스트레스에 더 취약할 가능성이 높다(42, 43). 정학, 퇴학, 그리고 투옥으로 이어지는 각종 정책과 관행도 유색인종 남성들과 소년들이 경험하는 보건 불평등을 심화시키는 데 일조하고 있다(43, 44).

유색인종 남성들은 백인 남성들에 비해 덜 건강하다. 생물학적 요인(태아기의 유해 물질에의 노출 등)뿐만 아니라 경제적, 사회적, 직업적 요인 등으로 인해, 흑인 남성은 다른 인종/민족 집단의 남성 그리고 모든 인종/민족의 여성보다 더욱 열악한 건강 상태에 처해 있으며 더욱 짧은 기대수명을 보이고 있다(45).

미국에서는 남성이 여성보다 암으로 사망할 확률이 높다. 인종/민족, 젠더에 따라 비교하자면, 아프리카계 미국인 남성이 가장 높은 암 사망률(10만 명당 240명)을 보이는 한편, 아시아와 태평양계 여성의 암 사망률(10만 명당 88명)이 가장 낮은 것으로 나타난다. 거의 모든 종류의 암과 관련하여, 흑인은 백인에 비해 사망률은 높고 생존율은 낮다(46, 47).

남성과 성관계를 갖는 미국인 남성들 가운데, 인간면역결핍바이러스(human immunodefi-ciency virus: HIV) 발병률이 증가하고 있는 유일한 두 인종/민족 집단이 바로 흑인과 라티노인데, 특히 흑인 남성들의 발병률이 높다. 2016년 흑인 동성애자와 양성애자 남성이 미국 내 전체 인간면역결핍바이러스 유병률의 26%를 차지했다(48, 49).

2010년부터 2014년까지 아메리카 인디언, 알래스카 원주민, 아프리카계 미국인, 라티노 남성들은 백인 남성보다 경찰과 기타 사법 집행인원들의 무기 사용으로 인해 사망할 위험성이 더 높았던 것으로 나타났다. 또한 아프리카계 미국인과 라티노 남성의 경우, 경찰에 의해 청소년기에 체포당하거나 일정한 위협하에 제재를 당할 가능성이 백인 남성보다 더 높았다(50-52).

보건의료서비스 접근성과 질

보건의료서비스에 대한 접근성과 질을 저하시키는 데에는 다양한 요인이 작용한다. 예를 들어, 보험 적용이 불충분하거나 부재한 경우, 정기적으로 의료 혜택을 받지 못하는 경우, 재정적 자원이 부족한 경우, 법적 또는 구조적 장벽이 있는 경우, 언어와 문화적 장벽이 존재하는 경우, 지역 내 의료서비스 제공자가 부족한 경우, 의료서비스 제공자들의 문화적 포용 역량(cultural competence)이 부족한 경우, 적절한 보육시설과 교통 인프라가 부족한 경우, 보건의료서비스의 접근성과 질이 제약을 받을 수 있다. 이 모든 요소들은 유색인종에게 더 심각한 영향을 미칠 가능성이 높다(53, 54).

2010년 환자 보호 및 적정 부담 보험법이 통과된 이후, 유색인종이 경험하는 보건의료서비스 접근성의 불평등은 다소간 완화되었다(53, 54). 그러나 수치상으로 모든 면에서 저소득층에 속하는 사람들은 고소득층에 속하는 사람들보다 여전히 의료에 대한 접근성이 떨어진다. 백인들의 의료서비스 접근성 측정치(access measures)에 비해, 히스패닉계 사람들은 2/3, 흑인들은 약 1/2, 아시아인들은 약 1/3, 아메리카 인디언과 알래스카 원주민들은 약 1/4 수준으로 열악한 접근성 측정치를 보인다(55).

근본 원인과 배후 요소

인종차별

많은 백인들은 자신들의 특권적 지위에 대해 거의 혹은 전혀 인식하지 못한다. 많은 사람들이 불평등이 있다는 사실을 인정하지만, 종종 미국에 언제나 존재해 왔던 구조적인 인종차별에서 그 원인을 찾기보다는, 유색인종 소수자들에게 야망이나 진취성이 부족하다며 그 사람들을 탓한다. 그러나 인종 의식(race consciousness)을 제고하기 위해 인종주의자가 될 필요는 없을 것이다. 대부분의 백인들은 헤엄치는 물고기가 물을 인지하지 못하는 것처럼 백인의 특권(white privilege)을 인지하지 못한다(56).

여러 형태의 인종주의

제도화된 인종주의(institutionalized racism), 즉 "인종에 따른 사회의 재화, 서비스, 기회에 대한 접근성에의 차별"은 사회의 규범, 관습, 법 속에 구조화되어 있다. 그것은 (1) 질 높은 교육, 양호한 주택, 생계를 유지할 수 있는 고용상태, 적절한 의료서비스 등에 대한 불평등한 접근성 등 물질적 조건들과 (2) 정보, 자원, 의견표명[투표권, 정부 내 대의(representation), 언론 활용]과 관련된 불평등한 접근성으로 예시될 수 있는 권력의 문제와 더불어 나타난다. 낮은 사회경제적 지위와 인종 사이의 관련성이 구조적으로 영속화되는 것이다(57).

개인적 층위에서 매개된 인종주의(personally medicated racism)는 편견과 차별의 형태로 나타난다. 즉, 인종을 토대로 형성된 타인에 대한 특정한 가정들(assumptions)과 행위들로 나타나는 것이다. 이는 의도적일 수도 의도적이지 않을 수도 있으며, 작위(commission)와 부작위(omission) 모두를 포함할 수 있다. 이러한 형태의 인종주의는 존중 부족, 의심, 회피, 평가절하, 희생양 만들기(scapegoating), 혹은 비인간화(dehumanization)를 통해 표현될 수 있다. 사회적 규범의 이름으로 용인되고 사회적 구조에 의해 유지되는 이러한 차별들은, 백화점에서 받는 부당한 대우라든지 경찰에 의해 자행되는 잔혹한 폭력과 같은 등 일상적인 인간관계 속에서 그 모습을 드러낸다(57).

내재화된 인종주의(internalized racism)는 낙인찍힌 인종의 구성원이 자신들에 대한 부정적인 메시지를 받아들이고 자기 자신과 자신의 인종에 속하는 다른 사람들을 평가절하할 때 발생한다. 이는 절망, 체념, 무력함을 야기한다(57).

구조적 인종주의(structural racism)는 가장 뿌리 깊고 널리 퍼진 형태의 인종주의이다. 제도적 인종주의, 개인 대 개인 사이의 인종주의, 내재화된 인종주의, 그리고 다른 모든 형태의 인종주의가 바로 이러한 구조로부터 발생한다. 구조적 인종주의는 "백인에게는 자연스럽고 유리하지만 유색인종에게는 지속적이고 누적적으로 불리한 결과들이 생산되는 것을 규범화(normalization)하고 정당화(legitimization)하는 일련의 역사적, 문화적, 제도적, 개인적 층위의 역학관계"라고 정의할 수 있다(58). 그것은 "백인 우월주의에 입각한 위계와 불평등의 체계, 다시 말해 흑인, 라티노, 아시아계, 태평양 출신, 아메리카 원주민, 아랍계, 그리고 기타 인종적으로 억압받는 사람들을 희생시키면서, 백인이 갖는 특혜·특권·권력을 유지시키는 체계"라고 설명될 수 있다(58). "구조적 인종주의"라는 용어는 많은 유색인종들이 각종 사회제도 내에 참여하지 못한 채 배제당하도록 구조화된 사회의 현실을 반영하고 있다(59). 구조적 인종주의는 "역사, 문화, 정치, 경제 등 사회의 모든 방면에서, 다시 말해 사회의 모든 구조 속에 스며들어 있고 확산되고 있는 백인 우월주의 체제 일체를 포괄한다"(58).

빈곤, 수입, 부/자산

미국 유색인종의 빈곤율은 집단 별로 크게 다양하다. 흑인의 경우 22%, 히스패닉계의 경우 19%, 그리고 비히스패닉계 백인의 빈곤율은 8.8%이다(60, 61).

인종/민족 집단 중 백인 가구가 평균적으로 가장 많은 부(wealth)를 갖고 있고, 그 다음으로 아시아계, 히스패닉계, 흑인 가구들이 뒤를 잇고 있다. 아시아계 가구의 평균소득은 이제 백인 가구보다 더 높다. 히스패닉계와 흑인 가구의 평균 소득(income)은 백인 가구보다 약 40% 정도 낮은 반면, 히스패닉계와 흑인 가구의 평균 부(wealth)는 백인에 비해 90%나 더 낮은 것으로 나타났다(62).

미국은 부의 백인 귀족제(white aristocracy of wealth)를 향해 나아가고 있다. 2016년의 한 연구에 따르면, 평균적인 흑인 가구가 현재 평균적인 백인 가구가 보유한 정도의 부를 축적하기 위해서는 228년이 필요할 것이며, 평균적인 라티노 가구가 그 정도 수준에 도달하기 위해서는 84년이 걸릴 것이라고 한다. 현재 흑인과 백인 간의 부의 격차는 400년간의 노예제도, 인종 분리, 그리고 노동과 주택 시장에서의 제도화된 인종주의에 기반을 두고 있다(63).

소득은 일상적인 지출을 충당하기 위해 필요한 것이지만, 부는 가족들이 궁핍한 시기를 이겨내도록 도와주고 그들의 사회경제적 지위를 상승시킬 수 있게 해준다. 부란 저축과 투자, 처음 소유한 주택(first home), 대학 학위, 퇴직 이후의 안정성 등을 포괄하는 개념이다. 부는 다양한 기회로 이어진다. 압도적으로 많은 부가 상대적으로 소수의 사람들에게 집중될 때, 사회적으로도 보건과 관련해서도 부정적인 결과를 초래하게 되며, 부유하지 않은 사람들이 자신들의 사회경제적 지위를 개선할 기회를 찾지 못하게 될 것이다(63).

자산 개발(asset development)을 위한 미국의 사회 정책은 오랫동안 백인에게 유리하고 소수자들에게 불리하게 작동해 왔으며, 이러한 정책들의 차별적 영향들은 시간이 흐르면서 더욱 누적되어 왔다. 그 차별 효과가 존속하고 있는 정책들 가운데 세 가지를 예로 들자면, 1862년 홈스테드법(the Homestead Act),[4] 1944년 GI법안(the GI Bill),[5] 그리고 1940년대와 1950년

---

[4] 미시시피강 이서(以西)의 토지 개척을 촉진시키고 자영농을 늘리기 위해 1862년에 제정된 법률. 일정 기간 이상 일정

대의 주택 소유를 촉진하기 위해 기획된 일련의 연방정부 시책을 들 수 있다(64).

GI법안의 시행은 사회 정책이 인종차별을 영구화하는 데 이용되는 메커니즘을 보여준다. GI법안이란 제2차 세계대전 참전용사들에게 저비용 주택담보대출과 일반대출, 재정적 지원, 교육적 혜택을 제공함으로써 그들이 민간인으로서의 생활에 잘 적응할 수 있도록 돕기 위해 고안된 법안이다. 이 법안은 의도적으로 짐 크로법(Jim Crow laws)6의 적용을 받도록 만들어 졌기 때문에, 흑인 퇴역군인들은 백인 퇴역군인들만큼 많은 혜택을 받지 못했다(65). 예를 들어 뉴욕주와 뉴저지주의 경우, 백인 참전용사를 위한 주택담보대출 건수(6만 7,000건)가 흑인의 그것(100건 이하)보다 훨씬 많았다. 은행과 주택담보대출 담당기관은 흑인에게 대출을 거부함으로써 이러한 불평등을 더욱 심화시켰다. 남부에서는 대부분의 단과대학(colleges)과 종합대학(universities)이 인종에 따라 분리되어 있었다. 몇 안 되는 흑인들을 위한 단과대학들과 종합대학들은 수준 미달인 학교가 많았으며 대학원 수준의 교육 기회는 극히 제한적이었다. 역사적으로 흑인 전용 단과대학과 종합대학에 등록하려는 학생들의 수가 점차 늘어감에도 불구하고, 대학 측은 각종 자원 부족 때문에 약 2만 명의 흑인 퇴역군인의 입학지원서를 불합격 시킬 수밖에 없었다(65-68).

GI법안, 홈스테드법 및 기타 연방법과 정책의 시행에 내재된 인종차별과 분리는 흑인과 여타 유색인종에게는 거부되었던 자산 개발의 기회를 백인에게만 제공했다. 보다 최근에는, 은행들의 레드라이닝(redlining), 즉 인종이나 민족에 근거하여 특정 거주 구역을 우대 혹은 차별대우의 대상지로 지정하는 행위가 흑인과 여타 유색인종에 대한 차별을 지속시키는 데 일조하고 있다(69).

자산개발과 관련된 제도적 정책들은 5만 달러 이상의 고소득자들에게 변함없이 유리하게 시행되고 있는데, 바로 이들 고소득자들이 세금 공제(tax deductions) 혹은 세금 인하(tax 'breaks')의 혜택 금액의 약 90%를 수령하고 있다. 이러한 공제금액은 조세 신용(tax credits), 우대세율(preferential tax rates), 조세 지연(tax deferrals), 조세 대상에서의 배제 등을 포함한다는 점에서 사실상 세액 지출이라고 할 수 있으며, 이러한 공제액의 약 50%는 연방정부의 직

한 토지에 거주하며 개척을 한 자에게 상당한 규모의 토지를 무상으로 혹은 저가로 공급하는 것을 그 골자로 한다.

5 정식명칭은 군 복무자 재적응법(The Servicemen's Readjustment Act of 1944)으로, 제2차 세계대전 참전 군인에게 각종 사회적 혜택을 제공하는 법률이다. 그러나 후술되듯, 이 법의 혜택이 백인 참전용사와 흑인 참전용사에게 동등하게 돌아가지 않았다는 점에서 인종차별적이라는 비판을 받고 있다.

6 남북전쟁에서 연방정부가 남부연합에 대해 승리를 거두게 됨에 따라, 미국 헌법에 의해 1865년 노예제가 폐지되었다. 그러나 19세기 후반 이른바 재건 시기(Reconstruction Era)에 남부 주들은 주 차원의 입법을 통해 지속적으로 흑백 인종차별을 사실상 합법화했으며, 이러한 일련의 법률을 짐 크로법이라고 통칭한다. 짐 크로법은 1960년대에 이르러 민권운동의 결과 제정된 1964년 민권법(Civil Rights Act of 1964)과 1965년 선거권법(Voting Rights Act of 1965)에 의해 폐지되었다.

접 지출로 충당되고 있다. 이처럼 부자들이 금융과 실물 자산을 축적하는 데 집행되는 세금들은 주로 주택 소유권, 퇴직 계좌(retirement accounts), 투자 수익 우대 등에 사용되고 있다. 예를 들어, 주택세 면제 정책은 중산층과 상류층에게 주택 소유자가 되는 데 도움이 되는 상당한 보조금을 제공한다. 반면에 가난한 사람들을 위한 주택 보조금인 주택법 8조(Section 8 of the Housing Code), 임대 바우처(rental vouchers), 공공주택(public housing) 등은 대부분 그들이 주택을 소유할 수 있도록 돕기 위함이 아니라, 단지 임대할 수 있을 정도로만 보조할 뿐이다(64, 69, 70).

사회적 배제

사회적 배제(social exclusion)라는 개념은 전적으로 소득만을 가지고 빈곤을 정의하는 것에 문제가 있다는 생각으로부터 비롯되었다. 사람들은 인종, 민족, 종교, 성적 지향, 인간면역결핍바이러스 감염 상태 등으로 인해 차별을 받고 있는 다양한 집단에 속한다는 사실 때문에 사회적 배제를 경험할 수 있다(71). 배제의 과정은 개인, 공동체, 국가, 그리고 전 지구적 층위에서 경제적, 정치적, 사회적, 문화적으로 작동한다. 사회적 배제는 각종 자원에 대한 접근성을 감소시키며, 건강 유지를 위해 필수적인 권리들이 제대로 보호받지 못하게 되는 결과를 초래할 수 있다. 사회적으로 가장 배제된 사람들은 어떠한 종류의 조사에도 잘 반영되지 않기 때문에, 사회적 배제와 건강의 상호관계에 대한 연구는 종종 어려움에 직면하곤 한다(72).

지리적 위치와 주거의 패턴

주거구역의 분리는 지난 두 세기 동안 열악한 건강 상태와 관련이 있어 왔다(73). 자신의 인종/민족 공동체 안에서 생활함으로써 얻어지는 사회적인 지지(social support)가 유익할 수는 있겠지만, 공간적 분리는 종종 건강과 관련된 위험에의 노출과 보건 관련 자원에 대한 접근성의 저하를 의미하기도 한다. 인종적으로 분리된 구역에 거주하는 유색인종 사람들은 더 큰 건강상의 위험을 경험하게 되며, 질이 그리 높지 않은 (최소한의) 보건의료서비스에 대한 접근성마저도 높지 않다. 이러한 구역들에서는 위험한 환경에 노출될 확률이 더 높다. 그리고 담배와 술집을 홍보하고 있는 광고판, 쉽게 구할 수 있는 코카인 등이 즐비한 이 구역들의 건조환경(built environment) 또한 주민들을 위험에 처하게 한다(74-76). 또한 주거구역의 분리는 각종 혜택을 제공하는 사회적 네트워크나 영양가 높은 식품 등 건강을 양호하게 유지하기 위해 필요한 여러 자원에 대한 접근성을 감소시킨다(76-81).

고용 상태와 업무상 건강 관련 이슈(Occupational Health Issues)

유색인종 사람들의 실업률이 증가함에 따라 불평등 또한 심화된다(82). 실업은 사람의 사기를 저하시키며 신체적, 정신적 장애를 초래할 수 있다.

유색인종 노동자가 부상을 당하거나 질병에 걸릴 확률은 비대칭으로 높게 나타난다. 히스패닉계 노동자들 사이에서 작업 관련 부상(work-related injuries)이 특히 빈번하다. 히스패닉계 사람들은 또한 치명적인 작업 관련 부상에 처할 확률이 가장 높은 집단이며, 치명적인 업무상 질환(occupational disease)에 걸릴 확률이 높다(83)(19장 참고).

유색인종을 향한 사회 불의의 영향

사회 전반에 걸쳐 나타나는 차별적 관행의 문제들은 유색인종이 보건의료체계를 이용하는데에도 부정적인 영향을 미친다. 예를 들어, 보건의료에 있어서 개인적, 제도적, 구조적 인종주의, 그리고 보건의료와 관련된 의사결정이 이루어지고 실행되는 법, 규제, 금융, 정치와 관련된 차별적 환경 등을 생각할 수 있다. 보건의료서비스를 찾는 유색인종 사람들에게 응당 주어져야 할 사회정의(social justice)가 이러한 모든 요소들에 의해 부정될 수 있다.

모든 국가에 존재하는 보건 불평등은 많은 부분에서 사회적 자원에 대한 불평등한 접근을 초래하는 사회 불의로부터 기인한다고 볼 수 있다. 이러한 불평등은 종종 유색인종을 차별하는 정의롭지 못한 사회적 질서(social arrangements)로부터 야기된다(81). 소외된 커뮤니티의 건강 상태는 경제적, 사회적, 정치적 요인들에 극도로 민감하게 반응한다. 국가가 부유하든 빈곤하든, 더 나은 건강은 더 높은 사회적 지위와 연결된다.

한 국가의 보건 불평등은 해당 국가가 얼마나 사회적 정의와 인권에 헌신하는가를 반영한다. 보건의 평등은 사회적 목표이자 정의로운 사회의 척도로 이해되어야 한다(83).

무엇을 해야 하는가

보건 전문가와 보건제도 속 문화적 포용 역량 확보하기

의료서비스의 질과 관련된 인종적, 민족적 격차를 해결하기 위해, 2003년 인권을 위한 의사회(Physicians for Human Rights)가 지명한 전문가 패널은 동료검토(peer review)를 거친 종합적인 의학 연구를 바탕으로 24개의 정책 권고안을 제정했다(84). 다음을 골자로 하는 해당 권고안들은 그 당시뿐만 아니라 오늘날에도 여전히 유효하다.

보건 전문가들은 문화적 포용 역량을 갖추어야 한다. 즉, 서로 다른 문화를 가진 사람들과 효과적으로 상호작용할 수 있는 능력이 있어야 한다(1). 문화적 포용 역량은 (보건 전문가들이) 개인과 공동체의 보건에 대한 필요(health needs)를 이해하고 대처하기 위해, 각종 조직, 기관, 기구에서 제대로 일하기 위해, 사람들과 소통하기 위해, 그리고 사회적 정의와 대중의 건강을 증진시키기 위한 증거 기반 정책(evidence-based policies)과 실천들을 옹호하기 위해 필요하다(1).

문화적 포용 역량은 자신의 편견과 선입견을 검토하고, 효과적으로 서비스를 제공하기 위해 지식, 기술, 행동양식(behaviors) 등을 발전시키는 것을 포함한다. 또한 그것은 다양성을 중시하고 개인 간의 차이들을 존중한다는 의미이다. 문화적 포용 역량의 결여는 교육 현장에서의 오해에서부터 합병증의 발생에 이르기까지 여러 심각한 결과들을 초래할 수 있다(1).

문화적 포용 역량의 네 가지 인지적 구성요소(cognitive components)는 다음과 같다.

- 인식(Awareness): 자신과 다른 사람을 향한 자신의 반응에 대해 스스로 의식하기
- 태도(Attitude): ① 문화적 편견 및 믿음에 대해 일반적인 경각심을 가지는 것과 ② 문화적 차이들에 대한 자신의 신념과 가치를 깊이 성찰해 보는 것, 이 두 가지 태도를 구별하기
- 지식(Knowledge): 다양한 문화적 관습과 세계관에 대해 이해하기
- 기술(Skills): 문화적 포용 역량을 실천할 수 있게 하는 문화횡단적(cross-cultural) 역량을 갖추기(2)

우리는 문화를 가로지르는 소통을 방해하고 우리로 하여금 다른 집단에 속하는 사람들이 열등하다는 믿음을 갖게 만드는 여러 가지 문화적 걸림돌을 인식할 필요가 있다. 이러한 걸림돌로 각종 편견, 차별, 인종주의, 자민족중심주의, 문화적 가부장주의, 문화적 차이에 대한 무지(cultural blindness), 자문화 강요하기(cultural imposition), 고정관념에 따라 타인을 규정해 버리기 등을 꼽을 수 있을 것이다.

간호사를 양성하는 교육과 훈련은 역사적으로 오랫동안 문화적 포용 역량에 초점을 맞추어왔다. 작업치료(occupational therapy), 물리치료, 사회복지(social work), 노인학, 정신건강 등 여타 보건 관련 직군과 관련된 현장 종사자들(practitioners)과 단체들 또한 문화적 포용 역량의 발전에 기여했다. 예를 들어, 트랜스문화적 간호(transcultural nursing)는 1955년 간호 실무와 간호 교육과정에 포함되는 하나의 정식 분과로 인정받았다. 이 분과의 목적은 사람들의 건강과 웰빙을 위해 문화적으로 적절한 간호 돌봄(culturally congruent nursing care)과 각 문화별로 특화되면서도 동시에 보편적인 간호 돌봄(culture-specific and universal nursing care)을 실천하는 것이며, 또한 환자들이 그들의 문화 속에서 유의미한 방식으로 어려운 여건들, 질병, 혹은 죽음에 대처할 수 있도록 돕는 것이다.

문화적 포용 역량은 간호 교육의 학부와 대학원 과정의 정식 학위 취득을 위해 반드시 이수해야 하는 필수과목이다. 간호학 분과 내의 문화적 포용 역량에 초점을 맞춘 수많은 학술지, 교재, 기타 출판물이 있으며, 트랜스문화적 간호(transcultural nursing)를 전공으로 하는 대학원 수준의 학위과정도 존재한다. 이 분야에 집중하고 있는 간호사단체 또한 여러 곳이 있는데, 대표적으로 트랜스문화간호협회(the Transcultural Nursing Society)가 있다. 트랜스문화적 간호는 미국 내에서 문화적으로 포용 역량이 있는 의료를 제공하려는 목표 외에도, 여러 국가와 사람들이 상호 의존적으로 살고 있는 오늘날의 세계에 적합한 보다 글로벌한 간호 실천을 발전시켜야 한다는 필요성에도 초점을 맞추고 있다(3).

간호 및 다른 보건 분야의 학생들에게 문화적 포용 역량을 가르치는 일에는 이론적(교습적)인 요소와 정서적인 요소 모두가 포함된다. 이론적 요소에는 다양성, 여러 문화적 세계관들, 문화적 겸허함(cultural humility) 등의 개념 범주들을 더 잘 이해하는 것이 포함된다. 정서적 요소의 교육은 학생들로 하여금 문화적 자기평가(cultural self-assessment)를 수행할 수 있도록 만들어주는 것에서부터 시작된다. 여기에는 자기 자신의 무의식적인 편견을 의식적으로 인지하려는 노력이 포함된다. 또한 여러 다양한 문화를 가르쳐줄 수 있는 사람들(cultural informants)과 교류하거나, 학술적이거나 대중적인 서적과 논문을 읽거나, 소수민족 거주 구역을 방문하거나, 각종 문화행사와 축제에 참석하거나, 함께 식사를 하거나("빵을 함께 뜯다"), (소수민족) 가정과 공동체의 특별한 날에 그들과 함께 종교 행사와 의식에 참여함으로써, 다양한 문화집단에 대해 배워야 한다. 즉, 문화적 포용 역량을 학습한다는 것은 평생 동안의 과정이며, 간호사뿐만 아니라 일반인들을 위한 워크숍, 평생교육과정 등의 프로그램들이 존재한다.

건강 상태와 보건의료 접근성에 관련된 불평등과 격차를 제거하는 일은 일정 부분 문화적 감수성이 있고 포용적인 연구를 지역사회 현장에서 수행할 수 있느냐에 달려 있다고 할 수 있다. 이러한 연구는 다양한 문화권의 사람들을 단순히 연구의 주제로서만이 아니라 연구팀의 일원으로 포함하는 것을 목표로 해야 한다. 공동체 기반의 참여형 연구(community-based participatory research) 등의 협업 연구 모델들은 (보건의료 평등을 이루기 위해) 반드시 필요한 신뢰를 구축 혹은 재구축할 수 있는 기회를 제공해 줄 것이다.

미국 보건복지부 산하 소수자 보건국(Office of Minority Health)은 문화적, 언어적으로 적절한 의료 실천을 보장하기 위해, 문화적, 언어적으로 적절한 보건의료서비스(Culturally and Linguistically Appropriate Services in Health Care, CLAS)에 대한 국가표준을 제정했다. 총 15개의 CLAS 표준 항목들이 연방 및 주 보건 기관과 기타 보건 관련 조직에 적용되고 있다. 그러나 그러한 표준 항목들은 주로 보건의료서비스 제공자 개개인들에게 문화적, 언어적으로 보다 접근성이 높은 의료 실천을 수행할 것을 권고하는 내용들이다(4).

다음은 문화적 포용 역량과 관련된 추가적인 정보를 원하는 사람들이 활용할 수 있는 자원들이다. 보건복지 분야(helping professions)[7]의 학생들을 위한 문화적 포용 역량 교육 프로그램과 관련된 정보도 찾아볼 수 있다.

- 전국 사회복지노동자협회(National Association of Social Workers)가 간행한 문화적 포용 역량의 실천을 위한 종합표준지침. 이는 다른 직군의 사람들에게도 하나의 모범이 될 수 있을 것이다(5).
- 미국 물질남용 및 정신보건 서비스국(Substance Abuse and Mental Health Services Administration)이 제공하는 문화적 포용 역량을 갖춘 조직에 대한 설명(6).

참고문헌

1. Allen CE, Easley CE. Practicing cultural competence. In: BS Levy, JR Gaufin, eds. Mastering public health. New York: Oxford University Press, 2012, pp. 102-127.
2. Martin M, Vaughan BE. Strategic Diversity & Inclusion Management Magazine. San Francisco: DTUI Publications Division, 2007.
3. Murphy SC. Mapping the literature of transcultural nursing. New York: Medical Library Association and Health Sciences Library, State University of New York, 2006.
4. U.S. Department of Health and Human Services, Office of Minority Health. National CLAS standards: Think cultural health. Washington, DC: U.S. Department of Health and Human Services, 2018. Available at: https://minorityhealth.hhs.gov/omh/browse.aspx?lvl=2&lvlid=53. Accessed October 10, 2018.

5. National Association of Social Workers. Standards and indicators for cultural competence in social work practice. NASW, 2015. Available at: https://www.socialworkers.org/LinkClick.aspx?fileticket=7dVck ZAYUmk%3d&portalid=0. Accessed October 9, 2018.

6. Substance Abuse and Mental Health Services Administration. Cultural competence, 2016. Available at: https://www.samhsa.gov/capt/applying-strategic-prevention/cultural-competence. Accessed October 9, 2018.

- 연방정부는 보건복지부(the Department of Health and Human Services) 산하 민권담당국(the Office of Civil Rights) 내에 보건불평등국(Office of Health Disparities)을 만들어 차별에서 비롯된 보건 불평등을 파악하고 적절한 조치를 취해야 한다.

- 연방정부는 인종적, 민족적 불평등에 대한 데이터가 적절하게 분석될 수 있도록 보장해야 한다. 또한 인종과 민족에 따른 보건 불평등에 대처하는 기관들에 자원을 제공하기 위해 인종, 민족, 주요 언어 사용 집단별 보건 계획(health plans)에 대한 데이터를 수집해야 한다.

- 각종 국가전문 직업기관, 교육기관, 인증기관과 의료서비스 제공자협회들은 보건 전문가들이 보건 불평등과 문화적 포용 역량에 대해 교육받도록 보장해야 하며, 이러한 포용 역량은 전문 면허 그리고 개인과 기관의 자격 증명 평가에 반영되어야 한다.

- 다음과 같은 주제들에 대한 연구가 진행되어야 한다. 의료서비스 제공자와 환자 간의 상호작용, 인종과 민족과 관련된 의료서비스 제공자의 태도와 행동, 보건의료체계 내 치료의 불평등, 각종 불평등을 제거하기 위해 필요한 개입 조치 등이 그것이다.

문화적 포용 역량과 언어적 배려(language sensitivity)는 인구 집단 간의 보건 불평등을 제거하기 위해 공중보건 분야가 취할 수 있는 매우 중요한 조치들이다. 모든 보건 전문가들에게 문화적 포용 역량을 가르치는 일은 대단히 중요하다(글상자 3.3)[우리는 공중보건 노동자들에게 『공중보건 마스터하기: 효과적인 임상 실천을 위한 필수 기술들(Mastering Public Health: Essential Skills for Effective Practice)』의 「문화적 포용 역량 실천하기(Practicing Cultural Competence)」라는 장을 비롯한 여러 관련 자료들을 참고할 것을 권장한다(85)].

---

7 미국의 보건복지 분야(helping professions)의 직종으로는 사회복지사, 공중보건 관련 종사자, 간호사, 심리 및 정신건강 상담사, 법의학자 등등이 포함된다.

보건 관련 업계에 유색인종 청년 전문가 늘리기

전문적인 보건 교육의 역사는 유색인종에 대한 인종 분리와 기회의 차단으로 점철되어 왔다. 보건의료에 종사하는 전문 인력 가운데 아프리카계 미국인, 히스패닉계 사람들, 아메리카 인디언과 알래스카 원주민, 일부 아시아인과 태평양계 출신자들이 부족하다는 사실은 건강 상태와 보건의료서비스에의 접근성과 관련된 불평등을 지속시키는 데에 기여한다.

이 상황을 해결하기 위해서는 다음과 같은 세 가지 원칙이 중요하다.

- 보건 전문 교육기관 내부의 문화적 변화
- 보건 관련 업계로 진출할 수 있는 비전통적인(nontraditional) 커리어의 개발
- 다양성을 향한 진지한 헌신

문제해결을 위해 다음과 같은 구체적인 전략을 떠올릴 수 있다. 저소득층 가정 출신 학생과 유색인종 학생들이 유치원부터 12학년까지 교육받을 수 있도록 보장하기, 학자금 대출 대신 각종 장학금을 통해 더 많은 학생들을 재정적으로 지원하기, 전통적인 지원자들의 풀(pool) 바깥에 있는 학생들에게 다가가기, 전문 교육기관 입학과 관련하여 표준화된 시험에 대한 의존도를 줄이기, 학생 모집, 멘토링, 학생에 대한 각종 지원 사업 늘리기, 지역사회 내 시민들과 연계하기 등 다양한 전략을 통해 대학원 프로그램을 개혁해야 한다(86, 87).

보건정보 문해력의 제고

유색인종과 이민자 집단은 보건정보 문해력이 낮을 가능성이 높다. 다양한 접근법을 통해 이 문제를 해결할 수 있다. 예를 들어, 국립환자안전재단(the National Patient Safety Foundation)에서 개발한 '세 가지 질문하기(Ask Me 3)' 캠페인은 환자들에게 의료 현장에서 간단하지만 필수적인 다음과 같은 세 가지 질문을 하도록 안내한다(88). "제 몸의 주된 문제가 무엇인가요?", "제가 무엇을 해야 하나요?", "그렇게 하는 것이 왜 저한테 중요한가요?" 또 다른 접근법은 뉴이스트 바이탈 사인(Newest Vital Sign)을 사용하는 것이다. 뉴이스트 바이탈 사인은 임상 현장에서 3분 내에 활용할 수 있는 이중언어 검사 설비이며, 다른 그 어떠한 복잡한 장비들만큼이나 환자들의 보건정보 문해력을 제고하는 데에 효과적이다(89, 90). 보다 광범위한 차원에서는, 전반적으로 문해력이 부족한 가난한 어린이들과 유색인종 아이들을 위해 더 나은 공공교육이 실행될 수 있도록 공중보건 분야 종사자들도 함께 노력해야 할 것이다.

빈곤 해소를 위한 정책 개발과 실천

빈곤을 줄이기 위해서는 다면적인 접근이 필요하다. 공중보건 분야 종사자들은 빈곤에서 비롯된 건강상의 변화를 모니터링하거나, 의료서비스 제공자들에게 빈곤이 건강에 어떻게 영향을 미치는지 가르쳐줌으로써, 여러 가지 방법을 통해 상황 개선에 기여할 수 있다. 보건 분야 종사자들은 식량, 주택, 지역사회 안전, 고용, 의료서비스, 사회적, 경제적, 정치적 참여 등을 염두에 두면서, 빈곤 문제를 해결하기 위해 다른 분야의 종사자들과 협력해야 한다. 또한 인종, 거주지역, 혹은 사회경제적 지위와 관계없이 모든 아이들이 적절한 교육을 받을 수 있도록 보장하는 정책들을 강화해 나가야 한다.

특정 지역사회의 상황에 맞게 설계된 각종 개입 조치가 빈곤을 완화시키고 건강 결과를 개선하는 데 도움이 될 수 있다. 이러한 조치들은 지역사회의 사회적 자산이라는 기초 위에서 이루어져야 하며, 그렇게 함으로써 문화적 격차를 해소하고 지역주민들과의 연계를 강화해야 한다(91). 또한 이러한 조치들은 공공과 민간 부문 모두에서 유색인종 공동체의 역량 구축(capacity-building)을 지원해야 한다. 역량 구축에는 중소기업에 대한 대출을 비롯하여 자본에 대한 접근성 향상, 유색인종을 위한 기업경영 관련 교육 기회의 확충, 출퇴근하는 사람들을 위한 교통체계의 개선 등이 포함된다. 또한 보건 부문에서의 역량 구축을 위해서 유색인종 출신 의사, 간호사 및 기타 보건 전문 인력의 수를 증가시키는 한편, 유색인종 환자들이 스스로 자신의 건강에 더 큰 책임감을 느끼면서 지역사회 내 이웃 구성원들에게도 보건 관련 정보를 제공할 수 있도록 그들에게 보건 교육 기회를 제공하는 것이 포함된다.

강제된 것이 아니라면 거주 구역의 분리가 그 자체로 나쁘다고만 할 수는 없다. 사실 많은 유색인종들은 자신과 같은 인종/민족 집단 사람들과 함께 모여 살기를 선호한다. 그러나 공공 정책은 이러한 유색인종 주거지역에서 양질의 보건의료서비스와 안전한 환경을 보장해야 한다. 이러한 정책들은 또한 유색인종 사람들이 스스로 선택한 지역에서 주택을 구매하기 어렵게 만드는 각종 장벽을 제거해야 한다.

모든 사람들에게 돈을 벌 수 있는 일자리와 최저임금이 보장되어야 한다. 실업급여는 개인과 가정이 빈곤 상태로 표류하는 것을 막을 수 있는 수준에서 책정되어야 마땅하다. 또한 직업 훈련 프로그램이 실업과 불완전 고용을 방지하는 데에도 도움이 될 수 있을 것이다(83).

신용조합이나 신용 상담 프로그램과 같은 공공 혹은 민간 메커니즘은 가난한 사람들의 부채를 줄이는 데 도움이 될 수 있다. 고용인 맞춤 연금제(employer- matched pension plans), 급여 공제 저축 프로그램(payroll deduction savings programs), 신중한 주택담보 대출을 통한 주택 구입 등의 문제에서, 저소득층 가구는 빈곤하지 않은 가구와 동일한 제도적 메커니즘, 인센티브, 보조금에 접근 가능해야 한다. 가난한 사람들은 많은 경우 자기 소유의 집이 없기 때문에, 일반적으로 주택 소유와 관련된 세금공제를 받을 수 없는 형편이다. 비록 그들이 집을 소유했더라도, 집을 팔아서 얻을 수 있는 양도 수익이 일반적으로 적은 편이다. 가난한 사람들이 접근할 수 있는 주된 연방 사회복지 프로그램인 빈곤가정 일시 부조제도(Temporary Assistance for Needy Families: TANF)는 혜택을 받을 수 있는 최대 자산 한도가 설정되어 있기 때문에 역설적으로 가난한 사람들로 하여금 그 한도 이상으로 저축하지 않도록 하는 효과가 있다.

개인계발계좌(Individual Development Accounts: IDA)로 알려진 맞춤 저축 계좌는 저소득층 가구들이 주택 계약금을 지불할 수 있는 충분한 돈을 저축할 수 있도록 하고, 중등교육 이상의 교육비를 지불할 수 있도록 하며, 혹은 중소규모의 스타트업 창업을 위한 자본을 확보할 수 있도록 한다. 현재 49개 주에 500개 이상의 지역사회 기반 자산 구축 프로그램(community-based asset-building programs)이 운영되고 있으며, 2만 명이 넘는 사람들이 이러한 계좌 보유를 통해 혜택을 받고 있다. 이러한 프로그램은 저축을 장려하고, 개인계발계좌를 활용하여 수익률이 높을 것으로 기대되는 자산을 구매하도록 촉진하며, 미래지향적인 사고를 진작시킨다(64, 92, 93). 한 연구에 의하면, 개인계발계좌의 맞춤 인출 금액(matched withdrawals)의 28%가 주택 구입에 사용되었고, 23%가 창업에 사용되었으며, 21%는 중등교육 이상의 학비에, 18%는 주택 보수에 사용되었다고 한다. 프로그램 참가자들은 이처럼 자산을 확보함으로써 장기적인 계획에 초점을 맞춘 더 나은 미래 전망을 가질 수 있게 된 것이다 (83).

인종차별 해소하기

인종차별이 다양한 형태를 취하듯, 인종차별을 종식시키기 위한 조치도 다각적으로 이루어져야 한다. 공중보건 분야 종사자들은 인종차별이 건강에 미치는 악영향을 최소화하기 위한 각종 조치가 시행될 수 있도록 유색인종들의 생활조건을 검토해야 한다. 구체적인 개입 조치로는 차별에 대한 대중의 인식을 제고시키는 것, 환자와 지역사회를 옹호하는 것, 보건의료 서비스 기관으로 하여금 각종 차별 금지 정책을 의무적으로 제정하게 하는 것 등이 포함될 수 있다.

정부 기관은 공공과 민간 투자를 촉진함으로써 인종적으로 분리된 지역사회에 사는 사람들이 더 나은 보건 기회를 갖도록 할 수 있다. 저소득층 공동체에서 보다 효과적인 주택 및 교통 정책을 시행함으로써 좋은 식품을 선택할 수 있는 폭을 향상시키고, 환경 부담을 제거하며, 빈곤의 집중화를 감소시키는 인센티브를 만들어낼 수 있다면, 이는 사람들의 건강을 향상시킬 수 있을 뿐만 아니라 각종 비용도 절감하게 할 것이다. 공중보건 분야 종사자들은 이러한 정책을 평가하고 개선하는 데 도움을 줄 수 있다.

연구 진행

개인 간의 그리고 제도적인 인종주의가 건강에 미치는 영향을 중심으로, 인종적, 민족적 차별의 뿌리와 영향에 대해 종합적으로 연구할 필요가 있다. 인종적, 민족적 격차가 건강에 어떠한 신체적, 정신적, 사회적, 환경적 영향을 미치며 또 이러한 격차들이 어떻게 분포되어 있는지에 관한 데이터를 얻기 위해서는 일종의 모니터링 시스템을 개발해야 한다. 수집된 데이터에는 인종/민족적 세부 집단들의 다양성이 반영되어야 한다. 더 나아가 거주 구역 분리, 업무상의 건강 관련 문제들, 고용 차별, 개인이 차별에 노출되고 그에 대응하는 각종 메커니즘, 인종주의와 차별이 초래하는 생리학적 영향, 그리고 불평등을 강화시키는 의료서비스 제공자의 행동양식 등을 포괄하는 다양한 데이터를 확보함으로써 이러한 연구들을 보다 강화해 나가야 한다. 인종/민족이라는 요소가 업무상 건강과 안전에 어떤 식으로 관련이 있는지에 대한 연구가 수행되어야 하며, 이를 통해 정책 변화를 촉진하여 유색인종 노동자들이 직면하고 있는 업무상의 건강 위험을 줄여야 한다(94). 연구자들은 각 인종/민족 집단이 유전학적 연구에 대해 가질 수 있는 다양한 관점을 세심하게 이해해야 하며, 특히 인체 조직(human tissue)의 취급, 정보 보호(confidentiality), 다양한 연구 질문들의 적합성 등을 면밀히 살필 필요가 있다. 예컨대, 유색인종 가족 구성원들에게 주어진 설문지 질문들은 연구에 참여하는 모든 가족 구성원의 개인정보가 보호될 수 있게끔 구성되어야 한다(95).

보건과 사회적 정의를 새롭게 사유하기

각종 자료를 통해 인권으로서의 건강, 그리고 건강과 사회정의 사이의 연결점과 관련하여, 몇 가지 귀중한 통찰들을 얻을 수 있다. 예를 들어, 스리다르 벤카타푸람(Sridhar Venkata-puram)은 자신의 저서 『건강 정의(Health Justice)』에서 건강이 생물학, (특정 환경에 대한) 노출, 행동, 사회적 조건을 기반으로 하는 하나의 능력이라고 주장한다(96). 사회 역학(social epidemiology), 분배의 정의(distributive justice)를 포함한 다양한 분야의 선행연구에 기반을 두고, 그는 '건강'이 어떻게 정의될 수 있는지, 건강과 관련하여 개인과 사회의 역할과 책임을 어떻게 이해할 것인지에 대해 새로운 관점을 제공한다. 그는 훌륭하고 번성하며 존엄을 잃지 않는 삶(good, flourishing, and non-humiliating life)을 살 수 있는 최소한의 능력으로 건강을 개념화한다. 여러 사회적, 환경적 조건들이 사람들의 건강 관련 의사결정에 영향을 미친다는 점을 감안할 때, 건강은 곧 인권이라는 주장은 민족국가와 정책 입안자들에게 그러한 조건들을 발전시키고 유지해야 할 의무가 있음을 환기하고 있다. 주지하다시피, 이러한 권리에 입각하여 사람들은 깨끗한 공기와 물과 같은 것들을 보장받아야 할 뿐만 아니라, 자신의 보건정보 문해력을 증진시키고 예방과 치료를 위한 보건의료서비스에 접근할 수 있어야 한다(96).

맞춤형 보편주의(targeted universalism) 이론은 형평성에 어긋나지 않는 하나의 이론틀로서, 주변화된 집단들만의 (특수한) 문제를 해결할 수 있는 맞춤식 전략을 이행하면서도 동시에 (모든 사람들을 위한) 보편적 목표를 달성하는 것을 목표로 한다. 힘이 있는 집단과 주변화된 집단의 이익 모두가 고려되지만, 주변화된 집단의 상황에 더욱 구체적인 관심이 주어진다. 예를 들어, 흑인 어머니의 필요에 초점을 맞춘 정책 프로그램들은 현재 비대칭적으로 높은 흑인 임산부 사망률과 유아 사망률을 낮추는 데에 도움이 될 뿐만 아니라, 그렇게 함으로써 국가 전체의 건강 상태 순위를 높일 것이다. 또한 유색인종 아이들의 비만을 줄이기 위한 맞춤형 프로그램은 미국 내 유색인종이 아닌 아이들과 다른 나라들의 아이들의 비만 문제를 해결하는 데에도 보편적으로 도움이 될 수 있을 것이다(97).

결론

유색인종에게 해로운 사회 불의에 대응하는 가장 중요하면서도 즉각적인 조치는 바로 양질의 의료서비스에 대한 접근성을 유색인종 사람들에게 보장하는 것이다. 이러한 권리는 법으로 보장되어 마땅하다.

유색인종에 대한 보건 불평등의 구체적인 면면들을 해결하기 위한 조치들이 장려되어야 함은 물론인데, 여기에는 공정한 진료를 불가능하게 하는 장벽들과 관련된 데이터를 체계적으로 수집하는 것과 보건 불평등을 제거하기 위한 여러 성과들이 잘 시행되고 있는지 모니터링하는 것 등이 포함되어야 할 것이다. 미국 의학원(Institute of Medicine)의 보고서『불평등한 치료(Unequal Treatment)』는 다음과 같이 추가 권고사항들을 제시하고 있다(2).

- 일반 대중, 핵심 이해관계자(의료기관 및 조직, 보험사 등 제3자 지급자(third-party payers), 주 및 지방정부 보건 관련 부서, 의료서비스 제공자들이 불평등에 대해 더 잘 인식할 수 있도록 하기.
- 모든 보건 전문가 교육 과정에 문화횡단과 관련 주제들을 포함시키기.
- 보건의료서비스에 대한 접근성과 보건의료 정책 기획(healthcare planning)에 참여하는 방법에 관한 교육의 기회를 환자들에게 제공하기.
- 증거에 기반을 둔 실천(evidence-based practice)에 재정적 인센티브를 지급하는 것을 비롯하여, 증거에 기반을 둔 가이드라인을 활용하여 보건의료의 일관성과 형평성을

고쳐시키기.

- 소수자에게 적절한 서비스를 보장하기. 불평등을 지속시킴으로써 의료서비스 제공자들이 더 큰 이득을 볼 수 있게끔 구조화되어 있는 현재의 지불 시스템(payment systems)을 개혁하기. 그와 동시에 파편화된 진료, 부적절한 진료 표준, 유색인종에 대한 부적절한 서비스 등을 억제하는 보건의료 재정 제도(financing arrangements)를 운용하기.
- 미국 보건복지부 산하 민권담당국에 충분한 자원을 제공하여 민권 입법을 집행하기.

인종적, 민족적 보건 불평등을 뿌리 뽑기 위해서는 그것의 즉각적인 부작용뿐만 아니라, 그러한 파괴적인 결과를 야기하고 영구화하는 여러 가지 심층적인 맥락들에도 주목할 필요가 있다. 보건의료 분야 종사자들은 이러한 문제들을 해결하기 위해 다른 전문 분야, 재계, 일반 대중, 유색인종 공동체 내의 전문가들과 협력해 나가야 할 것이다.

참고문헌

1. U.S. Census Bureau. Overview of race and Hispanic origin, 2010. Washington, DC: U.S. Census Bureau, 2011. Available at: https://www.census.gov/prod/cen2010/briefs/c2010br-02.pdf. Accessed September 6, 2018.
2. Smedley BD, Stith AY, Nelson AR, eds. Unequal treatment: Confronting racial and ethnic disparities. Washington, DC: National Academies Press, 2003.
3. Hoffman KM, Trawalter S, Axt JR, Oliver MN. Racial bias in pain assessment and treatment recommendations, and false beliefs about biological differences between blacks and whites. Proceedings of the National Academy of Sciences 2016; 113: 4296-4301.
4. U.S. Census Bureau. Quick Facts: United States. Washington, DC: U.S. Census Bureau, 2017. Available at: https://www.census.gov/quickfacts/fact/table/U.S./PST045217. Accessed September 6, 2018.
5. Black Demographics. Regional distribution of the black population. Available at: blackdemographics.com/population/black-region. Accessed July 18, 2018.
6. U.S. Department of Health and Human Services, Office of Minority Health. Profile: Hispanic/Latino Americans. Washington, DC: U.S. Department of Health and Human Services, 2018. Available at: https://minorityhealth.hhs.gov/omh/browse.aspx?lvl=3&lvlid=64. Accessed September 6, 2018.
7. Flores A. How the U.S. Hispanic population is changing. Pew Research Center. Available at: www.pewresearch.org/fact-tank/2017/09/18/how-the-u-s-hispanic-population-is-changing. Accessed July 18, 2018.
8. Centers for Disease Control and Prevention. Observances—May, Asian American & Pacific Islander Heritage Month. 2017. Available at: https://www.cdc.gov/features/celebrate-api-month/index.html. Accessed September 6, 2018.
9. Office of Minority Health. Profile: Asian Americans. U.S. Department of Health and Human Services. 2018. Available at: https://www.minorityhealth.hhs.gov/omh/browse.aspx?lvl=3&lvlid =63. Accessed July 22, 2018.
10. Cox W. Asians: American's fastest growing minority. New Geography, 1/12/2015. Available at: http://www.newgeography.com/content/004825-asians-americas-fastest-growing-minority. Accessed August 1, 2018.
11. Aiu P, Blaisdell K, Pretrick EK, et al. Eliminating health disparities: Conversations with Pacific Islanders. Santa

Cruz, CA: ETR Associates, 2004.

12. Office of Minority Health. Profile: Native Hawaiians/Pacific Islanders. U.S. Department of Health and Human Services, 2018. Available at: https://www.minorityhealth.hhs.gov/omh/browse.aspx?lvl=3&lvlid=65. Accessed July 22, 2018.

13. Lai E, Arguelles D. Native Hawaiians and Pacific Islander Americans. Asian nation. Available at: http://www.asian-nation.org/hawaiian-pacific.shtml. Accessed August 1, 2018.

14. Lyte B. Native Hawaiians again seek political sovereignty with a new constitution. Washington Post, November 5, 2017. Available at: https://www.sfgate.com/news/article/Native-Hawaiians-again-seek-political-sovereignty-12333838.php. Accessed August 8, 2018.

15. Olsen B. Culture, colonization, and policy making: Issues in Native American health. Presented at the Symposium in the Politics of Race, Culture, and Health, Ithaca College, Ithaca, NY, November 13 and 14, 2003.

16. Office of Minority Health. Profile: American Indian/Alaska Native. Department of Health and Human Services, 2018. Available at: https://www.minorityhealth.hhs.gov/omh/browse.aspx?lvl =3&lvlid=62. Accessed July 22, 2018.

17. Centers for Disease Control and Prevention. Vital signs: Racial disparities in age-specific mortality among blacks or African Americans—United States, 1999-2015. Mortality and Morbidity Weekly Report 2017; 66: 444-445.

18. Segal LM, Rayburn J, Beck SE. State of obesity: Better policies for a healthier America 2017. Washington, DC: Trust for America's Health and the Robert Wood Johnson Foundation, 2017.

19. Proctor BD, Semega JL, Kolar MA. Income and poverty in the United States: 2015. Washington, DC: U.S. Census Bureau, 2016.

20. Trust for America's Health and the Robert Wood Johnson Foundation. State of obesity: Better policies for a healthier America, Special report. Washington, DC: Trust for America's Health and the Robert Wood Johnson Foundation, 2014.

21. Velasco-Mondragon E, Jimenez A, Palladrino-Davis AG, Escamilla-Cejuda JA. Hispanic health in the U.S.A: A scoping review of the literature. Public Health Reviews 2016; 37: 31.

22. American Cancer Society. Cancer facts & - figures 2018. Available at: https://www.cancer.org/research/cancer-facts-statistics/all-cancer-facts-figures/cancer-facts-figures-2018.html. Accessed February 11, 2019.

23. National Cancer Institute. Cancer disparities. Available at: https://www.cancer.gov/about-cancer/understanding/disparities. Accessed July 10, 2018.

24. National Cancer Institute. Cancer health disparities research. National Institutes of Health, 2018. Available at: https://www.cancer.gov/research/areas/disparities. Accessed July 18, 2018.

25. Achenbach J. Life expectancy improves for blacks and the racial gap is closing, CDC reports. Washington Post, May 2, 2017.

26. Asian American Health Initiative. Health determinants. Available at: http://aahiinfo.org/about-asian-americans/health-determinants/. Accessed September 5, 2018.

27. United Nations. Report of the Special Rapporteur on extreme poverty and human rights on his mission to the United States of America. General Assembly, Human Rights Council, 2018. Available at: https://digitallibrary.un.org/record/1629536/files/A_HRC_38_33_Add-1-EN.pdf. Accessed September 7, 2018.

28. Godbolt D, Glover S. Minority health month: Tackling persistent health disparities. National Partnership for Women & Families, 2018. Available at: http://www.nationalpartnership.org/blog/general/minority-health-month-2018-tackling-persistent-health-disparities.html. Accessed July 18, 2018.

29. Georgetown University Health Policy Institute, Center for Children and Families. Snapshot of children's coverage by race and ethnicity. Available at: https://ccf.georgetown.edu/wp-content/uploads/2018/05/Kids-coverage-by-race-ethnicity-update-v2.pdf. Accessed July 18, 2018.

30. Families U.S.A. African American health disparities compared to Non-Hispanic whites. Available at: https://familiesusa.org/product/african-american-health-disparities-compared-to-non-hispanic-whites. Accessed July 19, 2018.

31. U.S. Environmental Protection Agency. Children's environmental health disparities: Black and African American children and asthma. 2014. Available at: https://www.epa.gov/sites/production/files/2014-05/documents/hd_aa_asthma.pdf. Accessed July 29, 2018.

32. Singh GK, Kogan MD, Slifkin RT. Widening disparities in infant mortality and life expectancy between

Appalachia and the rest of the United States, 1990-2013. Health Affairs 2017; 36: 1423-1432. Available at: https://doi.org/10.1377/hlthaff.2016.1571. Accessed September 5, 2108.

33. Appalachian Regions Commission. Child health. In Creating a culture of health in Appalachia: Disparities and bright spots. Available at: https://www.arc.gov/assets/research_reports/Health_Disparities_in_Appalachia_Child_Health_Domain.pdf. Accessed July 29, 2018.

34. Committee on Health Care for Underserved Women. Health disparities in rural women. Washington, DC. The American College of Obstetricians and Gynecologists, 2014. Available at: https://www.acog.org/-/media/Committee-Opinions/Committee-on-Health-Care-for-Underserved-Women/co586.pdf?dmc=1&ts=20180906T1812292903. Accessed September 6, 2018.

35. Annie E. Casey Foundation. Race for results: Building a path to opportunity for all children. Baltimore, MD: Annie E. Casey Foundation, 2017. Available at: https://www.aecf.org/resources/race-for-results/. Accessed September 6, 2018.

36. Federal Interagency Forum on Aging Related Statistics. Older Americans 2016: Key indicators of well-being. Available at: https://agingstats.gov/docs/LatestReport/Older-Americans-2016-Key-Indicators-of-WellBeing.pdf. Accessed September 6, 2018.

37. American Society on Aging. Aging, minority status, and disability. Generations, February, 17, 2015. Available at: http://asaging.org/blog/aging-minority-status-and-disability. Accessed October 1, 2018.

38. National Center for Health Statistics. Health, United States, 2011: With special feature on socioeconomic status and health. Hyattsville, MD: National Center for Health Statistics 2012. Available at: https://www.cdc.gov/nchs/data/hus/hus11.pdf. Accessed September 6, 2018.

39. Centers for Disease Control and Prevention, Administration on Aging, Agency for Healthcare Research and Quality, and Centers for Medicare and Medicaid Services. Enhancing use of clinical preventive services among older persons. Washington, DC: AARP, 2011. Available at: https://www.cdc.gov/aging/pdf/Clinical_Preventive_Services_Closing_the_Gap_Report.pdf. Accessed August 8, 2018.

40. Multack M. Use of clinical preventive services and prevalence of health risk factors among adults aged 50-64: AARP Public Policy Institute, 2013. Available at: https://www.aarp.org/content/dam/aarp/research/public_policy_institute/health/2013/clinical-preventive-services-and-prevalence-of-health-risks-AARP-ppi-health.pdf. Accessed September 6, 2018.

41. Braun KL, LaCounte C. The historic and ongoing issues of health disparities among native elders. Generations, February 20, 2015. Available at: http://asaging.org/blog/historic-and-ongoing-issue-health-disparities-among-native-elders. Accessed July 22, 2018.

42. APA Working Group on Health Disparities in Boys and Men. Health disparities in racial/ethnic and sexual minority boys and men. American Psychological Association, 2018. Available at: http://www.apa.org/pi/health-disparities/resources/race-sexuality-men.aspx. Accessed September 6, 2018.

43. James C, Salganicoff A, Ranji U, et al. Putting men's health care disparities on the map: Examining racial and ethnic disparities at the state level. Kaiser Family Foundation, 2012. Available at: https://kaiserfamilyfoundation.files.wordpress.com/2013/01/8344.pdf. Accessed September 6, 2018.

44. U.S. Department of Education. Policy statement on expulsion and suspension policies in early childhood settings. U.S. Department of Health and Human Services. 2016. Available at: https://www2.ed.gov/policy/gen/guid/school-discipline/policy-statement-ece-expulsions-suspensions.pdf. Accessed September 6, 2018.

45. Bond MJ, Herman AA. Lagging life expectancy for black men: A public health imperative. American Journal of Public Health 2016; 106: 1167-1169.

46. National Cancer Institute. Cancer Statistics. 2018. Available at https://cancer.gov/about-cancer/understanding/statistics. Accessed July 30, 2018.

47. American Cancer Society. Facts & - figures 2018: Rates of deaths from cancer continue to decline. January 4, 2018. Available at: https://www.cancer.org/latest-news/facts-and-figures-2018-rate-of-deaths-from-cancer-continues-decline.html. Accessed July 30, 2018.

48. Centers for Disease Control and Prevention. HIV among African American gay and bisexual men. 2018. Available at: https://www.cdc.gov/hiv/group/msm/bmsm.html. Accessed July 29, 2018.

49. HIV.gov. U.S. statistics: Fast facts. 2018. Available at: https://www.hiv.gov/hiv-basics/overview/data-and-trends/statistics. Accessed July 31, 2018.

50. Buehler JW. Racial/ethnic disparities in the use of lethal force by U.S. police, 2010-2014. American Journal of Public Health 2017; 107: 295-297.

51. Alang S. The more things change, the more things stay the same: Race, ethnicity, and police brutality. American Journal of Public Health 2018; 108: 1127-1128.

52. Edwards F, Esposito MH, Lee H. Risk of police-involved death by race/ethnicity and place, United States, 2012-2018. American Journal of Public Health 2018; 108: 1241-1248.

53. Agency on Healthcare Research and Quality. 2015 National healthcare quality and disparities report and 5th anniversary update on the national quality strategy. U.S. Department of Health and Human Services. 2016. Available at: https://www.ahrq.gov/research/findings/nhqrdr/nhqdr15/access.html. Accessed July 31, 2018.

54. Ubri P, Artiga S. Disparities in health and health care: Five key questions and answers. Kaiser Family Foundation, August 12, 2016. Available at: https://www.kff.org/disparities-policy/issue-brief/disparities-in-health-and-health-care-five-key-questions-and-answers/. Accessed August 1, 2018.

55. U.S. Agency for Healthcare Research and Quality. Chartbook on access to healthcare. 2018. Available at: https://www.ahrq.gov/research/findings/nhqrdr/chartbooks/access/access.html. Accessed on September 3, 2018.

56. Lehrman S. Colorblind racism. AlterNet, September 17, 2003. Available at: http://www.alternet.org/story/16792/colorblind_racism?paging=off. Accessed September 6, 2018.

57. Jones CP. Levels of racism: A theoretic framework and a gardener's tale. American Journal of Public Health 2002; 90: 1212-1215.

58. Lawrence K, Keleher T. Structural racism. Race and Public Policy Conference, 2004. Available at: https://www.intergroupresources.com/rc/Definitions%20of%20Racism.pdf. Accessed February 11, 2019.

59. James CE. Perspectives on racism and the human services sector: A case for change, 2nd revised ed. Toronto: University of Toronto Press, 1996, p. 27.

60. Federal Safety Net. U.S. poverty statistics. Federal Safety Net, 2017. Available at: http://federalsafetynet.com/us-poverty-statistics.html. Accessed July 19, 2018.

61. Proctor BD, Semega JL, Kollar MA. Income and poverty in the United States: 2015. Washington, DC: U.S. Census Bureau, 2016. Available at: https://www.census.gov/library/publications/2016/demo/p60-256.html. Accessed September 7, 2018.

62. Emmons WR, Ricketts, LR. The importance of wealth is growing. In the Balance, 2015. Available at: https://www.stlouisfed.org/publications/in-the-balance/issue-13-2015/the-importance-of-wealth-is-growing. Accessed July 19, 2018.

63. Collins C, Asante-Muhammed D, Hoxie J, Nieves E. Ever-growing gap: Without change, African-American and Latino families won't match white wealth for centuries. Institute for Policy Studies and Corporation for Economic Development, 2016. Available at: https://ips-dc.org/wp-content/uploads/2016/08/The-Ever-Growing-Gap-CFED_IPS-Final-2.pdf. Accessed July 19, 2018.

64. Bailey J. Assets, the poor and democracy. Unpublished paper presented at the American Academy of Religion annual meeting, Atlanta, GA, November 24, 2003.

65. Kotz N. Review: When affirmative action was white: Uncivil rights. New York Times, August 28, 2005. Available at: https://www.nytimes.com/2005/08/28/books/review/when-affirmative-action-was-white-uncivil-rights.html. Accessed September 6, 2018.

66. Katznelson I. When affirmative action was white: An untold history of racial inequality in twentieth-century America. New York: W.W. Norton, 2005.

67. Herbold H. Never a level playing field: Blacks and the GI Bill. Journal of Blacks in Higher Education 1994; Winter: 104-108.

68. Turner S, Bound J. Closing the gap or widening the divide: The effects of the G.I. Bill and World War II on the educational outcomes of black Americans. Journal of Economic History 2003; 63: 145-177.

69. Sherraden M. Assets and the poor: Implications for individual accounts and Social Security. Invited testimony to the President's Commission on Social Security, Washington, DC, October 18, 2001.

70. Howard C. The hidden welfare state: Tax expenditures and social policy in the United States. Princeton, NJ: Princeton University Press, 1997.

71. Khan S. Topic guide on social exclusion. Governance and Social Development Resource Centre. 2012. Available

at: http://gsdrc.org/docs/open/se10.pdf. Accessed August 8, 2018.

72. Popay J, Escorel S, Hernández M. et al. Social exclusion knowledge network: Understanding and tackling social exclusion. WHO Commission on Social Determinants of Health, 2008. Available at: http://www.who.int/social_ determinants/knowledge_networks/final_reports/sekn_final%20report_042008.pdf?ua=1. Accessed August 8, 2018.

73. Amick BC, Levine S, Tarlov AR, Walsh DC, eds. Introduction. In Society and health. New York: Oxford University Press, 1995, pp. 3-17.

74. Luke D, Esmundo E, Bloom Y. Smoke signs: Patterns of tobacco billboard advertising in a metropolitan region. Tobacco Control 2000; 9: 16-23.

75. LaVeist TA, Wallace J. Health risk and inequitable distribution of liquor stores in African American neighborhoods. Social Science & Medicine 2000; 51: 613-617.

76. Lillie-Blanton M, Anthony JC, Schuster CR. Probing the meaning of racial/ethnic group comparisons in crack cocaine smoking. JAMA 1993; 269: 993-997.

77. Small ML. Neighborhood institutions as resource brokers: Childcare centers, inter-organizational ties, and resource access among the poor. Social Problems 2006; 53: 274-292.

78. Small ML, Jacobs EM, Massengill RP. Why organizational ties matter for neighborhood effects: Resource access through childcare centers. Social Forces 2008; 87: 387-414.

79. Gordon C, Purciel-Hill M, Ghai NR, et al. Measuring food deserts in New York City's low-income neighborhoods. Health Place 2011; 17: 696-700.

80. Larsen K, Gilliland J. A farmers' market in a food desert: Evaluating impacts on the price and availability of healthy food. Health Place 2009; 15: 1158-1162.

81. Powell L, Slater S, Mirtcheva D, et al. Food store availability and neighborhood characteristics in the United States. Preventive Medicine 2007; 44: 189-195.

82. League of United Latino American Citizens. Latino health disparities. League of United Latino American Citizens. 2018. Available at: lulac.org/programs/health/health_disparities. Accessed July 10, 2018.

83. Evans T, Whitehead M, Wirth M, et al. Challenging inequities in health: From ethics to action. New York: Rockefeller Foundation, 2001.

84. Panel on Racial and Ethnic Disparities in Medical Care Convened by Physicians for Human Rights. The right to equal treatment: An action plan to end racial and ethnic disparities in clinical diagnosis and treatment in the United States, 2003. Available at: http://physiciansforhumanrights.org/assets/multimedia/phr_righttoequal treatment.pdf. Accessed August 8, 2018.

85. Allen CE, Easley CE. Practicing cultural competence. In: Levy BS, Gaufin J, eds. Mastering public health: Essential skills for effective practice. New York: Oxford University Press, 2012, pp. 102-127.

86. Grumbach K, Mendoza R. Disparities in human resources: Addressing the lack of diversity in the health professions. Health Affairs 2008; 27: 413-422.

87. Sullivan Commission. Missing persons: Minorities in the health professions. A report of the Sullivan Commission on diversity in the health care workforce. 2006. Available at: http:// health-equity.lib.umd.edu/40/1/Sullivan_ Final_Report_000.pdf. Accessed September 5, 2018.

88. Institute for Healthcare Improvement/National Patient Safety Foundation. Ask me 3: Good questions for your good health. Available at: http://www.ihi.org/resources/Pages/Tools/Ask-Me-3-Good-Questions-for-Your-Good-Health.aspx. Accessed August 8, 2018.

89. Pfizer Corp. The newest vital sign: A new health literacy assessment tool for health care providers. Available at: https://www.pfizer.com/health/literacy/public-policy-researchers/nvs-toolkit. Accessed August 8, 2018.

90. Shah LC, West P, Bremmeyr, Savoy-Moore RT. Health literacy instrument in family medicine: The "Newest Vital Sign" ease of use and correlates. Journal of the American Board of Medicine 2010; 23: 195-203.

91. Policy Link. Reducing health disparities through a focus on communities. Oakland, CA: Policy Link, 2002.

92. Wilkerson R, Marmot M, eds. The solid facts: Social determinants of health. 2nd ed. Copenhagen, Denmark: World Health Organization, 2003.

93. Schreiner M, Clancy M, Sherraden M. Final report: Saving performance in the American dream demonstration, a national demonstration of individual development accounts. St. Louis, MO: Center for Social Development, Washington University in St. Louis, 2002.

94. Murray LR. Sick and tired of being sick and tired: Scientific evidence, methods, and research implications for racial and ethnic disparities in occupational health. American Journal of Public Health 2003; 93: 221-225.

95. Bird ME, ed. Eliminating health disparities: Conversations with American Indians and Alaska Natives. Santa Cruz, CA: ETR Associates, 2002.

96. Venkatapuram S. Health justice: An argument from the capabilities approach. Cambridge, United Kingdom: Polity Press, 2011.

97. Soloman D. Racism: The evergreen toxin killing black mothers and infants. Center for American Progress, April 18, 2018. Available at: https://www.americanprogress.org/issues/race/reports/2018/04/18/449774/racism-evergreen-toxin-killing-black-mothers-infants/. Accessed July 18, 2018.

04

여성
Women

지나 마란토
번역 김새롬

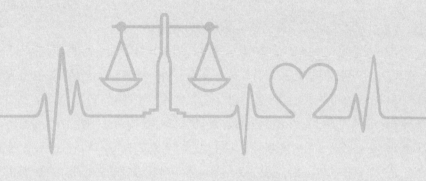

지나 마란토(GINA MARANTO)_ MA. 마이애미 대학교(University of Miami) 레너드와 제인 아베스 센터(The Leonard and Jayne Abess Center) 환경과학과 정책 대학원 생태과학과 정책 프로그램 코디네이터. 생태과학과 정책 프로그램 책임자. g.maranto@miami.edu

김새롬_ 시민건강연구소 젠더와건강연구센터장. 예방의학과 보건정책을 전공하였으며 성차별적 사회 구조를 변화 가능한 것으로 이해하기 위한 분석 범주로 젠더와 보건의료 영역에서 참여를 연구한다. saerom@health.re.kr

서문

도널드 트럼프(Donald Trump) 대통령이 취임한 바로 다음 날이었던 2017년 1월 21일, 전세계 여러 도시에서 수백만 명의 여성들이 여성 행진(Women's March)에 참여했다. 딸과 어머니, 할머니, 그리고 여성의 지지자들이 "여성이 있을 곳은 상원과 하원이다", "여성의 권리가 곧 인권이다" 등의 구호가 적힌 피켓을 들고 거리를 채웠다(그림 4.1)(1). 도널드 트럼프 대통령의 당선에 대항하는 집단행동으로 계획(2)되었던 이 시위는 총기규제, 환경보호, 이민자 옹호를 포함 다양한 목적을 위해 활동하는 300개가 넘는 조직의 지지를 받았다(3). 시위를 조직한 사람들은 시위가 "비폭력 저항을 통해 억압의 체계를 해체하고 자기결정권과 존엄, 긍지를 보장하는 포용적 구조를 만들기"를 목표로 한다고 밝혔다(4).

여성 행진은 계급과 인종을 넘은 연대를 구축하기 위해 노력했던 개인과 조직의 반향을 불러일으켰고(5), 국가와 종교, 인종, 문화를 넘은 연결을 만들어냈다(6). 연구자들은 이 사건을 초국적 페미니즘과 연결하면서 미국이나 고소득 유럽 국가의 백인 여성의 경험을 넘어서는 운동과 서구가 아닌 지역에서 여성의 역사를 인식할 필요성을 강조했다(7). 여성 행진은 소셜 미디어 플랫폼과 온라인 공간에 의해 촉발되어 전 세계적으로 뻗어나가고 있는 직접 행동 물결의 힘을 보여주었으며, 이 새로운 운동은 중앙화된 리더십 없이도 유연하고 빠른 행동이 가능하다는 것을 보여주었다(8).

여성들에게 사회정의를 전진시키기 위해 핵심적인 영역은 다음과 같다.

- 지역사회를 활성화하는 과정에서 여성의 전통적인 역할에 대한 서로 다른 입장을 인정하기.
- 젠더 관계가 고전적인 영적(spiritual)·인식론적(epistemological) 틀의 일부임을 이해하기(9).
- 고유한 양식(indigenous mode)의 정의와 국가가 부과한 법률 사이의 긴장을 이해하기(7).
- 인종화된 사법제도를 해체하기(10).
- 공동체주의와 개인주의가 도시와 시골 지역 모두에서 여성의 경험에 어떤 영향을 미쳤는지를 해명하기(11).

이런 관점에서 여성들이 자신들의 목소리를 내기 위해 반드시 노동자가 될 필요는 없다. 지역사회에서 여성들이 감당하는 돌봄의 중요성에 대한 새로운 이해를 발전시키고, 이에 대

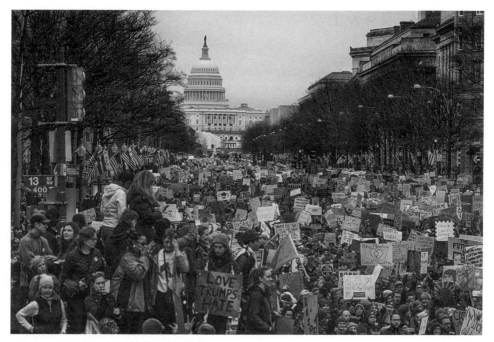

그림 4.1 2017년 1월 21일 워싱턴의 여성 행진

자료: Mobilus in Mobili(http://flicker.com/photos/mobili/32593123745)

한 정당한 보상을 요구함으로써 여성의 목소리를 집결시킬 수 있다. 여성과 남성을 서로 보완하는 관계로 이해하거나, 지역사회 의사결정에서 남성이 주도적인 역할을 하는 공동체를 중요하게 여기는 선주민적 정의(indigenous justice) 개념 그 자체를 완전히 폐기할 필요는 없는지 모른다.[1] 다만 이런 관점은 법적 평등(legal parity)과 권리 개념에 따라 조정되어야 할지 모른다. 지역사회와 가정을 튼튼하게 하는 데에는 단지 남녀의 관계뿐 아니라 보다 구조적인 요인, 예를 들자면 미국에서 특히 심각한 유색 남성을 불평등하게 감옥에 수감하는 것과 같은 상황을 변화시킴으로써 개선될 수 있다. 장소에 따라 같은 개념이 다른 의미를 가질 수 있음에 대한 보다 미묘한 이해도 중요하다. 예를 들어 대도시의 도심에 사는 여성과 시골 마을에 사는 여성의 빈곤과 거주는 상당히 다른 의미로 해석해야 할 여지가 있다.

---

[1] 이 문단에서 저자는 백인 엘리트 여성의 입장에서 만들어진 페미니스트의 사회정의가 유일하다는 관점에서 벗어나 서로 다른 정체성과 경험을 가진 여성들이 자신의 목소리를 내고 그들의 입장에서 사회정의를 논의하는 것이 중요하고, 여성 안에서 차이가 진지하게 고려되어야 함을 강조하고 있다. 이는 젠더 정의를 실현하는 과정에서 인종과 젠더의 교차가 중요한 논점이 되었던 미국의 맥락과 관련이 있는 것이다. 이와 관련된 맥락과 페미니즘의 교차성(intersectionality) 개념은 다음 책을 참고. 패트리샤 힐 콜린스(2009). 『흑인 페미니즘 사상』. 박미선·주해연 옮김. 여성문화이론연구소.

사회 활동의 새로운 양식

2006년 뉴욕의 흑인 활동가 타라나 버크(Tarana Burke)가 설립한 비영리조직인 미투 (MeToo)는 성폭력 생존자를 지원하고, 저소득 계층이거나 퀴어, 트랜스젠더, 장애를 가진 이 들의 상황에 특히 관심을 기울여왔다(12). 버크는 성폭력 생존자들을 연결하고 이들의 존재 와 필요에 대한 사회적 인정을 끌어내고, 가해자의 책임에 대한 논의를 촉발하는 활동을 지향 했다. 이런 활동은 물론 성폭력이 지속적으로 발생하게 만드는 체계 그 자체를 해체하는 것을 목표로 삼는 것이었다(13).

2017년 10월 15일, '미투'는 새로운 의미를 얻게 되었다. 영화감독 하비 와인스틴(Harvey Weinstein)[2]의 성희롱과 폭력에 대한 다수 여성의 기소 이후 배우 앨리사 밀라노(Alyssa Milano)는 "만약 성희롱이나 성추행을 당한 적이 있다면, 이 트윗에 응답해 'me too'라고 쓰세 요"라고 트윗했다(14). 그의 호소는 널리 퍼졌고, 여성의 권리가 온전히 보호되지 않는 많은 국가를 포함, 여러 국가에서 200만 건이 넘는 #MeToo 해시태그 트윗이 전송되었다(13). 이 후 한 달 사이 언론, 정치, 연예, 학계, 사업 등 여러 영역의 권력 있는 남성들이 이전의 행동에 대한 책임을 지고 해고되거나 불가피하게 지위에서 물러났다. ≪타임≫지는 2017년의 인물 로 "침묵을 깬 사람들(The Silence Breakers)"을 꼽으며 "자신이 직면한 부적절하고 폭력적이 며 불법적인 행동"을 공개적으로 발언함으로써 다른 여성들이 나설 수 있도록 힘을 나눈 여성 들에게 찬사를 보냈다(15).

보수적인 평론가들은 미투 운동이 작은 의혹을 이유로 남성의 삶과 경력을 망칠 위험이 있 다며 이를 비판했다(16). 또 다른 이들은 직장을 탈성화(desexualize)하는 것이 현실적으로 불 가능하므로, 이렇게 되었을 때 유일한 대응은 여성을 고용하지 않는 것이라고 주장했다(17). 반대편의 소위 진보 진영 비평가들도 남성 역시 원치 않는 성적 관심의 피해자가 될 수 있다 고 목소리를 높였다. 또한, 이들은 이성애자 백인 여성의 위치성에 문제를 제기하며 이들이 성폭력 피해를 입을 확률이 더 높지만 이에 대해 문제를 제기하더라도 신뢰 받지 못하거나 언 론이나 사회의 관심도 받기 어려운 트랜스젠더와 유색 여성을 무시하면서 불평등하게 운동의 이득을 가지고 간다고 비판했다(13).

논란에도 불구하고 미투는 효과적인 운동으로 그 영향력을 확장해 나가고 있다. 미국에서 미투 운동은 하원윤리위원회(House Ethics Committee)가 직무 중 성폭력 보고 과정을 감사하

---

2 하비 와인스틴은 지속해서 혐의를 부인하고 있으며, 다수의 피해자들로부터 형사 고발을 받아 재판이 진행되고 있다. 2020년 3월 12일 기준 1심 재판에서 1급 성폭행과 3급 강간 혐의에 유죄를 인정받아 23년형을 선고받았다.

도록 만들었다. 여전히 영향력 있는 남성에 대한 고발이 이어지고 있으며, 이는 국제적으로 반향을 일으켜 더는 침묵을 지키고 싶지 않은 여성들에게 귀감이 되고 있다(18, 19).

사회 불의가 여성에게 미치는 영향

폭력, 전쟁, 강제 이주

여성이 경험하는 대부분의 폭력은 그 여성이 이미 아는 사람에 의해 자행된다. 이런 폭력 대다수는 그것이 문화적인 것이라거나, 가족의 사적인 일이라는 이유로 외부에 공개되지 않는다. 여성에 대한 폭력 중 가장 빈번한 것은 친밀한 파트너 폭력(intimate partner violence: IPV)으로, 이는 "현재 또는 이전의 남편 또는 파트너에 의해 이루어지는 성적, 심리적, 신체적 강요로 여성 살해, 성폭력, 성추행, 납치, 성적 착취, 지참금 관련 폭력, 조혼, 여성 성기 절제와 훼손, 명예살인, 여아 살해, 태아 성감별 낙태, 여성 학대 등 전통적인 것으로 되어 있는 행위를 포함하는 폭력"을 의미한다(20).

여성에 대한 폭력을 근절해야 한다는 요구는 여러 국제 규약에 명시되었다. 가장 중요한 것이 1979년 도입된 여성차별철폐협약(Convention on the Elimination of All Forms of Discrimination Against Women: CEDAW)이다(21). 여성차별철폐조약과 함께 각 국가는 여성에 대한 차별을 줄이기 위해 다양한 범위와 속성의 계획을 세워 실행하고 있다.

친밀한 파트너 폭력 외에도 무력 분쟁은 여성과 그 가족들에게 엄청난 신체적, 심리적 영향을 미친다(그림 4.2). 무력 분쟁은 여성들에게 성폭력과 성관계 강요, 성매개감염 위험을 높인다(22)(글상자 17.1, 17장).

성폭력은 외상 후 스트레스 장애를 비롯해 심리적 문제를 일으킨다(23). 생식기와 항문에 손상, 골절, 임신, 에이즈 등 성매개감염 같은 신체적 문제도 심각하다(24). 더 끔찍한 사실은 강간 피해자들이 자신의 가족과 지역사회에서 외면당하고 버려지는 경우가 많다는 것이다(25).

예멘, 시리아, 버마, 남수단은 여성의 권리가 가장 심각하게 존중받지 못하는 국가들로 이는 여성뿐만 아니라 아동들에게도 영향을 미친다.

- 예멘에서 여성들은 이혼, 양육권, 재산권, 가정 폭력에서 보호받을 법적 권리가 없다. 2014년 내전 이후 강제 결혼은 63%로 증가했다(26).
- 2017년 버마 정부는 무슬림 로힝야 소수민족을 공격, 50만 명에 달하는 사람들을 방글라데시로 강제 이주하게 만들었다(11장 그림 11.2)(27). 사회적 동요가 심각해짐에

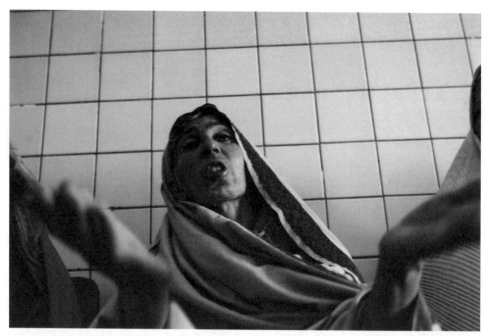

그림 4.2 아프가니스탄 카불의 정신병원의 치료 모임에서 두 아들은 전쟁에서 사망했고 딸은 집에 폭탄이 떨어져 크게 다쳤다며 호소하는 45세 여성. 이런 비극을 경험하는 많은 여성이 불안, 우울 등 여러 가지 정신건강 문제를 겪게 된다.

사진: Silvia Izquierdo.

따라 많은 여성, 소녀가 '신부'로 판매되었고, 감금되거나 성노예가 되고, 강간에 의해 임신하고, 자신이 낳은 아이로부터 강제로 분리되었다(26).

- 남수단에서 지속된 내전은 제복을 입은 군인으로부터의 성폭력 증가로 이어졌으며 그 피해는 수단의 여성뿐 아니라 외국인 원조 인력에서도 마찬가지였다(26). 국경없는의사회는 다수가 심각한 영양실조에 시달리고 있는 강제 이주당한 여성과 아동을 위한 건강센터를 지었고, 홍역 예방접종사업을 실시했다(28).

이 지역 외에도 세상 여러 국가에서 사법체계는 강간 및 성범죄 피해 여성을 보호하는 데 실패하고 있다. 인도에서 여성과 소녀들은 경찰서와 병원에서 2차 가해를 당하는 일이 빈번할 뿐만 아니라 수사 과정에서 온전히 보호받지 못한다. 피해자가 "성교에 익숙한지"를 확인해야 한다는 이유로 모욕적인 "두 손가락 검사(two-finger test)"를 강요받기도 한다. 강간 생존자들이 보건의료와 법적 지원, 보상을 포함해 온전한 지원을 받지 못하는 경우도 허다하다 (26).

젠더 형평에 대한 위협

2015년에 유엔은 새천년개발목표(Millennium Development Goals)을 토대로 17가지 지속가능개발목표를 세웠다(29). 다섯 번째 목표는 "젠더 형평 달성"으로 여성의 권리가 "근본적인 인권"이며 "모든 여성과 소녀의 역량을 강화(empowerment)"해야 한다고 규정한다(30). 몇 가지 지속가능개발목표들도 아동과 더불어 빈곤, 폭력, 환경 위협에 더 큰 영향을 받는 여성의 삶과 긴밀한 관련이 있다(29장 참고)(31, 32).

고소득 국가 중 2/3는 1차 교육의 젠더 평등을 달성했지만, 사하라 이남 아프리카와 오세아니아,

서아시아 지역에서 개선 속도는 더디다. 비농업 영역에서 여성 고용은 2015년 41%까지 올라갔다. 정치 참여와 거버넌스에서 여성이 선출직 의원의 30% 이상을 차지하는 국가는 2015년 기준 46개 국가에 불과했다(30).

여성은 지속해서 ① 경제 참여와 기회, ② 교육 성취, ③ 건강과 생존, ④ 정치적 권력 강화 네 가지 핵심 차원 모두에서 뒤처져 있다. 이 영역들에서 젠더 격차를 완전히 없앤 국가는 세상에 존재하지 않는다(표 4.1)(33). 하지만 최근 일정 부분 여성의 건강과 웰빙과 관련된 정치적·정치적 장벽을 낮추는 진전들이 이루어지고 있다는 것도 사실이다(표 4.3).

젠더 불평등 지표(Gender Inequality Index: GII)는 국제적 수준에서 여성의 결핍을 보여준다(그림 4.4). 유엔개발계획(United Nations Development Programme: UNDP)이 만든 인간개발지수에서 발전된 젠더불평등지표는 여성의 웰빙을 개발 차원에서 바라보는 데에 그친다. 따라서 지표는 모성 사망률, 청소년출산율, 의회에서 여성 비율, 여성의 2차 교육 성취율, 여성의 고용률 등으로 구성된다. 0이 남성과 여성 사이에 완전한 평등이 이루어졌다는 것을 의미한다면 1은 거의 완전한 불평등을 의미한다(34). 2016년 보고서에서 국제 젠더불평등지표는 평균 0.443이었지만 국가에 따라 이는 매우 큰 차이를 보였다. 예를 들어 경제협력개발기구(OECD) 회원국인 35개 고소득 국가의 평균 젠더불평등지표는 0.194인 반면 사하라 이남 국가들의 평균 젠더불평등지표는 0.572였다(35).

젠더 불평등은 광범위하게 건강에 영향을 미치고, 심리적 영향과의 관련성도 크다(36). 예를 들어 나쁜 정신건강은 여러 만성 비감염성 질환 발병과 에이즈를 비롯한 성매개감염 발병에 기여한다(37).

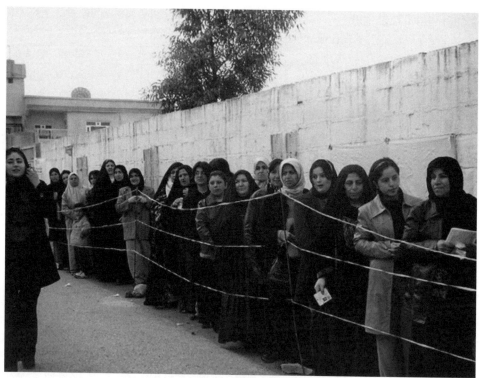

그림 4.3 2006년 1월 선거에 투표하기 위해 대기하는 이라크 여성들.

사진: U.S. Embassy, Baghdad.

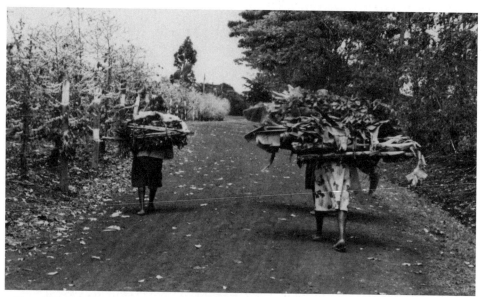

그림 4.4 무거운 나뭇짐을 운반하는 케냐 시골 지역 여성들.

사진: Barry S. Levy.

가족계획 접근 문제

가족계획은 여성의 건강과 경제적 발전에 매우 중요한 영향을 미치기에 젠더 평등과 연관이 깊다(38). 그러나 전 세계적으로 임신을 피하거나 미루고 싶지만 가족계획 서비스를 이용하지 못하는 여성들이 많다. 2017년 기준 아프리카 대륙에서 피임을 하고 싶어도 가족계획 접근이 불가능했던 여성은 전체 20%였고, 아시아와 남미, 오세아니아에서도 가족계획 접근성 미충족 비율은 15% 수준이었다(39).

피임 여부를 결정하는 주요 결정요인은 지리적 접근성, 직접비용, 간접비용(교통비용, 일을 하지 못하는 데에서 발생하는 기회비용 등), 사회심리적 장벽이다(40). 적절한 상담과 여성용 콘돔을 비롯해 다양한 피임 방법들을 제시하는 것도 여성들이 자기 자신과 가족에게 가장 좋은 선택을 할 수 있도록 하는 데에 중요하다.

여성들이 피임에 접근할 수 있고, 언제 몇 명의 아이를 낳을지 결정할 수 있을 때 얻을 수 있는 이익은 재생산 건강(reproductive health)이라는 신체적 건강만은 아니다. 좋은 가족계획 프로그램을 수행하는 여러 나라에서 아동 영양결핍이 감소하고 소녀들의 진학률이 증가하며 여성들이 임신으로 인해 직장을 그만두는 일이 줄어들면서 노동 영역에서 젠더 형평성이 개선되고, 경제 상황에도 긍정적인 영향을 미치는 것이 확인되었다(41). 출산과 출산 사이에 적당한 시간 간격을 두는 터울 조절도 영아 생존율을 높인다(42). 피임은 합법적·불법적 임신 중지를 줄이고, 가난한 여성이 산전 진찰을 받기 어려운 나라에서 임신과 관련된 신체적 위험 노출을 없애기 때문에 모성 사망을 낮추는 효과가 있다(43). 더 나아가 인간면역결핍바이러스에 감염된 여성이 아이를 낳지 않을 수 있게 해주기에 피임은 인간면역결핍바이러스 수직 감염을 줄인다(44).

또한, 가족계획은 상대적으로 적은 비용을 들여 인구 증가율을 감소시킬 수 있다(45). 우생학적 국가 정책의 역사를 고려한다면 여성들은 강제 없이 스스로 피임 여부와 피임 방법을 선택할 권한을 온전히 누려야 한다. 그러나 근래 연구들에 따르면 고소득 국가에서조차 여성 연구참여자 중 절반쯤이 자기 자신의 의지보다는 의료인의 권유로 인해 압박을 느꼈다고 호소할 정도로 여성의 재생산 건강과 관련된 비윤리적 강제가 다양한 방식으로 지속되고 있다(46).

재생산 권리 침해는 미국에서도 벌어지고 있다. 일례로 2017년 테네시주의 한 판사는 여성 수감자들이 피임을 위한 기구를 삽입하는 조건으로 형량을 줄여주기로 약속했다. 뉴스에 의하면 테네시 사법위원회가 이를 견책하기 전까지 32명의 여성이 이 피임기구를 삽입했다(47).

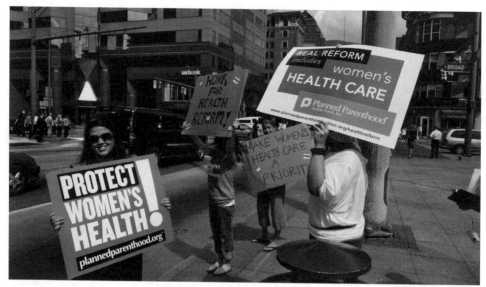

그림 4.5 2009년 8월, 가족계획협회 자원봉사자들이 오하이오주에서 건강보험 개혁과 여성건강권 보장을 위한 시위를 하고 있다.

자료: ProgressOhio, https://commons.wikimedia.org/wiki/File:Planned_Parenthood_HCR.jpg#filelinks

임신중지(Abortion) 접근 문제

원하지 않는 임신이 지속되는 것을 막기 위한 임신중지는 미국을 포함한 여러 국가에서 논쟁이 되어왔다(그림 4.5). 임신중지가 금지되어 있거나 심각한 낙인을 받는 국가에서 정확한 임신중지율에 대한 정보를 얻기가 어렵기에 저질의 임신중지로 인해 발생하는 사망을 추정하기는 매우 어렵다. 그러나 세계보건기구와 구트마허 연구소(Guttmacher Institute)는 2010년부터 2014년 사이 세계적으로 2,500만 건의 안전하지 않은 임신중지가 이루어졌고, 이 중 97%가 아프리카, 아시아, 남미에서 이루어졌을 것이라고 추정한다(48). 임신중지 접근권 운동에 초점을 맞추는 조직인 이파스(Ipas)는 매년 약 4만 4,000명의 여성이 안전하지 않은 임신중지로 인해 사망하고 있다고 추정한다(49).

임신중지를 어렵게 만드는 법률들은 임신중절 건수를 감소시키지 못한다. 대신 이런 법들은 합법적인 임상조건 밖에서 이루어지는 임신중지 건수를 늘리고, 결과적으로 더 많은 의학적 합병증과 사망으로 이어진다(50, 51). 세계보건기구와 구트마허 연구소의 연구는 임신중지가 금지되거나 여성의 생명을 살리기 위한 제한적인 사유에서 허용되는 국가에서 안전하게 이루어지는 임신중지가 25%에 불과한 반면, 임신중지가 합법인 국가에서 90%의 임신중지가 안전하게 이루어지고 있음을 확인했다(48).

그럼에도 불구하고 트럼프 행정부는 보수적인 연방의회와 주의회와 함께 미국, 더 나아가 세계에서 임신중지 접근을 제한하기 위해 공격적인 시도를 하고 있다. 이들은 고용주가 제공하는 건강보험에서 피임약 보장을 의무로 했던 오바마 케어(Affordable Care Act)에서 피임 급여를 삭제했고, 이는 6,200만 명에 달하는 미국 여성들에게 영향을 미쳤다(52). 2017년 의회에서 가족계획 예산을 삭제하려던 시도가 실패로 돌아가자 트럼프 행정부는 가족계획을 위해 연방정부의 예산을 지원받는 모든 시설에서 임신중지 시술과 임신중지와 관련된 상담, 임신중지를 위한 환자 의뢰를 하지 못하게 하는 규칙을 발표했다(53).

그뿐만 아니다. 트럼프 대통령은 대통령령을 통해 "국제금지규정(Global Gag Rule)"로 알려진 규제 정책을 강행했고 이는 임신중지서비스를 제공·홍보·의뢰하거나 임신중지와 관련된 정보를 제공하는 모든 비정부조직에 미국 정부 예산지원을 중지했다(54). 전 세계 비정부조직 예산에서 미국 정부의 예산이 차지하는 비중을 생각하면 이런 조치는 매우 심각한 결과를 야기할 것이다. 이는 단지 재생산 건강뿐만 아니라 결핵과 에이즈를 비롯한 감염성 질환의 예방과 치료에도 영향을 미칠 가능성이 크다(55).

보조생식기술의 윤리적 문제

1978년 첫 번째 시험관아기의 탄생 이후, 전 세계적인 보조생식기술(assisted reproductive technologies: ARTs) 발전은 수백만 명의 불임 커플이 생물학적 자녀를 낳을 수 있게 해주었다. 지금까지 보조생식기술을 통해 태어난 아이들은 약 600만 명에 달할 것으로 추정되며, 여기에는 체외수정, 인공수정, 세포질 내 정자주입, 그리고 대리모와 같은 다른 관련 서비스들이 이용되었다(56).

여성들이 출산 연령을 늦추고 있고, 동성 커플들이 가족을 만들기를 바라는 세계적 추세를 고려했을 때 보조생식기술에 대한 요구는 앞으로도 증가할 가능성이 크다. 보조생식기술에 접근할 수 있는 불임 커플은 지구적으로 약 180만 여 명이 될 것으로 추정된다. 미국에서 보조생식기술을 건강보험에 적용하는 주는 15개뿐이다(57). 유럽에서 많은 국가 계획이 보조생식기술을 제공하지만, 남녀 커플이 아닌 여성에게 이 서비스를 제공하는 국가는 절반에 불과하고, 레즈비언 여성에게 보조생식기술을 제공하는 국가는 더 적다(58). 남반부의 많은 국가에는 아예 보조생식기술을 갖춘 병원이 존재하지 않는다. 이런 지역에서 불임에 부여되는 사회적 낙인을 고려한다면, 보조생식기술 접근권 문제는 젠더 불평등 악화와 관련이 있을 가능성이 크다(59).

보조 생식은 종종 아이를 낳고 싶어 하는 커플 외의 제3자, 정자를 제공하는 남성이나 난자를 제공하는 여성, 또는 대신 임신을 해주는 여성과의 관계를 만들어 낸다. 이런 제3자와의 관계는 여러 번에 걸쳐 법적 도전을 받아왔고, 관련해서 다양한 윤리적 논점이 아직 명확해지지 않은 상태로 남아 있다.

2000년대 초반, 수십억 달러 규모의 대리모 산업이 발달했고 산업은 인도, 태국 등의 국가에서 부모가 되어줄 사람을 모집하기 시작했다. 여성인권활동가들은 주로 부유한 국가에 사는 고소득 커플인 고객과 가난한 나라에서도 낮은 계급에서 모집되는 대리모 사이의 극심한 권력 불평등을 지적한다(60).

매우 심각한 사례들이 나타나면서 각국 정부 역시 대리모 정책을 재검토하고 있다. 태국인 대리모로부터 다운 증후군을 가진 아이가 태어나자 아이를 '주문'한 커플이 아이를 버린 사건(Baby Gammy) 이후 태국 정부는 타 국가에서 상업적 이유로 태국 여성을 대리모로 고용하는 것을 금지했다(61). 인도 역시 비슷한 규제를 도입했지만 병원은 빠져나갈 구멍을 찾았고, 태어난 아이를 보내는 대신 대리모 역할을 할 여성들을 해외로 보내는 방법으로 사업을 지속하고 있다(62). 이 방법은 2015년 네팔에서 지진이 발생했을 때 이스라엘이 26명의 신생아를 구하기 위해 전용기를 파견한 사건을 계기로 세계의 관심을 받았다. 이 아이들은 인도의 보조 생식 클리닉과 계약을 한 네팔인 대리모에 의해 이스라엘 부부들에게 전달되었다(63).

고소득 국가에서 생명윤리전문가들과 여성운동가들은 여성에게서 난자를 채취하는 것과 관련된 문제로 논쟁을 벌이고 있다(64). 논쟁은 보조 생식 클리닉의 적극적인 홍보 중 하나인 대학 신문 광고를 보고 찾아온 젊은 여성들이 시술의 잠재적 위험에 대해 적절한 정보를 받고 있는지를 문제 삼는다. 예를 들어 난자 채취를 위해 난소를 자극하는 용도로 사용되는 루프론(LupronTM, leuprolide acetate)은(65) 난소에 만성 염증을 야기할 수 있고(난소 과자극신드롬), 이는 흔한 일은 아니지만 불임이나 사망으로 이어질 수 있다(66). 난자 채취가 난소암 발생위험을 높인다는 우려도 있다(67, 68).

미국에서는 비의학적 이유의 사회적 난자 동결(social egg freezing)과 관련된 논쟁이 벌어졌는데(69), 이는 민간 클리닉이 여성들에게 재생산 시기를 연장하기 위한 방법으로 난자 동결을 사용할 수 있다고 광고하고 있는 것과 관련이 있다. 난자 동결을 하는 여성들은 점차 늘어나고 있으며, 클리닉의 공격적인 마케팅과 여성 고용인에게 사내 복지로 난자 동결 시술을 제공하는 고용주를 부각시키는 언론 보도는 이를 부추기고 있다(70).

뉴욕에서 줄기세포 연구자들은 난자를 채취하기 위해 여성들에게 돈을 지불해 왔다(71). 2013년 캘리포니아에서 이와 유사한 종류의 금전적 보상을 허용하는 법안이 제출되었지만 주지사 제리 브라운(Jerry Brown)은 법안에 대한 거부권을 행사하면서 "생명의 모든 것은 판매 대상이 아니고, 그래서도 안 된다"고 말했다(72). 생명윤리학자들은 연구를 위해 난자를 채취하는 것과 관련해서 첨예한 입장 차이를 보인다. 일부가 난자 제공자 없이 생명공학이 전진할 수 없다고 주장한다면(73) 또 다른 이들은 장기적인 위험에 대한 자료가 존재하지 않기 때문에 난자 제공자들이 충분한 정보를 가지고 선택을 할 수 없다고 말한다. 일부 생명윤리학자들은 연구자들이 "상품화, 기만, 강제, 착취"에 주의해야 한다고 강조한다(74).

많은 여성과 생의학 감시 조직들은 국제적 영리 보조생식기술 산업의 성장을 우려하고 있다. 물론 이와 반대로, 사업가 정신과 벤처 캐피털 투자가 혁신을 촉진하고 접근성을 향상했다고 보는 시각도 있다(75) 또 다른 한편에서 보조생식기술에 대한 소비자주의적 접근은 여성과 난소에 대한 상품화를 촉진하고 있으며, 그 과정에서 의사와 환자 사이의 신뢰가 소실되고 더 높은 가격의 서비스들이 개발되고 있다(76).

여성과 사회정의, 또 다른 도전들

여성이 직면하고 있는 또 다른 도전들은 다음과 같다.

- 성매개질환: 전 지구적으로 2016년 발생한 새로운 성매개질환 중 43%가 여성에서 발생했고, 15~24세 여성 집단의 성매개질환 감염률은 동년배 남성보다 44% 높다(77). 자궁경부암 발병 위험을 높이는 인유두종바이러스(Human Papillomavirus, HPV) 감염은 매년 약 50만 명의 여성에게서 발병하는데 이들 대부분은 중·저소득 국가 출신이다(78)(13장 참고).
- 인신매매(Human trafficking): 국제노동기구(International Labor Organization: ILO)와 워크프리재단(Walk Free Foundation)은 2016년 하루 평균 2,490만 명의 사람이 건축, 제조업, 광업, 농업, 가사노동 등 영역에서 강제노동을 하고 있다고 추정했다. 이들 중 480만 명은 성 노예로 갇혀 있고 인신매매로 얻는 국제적 이익의 66%를 생산하며, 이들은 대부분 여성이다(79)(21장. 글상자 21.1 참고).
- 노령화: 무보수 돌봄 노동의 대부분을 제공하는 여성들은 인구 집단의 노령화로 인한 부담을 가장 많이 지고 있다. 가정에서 노인을 돌보고, 그로 인한 비용을 감당하기 위해 임금 노동을 해야 하며, 막상 자신이 나이 들었을 때에는 자원이 부족해지기도 한다(80, 81)(6장 참고).
- 온라인에서 여성에 대한 폭력(online violence against women): 소셜미디어에서 추행(트롤링, 사이버불링, 스토킹, 협박, 거짓 정체성 만들기 등)을 포함해 불법적으로 촬영된 이미지(아동 포르노, 보복성 영상3 유출 등) 공유, 여성의 사적 정보 불법 공개, 신상 털기

---

3   인터넷과 다양한 소셜미디어를 이용한 성범죄는 빠르게 진화하고 있으며, 이를 법적으로 어떻게 처벌하고 규제할 수 있을지에 대한 논의는 범죄가 변화하는 속도를 따라가지 못하고 있는 상황으로 보인다. 미국에서는 이를 '리벤지 포르노(revenge porn)'로 규정하고 일부 주에서 리벤지 포르노가 "공중보건 위기"라고 선언하기도 했다. 불법촬영물 유포

(doxxing) 등이 있다(81)(17장 참조).

- 기후 변화: 기후 변화의 결과에 가장 취약한 집단은 중·저소득 국가의 시골 여성이다. 이 여성들은 농사를 짓고, 소녀들과 함께 물과 연료를 구하는 일을 한다. 기후 위기는 식량안보를 악화시키고, 기후위기로 인한 이주는 여성들의 개인적인 안전에 커다란 위협을 야기한다(83, 84)(18장 참조).

무엇을 해야 하나?

여성에게 불평등하게 영향을 미치는 사회 불의를 해결하기 위해서 해야 할 일은 매우 많다. 여기에서는 가장 우선순위가 높은 몇 가지 이슈에 대한 제안을 제시한다.

여성에 대한 폭력[4] 예방

여성에 대한 폭력을 조사한 유엔특별보고관은 근래 이 영역에서 상당한 부분의 진전이 있었다고 밝혔다.[5]

근래 우리는 성추행을 참고 당연하게 여기던 과거와는 달리 성추행을 공개적으로 비판하는 방향으로 국제적 변화를 경험하고 있습니다. 일각에서는 사회적 처벌의 일환으로 가해자를 원래 있던 자리에서 끌어내리는 데에 성공하기도 했지요. 이는 모두 할리우드에서 시작해 전 세

와 공유 문제가 심각한 한국에서도 이로 인한 피해를 막기 위한 입법이 이루어지기도 했다. 또한 한국에서는 '리벤지 포르노' 개념이 불법적으로 촬영·제작한 이미지와 영상을 인터넷에서 공유·공개하는 집단적 가해의 폭력성을 희석하고, 유포자와 피해자의 관계를 부적절하게 중시하면서 개인에게 원인을 돌리는 경향이 있기에 이와 같은 개념화가 부적절하다고 보고 이를 '디지털 성범죄(digital sex crime)'라고 명명한다.

[4] 여기서 문제 삼고 있는 여성에 대한 신체적, 성적, 심리적 형태의 폭력은 본질적으로 젠더에 기반하여 발생하는 것으로, 보다 정확하게는 여성에 대한 젠더 기반 폭력을 의미한다. 이때 젠더 기반 폭력은 '한 사회에서 남녀에게 적절하다고 여겨지는 사회적으로 구성된 역할, 행동, 활동과 태도', 즉 젠더 규범을 강제하기 위해 이루어지는 행위라는 점에서 중요하다. 국제법상 여성에 대한 폭력(Violence against Women, VAW)과 젠더 폭력(Gender-based Violence, GBV)은 혼용되어 사용되어 왔으며, 근래 트럼프 정부를 비롯해 보수적 입장에서 성소수자 권리와 젠더 불평등에 대한 언급 자체를 반대하면서 젠더 폭력 대신 여성에 대한 폭력이라고 쓰는 경향이 확대되고 있다. 이 교과서에서 온전히 다루고 있지 못한 보건의료 영역에서 젠더 기반 폭력 대응에 대한 보다 자세한 내용은 다음을 참고. 시민건강연구소(2018). "젠더폭력에 대한 보건의료제도의 대응 평가". 《시민건강이슈》, 2018 (06). http://health.re.kr/?p=4665

[5] 저자를 비롯해 많은 이들은 하비 와인스타인에 대한 고발이 이루어진 2017년 미투 운동 원년으로 여기는 경향이 있다. 그러나 이는 여성운동에 대한 서구 중심적 관점으로, 지구 전역에서 젠더 폭력에 대항해 싸워온 많은 여성의 노력을 미국의 미투 운동의 영향으로 환원하는 것이다. 한국에서 "여자라서 죽었다"는 구호 아래 많은 사람이 모였던 강남역 화장실 살인사건 추모 운동은 2016년 봄에 일어났으며, 같은 해 가을에는 문단 내 성폭력에 공론화와 해시태그 운동이 이루어졌다.

계로 퍼져나갔던 변혁적인 #미투 운동에서 시작했습니다(85).

이런 변화를 보여주는 또 다른 예는 2015년 6월 아르헨티나에서 14세 소녀가 남자친구에게 살해당하면서 시작된 "단 한 명도 잃을 수 없다(Ni Una Menos)" 운동이다(86). 이 조직의 핵심 목표는 2016년에만 290건에 이르렀던 여성, 소녀, 트랜스젠더 여성에 대한 살해를 중지하라는 데에 있다(87). 페미사이드 반대 운동은 오랫동안 젠더 폭력과 여성에 대한 폭력이 만연했던 남미 여러 국가로 퍼져나갔다(88).

이후 국제적으로 이어진 미투 운동은 풀뿌리 조직과 정부, 그리고 여성차별철폐조약과 관련해 활동하는 국가·지역 수준의 조직들, 예를 들어 유럽의회의 가정 폭력 방지를 위한 전문가 액션그룹(Group of Expert on Action against Violence against Women and Domestic Violence, GREVIO)(89), 인권을 위한 아프리카 위원회(African Commission on Human and People's Rights)(90), 여성 폭력에 대응하기 위한 벨렘도파라 미주기구(the Belem do Para Convention of the Organization of American States)(91), 그리고 미주인권위원회(Inter-American Commission on Human Rights) 등이 있다(92).

지속가능성과 젠더 평등 촉진

국제개발계획에 무보수 돌봄 노동에 대한 여성들의 기여를 반영해야 한다. 더 나아가 저임금, 성별이 구분된 노동, 고용 불안정, 적절한 훈련 기회 미비 등 여성들이 시장에 참여하는 것을 어렵게 만드는 구조적 요인을 변화시킬 수 있는 조치를 무역협정에 포함해야 한다(93). 서로 다른 종교와 전통에 따라 여성들이 처한 상황이 다름을 감안하고 지역적 차이를 고려해야 한다. 사회정의와 국제 윤리 전문가인 아흐멧 유니스(Ahmed Younis)는 "고용에서 젠더 불평등이라는 국제적 현상을 극복하기 위해서는 단순히 개입 내용을 '지역화(localizing)'하는 데에 그치는 것이 아니라 국제적 차이를 보다 유기적인 방식으로 반영하는 포괄적이고 확대 가능하며 지속가능한 프로그램이 필요하다"고 말한다(94).

이미 많은 양자협정이 여성 문제를 다룬다. 예를 들어 칠레-캐나다, 칠레-우르과이 자유무역협정은 젠더에 대한 장을 포함하고 있다(95, 96). 또 다른 선례로는 무역 정책이 여성에게 미치는 영향에 대한 표준화된 분석을 가능하게 해주는 유엔무역개발회의에 도입된 '무역과 젠더 툴박스(Trade and Gender Toolbox)'(97), 2017년 국제무역기구의 '여성의 경제적 권력 강화와 무역에 대한 공동선언'(98), 세계경제포럼의 '젠더평등계획'(99) 등이 있다.

각국 정부는 세계 여러 나라가 젠더 불평등에 얼마나 효과적으로 대응하고 있는지를 보여주는 유엔의 생애주기에 따른 젠더 격차 대시보드(Dashboard)를 참조해 젠더 평등을 위한 각자의 노력을 경주해야 한다. 이 대시보드의 목표는 각국의 정책결정자들이 "인간 개발과 젠더 평등의 다양한 영역에서 각국의 성과와 수준이 어떠한지를 파악할 수 있게 하는 것"이다(35).

재생산 건강

젠더 평등을 위해 여성의 피임과 불임 서비스 접근을 보장하고 재생산 건강에 대한 적절한 상담과 교육을 제공하는 것은 필수적이다. 각국은 대리모와 정자 제공의 상품화와 관련된 입장을 숙고해야 하고, 그 과정에서 여성인권단체의 의견을 반영해야 한다. 보조생식기술의 결과와 난자를 채취한 여성의 장기적인 건강 영향이 어떠한지에 대한 국가정보체계를 구축해야 한다(101).

초국적 지원조직인 국제여성건강연합(102)이나 나이지리아 여성청소년 네트워크(Nigeria's Generation Initiative for Women and Youth Network)(103)같이 한 국가 내에서 활동하는 합법적이고 안전한 임신중지를 제공할 수 있는 비영리조직에 대한 지원이 지속되어야 한다. 임신중지 접근을 어렵게 만들기 위한 시도가 지속해서 이루어지는 상황에서 여성 조직은 재생산 권리를 보장하기 위한 노력을 강화해야 한다(104). 근래 확인된 진전으로는 2018년 아일랜드 (Ireland)에서 임신중지를 금지했던 헌법을 국민투표에서 압도적인 지지를 받으며 개헌한 사례가 있다(105).[6]

다른 문제들

피임 외에도 여성의 재생산 건강을 위해 필요한 다양한 예방적 조치들에 대한 투자가 확대되어야 한다. 인간면역결핍바이러스, 인유두종바이러스(HPV), 단순포진바이러스(Herpes simplex virus) 등에 대한 예방 기술이 발전되어야 한다. 항바이러스제와 항생제를 장기적으로 방출하도록 제작된 질 내 삽입 링(intra-vaginal ring)을 이용해 콘돔을 사용하지 않고도 여성을 감염에서 보호할 수 있는 기술이 동물 모델에서 상당한 효과를 보였다(106).[7]

---

[6] 2019년 4월 한국 헌법재판소는 형법상 자기낙태죄 조항(형법 제269조)과 의사낙태죄 조항(형법 제270조)에 대한 헌법 불합치 관결을 내렸다. 헌재는 이들 조항이 임신 초기의 낙태까지 전면적·일률적으로 임신의 유지 및 출산을 강제하고 이를 위반하여 낙태한 경우 형사처벌함으로써 임신한 여성의 자기결정을 과도하게 침해하고 있으므로 이는 헌법에 위배된다고 판단했다.

[7] 저자가 "다른 이슈(other issue)"로 분류하는 여성의 성매개감염과 월경은 통상 재생산건강 문제로 다루어지는 영역이다. 성과 재생산건강 개선을 위한 연구개발이 이루어져야 하며, 이를 위한 예산 배분이 늘어나야 한다는 사실에는 변함이 없다. 그러나 여성의 성매개감염 예방은 섹슈얼리티에 대한 자기통제권과 안전한 성관계 보장을 우선순위로 두어야 한다. 여성의 성적 자기결정권과 권력 강화를 위한 보다 근본적인 개입에 대한 언급 없이 아직 장기적 안전성이 검증되지 않은 기술을 통해 성매개감염 감염 예방을 기대하는 것은 기술에 대한 막연한 낙관이자 불평등한 젠더 관계를 암묵적으로 승인한다는 점에서 부적절해 보인다. 동물 모델에서 효과적인 의약품과 의료기기가 인간에서도 효과와 안전성

월경에 대한 낙인을 없애고, 여성과 소녀들이 필요한 때에 적절한 위생용품을 이용할 수 있도록 보장하는 국제적 월경권 운동에 대한 지지가 필요하다(107). PATH와 PERIOD 같은 비영리조직은 운동에서 핵심적 역할을 하고 있다.

여성들은 가족과 지역사회 구성원에 대한 무보수 돌봄 노동을 수행하고 있으며, 그것이 모두의 건강에 대한 "보이지 않는 보조"라는 점을 인정받고 이에 대한 보상을 받아야 한다. 이런 여성들의 임금은 공식 보건의료체계에서 같은 일을 하는 남성들과 동등한 수준이 되어야 한다. 2015년 란셋 여성과건강위원회가 권고했던 것과 같이, 여성들의 돌봄 노동은 국제기구와 국가기구, 의학과 노동 조직으로부터 보상받아야 한다(108).

기후 변화가 가뭄, 홍수, 극단적 일기 등 여러 이유로 사람들이 국내, 국외로 이주하기를 강요함에 따라 각국은 기후 변화가 여성에게 미치는 불평등한 영향을 고려해야 한다. 세계은행(World Bank)은 기후 변화에 성공적으로 적응하기 위한 전략이 "기후대응 인프라에 투자하고, 소득원을 다각화하며, 취약한 인구 집단을 보호할 수 있는 재정 보호 체계를 구축하고, 여성에 대한 교육과 권력 강화를 멈추지 않는 것"이라고 발표했다(82).

결론

지구적 극우파 포퓰리즘 운동의 부상과 권위주의는 많은 나라에서 여성의 사회적, 경제적, 법적, 재생산 정의를 위협하고 있다. 여성을 위한 사회정의를 추구하는 모든 사람은 여성을 다시 고전적인 가족과 가정 내의 역할로 묶어두려고 하는 이런 정치적 사회적 담론에 저항하고, 여성을 억압하는 정부와 신자유주의 경제에 대항해야 한다. 여성의 권리를 보호하고 여성을 위한 사회정의를 보장하기 위해 모든 수준에서 효과적인 운동을 지속해야 한다(109).

참고문헌

1. Stein P, Hendrix S, Hauslohner A. Women's marches: More than one million protestors vow to resist President Trump. Washington Post, January 22, 2017. Available at: https://www.washingtonpost.com/local/womens-march-on-washington-a-sea-of-pink-hatted-protesters-vow-to-resist-donald-trump/2017/01/21/ae4def62-dfdf-11e6-acdf-14da832ae861_story.html?utm_term=.a9dad0b2d528. Accessed July 18, 2018.
2. Agrawal N. How the women's march came into being. The Los Angeles Times, January 21, 2017. Available at: http://www.latimes.com/nation/la-na-pol-womens-march-live-how-the-women-s-march-came-into-1484865755-htmlstory.html. Accessed May 18, 2018.

을 입증하기 위해서는 더 엄격한 절차의 임상시험을 통과해야 하며 이 검증을 통과할 확률은 그리 높지 않다.

3. Women's March. Partners. Available at: https://www.womensmarch.com/partners/. Accessed May 18, 2018.

4. Women's March. Our mission. Available at: https://www.womensmarch.com/mission/. Accessed May 18, 2018.

5. Adelman L. How the Women's March could resurrect the democratic party. New York Times, January 20, 2017. Available at: https://www.nytimes.com/2017/01/20/opinion/how-the-womens-march-could-resurrect-the-democratic-party.html. Accessed May 18, 2018.

6. Mirza HS, Gunaratnam Y. "The branch on which I sit": Reflections on black British feminism. Feminist Review 2014; 108: 125-133.

7. Picq M L. Between the dock and a hard place: Hazards and opportunities of legal pluralism for indigenous women in Ecuador. Latin American Politics and Society 2012; 54: 1-33.

8. Gerbaudo P. Tweets and the streets: Social media and contemporary activism. London: Pluto Press, 2012. Available at: http://www.oapen.org/search?identifier=642730. Accessed May 19, 2018.

9. Martin M. "More Power to Your Great Self": Nigerian women's activism and the Pan-African transnationalist construction of black feminism. Phylon 2016; 53: 54-78.

10. Klein D, Kress J. Any woman's blues: A critical overview of women, crime, and the criminal justice system. Social Justice 2014; 40: 162-191.

11. Conway JM. Troubling transnational feminism(s): Theorising activist praxis. Feminist Theory 2017; 18: 205-227.

12. Me Too. You are not alone. Available at: https://metoomvmt.org/. Accessed May 19, 2018.

13. Wexler L, Robbennolt J, Murphy C. #MeToo, time's up, and theories of justice. University of Illinois College of Law Legal Studies Research Paper No. 18-14 2018. Available at: https://papers.ssrn.com/sol3/papers.cfm?abstract_id=3135442. Accessed May 9, 2018.

14. Milano A. Twitter. October 15, 2017. Available at: https://twitter.com/alyssa_milano/status/919659438700670976?lang=en. Accessed May 19, 2018.

15. Zacharek S, Dockterman E, Edwards HS. Time Person of the Year: The silence breakers. Available at: http://time.com/time-person-of-the-year-2017-silence-breakers/. Accessed May 19, 2018.

16. Smith K. A male backlash against #MeToo is brewing. New York Post, February 3, 2018. Available at: https://nypost.com/2018/02/03/a-male-backlash-against-metoo-is-brewing/. Accessed May 19, 2018.

17. Tarbox K. Is #MeToo backlash hurting women's opportunities in finance? Harvard Business Review, March 12, 2018. Available at: https://hbr.org/2018/03/is-metoo-backlash-hurting-womens-opportunities-in-finance. Accessed May 19, 2018.

18. Chicago Tribune Staff. #MeToo: A timeline of events. Available at: https://www.chicagotribune.com/lifestyles/ct-me-too-timeline-20171208-htmlstory.html. Accessed February 3, 2019.

19. Broadly Staff. #MeToo Anniversary: Women around the world speak on its impact. Available at: https://broadly.vice.com/en_us/article/3km77w/me-too-anniversary-global-impact. Accessed February 3, 2019.

20. UN Women. Handbook for national action plans on violence against women. 2012. Available at: http://www.un.org/womenwatch/daw/vaw/handbook-for-nap-on-vaw.pdf. Accessed May 19, 2018.

21. United Nations Entity for Gender Equality and the Empowerment of Women. Convention on the Elimination of All Forms of Discrimination Against Women. Available at: http://www.un.org/womenwatch/daw/cedaw/. Accessed May 19, 2018.

22. Smith MK. Gender, poverty, and intergenerational vulnerability to HIV/AIDS. Journal of Gender and Poverty 2002; 10: 63-70.

23. Kline NK, Berke DS, Rhodes CA, et al. Self-blame and PTSD following sexual assault: A longitudinal analysis. Journal of Interpersonal Violence 2018. doi: 10.1177/0886260518770652.

24. Sommers MS. Defining patterns of genital injury from sexual assault: A review. Trauma, Violence, & Abuse 2007; 8: 270-280.

25. Ahrens CE. Being silenced: The impact of negative social reactions on the disclosure of rape. American Journal of Community Psychology 2006; 38: 263-274.

26. Human Rights Watch. World Report 2018: Events of 2017. Available at: https://www.hrw.org/sites/default/files/world_report_download/201801world_report_web.pdf. Accessed May 19, 2018.

27. UNHCR: The UN Refugee Agency. Rohingya refugee crisis at a glance. Available at: https://unhcr.maps.arcgis.com/apps/Cascade/index.html?appid=5fdca0f47f1a46498002f39894fcd26f. Accessed May 19, 2018.

28. Medicins sans Frontieres. Sudan. Available at: https://www.doctorswithoutborders.org/country-region/sudan. Accessed May 20, 2018.

29. United Nations. Sustainable development goals. Available at: https://www.un.org/sustainabledevelopment/sustainable-development-goals/. Accessed May 18, 2018.

30. United Nations. Goal 5: Achieve gender equality and empower all women and girls. Available at: https://www.un.org/sustainabledevelopment/gender-equality/. Accessed May 18, 2018.

31. Denton F. Climate change vulnerability, impacts, and adaptation: Why does gender matter? Gender & Development 2002; 10: 10-20.

32. Cannon T. Gender and climate hazards in Bangladesh. Gender & Development 2002; 10: 45-50.

33. World Economic Forum. Global gender gap report 2017. Available at: https://www.weforum.org/reports/the-global-gender-gap-report-2017. Accessed May 18, 2018.

34. United Nations Development Programme. Dashboard 1: Life-course gender gap. Available at: http://hdr.undp.org/en/composite/Dashboard1. Accessed May 18,2018.

35. United Nations Development Programme. Frequently asked questions, Dashboard 1: Life-course gender gap. Available at: http://hdr.undp.org/en/faq-page/dashboard-1-life-course-gender-gap#t394n2719. Accessed May 18, 2018.

36. Sianko N. Gender equality and women's mental health: What's on the agenda? American Journal of Orthopsychiatry 2011; 81: 167-171.

37. Prince M, Patel V, Saxena S, et al. Global mental health 1: No health without mental health. Lancet 2007; 370: 859-877.

38. United Nations Department of Economic and Social Affairs Statistics Division. SDG Indicators Metadata Repository, Indicator 3.7.1. Available at: https://unstats.un.org/sdgs/metadata/files/Metadata-03-07-01.pdf. Accessed May 20, 2018.

39. United Nations. Estimates and projections of family planning indicators 2018. Available at: http://www.un.org/en/development/desa/population/publications/pdf/family/Figure_Model-based_estimates_Regions_Run20180220.pdf. Accessed May 20, 2018.

40. Hanson K, Kumaranayake L, Thomas I. Ends versus means: The role of markets in expanding access to contraceptives. Health Policy and Planning 2001; 16: 125-136.

41. Barnett B, Stein J. Women's voices, women's lives: The impact of family planning: A synthesis of findings from the Women's Studies Project. Research Triangle Park, NC: Family Health International, 1998.

42. Alam N. Birth spacing and infant and early childhood mortality in a high fertility area of Bangladesh: Age-dependent and interactive effects. Journal of Biosocial Science 1995; 27: 393-404.

43. Cates W Jr. Family planning: The essential link to achieving all eight Millennium Development Goals. Contraception 2010; 81: 460-461.

44. Hladik W, Stover J, Esiru G, et al. The contribution of family planning towards the prevention of vertical HIV transmission in Uganda. PLoS ONE 2009; 4:e7691. doi:10.1371/journal. pone.0007691.

45. Speidel JJ, Weiss DC, Ethelston SA, Gilbert SM. Family planning and reproductive health: The link to environmental preservation. Population and Environment 2007; 28: 247-258.

46. Brandi K, Woodhams E, White KO, Mehta PK. An exploration of perceived contraceptive coercion at the time of abortion. Contraception 2018; 97: 329-334.

47. Levenson E. Judge rebuked after offering reduced jail time in exchange for vasectomies. Washington Post, November 21, 2017. Available at: https://www.cnn.com/2017/11/21/us/tn-judge-vasectomy-birth-control-reprimand-trnd/index.html. Accessed May 20, 2018.

48. World Health Organization. Worldwide, an estimated 25 million unsafe abortions occur each year, September 28, 2017. Available at: http://www.who.int/en/news-room/detail/28-09-2017-worldwide-an-estimated-25-million-unsafe-abortions-occur-each-year. Accessed May 20, 2018.

49. Ipas. Annual Report 2017. Available at: https://endabortionstigma.org/en/Home/Pages/Annual-Report-2017.aspx. Accessed May 20, 2018.

50. Shah I, Åhman E. Unsafe abortion: Global and regional incidence, trends, consequences, and challenges. Journal of Obstetrics and Gynaecology Canada 2009; 31: 1149-1158.

51. Department of Reproductive Health and Research, World Health Organization. Unsafe abortion: Global and

regional estimates of the incidence of unsafe abortion and associated mortality in 2008. Sixth ed. Geneva: WHO, 2011. Available at: http://www.who.int/reproductivehealth/publications/unsafe_abortion/9789241501118/en/. Accessed May 20, 2018.

52. Planned Parenthood. Trump takes aim at birth control coverage for 62 million women. October 6, 2017. Available at: https://www.plannedparenthood.org/about-us/newsroom/press-releases/trump-administration-takes-direct-aim-at-birth-control-coverage-for-62-million-women-2. Accessed May 20, 2018.

53. Rovner J. Trump proposes cutting Planned Parenthood funds. What does that mean? Kaiser Health News, May 18, 2018. Available at: https://khn.org/news/trump-proposes-cutting-planned-parenthood-funds-what-does-that-mean/. Accessed May 20, 2018.

54. Barot S. When antiabortion ideology turns into foreign policy: How the global gag rule erodes health, ethics and democracy. Guttmacher Policy Review, 2017; 20: 73-77.

55. Singh JA, Salim S, Karim A. Trump's "global gag rule": Implications for human rights and global health. Lancet 2017; 5: e387-389. Available at: https://www.thelancet.com/pdfs/journals/langlo/PIIS2214-109X(17)30084-0.pdf. Accessed May 20, 2018.

56. RTÉ. Six million babies later, IVF marks 40th anniversary, November 10, 2017. Available at: https://www.rte.ie/news/newslens/2017/1110/918897-ivf-40th-anniversary/. Accessed May 20, 2018.

57. Resolve. Coverage by state. Available at: https://resolve.org/what-are-my-options/insurance-coverage/coverage-state/. Accessed May 21, 2018.

58. Präg P, Mills MC. Assisted reproductive technology in Europe: Usage and regulation in the context of cross-border reproductive care. In: M Kreyenfeld, C Konietzka, eds. Childlessness in Europe: Contexts, Causes, and Consequences. Cham, Switzerland: Springer, 2017: 289-309. Available at: https://link.springer.com/chapter/10.1007/978-3-319-44667-7_14. Accessed May 21, 2018.

59. Inhorn MC, Patrizio P. Infertility around the globe: New thinking on gender, reproductive technologies and global movements in the 21st century. Human Reproduction Update 2015; 4: 411-426.

60. Ikemoto L. Reproductive tourism: Equality concerns in the global market for fertility services, 2009. Available at: http://prochoicealliance.org/files/Ikemoto_Reproductive_Tourism_Equality_Concerns_Book_Proof_final.pdf. Accessed on June 22, 2018.

61. BBC News. Thailand bans commercial surrogacy for foreigners, February 20, 2015. Available at: http://www.bbc.com/news/world-asia-31546717. Accessed May 21, 2018.

62. Rudrappa S. In India, commercial surrogacy continues despite ban, October 26, 2017. Available at: https://www.usnews.com/news/best-countries/articles/2017-10-26/in-india-clinics-find-loopholes-to-banned-commercial-surrogacy. Accessed May 21, 2018.

63. Duttagupta I. Why surrogacy issue emerges after Nepal earthquake. The Economic Times, May 4, 2015. Available at: https://blogs.economictimes.indiatimes.com/globalindian/why-surrogacy-issue-emerges-after-nepal-earthquake/. Accessed May 21, 2018.

64. Bercovici M. Biotechnology beyond the embryo: Science, ethics, and responsible regulation of egg donation to protect women's rights. Women's Rights Law Reporter 2008; 29: 193-212.

65. Bodri D, Guillén J, Polo A, et al. Complications related to ovarian stimulation and oocyte retrieval in 4052 oocyte donor cycles. Reproductive Biomedicine Online (Reproductive Healthcare Limited) [serial online]. August 2008; 17: 237-243.

66. Maxwell K, Cholst I, Rosenwaks Z. The incidence of both serious and minor complications in young women undergoing oocyte donation. Fertility and Sterility 2008; 90: 2165-2171.

67. Brinton LA, Lamb EJ, Moghissi KS, et al. Ovarian cancer risk associated with varying causes of infertility. Fertility and Sterility 2004; 82: 405-414.

68. Konishi I, Kuroda H, Mandai M. Gonadotropins and development of ovarian cancer. Oncology 1999; 57(suppl 2): 45-48.

69. Schneider J, Lahl J, Kramer W. Long-term breast cancer risk following ovarian stimulation in young egg donors: A call for follow-up, research and informed consent. Reproductive BioMedicine Online 2017; 34: 480-485.

70. Symons X. Egg freezing on the rise in Silicon Valley. BioEdge, June 17, 2017. Available at: https://www.bioedge.org/bioethics/egg-freezing-on-the-rise-in-silicon-valley/12345. Accessed May 21, 2018.

71. Nelson L. New York State allows payment for egg donations for research. New York Times, June 26, 2009. Available at: https://www.nytimes.com/2009/06/26/nyregion/26stemcell.html?mtrref=www.google.com&gwh=990991DAD1223F0345A52287E0CABAF2&gwt=pay. Accessed May 21, 2018.

72. Brown EG Jr. AB 926 Veto Message, August 13, 2013. Available at: https://www.gov.ca.gov/wp-content/uploads/2017/09/AB_926_Veto_Message.pdf. Accessed May 21, 2018.

73. Johnston J. Paying egg donors: Exploring the arguments. Hastings Center Report 2006; 36: 28-31.

74. Dickenson D, Idiakez IA. Ova donation for stem cell research: An international perspective. International Journal of Feminist Approaches to Bioethics 2008; 1: 125-144.

75. Sable D. Entrepreneurship in reproductive medicine: Industry overview. Forbes, January 27, 2018. Available at: https://www.forbes.com/sites/davidsable/2018/01/27/the-case-for-entrepreneurship-in-reproductive-medicine-1-industry-overview/#69414d823fe1. Accessed May 21, 2018.

76. Carbone J, Madeira JL. Buyers in the baby market: Toward a transparent consumerism. Washington Law Review 2016; 91: 71-107.

77. amfAR. Statistics: Women and HIV/AIDS, August 2017. Available at: http://www.amfar.org/about-hiv-and-aids/facts-and-stats/statistics--women-and-hiv-aids/. Accessed May 21, 2018.

78. World Health Organization. Human papillomavirus (HPV). September 3, 2010. Available at: http://www.who.int/immunization/topics/hpv/en/. Accessed June 4, 2018.

79. Human Rights First. Human trafficking by the numbers. January 7, 2017. Available at: https://www.humanrightsfirst.org/resource/human-trafficking-numbers. Accessed May 21, 2018.

80. Bastia T. Women's migration and the crisis of care: Grandmothers caring for grandchildren in urban Bolivia. Gender & Development 2009; 17: 389-401.

81. Kidd S. Equal pensions, equal rights: Achieving universal pension coverage for older women and men in developing countries. Gender & Development 2009; 17: 377-388.

82. United Nations Human Rights Office of the High Commission. Statement by Ms. Dubravka Šimonović, Special Rapporteur on violence against women, its causes and consequences. March 12, 2018. Available at: http://www.ohchr.org/Documents/Issues/Women/SR/StatementCSW 12March2018.pdf. Accessed May 21, 2018.

83. Terry G. No climate justice without gender justice: An overview of the issues. Gender & Development 2009; 17: 5-8.

84. World Bank. Groundswell: Preparing for internal climate migration. March 19, 2018. Available at: http://www.worldbank.org/en/news/infographic/2018/03/19/groundswell---preparing-for-internal-climate-migration. Accessed March 19, 2018.

85. United Nations Human Rights Office of the High Commission. NI UNA Menos movement is ahead of the problem: The State must catch up and intensify efforts to prevent femicide and other forms of gender based violence against women and girls. November 21, 2016. Available at: http://www.ohchr.org/EN/NewsEvents/Pages/DisplayNews.aspx? NewsID=20901&LangID=E. Accessed May 21, 2018.

86. Pomeraniec H. How Argentina rose up against the murder of women. The Guardian, June 8, 2015. Available at: https://www.theguardian.com/lifeandstyle/2015/jun/08/argentina-murder-women-gender-violence-protest. Accessed May 21, 2018.

87. AWID. Micaela García and the Ni una menos (Not One Less) movement. Available at: https://www.awid.org/news-and-analysis/micaela-garcia-and-ni-una-menos-not-one-less-movement. Accessed May 21, 2018.

88. La Izquierda Diario. En Uruguay, Chile y México también: ¡Ni una menos!. Available at: http://www.laizquierdadiario.com.uy/En-Uruguay-Chile-y-Mexico-tambien-Ni-una-menos. June 4, 2015. Accessed May 21, 2018.

89. Council of Europe. About GREVIO—Group of Experts on Action against Violence against Women and Domestic Violence. Available at: https://www.coe.int/en/web/istanbul-convention/grevio. Accessed May 21, 2018.

90. African Commission on Human and Peoples' Rights. The guidelines on combating sexual violence and its consequences in Africa. Available at: http://www.achpr.org/instruments/combating-sexual-violence/. Accessed May 21, 2018.

91. Organization of American States. Convención de Belém do Pará. Available at: http://www.oas.org/en/mesecvi/. Accessed May 21, 2018.

92. Organization of American States. The rights of women. Available at: http://www.oas.org/en/iachr/women/

default.asp. Accessed May 21, 2018.

93. White M. Engendering global justice: Women first: A tool for prioritizing women in trade deals. Race, Poverty & the Environment 2004; 11: 67-69.

94. Younis A. Gender justice: Employment gaps in the Arab world. Harvard International Review 2013; 35: 50-55.

95. Government of Canada. Appendix II—Chapter N bis-Trade and Gender. Available at: http://international.gc.ca/trade-commerce/trade-agreements-accords-commerciaux/agr-acc/chile-chili/fta-ale/2017_Amend_Modif-App2-Chap-N.aspx?lang=eng. Accessed May 21, 2018.

96. Elliott KA. Global south takes the lead on "gender sensitive" trade policy. Center for Global Development, November 16, 2016. Available at: https://www.cgdev.org/blog/global-south-takes-lead-gender-sensitive-trade-policy. Accessed May 21, 2018.

97. United Nations Conference on Trade and Development. How do trade policies impact women? UNCTAD launches the trade and gender toolbox. July 10, 2017. Available at: http://unctad.org/en/pages/newsdetails.aspx?OriginalVersionID=1517. Accessed May 21, 2018.

98. World Trade Organization. Joint declaration on trade and women's economic empowerment on the occasion of the WTO Ministerial Conference in Buenos Aires in December 2017. Available at: https://www.wto.org/english/thewto_e/minist_e/mc11_e/genderdeclarationmc11_e.pdf. Accessed May 21, 2018.

99. Hanson K, Kumaranayake L, Thomas I. Ends versus means: The role of markets in expanding access to contraceptives. Health Policy and Planning 2001; 16: 125-136.

100. Coeytaux F, Darnovsky M, Berke Fogel S, Galpern E. New assisted reproduction regulations require feminist voices. IJFAB Blog, December 18, 2017/. Available at: http://www.ijfab.org/blog/2017/12/new-assisted-reproduction-regulations-require-feminist-voices/. Accessed May 28, 2018.

101. Our Bodies Ourselves. Egg donation: Health risks & safety data. Available at: https://www.ourbodiesourselves.org/take-action/egg-donation-health-risks-safety-data/. Accessed May 28, 2018.

102. International Women's Health Collective. Ensure safe and legal abortion. Available at: https://iwhc.org/priorities/ensure-safe-legal-abortion/. Accessed May 20, 2018.

103. GWIYN. September 28 global day of action for access to safe and legal abortion. Available at: http://giwynn.org/campaign/. Accessed May 20, 2018.

104. Mallon M. Women's groups gear up to fight for reproductive rights in 2017. Glamour, November 30, 2016. Available at: https://www.glamour.com/story/womens-groups-gear-up-to-fight-for-reproductive-rights-in-2017. Accessed May 20, 2018.

105. Halpin P, Humphries C. Ireland ends abortion ban as 'quiet revolution' transforms country. May 26, 2018. Available at: https://www.reuters.com/article/us-ireland-abortion/ireland-ends-abortion-ban-as-quiet-revolution-transforms-country-idUSKCN1IR089. Accessed June 2, 2018.

106. Derbyl, N, Aravantinoul M, Kenny J, et al. An intravaginal ring that releases three antiviral agents and a contraceptive blocks SHIV-RT infection, reduces HSV-2 shedding, and suppresses hormonal cycling in rhesus macaques. Drug Delivery and Translational Research 2017; 7: 840-858.

107. GlobalWA. Washington State non-profits promote "Period Pride" for World Menstrual Hygiene Day. Available at: http://globalwa.org/issues/2018-2/washington-state-non-profits-promote-period-pride-for-world-menstrual-hygiene-day/. Accessed June 6, 2018.

108. Langer A, Meleis A, Knaul F, et al. Women and health: The key for sustainable development. Lancet 2015; 386: 1165-210.

109. One Billion Rising. The 2018 Campaign One Billion Rising Revolution 2018: "Solidarity." Available at: https://www.onebillionrising.org/about/campaign/. Acccessed July 20, 2018.

05

아동

Children

사라 로젠바움·케이 A. 존슨·레이첼 건살루스

번역 김태현*

사라 로젠바움(SARA ROSENBAUM)_ JD. 조지워싱턴 대학교 밀켄 보건대학원 보건정책학과 해롤드와 제인 허쉬 보건법 및 정책 교수. sarar@gwu.edu

케이 A. 존슨(KAY A. JOHNSON)_ MPH. EdM. 버몬트주 헤인즈버그 (주)존슨 컨설팅 대표. kay.johnson@johnsongci.com

레이첼 건살루스(RACHEL GUNSALUS)_ MPH. 가이거 깁슨 지역사회 보건정책 프로그램 보조 감독. 조지워싱턴 대학교 밀켄 보건대학. rgunsalus@gwu.edu

김태현_ 한양대학교 보건학과 박사과정. 인구 집단의 건강과 행복 간 관련 요인을 찾고, 증진시키기 위한 연구를 하고 있다. xogus7612@naver.com

서문

이 장에서는 주로 법적 맥락에서 아동[1]의 권리에 초점을 두고 미국의 아동에 대한 사회 불의의 영향을 다룬다.

사회에서 아동의 법적 지위

국제 표준

유엔 아동권리협약(Convention on the Rights of the Child: CRC)은 아동의 교육 및 의료에 대한 권리와 18세 미만 범죄자의 사형과 종신형 방지를 포함한 아동의 인권을 설정하는 국제 조약이다(1). 매들린 올브라이트(Madeleine Albright) 전 미국 국무장관이 1995년 유엔 아동권리협약(CRC)에 서명했지만, 미국 상원은 이를 비준하지 않았다. 2018년 현재 소말리아를 제외하면 미국이 비준하지 않은 유일한 유엔 회원국이다(유니세프는 소말리아가 비준하지 못한 것은 공식적인 정부가 없기 때문이라고 언급했다)(2). 미국 상원이 이 조약을 비준하지 않은 것은 유엔 아동권리협약(CRC)이 아동에 대한 부모의 권리를 선점할 가능성이 있다는 우려 때문이다. 그러나 협약의 중심 조항은 부모에 의해 양육되고 부모와 관계를 가질 권리이다. 2005년과 2012년 미국 연방대법원이 아동 사형과 무기징역을 위헌으로 판결하면서 비준의 잠재적 장벽이었던 문제를 제거했다(3, 4).

미국 법에 따른 아동권리

미국 헌법은 법적으로 인정받는 한 사람으로서 개인을 보호한다. 미국 법은 태아를 사람으로 인정하지 않는다. 그러나 이는 태아가 생존할 수 있게 된 경우뿐만 아니라 인간 배아를 포함하는 줄기세포 연구와 임신중지 논쟁에서 설명된 것처럼, 삶의 초기 단계에서도 잠재적인 생명을 보호하기 위한 상당한 권한을 정부에 부여하고 있다(5-7). 아동은 법적으로 인정받는 한 사람이다. 미국 대법원은 아동이 부모와는 별개로 특정 헌법상의 권리를 보유하고 있음을 인정했다(8). 그러나 주법에 따라 법적 성년(개인이 법적 성인으로 간주되는 연령)에 도달하지 않은 아동은 가족생활 준비, 교육, 건강관리에 관한 결정에 대해 법적 자율성이 상당히 제한된다. 아동은 경제적으로나 육체적으로 성인에게 의지할 수밖에 없는 자율적인 개인이 아니기

---

[1] 아동은 성인과 대비되는 개념으로 출생에서 사춘기 사이의 시기에 있는 사람으로 쓰이고 있다. '어린이'는 나이가 적은 아이로 보통 4, 5세부터 초등학생까지의 아이를 가리킨다.

때문에 미국 법에 따라 완전한 법적 주체라 할 수 없다. 대법원은 아동의 헌법적 권리는 아동 특유의 취약성, 지적이고 성숙한 방식으로 중대한 결정을 내리지 못하는 것, 양육에 있어 부모 역할의 중요성 때문에 성인의 권리와 동일시될 수 없다고 밝혔다(9).

대법원은 아동이 "자신에게 해를 끼칠 수 있는 선택을 인식하고 피할 수 있는" 성숙도와 경험이 부족하기 때문에 주정부2가 아동이 스스로 중요한 결정을 내릴 수 있는 자유를 제한할 수 있음을 인정했다(9). 일반적으로 아동의 권리는 부모 또는 ('부모 대신') 부모에 준하는 보호자(loco parentis)에 부여한다. 대법원은 자녀 교육을 지도하는 데 있어 부모의 '자유이익(liberty interest)'을 확립했다(10). 이는 부모가 실질적인 적법 절차에 따라 아동에게 최선의 이익이 되도록 결정할 권리를 매우 존중하며 그러한 부모의 권리가 "기본적인 것"이라고 승인한 것이다(11).

아동은 헌법의 의미에 따라 절차적이고 실질적인 과정을 거쳐야 하지만 대법원은 주정부가 아동의 안전이 위험하다는 것을 알면서도, 아동을 부모로부터 보호할 헌법상의 의무는 없다고 판결했다(12). 법원의 헌법 제14조 개정은 개인의 자유이익을 침해하는 주정부의 행위로부터 개인을 보호하기 위한 것이며, 주정부가 개인 간의 폭력으로부터 개인을 보호할 것을 요구하지 않는다고 명시했다(12). 주정부는 개인을 사적인 폭력으로부터 보호할 적극적인 의무는 없지만, 개인의 자율성을 제한할 때, 수감자에게 기본적인 의료서비스를 제공하고 비자발적으로 수감된 사람들을 보호할 의무가 있다(13). 이와 유사하게, 주정부는 집에서 양육되지 못한 위탁 가정에 있는 아동을 돌봄으로써 양육권을 관리할 의무가 있다. 주정부 아동복지 프로그램에 자금을 대는 연방정부의 법은 광범위한 돌봄의 의무를 도입했다(14).

아동은 스스로 의학적 결정을 내릴 수 있는 권리가 매우 제한적이다. 사전동의(Informed consent)3는 동의를 하는 개인이 치료의 선택과 결과를 이해할 수 있을 만큼 충분히 성숙하다고 가정한다. 많은 법원에서 18세 미만의 아동은 그러한 결정을 내릴 지적 능력이나 정서적 능력이 없다고 주장해 왔고, 결과적으로 부모는 자녀에 대한 치료를 동의하거나 거부할 수 있는 재량권을 갖게 된다. 대법원은 부모의 동의가 절대적이지 않고 경우에 따라 주정부가 아동에게 적법 절차를 제공해야 한다는 점을 인정했다. 예를 들어, 주정부 시설에서 아동을 보호하기로 한 결정에 대해 부모는 절대적인 재량권을 가지고 있지 않으며, 적법한 기준을 충족하는 독립적 검토 절차를 통해서만 약속을 명령할 수 있다(15).

아동은 임신중지와 생식 건강(reproductive health)에 대해 어느 정도 큰 권리를 가지고 있

---

2 사용하는 의미에 따라 크게는 국가, 나라로 해석하거나 미국, 오스트레일리아 등에서는 주(州)의 의미로 사용한다. 이 글에서는 미국의 주를 의미하는 것으로 해석했다.

3 의료 제공자가 환자에게 주어진 절차나 개입의 위험, 유익성과 대안에 대해 교육하는 과정을 의미한다.

다. 미국 연방대법원의 판결에 따라, 각 주정부는 헌법상 미성년자가 임신중지에 대한 부모의 동의를 받도록 요구할 수 있지만, 그러한 결정에 대해 부모나 보호자에게 절대 거부권을 부여할 수 없도록 사법적 우회 절차를 제공해야 한다(16). 21개 주와 컬럼비아구는 부모의 동의 없이 미성년자가 가족계획 서비스를 받을 수 있도록 명시적으로 허용하는 법률을 갖고 있으며, 다른 25개 주는 특정 상황에서 미성년자가 가족계획 서비스에 독립적으로 동의할 수 있도록 허용하고 있다(17).

아동의 건강에 대한 사회 불의의 영향

아동의 건강요구

복합적인 요인들이 아동의 건강에 영향을 미침에도 불구하고, 아동의 건강을 증진시키기 위해 필요한 것은 비교적 간단하다(18). 전반적으로, 아동은 성인보다 더 건강하다. 급성 또는 만성적인 건강 위험이 발생할 때, 아동의 증상들은 일반적으로 더 가볍고 더 쉽게 치료된다. 심각한 장애를 겪고 있는 아동의 비율은 낮지만, 많은 아동에게 빈곤, 부정적 아동기 경험(adverse childhood experiences: ACEs)과 관련된 예방 가능한 상태에 대한 위험이 증가하고 있다(19).

발달(development)은 아동기에서 사회적으로나 생물학적으로 가장 중요한 과정이다. 아동은 성장하는 시기이므로 자급자족하고 생산적일 것을 기대하지 않는다. 오히려 사회는 아동이 나이가 들수록 생산성을 향해 발전하고 성장해 나갈 것으로 기대한다(18). 고용 또는 임금 척도와 같은 성인을 위한 실용주의적 기능 규범은 아동의 건강 요구를 평가하는 데 제한적인 역할을 한다. 아동에게 일상생활, 학교, 놀이/오락 활동에 참여하는 능력은 기능성의 중요한 척도다.

성인 건강 문제는 아동의 신체적 또는 정신적 발달의 문제로 인해 나타날 수 있다. 아동의 건강 상태는 명확하고 진단 가능한 용어가 아닌 발달 단계로 표현되는 경향이 있기 때문에 아동의 건강 상태와 요구 사항은 성인과 다르다(18). 영유아기(infant or toddler)⁴ 발달 징후는 몸을 뒤집거나, 손을 사용하거나, 걷거나, 말을 할 수 있는 능력일 수 있다. 모든 아동이나 청소년의 발달 과제는 학습, 주의력, 적절한 사회적 상호작용을 할 수 있는 능력을 포함한다.

발달에 문제가 생겼을 때, 그 결과는 오래 지속될 수 있다. 학대, 방치, 폭력, 가족 별거, 기

---

⁴ 영아기와 유아기를 아울러 이르는 말로, 영아기의 경우 출생하고 나서 1년까지의 시기, 유아기의 경우 만 1세부터 초등학교 입학 전(미취학 아동기)까지의 시기를 의미한다.

배리 S. 레비

2016년 미국의 아동 빈곤율(18세 미만 아동의 경우)은 15.6%로 다른 나라보다 훨씬 높다. 그러나 지난 50년간 미국의 아동 빈곤 감소는 상당한 진전이 있었고, 1967년 28.4% 이후 45% 감소했다(1).

이러한 자료는 미국 정부의 보조적 빈곤척도(Supplemental Poverty Measure)에서 나온 것으로, 많은 전문가들은 이 자료가 저소득 가구가 기본적인 욕구를 충족하기 위해 필요한 자원에 대해 보다 정확한 그림을 제공한다고 믿는다. 보조적 빈곤척도는 보충 영양 지원 프로그램(Supplemental Nutrition Assistance Program. 이전 명칭: 푸드스탬프 프로그램)을 통한 정부 지원, 연방정부의 임대료 및 기타 비현금성 혜택 지원과 환급 가능한 세액 공제를 고려한다(이러한 비현금성 혜택과 환급 가능한 세액 공제를 고려하지 않았다면 2016년 미국의 아동 빈곤율은 25.1%였을 것이다). 이 분석의 저자들은 "정부 프로그램의 역할이 이러한 발전을 이끌고 있다"라고 결론을 내렸다(1).

이러한 진전에도 불구하고 미국의 2016년 아동 빈곤율은 다음을 포함하여 30개국보다 더 높았다(비현금성 혜택과 환급 가능한 세액 공제를 고려하지 않음)(2).

덴마크	핀란드	아일랜드	독일	영국	프랑스	호주	캐나다	일본	멕시코
2.9%	3.7%	9.2%	9.5%	11.2%	11.6%	13.0%	15.0%	16.3%	19.7%

많은 국가에서 미국보다 아동 빈곤율이 낮은 이유는 다음과 같다.

1. 이들은 격차를 줄이거나 예방하기 위해 세금 제도를 보다 효과적으로 사용한다.
2. 미국 연방정부의 큰 적자와 엄청난 소득 격차에도 불구하고 정치 지도자들은 부유한 미국인에 대한 세금 인상 요구에 대개 저항해 왔다. 트럼프 행정부가 제안했고, 2017년 의회가 통과시킨 대규모 세금 감면은 주로 부유한 미국인에게 혜택을 주었다(이런 세금 감면 이전에도 미국에서는 심각한 부의 격차가 있었는데, 상위 1%가 49%의 부를 차지하는데 이는 하위 90%가 차지한 23%보다 두 배가 넘는 것이었다)(3).
3. 많은 국가들은 경제적 극한 상황을 완화하기 위해 누진세 세금 제도에 훨씬 더 의존한다. 가장 부유한 사람들에게 더 높은 세율로 부과되는 세금이 보편적 가구수당, 출산휴가 직업보호(job-protected maternity leave), 무료 공립유치원, 자녀의 심각한 아동 질환으로 인한 부모 휴가와 같은 방법으로 프로그램에 사용되어 빈곤한 가구의 소득을 강화한다.

참고문헌
1. Shapiro I, Trisi D. Child poverty falls to record low, comprehensive measure shows stronger government policies account for long-term improvement. Center on Budget and Policy Priorities, October 5, 2017. Available at: https://www.cbpp.org/research/poverty-and-inequality/child-poverty-falls-to-record-low-comprehensive-measure-shows. Accessed August 2, 2018.
2. Organisation for Economic Cooperation and Development. OECD child well-being portal. Available at: http://www.oecd.org/social/family/child-well-being/. Accessed August 2, 2018.
3. Stone C, Trisi D, Sherman A, Taylor R. A guide to statistics on historical trends in income inequality. Center on Budget and Policy Priorities, May 15, 2018. Available at: https://www.cbpp.org/research/poverty-and-inequality/a-guide-to-statistics-on-historical-trends-in-income-inequality. Accessed August 2, 2018.

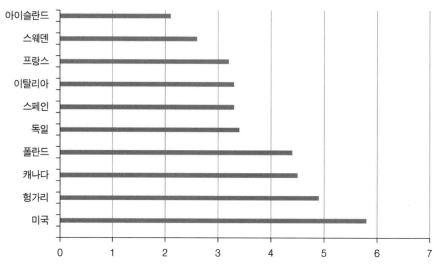

그림 5.1 2017년 경제협력개발기구(OECD) 국가 중 일부의 유아 사망률(출산 1,000명당).

자료: Central Intelligence Agency. The world factbook. Available at: https://www.cia.gov/library/publications/the-world-factbook/rankorder/2091rank.html (검색일 2018.8.2).

타 외상성 스트레스 요인과 같은 부정적 아동기 경험(ACEs)은 심장병, 담배와 알코올 남용, 우울증과 의도하지 않은 임신과 같은 성인 건강 문제의 위험을 증가시킨다(20). 생애 건강의 궤적은 어린 아동의 건강, 발달, 웰빙을 개선함으로써 바뀔 수 있다(21, 22).

미국 아동은 대체로 건강하다. 부모와 간병인이 "우수하거나 매우 건강하다"고 생각하는 비율이 약 90%에 달하며(23), 이 중 90% 이상이 정기적으로 건강관리 정보를 갖고 있는 것으로 알려졌다(24). 미국과 서유럽에서는 아동의 사망이 드물다. 2016~2017년 부모 평가조사에 따르면, 미국 전체 아동의 1.6%와 빈곤선 이하 미국 아동 3.2%의 건강 상태가 좋지 않았다(전문가 아동 건강 상태를 평가할 때는 비율이 더 높았다)(23). 유엔에 따르면 이 비율은 경제협력개발기구(OECD)의 다른 국가보다 미국에서 훨씬 높다(미국과 다른 국가의 아동 빈곤율에 관한 글상자 5.1과 저·중소득 국가 아동의 예방 가능한 사망에 대해서는 글상자 5.2를 참조할 것)(25).

미국의 영아 사망률은 수십 년 동안 감소해 2016년 1,000명당 사망률이 5.9명으로 역대 최저치를 기록했다(26). 미국은 다른 고소득 국가들에 비해서 조산(임신 3~7주 미만)의 비율이 높게 유지된다(27)(그림 5.1). 미국은 최근 일부 진전이 있었음에도 불구하고 2016년 OECD 국가 중 영아 사망률 3위를 기록했다. 만약 미국이 스웨덴의 연령별 출산 분포를 보였다면, 연간 3,200명의 유아 사망을 피할 수 있을 것이다(28). 미국 영아 사망률이 아프리카계 미국인과 인도계 영아에서 불균형적으로 높은 것은 주로 조산, 저체중 출산율이 높기 때문이다. 1990년부터 2015년까지 영아 사망률의 흑백 인종 격차가 더 벌어졌고, 2015년까지 흑인 영

캐서린 볼스(Kathryn Bolles), 제임스 엘리아드스(M. James Eliades)

매년 약 550만 명의 5세 미만 아동이 효과적인 개입을 통해 생명을 구할 수 있는 다양한 가능성이 있음에도, 설사병, 말라리아, 폐렴, 영양실조가 동반된 조산 합병증과 같이 예방 가능한 원인에 의해 사망한다. 아동의 대다수는 사하라 이남 아프리카, 남아시아, 동남아시아에 살고 있다. 이 중 약 260만 명의 사망자가 생후 28일(신생아 사망률) 동안 발생한다(2). 주로 음식, 안전한 식수, 위생, 주거, 건강관리, 교육이 부족한 극빈 가정에서 어린 아동의 질병과 사망 위험이 증가한다.

중·저소득 국가의 경우, 가장 가난한 20% 가구의 아동 사망률이 가장 부유한 가구 20%에 비해 두 배 높다(3). 가난한 아동의 가구는 주로 시골 지역에 살고, 건강 행동에 대한 지식이 부족하며 의료나 예방 건강 서비스에 거의 또는 전혀 접근하지 못하는 경향이 있다. 인종/민족과 성차별, 부족한 교육, 언어 장벽, 무력 분쟁, 자연재해 등 모두 아동 사망의 위험을 증가시킨다.

신생아 사망률 문제를 해결하기 위해 보건의료 제공자와 정치 입안자는 모든 어린 유아와 소녀, 생식 가능한 연령의 모든 여성이 양질의 보건의료에 접근할 수 있도록 보장해야 한다. 가장 가난하고 소외된 사람들을 포함해 대부분의 신생아 생명은 다음과 같은 방법으로 구할 수 있다.

- 여성에게 생식, 성 건강과 그들의 권리에 대한 가르침.
- 임산부에게 파상풍 독성 예방접종 실시.
- 숙련된 의사를 통한 기본적인 산과 서비스 제공 및 보장.
- 단독 모유 수유의 장려(4).

생후 1개월 이상 아동의 주요 사망 원인은 대부분 예방이 가능하고 매우 낮은 비용으로 치료할 수 있다. 이 연령대의 주요 사망 원인은 폐렴인데, 생명을 구하는 항생제와 예방 백신을 아동 1명당 1달러 미만으로 구입할 수 있음에도 불구하고 매년 150만 명의 아동이 사망하고 있다(1). 소금과 설탕을 이용한 간단한 해결책인 구강 재수화 요법(Oral rehydration therapy)은 연간 약 100만 명의 사망을 예방하고 설사병으로 인한 5세 미만 사망을 50% 줄였다(5).

예방접종 캠페인은 홍역, 파상풍, 소아마비와 같은 잠재적으로 치명적인 질병으로부터 보호한다. 신속한 진단 테스트, 효과적인 치료에 대한 접근, 모기장의 대량 보급, 임산부를 위한 예방 의약품 제공은 말라리아로부터 많은 아동의 생명을 구했다. 이러한 조치들은 효과적이고 비용이 적게 들지만, 이를 시행하는 데는 많은 난제가 남아 있다.

생명을 구하는 열쇠는 모든 지역사회가 적시에 적절한 품질의 의료서비스를 받을 수 있는 접근성이다. 일반적으로 공공시설 기반 치료를 사람들이 선호한다고 간주하지만 지리적 재정적 어려움으로 이러한 시설에서 치료받기보다 다른 곳을 찾는 사람이 흔하다.

지역사회 보건 종사자(Community health workers: CHWs)는 다양한 건강 서비스에 대한 접근성을 확대할 수 있다. 아동기 통합 지역사회 사례관리(integrated community case management: iCCM)라는 접근방식은 의료시설 접근성이 제한된 지역의 아동에게 생명을 구하는 서비스를 효과적으로 제공하는 것으로 널리 시험되고 입증되었다. 또한 이것은 저렴한 비용으로 대규모 구현이 가능하다. 지역사회 보건 종사자는 서비스될 지역사회나 인근 지역에 사는 보건 인력 또는 자원봉사자 중에서 선발되며 유니세프와 보건부의 치료 지침을 준수한다. 평균 6주간의 훈련과 몇 가지 기본적인 도구만으로 요원들은 폐렴, 말라리아, 설사, 일부 신생아 감염과 급성 영양실조 사례를 진단하고 치료할 수 있다. 시설 기반 관리에 대한 접근성이 낮은 모든 영역에서 통합 지역사회 사례관리 구현은 전 세계적으로 아동사망률을 약 24%까지 줄일 수 있다(6).

파키스탄의 한 연구에 따르면 (여성 보건 종사자로 알려진) 지역사회 보건 종사자에 의해 경구용 항생제로 집에서 치료받은 중증 폐렴 아동이 가장 가까운 병원에 의뢰된 아동보다 회복 가능성이 높다는 연구 결과가 나왔다(7). 지역사회 보건 종사자는 말라리아 신속 진단 검사와 같은 새로운 기술을 적용하는 것을 포함하여 훈련을 받은 후 몇 년 동안 지식과 임상 역량을 유지할 수 있다. 문해력이 낮은 영역에서 지역사회 보건 종사자는 그림 알고리즘을 사용하여 질병을 평가하고 치료한다. 현재 40개국 이상에 제공되는 통합 지역사회 사례관리는 신생아의 급성 영양실조와 일부 질병으로 인한 사망률을 줄이기 위한 통합적 치료를 제공한다는 것을 입증하였다(8).

자연재해가 발생하거나 무력 분쟁이 심한 지역의 기존 통합 지역사회 사례관리 프로그램은 가장 영향을 많이 받는 시골 지역에 지역사회 보건 종사자를 배치하여 폐렴, 설사병, 말라리아와 기타 아동기 질병으로 인한 이환과 사망을 예방할 수 있다. 이 접근방식은 국제 사회가 복잡한 인도주의적 비상사태에 대응하는 방식을 변화시킬 수 있다.

사람들은 종종 약사, 가게 주인, 개인 병원을 파트타임으로 운영하는 공공 부문 의사와 같은 민간 부문 보건의료 제공자와 함께 보건의료서비스를 찾는다. 아동 사망이 가장 많은 두 국가인 인도와 나이지리아에서는 아동의 3/4정도가 질병에 걸리면 민간 부문 보건의료 제공자에게 먼저 보내진다(9, 10). 만약 보건의료 제공자가 공공 부문 동료와 동일한 교육, 감독, 공급, 기준을 준수하지 않으면 잠재적으로 생명을 위협할 수 있는 질병을 앓고 있는 아동이 부적절하게 치료될 수 있다. 따라서 정부는 이러한 민간 부문 제공자가 양질의 치료를 제공하도록 하는 데 중요한 역할을 해야 한다.

정부가 품질 관리를 보장하기 위해 민간 부문 제공자와 협력한 예는 많다. 동남아 4개국에서는 약사, 이동(mobile)약 판매업자, 농장 말라리아 관리자(plantation malaria workers) 등을 포함한 민간 부문 제공자가 말라리아를 제대로 진단하고 치료할 수 있도록 하는 프로그램이 진행돼 고품질의 치료를 제공하고 말라리아 통제를 위해 정부와 신뢰할 수 있는 파트너 역할을 할 수 있음을 입증했다(11).

아동 사망률을 줄이는 데 많은 진전이 있었지만 아직 해야 할 일이 많이 남아 있다. 인도주의적 위기를 포함하여 중·저소득 국가에서 더 많은 아동의 생명이 모든 유형의 제공자, 특히 이환율과 사망률의 위험이 가장 높은 소외된 아동으로부터 적절한 양질의 치료에 시의적절하게 접근함으로써 절약할 수 있다.

효과적인 조치와 정치적 의지의 이행으로 대부분의 불필요한 아동 사망을 예방할 수 있다.

참고문헌

1. UNICEF. Under-five mortality. March 2018. Available at: https://data.unicef.org/topic/child-survival/under-five-mortality/. Accessed September 20, 2018.
2. Centers for Disease Control and Prevention. Infant mortality. August 2018. Available at: https://www.cdc.gov/reproductivehealth/MaternalInfantHealth/InfantMortality.htm. Accessed September 20, 2018.
3. Liu L, Johnson HL, Cousens S, et al. Global, regional, and national causes of child mortality: An updated systematic analysis for 2010 with time trends since 2000. Lancet 2012; 379: 2151-2161.

4. Biks GA, Berhane Y, Worku A, Gete YK. Exclusive breast feeding is the strongest predictor of infant survival in Northwest Ethiopia: A longitudinal study. Journal of Health, Population and Nutrition 2015; 34: 9.

5. Black R, Perry P. Community health workers: Key agents for saving children. In State of the world's mothers. Westport, CT: Save the Children, 2011. Available at: http://www.savethechildren.org/atf/cf/%7B9def2ebe-10ae-432c-9bd0-df91d2eba74a%7D/SOWM2011_FULL_REPORT.pdf. Accessed September 20, 2018.

6. Bari A, Sadruddin S, Khan A, et al. Community case management of severe pneumonia with oral amoxicillin in children aged 2-59 months in Haripur district, Pakistan: A cluster randomised trial. Lancet 2011; 378: 1796-1803.

7. CORE Group, Save the Children, BASIC, and MCHIP. Community case management essentials: Treating common childhood illnesses in the community: A guide for program managers. Washington, DC: CORE Group, Save the Children, BASIC and MCHIP, 2010.

8. Diaz, T, Aboubaker, S Young, M. Current scientific evidence for integrated community case management (iCCM) in Africa: Findings from the iCCM Evidence Symposium. Journal of Global Health 2014; 4: 020101.

9. Sengupta A, Nundy S. The private sector in India. British Medical Journal 2005; 331: 1157-1158.

10. Poyer S, Littrell M, O'Connell K, et al. Treating febrile children in sub-Saharan Africa: Evidence on recourse to multiple sources and polypharmacy from national household surveys in Madagascar, Nigeria, and Uganda. ACTWatch, PSI. Available at: http://www.actwatch.info/sites/default/files/content/publications/attachments/Treating%20febrile%20children%20-%20share.pdf. Accessed September 20, 2018.

11. Population Services International. GEMS: Greater Mekong sub-region elimination of malaria through surveillance: 2017 annual report. 2018. Available at: https://www.psi.org/publication/gems-2017-annual-report/. Accessed September 20, 2018.

아 사망률은 백인 영아의 2.3배였다(30).

미국의 다른 아동 건강 조치들은 긍정적인 경향을 보여주었다. 예를 들어, 2016년에는 19~35개월 사이의 미국 전체 아동 90% 이상이 예방 가능한 질병에 대해 기본 예방접종을 받았다. 그러나 가난하거나 보험에 가입하지 않았거나 흑인인 아동은 적절한 시기에 권고된 백신을 접종할 가능성이 낮았다(31).

미국의 아동 인구 중 상당한 비율은 유전적 조건, 만성질환, 심각한 장애 또는 기능 손상과 같은 특수한 건강상의 필요(special health need)를 가지고 있다(18)(8장 참조). 미국 보건복지부5에서 개발한 특수한 필요의 가장 널리 사용되는 정의는 "일반적으로 아동이 필요로 하는 것 이상의 유형 또는 양의 건강 관련 서비스로 만성적인 신체적, 발달적, 행동적, 정서적 조건

---

5 1953년에 설립된 미국 정부 부서로 직역하면 보건인적서비스부라고도 한다. 산하기관인 국립보건원(National Institutes of Health: NIH), 질병관리본부(Centers for Disease Control and Prevention, CDC), 국립 직업안전위생연구소(National Institute for Occupational Safety and Health, NIOSH), 국립 알레르기·전염병연구소(National Institute of Allergy and Infectious Diseases, NIAID)를 통솔한다.

을 포함한다"(32). 이 정의에 의하면 2016~2017년 18세 미만 미국 아동의 19%가 특수한 건강상의 필요가 있었다(23). 미국의 3~17세 아동 중 약 13~20%가 행동 문제, 우울증, 자폐 스펙트럼 장애와 같은 정신건강 상태를 적어도 하나는 가지고 있다(33). 이러한 정신적 조건들 중 일부는 생물학적 원인에 있다. 다른 것들에는 가난, 부적절한 양육, 다른 부정적 아동기경험(ACEs)에 의해 관련이 있거나 악화했다. 청소년기에 이러한 문제의 대부분은 약물 중독, 알코올 중독, 건강하지 못한 식단, 보호되지 않은 성관계와 같이 건강에 해롭거나 위험을 감수하는 행동과 관련이 있다(18). 따라서 아동과 청소년 건강 문제는 광범위한 맥락에서 봐야 한다. 원인과 기여 요인들은 복잡하고 특히 위험 가능성이 높은 그룹에 집중되어 있는 경우가 많다.

아동 건강에 대한 위협

아동의 건강을 위해 가능한 한 빠른 단계에서 성장과 발달의 문제를 식별하고 부모와의 상호작용을 제공하는 정기적, 지속적, 포괄적인 보건의료 접근성이 필요하다(34). 아동은 질병 위험을 높이고 잠재력과 성취도를 떨어뜨리는 지역 및 사회적 위협 상태로부터 자유로워야 한다. 임신 초기부터 1,000일 동안의 아동 발달은 평생 동안의 건강과 웰빙(well-being)에 매우 중요하다(35).

빈곤과 건강

아동의 낮은 사회경제적 지위(SES)와 열악한 건강 사이에 강한 연관성이 있다. 이 연관성은 모든 발달 단계와 대부분의 예방 가능한 장애에 존재하는 것으로 보인다. 따라서 사회경제적 지위는 아동 건강과 발달의 가장 중요한 결정요인이 될 수 있다. 미국에서는 약 20%의 아동이 빈곤에 처해 있으며, 어린 아동일수록 가난한 가정에서 살 가능성이 더 높았다. 미국 대부분의 지역에서 적절한 음식, 의복, 주택, 기타 기본적인 필요를 보장하려면 연방 '빈곤선(2018년 4인 가구의 경우 2만 5,100달러)'의 두 배 이상 소득이 필요하다. 2016년 '저소득' 기준 이하의 가구 소득은 미국 전체 아동의 41%, 아프리카계 미국인 아동의 61%, 아메리카 원주민 아동의 60%, 히스패닉 아동의 59%에 부정적인 영향을 미쳤다. 아동의 약 8%는 소득이 연방 빈곤 수준의 50% 이하인 가구에서 생활했다(37).

빈곤은 아동에게 열악한 생활조건을 조성하고 유지한다. 빈곤은 적절한 음식, 쉼터, 보건관리, 보육, 가족과의 시간, 아동의 환경을 안정되게 만드는 일상생활의 기타 측면에 대한 접근성을 위협한다. 빈곤은 식량 보장과 적절한 주거와 같은 웰빙과 안정감을 촉진하는 일상생활의 필수품에 투자하는 가족의 능력을 위협한다. 불충분한 소득은 가족이 건강에 대한 역경과 위협에 대처하는 능력을 방해한다. 또한 빈곤은 아동과 성인의 건강을 앗아가고, 아동에게서 기능적이고 강력한 보호자인 부모를 빼앗기도 한다(20).

미국에서 아동 빈곤의 가장 나쁜 형태는 질환, 장애, 사망률이 높은 가난한 도시 지역사회에서 발견되는 집중된 빈곤이다(38). 미국 전역에서 가장 빈곤한 인구조사지역을 분석한 결과 이 지역사회는 ① 어린 아동이 가장 많이 집중되어 있고 ② 사회적, 물리적, 교육적, 경제적 자본이 거의 없으며 ③ 인종적으로 매우 분리되어 있었고 ④ 부모와 다음 세대의 경제적 기회를 어렵게 만드는 것으로 나타났다(38).

환경 건강 위협

아동은 환경적인 건강 위협에 특히 취약하다. 어린 아동은 더 빨리 호흡하고 먹고 마시기 때문에 성인보다 체중에 비해 더 많은 독성 물질을 흡수할 가능성이 크다. 어린 아동은 땅 가까이에서 놀고, 손을 대는 행동을 더 많이 하기 때문에 토양, 먼지, 카펫에 있는 독성물질과의 접촉을 증가시킨다. 또한 아동은 천식과 기타 알레르기 질환을 유발하는 물질에 자주 노출된다.

미국의 최소 400만 가구의 아동이 납에 노출되어 있다(39). 약 50만 명의 1~5세 아동은 혈중 납 농도(BLLs)가 1데시리터(deciliter)당 5마이크로그램($\mu g/dL$) 이상이다(40). 가난한 아동은 그렇지 않은 아동에 비해 혈중 납 농도가 높아질 가능성이 더 높다. 납은 거의 모든 계통에 부정적인 영향을 미친다. 납에 노출된 아동은 5마이크로그램($\mu g/dL$) 이하의 혈중 납 농도에서도 지적장애를 겪는다(18장 글상자 18.1참고).

유해 폐기물은 아동에게 위험하다. 2009년 현재, 미국의 약 6% 아동은 청소되지 않았거나 건강을 위한 보호 조치가 없는 슈퍼펀드법[6]상 유해폐기물(Superfund hazardous waste) 현장에서 1마일(약 1.6km) 이내에 살고 있다. 아프리카계 미국인, 히스패닉계, 아시아계, 하와이 원주민(Native Hawaiian), 다른 태평양 섬 아동과 특정 인종 또는 민족의 가난한 아동은 슈퍼펀드 또는 위험물질로 오염된 시정 조치 현장에서 1마일 이내에 살 가능성이 불균형하게 높다(41).

나쁜 공기의 질 또한 아동에게 위협이다. 2016년에는 아동의 62%가 오염 물질 농도가 대기 질 기준을 초과하는 자치 지역 거주했다(41). 대기 오염은 천식 발작을 유발한다. 2015년

---

6 슈퍼펀드(superfund) 또는 포괄적 환경대응, 보상 및 책임 법(Confection and Liability Act of 1980)은 오염 물질 또는 유해 물질로 오염된 땅을 정화하도록 고안된 미국 연방법이다. 슈퍼펀드는 유해 물질 방출로 인한 천연자원 피해를 복구하기 위해 연방 천연자원기구, 주 및 아메리칸 인디언 부족에게 권한을 부여하고 독성 물질 및 질병 등록기구를 만들기도 했다.

미국 전체 아동의 8%, 흑인 아동의 14%가 천식을 앓고 있다(41).

석탄 화력발전소에서 배출되는 규제되지 않은 수은 수준의 상승은 또 다른 위험을 나타낸다. 북동부 10.8%와 중서부 8.4%의 가임기 여성에서 1999~2010년 동안 미국 환경보호국(U.S. Environmental Protection Agency)[7] 기준치인 5마이크로그램(μg/dL) 이상의 혈중 수은 수치가 나왔다(42).

수질이 나쁜 것도 또 다른 문제다. 수백만 명의 아동이 적절한 정수 처리와 여과 시스템이 없는 지역이나 보건 규정을 위반하는 공공 수도 공급 지역에 거주한다(43).

가구 소득의 격차와 건강 악화의 위험 요인 차이는 미국의 수백만 아동에게 부정적인 영향을 미친다. 저소득층 가구의 아동은 당뇨병, 시각장애, 중증 빈혈, 백신으로 예방할 수 있는 질병, 납 관련 장애, 부상과 폭력으로 인한 사망을 포함하여 예방과 치료가 가능한 여러 조건들에 대한 위험을 증가시킨다. 식량과 영양 부족은 아동의 성장과 발달에 영향을 미친다(14장). 이들은 조산이나 저체중으로 태어나거나 산전관리를 받지 않거나 부적절하게 받은 산모에게서 태어날 가능성이 더 높다. 가난한 가구에서 태어난 어린 아동의 건강과 발달은 부모의 스트레스, 약물 남용 및 우울증으로 인해 위협을 받고 있다. 위험이 높은 가구의 청소년은 알코올과 약물 남용, 흡연, 안전하지 않은 성관계, 정신건강 문제, 성병 감염, 의도하지 않은 임신과 한 부모(single parents)가 될 가능성이 더 높은데, 부분적으로는 초기 부정적 아동기경험(ACEs)으로 인해서이다(44).

근본 원인과 기본적인 요인들

소득의 잘못된 분배, 부적절한 소득 지원 정책, 유급출산과 육아휴직, 양질의 육아와 교육, 취약 계층 지원과 같은 가구와 아동을 위한 사회적 투자에 대한 정부의 불충분한 노력 등 수많은 요인들이 아동기 빈곤에 기여하고 있다. 이에 대한 사회 투자는 가정과 지역사회를 강화하고 아동이 건강하고, 배울 수 있으며, 최대의 성장과 성취가 가능하도록 양육하는 데 도움을 준다.

24개 선진국 중 미국은 유급출산휴가와 육아휴직, 가족수당, 자녀양육지원금을 보장하지 않는 유일한 국가다. 유급가족휴가(paid family leave)[8]와 광범위한 공적 지원에 따른 혜택과 긍정적 결과에도 불구하고, 2016년 미국 민간 근로자의 14%만이 직원 혜택으로 유급가족휴

---

7 1970년에 설립되어 미국 환경과 관련된 모든 입법 제정과 법안 예산을 책정하는 기구이다.

8 출산이나 입양으로 부모가 되었거나 아픈 가족을 돌보기 위해 사용할 수 있는 근로자 휴가제도로 미국 50개 주 가운데 이 제도를 시행하고 있는 주는 캘리포니아, 뉴저지, 로드아일랜드, 뉴욕 4개 주이다.

가를 이용했다(45).

미국 보건 정책은 아동에 대한 보장 범위를 개선했다. 2010년 환자 보호 및 적정 부담 보험법(The Patient Protection and Affordable Care Act: ACA)[9]은 아동을 포함한 모든 비노인 미국인을 위한 보편적인 건강보험 보장 체계를 확립하고자 시도되었다. 메디케이드, 아동건강보험 프로그램(Children's Health Insurance Program: CHIP)에 이르기까지 확장된 보장 범위와 건강보험 거래소(건강보험 시장이라고도 함)를 통한 보조금을 받는 건강보험 시장 설립을 통해 환자 보호 및 적정 부담 보험법(ACA)은 보험에 가입하지 않은 아동의 수를 미국 역사상 가장 많이 줄였다. 2016년까지 95% 이상의 아동이 건강보험에 가입했다(46).

소득의 잘못된 분배

미국의 부유한 가구와 가난한 가구의 소득 격차는 주로 세 가지 요인에 의해 그 어느 때보다 커졌다.

1. 교육: 교육이 제한된 노동자들은 저임금 일자리로 점차 강등되고, 경기침체와 해고에 불균형적으로 취약하고, 장기적으로 불완전한 취업 상태일 가능성이 높다.
2. 정부의 개입 실패: 최저임금이 물가상승률과 보조를 맞추지 못하고 있다. 인플레이션에 따라 조정된 연방정부의 최저임금은 1968년에 정점을 찍었고, 2009년에 마지막으로 인상되었다(47). 미국의 실질 최저임금은 경제협력개발기구(OECD)의 다른 11개국보다 뒤처져 있고, 한국, 이스라엘, 스페인, 터키보다 약간 앞선다(48). 1,500만 명 이상의 아동을 포함하여 6,000만 명 이상의 사람들이 저임금 근로자의 소득에 의존하는 미국 가구에 살고 있다(49).
3. 가구 구성: 기혼 가구 중 5%가 빈곤한 반면, 여성 미혼 가구의 27%, 남성 미혼 가구의 13%가 빈곤하다(50).

가장 필요한 가구에 대한 투자 실패

저임금과 빈곤 수준의 일자리를 제공하고 빈곤 위기에 처한 가구 형성을 촉진하는 시장 상황을 감안할 때 저소득 가정에 현금과 현물 소득 양쪽 다 지원하는 직접적인 경제적 중재는

---

9 오바마케어(Obamacare)를 지칭하는 용어로서 2010년 통과되어 미국 민주당 대통령이었던 버락 오바마가 서명한 미국 연방법 중 하나이며, 1965년 메디케어와 메디케이드 이후 가장 주요한 미국 의료보험제도 정비 사례이다(자료: James Vicini, Jonathan Stempel, Joan Biskupic, 2012년 2월 28일, "Top court upholds healthcare law in Obama triumph", Reuters).

매우 중요하다. 임산부 또는 3세 이하의 자녀가 있는 가구를 대상으로 한 미국 정부 지출 분석에 따르면 대부분의 영역에서 안전하고 안정적으로 양육을 도울 수 있는 최소한의 지원과 가정환경의 격차를 발견했다(51).

아동 양육비 징수는 도움이 될 수 있지만, 한 부모 가정에 속하는 저소득층 아동의 수를 생각하면 부족하다. 이는 주로 아동을 양육하지 않는 부모(absent parents)[10]의 소득이 적으며, 아동 양육비 징수를 위해 필요한 자원이 불충분하기 때문이다. 정부의 현금과 현물 소득에 대한 직접적인 경제적 이전은 부모의 존재 여부에 관계없이 한 부모 가정의 가구와 저임금 근로자에게 매우 중요하다.

미국 세법에 따른 복지 지원과 소득이전을 포함하여 경제적 현금 이전 프로그램의 여러 근거 법령들이 있다. 1996년 복지 개혁 법안이 '빈곤가정 일시 부조제도(Temporary Assistance for Needy Families: TANF)'[11] 블록 보조금 프로그램을 만든 이후로 지금까지 현금 이체의 가장 중요한 근거 법령은 미국 세법이었다. 2016년까지 빈곤 가구의 23%만이 빈곤가정 일시 부조제도로부터 현금 지원을 받았는데, 이는 빈곤가정 일시 부조제도가 제정되었을 때의 68%보다 훨씬 적은 수준이었다(52). 대부분의 가구는 복지 혜택을 받지 못한 채 일했다. 저소득층 아동의 절반은 노동자 가구에 살고 있다(53). 그러나 이 노동자들의 일자리는 불안정하고 임금이 낮다.

미국 세법에 따라 저소득층 가구에게 제공되는 '근로장려세제(Earned Income Tax Credit: EITC)[12]'는 가구 지원의 중요한 원천이다. 아동기의 근로장려세제 지원은 아동과 가구의 성공과 장기적으로 관련이 있는 것으로 나타났다(54). 2016년에는 근로장려세제, 자녀세액공제(Child Tax Credit: CTC),[13] 조세 정책 변화로 인해 900만 명이 빈곤에서 벗어났고, 이 중 절반은 아동이었다. 그러나 약 절반의 주정부만이 근로장려세제를 제공하고 있으며, 이 경우도 두 자녀를 둔 한 부모의 자격 상한선은 연간 소득 약 4만 달러이다(55).

가장 중요한 소득이전 프로그램 중 일부는 푸드스탬프, 임대주택 지원, 건강보험과 같은 현물 지원이 대표적이다. 주택과 의료 지원은 부유한 가구도 이용 가능하기 때문에 매우 편향되어 있다. 미국에서는 가구 소득과 무관하게 주택의 가치에 따라 주택담보대출 공제 금액이 중

---

[10] 일부 부모가 자녀와 관계를 맺거나 관계를 맺지 않는 방식을 정의할 수 있는 법적 용어이다. 자녀를 양육하거나 자녀와 함께 사는 부모가 아닌, 자녀와 함께 거주하지 않는 비양육 부모를 의미한다.

[11] 미국 연방지원 프로그램으로 미국 보건복지부에서 1997년 빈곤한 미국 가정에 현금지원을 제공하는 자녀 부양 가족 지원(Aid to Families with Dependent Children, AFDC) 프로그램을 계승했다.

[12] 저소득과 중소득 근로자에 대한 환급 가능한 세액공제 혜택이다. 소득과 자녀 수에 따라 액수가 달라지며 아이가 없는 사람도 자격을 얻을 수 있다.

[13] 납세자인 경우 17세 미만 아동 1인당 최대 2000달러의 세액을 청구할 수 있는 혜택이다.

가한다. 그러나 가난한 사람들은 종종 부담스러운 주거비에 직면한다. 예를 들어, 2016년 아동의 1/3이 주택비가 높은 가구에서 살았다(56). 2015년에 세입자 가구의 1/3 이상이 "임대 부담"으로 가구소득의 30% 이상을 주거비로 썼다(57).

2008년에 시작된 심각한 경기 침체의 결과로 보충영양지원 프로그램(Supplemental Nutrition Assistance Program: SNAP)[14]을 통한 식권 수령이 눈에 띄게 증가했다. 2016년에 보충영양지원 프로그램은 362만 미국인을 빈곤에서 구제하는 데 도움을 주었다(58). 고용 증가와 일부 성인에 대한 보충영양지원 프로그램 자격 상실로 인해 2017년과 2018년에 보충영양지원 프로그램 참여가 감소했다.

1996년 복지 개혁 법안에는 중증 장애 아동에게 현금 지원을 제공하는 생활보조금(Supplemental Security Income: SSI)[15] 프로그램에 대한 새로운 규제를 포함했다(59). 장애 판정에 대한 제한적인 기준으로 인해 수십만 명의 아동이 더 이상 생활보조금 지원을 받지 못한 것이다(60).

이민자 아동도 1996년 복지 개혁 법안의 악영향을 받았다. 최근에 정착한 합법적 거주 아동은 더 이상 메디케이드 또는 아동건강보험 프로그램(CHIP)을 받을 자격이 없다. 각 주는 보장 제공 여부를 선택할 수 있다. 2016년 현재 31개 주와 컬럼비아구에서만 메디케이드 또는 아동건강보험 프로그램을 임산부 또는 다른 국가에서 최근에 정착한 아동으로 확대했다(61).

게다가 도널드 트럼프 행정부는 이민자 가구와 망명을 원하는 사람들에 대해 점점 더 공격적인 입장을 취하고 있다. 2018년 가을에 제안된 정책은 이민자들이 "생활보호대상자(생존을 위해 주로 정부에 의존하는 것으로 간주되는 사람들)"로 분류되어 추방될 수 있다는 것을 두려워하기 때문에 메디케이드나 보충영양지원프로그램(SNAP) 혜택을 받는 수백만 명의 합법적 이민자 가구의 지원을 중단할 것이라고 위협했다(62). 트럼프 행정부는 망명을 원하는 가족을 포함하여 이민을 억제하기 위해 미국-멕시코 국경에 있는 부모와 기타 보호자로부터 아동을 분리하여 자치주 전역의 별도 아동보호소에 두는 것을 포함한 '무관용(zero tolerance)' 전략을 세웠다. 2018년 6월까지 2,300명 이상의 아동이 부모 또는 보호자와 분리되어 전국에 흩어져 있었으며(63) 연방정부 관리들도 흩어진 아동을 찾을 수 있는 수단이 부족했다. 연방 법원이 재결합을 명령할 때까지 2,654명의 아동이 부모 또는 보호자와 헤어졌으며, 이 중 4세 이하 아동이 103명이었다(64). 미국 시민자유연맹(American Civil Liberties Union)[16]은 2018년 10월

---

14 영양가 높은 식품을 구매하는 데 필요한 지원을 매월 제공하는 혜택으로, 자격 요건이 충족되면 식품 구매 시 사용할 수 있는 체크카드를 받을 수 있다.

15 65세 이상의 저소득층 또는 신체장애인 등에게 매월 지급되는 혜택이다.

16 1920년에 창립했으며, 미국 헌법과 법률에 의해 모든 사람에게 보장된 개인의 권리와 자유를 지키고 보존하기 위해 설

현재 약 250명의 아동이 정부에 구금되어 부모와 분리되어 있다고 보고했다. 아동의 부모 대부분은 이미 추방되었고, 일부는 미국에 망명 신청을 위해 남아 있다(64). 많은 간행물은 아동 분리가 아동의 신체적, 정서적, 발달적 건강에 미치는 장단기적 영향을 문서화하고 기술했다(63). 이러한 아동 분리를 비롯하여 음식과 따뜻한 쉼터, 인간의 정서적 접촉, 적절한 의료가 제공되지 않은 처리 센터의 무자비하고 안전하지 않은 행위들로 인해 아동과 그들의 가족은 심각한 피해를 입었다.

무엇이 필요한가?

미국에서 아동의 건강을 개선한다는 것은 모든 아동이 장애물로 작용하는 조건보다는 성장과 발달을 촉진하는 조건하에서 살 수 있도록 하는 것을 의미한다. 정부가 모든 주민들에게 동등한 기회를 제공한다는 주장을 펴는 것도 그중 한 가지이다. 그러나 이러한 주장을 의미 있게 만드는 정책을 조심스럽고, 의도적으로, 확고하게 추진하는 것은 전혀 별개의 일이다. 공무원이 아동에 대한 신체적, 정서적 피해를 고의적으로 입히는 것뿐만 아니라, 극도로 태만한 정책과 행동을 피하도록 하는 것은 여전히 필수적이다.

미국은 지역사회 개발에 적절한 투자를 한 적이 없다. 그러나 최근 구조적 빈곤과 모든 사람들의 건강과 안녕을 보장하는 정부의 역할에 반대하는 입장이 증가하면서 상황이 악화되고 있다.

아동 건강 증진에는 아동이 가장 많은 혜택을 받을 만한 가구에 투자를 선호한다. 근로장려세제(EITC)와 같이 근로자에 대한 세금 기반 경제적 지원을 더욱 확대하여 일하는 모든 가구가 저소득 상태에서 벗어날 수 있도록 해야 한다. 질병이나 장애로 인해 일을 하지 않는 가구를 위한 프로그램은 경제적 지원과 교육, 직업 훈련을 결합하여 자립을 촉진하는 프로그램이어야 한다. 특히 저소득층을 위한 주택 지원과 출산휴가, 육아휴직 정책, 교육에 투자해야 한다.

가정환경을 포함한 모든 환경에서 아동을 보호하는 것은 필수적이다. 아동을 강력하고 안정적으로 사랑해 주는 부모는 중요한 자산이다. 또한, 아동의 건강과 웰빙에 중요한 것은 ① 사회적 투자를 통해 가구 지원을 강화하고 ② 어머니, 유아, 어린 아동에 대한 가정방문을 포함하여 스트레스를 받는 가족에게 서비스를 제공하기 위한 아동 복지 프로그램의 제공이다.

립된 비영리 단체이다.

보건의료 종사자의 역할

그들의 지식과 경험, 존경을 고려해서 의사, 간호사와 기타 보건 종사자는 아동에 관한 공공 정책 개발에 상당한 영향을 미칠 수 있다. 이 문제가 운동장 건설이나 공공 의료보험 프로그램 확대, 또는 최저임금 인상이나 아동과 가구에 대한 다른 방법으로의 투자이건 보건 종사자는 중요한 교육과 지지 역할을 해야 한다. 따라서 정책에 영향을 미치고자 하는 보건 종사자는 다음을 수행해야 한다.

- 공무원 및 관련 비정부 조직의 대표와 개별적으로 또는 전문 기관을 통해 의사소통한다.
- 공무원들이 저소득층 아동의 거주 상황을 파악하고, 이러한 아동과 가족을 지원하는 프로그램을 모니터링할 수 있도록 보장한다.
- 아동을 위한 프로그램과 서비스를 지원하는 정치 후보자를 지원한다.
- 공공보험에 가입된 아동을 자신의 업무에 수용하는 것, 저소득 가정에 서비스를 제공하는 진료소에서 자원봉사를 하는 것, 고위험 아동 식별을 위한 지역사회 건강 홍보에 참여하는 것, 학교 및 보육 프로그램에서 예방 및 웰빙 활동을 촉진하는 것과 같은 개인 투자를 확대한다.
- 환자와 지역사회에서 건강의 사회적 결정요인을 식별하고 해결한다(36, 36).

결론

이 장에서는 아동 건강에 영향을 미치는 요인, 특히 사회적 결정요인의 중요한 역할을 검토했다. 아동의 복지는 적절한 가구 소득, 안전한 주택과 이웃, 아동을 적절하게 양육할 수 있도록 충분히 지원되는 아동 돌봄 제공자(caregivers) 등 많은 투자와 보호 요인에 달려 있다.

대부분의 아동은 급성질환을 경험하는 것으로 끝나는 건강한 삶을 영위하지만 여전히 많은 아동은 성장과 발달을 촉진하기 위해 지속적인 투자가 필요한 심각한 신체적, 정신적 장애와 손상을 경험한다. 또 다른 아동은 높은 스트레스, 폭력, 기타 형태의 트라우마와 관련된 빈곤 상태에 살고 있다.

미국에서 아동과 그들의 가족들에게 가장 심각한 위협은 빈곤과 다른 국가에 비해 적절하지 못한 사회정책의 결과에서 비롯된다. 보건의료 전문가 등은 진보적인 사회 정책을 지지하고 아동의 건강과 웰빙을 증진하기 위한 활동에 개인적인 시간과 힘을 투자함으로써 사회정의와 아동 건강 증진에 중요한 역할을 할 수 있다.

참고문헌

1. UN General Assembly Res. 44/25, U.N. GAOR, 44th Sess., Supp. No. 49, at 167 U.N. Doc. A/44/49 (1989).
2. United Nations Children's Fund. Convention on the Rights of the Child. Available at: https://www.unicef.org/crc/index_30229.html. Accessed July 21, 2018.
3. Roper v. Simmons, 125 S. Ct. 1833 (2005) (Holding that the death penalty for offenders under the age of 18 violates the 8th Amendment's prohibition of "cruel and unusual punishments").
4. Gavett G, Childress S. Supreme Court bans mandatory life terms for kids: What it means. Frontline, June 25, 2012. Available at: http://www.pbs.org/wgbh/pages/frontline/criminal-justice/supreme-court-bans-mandatory-life-terms-for-kids-what-it-means/. Accessed August 1, 2018.
5. See Roe v. Wade, 410 U.S. 113 (1973).
6. See Planned Parenthood v. Casey, 505 U.S. 833 (1992).
7. The Hastings Center. Stem cells. 2008. Available at: https://www.thehastingscenter.org/briefingbook/stem-cells/. Accessed August 1, 2018.
8. See In re Gault, 387 U.S. 1 (1967) (Juvenile offender has procedural due-process rights); Tinker v. Des Moines Indep. Cmty. Sch. Dist., 393 U.S. 503, 506 (1969) (Free speech right to wear armbands in school to protest war); Brown v. Bd. of Educ., 347 U.S. 483 (1957) (14th Amendment applies to school children).
9. Bellotti v. Baird, 443 U.S. 622, 634, 635 (1979).
10. Meyer v. Nebraska, 262 U.S. 390 (1923) (Invalidation of state laws that prohibited teaching a class below the eighth grade in any other language other than English; Violation of parents' 14th Amendment liberty interest to control the education of their children); Pierce v. Soc'y of Sisters, 268 U.S. 510 (1925) (State law requiring parents to enroll their children in public rather than private elementary schools struck down; Violation of parents' substantive due process rights to control education of their children); Wisconsin v. Yoder, 406 U.S. 205 (1972) (First and 14th Amendments allow parents the right to educate their children at home according to their faith; the Court held that state compulsory education law violated the constitutional rights of Amish parents to educate their children at home according to their religion).
11. Troxel v. Granville, 530 U.S. 57, 65 (2000) (State statute allowing "any person" to petition the court for visitation rights violated parents' substantive due process rights).
12. DeShaney v. Winnebago County Dep't of Soc. Serv., 489 U.S. 189, 196 (1989).
13. Estelle v. Gamble, 429 U.S. 97 (1976) (States have a duty to provide basic medical services to prisoners); Youngberg v. Romero, 457 U.S. 307 (1982) (States have a duty to protect the involuntarily committed).
14. See Title IV-B of the Social Security Act, 42 U.S.C. §§ 621 to 629 (2006).
15. Parham v. J.R., 442 U.S. 584 (1979).
16. Bellotti v. Baird, 443 U.S. 622, 643 (1979). See also Planned Parenthood of Central Mo. v. Danforth, 428 U.S. 52 (1976) and Ohio v. Akron Ctr. for Reprod. Health, 497 U.S. 502, 510-19 (1990).
17. Guttmacher Institute. Minors' access to contraceptive services. Available at: https://www.guttmacher.org/state-policy/explore/minors-access-contraceptive-services. Accessed July 21, 2018.
18. Stein RE, Stanton B, Starfield B. How healthy are U.S. children? JAMA 2005; 293: 1781-1783.
19. Bethell CD, Davis MB, Gombojav N, et al. Issue brief: A national and across-state profile on adverse childhood experiences among children and possibilities to heal and thrive. Johns Hopkins Bloomberg School of Public Health, October 2017. Available at: https://www.greatcircle.org/images/pdfs/aces-brief-101717.pdf. Accessed July 21, 2018.
20. Garner AS, Shonkoff JP. Committee on Psychosocial Aspects of Child and Family Health; Committee on Early Childhood, Adoption, and Dependent Care; Section on Developmental and Behavioral Pediatrics. Early childhood adversity, toxic stress, and the role of the pediatrician: Translating developmental science into lifelong health. Pediatrics 2012; 129: e224-e231
21. Campbell F, Conti G, Heckman JJ, et al. Early childhood investments substantially boost adult health. Science 2014; 343: 1478-1485.
22. Shonkoff J.P. Capitalizing on advances in science to reduce the health consequences of early childhood adversity. JAMA Pediatrics 2016; 170: 1003-1007.

23. Child and Adolescent Health Measurement Initiative. Data Resource Center for Child and Adolescent Health. 2016-2017 National Survey of Children's Health (NSCH) data query. Available at: www.childhealthdata.org. Accessed January 28, 2019.

24. Zewde N, Berdahl T. Children's usual source of care: Insurance, income, and racial/ethnic disparities, 2014. March 2017. Agency for Healthcare Research and Quality, Rockville, MD. Available at: http://meps.ahrq.gov/mepsweb/data_files/publications/st501/stat501.shtml. Accessed July 21, 2018.

25. United Nations General Assembly. Report of the Special Rapporteur on extreme poverty and human rights on his mission to the United States of America, May 2018. Available at: https://digitallibrary.un.org/record/1629536?ln=en. Accessed August 1, 2018.

26. Centers for Disease Control and Prevention. Infant mortality. Available at: https://www.cdc.gov/reproductive health/maternalinfanthealth/infantmortality.htm. Accessed July 21, 2018.

27. March of Dimes; The Partnership for Maternal, Newborn, & Child Health; Save the Children; and World Health Organization. In: Howson CP, Kinney MV, Lawn JE, eds. Born too soon: The global action report on preterm birth. Geneva: World Health Organization, 2012, pp. 16-31. Available at: http://www.who.int/pmnch/media/news/2012/201204_borntoosoon-report.pdf. Accessed August 1, 2018.

28. MacDorman MF, Mathews TJ. International comparisons of infant mortality and related factors: United States and Europe, 2010. NCHS National Vital Statistics Reports 2014; 63: 1-6.

29. Mathews TJ, Ely DM, Driscoll AK. State variations in infant mortality by race and Hispanic origin of mother. Recent trends in infant mortality in the United States, 2013-2015. January 2018. Available at: https://www.cdc.gov/nchs/data/databriefs/db295.pdf. Accessed July 21, 2018.

30. Murphy SL, Xu JQ, Kochanek KD, et al. Deaths: Final data for 2015. Table I-31. National Vital Statistics Reports, November 27, 2017. Available at: https://www.cdc.gov/nchs/data/nvsr/nvsr66/nvsr66_06_tables.pdf. Accessed July 10, 2018.

31. Centers for Disease Control and Prevention. Vaccination coverage among children aged 19-35 months, United States, 2016. Morbidity and Mortality Weekly Report 2017; 66: 1171-1177.

32. McPherson M, Arango R, Fox H, et al. A new definition of children with special health care needs. Pediatrics 1998; 102: 137-140.

33. Perou R, Bitsko RH, Blumberg SJ, et al. Mental health surveillance among children—United States, 2005-2011. Morbidity and Mortality Weekly Report 2013; 62: 1-35.

34. National Research Council and Institute of Medicine (IOM). From neurons to neighborhoods: The science of early childhood development. Washington, DC: National Academy Press, 2000. (Also see: From neurons to neighbor-hoods: An update. Washington, DC: National Academy Press, 2012.)

35. Shonkoff JP. Leveraging the biology of adversity to address the roots of disparities in health and development. Proceedings of the National Academy of Sciences 2012; 109(Suppl2): 17302-17307.

36. Braveman P, Barclay, C. Health disparities beginning in childhood: A life-course perspective. Pediatrics 2009; 124(Suppl 3): S163-S175.

37. Semega JL, Fontenot KR, Kollar MA. Income and poverty in the United States: 2016. September 2017. Available at: https://www.census.gov/content/dam/Census/library/publications/2017/demo/P60-259.pdf. Accessed July 10, 2018.

38. Bruner C. ACE, place, race, and poverty: Building hope for children. Academic Pediatrics 2017; 17: S123-S129.

39. Raymond J, Brown MJ. Childhood blood lead levels in children aged <5 years—United States, 2009-2014. Morbidity and Mortality Weekly Report 2017; 66: 1-10.

40. Centers for Disease Control and Prevention. Lead. Available at: https://www.cdc.gov/nceh/lead/. Accessed July 17, 2018.

41. U.S. Environmental Protection Agency. America's children and the environment (ACE). January 2018. Available at: https://www.epa.gov/ace. Accessed July 21, 2018.

42. Cusack LK, Smit E, Kile ML, Harding AK. Regional and temporal trends in blood mercury concentrations and fish consumption in women of child bearing age in the United States using NHANES data from 1999-2010. Environmental Health 2017; 16: 10.

43. Centers for Disease Control and Prevention. Drinking water. Available at: http://www.cdc.gov/healthywater/drinking/. Accessed August 1, 2018.

44. Healthypeople.gov. Adolescent health. Updated 2017. Available at: https://www.healthypeople. gov/2020/topics-objectives/topic/Adolescent-Health. Accessed July 21, 2018.

45. Isaacs J, Healy O, Peters HE. Paid family leave in the United States: Time for a new national policy. Urban Institute, May 2017. Available at: https://www.urban.org/sites/default/files/publication/90201/paid_family_leave_0.pdf. Accessed July 21, 2018.

46. Alker J, Pham O. Nation's uninsured rate for children drops to another historic low in 2016. Georgetown University Health Policy Institute, Center for Children and Families. September 2017. Available at: https://ccf.georgetown.edu/wp-content/uploads/2017/09/Uninsured-rate-for-kids-10-17.pdf. Accessed July 21, 2018.

47. Desilver D. Five facts about the minimum wage. January, 2017. Available at: http://www.pewresearch.org/fact-tank/2017/01/04/5-facts-about-the-minimum-wage/. Accessed August 1, 2018.

48. Organisation of Economic (OECD) Real minimum wages. Available at: https://stats.oecd.org/Index.aspx?DataSetCode=RMW. Accessed July 21, 2018.

49. Economic Policy Institute. 60 million people depend on the incomes of low-wage workers in America. December 2014. Available at: https://www.epi.org/press/60-million-people-depend-on-the-incomes-of-low-wage-workers-in-america-increasing-the-federal-minimum-wage-would-benefit-on-average-more-than-135000-people-in-each-congressional-district/. Accessed July 21, 2018.

50. Semega JL, Fontenot KR, Kollar MA. Income and poverty in the United States: 2016. September 2017. Available at: https://www.census.gov/data/tables/2017/demo/income-poverty/p60-259. html. Accessed July 21, 2018.

51. Bruner C, Johnson K. Federal spending on prenatal to three: Developing a public response to improving developmental trajectories and preventing inequities. Center for the Study of Social Policy. March 2018. Available at: https://cssp.org/wp-content/uploads/2018/08/CSSP-Prenatal-to-Three.pdf. Accessed January 28, 2019.

52. Floyd I, Pavetti L, Schott L. TANF reaching few poor families. Center on Budget and Policy Priorities. December 13, 2017. Available at: https://www.cbpp.org/research/family-income-support/tanf-reaching-few-poor-families. Accessed July 21, 2018.

53. Koball H, Jiang Y. Basic facts about low-income children: Children under 18 Years, 2016. January 2018. Available at http://www.nccp.org/publications/pub_1194.html. Accessed July 30, 2018.

54. Hamad R, Rehkopf DH. Poverty and child development: A longitudinal study of the impact of the earned income tax credit. American Journal of Epidemiology 2016; 183: 775-784.

55. Center on Budget and Policy Priorities. Policy basics: State earned income tax credits. April 18, 2018. Available at: https://www.cbpp.org/research/federal-tax/policy-basics-the-earned-income-tax-credit. Accessed July 21, 2018.

56. KidsCount Data Center. Children living in household with a high housing cost burden. Annie E. Casey Foundation. Available at: https://datacenter.kidscount.org/data/tables/7244-children-living-in-households-with-a-high-housing-cost-burden#detailed/1/any/false/870,573,869,36,868,867,133,38,35,18/any/14287,14288. Accessed July 21, 2018.

57. Pew Charitable Trusts. American families face a growing rent burden. April 19, 2018. Available at: www.pewtrusts.org/en/research-and-analysis/reports/2018/04/american-families-face-a-growing-rent-burden. Accessed July 21, 2018.

58. Food Research and Action Center (FRAC). Supplemental Nutrition Assistance Program (SNAP). Available at: http://frac.org/programs/supplemental-nutrition-assistance-program-snap. Accessed July 21, 2018.

59. Committee of Ways and Means, U.S. House of Representatives. The Personal Responsibility and Work Opportunity Reconciliation Act and associated legislation. November 6, 1996 (Public Law 104-193, 104th Congress, 2nd Session). Available at: http://www.gpo.gov/fdsys/pkg/CPRT-104WPRT27305/html/CPRT-104WPRT27305.htm. Accessed August 1, 2018.

60. U.S. Social Security Administration. Trends in the Social Security and Supplemental Security Income Programs. Available at: https://www.ssa.gov/policy/docs/chartbooks/disability_trends/sect04.html. Accessed July 21, 2018.

61. Centers for Medicare and Medicaid Services. Medicaid and CHIP coverage of lawfully residing children and pregnant women. Available at: https://www.medicaid.gov/medicaid/outreach-and-enrollment/lawfully-residing/index.html. Accessed August 3, 2018.

62. National Immigration Law Center. The Trump Administration's "public charge" attack on immigrant families, April 2018. Available at: https://www.nilc.org/wp-content/uploads/2018/01/Public-Charge-Fact-Sheet-2018.pdf.

Accessed online July 10, 2018.

63. Wood LNC. Impact of punitive immigration policies, parent-child separation and child detention on the mental health and development of children. BMJ Paediatrics Open 2018; 2:e000338. Available at: https://bmjpaedsopen.bmj.com/content/2/1/e000338. Accessed February 4, 2019.

64. Hernandez A. Nearly 250 migrant children still separated from parents, ACLU report says. Washington Post, October 18, 2018. Available at: https://www.washingtonpost.com/local/immigration/nearly-250-migrant-children-still-separated-from-parents-aclu-report-says/2018/10/18/d3fc2fd0-d222-11e8-b2d2-f397227b43f0_story.html?utm_term=.15dc31be5df4. Accessed February 4, 2019.

65. Hagan JF Shaw JS, Duncan PM. Bright futures: Guidelines for health supervision of infants, children, and adolescents. 4th ed. Elk Grove Village, IL: American Academy of Pediatrics, 2017.

06

노인

Older People

스티븐 P. 월리스·캐럴 L. 에스테스
번역 장숙랑

스티븐 P. 월리스(STEVEN P. WALLACE)_ PhD. 캘리포니아 대학교 로스앤젤레스 공중보건대학 지역사회
건강과학부 교수. 보건정책연구센터 부소장 역임, swallace@ucla.edu

캐럴 L. 에스테스(CARROLL L. ESTES)_ PhD. 캘리포니아 대학교 샌프란시스코 간호대학 교수, 사회 및 행동과
학부 명예교수. 건강노화연구소 설립자 및 이사 역임. Carroll.estes@gmail.com

장숙랑_ RN. MPH. PhD. 중앙대학교 적십자간호대학 교수. 건강불평등을 개선하는 건강노화 정책과 돌봄의
정의실현을 목표로 오늘도 연구 중이다. sjang@cau.ac.kr

서론

경찰의 흑인 대상 가혹 행위 문제로 촉발된 "흑인의 생명은 소중하다(Black lives Matter)" 운동에서부터 성폭행과 성희롱에 대한 고발 "미투(Me Too)" 운동에 이르기까지, 지금은 동시대를 살아가는 사람들이 다양한 영역에서 '정의롭지 못한 것'에 대한 자각과 인식이 어느 때보다 높다. 이민자들이 겪는 문제를 보면서 학대(abuse)에 대한 인식도 급격히 높아졌다. 도널드 트럼프 행정부가 갑자기 국경에 이민자 보호시설을 설치하고, 가족과 어린이를 분리 수용하는 정책을 시작했기 때문이다. 연령차별주의(ageism)와 고령자에 대한 불평등(inequity)은 그동안 크게 변한 것이 없다. 이 문제를 드러내거나 해결해 보자는 가시적 활동도 두드러진 적이 별로 없었다. 6장에서는 노인이 처한 불평등을 살펴보고, 사회적, 경제적 구조가 어떻게 불평등을 유발하는지 살펴본다. 고령자가 처한 불평등을 해소하기 위한 실천 행동도 제안했다.

사회 불의가 노인에게 어떤 영향을 줄까

노년기 불평등의 특징, 정도, 원인을 밝히는 연구는 대부분 인종, 젠더, 성적 지향, 사회경제적 위치 등에 초점을 맞춘 것이 대부분이다(1, 2). 연령 차별이나 연령 기반의 구조적 불평등, 즉 고령 그 자체에 의한 불평등에 초점을 둔 연구는 거의 없다. 일반인의 관심도 적다. '노화 방지(defeat aging)'(3)를 끊임없이 탐구하는 사회, 재정 부족을 노인 인구 탓으로 돌리는 사회(4), 그리고 그 사회 속에 살아가는 노인들, 그들은 단지 '연령' 때문에 불공평한 취급을 당할 가능성이 높다. 사회 정책과 정치적 이념이 변화하지 않는 한 그럴 것이다(5). 따라서 노인 인구 집단 내에서의 불평등뿐만 아니라, 노인과 젊은 세대 간의 불평등도 반드시 고려해야 한다.

생애 전 과정에 걸쳐서 노년기에 겪을 보건의료와 건강 결정요인의 불평등을 제거하는 것이야말로 우리의 윤리적 의무이다(6). 의무만이 아니라 이익도 있다. 노인이 더 건강한 사회가 된다면, 사회적으로, 물질적으로 분명 이득이다(7). 가족, 지역사회, 사회의 한 구성원으로서 노인은 여러 통로로 연결되어 있다. 사회 구성원들은 나이가 들어도 계속 적극적인 사회적 기여를 하고 있다.

'베이비 붐' 세대가 노화됨에 따라 귀중한 기술과 경험을 가진 노인 인구가 중요한 자원들을 점점 더 많이 제공하게 될 것이다. 노년기의 불평등은 일부 집단에 대한 차별적인 사회적 비용을 의미하기도 한다. 노인 중에서 더 연령이 높은 초고령들자들은 베이비붐 세대와 달리 지역사회에 기여할 수 있는 능력이 낮을 수 있고, 노쇠와 질병으로 인한 비용이 사회에 부담을 줄 수 있기 때문이다.

전 지구적 도전

인구고령화는 주로 고소득 국가(HICs)가 겪는 현상으로 여겨져왔다. 그렇지만 중·저소득 국가(LMICs)에서도 마찬가지로 일어나고 있는 현상이다. 2020년까지 60세 이상 노인 인구수는 약 10억 명이 넘을 것으로 예측되고, 2050년까지 21억 명에 도달할 것으로 추계한다.

현재 전체 노인의 2/3 이상(7억 5,000만 명 이상)이 살고 있는 중·저소득 국가에서는 인구고령화가 가장 빠르게 진행하고 있다(8). 고소득 국가에서 가장 빠르게 증가하고 있는 연령층은 바로 80세 이상 인구이다. 현재 전 세계 60세 이상 인구의 절반 정도가 중국, 인도, 미국, 일본, 러시아 5개국에서 살고 있다.

2016년 평균수명은 고소득 국가 중 33개국은 80세 이상이고, 저소득 국가 15개국에서는 60세 미만이다. AIDS의 대유행, 개발 부채(development loan), 그로 인해 초래된 의료 민영화, 이 모두는 중·저소득 국가의 기대수명을 줄이는 원인이 되었다.

기대수명이 늘어난 것을 보통 사회적 성과로 여기곤 하지만, 사회적 부담으로도 회자되는데, 사회적 부담은 미국 등지에 있는 "종말론적 인구통계학" 입장을 추종하는 자들의 표현이다(9). 노인인구가 곧 사회적인 부담이라는 관점은 미국 등에서 흔히 볼 수 있는데, 고령화가 공공정책에 심각한 영향을 초래할 것이라고 가정한다(10). 일부 정치인과 인구통계학자들은 국가 부도 임박, 자녀에 대한 투자 부족, 가용한 가족 지원 제도의 강화 우려 등 무서운 경고를 해왔다(11, 12). 이러한 견해는 감세를 고려한 예산 적자, 증가하는 군비 지출 등 정치적 문제에 대해서 노인 이슈를 희생양으로 삼는다. 사회적 통합과 고령화는 분리된 이슈가 아니다. 젠더의 진일보, 경제적 안정, 빈곤 문제들과도 구별되지 않는다. 전 세계는 노인의 지속적인 기여로 인한 잠재적 이익이 무엇인지 잘 알고 있어야 한다(13).

인구고령화는 여성의 문제라 할 수 있다(14). 모든 사회에서 여성은 남성보다 오래 산다. 고령이 되면 여성 대 남성의 비율이 일반적으로 2 대 1 정도이다(15). 여성은 돌봄 제공자로 특히 어린이들, 돌봄이 필요한 가족들이 여성 돌봄 노동에 의지하고 있다. 예를 들어, 인간면역결핍바이러스/에이즈(HIV/AIDS) 감염률이 높은 곳에서, 성인 자녀와 부모 잃은 손주들의 필수적인 간병 인력은 대부분 노인 여성이다. 돌봄 대가는 무급임에도 불구하고, 여성의 가족 보호 업무는 지속된다. 육체적, 정신적으로 돌봄을 제공할 수 없을 지경에 이르러서야 돌봄 노동은 중단된다. 그 결과, 전 세계 고령 여성은 고령 남성보다 경제적 박탈감과 불안을 더 많이 경험한다(16). 특히 중·저소득 국가의 고령 여성은 격변하는 정부, 불안정한 사회안전망에 더 취약하다.

"모든 연령을 위한 사회를 만들자(Building a Society for All Ages)"는 주제로 개최된 제2차 노화 세계회의(The Second World Assembly on Ageing)(2002년)는 활동적 노년의 중요성을 강조하면서, 경제 발전, 빈곤 감소와 더불어 고소득 국가의 중·저소득 국가 지원 필요성을 포함한 기초적인 고령사회 프레임을 제시했다. 회의 참석자들은 사회 제도와 정책에 사용되는 사회정의의 원칙에 대해 논의했다. 미국 등 고소득 국가들은 개인의 건강과 부의 합계를 최대화하는 공리주의 철학에 기초한 개인주의적인 정의(justice)를 원칙으로 하는 자유시장 정책을 지지해 왔다. 이것은 기대수명과 국내총생산(GDP)의 관계를 정기적으로 관찰한 결과를 반영한 목표이다. 그러나 이러한 정책은 건강과 부의 분배를 무시하는 것이며 심지어 모든 사람들에게 동등한 기회를 보장하지 못하게 방해한다(17).

사회 불의가 노년기 건강에 미치는 영향

노인의 인종, 소득, 성별 등에 따라 건강 상태와 의료 접근성은 다양하다. 예를 들면, 미국의 고령 흑인들은 질병 이환이나, 장애, 주관적 건강 상태 등 모든 측면에서 측정한 건강 상태가 다 백인 노인보다 좋지 않다. 히스패닉계 고령자들은 일부 질병, 예를 들면 관상동맥질환이나 뇌졸중에서는 백인 노인에 비해 발병률이 낮지만, 당뇨병과 장애 발생률은 백인 노인에 비해 더 높다(15장의 글상자 15.1). 빈곤은 거의 모든 건강 문제에 악영향을 준다. 지난 40년 동안 소득 불평등이 증가했는데, 지난 40년간 사망률의 소득 격차는 심지어 그보다도 더 심해졌다. 저소득은 젊은 연령에서의 사망률도 높게 나타나지만, 노인이 되는 시점에서의 저소득은 그 이후의 노년기 건강에 계속 악영향을 준다(18). 게다가 여성은 비록 평균수명이 남성보다 길지만, 남성보다 만성질환(NCD)과 장애에 더 많이 이환되어 있다(19, 20)(2, 3, 4, 15장 참조).

주관적 건강 상태는 현재의 건강 상태를 종합적으로 보여주는 좋은 건강 지표이자 사망과 장애를 예측하는 변수이다(21). 이 주관적 건강 상태 역시 불평등의 사회적 범주를 여실히 보여준다. 좋지 않은 건강 상태는 소득과 밀접한 관련이 있다. 소득이 낮은 노인들의 거의 절반이 건강 상태를 그저 그렇거나 나쁘다고 보고했다. 이와 대조적으로, 고소득자의 12%만이 건강 상태를 그저 그렇다거나 나쁘다고 보고한다(표 6.1). 히스패닉계, 비히스패닉 아프리카계 미국인, 그리고 아메리카 인디언들은 모두 비히스패닉 백인들에 비해 건강 상태가 나쁘다고 응답할 가능성이 높다.

지난 세기 동안 급성 감염병으로 인한 사망률은 상당히 감소했고 대부분의 사망률은 만성질환(NCDs)에 의한 것이다. 고혈압, 관상동맥질환, 뇌혈관질환, 암, 당뇨병, 만성호흡기질환

표 6.1 주관적 건강 상태에서 보통이나 낮다고 응답한 65세 이상 노인: 소득, 인종, 성별에 따른 차이. 미국, 2016년

	요인	주관적 건강 수준 보통/나쁨
소득수준	빈곤선 이하: 0~99% 빈곤선	46%
	차상위: 100~199% 빈곤선	32%
	낮은 중간계층: 200~299% 빈곤선	21%
	중간계층 이상: 300% 이상 빈곤선	12%
인종/민족	비히스패닉계 백인	19%
	아프리카계 미국인	32%
	히스패닉	34%
	아메리카 인디언/알라스카 원주민	42%
	아시아계	20%
성별	여성	22%
	남성	22%

자료: 미국 질병통제예방센터(Centers for Disease Control and Prevention). National Health Interview Survey, 2016. Accessed at Blewett LA, et al. IPUMS Health Surveys: National Health Interview Survey, Version 6.3 (dataset). Minneapolis, MN: IPUMS, 2018. http://doi.org/10.18128/ D070. V6.3.

등 만성질환은 노인에게 불균등한 영향을 준다(15장). 급성질환에서 만성질환으로의 "생태학적 전환"은 이미 고소득 국가들에서 발생했으며, 현재 저·소득 국가에서도 일어나고 있다(22). 수많은 만성질환은 건강 증진과 질병예방 조치를 시행하고 사회의 자원 분배의 형평성을 높임으로써 예방되거나 지연될 수 있다.

만성질환은 사망과 장애의 주요 원인이다. 만성질환 유병률은 인종, 계급, 성별에 따라 다르다. 예를 들어, 당뇨병 유병률은 인종, 소득, 성별과 강한 연관성을 가진다(표 6.2). 아프리카계 미국인 노인들은 백인 노인에 비해 만성질환에 더 많이 이환되고, 여성 노인은 남성 노인보다 만성질환 유병률이 더 높다(23). 특히 요실금은 여성 노인들 사이에서는 치명적이지는 않지만 사회적 고립과 삶의 질 저하에 큰 영향을 준다. 노인들 사이에서 정신·심리적 고통은 젊은이들보다 낮지만, 오히려 낮은 소득 여성 성별과 정신·심리적 고통과의 연관성은 젊은이들보다 노인에서 훨씬 더 높다. 게다가 노인의 장애율 또한 소득, 인종/민족, 성별에 따라 다르게 나타난다(표 6.2)(8, 15, 16장 참조).

장애율은 20세기 후반 꾸준히 하락했지만 2000년 이후부터 그 감소 속도가 줄어들었다(24). 사망률의 감소는 기대 수명을 증가시킬 수 있지만, 그렇게 해서 추가적으로 얻게 된 시간은 높은 장애율과 연결되기 때문에 의료체계와 지역사회에 추가 수요를 발생시킬 수 있다. 비만과 당뇨의 증가율은, 유색인종과 가난한 사람들 사이에서 가장 높게 나타나는데, 이 때문에 그들에게서 장애율도 역시 높아질 수 있음을 쉽게 유추할 수 있다.

또한 노인 집단의 특성에 따라 건강 서비스 이용에 불평등이 존재한다. 사회경제적 특성에

표 6.2 소득수준, 인종/민족, 성별에 따른 노인의 일부 만성질환 유병률, 미국 2016년

요인		관상동맥질환	뇌졸중	당뇨병	우울증상(PHQ2≥3)	활동제한
소득수준	빈곤선 이하: 0~99% 빈곤선	16%	14%	33%	15%	58%
	차상위: 100~199% 빈곤선	16%	11%	26%	12%	48%
	낮은 중간계층: 200~299% 빈곤선	15%	8.1%	19%	8.7%	33%
	중간계층 이상: 300% 이상 빈곤선	12%	5.9%	16%	4.5%	22%
인종/민족	비히스패닉계 백인	15%	8.2%	19%	7.0%	33%
	아프리카계 미국인	14%	11%	32%	9.8%	40%
	히스패닉	13%	7.4%	35%	14%	36%
	아메리카인디언/알라스카 원주민	11%	11%	42%	6.1%	51%
	아시아계	9.3%	4.7%	26%	6.8%	26%
성별	여성	11%	8.3%	19%	7.7%	36%
	남성	19%	8.3%	25%	8.1%	31%

자료: 미국 질병통제예방센터(Centers for Disease Control and Prevention). National Health Interview Survey, 2016. Accessed at Blewett LA, et al. IPUMS Health Surveys: National Health Interview Survey, Version 6.3 (dataset). Minneapolis: University of Minnesota, 2018. http:// doi.org/ 10.18128/ D070. V6.3; # Lynn A. Blewett, Julia A. Rivera Drew, Risa Griffin, Kari C.W. Williams, and Daniel Backman. IPUMS Health Surveys: Medical Expenditure Panel Survey, Version 1.0 (dataset). Minneapolis: University of Minnesota, 2018. http:// doi.org/ 10.18128/ D071. V1.0.

따라 건강 결과에 차이가 나는 것은 같은 원리로 건강서비스 이용상의 차이에 의해 초래된 것이라 할 수 있다. 의료비 지불에 대한 염려, 건강검진에서의 배제, 일차의료보다는 응급의료를 먼저 이용하게 되는 등, 필요한 의료서비스에의 낮은 접근성 등은 모두 저소득 노년층(표 6.3)에서 가장 높다. 히스패닉 노인들은 특히 의료비 지불에 대한 염려를 많이 하고 있다.

당뇨병을 앓고 있는 사람은 정기적인 시력 검사를 해야만 당뇨병성 망막증과 실명을 예방할 수 있다. 아시아계 미국 노인들이 최근 시력 검사 수검율에서 가장 낮은 양상을 보인다. 응급실은 종종 주치의에 대한 접근성이 좋지 않거나, 지연된 의료서비스, 제대로 관리되지 않은 건강 문제로 인해 남용되곤 한다. 이러한 응급실 이용은 아프리카계 미국인 노인과 저소득층에서 가장 높게 나타난다(표 6.3). 가난하거나, 유색인종 노인들은 질병 부담이 더 크다. 의료서비스를 받기에 어려움이 크다는 것은, 의료서비스가 정말 가장 필요한 사람들에게 의료 자원이 불공평하게 분포한다는 것을 반영한다. 의료서비스 이용의 불평등 외에도 치료의 질에서도 노인들은 차이가 있다.

전반적인 보건의료의 질 지표들이 시간이 지남에 따라 개선되고는 있지만, 인종과 소득에 따른 차이는 여전히 상당한 정도로 계속되고 있다(25). 고령층 내의 불평등 외에도, 노인집단에 대한 격차는 계속되고 있다. 1968년 미 의회가 통과시킨 '고용에 대한 연령차별 금지' 연방법에도 불구하고 55세 이상의 중고령층은 일반적으로 일자리를 구하기가 더 어렵고, 더 오랫

표 6.3 65세 이상 노인 중 소득, 인종/민족, 성별에 따른 보건의료 접근성 차이, 미국 2016년

요인		의료비 지불에 염려가 매우 크다	당뇨환자 중 최근 동공 확장 후 눈 검사를 받은 지 2년 이상 지남	지난 1년간 응급실 이용률
소득수준	빈곤선 이하	14%	32%	31%
	차상위계층	13%	26%	29%
	낮은 중간계층	5.7%	21%	23%
	중간계층 이상	1.3%	14%	20%
인종/민족	비히스패닉계 백인	5.5%	19%	23%
	아프리카계 미국인	3.5%	21%	31%
	히스패닉	15%	22%	22%
	아메리카 인디언/알라스카 원주민	0.8%	10%	21%
	아시아계	13%	28%	20%
성별	여성	6.9%	19%	24%
	남성	5.5%	23%	22%

자료: 미질병통제예방센터(Centers for Disease Control and Prevention). National Health Interview Survey, 2016. Accessed at Blewett LA, et al. IPUMS Health Surveys: National Health Interview Survey, Version 6.3 (dataset). Minneapolis, MN: IPUMS, 2018. http:// doi.org/ 10.18128/ D070. V6.3.

동안 실직 상태에 있으며, 젊은이들보다 재취업할 때 임금 하락을 더 크게 겪을 가능성이 있다(26).

이 연령 편견(age bias)은 고령 여성들에게 가장 심하다(27). 보건 전문가와 정책결정자들도 노인을 평가절하한다(28, 29). 노인을 위한 치료 결정은 치료비나 치료의 이득보다는 나이에 의해 영향을 받는다. 예를 들어 노인들은 의학적으로 아무런 차이가 없더라도 젊은 사람들보다 암 치료 권고를 받을 가능성이 적다(30). 대부분의 임상시험에서 노인은 대표성에서 과소화되는 양상이 큰데, 그렇기 때문에 복합만성질환을 가지고 있는 노인에 대한 적절한 임상지침이 부족하게 된다(31).

사회적으로 노인에 대한 차별적인 용어인 '노인네들(elderly)' 또는 '늙은(older)'이라는 표현을 피하게 된다(32). 노화의 신체적인 징후를 줄이기 위해 머리염색, 피부 미용 화장품, 성형수술 등을 판매함으로써 회사들은 큰 이익을 남기지만, 이로 인해 노인에 대한 부정적인 이미지를 조장하는 경제적 인센티브를 창출한다. 실제로, 사람들이 점점 더 오래살고, 더 건강하게 살고, 더 높은 기능 수준을 가지고 있다는 증거에도 불구하고, 노인의 사회적 이미지는 계속해서 악화되고 있다(33). 노인들이 노화에 대한 부정적 고정관념을 받아들일 때 나타나는 '내재화된 연령주의(internalized ageism)'는 건강행동을 저해하고, 우울증을 높이는 등의 부정적인 결과로 연결된다(34).

노인은 그들이 이용하는 건강 프로그램이나 사회(복지) 프로그램의 비용에 대한 논의에서 종종 평가절하된다(35). 일부 정책결정자들은 수많은 의학적 치료가 환자의 요구가 아닌 의사 중심의 의뢰에 의해 이루어지고 있음에도 불구하고, 증가하는 건강보험 지출을 노인 탓으로 돌리고 있다. 또 처방약 값이 급격히 오르는 것은 질병 치료를 개선하는 신약 사용보다는 고비용 약제에 대한 제조업체의 수요(특히 소비자에 대한 직접 광고)의 기능도 일부 있다(36).

미국의 기술집약적 의료체계는 낙상으로 인한 부상, 요실금, 사회적 고립의 치료와 같이 노인의 건강상 어려움을 다루기에 점점 더 역부족으로 치닫고 있다(23). 위와 같은 노인의 건강상 어려움은 사실상 값비싼 임상시험, 외과적 중재, 또는 최첨단 기술이 필요한 것도 아니다. 예를 들어, 요실금[1] 노인을 부적절하고 불충분하게 치료하게 되면 사회적 고립을 낳고, 위축되거나 낙상하거나 시설 입소의 위험을 증가시키는 당혹스러운 상황이 된다. 요실금은 많은 노인들, 특히 여성이 흔히 경험하는 것이기 때문에 "정상적인" 노화로 잘못 오인한다(37). 골반운동을 포함한 행동요법이 요실금의 가장 효과적인 치료법이지만, 약물요법, 수술, 성인 기저귀의 사용이 계속 가장 흔히 하는 일반적인 치료로 행해지고 있다. 미국에서 연간 약 20억 달러가 흡수성 패드와 관련한 보장용구 공급에 사용된다(38). 성인용 기저귀와 요실금 치료제는 제조사에게 상당한 이익을 주고, 따라서 이러한 제품들을 홍보하기 위한 인센티브를 창출한다. 대조적으로 행동 요법은 시간이 많이 걸리고 별로 수익성이 없다.

근본 원인과 기저요인

노년기 건강에 영향을 미치는 사회 불의의 근본 원인 중에는 ① 생애과정상 사회경제적 지위의 차이에 연관된 불평등과 빈곤[사회경제적 지위에 따른 건강 격차의 '회색화(graying)'로 노화의 경제적 사회적 불안정성의 증가를 초래함], ② 노화의 생의료화(biomedicalization), ③ 장소의 영향, ④ 세계화 등이 있다.

사회경제적 지위에 따른 건강 격차의 '회색화'와 노화의 경제적 사회적 불안정성의 증가

모든 연령에서 건강과 빈곤 사이의 연관성은 고령자에게도 영향을 미친다. 빈곤은 기대수명을 줄이고, 주관적 건강 상태를 낮추며 질병과 장애를 증가시키며, 기능 수준을 악화시킨다. 낮은 사회경제적 지위가 소득, 교육, 고용, 빈곤이나 부(wealth) 등 어떤 것에 의해 규정되

---

[1] 요실금은 자신도 모르게 소변이 흐르는 증상으로 급격히 배의 압력이 높아질 때(재채기 하거나 크게 웃을 때, 뛰거나 줄넘기 등 운동을 할 때), 소변 마려운 느낌이 들고 소변이 흘러나올 수 있다. 요실금은 노인의 삶의 질을 해치고 사회 활동을 위축시키며, 우울, 낙상이나 노쇠를 유발할 수 있다.

든지 간에 이는 대부분의 국가에서 높은 사망률(39)과 관련성이 있으며 흡연이나 식습관(40) 같은 중요한 건강행태와 독립적인 연관성을 가진다. 또한 사회경제적 불평등은 경제적 지위와 무관하게 건강 상태에 영향을 준다(19)(2장 참고).

지난 30년간 경제 불평등은 증가해 왔다. 노년기 중요한 불평등의 원천은 회사와 대기업이 투자 비용과 연금 부담 위험을 고용주에서 근로자로 전가시킨 것이었다(41). 1975년, 민간 연금 계획에 속하는 근로자의 약 75%는 확정급여제도(defined-benefit plan)를 가지고 있었는데, 이는 일반적으로 연령, 근속 연수 및 급여를 기준으로 퇴직 시 예정된 연금 혜택을 보장한다. 이 유형의 연금 계획에서 고용주는 연금을 지급하기에 충분한 자금을 사용할 수 있도록 해야 한다. 나머지 25%는 확정기여형(defined-contribution plan) 계획을 가지고 있는데, 이 계획에서 근로자는 자신의 급여 중 어느 정도를 연금계획에 배치할 것인지(잠재적으로 고용주가 어느 정도 금액을 부담할 것인지) 돈을 투자하는 방법을 결정한다. 보통 401(k) 퇴직 계획2은 이것을 말한다. 이러한 유형의 계획은, 투자 위험을 전적으로 근로자에게 두게 되며, 근로자 사이의 위험 분산을 제거하고 퇴직소득 극대화에 대한 지식과 경험이 별로 없는 근로자에게 투자 결정을 전가한다.

확정기여제도는 근로자가 연금수령기간보다 오래 살게 될 수도 있는데, 이는 확정급여제도에서는 일어날 수 없다. 또한 확정기여형 계획은 관리 비용이 높기 때문에 퇴직 이후 받을 자금이 추가로 감소하게 된다. 1992년까지 확정기여제도를 갖춘 민간 부문 근로자의 수가 확정급여제도를 가진 근로자의 수를 초과했다. 2015년까지 민간 부문 근로자의 18% 미만이 확정급여제도를 가지고 있었고 35%는 연금 제도가 없었으며, 은퇴 시 사회보장 소득에만 의존해야 했다(42). 아프리카계 미국인 노인 여성은 어떤 종류의 근로 기반 퇴직 계획도 거의 없었다(43). 이 때문에 이러한 상황은 퇴직자의 경제적 불안정성을 증가시켜 특히 퇴직 저축의 가치를 낮추는 경제 침체가 올 경우, 이것을 극복할 능력이 거의 없는 저소득 계층을 양산하게 되는 것이다(6).

이러한 상황은 고용주가 직원 복지에 대한 책임을 회피하고 위태로운 근로자에게 품위 있는 퇴직을 할 수 없게 만드는 "긱 이코노미(gig economy)3"의 부상으로 인해 더욱 악화된다.

---

2 401(k)는 미국 기업연금의 대명사로 미국 정부가 기업연금 활성화를 위해 도입한 제도이다. 미국 근로자 퇴직 소득 보장법 401조 k항에 규정되어 있다. 기업연금 중 확정기여형(DC, Defined Contribution)은 매월 일정 금액을 기업연금으로 적립한 뒤 그 운용 성과에 따라 연금을 받는 방식으로 401(k)가 대표적 예이다. 연금 적립금으로 주식시장이나 채권시장에 투자해 성과가 좋으면 노후에 비교적 상당한 연금을 받을 수 있다. 그러나 실패할 경우 연금수령액이 줄어들 위험도 있다. 확정급여형(DB, Defined Benefit)은 나중에 연금으로 받을 돈을 미리 정해놓는 방식이다. 한국의 국민연금이 여기에 해당한다. 근로자 입장에서는 미래의 불확실성을 줄일 수 있지만, 연금 수령액이 크게 늘어날 가능성이 없고 물가 상승으로 인해 연금액의 가치가 떨어질 수 있다.

표 6.4 2013년 미국 가계 평균 가치, 미국의 65세 이상 노인 가구, 1983~2013년(기준: 달러)

변수		1983	2001	2007	2013
인종	백인	137,340	283,390	278,680	255,000
	아프리카계 미국인	20,160	64,150	98,580	56,700
교육수준	고등학교 교육 없었음	65,160	96,390	114,300	86,650
	고등학교 교육만	149,320	215,550	210,190	147,250
	대학(College) 교육 이상	317,980	521,690	574,590	387,000

자료: Federal Interagency Forum on Aging-Related Statistics. Older Americans 2016: Key Indicators of Well-Being. Washington, DC: U.S. Government Printing Office; 2016. Data from the Survey of Consumer Finances.

최근 경제위기의 영향은 노인 가구의 평균 순가치 변화에 반영된다(표 6.4). 이들 가구가 보유한 부의 인플레이션 조정 자산가치는 1983년부터 2007년까지 증가했다[순자산가치는 주택, 저축 및 401(k) 계정의 가치를 포함한다. 그러나 확정급여형 연금계획은 포함되지 않는다]. 백인의 평균 순자산가치는 1983년 13만 7,340달러에서 주택과 투자 가치가 하락한 경기 침체 직전인 2007년 27만 8,680달러로 상승했다. 2013년에는 백인의 평균 순자산이 25만 5,000 달러로 감소했다. 경제대불황 이후 순자산가치가 크게 줄어듦에 따라 흑인 노인이 영향을 더 크게 받아 부에 대한 인종 격차가 크게 증가했다.

노년기 건강 상태는 생애과정 동안 사회경제적 지위와 건강 상태에 의해 영향을 크게 받는다(44,45). 아동기 빈곤과 불건강은 그 이후의 건강에 영향을 미친다.

- 잠재적 영향: 아동기의 빈곤과 질병으로 인해 후기 건강 문제가 생길 수 있다.
- 교육, 노동, 생활환경의 경로로, 저소득 지역에서 교육받은 경우 건강에 해로운 작업환경과 더 위험한 직업에 노출 가능성이 높고, 고위험 비표준화된 주택이 모여 있는 건강하지 않은 지역에 거주할 가능성이 커진다.
- 누적 효과, 즉 빈곤의 건강 피해는 평생 동안 지속적으로 쌓인다. 이는 인종/민족, 성별, 계급 및 (장애)차별에 대한 개인 및 맥락의 장기적인 악영향 등이다(6, 46).

그러므로 인종/민족집단, 성별, 계급 또는 (장애)능력에 근거한 사회 불의가 건강에 좋지 않

---

3 기업이 필요에 따라 단기 계약직, 임시직으로 인력을 충원하고 대가를 지불하는 형태의 경제를 의미한다. 긱(Gig)은 '일시적인 일'이라는 의미로 1920년대 미국 재즈클럽 주변에서 단기계약으로 연주자를 섭외하여 공연한 데서 유래했다고 한다. 과거 프리랜서와 1인 자영업자 등을 포괄하는 의미로 사용되었으나, 온디멘드(on-demand) 경제가 확산되면서 온라인 플랫폼 업체와 단기 계약 형태로 서비스를 제공하는 공급자를 의미하는 것으로 변화했다.

은 영향을 미치고 양질의 의료서비스 접근성과 삶의 기회에 영향을 미치는 경우, 전체적으로 생애과정상의 건강에 부정적인 영향을 미칠 가능성이 있다.

또한 면역 기능에 영향을 미칠 수 있고, 유전 물질과 그 발현을 변경하고, 텔로미어 길이(세포 노화와 관련됨)를 변경하는 등, 사회적 및 환경적 힘은 사람의 생물학적 기능에 실질적으로 각인된다(47, 48).

건강 불평등은 인종차별, 성차별, 사회 계층에 따른 차별 및 연령차별의 상호 작용과 상호 영향에 의해 생애과정 동안 영향을 받는다(46, 49, 50). 격차는 인종, 정부, 시장, 성별 및 가족 구조 등 제도적 영향에 크게 영향을 받는다(16, 51, 52). 고령 여성의 빈곤은 부분적으로 가족 돌봄이라는 불이익(penalty)에서 비롯된다. 여성 간병자가 평생 동안 상당한 정도의 무급 돌봄 노동으로 소모해 버린 그들의 경제적 비용과 건강 비용은, 결국 스스로의 인적 자본을 개발하는 능력을 배양하는 데에 장해가 된다. 예를 들어, 노인 여성의 사회보장 혜택은 낮은데, 그 이유는 정부 정책이 육아 또는 가족 돌봄 때문에 노동시장에서 제외되었던 그들에게는 불리하게 되어 있기 때문이다. 고령 여성의 공공보건 서비스를 포함한 정부 의존도는 나이가 들고 배우자가 없을수록, 경제 상태 및 건강 상태가 나빠질수록 증가한다(52, 53). 핵심 공공 서비스의 민영화와 공적 연금의 감소는 생애 초기 성별 차이의 단점을 더 악화시키고 고령 여성의 건강에 부정적인 영향을 미칠 위험이 더 높다. 인종/민족, 성별, 사회경제적 계층 및 장애에 따른 건강 격차는 고령화와 퇴직에 대한 정부 정책에 의해 강화된다(54, 55).

노화의 생의료화(Biomedicalization)

서구 국가들(특히 미국)에서 고령은 특정 질병이나 일반적인 병리상태와 종종 동일시된다(56). 고령화에 대한 문화적 혐오감과 젊음에 대한 숭배는 때로 낮은 자존감, 낮은 자기 효능감과 통제감으로 개인에게 내재화되고, 노인에 대한 부정적인 태도를 불러 일으켰다. 이 모든 것은 의존, 우울과 질병의 위험 요인이다(49). 노인의 문제를 생물학에 뿌리를 둔 것으로 설명하고 문제의 치료는 의학 영역 안에만 놓아두었다(57). 이러한 노화의 생의료화는 고령자의 요구를 '상품'으로 쉽게 전환했으며, 고비용 및 고수익성 고령화 기업을 양산하고 의료산업 단지가 확대되었다(58). 그 결과, 의료 용품 및 서비스 생산의 목표는 인간의 요구 충족(기초적인 쉼터 및 영양)에서 금전적 교환과 사적 이익으로 바뀌었으며, 이 변화로 사회적 불평등이 증가하고 있다.

노화의 생의료화는 우리가 사회적, 경제적, 정치적, 환경적 요소를 수정하면 얼마나 노인을 건강하게 할 수 있는지의 정도를 모호하게 만든다. 생물학적, 유전적 요인은 성공적인 노화의 20~25%만 설명할 뿐이다(59). 행태적 요인, 사회적, 환경적 요인이 나머지를 설명한다.

노인의 건강 증진을 위한 보건학적 접근법은 개인에 중점을 둔 임상접근법보다는 인구 집단 수준의 개입에 중점을 둔다(23, 60). 인구 집단 수준의 접근법은 다음을 포함한다. ① 부를 보다 균등하게 분배, ② 교육 기회의 증가, ③ 모든 사람에게 적절한 주택 제공, ④ 의미 있는 인간관계를 위한 기회 강화, ⑤ 장기 치료 및 재활을 포함한 의료서비스에 대한 보편적 접근을 보장, ⑥ 건강한 식습관 및 규칙적인 운동 수행과 같은 건강행태를 장려하는 정책 및 공동체 환경 조성이다(61).

장소의 중요성

노인은 "익숙한 곳에서 늙어가기(Ageing in Place)"를 선호한다. 자녀를 키우고 주변 친구들과의 관계를 형성하고, 의료 제공자 및 지역 서비스와 관계를 맺고, 지역사회 활동에 참여한 곳이 바로 노인들의 집이다. 노인의 "생활공간"은 시간이 지남에 따라 줄어드는 경향이 있다. 운전을 제한하거나 중단해야 하는 경우까지 있고, 집에서 멀리 떨어져 있는 시간도 줄어든다. 노인의 약 1/5은 더 이상 운전을 하지 않으며 건강 또는 신체적 문제로 인해 여행은 1/3로 줄어든다(42). 노인은 집에 머물고 싶은 욕구와 나이 듦에 따라 생활공간이 줄어드는 현상과 결합해서(62) 이웃 환경의 중요성은 점점 더 높아진다. 그러나 부동산 업자나 개발자들은 이윤을 극대화하기 위해 이러한 지역사회에 대해 거의 고려하지 않는다(63).

어떤 이웃인가는 생애 전 과정에서 주거의 분리(segregation)에 영향을 준다. 저소득 노인은 (모든 가구의 20% 이상이 연방빈곤선 이하의 소득을 가지고 있는) 빈곤 집중 지역에서 살 가능성이 높다. 이 지역은 투자가 거의 없고, 서비스 부족, 위험한 생활환경이 있는 곳이다(64).

임대 재산이 열악한 임대 주택을 소유한 집주인은 유지 관리에 실패해 노후화된 임대 주택을 소유주가 투자 회수하는 것이 전형적인 예다. 일반적인 주택 문제로 쥐, 곰팡이, 부적절한 냉난방 시스템 등이 있는데, 저소득 노인에게 부정적인 영향을 미친다. 노인들은 아파트에서 대부분의 시간을 보내며 열악한 생활 조건으로 만성질환이 악화될 수 있다. 저소득 동네는 일반적으로 공원과 같은 레크리에이션/운동 기회가 제한되어 있다. 식료품 선택이 제한적이거나 열악하여 식료품 사막이나 늪(food deserts or food swamps)이 형성된다. 건강관리와 기타 필요한 서비스에 대한 접근성이 부족하며 높은 실내외 대기 오염에 노출될 가능성도 높다. 내연 기관에서 발생하는 미세먼지는 특히 트럭 노선이나 버스 노선 근처에서 높다. 어린이에게 미세입자 물질과 오존은 천식을 악화시키고 폐 기능을 손상시키며, 만성 폐쇄성 폐질환 및 기타 만성 호흡기와 심혈관 질환이 있는 노인에게도 악영향을 준다(65). 노출이 길어질수록 위험이 높아지므로 노인은 노출 기간이 길고 하루 종일 같은 동네에 머무를 가능성이 높아 위험이 더 높아진다(66). 저소득층의 경우 고소득층 사람보다 공기 오염의 피해에 더 취약하다

(67). 주거 환경은, 공기오염이 제대로 차단되지 않아서 오염에 노출되면 영양 부족이나 만성질환 등의 건강관리에의 접근성이 열악하게 될 수 있다. 또한 다른 위험 요인과의 상호 작용으로 인해 또 다른 건강 위해가 발생할 수 있다. 저소득 주민 공동체, 특히 유색인종 공동체는 지역화 정책과 교통 경로 결정에 정치적 영향이 거의 없거나 전혀 없기 때문에 대기 오염 영향을 피할 수 없는 경우가 더 많다. 가장 미세한 입자를 생성하는 고속도로, 항구와 철도 노선은 저소득 지역사회에 불리하게 편향 배치되어 있다(18장 참조).

마지막으로 저소득 지역은 고소득 지역보다 사회적 혼란이 잦고 응집력이 낮아서 다음과 같은 결과를 초래한다.

- 상당한 정도의 범죄 공포, 이로 인해 노인들이 자신의 집에 남아 있을 수 있는 가능성을 줄이는 것.
- 이웃 간 낮은 신뢰, 그로 인해 사회적 지지가 줄어드는 것 등이다.

물리적 환경은 기물 파손이나 쓰레기 같은 것들 때문에 버려진 동네의 이미지가 강화될 수 있다(64). 일부는 빈약한 고용 기회나, 저임금 일자리, 약한 공공 서비스, 예를 들어, 주택법의 느슨한 시행 및 부적절한 지역사회 정책 등을 포함한다. 빈곤 지역에 거주하는 노인의 열악한 생활환경은 인종적 차별에 의해서 더 악화된다.

고령의 아프리카계 미국인은 같은 소득을 가진 비히스패닉 백인보다 빈곤 지역에 살 확률이 3배 높고 히스패닉 노인은 2배 이상 높다(64). 이러한 패턴은 미국의 인종적 불공정의 역사와 인종과 계급에 따라 공동체를 계속 분리해 온 차별의 패턴을 그대로 반영한다.

국제화

고령화는 점차 초국가적 맥락에서 조망되고 있고, 국경을 넘는 이주를 통해 노인과 가족들에게 새로운 조건과 도전이 만들어지고 있다. 각국의 고령화 정책과 글로벌 조직과 기관 사이에 갈등이 조금씩 심화되고 있다. 노화는 더 이상 국가적인 문제가 아니다(68, 69). 유엔의 지속가능개발목표가 모두를 위한 사회적 보호와 보편적 건강 보장을 목표로 하더라도, 글로벌 조직이나 기관들은 이러한 목표를 저해하는 방식으로 계속 운영되고 있다(70).

민영화 촉진과 복지국가 구조조정은 긴축 정책과 결합하여, 자본주의 금융 기관의 글로벌 전략의 핵심이다. 국가가 공공 퇴직급여 프로그램을 매각하고 민영화된 연금과 건강 체계를 채택하도록 요구한다(57, 71). 연금과 건강보험에 대한 민간 자본 시장에의 의존도를 높이고 서비스 제공에서 이익을 낼 수 있는 새로운 시장을 창출한다(72). 이 신자유주의 어젠다는 세계은행, 국제통화기금, 세계무역기구 및 서비스 무역에 관한 일반 협정(General Agreement on Trade in Services), 기타 복지국가를 위협하고 축소하는 기관들에 의해서 점점 촉진되고 있다(73, 74). 세계화는 다국적기업의 권력에 비해 왜소하고 약한 권력의 사람들을 무력화시킨다(69)(19장 글상자 19.1 참조). 우리는 노인을 위한 새로운 형태의 정치가 필요하다(75, 76). 하나의 전략은 세계사회포럼(World Social Forum)에 의해 구현되었는데, 세계사회포럼은 개인과 시민사회 조직을 하나로 묶어 글로벌 기업과 재정적 이익보다 인간의 요구를 옹호하는 연대를 구축하는 시민사회 조직의 개방된 논의 공간이자 네트워크이다(77, 78). 그럼에도 불구하고, 노인을 중심에 두고 세계화의 부정적 사회적 결과에 반대하는 조직은 현재 거의 없다. 몇 가지 예외가 있지만, 미국 노인들은 세계 수준에서 사회정의 운동에 참여하지 않는다. 예를 들어, 3,800만 명의 회원을 보유한 미국 은퇴자협회(American Association of Retired Persons)는 사회정의 관점이 아니라 노화와 관련된 일부 문제에 대해서면 세계적으로 관여한다. 노화에 관심 있는 다른 조직에서는 자신의 전문적, 사업적 이익을 증진시키는 데 주력하는 전문조직이나 비즈니스 조직이 있을 뿐이다.

중·저소득 국가에서 여성의 소외는 정부가 더 이상 필수 생계 활동을 보장하지 않을 때 발생한다. 여성의 경제 참여 제한과 함께 ① 자율 규제 시장의 증가와 현금 작물(또는 이윤 작물)을 위한 농지의 사유화와 식량 불안정 초래, ② 의료서비스의 민영화와 함께 발생하는 본인 부담 비용 증가, ③ 다른 중요한 서비스에 대한 정부의 지원 감소와 같은 상황은 여성들에게 중·저소득 국가에서 고소득 국가로 이동하게 만들었다(79, 80). 이 여성들은 고소득 국가에서 돌봄 제공자로서의 직업을 찾았다. 비록 그들 자신의 아이들과 고령 부모님의 돌봄은 집안에 남겨진 '여성 고령 친척들'에게 맡겨졌지만 말이다.

무엇이 필요한가?

격차를 줄이기 위한 공공정책

노인의 건강에 영향을 미치는 사회 불의에 상당 부분 기저에 깔려 있는 누적된 평생의 불이익을 고려할 때, 불평등을 줄이기 위해서는 현재와 미래의 노년 세대들 사이의 소득과 부의 분배와 건강 및 사회 서비스에 대한 접근을 개선하기 위해 많은 노력을 기울여야 한다.

노년층의 사회적 불평등을 해소하려면 은퇴 소득, 의료의 질, 지역사회 통합 등에서 인종/민족, 성별, 사회경제적 계층, 장애 등의 불평등을 줄이는 공공정책이 필요하다(81). 이러한 정책을 추진하기 위해서는 정치적 인식 제고가 있어야 한다. 유색인, 노인 빈곤층, 노인 여성은 정치 과정으로부터 소외될 수 있기 때문에, 이러한 노년층의 건강 상태, 건강관리, 경제적 부담에 대한 정책 결정자들의 이해를 높이는 것이 중요하다. 인종과 민족성, 빈곤, 여성의 건강에 초점을 맞춘 조직들은 이러한 정책을 옹호해야 한다.

생애과정 전반에 걸친 경제적 보장, 의료기관과 의료 재정, 사회 환경 등 노인이 살아가는 곳의 구조적 요인에 초점을 맞춘 정책이 모든 국민에게도 영향을 미친다. 적절한 의료서비스에 대한 접근을 보장하는 것과 같이 잠재적으로 모든 노인에게 영향을 미칠 수 있는 인구 기반의 중재는 중산층 및 정치적으로 영향력 있는 사람들을 포함한 광범위한 정치적 지지를 끌어낼 수 있다.

공동체 차원의 변화도 건강을 증진시킬 수 있다. 예를 들어, 도심에 대형 슈퍼마켓을 짓는 것은 저소득 노인의 과일과 채소 소비를 증가시킬 수 있다(82). 이를 장려하는 경제개발 또는 지역정책은 영양과 건강의 불균형을 줄이는 데 도움이 될 수 있다. 그리고 노인이 적절한 주거, 영양, 의료서비스를 보장받기 위해 재정 자원을 제공하다면, 노인이 주로 경험하는 치료과정과 건강 상태의 불평등 및 경제적 불평등을 줄이는 데에도 도움이 될 수 있다(83).

이렇듯 모든 유형의 정책 변화는 옹호자들의 광범위한 연대를 필요로 한다. 사회보장, 메디케어 등 노인에 대한 자원 분배를 실질적으로 개선한 정책은 이들을 옹호하는 사람들, 특히 조직화된 노동, 시민단체, 보건 전문가 등이 폭넓게 연대하여 채택하게 되었다. 포스트모던 사회에서, 사람들의 정체성의 원천은 '노동자로서 만드는 것'에서부터 '그들이 소비하는 것'과 같이 다른 원천으로 옮겨간다. 소셜미디어 덕분에 다양한 분야의 사람들과 접촉하는 것이 점점 쉬워지고 있지만, 소셜미디어 유대가 취약한 사회운동 연합을 유지하는 것은 훨씬 어렵다. 연금 보호 같이 중요한 사안에 대한 것, 노인 차별 반대 같은 문화적인 것이든 간에 마찬가지이다(85). 따라서 지지 전략은 장기적으로 설계되어야 하고, 기존의 사회적 네트워크에 기반을 두고 확장되어야 하며, 광범위한 연대를 발전시킬 수 있을 만해야 한다. 다음 세대 노인의 형평성과 정의를 향상시키기 위해서는 생애과정 모든 단계를 다루는 것이 필수적이다.

공공정책은 평생 소득으로 적정하고 품위 있는 은퇴 후 사회보장 및 연금혜택으로 이어질 수 있도록 생활임금 지급을 독려해야 한다. 조세정책의 변화, 상위 소득자의 임금 인상, 미혼모 가정의 증가 등은 40여 년 만에 미국에서 가장 높은 수준의 경제적 불평등을 만들었다(41, 86). 2018년 감세 입법과 같은 정책 변화는 이러한 불평등을 더욱 악화시킨다(87). 그러나 최저임금 인상, 긱 이코노미에서 일부 근로자를 정규 직원으로 분류, 적정 부담 보험법(Affordable Care Act)에 따른 메디케이드 확대, 실행 가능한 최저 사회보장 혜택과 같은 제안은 부와 소득 불평등의 집중을 재분배하고 고용과 퇴직 수단을 촉진시켜 현재와 미래 고령 근로자들의 삶을 개선할 수 있다(88). 인종적, 성별 불평등도 해결되어야 하는데, 이러한 불평등은 또한 평생의 불이익을 가져오기 때문이다(6).

노화(aging)에 대한 인식을 재구성해야

우리는 노화를 삶의 모든 사회적, 경제적, 문화적 영역에 스며드는 전 생애적이고 사회 전반적 현상으로 보는 혁명적 사고가 필요하다. 노화가 모든 사람에게 영향을 미치고 모두에게 고정된 결과가 아닌 역동적 과정의 프레임을 갖는 한, 노화에 대한 일반 대중의 부정적 시각을 바꿔야 할 것이다. 인구 고령화는 사회의 기회로 보아야 하며, 그 속에 다양한 사회적 요구를 해결할 수 있는 풍부한 경험이 들어 있다. 사회 모든 구성원들의 삶의 모든 영역에 포함시킬 가치가 있는 정의 프레임과 결합한다면, 노인의 삶을 개선하기 위한 정책에 대중은 더 많은 지지를 보낼 것이다(32).

노화에 대한 인식을 재조명하는 것 외에, ① 건강 노화를 촉진하는 환경을 조성하기 위해 공중보건 조치를 시행하고, ② 저렴하고 양질의 우수한 일차 보건 진료와 장기요양에 대한 접근성을 높여야 하는 두 가지 과제가 있다. 2017년 세계보건기구 고령화 및 건강에 관한 글로벌 전략 및 행동계획(Global Strategy and Action Plan on Aging and Health)은 고령화가 빈곤, 기아, 젠더 불평등, 노인 건강 관련 등 17개 유엔 지속가능개발목표 중 15개와 관련이 있다고 했다(89). 이 계획은 또한 만성질환과 장애를 가진 사람을 위한 서비스의 공평한 접근을 지지한다. 따라서 환경보건을 포함하여 인간의 삶을 형성하는 건강과 노화에 대한 세계적 목표의 기본틀을 제공한다. 그러나 불행하게도 이 계획은, 목표 달성을 위한 정치적 전략을 제공하지 않으며, 당장의 이익을 추구하는 현 상태의 시스템에 대한 비판도 없다. 전 세계 노인과 옹호자들은 서비스의 민영화와 노화의 생의료화에 저항할 필요가 있다. 이러한 저항이 없다면, "조립되고 선택적으로 고른, 시장과 기술 주도의, 외부로부터 감시당하는, 의존적 생산 프로그램"이 세계의 많은 지역에서 노인들, 특히 가난한 노인들에게 부과될 것이다(90).

생존을 위한 기본 필수품을 얻는 것이 다른 모든 필요보다 우선인 가장 가난한 나라에서는, 노인, 가난한 사람들, 여성에 대한 사회 불의가 생명을 위협하는 결과로 나타난다. 무역과 세계화로 인한 부자 나라와 가난한 나라의 불평등은 내부적 불평등을 악화시킨다.

반격: 공중보건과 정부 역할의 제고

노년층, 여성, 유색인, 그리고 가난한 사람들은 미국 등에서 정책 결정 논의에 빠져 있었다. 논의의 주요 참가자는 건강보험 회사, 제약회사, 의료 장비 공급업체 및 기타 단체들로 공공성 축소에 수반되는 정부 규제 축소와 세금 인하로 혜택을 받는 곳들이다.

노인을 대표하는 조직은 글로벌 사회정의 의제를 위한 대규모 조직이나 포럼과 연대해야 한다. 일부 국가 노인들 사이의 정치 활동은 사회 변화를 위한 연령 통합 사회운동을 구축할 수 있는 플랫폼을 제공한다. 세계화로 인해 초래되는 최악의 학대를 반대하는 연대 운동은 필수적이다. 의료서비스와 은퇴 프로그램 민영화가 널리 퍼진다면 노인들은 잃을 것이 많다. 그렇기 때문에 노인 조직의 역할은 중추적이다(91, 92). 연합의 예시로는, 여성의 에지(Women's Edge), 여성개발협회, 경제정의센터, 여성 진흥에 관한 협력위원회(InterAction/Commission), 열린사회조직(Open Society Institute)의 여성 네트워크 프로그램과 같이 여성 권리문제에 대해 협력하는 동유럽, 제3세계 여성들이 있다(6). 인터넷과 같이 (특정한 조직 구조가 없는 네트워크) 숨겨진 네트워크나, 특정 제품 및 사업체의 불매 운동과 같이 일상적 저항 형태의 집단행동도 있다(79, 85).

세계화는 최소한의 사회적 보호로 이어지지 않는다. 세계화의 남용에 반대하는 미래 의제는 친복지, 사회보호, 완전 고용정책을 장려하는 행동과 활동으로 구성되어 있다(93). 마지막으로, 정책 변화는 빈곤층의 3/4을 구성하는, 모든 소득원의 비율이 다른 노인들보다 적은 여성 노인의 요구를 반드시 해결해야 한다. 미국의 정책은 노인 여성을 위한 적절한 소득을 지원하지 않는다(6, 80, 94). 퇴직 소득은 ① 여성을 차별하는 노동 임금이고, ② 사회보장 정책에 따라 대우받거나 계산되지 않고 노동 외 시간으로 계산되는 여성의 무급 재생산 노동을 고려하지 않고, ③ 여성이 영구적으로 남성 가장과 결혼한 것을 전제하고 만든 은퇴 정책이다(95).

결론

고령자에 대한 권리는 기본 인권으로 규정되어야 한다(22장 참조). 노인을 위한 사회정의는 세계인권선언(1장 부록 참조)과 기타 국제협약에서 확립된 바와 같이 건강권 주장에서 출발해야 한다. 사회정의에는 평생 억울하게 살아온 노인 부분 집합들은 물론이고, 노인 전체의 인권도 포함된다. 모든 연령에서 사회경제적 지위에 따른 건강 불평등을 줄이는 활동은 현재와 미래 노인 인구 집단 모두의 정의를 촉진하는 것이다. 노화에 대한 공중보건학적 접근을 갖는 것은 노화의 생의료화를 줄여줄 수 있다. 효과적 변화를 가져오기 위해서는, 최근 인종과 성별 관련 사회운동과 더불어 문제 인식을 높이는 정치적 행동이 필요하다. 더불어 노인에 대한 부당한 처우를 지속시키는 시스템의 변화 조치도 필요하다. 활동가들은 건강과 삶의 질을 파괴하는 거시경제 조정 정책과 국가 간 관계의 군사화(militarization)를 비난해야 하며, 정치와 경제에서 모든 사람들의 요구를 뒷받침하는 윤리적 원칙을 요구해야 한다(6, 89, 96).

학자, 실무자, 활동가, 학생들은 공중보건, 고령화, 관련 과학의 패러다임을 촉진하고 발전시키는 데 필요하고도 어려운 일에 반드시 참여해야 한다. 참여는 인권, 사회정의, 모든 국민을 포괄하는 데에 기여하는 지식, 교육, 실천을 구축하는 방식으로 할 수 있다. 노인과 전 세대가 함께 불의와 싸우는 중심 원칙은 해방적 노년학(Emancipatory Gerontology)의 포용이다. 이 원칙은 사회적 배척, 차별, 억압, 불평등을 극복하는 데 필요한 활동과 운동을 알리고 촉진하는 데 기여한다. 해방적 노년학은 회복력의 개념을 단지 낭만적인 것에 그치지 않고 ① 사회적 보험 프로그램과 복지 수준이 트라우마 노출을 예방하는지 검토하고, ② 물질적 지원과 사람들이 건강할 수 있는 조건으로 만드는 일을 통해 품위 있는 노년을 촉진한다는 연구와 담론으로 이끌어내는 것이다(6). 삶의 불평등은 '운명(Happenstance)'이 아니라 오히려 제도, 정치, 경제, 문화 권력 네트워크에 내재되어 있음을 깨닫게 만든다. 해방적 노년학과 공중보건학은 노화와 생애과정에 대한 주요 정책 및 제도적 힘으로 인해 개인과 사회에 초래되는 결과를 고려하는, 지식의 진보와 사회구조 변화를 도모하는 학문이다.

참고문헌

1. Nagata JM, Hernández-Ramos I, Kurup AS, et al. Social determinants of health and seasonal influenza vaccination in adults ≥65 years: A systematic review of qualitative and quantitative data. BMC Public Health 2013; 13: 388.
2. Wallace SP, Villa VM. Women: A demographic lens. Generations 2018; 41: 12-19.
3. Istvan Z. Longevity cookbook is your chance to defeat aging. Psychology Today, March 13, 2018. Available at: https://www.psychologytoday.com/us/blog/the-transhumanist-philosopher/201803/longevity-cookbook-is-your-chance-defeat-aging. Accessed September 12, 2018.
4. Kessler G. Dissecting House Speaker Ryan's remarks on deficits and spending. Washington Post, April 18, 2018.
5. Walker A. The new ageism. The Political Quarterly 2012; 83: 812-819.
6. Estes CL with DeCarlo N. Aging A-Z: Concepts toward emancipatory gerontology. New York: Routledge, 2019.
7. Wiles JL, Jayasinha R. Care for place: The contributions older people make to their communities. Journal of Aging Studies 2013; 27: 93-101.
8. United Nations, Population Division. World population prospects 2017. Available at: https://population.un.org/wpp/DataQuery. Accessed February 2, 2019.
9. Robertson A. Beyond apocalyptic demography: Toward a moral economy of interdependence. In: Minkler M, Estes CL, eds. Critical gerontology: Perspectives from political and moral economy. Amityville, NY: Baywood Publishing Company, 1999, pp. 75-90.
10. Lamm RD. The moral imperative of limiting elderly health expenditures. In: Altman SH, Shactman DI, eds. Policies for an aging society. Baltimore, MD: Johns Hopkins University Press, 2002, pp. 199-216.
11. Crotty J. The great austerity war: What caused the U.S. deficit crisis and who should pay to fix it? Cambridge Journal of Economics 2012; 36: 79-104.
12. Quadagno J. Social Security and the myth of the entitlement "crisis." In: Williamson JB, Watts-Roy DM, Kingson E, eds. The generational equity debate. New York: Columbia University Press, 1999, pp. 140-156.
13. Desai N. The world ageing situation. New York: United Nations, 2000.
14. Calasanti TM, Slenin KF. Gender, social inequalities and aging. Walnut Creek, CA: Alta Mira, 2001.
15. He W, Goodkind D, Kowa P. An aging world: 2015. Washington, DC: U.S. Census Bureau; 2016.
16. Estes CL and Associates. Social policy and aging: A critical perspective. Thousand Oaks, CA: Sage, 2001.
17. United Nations. Political Declaration and Madrid International Plan of Action on Ageing. Madrid, Spain: Second World Assembly on Ageing, 2002. Available at: https://www.un.org/development/desa/ageing/madrid-plan-of-action-and-its-implementation.html. Accessed September 21, 2018.

18. Bor J, Cohen G, Galea S. Population health in an era of rising income inequality: USA, 1980-2015. The Lancet 2017; 389: 1475-1490.

19. Wallace SP. Social determinants of health inequities and healthcare in old age. In: Prohaska TR, Anderson L, Binstock RH, eds. Public health for an aging society. Baltimore, MD: Johns Hopkins University Press, 2012, pp. 99-118.

20. Christensen K, Doblhammer G, Rau R, Vaupel JW. Ageing populations: The challenges ahead. The Lancet 2009; 374: 1196-1208.

21. Idler EL, Kasl SV. Self-ratings of health: Do they also predict change in functional ability? The Journals of Gerontology Series B: Psychological Sciences and Social Sciences 1995; 50: S344-S353.

22. Santosa A, Wall S, Fottrell E, et al. The development and experience of epidemiological transition theory over four decades: A systematic review. Global Health Action 2014; 7: 23574.

23. Wallace S. The public health perspective on aging. Generations 2005; 29: 5-10.

24. Freedman VA, Spillman BC, Andreski PM, et al. Trends in late-life activity limitations in the United States: An update from five national surveys. Demography 2013; 50: 661-671.

25. Fiscella K, Sanders MR. Racial and ethnic disparities in the quality of health care. Annual Review of Public Health 2016; 37: 375-94.

26. U.S. Equal Employment Opportunity Commission. The state of age discrimination and older workers in the U.S. 50 years after the Age Discrimination in Employment Act (ADEA). Washington, DC: EEOC, June 2018. Available at: https://www.eeoc.gov/eeoc/history/adea50th/upload/report.pdf. Accessed September 17, 2018.

27. Neumark D, Burn I, Button P. Age discrimination and hiring of older workers. Federal Reserve Bank of San Francisco Economic Letter, February 27, 2017. Available at: https://www.frbsf.org/economic-research/publications/economic-letter/2017/february/age-discrimination-and-hiring-older-workers/. Accessed September 7, 2018.

28. Kane RL. The future history of geriatrics: Geriatrics at the crossroads. The Journals of Gerontology Series A: Biological Sciences and Medical Sciences 2002; 57: M803-M805.

29. Reuben DB, Fullerton JT, Tschann JM, Croughan-Minihane M. Attitudes of beginning medical students toward older persons: A five-campus study. Journal of the American Geriatrics Society 1995; 43: 1430-1436.

30. Madan AK, Cooper L, Gratzer A, Beech DJ. Ageism in breast cancer surgical options by medical students. Tennessee Medicine 2006; 99: 37-38.

31. Ouchida KM, Lachs MS. Not for doctors only: Ageism in healthcare. Generations 2015; 39: 46-57.

32. Sweetland J, Volmert A, O'Neil M. Finding the frame: An empirical approach to reframing aging and ageism. Washington, DC: FrameWorks Institute, 2017.

33. Levy BR. Age-stereotype paradox: Opportunity for social change. Gerontologist 2017; 57: S118-S126.

34. Levy BR. Stereotype embodiment: A psychosocial approach to aging. Current Directions in Psychological Science 2009; 18: 332-336.

35. Binstock RH. Scapegoating the old: Intergenerational equity and age-based health care rationing. In: Williamson JB, Watts-Roy DM, Kingson ER, eds. The generational equity debate. New York: Columbia University Press, 1999, pp. 157-184.

36. Mintzes B. Advertising of prescription-only medicines to the public: Does evidence of benefit counterbalance harm? Annual Review of Public Health 2012; 33: 259-277.

37. Milsom I, Coyne KS, Nicholson S, et al. Global prevalence and economic burden of urgency urinary incontinence: A systematic review. European Urology 2014; 65: 79-95.

38. Bloomberg News. The fastest-growth market is adult incontinence: Diapers for baby boomers help papermakers absorb print loss. Financial Post, March 10, 2017. Available at: https://business.financialpost.com/news/retail-marketing/the-fastest-growth-market-is-adult-incontinence-diapers-for-baby-boomers-help-papermakers-absorb-print-loss. Accessed September 18, 2018.

39. Sen A. Why health equity? Health Economics 2002; 11: 659-666.

40. Stringhini S, Carmeli C, Jokela M, et al. Socioeconomic status and the 25 x 25 risk factors as determinants of premature mortality: A multicohort study and meta-analysis of 1.7 million men and women. The Lancet 2017; 389: 1229-1237.

41. Saez E. Income and wealth inequality: Evidence and policy implications. Contemporary Economic Policy 2017;

35: 7-25.

42. Federal Interagency Forum on Aging-Related Statistics. Older Americans 2016: Key indicators of well-being. Washington, DC: U.S. Government Printing Office, 2016. Available at: https://agingstats.gov/docs/latestreport/older-americans-2016-key-indicators-of-wellbeing.pdf. Accessed September 27, 2018.

43. Moore KK, Ghilarducci T. Intersectionality and stratification in the labor market. Generations 2018; 42: 34-40.

44. Ferraro KF, Shippee TP. Aging and cumulative inequality: How does inequality get under the skin? Gerontologist 2009; 49: 333-343.

45. O'Rand AM. Cumulative advantage theory in life course research. Annual Review of Gerontology and Geriatrics 2002; 22: 14-30.

46. Collins PH. Intersectionality's definitional dilemmas. Annual Review of Sociology 2015; 41: 1-20.

47. Blackburn EH, Epel ES, Lin J. Human telomere biology: A contribution and interactive factor in aging. Disease Risks and Protection Science 2015; 350: 1193-1198.

48. Douthit K, Marquis A. Biosocial interactions in the construction of late life health status. In: Dannefer D, ed. The Sage handbook of social gerontology. Thousand Oaks, CA: SAGE Publications Ltd., 2010, pp. 329.

49. Bytheway B. Ageism and age categorization. Journal of Social Issues 2005; 61: 361-374.

50. Tronto JC. Caring democracy: Markets, equality, and justice. New York: NYU Press, 2013.

51. Dressel P, Minkler M, Yen I. Gender, race, class, and aging: Advances and opportunities. International Journal of Health Services 1997; 27: 579-600.

52. Estes CL. From gender to the political economy of ageing. European Journal of Social Quality 2000; 2: 28-46.

53. Estes CL, Phillipson C. The globalization of capital, the welfare state, and old age policy. International Journal of Health Services 2002; 32: 279-297.

54. Wallace SP, Villa VM. Healthy, wealthy and wise? Challenges of income security for elders of color. In: Estes CL, Rogne L, eds. Social insurance and social justice. New York: Springer, 2009, pp. 165-178.

55. Angel JL, Angel RJ. The public cost of low earning across the life course. Generations 2018; 42: 41-47.

56. Estes CL, Binney EA. The biomedicalization of aging: Dangers and dilemmas. The Gerontologist 1989; 29: 587-596.

57. Estes CL. The aging enterprise. San Francisco, CA: Jossey-Bass, 1979.

58. Estes CL, Harrington C, Pellow D. The medical-industrial complex and the aging enterprise. In: Estes CL, ed. Social policy and aging. Thousand Oaks, CA: Sage, 2001, pp. 153-185.

59. Pruchno RA, Wilson-Genderson M, Rose M, Cartwright F. Successful aging: Early influences and contemporary characteristics. The Gerontologist 2010; 50: 821-833.

60. Marier P, Van Pevenage I. Three competing interpretations of policy problems: Tame and wicked problems through the lenses of population aging. Policy and Society 2017; 36: 430-445.

61. Northridge ME, Freeman L. Urban planning and health equity. Journal of Urban Health 2011; 88: 582-597.

62. Alley D, Liebig P, Pynoos J, et al. Creating elder-friendly communities: Preparations for an aging society. Journal of Gerontological Social Work 2007; 49: 1-18.

63. Rolnik R. Late neoliberalism: The financialization of homeownership and housing rights. International Journal of Urban and Regional Research 2013; 37: 1058-1066.

64. Ailshire J, Garcia C. Unequal places: The impacts of socioeconomic and race/ethnic differences in neighborhoods. Generations 2018; 42: 20-27.

65. Pope CA, Burnett RT, Thun MJ, et al. Lung cancer, cardiopulmonary mortality, and long-term exposure to fine particulate air pollution. Journal of the American Medical Association 2002; 287: 1132-1141.

66. Bell ML, Zanobetti A, Dominici F. Who is more affected by ozone pollution? A systematic review and meta-analysis. American Journal of Epidemiology 2014; 180: 15-28.

67. Taylor D. Toxic communities: Environmental racism, industrial pollution, and residential mobility. New York: NYU Press, 2014.

68. Estes CL, Biggs S, Phillipson C. Ageing and Globalization. In Estes CL, Biggs S, Phillipson C. Social theory, social policy and ageing: A critical introduction. London: Open University Press, 2003, pp. 102-121.

69. Phillipson C, Estes CL, Portacolone E. Aging in health and development: The role of international organizations. In: Gatti A, Yach D, eds. Health and development. New York: Palgrave Macmillan, 2009, pp. 155-167.

70. Stubbs T, Kentikelenis A. Targeted social safeguards in the age of universal social protection: The IMF and

health systems of low-income countries. Critical Public Health 2018; 28: 132-139.

71. Ghilarducci T. Austerity distorts the common economic interests between generations. Social Research 2013; 80: 953-976.

72. Veghte BW. Social inequity, retirement security and the future of Social Security. Poverty and Public Policy 2015; 7: 97-122.

73. Scholte JA. The sources of neoliberal globalization. Geneva: United Nations Research Institute for Social Development, 2005.

74. Spilimbergo A, Symansky S, Blanchard O, Cottarelli C. Fiscal policy for the crisis. Washington, DC: International Monetary Fund, 2008. Available at: http://www.imf.org/external/pubs/ft/spn/2008/spn0801.pdf. Accessed September 12, 2018.

75. Phillipson C. Aging and globalization: Issues for critical gerontology and political economy. In: Baars J, Dannefer D, Phillipson C, Walker A, eds. Aging, globalization, and inequality: The new critical gerontology. New York: Routledge, 2006, pp. 43-58.

76. Walker A. The promise of active aging. In: Fernandez-Ballesteros R, Benetos A, Robine JM, eds. Cambridge handbook of successful aging. Cambridge, England: Cambridge University Press, 2018, pp. 557-569.

77. Conway JM. Edges of global justice. London: Routledge, 2013.

78. World Social Forum. About the World Social Forum. Available at: https://fsm2016.org/en/sinformer/a-propos-du-forum-social-mondial/. Accessed September 22, 2018.

79. Mittelman JH, Tambe A. Global poverty and gender. In: Mittelman JH, ed. The globalization syndrome. Princeton, NJ: Princeton University Press, 2000, pp. 74-77.

80. Estes CL. Women's rights, women's status, women's resistance in the age of Trump. Generations 2018; 41: 36-44.

81. Wallace SP, Villa VM. Caught in hostile cross-fire: Public policy and minority elderly in the United States. In: Minkler M, Estes CL, eds. Critical gerontology: Perspectives from political and moral economy. Farmingdale, NY: Baywood, 1998, pp. 397-420.

82. Walker RE, Keane CR, Burke JG. Disparities and access to healthy food in the United States: A review of food deserts literature. Health & Place 2010; 16: 876-884.

83. Marmot M, Allen J, Bell R, Goldblatt P. Building of the global movement for health equity: From Santiago to Rio and beyond. The Lancet 2012; 379: 181-188.

84. Wallace SP, Williamson JB, Lung RG, Powell LA. A lamb in wolf's clothing? The reality of senior power and social policy. In: Minkler M, Estes CL, eds. Critical perspectives in aging. Farmingdale, NY: Baywood, 1991, pp. 95-123.

85. Van Laer J, Van Aelst P. Internet and social movement action repertoires: Opportunities and limitations. Information Communication & Society 2010; 13: 1146-1171.

86. McCall L, Percheski C. Income inequality: New trends and research directions. Annual Review of Sociology 2010; 36: 329-347.

87. Marr C, Duke B, Huang C-C. New tax law is fundamentally flawed and will require basic restructuring. Washington, DC: Center on Budget and Policy Priorities, August 14, 2018. Available at: https://www.cbpp.org/sites/default/files/atoms/files/4-9-18tax.pdf. Accessed September 18, 2018.

88. Li Z. Social Security: Minimum benefits. Washington, DC: Congressional Research Service, July 20, 2018. Available at: https://fas.org/sgp/crs/misc/R43615.pdf. Accessed September 27, 2018.

89. World Health Organization. Global strategy and action plan on ageing and health. Geneva: WHO, 2017. Available at: http://www.who.int/ageing/WHO-GSAP-2017.pdf. Accessed September 18, 2018.

90. Banerji D. Report of the WHO commission on macroeconomics and health: A critique. International Journal of Health Services 2002; 32: 733-754.

91. Campbell AL, Binstock RH. Politics and aging in the United States. In: Binstock RH, George LK, eds. Handbook of aging and the social sciences. Seventh ed. San Diego: Academic Press, 2011, pp. 265-279.

92. Walker A, Maltby A. Ageing Europe. Buckinghamshire, England: Open University Press, 1997.

93. Navarro V. Are pro-welfare state and full employment policies possible in the era of globalization? International Journal of Health Services 2000; 30: 231-251.

94. Estes CL, O'Neill T, Hartmann H. Breaking the Social Security glass ceiling: A proposal to modernize women's

benefits. Washington, DC: The National Committee to Preserve Social Security and Medicare Foundation, the National Organization of Women Foundation, and the Institute for Women's Policy Research, 2012.

95. Meyer MH, Parker WM. Gender, aging, and social policy. In: Binstock RH, George LK, eds. Handbook of aging and the social sciences. Seventh ed. San Diego: Academic Press, 2011, pp. 323-335.

96. World Health Organization. Human rights and health: Key facts. December 29, 2017. Available at: http://www.who.int/news-room/fact-sheets/detail/human-rights-and-health. Accessed September 6, 2018.

레즈비언, 게이, 바이섹슈얼, 트랜스젠더/트랜스섹슈얼

Lesbian, Gay, Bisexual, and Transgender/Transsexual People

에밀리아 롬바디·탈리아 매 벳쳐
번역 이호림

에밀리아 롬바디(EMILIA LOMBARDI)_ PhD. 볼드윈 월러스 대학교(Baldwin Wallace University) 공중보건
및 예방서비스학과 부교수.『사회복지 실천에서의 성적 지향과 성별 표현(2006)』,『성소수자의 건강(2007)』
등 공저. elombard@bw.edu

탈리아 매 벳쳐(TALIA MAE BETTCHER)_ PhD. 캘리포니아 주립대학교 로스앤젤레스 철학과 교수.『성별정
체성과 형평성, 폭력』(2007),『당신을 바뀌었다: 성 전환과 개인의 정체성』(2009),『섹스의 철학』(2012)
등 공저. tbettch@exchange.calstatela.edu

이호림_ 고려대학교 보건학과 박사 수료. 성소수자의 사회적 경험과 건강에 대한 연구와 성소수자 인권 활동을
병행하고 있다. horimyi@korea.ac.kr

서문

미국 연방대법원(U.S. Supreme Court)은 2003년 동성 간 성관계를 처벌하는 법률들을 국가 전역에서 폐지했다. 이는 레즈비언과 게이, 바이섹슈얼, 트랜스젠더/트랜스섹슈얼[1](transgender/transsexual)(LGBT[2]) 역사에서 중요한 사건이다(1). 판결은 성인인 동성 커플 간의 동의하 성관계(consensual sexual relationships)가 금지될 수 없음을 분명히 했다. 그리고 2015년 미국 연방대법원은 동성의 성인 간의 결혼이 합법이라고 판결했다(2). 성소수자 공동체를 괴롭혔던 제도적 차별(institutional discrimination)이 마침내 끝난 것처럼 보였기 때문에, 이러한 사건들은 성소수자 공동체의 큰 기쁨을 가져왔다.

그러나 이러한 기쁨은 시기상조였다. 이들 두 판결 이후로 새로운 법규와 다른 사건들은 성소수자의 삶을 다른 측면에서 더욱 제한했다. 그 이후 이어진 소송 사건에서, 연방대법원은 게이 고객에게 서비스 제공을 거부한 제과점 주인의 손을 들어주는 판결을 내리며 콜로라도 민권위원회(Colorado Civil Rights Commission)가 점주의 종교적 신념에 너무나 적대적이었다고 밝혔지만, 미래의 서비스 제공자들은 타인의 권리를 보호하는 주정부의 이해관계에 따라야 할 수도 있음을 언급했다(3). 이 결정은 양 당사자 어느 쪽의 주장도 아니었으며, 성소수자의 권리를 제한하길 바라는 이들과 성소수자 공동체 및 지지자들 사이의 추가적인 갈등을 야기하고, 성소수자의 주변화(marginalization)를 지속시키는 것이었다.

제한적인 법규와 불리한 판결은 성소수자의 건강에 다음의 다양한 방식으로 영향을 줄 수 있다.

- 낙인은 직접적인 폭력과 심지어 살인을 통해 건강을 악화시킬 수 있다.
- 낙인은 개인의 심리에 영향을 미칠 수 있다. 예를 들어, 낙인과 내재화된 동성애 혐오(internalized homophobia)로 인해 높아진 스트레스는 약물 남용(substance abuse)이나 고위험의 섹스(high-risk sex) 등의 행동으로 이어질 수 있다.

---

1 트랜스젠더(transgender)는 태어났을 때 일차 성징에 따라 지정된 성별과 스스로 정체화하고 표현하는 성별정체성이 일치하지 않는 사람들을 가리키는 포괄적인 용어다. 트랜스섹슈얼(transsexual)은 트랜스젠더 중 자신이 원하는 성별로 살기 위해 호르몬 요법이나 외과적 수술과 같은 의료적 조치를 활용하는 이들을 별도로 가리키는 용어다. 최근에는 의료적 조치의 여부와 무관하게 보다 포괄적인 용어인 트랜스젠더를 널리 사용한다. 원문에서는 트랜스젠더/트랜스섹슈얼을 병기하거나, 맥락에 따라 용어를 구별하여 사용했기 때문에 번역본의 표기도 원문을 따랐다.

2 LGBT는 레즈비언(lesbian)과 게이(gay), 바이섹슈얼(bisexual), 트랜스젠더(transgender)의 단어 앞 글자를 딴 약어로 성소수자 인구를 포괄적으로 지칭하는 용어다. 본문에서는 한국에서 널리 사용되는 용어인 성소수자로 바꾸어 번역했으며, 영문 약어를 그대로 사용하는 것이 보다 적절한 경우에만 LGBT로 남겨두었다.

- 건강과 사회 서비스 접근성(access to health and social services)이 제한될 수 있다. 예를 들어, 기관들은 성소수자들에게 특정한 서비스를 제공하는 것이나, 적절한 성소수자 민감성(LGBT sensitivity)을 발휘하는 것에 실패하거나, 심지어 공공연하게 적대적인 태도를 드러낼 수도 있다.

연방대법원 판결들은 분명히 중요한 사건이지만, 이들은 성소수자 인구 내부의 복잡한 이슈들을 가린다. 판결들은 구체적으로 동의한 성인 사이의 성적 행동에 초점을 둔다. 트랜스젠더와 트랜스섹슈얼은 성적/애정적인 지향(sexual/ affectional orientations)이 아니라 성별 표현(gender presentation)과 정체성에 기반한 차별을 경험하곤 한다. 바이섹슈얼은 우유부단하고 문란한 것처럼 재현되고, 바이섹슈얼 남성은 종종 게이 남성과 이성애자(heterosexual) 여성사이에서 성매개감염(sexually transmitted infections: STIs)과 인간면역결핍바이러스를 전파하는 가교로만 인식되곤 한다. 게이 남성과 레즈비언은 모두 고용주로부터 배우자 수당(partner benefits)을 받지 못하는 것과 같은 성적 지향(sexual orientation)에 기반한 차별을 경험한다. 레즈비언은 경제적 자원에 대한 접근성 부족과 같은 성차별주의(sexism) 역시 상대해야 한다. 또한, 많은 성소수자는 성소수자 정체성에 기반한 불의(LGBT-based injustices)와 복잡한 방식으로 뒤얽혀 있는 인종 또는 계급에 기반한 불의도 경험한다. 사회 진보를 이루어왔음에도, 이러한 고려 사항들은 사회정의 옹호 활동을 어렵게 하는데, 이는 성소수자 공동체 내의 특별하거나 다양한 욕구를 다루는 것에 실패하는 것이 추가적인 불의의 옹호로 이어질 수 있기 때문이다.

사회 불의가 성소수자의 건강에 미치는 영향

폭력

낙인에 기반한 폭력(stigma-based violence)과 폭력의 위협은 성소수자의 건강과 안녕(well-being)을 약화할 수 있다. 이 상황은 폭력을 정당화하거나 핑계대는 '덤터기(blame-shifting)' 레토릭에 의해 악화되어 왔다. 전미 트랜스젠더평등센터(Natinal Center for Trans-gender Equality)에서 출판된 보고서들은 미국에서 트랜스젠더와 성별 비순응자(gender- non-conforming people),[3] 특히 유색인종 트랜스젠더에 대한 폭력이 매우 흔한 일임을 확인했다(4, 5).

---

3 성별 비순응자는 외모나 행동 등의 측면에서 출생 시 지정 받은 성별에 따라 사회적으로 요구되는 이분법적 성별 규범에 따르지 않는 사람들을 지칭하는 용어다.

성소수자 커플 내의 가정 폭력(domestic violence)은 예상보다 심각한 문제다. 성소수자 관계에서의 가정 폭력은 이성애 관계와 비슷한 수준으로 발생하는 것으로 보인다(6). 그러나 평등한 동성 관계에 대한 신화는 가정 폭력을 경험한 이들에게 장벽을 만든다. 도움을 주는 전문가들은 종종 가해자와 피해자를 구분하지 못한다. 대부분의 가정 폭력 문제 종사자들은 주로 부인이 피해자이고 남편이 가해자인 이성애 관계에 익숙하다. 따라서 다수는 동성 간 가정 폭력 신고에 어떻게 대응해야 하는지 모른다(7). 대부분의 쉼터(shelters)는 여성만을 받기 때문에 남성을 위한 자원은 적다(8). 또한, 많은 쉼터는 트랜스섹슈얼 여성의 성별(gender)을 인정하지 않고, 서비스 제공을 거부한다. 가해자는 성소수자 정체성에 기반한 편견(LGBT-based prejudice)을 이용해 피해자를 통제하거나, 피해자의 성소수자 정체성을 타인에게 알림으로써 더욱 괴롭힐 수도 있다.

개인의 성적인 표현이나 성별 표현(gender expression)으로 인한 괴롭힘은 젊은 성소수자들의 자살과 우울증, 약물 남용과 연관되어 있다(9, 10). 몇몇 유명한 자살 사건 이후 괴롭힘(bullying)은 더 많은 사회적 관심을 받아왔다. 그 결과, 괴롭힘 문제를 다루는 법률을 도입하기 위한 운동이 이어졌고, 현재는 48개 주가 괴롭힘 방지 법률을 가지고 있다. 페이스북과 같은 소셜미디어에서 발생하는 사이버-괴롭힘(cyber-bullying)을 해결하기 위한 법률도 만들어졌다(11). 청소년기의 괴롭힘을 줄이는 것은 이후 생애의 건강 격차(health disparities)를 감소시키는 데 중요할 수 있다. 1972년 타이틀 9 교육 개정안(Title IX of the Education Amendments)[4]은 불완전하더라도 성소수자에 대한 괴롭힘과 차별에 대응하는 중요한 도구가 되었다.

에이즈

에이즈는 많은 성소수자들의 주요 건강 이슈로 남아 있다. 남성과 성관계 하는 남성(men who have sex with men: MSM)들, 특히 유색인종 내에서 인간면역결핍 바이러스(HIV) 감염이 다시 유행하기 시작했다(12, 13). 또한, 유색인종 트랜스젠더 여성(출생 시 남성으로 지정되었으나, 성별정체성과 표현이 여성인 사람)의 HIV 감염율이 높다(14-16).

2010년 미 정부는 ① HIV 신규 감염 절감, ② HIV 감염인의 돌봄 접근성 증가 및 건강 결과 증진, ③ HIV와 관련한 격차와 건강 불평등(health inequities) 감소, ④ HIV 유행에 대한 조직화된 국가적 대응 달성을 위한 HIV 전략 계획(17)을 수립했다. 이 전략 계획은 연방과 주, 지역 기구에 HIV 감염을 줄이고 HIV 케어를 증진하는 방법에 대한 견본을 제공한다. 이 계획의

---

[4] 1972년 타이틀 9 교육 개정안은 연방정부의 재정 보조를 받는 교육 프로그램이나 활동에서 성별에 따른 차별을 금지하는 내용의 미국의 연방 민권법이다.

중요한 측면은 게이 및 바이섹슈얼 남성과 트랜스젠더, 특히 이들 중 유색인종에 집중한다는 점이다. 버락 오바마 정부의 리더십은 미국의 HIV 격차를 강조하고 HIV 감염인에 대한 케어를 촉진하는 데 중요한 의미를 가졌다. 그러나 이 계획하의 후속 조치들은 2017년 도널드 트럼프 대통령이 에이즈 당국에 대한 대통령 자문 위원회(Presidential Advisory Council on HIV/AIDS Authority)의 모든 구성원을 해임하고 새 위원 구성에 실패한 이후 혼란에 빠졌다(18, 19).

정신건강과 음주, 흡연 및 기타 약물

게이와 레즈비언은 일반적으로 약물 남용과 정신건강 장애의 높은 유병률을 가지며, 이는 사회적 차별(societal discrimination)과 연결되어 있을 수 있다(16장을 보라)(20, 21). 폭력과 괴롭힘(harassment), 차별적 사건(discriminatory events)의 경험은 게이와 레즈비언의 정신건강에 중요한 영향을 미칠 수 있다(22, 23). 더불어, 정체성을 숨기는 것, 거부의 예상 (expectations of rejection), 내재화된 동성애 혐오와 관련한 요인들은 동성애자와 양성애자가 경험하는 특유한 스트레스 요인이다(24). 자신의 정체성에 대한 부정적인 태도를 내재화하는 것도 이들의 삶을 무겁게 짓누르고 상당한 괴로움을 야기할 수 있다(25).

레즈비언과 게이, 바이섹슈얼, 투-스피릿(two-spirit, 미국 선주민인 성소수자) 참여자를 대상으로 한 포커스 그룹(focus group)은 개인의 정체성을 숨기는 것, 특히 보건의료 제공자 (healthcare providers)에게 정체성을 숨기는 것이 건강하지 않음을 시사한다(26). 내재화된 동성애 혐오는 HIV 예방을 위한 조치를 방해할 수 있다(27). 많은 성소수자들은 타인이 자신의 정체성을 알게 된다면 부정적인 태도를 경험할 것이라는 가정하에 살고 있고, 그 결과, 다수는 어떤 말이나 행동이 그들이 성소수자임을 식별되게 할 수 있는지를 끊임없이 평가한다고 보고한다(27).

트랜스젠더리즘(transgenderism)과 트랜스섹슈얼리티(transsexuality)는 동성애와 양성애와는 달리 미국정신의학회(American Psychiatric Association)의 진단 기준에 아직 포함되어 있다 [『정신질환 진단 및 통계 편람(Diagnostic and Statistical Manual of Mental Disorders)』현행 최신판의 '성주체성 장애(gender identity disorder)'와 '의상도착증(transvestic fetishism)'을 참고하라](28).[5]

---

5   원문의 내용은 2013년 DSM-5가 출판되기 이전까지 활용된 DSM-IV-TR에 대한 정보를 담고 있다. 2013년 개정된 DSM-5에서는 성적 장애(sexual disorder)의 범주로 분류되었던 성 주체성 장애(gender identity disorder)라는 진단명을 성별 위화감(gender dysphoria)으로 변경하고 성적 장애의 범주에서 제외했다. 성별 위화감이라는 진단명은 트랜스젠더 정체성 자체가 장애가 아니며, 의학적인 진단과 치료가 필요한 것은 성별 위화감으로 인해 트랜스젠더 본인이 느끼는 고통임을 강조한다.

더불어, 많은 임상의들은 인구로서의 트랜스섹슈얼이 비트랜스섹슈얼에 비해 정신질환을 더 많이 가지지 않음에도 불구하고(31) 성전환증(transsexualism)을 조현병(schizophrenia)과 같은 정신병적 장애(psychotic disorders)로 분류한다(29, 30). 이러한 문제는 개인이 (예를 들어 운전면허증, 여권, 출생증명서 등과 같은) 공적 문서의 수정, 변경을 허가 받기 전에 의료적 조치를 받을 것을 요구하고, 이에 따라 트랜스젠더/트랜스섹슈얼이 정신건강 서비스를 찾고 정신장애를 진단받도록 강요하는 사회 정책들의 존재로 인해 가중된다.

성소수자와 관련한 사회 불의의 심리적 영향은 개인의 건강에 직접적으로 영향을 미칠 수 있다. 자신의 성정체성(sexual identity)을 숨기는 게이 남성은 암이나 감염병의 발병 증가와 같은 나쁜 건강 결과를 가질 수 있다. HIV-양성(HIV-positive)인 게이 남성의 경우, (정체성의) 숨김은 자신의 동성애 정체성을 숨기지 않은 이들에 비해 감염의 빠른 진행과 관련 있다(32, 33). 더불어, 거부에 민감한 게이 남성은 타인으로부터 자신의 정체성을 숨기고 잠재적인 거부로부터 자신을 방어함으로써 보호되는 이들과 비교해 일반적으로 CD4 세포 수(CD4 cell count)[6]가 더 많이 감소하고 에이즈 진단에 더 긴 시간이 걸린다(34). 이는 많은 성소수자들이 직면하는 딜레마다. '커밍아웃' 하는 것은 정체성을 숨기는 일이 만들어내는 내면의 스트레스 양을 줄이지만, 사람들이 지지와 자원을 얻기 위해 의존하는 중요한 사회적 관계를 끊어 버릴 수 있다(35).

게이와 레즈비언의 음주와 흡연, 비합법적인 약물 사용의 수준은 일반 인구에 비해 높다. 한 연구는 지난 한 해 동안의 대마(marijuana) 사용 경험이 젊은 게이와 바이섹슈얼 남성은 2배, 레즈비언과 바이섹슈얼 여성은 4배 더 높음을 밝혔다(36). 같은 연구에서 길거리 약물인 엑스타시(Ecstasy: MDMA)의 지난 한 해 동안의 사용 경험은 게이와 바이섹슈얼 남성이 3배, 레즈비언과 바이섹슈얼 여성이 4배 더 높았다. 레즈비언과 바이섹슈얼 여성은 지난 한 달 동안의 흡연 역시 3.5배 더 높았다. 다른 연구들은 성소수자의 약물 남용을 이들의 차별 경험과 연결 짓는다(37, 38). 일반 성인 인구의 흡연은 감소하는 반면, 게이와 레즈비언은 여전히 일반 성인 인구에 비해 흡연할 가능성이 높다(39-41). 젊은 게이와 레즈비언을 비교하는 예비 연구는 레즈비언이 게이 남성보다 더 많이 흡연한다는 사실을 밝혔다(42). 그러나 소수의 관련 연구만이 섹슈얼리티와 성별정체성 측정 도구를 포함하고 있기 때문에 이 인구 집단의 흡연이나 기타 약물 사용률을 평가하는 것은 어렵다.

---

6 CD4 세포는 인체 면역체계에서 핵심적 역할을 담당하는 백혈구의 일종이다. CD4 세포는 HIV 바이러스의 주된 타깃으로 바이러스가 세포 내에서 증식하면서 CD4 세포를 점차 감소시킨다. HIV 감염을 치료받지 않아 CD4 세포 수가 줄어들면, 신체는 넓은 범위의 감염에 취약해지고 에이즈 관련 증상들이 나타날 수 있다.

심혈관계질환(cardiovascular disease)과 암

성소수자는 높은 심혈관계질환 위험을 가진다(43-45). 레즈비언은 이성애자 여성에 비해 흡연을 더 많이 하고, 체질량지수(body mass index)가 평균적으로 높으며, 이는 이들의 심혈관계질환 위험을 높인다(46-48). 성소수자의 심혈관계질환 발생 과정을 이해하기 위해 더 많은 연구가 수행되어야 한다(49).

성소수자는 보건의료 접근성(access to healthcare)과 관련하여 많은 문제를 경험한다(21). 일반적으로, 많은 성소수자는 차별 받을지 모른다는 공포로 자신의 지향을 밝히는 것을 두려워한다. 더불어, 보건의료 제공자들이 개인의 성별이나 섹슈얼리티에 관해 특정한 가정을 가진다면, 중요한 정보를 수집하는 일에 실패할 수 있다. 예를 들어, 트랜스섹슈얼 환자는 이들이 정체화한 성별의 사람들이 가질 것이라고 예상되지 않는 문제(예를 들어 트랜스섹슈얼 남성이 산부인과 검진을, 트랜스섹슈얼 여성이 전립선 검진을 필요로 하는 것)에 대한 의료적 도움이 필요할 수 있다(50).

2010년, 미국 보건복지부의 메디케어와 메디케이드 서비스 센터(Centers for Medicare and Medicaid Services: CMS)는 메디케어와 메디케이드에 참여하는 병원과 주요 접근 병원(critical access hospitals)[7]에 방문할 수 있는 모든 환자의 선택권을 보호하는 새로운 원칙을 시행했다(51). 이러한 변화에도, 많은 성소수자들은 아프거나 다친 배우자를 돌볼 때 이성애자들이 경험하지 않는 문제를 경험한다.[8] 이러한 이슈들은 다음을 포함한다.

- 행위능력이 없는 배우자를 대신한 법적 의사결정의 불가능.
- 배우자 및 배우자의 자녀에 대한 건강보험 접근성 부재.
- 건강보험을 통한 의료비 적용의 부재.
- 장례식 방식에 대한 결정과 자녀 양육권 등 기타 생애 말기(end-of-life) 문제를 다룰 권리의 거부.
- 사회보장, 재산권 및 세금 혜택 등 다수의 재정적 권리에 대한 거부(52).

이런 문제는 아프거나 다친 배우자가 있는 것과 관련한 스트레스와 걱정에 더해 성소수자

---

[7] 주요 접근 병원(critical access hospitals: CAHs)은 1997년 시작된 미국 연방 프로그램의 대상 병원으로 응급의료 접근성이 떨어지는 농촌 지역의 소규모 병원을 의미한다. 주요 접근 병원은 연방정부로부터 메디케어 서비스에 대한 원가 기반의 상환 등 경제적 지원을 받는다.

[8] 서론에서 언급된 것처럼 2015년 미국 연방대법원은 미국 전역에서 동성결혼을 법제화하는 판결을 내렸으며, 따라서 2020년 현재 미국에서 결혼한 동성 커플들은 더 이상 본문에서 언급되는 문제들을 경험하지 않지만, 동성결혼이 법제화되지 않는 한국 등의 국가에서는 여전히 남아 있는 문제들이다.

에게 추가적인 부담을 만든다. 성소수자들은 사랑하는 사람을 잃을 수 있을 뿐만 아니라, 집과 자녀에 대한 양육권 역시 잃을 수 있으며, 보험 적용을 받지 못하는 막대한 의료비를 지불해야 한다.

더 깊은 수준에서, 계급적 지위는 적절한 의료보장의 부재를 통해 보건의료 접근성을 가로막는 중요한 역할을 할 수 있다. 이런 점에서, 학교와 대학, 직장에서의 성소수자와 인종에 대한 낙인과 차별은 보건의료를 보다 감당 가능하도록 하는 소득이나 직업을 확보하기 위한 성소수자의 잠재력을 약화시킬 수 있다. 예를 들어, 로스앤젤레스 트랜스젠더 건강 연구(Los Angeles Transgender Health Study)는 69%의 참여자가 고등 교육을 받지 않았고, 50%가 연간 1만 2,000달러 이하를 벌고, 50%는 상업적 성 노동을 주된 소득원으로 한다고 보고했고, 64%는 어떤 건강보험 적용도 받지 못했음을 밝혔다. 이 연구결과는 교육과 고용에서의 계급과 인종, 성소수자의 불리함이 복합적으로 작용하여 적절한 보건의료 접근성을 가로막고 있음을 시사한다. 전국 트랜스젠더 평등 센터(National Center for Transgender Equality)가 수행한 대규모 연구에서도 비슷한 결과가 나타났다(4, 5).

근본 원인과 기저의 요인들

사회 불의를 조장하는 데 있어서 성소수자에 대한 낙인화된 관점의 존재만이 아니라, 단순화된 범주화의 역할을 인식할 필요가 있다. 성소수자 내부에서 확인된 다양성은 연구와 보건의료 자원에 대한 접근성에 영향을 미친다. 이 복잡성에 대한 인식의 실패는 사회 불의를 조장할 수 있다.

'성소수자'라는 범주가 포함하는 내부의 상당한 다양성은 성소수자가 직면하는 사회 불의에 대한 단일한 해석을 제공하는 것을 어렵게 한다. 정교하지 않거나 환원적인 방식으로 성소수자가 경험하는 사회 불의의 문제를 제기하는 것은 모든 문제를 제기하는 데 실패할 수 있다. 나아가, 이는 특정한 이슈들을 제기하는 데 실패함으로써 어떤 문제의 해결책에서 일부 성소수자 개인들을 배제할 수 있다. 예를 들어, 일부 트랜스젠더는 호르몬 조치나 수술과 같은 신체를 변형하는 다양한 의료적 기술을 찾을 수 있는데, 이런 기술들은, '암시장'을 통해 접근할 경우에 특정한 건강 문제를 일으킬 수 있다. 이런 건강 문제들은 성소수자 건강에 대한 단순화된, 특히 성적 지향을 강조하는 설명에서 쉽게 무시되는 것들이다.

보다 일반적으로 성별-기반과 섹슈얼리티-기반의 사회 불의 사이의 팽팽한 긴장 관계는 성소수자 이슈의 복잡성을 시사한다(53). 먼저 성별-기반과 섹슈얼리티-기반의 사회 불의를 명확히 구별하고자 해도, '성소수자' 범주 내의 다양성은 이런 구별을 어렵게 한다. 예를 들어,

'레즈비언'과 '게이', '바이섹슈얼'은 성적 지향의 범주이며, '트랜스젠더'와 '트랜스섹슈얼'은 성별과 성별정체성의 범주다. 이런 다양성은 ① 비-규범적 섹슈얼리티만에 대한 억압 측면에서의 성소수자 차별과 낙인과 ② 엄격한 성별 규범 강요의 측면에서의 사회 불의를 설명하려는 시도를 더욱 어렵게 한다(54).

더 깊게는, 개인의 성별 표현으로 인해 폭력을 당하는 것과 개인의 인지된 성적 지향으로 인해 폭력을 당하는 것을 구분하는 것은 어렵다(55). 예를 들어, 공공 공간에서의 게이 배싱(gay bashing)[9]은 비-규범적인 성별에 대한 단서에 의해 촉발될 수 있다. 게이와 레즈비언, 바이섹슈얼에 대한 낙인은 종종 젠더에 기반한다. 예를 들어, 게이 남성은 '여성적'이고, '진짜 남자가 아닌' 것처럼 재현될 수 있다(54). 더불어, 성별 표현과 성별정체성은 '부치(butch)'와 '펨(femme)'[10] 정체성처럼 게이와 레즈비언 관계에서 중요할 수 있다. 이와 반대로, 트랜스젠더와 트랜스섹슈얼은 "진짜 게이 남성"이나 "진짜 레즈비언"과 같은 환원적인 재현의 대상이나, 자신들의 인지된 성적 지향에 기반한 폭력의 대상이 될 수도 있다(55). 따라서 성별과 성별정체성이 게이와 레즈비언, 바이섹슈얼에 대한 사회 불의와 연루될 수 있고, 섹슈얼리티가 트랜스젠더에 대한 사회 불의와 연루될 수 있다. 논바이너리(non-binary), 젠더퀴어(genderqueer), 에이젠더(agender)[11]와 같은 새로운 정체성과 성별 표현을 가진 사람들은 자신의 정체성이 지워지는 경험도 할 수 있으며, 이는 이들의 삶에 부정적으로 영향을 미칠 것이다(56).

성소수자가 경험하는 사회 불의는 성별에 적합하거나, 성적으로 적절한 행동에 대한 깊은 문화적 관점이 얽혀 있는 성별-기반과 섹슈얼리티-기반의 억압의 복합적인 교차점에 놓인다. 서로 다른 형태의 낙인과 이들이 근거한 배경의 가정들을 구분하는 것은 유용하다. 예를 들어, (성소수자를 '죄악'으로 보는) 종교적 관점과 (성소수자의 섹슈얼리티와 정체성을 '병리적'으로 보는) 보다 '과학적'이거나 '의학적'인 담론을 구별할 수 있을 것이다. "성별에 대한 자연적 태도"와 같이 널리 퍼져 있는 성별에 대한 문화적 관점을 발견하고, 비록 이와 연결되어 있을 지라도 다른 방식으로 낙인화를 조장하는 고차원의 이론적인 법률, 의학 등의 담론과 구별할 수 있을 것이다(57-59).

더불어, 이러한 사회적 낙인은 종종 다른 형태의 불의와 연결되어, 성소수자에 대한 불의와

---

9 게이 배싱(gay bashing)은 성소수자라고 여겨지는 사람에 대해 저지르는 공격과 학대, 폭행을 의미한다.

10 레즈비언 하위문화에서 사용하는 용어로 부치(butch)는 남성적인, 펨(femme)은 여성적인 특성이나 행동, 스타일 등을 가진 레즈비언을 의미한다.

11 논바이너리, 젠더퀴어, 에이젠더 모두 성별을 남성과 여성으로 구분하는 이분법적 성별 규범에 기반하지 않은 성별정체성을 의미하는 성소수자와 관련한 새로운 용어들이다. 논바이너리는 남성 또는 여성이 아닌 성별정체성을 의미하고, 젠더퀴어는 성별이분법에 저항하는 사람이라는 의미가 담긴 용어이며, 에이젠더는 없음을 뜻하는 접두사 A-와 젠더의 합성어로 젠더가 없음, 어떤 성별로도 정체화하지 않음을 의미한다.

다른 형태의 불의를 분리하는 것을 어렵게 한다. 예를 들어, 레즈비언은 이들의 섹슈얼리티에 기반한 차별뿐만 아니라 여성 차별 역시 직면할 수 있다. 혼종적인 차별의 존재는 특히 ① 인종 및 계급 기반의 불의와 성소수자에 대한 불의의 교차점과 ② 복합적이고 혼종적인 사회 불의의 가능성과 관련해 중요성을 가진다. 많은 유색인종 성소수자는 혼종적인 차별 역시 경험한다.

성소수자에 대한 차별과 낙인은 문화적으로 특정한 맥락의 독특한 형태를 가질 수 있다. 예를 들어, 일부 라틴계의 문화적 맥락에서 종교는 성소수자에 대한 부정적인 관점을 조장하는 데 중요한 역할을 한다(60). '성소수자' 정체성이 협상되는 방식은 문화적 맥락에 따라 상당히 다양할 수 있다. 예를 들어, 북미와 남미에서 동성애는 다른 방식으로 개념화될 수 있는데, 이는 서로 다른 지역에 살고 있는 라틴계 사람들은 다른 방식으로 성적인 정체화를 할 수 있음을 시사한다(61). 더불어, 언어와 문화에 특유한 용어들이 상당한 왜곡 없이 영어의 "LGBT" 관련 용어들로 쉽게 번역되거나 동화될 수 있는지는 불분명하다(62). 예를 들어, 멕시코계 미국인(Chicano)들의 일상 용어인 호타(jota)는 '다이크(dyke)'[12]나 '레즈비언'으로 거칠게 번역될 수 있지만, 이러한 번역은 실제 그 용어가 배치되고 협상되는 문화적으로 특유한 삶의 방식에서 이 용어가 수행하는 역할을 쉽게 포착할 수 없다. 이와 관련하여, 미국의 주류적인 "LGBT" 정체화는 "유럽 출신 백인"이라는 유리한 위치로 보일 수 있고, 결국 이러한 용어를 사용한 정체화는 문화적 배신이라는 내포된 의미를 가질 수 있다(63).

인종화된 섹슈얼리티가 정형화되고 평가절하되는 방식에 대한 논의 없이 동성애가 '일탈적인' 것으로 간주되는 방식에 대해 논의하는 것은 어려울 수 있다. 예를 들어, 아프리카계 미국인(African American)의 섹슈얼리티는 역사적으로 주류 백인 담론에서 '퇴폐적'이거나, '더러운' 것으로 재현되어 왔다(64). 이를 고려할 때, 인종적 재현과의 잠재적인 관련성과 이 두 종류의 낙인이 아프리카계 미국인인 동성애자들에게 가질 수 있는 역할에 대한 인식 없이, 동성애를 '역겹'거나 '퇴폐적'인 것으로 재현하는 것에 대해 어느 정도까지 진지하게 논의할 수 있을지는 불분명 하다(65).

따라서 성소수자가 직면하는 사회 불의에 대한 분석은 성소수자 내의 특정한 성별과 섹슈얼리티 차이뿐만 아니라, 인종적 및 계급적 계층화 역시 고려해야 한다. 예를 들어, 성소수자에 대한 차별은 저임금 직업을 가진 경우에 더 많이 경험할 수 있으며, 따라서 인종과 계급은 성별과 섹슈얼리티와 상호작용하며 이들 각각의 지위만을 가진 사람들에 비해 훨씬 문제적인 맥락을 만들어낼 수 있다. 내재화된 성소수자 낙인과 이것이 자존감(self-esteem)에 가지는 영

---

12 다이크(dyke)는 레즈비언을 뜻하는 영어 속어다.

향은 내재화된 인종적 낙인(internalized racial stigmatization)과 쉽게 분리할 수 없을 수 있다. 또한, 의료 및 사회 서비스 기관의 성소수자에 대한 서비스 제공 능력은 유색인종 성소수자 커뮤니티에 대한 무지로 인해 문화적으로 특유한 이슈들의 수용하지 않음으로써 저해될 수 있다.

무엇이 필요한가?

입법과 정책

성소수자에 대한 차별과 폭력을 명시적으로 금지하는 입법과 정책은 성소수자가 경험하는 사회 불의를 줄일 수 있고, 이를 통해 이들의 건강을 증진할 수 있다. 이러한 정책은 성소수자와 젠더와 섹슈얼리티에 대한 전통적인 규범을 따르지 않는 이성애자(straight people)들이 자신에 대해 갖는 내재화된 편견을 줄일 수 있고, 이를 통해 이들의 건강을 증진할 수 있다. 이러한 전략은 학교와 직장에서의 차별을 감소시킬 수 있고, 이를 통해 성소수자들은 의료서비스를 적절히 부담하고 접근할 수 있다. 그럼에도 불구하고, 이러한 정책은 성소수자 커뮤니티의 일부에게는 유리하지만 다른 이들에게는 해가 되는 인종차별적, 계급적 가정 또는 결과의 가능성에 대해 총체적으로 검토될 필요가 있다.

오바마 정부하에서, 많은 정부 기관은 성소수자가 경험하는 건강 격차를 다뤘다(66). 미국인의 건강을 증진하기 위한 목표를 확인하는 연방정부 프로그램인 '건강한 국민(Healthy People)' 프로그램은 성소수자 건강 격차에 전에 비해 더 많이 주목했다. 연방정부의 지원을 받는 건강 연구들은 성소수자들을 점점 더 포함해 왔다. 2011년, 자신이 레즈비언 또는 게이, 바이섹슈얼임을 공개한 이들의 군 입대를 금지한 정책이 폐지되어, 이러한 정체성을 지닌 군인들은 괴롭힘이나 강제전역의 두려움 없이 복무할 수 있게 되었다. 이러한 변화는 군인들에게는 "별일 아닌" 일이었지만, 이 정책의 폐지는 사회에서의 성소수자의 역할과 관련해 중요한 사회적 의미를 가지게 되었다. 2017년, 이행 정책이 개발된 지 수년 후, 미국 국방부(Department of Defense)는 트랜스젠더의 군입대를 허용하기 시작했다(67). 그러나 2018년 6월, 트럼프 정부는 이 정책을 종료하고자 했고, 2019년 1월, 미국 대법원은 금지 정책의 시행을 허용하는 결정을 내렸다(68). 트랜스젠더인 현역 미군들은 현재 미래에 대해 큰 불안과 불확실성을 가지고 있다. 미군에서 복무하려는 계획을 가진 트랜스젠더 역시 그렇다. 이 금지 정책이 군대를 넘어 가지는 함의가 무엇일지는 아직 모른다.

성소수자의 배우자에게 이성애자 부부가 받는 혜택의 다수를 보장하는 동거 배우자 등록 제도(domestic partner legislation)는 많은 성소수자 가족에게 반가운 변화였다. 동성 관계를 이성애 관계와 동등하게 법적으로 인정하는 것은 성소수자의 삶을 크게 개선한다.

트랜스젠더/트랜스섹슈얼 역시 이들의 삶과 정체성을 정당하게 다루는 법 정책을 필요로한다(69-71). 트랜스젠더/트랜스섹슈얼이 중요한 신분증의 정보를 변경할 수 있는지는 서류와 지역에 따라 다르다. 일부 지역에서는 개인의 법적 성별이나 이름을 변경하는 데 수술을 필요로 하지만, 다른 일부 지역에서는 의료적 조치가 전혀 필요 없거나 적은 수준의 의료적 조치만을 요구한다. 그러나 많은 지역에서는 공식 문서상의 성별을 바꾸는 것이 허용되지 않거나, 개인이 자신의 삶을 온전히 살아갈 수 없게 하기 때문에 이마저도 충분치 않을 수 있다. 최근 트랜스젠더의 이성 결혼에 대한 최근의 법원 판결들은 엇갈리고 있다. 모든 사건들은 법적 성별 정정(changing legal sex designation)의 요건으로 일부 수술을 거친 이들과 관련한 것이었다.

트랜스젠더/트랜스섹슈얼은 자신의 성별정체성을 보다 잘 구현할 수 있도록 하는 의료서비스에 대해 보다 부담 가능하고 신뢰할 수 있는 접근성을 필요로 한다. 예를 들어, 법률과 기타 정책들은 의료적 조치에 대한 공공 보험과 민간 보험의 보험 적용 거부를 방지해야 한다. 이러한 거부는 개인이 자신이 정체화한 성별로 사회적 상호작용을 하는 것을 제한하기 때문이다. 개인의 성별을 바꾸는 과정은 더 쉬워져야 하며, 이를 통해 개인이 법적 성별을 바꾸기 위해 앞으로 무엇을 더 해야 하는지를 짐작하거나, 자신이 이러한 의료적 서비스를 부담할 수 있는지를 고민할 필요가 없도록 해야 한다. 일부 사기업과 교육기관은 직원과 학생들에게 트랜스젠더와 관련한 건강 혜택을 제공하기 시작했다. 고용주가 트랜스젠더 직원에게 건강 혜택을 제공하는 것에 대한 의료계의 지원도 있다(72, 73).

의료기관과 단체의 역할

의료기관과 단체는 이용자의 존엄을 보호하고 개인의 성소수자 지위에 기반한 차별이나 괴롭힘을 방지하는 정책을 만들 필요가 있다. 조직들은 동거 배우자와 동성 커플이 양육하는 모든 자녀들에게 이성 관계의 이들과 동일한 권리를 보장해야 한다. 예를 들어, 동거 배우자의 존재를 존중해야 하며, 생애 말기와 관련한 일들을 포함하여 이들을 다른 헌신 관계에 있는 이들과 동일하게 대우해야 한다.

성소수자에 대한 반차별 정책과 절차와 더불어, 이러한 조직에 있는 개인들은 성소수자 건강과 관련한 이슈들에 대해 교육받을 필요가 있다. 이러한 교육은 성소수자 내부의 다양성을 가르쳐야 하며, 특정한 고정관념이나 미디어에 비춰지는 이미지에 치중해서는 안 된다. 에이즈는 특히 게이 남성에게 중요한 이슈지만, 이를 성소수자가 가지는 유일한 건강 관련 위험 요인으로 바라보아서는 안 된다. 성소수자 내부의 다양성, 특히 인종과 문화, 계급의 중요성이 인정되고 이해될 필요가 있다. 보건의료 종사자들은 감수성을 증진하고 문화적으로 적절한 돌봄을 제공하는 방법을 알아야 할 필요가 있다.

교육적 조치

교육적 자원에 대한 접근성은 고용 기회에 영향을 미치고, 이는 결국 적절한 건강보험과 전반적인 건강과 안녕에 대한 접근성에 영향을 미치기 때문에, 교사와 학교 행정은 성소수자 청소년을 차별 없이 대하고, 학생들에게 성소수자 관련 이슈를 교육할 수 있도록 훈련 받을 필요가 있다. 이러한 조치는 성소수자 학생들에게 안전하게 교육받을 수 있는 공간을 제공하고, 지지적인 문화적 태도를 증진하는 데 도움이 될 수 있다. 이러한 교육적 접근은 인종과 계급, 문화에 대해 민감할 필요가 있다. 더불어, 박탈된 상태에 놓인 성소수자들이 교육적 자원에 접근하는 것을 돕는 프로그램이 필요하다.

연구 관련 이슈

레즈비언, 게이, 바이섹슈얼, 트랜스젠더의 건강(The Health of Lesbian Gay, Bisexual, and Transgender People)(74)이라는 제목의 미국 의학원(Institute of Medicine)의 보고서는 성소수자 건강에 대한 지식과 이해를 증진하기 위해 필요한 연구 어젠다들을 확인했다. 보고서에 따른 성소수자 건강 연구의 중점 사항은 다음을 포함한다.

- 성소수자 인구의 다양성을 조사하는 인구학적 연구.
- 사회적 요인들의 건강 영향을 조사하는 연구.
- 성소수자의 보건의료 접근성 관련 장애물을 조사하는 연구.
- 성소수자 인구의 건강 격차를 줄이기 위한 개입 방안을 개발하는 연구.
- 트랜스젠더 건강 이슈에 대한 더 많은 연구.

또한, 보고서는 연방정부의 지원을 받는 연구에서 성소수자 건강과 관련한 자료를 수집할 필요가 있음을 확인했다.

보건의료 연구에서 성소수자를 확인할 수 있는 측정도구를 포함할 필요가 있다. 성소수자 연구의 대부분은 상대적으로 적은 편의표집 표본을 사용하고 있으며, 이는 더 넓은 인구 수준에서의 일반화 가능성을 크게 제한한다. 성소수자를 포함하기 위해서 설문조사 측정도구는 다음의 사항을 지켜야 한다.

- '성적 지향'과 '성별'을 구분할 것(트랜스젠더와 바이섹슈얼이 '레즈비언'이나 '게이' 범주로 통합되지 않아야 한다).
- 조사원이나 직원이 결정하는 것이 아니라, 참여자들이 레즈비언이나 게이, 바이섹슈얼로 자신을 규정하는 것을 허용하고, 트랜스젠더/트랜스섹슈얼 참여자가 자신의 성별정체성과 성적 지향을 자가보고할 수 있도록 할 것(측정 도구는 언어와 문화에 따른 정체화 방식에 민감해야 한다).
- 참여자들에게 '미혼'과 '기혼' 범주 중 하나를 선택하도록 강요하지 말고, 비혼 동거 배우자를 보고하는 것을 허용할 것.
- 성소수자 내부의 태도나 행동의 다양성에 주의하고 이를 허용할 것.
- 다른 형태의 사회 불의와 이들이 일부 성소수자에게 가질 영향을 인식하고, 섬세하게 연구할 것(예를 들어, 성소수자 낙인과 건강 결과의 잠재적 상관관계를 조사하는 연구는 유색인종 성소수자의 더욱 나쁜 건강 결과를 조장하는 인종과 계급의 역할을 측정할 만큼 충분히 섬세해야 한다).
- 'LGBT'와 '게이', '레즈비언', '트랜스젠더', '퀴어(queer)'와 같은 일부 용어들은 사회정의 증진을 약화할 수 있는 백인 문화를 함의할 수 있음을 인식할 것.

결론

미국에서의 성소수자의 지위는 동성 간 성관계를 처벌하는 법률들과 관련한 2003년 대법원 결정 이후 개선되기 시작했다. 그러나 여전히 해야 할 일이 많이 남아 있다. 성소수자에게 적절한 자원과 혜택을 제공하기 위해 법률과 사회정책의 변화가 필요하다. 보건의료 제공자들은 보건의료와 관련한 문제를 다루기 위해 문화적으로 민감한 방식으로 성소수자 이슈를 배울 필요가 있다. 그리고 연구자들은 성소수자 이슈의 복잡성과 다른 형태의 불의와의 상호작용을 연구할 만큼 충분히 섬세해질 필요가 있다.

무엇보다도, 성소수자에 대한 사회 불의를 만들어내는 사회적 환경이 변화되어야 한다. 이러한 변화는 오직 교육을 통해, 다양한 형태의 사회 불의의 문제를 제기함으로써 달성할 수 있다. 더 큰 변화를 불러일으키기 위해서는 성소수자 인구 내의 다양한 집단 내부만이 아니라, 사회 불의를 경험하는 다른 집단들과 연대를 형성하고 발전시킬 필요가 있다.

트럼프 정부는 성소수자만이 아니라 유색인종과 이민자, 성 노동자(sex workers)들을 공격하고 있다(75-77). 이러한 문제들은 자신의 국가에서 박해 받고 망명을 신청한 사람들이 거절당하거나 감금되는 문제와 밀접하게 연관되어 있다. 더불어, 성 노동(sex work)을 하는 성소수자는 2018년 미국 의회에서 통과 된 온라인 성매매 방지법(Fight Online Sex Trafficking Act) 과 성매매 방지법(Stop Enabling Sex Traffickers Act)으로 인해 더 큰 폭력을 경험하고 있다. 이 들 법은 호객 행위를 위해 컴퓨터 서비스를 사용하는 것을 금지하고 있다. 이러한 변화는 성 노동을 하는 이들이 자신을 보호하기 위해 고객을 가려내고, (폭력의 위험이 더 높은) 길거리가 아니라 안전한 상황에서 일할 수 있도록 하는 중요한 도구를 없앤 것이다. 이민과 성 노동은 성소수자만의 문제는 아니지만, 성소수자 활동가들이 다른 취약한 집단을 위해 일하는 이들 과 함께 일할 수 있는 기회를 제공한다.

성소수자들은 긍정적인 변화들이 언제든지 뒤집힐 수 있음을 배워왔다. 여러 해 동안 성소 수자와 관련한 긍정적인 변화들이 있은 후에, 이러한 변화들이 다시 철회되고 있다. 역사는 긍정적인 변화를 달성한 후에도 권리 옹호를 위한 활동이 지속되어야 함을 보여준다.

참고문헌

1. John Geddes Lawrence and Tyron Garner, Petitioners, v. Texas. 539 U.S. 558, 2003.
2. Obergefell v. Ohio Department of Health. 576 U.S. 1, 2015.
3. Masterpiece Cakeshop Ltd. v. Colorado Civil Rights Commission. 584 U.S. 1, 2018.
4. Grant J M, Mottet LA, Tanis J, et al. Injustice at every turn: A report of the National Transgender Discrimination Survey. Washington: National Center for Transgender Equality and National Gay and Lesbian task Force, 2011. Available at: http://www.thetaskforce.org/static_html/downloads/reports/reports/ntds_full.pdf. Accessed June 27, 2018.
5. James SE, Herman JL, Rankin, S, et al. The report of the 2015 U.S. Transgender Survey. Washington DC: National Center for Transgender Equality, 2016. Available at: https://www. transequality.org/sites/default/files/docs/USTS-Full-Report-FINAL.PDF. Accessed June 27, 2018.
6. Burke LK, Follingstad DR. Violence in lesbian and gay relationships: Theory, prevalence, and correlational factors. Clinical Psychology Review 1999; 19: 487-512.
7. Ristock JL. Exploring dynamics of abusive lesbian relationships: Preliminary analysis of a multisite, qualitative study. American Journal of Community Psychology 2003; 31: 329-341.
8. Merrill GS, Wolfe VA. Battered gay men: An exploration of abuse, help seeking, and why they stay. Journal of Homosexuality 2000; 39: 1-30.
9. Russell ST, Ryan C, Toomey RB, et al. Lesbian, gay, bisexual, and transgender adolescent school victimization: Implications for young adult health and adjustment. Journal of School Health 2011; 81: 223-230.
10. Toomey RB, Ryan C, Diaz RM, et al. Gender-nonconforming lesbian, gay, bisexual, and transgender youth: School victimization and young adult psychosocial adjustment. Developmental Psychology 2010; 46: 1580-1589.
11. Chesir-Teran D, Hughes D. Heterosexism in high school and victimization among lesbian, gay, bisexual, and questioning students. Journal of Youth and Adolescence 2009; 38: 963-975.
12. Chen M, Rhodes PH, Hall IH, et al. Prevalence of undiagnosed HIV infection among persons aged 〉/=13 years —National HIV Surveillance System, United States, 2005-2008. Morbidity and Mortality Weekly Report 2012; 61(Suppl): 57-64.
13. Prejean J, Song R, Hernandez A, et al. Estimated HIV incidence in the United States, 2006-2009. PLoS One 2011; 6: e17502.

14. Brennan J, Kuhns LM, Johnson AK, et al. Syndemic theory and HIV-related risk among young transgender women: The role of multiple, co-occurring health problems and social marginalization. American Journal of Public Health 2012; 102: 1751-1757.

15. Nuttbrock L, Bockting W, Rosenblum A, et al. Gender abuse, depressive symptoms, and HIV and other sexually transmitted infections among male-to-female transgender persons: A three-year prospective study. American Journal of Public Health 2012; 103: 300-307.

16. Reback CJ, Shoptaw S, Downing MJ. Prevention case management improves socioeconomic standing and reduces symptoms of psychological and emotional distress among transgender women. AIDS Care 2012; 24: 1136-1144.

17. White House Office of National AIDS Policy. National HIV/AIDS strategy for the United States. Washington, DC: White House Office of National AIDS Policy, 2010.

18. Guarino B. Trump administration fires all members of HIV/AIDS Advisory Council. The Washington Post, December 29, 2017. Available at: https://www.washingtonpost.com/news/to-your-health/wp/2017/12/29/trump-administration-fires-all-members-of-hivaids-advisory-council/?utm_term=.54bf19d4b9f1. Accessed June 25, 2018.

19. The Boston Globe. Another Trump casualty: The presidential AIDS council. The Boston Globe, June 11, 2018. Available at: https://www.bostonglobe.com/opinion/editorials/2018/06/10/another-trump-casualty-presidential-aids-council/2eO0kyUSdGplpmP4aLdlGI/story.html. Accessed June 25, 2018.

20. Herek GM, Gillis JR, Cogan JC. Psychological sequelae of hate-crime victimization among lesbian, gay, and bisexual adults. Journal of Consulting and Clinical Psychology 1999; 67: 945-951.

21. Lee R. Health care problems of lesbian, gay, bisexual, and transgender patients. Western Journal of Medicine 2000; 172: 403-408.

22. Meyer IH. Minority stress and mental health in gay men. Journal of Health and Social Behavior 1995; 36: 38-56.

23. Garnets L, Herek GM, Levy B. Violence and victimization of lesbians and gay men: Mental health consequences. In: Herek GM, Berrill KT, eds. Hate crimes: Confronting violence against lesbians and gay men. Newbury Park, CA: Sage, 1992, pp. 207-226.

24. Meyer IH. Prejudice, social stress, and mental health in lesbian, gay, and bisexual populations: Conceptual issues and research evidence. Psychological Bulletin 2003; 129: 674-697.

25. Williamson IR. Internalized homophobia and health issues affecting lesbians and gay men. Health Education Research 2000; 15: 97-107.

26. Brotman S, Ryan B, Jalbert Y, et al. The impact of coming out on health and health care access: The experiences of gay, lesbian, bisexual and two-spirit people. Journal of Health and Social Policy 2002; 15: 1-29.

27. Huebner DM, Davis MC, Nemeroff CJ, et al. The impact of internalized homophobia on HIV preventive interventions. American Journal of Community Psychology 2002; 30: 327-348.

28. American Psychiatric Association. Diagnostic and Statistical Manual of Mental Disorders: DSM-IV-TR (Text Revision). 4th ed. Washington, DC: American Psychiatric Association, 2000.

29. Campo J, Nijman H, Merckelbach H, et al. Psychiatric comorbidity of gender identity disorders: A survey among Dutch psychiatrists. American Journal of Psychiatry 2003; 160: 1332-1336.

30. Habermeyer E, Kamps I, Kawohl W. A case of bipolar psychosis and transsexualism. Psychopathology 2003; 36: 168-170.

31. Haraldsen I, Dahl A. Symptom profiles of gender dysphoric patients of transsexual type compared to patients with personality disorders and healthy adults. Acta Psychiatrica Scandinavica 2000; 102: 276-281.

32. Cole SW, Kemeny ME, Taylor SE, et al. Accelerated course of human immunodeficiency virus infection in gay men who conceal their homosexual identity. Psychosomatic Medicine 1996; 58: 219-231.

33. Cole SW, Kemeny ME, Taylor SE, et al. Elevated physical health risk among gay men who conceal their homosexual identity. Health Psychology 1996; 15: 243-251.

34. Cole SW, Kemeny ME, Taylor SE. Social identity and physical health: Accelerated HIV progression in rejection-sensitive gay men. Journal of Personality and Social Psychology 1997; 72: 320-335.

35. Meyer IH. Prejudice, social stress, and mental health in lesbian, gay, and bisexual populations: Conceptual issues and research evidence. Psychological Bulletin 2003; 129: 674-697.

36. McCabe SE, Boyd C, Hughes TL, et al. Sexual identity and substance use among undergraduate students.

Substance Abuse 2003; 24: 77-91.

37. Stall R, Paul JP, Greenwood G, et al. Alcohol use, drug use and alcohol-related problems among men who have sex. Addiction 2001; 96: 1589-1601.

38. Hughes TL, Eliason M. Lesbian, gay, bisexual, and transgender issues in substance abuse. Journal of Primary Prevention 2002; 22: 263-298.

39. Emery S, Gilpin EA, Ake C, et al. Characterizing and identifying "hard-core" smokers: Implications for further reducing smoking prevalence. American Journal of Public Health 2000; 90: 387-394.

40. Ryan H, Wortley PM, Easton A, et al. Smoking among lesbians, gays, and bisexuals: A review of the literature. American Journal of Preventive Medicine 2001; 21: 142-149.

41. Stall RD, Greenwood GL, Acree M, et al. Cigarette smoking among gay and bisexual men. American Journal of Public Health 1999; 89: 1875-1878.

42. Skinner W, Otis MD. Drug and alcohol use among lesbian and gay people in a southern U.S. sample: Epidemiological, comparative, and methodological findings from the Trilogy Project. Journal of Homosexuality 1996; 30: 59-92.

43. Roberts SA, Dibble SL, Nussey B, et al. Cardiovascular disease risk in lesbian women. Women's Health Issues 2003; 13: 167-174.

44. Ungvarski PJ, Grossman AH. Health problems of gay and bisexual men. Nursing Clinics of North America 1999; 34: 313-331.

45. Valanis BG, Bowen DJ, Bassford T, et al. Sexual orientation and health: Comparisons in the Women's Health Initiative sample. Archives of Family Medicine 2000; 9: 843-853.

46. Bradford J, Ryan C, Honnold J, et al. Expanding the research infrastructure for lesbian health. American Journal of Public Health 2001; 91: 1029-1032.

47. Moran N. Lesbian health care needs. Canadian Family Physician 1996; 42: 879-884.

48. White J, Dull VT. Health risk factors and health-seeking behavior in lesbians. Journal of Women's Health 1997; 6: 103-112.

49. Caceres BA, Brody A, Chyun D. Recommendations for cardiovascular disease research with lesbian, gay and bisexual adults. Journal of Clinical Nursing 2016; 25: 3728-3742.

50. Lombardi E, Banik S. Cancer care needs of trangender, transsexual, and other gender nonconforming populations. In: Boehmer U, Elk R, eds. Cancer and the LGBT community: Unique perspectives from risk to survivorship. Cham, Switzerland: Springer, 2015, pp. 245-260.

51. Centers for Medicare & Medicaid Services, U.S. Department of Health and Human Services. Medicare and Medicaid programs: Changes to the hospital and critical access hospital conditions of participation to ensure visitation rights for all patients. Federal Register 2010; 75: 70831-70844.

52. Cahill S, Mitra E, Tobias S. Family policy: Issues affecting gay, lesbian, bisexual and transgender families. Washington, DC: National Gay and Lesbian Task Force, January 22, 2003.

53. Rubin G. Thinking sex: Notes towards a radical theory of the politics of sexuality. In: Vance C, ed. Pleasure and danger: Exploring female sexuality. Boston: Routledge and Kegan Paul, 1984, pp. 267-319.

54. Namaste VK. Genderbashing. In: Namaste VK, ed. Invisible lives: The erasure of transsexual and transgendered people. Chicago: University of Chicago Press, 2000.

55. Butler J. Against proper objects. In: Weed E, Schor N, eds. Feminism meets queer theory. Indianapolis: Indiana University Press, 1997, pp. 1-30.

56. Richards C, Bouman WP, Seal L, et al. Non-binary or genderqueer genders. International Review of Psychiatry 2016; 28: 95-102. http://doi.org/10.3109/09540261.2015.1106446

57. Garfinkel H. Studies in ethnomethodology. Englewood Cliffs, NJ: Prentice-Hall, 1967.

58. Bornstein K. Gender outlaw: On men, women, and the rest of us. New York: Routledge, 1994.

59. Kessler SJ, McKenna W. Gender: An ethnomethodological approach. New York: John Wiley and Sons; 1978.

60. Trujillo C. Chicana lesbians: The girls our mothers warned us about. Berkeley, CA: Third Woman Press, 1991.

61. Almaguer T. Chicano men: A cartography of homosexual identity and behavior. Differences: A Journal of Feminist Cultural Studies 1991; 3: 75-100.

62. Lugones M. El pasar discontínuo de la cachapera/tortillera del barrio a la barra al movimiento [The discontinuous passing of the cachapera/tortillera from the barrio to the bar to the movement]. In: Lugones M, ed. Pilgrimages/

peregrinajes: Theorizing coalition against multiple oppressions. New York: Rowman & Littlefield, 2003, pp. 167-180.

63. Moraga C. Loving in the war years: Lo que nunco pasó por sus labios. Boston: South End, 1983.

64. West C. Black sexuality: The taboo subject. In: West C, ed. Race matters. Boston: Beacon Press, 1994, pp. 81-91.

65. Collins PH. The sexual politics of black womanhood. In: Collins PH, ed. Black feminist thought: Knowledge, consciousness, and the politics of empowerment. 2nd ed. New York: Routledge, 2000, pp. 123-148.

66. United States Department of Health and Human Services. Statement by Secretary Kathleen Sebelius on LGBT Health Awareness Week 2012. Washington, DC: United States Department of Health and Human Services, 2012.

67. Department of Defense. Commander's handbook for transgender policy implementation, 2016, p. 72.

68. Liptak A. Supreme Court revives transgender ban for military service. The New York Times. January 22, 2019. Available at: https://www.nytimes.com/2019/01/22/us/politics/transgender-ban-military-supreme-court.html. Accessed January 22, 2019.

69. Swartz L. Updated look at legal responses to transsexualism: Especially three marriage cases in U.K., U.S. and New Zealand. International Journal of Transgenderism 1997; 1. Available at: https://www.atria.nl/ezines/web/IJT/97-03/numbers/symposion/ijtc0201.htm. Accessed June 27, 2018.

70. Dasti JL. Advocating a broader understanding of the necessity of sex-reassignment surgery under Medicaid. New York University Law Review 2002; 77: 1738-1775.

71. Frye PR. The International Bill of Gender Rights vs. The Cider House Rules: Trans-genders struggle with the courts over what clothing they are allowed to wear on the job, which restroom they are allowed to use on the job, their right to marry, and the very definition of their sex. William & Mary Journal of Women and Law 2000; 7: 133.

72. American Medical Association. AMA Resolution 122: Removing financial barriers to care for transgender patients. Available at: http://www.tgender.net/taw/ama_resolutions.pdf. Accessed on June 25, 2018.

73. Committee on Health Care for Underserved Women of the American College of Obstetricians and Gynecologists. Committee Opinion No. 512: Health care for transgender individuals. Obstetrics and Gynecology 2011; 118: 1454.

74. Committee on Lesbian, Gay, Bisexual, and Transgender Health Issues and Research Gaps and Opportunities; Board on the Health of Select Populations; Institute of Medicine. The health of lesbian, gay, bisexual, and transgender people: Building a foundation for better understanding. Washington, DC: National Academies Press, 2011.

75. Gruberg S. Dignity denied: LGBT immigrants in U.S. immigration detention. Center for American Progress, November 25, 2018. Available at: https://www.americanprogress.org/issues/immigration/reports/2013/11/25/79987/dignity-denied-lgbt-immigrants-in-u-s-immigration- detention/. Accessed June 25, 2018.

76. Transgender Law Center. Death of trans woman in ICE detention highlights need for action. May 29, 2018. Available at: https://transgenderlawcenter.org/archives/14287. Accessed June 25, 2018.

77. Witt E. After the closure of Backpage, increasingly vulnerable sex workers are demanding their rights. The New Yorker, June 18, 2018. Available at: https://www.newyorker.com/news/dispatch/after-the-closure-of-backpage-increasingly-vulnerable-sex-workers-are-demanding-their-rights. Accessed June 25, 2018.

08

장애인

People with Disabilities

노라 엘런 그로스
번역 유원섭

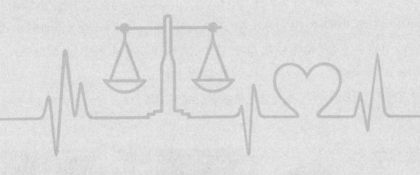

노라 엘런 그로스(NORA ELLEN GROCE)_ PhD. 유니버시티 칼리지 런던 공중보건 및 역학 교수. 장애연구센
터 센터장 겸임. nora.groce@ucl.ac.uk

유원섭_ 국립중앙의료원 일차의료지원센터 센터장 및 중앙치매센터 기획개발부 부장.
지역사회 일차의료, 공공보건의료 및 치매 관리 분야 연구와 사업을 수행하고 있다. wwssuu@nmc.or.kr

서문

소아마비 예방 포스터에 실린 어린 소년의 모습이 눈길을 끌었다. 4~5세 정도 되었을 것으로 짐작되는 아이가 사진작가의 요구에 따라 응했을 법한 자세－목발을 의지하며 카메라를 향해 가장 매력적인 미소를 짓는 자세－를 취하고 있었다. 그러나 포스터의 구호는 "이 아이가 마지막이 되도록 하자"고 포스터를 보는 이들의 시선을 잡으며 소아마비 예방접종 캠페인에 대한 보다 적극적인 참여를 호소하고 있었다.

소아마비를 예방하는 것은 훌륭한 공중보건 목표 중 하나지만, 그것이 유일한 목표는 아니다. 포스터 속의 어린 소년은 어떻게 될 것인가? 분명, 그의 삶은 공중보건 전문가들에게 더 많은 노력을 하도록 격려하는 것 이상의 가치가 있어야 한다. 그러나 연구에 의하면 이 소년은 교육이나 고용 또는 공동체의 사회, 경제, 종교 생활에 대한 참여 측면에서 다른 또래들에 비해 적절하고 동등한 접근성을 가질 가능성이 훨씬 낮다.

세계보건기구와 세계은행이 작성한 「세계장애보고서(World Report on Disability)」(2011

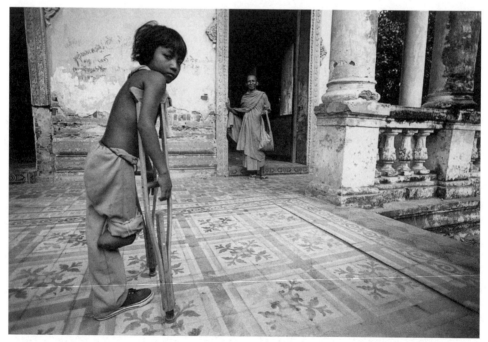

그림 8.1 캄보디아 내 유니세프가 지원하는 한 재활센터의 정원에 지뢰로 장애를 입은 소년이 서 있다. 저·중소득 국가뿐 아니라 선진국에서도, 대부분의 장애인들은 필요한 서비스에 대한 접근성이 미흡하고, 교육, 고용 및 다른 삶의 측면에서도 기회가 불충분하다.

사진: UNICEF/HQ92-0629/Roger Lemoyne.

경멸적인 단어와 어구로부터 벗어나기 위해 많은 관심을 쏟고 있다. '불구자(cripple)'와 같은 과거의 단어 대신 보다 정치적으로 중립적인 용어가 그 자리를 차지했다. '휠체어에 구속된(wheelchair-bound)'보다 는 '휠체어 사용자(wheelchair user)'라는 표현이 물건에 구속된 피해자로부터 보조기기를 이용하는 개인 으로 초점을 이전시킨다.

용어에 관한 이슈 중 일부는 다른 언어들보다 특정 언어에서 더 그렇다. 예를 들어, 영어의 핸디캡이라 는 용어는('cap in hand' 또는 'beggar') 보다 중립적인 의미를 갖는 프랑스어보다 더 경멸적이다.

적절한 언어에 대한 이러한 논쟁은 아무리 노력해 봐야 사회 구성원들이 갖는 기본 가정에 대한 숙고와 재평가를 촉진할 뿐이며, 이는 여성의 권리 신장 운동으로 야기된 많은 언어적 변화와 유사하다. (특히 장 애가 있는 사람들에 대하여 '불행한 사람들' 또는 '저주받은 사람들'과 같은 개념을 내포하는 일반적인 용어 를 사용하는 언어에서 더 그렇다.) 하지만 최악의 경우라 해도 장애인들이 직면한 더 실질적인 문제에 대 해 생산적으로 기여했을 수도 있는 많은 시간과 노력이 이러한 논쟁에 소모되었을 뿐이다. 이러한 논쟁의 결과 (대개 비장애인들에 의해) '능력이 다른 사람들(the differently abled)'과 같이 정치적으로는 올바르 지만 일상생활에서는 사용할 것 같지는 않은 여러 용어들이 만들어졌다. 경험상 좋은 방법 중 하나는 지역 내 장애 공동체 구성원들에게 어떤 용어를 더 선호하는지 묻고, 그 용어를 사용하는 것이다. 캐나다의 중 증 지적장애 아동들의 권리에 관한 어떤 회의에서 한 어머니가 용어에 관한 끊임없는 논쟁을 해결하는 또 다른 대안을 제안했다. 그는 인권변호사와 의사가 대부분인 청중들에게 "장애인 모두에게 적용되는 용어 가 한 가지 있는데, 그 용어는 '시민'이다"라고 지적했다.

년)에 의하면, 10억 명 이상(세계 인구의 1/7 이상)이 일상생활에 큰 변화를 가져올 정도로 신체, 감각, 지적 또는 정신건강 장애를 안고 살고 있다(1). 이들 중 80%는 저·중소득 국가에 살고 있다(2)(그림 8.1). 가장 가난하고 소외된 사람들에 속하는 장애인을 삶의 모든 측면에서 온전 히 포용하지 않는 한 사회정의는 달성할 수 없다(글상자 8.1).

지난 수십 년 동안 장애 이슈를 우선시하는 데 상당한 진전이 있었으며, 특히 2019년 1월 현재 177개국이 비준한 '유엔 장애인권리협약(CRPD)'에서는 장애가 있는 사람들을 포함한 모 든 사람들에게 전적인 참여와 동등한 자원 접근을 보장하고 있다(3)(그림 8.2).

최근에는 '지속가능개발목표'는 "아무도 (뒤에) 남겨두지 말라(leave no one behind)"는 요구 와 몇 가지 지표에 장애를 구체적으로 언급했고, 이는 전 세계 담론을 변화시켰다. 또한, 워싱 턴 장애통계그룹의 '단축형' 및 '확장형' 설문 문항(5)과 같이 비용이 저렴하고 관리가 용이한 새로운 데이터 수집 방법론의 연이은 개발 덕분에 흩어져 있는 장애 관련 자료를 규모가 더 큰 센서스와 조사의 일부로 신속하게 수집할 수 있게 되었다. 이러한 방법론은 장애인에 대한 광범위한 경제 발전과 사회정의 정보를 수집할 뿐만 아니라, 장애인과 장애가 없는 또래들 간

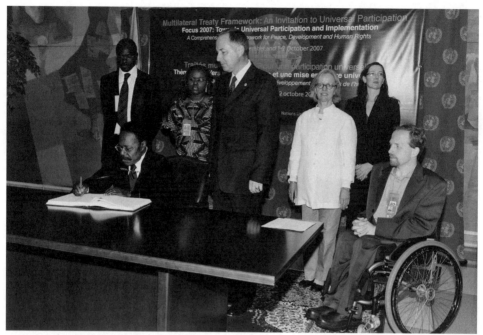

그림 8.2 가봉의 오마르 봉고 온딤바 대통령은 2007년 뉴욕 유엔본부에서 장애인권리협약에 서명했다.

사진: UN/Devra Berkowitz.

의 비교를 처음으로 가능하게 한 쉬운 방법을 제공한다.

하지만 아직 가야 할 길이 멀다. '유엔 장애인권리협약과 이를 비준한 국가 단위에서 제정한 많은 새로운 법률은 가장 중요한 유엔 장애인권리협약과 지속가능개발목표 모두를 준수하기 위한 것이다. 그러나 법률 시행을 강제하지 않고, 지속가능개발목표 관련 개발 활동이 장애인을 포용하지 않는다면 이러한 진전은 별 의미가 없다.

사회적 정의에 관한 문제로서의 장애

대부분의 장애인이 직면하고 있는 주된 문제는 특정한 장애가 아니라 사회적 낙인, 자원에 대한 낮은 접근성, 그리고 그들이 잠재력을 최대한 발휘하는 것을 제한할 수 있는 빈곤 문제이다. 예를 들어, 많은 나라에서 장애를 가진 아이들은 보살핌을 덜 받고, 영양가 있는 음식이나 보건의료와 같은 기본적인 자원에 대한 접근성이 더 낮아 발달이 지연된다(6). 가장 극단적인 경우, 장애 아동을 영아기에 살해하는 영아 살해(infanticide)는 아직도 여러 나라에서 자행하고 있다(7).

교육 수준 향상에도 불구하고, 모든 장애 아동의 90%는 여전히 학교 밖에 있다(8). 그리고 장애를 가진 성인들의 읽고 쓰는 능력은 세계적으로 아마 5% 미만일 것이다. 장애를 가진 젊은이들 중 직업 훈련을 받거나 성인으로서 스스로 부양할 수 있는 기술을 배울 기회를 갖는 경우는 거의 없다. 설령 숙련된 경우라도, 장애가 있는 사람은 직업을 갖지 못한다. 장애인의 실업률은 80% 또는 그 이상인 경우가 흔하다(9, 10). 실제로, 집 밖에서 장애인의 일반적인 고용 형태는 여전히 구걸하는 것이다(11).

이러한 문제와 함께, 장애를 가진 사람들은 그들이 언제, 어디서, 누구와 살 것인지 결정할 권리를 부정당하고 있다. 그들은 자신을 어떻게 부양할 것인지에 대하여 발언을 하기 어려우며, 관계를 맺거나 결혼해서 가정을 꾸릴 권리를 거부당할 수도 있다(11). 성별, 민족 또는 소수집단이라는 사회적 지위는 이러한 불평등을 더욱 악화시킬 수 있다(12). 비록 지역사회를 중심으로 한 포용적 모델이 유엔 장애인권리협약을 준수하며 장애인의 권리를 보장하는 더 나은 그리고 보다 비용-효과적인 서비스를 제공함에도 불구하고, 수십만 명의 장애인들은 그들의 의사에 반하여 여전히 시설에 수용되고 있다(13).

전 세계적으로, 가족 중 25%는 심각한 장애를 가진 가족 구성원이 있으며, 이런 수치는 가까운 미래까지 지속될 수 있다(1, 14). 소아마비, 홍역 등 장애를 초래할 수 있는 감염병으로 인한 장애인 수는 이를 예방하는 공중보건 조치로 인해 감소할 수 있지만, 심각한 질병이나 손상으로 인해 장애를 갖게 된 이들은 오히려 증가할 수 있다(1). 예를 들어, 심각한 손상을 입었거나 만성적인 질병으로 인해 중증 질환을 앓고 있는 신생아 또는 성인을 위한 향상된 보건의료와 전 세계적인 인구 고령화로 인해 수십 년간 장애와 함께 남은 삶을 지내야 할 사람들의 수는 증가하고 있다.

장애에 관한 광범위한 문헌들이 있지만 이들 대부분은 공중보건이나 사회정의에 관한 문제보다는 치료, 재활 또는 직업적 문제를 다룬다. 장애 특이적인 지원활동 이외에 자궁경부암 선별검사 또는 금연 캠페인과 같은 보다 광범위한 공중보건 프로그램에 장애인들을 어떻게 통합할지에 대해서는 거의 관심이 없다.

장애를 가진 사람들은 비감염성 질환, 감염병(성병 포함), 사회적 또는 행동 문제(가정 폭력, 물질 남용 포함), 담배와 알코올 중독, 영양실조 위험성은 종종 동일하거나 더 높다(2, 15, 16). 또한 장애인은 그들이 원하거나 원하지 않는 보건의료의 종류를 결정할 권리를 포함한 법적, 사회적, 정치적 권리가 거부될 가능성이 더 높다. 왜냐하면 대체로 많은 국가들에서 장애인들이 지속적인 낙인과 차별을 당하고 있기 때문이다(1, 17).

이러한 낙인과 차별은 장애를 가진 사람들에 대한 낯섦과 무지가 일부 이유가 될 수 있겠지만, 많은 부분은 부정적인 전통적 믿음과 관련되어 있다. 예를 들어, 장애는 '나쁜 피'나 근친

상간, 신의 저주나 형벌의 증거로 종종 여겨진다. 문화적 맥락을 고려하지 않고서는 장애를 이해할 수 없기 때문에 장애에 대한 사회적 해석은 중요하다. 어떤 사회에서든 장애가 왜 발생하는지 그리고 장애를 가진 성인들에 대해 기대하는 역할이 무엇인지에 관한 믿음들이 태도와 포용적 또는 배제적 관습들을 형성하는 데 일부 기여하기 때문이다(17). 사회경제적 지위, 계급, 계층, 교육 수준이 장애인의 삶의 질에 중요한 차이를 영향을 미친다(18).

장애에 대한 낙인이 존재하는 곳에서 장애인들이 그 사회의 자원을 박탈당하는 것은 필연적이다. 그러한 사회에서 장애인들은 '자선 모델(charity model)'과 종종 싸워야 한다. 이 모델은 그들에게 공동체의 자원에 대한 고유 권리를 부여하지 않는다. 저·중소득 국가의 자선 모델하에서 장애인들의 미충족 필요는 길모퉁이나 교회나 사원의 계단에서 구걸하는 것과 같은 개인적인 자선에 대한 호소를 통해 해결해야 한다(11). 고소득 국가에서는 자선모금을 위한 장시간에 걸친 TV 방송과 공적 모금행사와 같은 보다 조직적인 자선에 대한 호소를 통해 이러한 미충족 필요를 종종 해결한다. 이러한 종류의 자선에 대한 호소는, 그 주체가 개인이든 단체이든 관계없이, 모든 개인은 공동체의 자원을 공평하게 분배받을 권리가 있다는 사회정의에 기반을 둔 '권리 기반(rights-based)' 모델과는 거리가 멀다.

장애, 빈곤, 그리고 불평등

장애를 가지고 태어나거나 나중에 장애가 발생한 모든 사람들이 가난한 것은 아니지만, 장애와 빈곤은 강력한 되먹임(feedback) 관계이다. 즉, 가난한 사람들은 물리적으로 위험한 환경에서 더 많이 살고 일하며, 먹을 것도 더 적게 갖고, 질 낮은 의료서비스를 받거나 전혀 받지 못하기 때문에 가난한 사람들이 장애인이 될 가능성은 더 높다(19, 20). 마찬가지로 장애인들은 교육을 덜 받고, 보유하고 있는 기술이 적고, 직장을 갖지 못할 가능성이 훨씬 높기 때문에 더 빈곤에 빠지기 쉽다. 직업을 갖더라도, 그들의 능력을 제대로 발휘할 수 없거나 급여가 낮은 일자리에 취직할 가능성이 높고, 그나마 취업도 어려우며, 경기가 침체될 경우 가장 먼저 해고되곤 한다. 게다가, 최근의 연구들에 의하면 일단 장애가 발생하면 장애인과 그 가족들의 생활비가 증가하는 어려움에 직면한다. 장애인과 그 가족은 장애 가족이 없는 가구에 비해 의료, 교통, 지원 서비스에 더 많은 비용을 지출하며, 이로 인해 빈곤을 탈출하기는 더욱 어려워진다(21). 따라서 일단 장애가 발생하면 빈곤선 이상의 생활을 했던 사람들도 빈곤선 아래로 내몰릴 가능성이 높아지며, 장애가 발생하기 전부터 가난했던 이들은 극빈자로 전락할 가능성이 높다(22, 23).

장애와 빈곤 사이의 이러한 되먹임 관계는 장애인들을 삶의 모든 단계에서 중대한 불이익을 감수할 수밖에 없는 위치에 놓이도록 만든다(24). 장애 아동, 특히 더 눈에 잘 띄는 장애를 가진 아동들은 허약한 건강 상태를 갖기 쉽고 성인기까지 생존할 가능성도 낮은 것으로 추정된다. 실제로 어떤 나라에서는 중증 장애를 가진 어린이를 "천진난만한 사람" 또는 "작은 천사"라고 부른다(11). 이러한 관점에서 볼 때, 장애 아동을 학교에 보내거나, 사회적 상호작용 활동에 포함시키거나, 어른이 되어 성인 세계에 참여하도록 준비시키는 것은 불필요해 보인다. 장애아를 둔 가족들은 종종 장애 아동이 가능한 최대한 생존하는 것보다는 일찍 사망하는 것을 예상했다(글상자 8.2 참조).

장애 청소년과 청년들은 종종 취업이 잘되는 기술을 배우거나, 운전, 스포츠, 데이트와 같이 다른 많은 또래 젊은이들이 성인기로 발달하도록 돕는 공식적 또는 비공식적 '통과의례 (rites of passage)'에 참여하기가 어렵다(25). 많은 공동체에서, 젊은 장애인들이 종종 그들의 부모 집에서 '아이'처럼 살아가거나, 보호시설로 보내지거나, 길거리로 내쫓긴다. 거리에서 생활하는 아이들 중 1/3은 장애가 있다(13).

유엔 장애인권리협약이 보장하는 권리에도 불구하고, 장애가 있는 사람들이 성인으로서 집 밖에서 일할 수 있는 권리는 여전히 거부되는 경우가 많다. 또한 장애인들은 결혼하거나 자녀를 갖는 것이 금지되는 경우가 많고, 사회를 구성하는 한 명의 성인이라는 지위에 따른 종교, 사회, 취미 활동에 참여하는 것도 여전히 금지당하는 경우가 많다. 그리고 장애인에게 정치적 발언권을 부여하지 않고, 법정에서 선서를 하거나 증언하는 것을 금지하는 경우도 많은데, 이는 장애인이 법 체계에 보호를 요청하거나 가족 또는 사회에 의해 결정된 법률적 결정에 대하여 문제를 제기하는 능력을 심각하게 제한한다(26).

여성이면서 장애를 가진 것은 '이중 장애(doubly disabled)'라고 자주 언급된다(4장 참조). 생존 자체가 문제일 때가 있다. 예를 들어, 가족이 가난하면 장애인 딸을 위해 약을 구입하는 것이 지연될 수 있고, 그저 상황이 저절로 좋아지기를 기대하면서 딸에게는 부족한 자원을 사용하기를 꺼려할 수 있다. 과거 소아마비를 앓았던 네팔 환자들에 관한 소규모 연구 결과 남성 소아마비 환자의 생존율은 여성 환자의 두 배였는데, 이 생존율 차이는 이 문제의 심각성을 잘 보여준다(27). 장애 여성에 대한 이러한 부정적인 건강 결과는 음식, 적절한 건강관리, 폭력과 학대를 경험하지 않는 것과 같은 기본 자원에 대한 불공평한 접근성 문제가 남성보다 여성의 장애 발생률이 11% 더 높다는 사실에 일부 기여했다는 2011년 세계장애보고서(World Report on Disability) 발표를 고려할 때 특히 더 우려스러운 일이다.

네팔 장애 여성의 삶을 기록하는 비슈누 던가나(Bishnu Dhungana)는 같은 장애를 갖고 태어난 쌍둥이 남동생을 둔 한 젊은 장애 여성과의 인터뷰에서 이러한 성 불균형을 보여주는 두드러진 사례를 언급했다(28). 걷는 것이 불편했던 그녀의 쌍둥이 남자 형제는 좋은 교육을 받

8살의 사라(Sara)는 몇 년 동안 학교 가기를 고대했다. 다섯 아이 중 세 번째인 사라는 부모님은 시골의 집 밖으로 모험을 시작하는 것을 꺼려했기 때문에, 학교에 다니기 위해 2년을 더 기다렸다. 사라가 여위고 약한 오른팔을 가지고 태어났을 때, 그녀의 부모는 그녀가 지역 아이들의 비웃음의 대상이 되고 다른 어른들이 사라의 가족이 '저주받았다'는 표시로 볼까 봐 두려워했다. 그러나 그녀는 밝고 호기심이 강했고, 부모에게 계속 부탁하여 부모의 동의를 구할 수 있었다. 그녀가 교실에 들어서서 자리를 잡자, 주변 학생들은 그녀를 불쾌하게 바라보았다. 집에서 그녀를 이미 알고 있는 친구들도 많았다. 그녀의 운명을 결정할 사람은 선생님이었다. 그러나 선생님의 반응은 단호했다. "너는 다른 아이들에게 방해가 될 것이야. 게다가 나는 장애아를 가르칠 줄 모른다. 네가 가고 싶다면 시내에 너와 같은 장애아들을 위한 특별한 학교가 있어." 사라는 눈물을 흘리며 집으로 돌아왔다. 12년이 지난 지금도 그 사건을 회상하면서 그녀의 눈은 여전히 눈물로 가득 차 있었다.

사라가 학교에서 겪은 일은 드물지 않다. 지난 10년 동안 장애아의 초등학교 등록률이 크게 증가했음에도 불구하고, 전체 장애아의 90% 이상이 초등학교를 졸업하지 못했고, 아마도 여전히 초등학교에 다니지 않은 어린이들 중 1/3이 장애아이다(1). 1994년 살라만카(Salamanca) 선언과 유네스코(UNESCO 유엔교육과학문화기구)의 '모두를 위한 교육 운동(Education for All)'이 장애 아동의 지역사회 학교 재학을 보장하려는 많은 관심을 기울이고 노력해 왔음에도 불구하고 이런 결과가 나왔다.

장애아동이 주류 학교에 재학하는 이른바 통합교육(inclusive education)은 "최소한의 제한적인" 환경에서 어린이에게 서비스를 제공할 것을 요구하는 유엔 장애인권리협약과 함께 점점 흔한 일이 되고 있다. 일부 국가에서 이러한 통합이 수년 동안 비공식적으로 진행되고 있다. 예를 들어, 1986년 동안 파키스탄 북서부의 한 시골 지역에서 장애 아동의 최대 40%가 일반 교실에서 학교를 다니고 있었다(3).

그러나 역사적으로 특수학교는 교육받길 원하는 대부분의 장애아들에게 유일한 선택지였다. 그러나 특수학교는 많은 나라에서 단지 아주 적은 수가 운영되고, 그것도 지역 중심지나 수도에 위치해 있어, 더 부유한 가정의 아이들을 돌보는 경향이 있다. 이러한 특수학교는 수업을 듣는 학생이나 그들을 통해 약간의 훈련을 받을 수 있는 선생님들을 통해 다양한 단계와 질의 교육을 제공한다. 이 학교들의 수용 능력은 제한되어 있다. 이 학교들은 보통 자금이 부족하고 인력이 부족하며 시설이 제한적이다. 이런 학교는 거의 대부분 한 번에 수백 명 이상의 아이들을 교육시킬 수 없기 때문에, 많은 나라에서는, 자격이 있어도 입학할 수 없는 수만 명의 아이들이 있을 수 있다.

다른 문제도 있다. 특수학교는 학생들의 대부분, 특히 먼 지역에서 온 학생들을 위한 기숙학교로 운영되고 있다. 5세 이하의 장애를 가진 아이들은 수년 동안 그러한 기관으로 멀리 보내질 수 있으며, 좀처럼 집으로 돌아가지 못한다. 그들의 가족에 대한 유대는 약해지고 그들의 가정 공동체와의 연결은 해체되어, 종종 이 아이들이 그들의 가족과 지원 네트워크로부터 멀어지게 된다. 이러한 기관에서는 학대와 폭력 사례가 종종 보고된다. 그리고 가장 중요한 것은, '분리' 또는 '분리된' 교육은 유엔 장애인권리협약에 의해 의무화된 포괄적 교육의 권리와 상반되는 것이다.

변화가 시작되었다. 장애 아동이 가정과 지역사회에서 가정과 함께 생활하면서 교육을 받을 권리는 포용적 교육을 향한 강한 원동력이 되었다. 수백만 명의 어린이들에게, 특정한 장애는 그들이 일반적인 교실 안에서 쉽게 기능할 수 있는 것을 막지 못한다. 시력이 나쁜 아이가 칠판에 더 가까이 앉게 하거나 이동성 문제가 있는 아이가 교육을 받을 수 있도록 2층에서 1층으로 수업을 옮기도록 하는 등 사소한 개조만 필요한 경우도 있다. 일부는 청각장애 아동을 위한 수화 해석, 지적장애 아동을 위한 특수 적응, 신체적 장애가 있는 아동을 위한 신체적으로 접근 가능한 교실 및 욕실 등 더 많은 자원이 필요하다. 케냐와 같은 일부 국가들은 최근의 학습자 부문 정책 및 장애인 훈련생들을 위한 정책을 통해 포괄적인 교육에 대한 많은 기여를 하고 있다(4).

또한 정책과 프로그램은 장애 아동이 학교와 교실로 오가는 동안, 그리고 교사나 보조인, 학교 관리자에 의한 괴롭힘, 신체적, 성적 학대를 다룰 필요가 있다.

유감스럽게도, 다른 많은 나라에서, 장애를 가진 아이들을 위한 교육은 여전히 우선순위가 낮다. 그리고 장애를 가진 아이들이 학교에 다닐 수 없거나 학교를 일찍 중퇴한다면, 그들의 인생 후반에 문해력과 수리력을 키울 능력은 더 제한된다. 장애를 가진 사람들은 일반적인 성인 문맹 퇴치 캠페인의 대상이 되거나 포함되는 경우가 거의 없다. 그들의 교육적 요구가 해결되지 않는 한 그들을 경제, 사회, 정치적 주류로 편입시키거나 공중보건 캠페인에서 그들에게 효과적으로 접근하려는 어떠한 시도도 성공하기 어렵다.

---

* 2015년까지 모든 어린이, 청소년 및 성인의 학습 요구를 충족시키기 위해 유네스코가 이끄는 글로벌 운동(옮긴이).

참고문헌

1. United Nations Educational, Scientific and Cultural Organization. Education for all. Available at: http://www.unesco.org/new/en/education/themes/leading-the-international-agenda/education-for-all/. Accessed June 1, 2018.
2. United Nations Educational, Scientific and Cultural Organization. The Salamanca Statement and Framework for Action on Special Needs Education, 1994. Available at: http://www.unesco.de/fileadmin/medien/Dokumente/Bildung/Salamanca_Declaration.pdf. Accessed June 1, 2018.
3. Miles M. Children with disability in ordinary schools: An action study of non-designed educational integration in Pakistan. Peshawar: National Council of Social Welfare, 1986.
4. Ministry of Education, Science and Technology. Sector policy for learners and trainees with disabilities. Available at: http://www.education.go.ke/index.php/downloads/file/510-sector-policy-for-learners-and-trainees-with-disabilities. Accessed July 18, 2018.
5. Groce N, Bahkshi P. Illiteracy among adults with disabilities in the developing world: A review of the literature and a call for action. International Journal of Inclusive Education 2011; 15: 1153-1168.

을 수 있도록 부모님이 매일 학교에 데려다 주는 등 각별히 지원한 덕분에 대학을 졸업했다. 반면, 그녀는 학교에 다녀본 적도 없었고, 중산층 가정 출신인데도 문맹이었다.

장애가 있는 여성은 비장애인 여성들과 마찬가지로 관계와 자녀를 가질 가능성이 높지만, 교육을 상당히 적게 받고 적격 결혼 상대자로 간주될 가능성이 낮다(29). 그들은 장애 남성이나 비장애 여성들보다 일자리를 찾는 데 훨씬 더 어려움을 겪고 있다(12). 자신을 부양할 능력이 거의 없고 결혼에 대한 전망이 거의 없는 수백만 명의 장애 여성들이 비참한 가난 속에서 살고 있으며 신체적, 정신적 학대의 위험이 증가하고 있다(30).

소수 민족의 일원인 장애를 가진 사람들 또한 더 큰 위험에 직면한다. 대다수의 인구와는 다른 전통에서 유래하기 때문에 이들은 장애인들을 위한 이용 가능한 주류 서비스와 프로그램에 포함될 가능성이 적으며, 이들은 종종 전통적인 관습과 믿음의 복합적인 것에 직면한다. 소수 민족 공동체에서 장애를 가진 여성들은 종종 장애와 전통유산은 물론 성별에 근거하여 그들을 배제하는 세력과 다투게 된다(28-31).

사회적 부당함과 의료서비스 접근성

공중보건을 위한 노력은 장애 예방 관점에서 많이 다루어진다. 그러나 모든 장애가 예방할 수 있는 것은 아니며, 공중보건 종사자들은 장애가 있는 사람들도 좋은 건강을 유지할 수 있는 기회를 가져야 한다는 사실을 종종 간과한다. 이런 실수는 놀라운 일이 아니다. 보건대학원이나 의과대학 중에 장애를 교육과정에 통합한 곳은 거의 없다. 장애에 대한 정보는 일반적으로 이미 정해진 관심사를 가진 학생이 선택한 항목에서 제공된다.

지역사회의 보건 서비스나 공중보건 프로그램에서는 장애인이 와서 서비스를 받고 있는지를 거의 신경 쓰지 않는다. 장애인의 만성 및 전염성 질환의 분포와 다양한 보건 및 사회복지 문제에 관한 지식, 태도 및 관행에 대한 연구나 모니터링 및 평가는 거의 조사되지 않는다.

비장애인 의료에 대한 장애인의 접근도 제한된다. 의료 시설은 대부분 출입하기 어렵다. 계단이 휠체어 사용자의 접근을 차단한다. 휠체어에서 환자들을 이송하거나 검사대, 치과 의자, 유방 조영술 기계와 같은 일어서서 사용해야 하는 의료기기는 사용하기가 어렵거나 불가능하다. 수화 통역사의 부족은 많은 청각장애인들의 의료 상담을 어렵게 만든다. 진료소, 시험장 및 상담 프로그램에 대한 접근은, 정신건강에 대한 문제나 지적 장애가 있는 개인이 준비할 수 있는 것보다 더 많은 조직과 계획을 필요로 할 것이다(글상자 8.3 참조).

그러나 대부분의 경우 장애인을 건강 프로그램에 포함시킬 수 있으며, 보건 시설은 약간의 추가 비용 또는 비용 없이 이용 가능하다. 예를 들어, 단순히 클리닉이나 정보 센터를 (계단을 걸어 올라가야 하는) 위층에서 지상층이나 넓은 마당으로 이전하는 것만으로도 추가 비용 없이 더 많은 서비스에 대한 접근성을 제공할 수 있다. 많은 지역사회에서 클리닉 진입 경사로를 다니기 쉽게 다진 모래, 돌, 또는 대나무로 만들 수 있다. 일반 대중을 위한 말라리아 예방 캠페인 또는 금연 메시지는 지적 장애를 가진 개인도 이해할 수 있도록 간단하고 단순하게 설계할 수 있다(1, 15).

접근성만이 문제가 아니다. 고소득 국가 및 중·저소득 국가의 장애인들은 장애와 관련 없는 상태에 대한 진료를 받고자 할 때, 자신의 장애와 관계없는 문제임에도 의사들이 장애에만 초점을 두고 있는 것 같다고 얘기한다(32). 의사들은 장애가 있는 사람들이 이러한 서비스를

장애인들의 공통점과 차이점

다른 유형의 장애를 가진 사람들은 종종 눈에 띄게 다른 어려움과 요구사항이 있다. 예를 들어, 옷 입기, 화장실 가기, 먹기와 같은 일상생활 활동에 대한 도움이 필요한 신체적 장애를 가진 개인은 경사로, 붙잡을 수 있는 봉, 자동문과 같은 환경 적응물의 혜택이 크다. 청각장애인은 신체적 제약이 없을 수도 있지만, 주변의 들을 수 있는 세상과 효과적으로 소통하기 위해서는 수화 통역사가 필요할 것이다. 지적으로 장애가 있는 사람은 신체적으로 건강하고 의사소통도 충분히 할 수 있지만, 일상의 사소한 일들을 수행하는 데 도움이 필요할 수 있다. 정신건강에 문제가 있는 사람은 신체적, 지적 조건을 모두 충족할 수 있지만, 지역사회에서 계속 성공적으로 기능하기 위해서는 지원과 적절한 약이 필요하다.

역사적으로 장애인은 그들의 특정 장애에 따라 여러 집단으로 나뉜다. '장애(disability)'라는 정치적으로 독자적인 범주는 광범위한 범주의 장애인들이 새로이 등장하는 장애인 인권운동에 참여하기 시작한 1960년대와 1970년대에 발달했다. 그들은 장애 유형에 관계없이 공통적으로 직면한 어려움이 있다고 주장했다. 즉 그들의 삶은 구조화되었고 그들의 선택은 첫째, 복잡한 의료, 법률 및 교육 관계체제, 둘째, 장애인들의 선택권을 제한하고 독립성과 자기결정권을 부정하는 사회보장체계와 사회적 보호제도, 셋째, 편견과 고정관념이 여전히 널리 퍼져 있는 사회에 의해 결정되고 있다는 것이다.

장애인을 위한 자원은 극히 제한적이기 때문에, 장애 옹호 단체와 서비스 단체들은 자원 확보를 위해 경쟁할 수밖에 없는 경우가 많다. 예를 들어 시각장애인이나 신체적 장애인을 대신하여 일하는 조직은, 종종 프로그램들이 더 많은 혜택을 줄 것이라고 주장함으로써, 또는 그들의 구성원들이 다른 유형의 장애를 가진 사람들보다 더 많은 지원을 받을 가치가 있다는 것을 주장하며 자신의 프로젝트에 대한 자금 후원을 정당화해야 한다. 유엔장애인권리협약과 다른 유형의 장애를 가진 사람들을 대표하는 단체들 간의 증가하는 협력이 이 상황을 변화시키기 시작했다. 많은 장애 옹호 단체들은 그들이 어떤 유형의 장애를 가지고 있든 지 간에, 모든 장애인들이 공유하고 있는 비슷한 우려를 강조하고 있다. 이러한 목적의 보편적인 생각은 중요하지만, 많은 곳에서 다른 유형의 장애를 가진 사람들의 이익을 대변하는 집단은 아직도 그들이 대변하는 집단이 다른 집단보다 더 지원이 '필요'하고 '가치가 있'는지 설명하라는 요청을 받는다.

필요로 하지 않거나 부족한 자원을 사용할 권리가 없다고 가정하기 때문에, 장애가 있는 사람들에게도 필요한 기본 예방접종, 생식 보건 정보 또는 화학요법 제공을 거부하는 경우가 있다 (33). 장애인들은 재난과 정치적 격변의 시기에 추가로 또 다른 어려움에 직면해야 하는 것이다.

장애를 위한 자원

일부 장애인들의 재활에 대한 미충족 필요 문제는 장애인들이 사회에 참여하는 능력을 약화시킨다. 장애를 가진 모든 사람들이 재활치료를 필요로 하는 것은 아니다. 어떤 사람들은 재활치료가 전혀 필요 하지 않고, 더 많은 사람들은 그들의 일생을 통해 일정한 기간 동안 또는 간헐적으로 재활을 필요로 한다.

그러나 전 세계적으로 재활 서비스를 필요로 하는 사람의 17~37%만이 재활 서비스를 받고 있으며, 남성은 여성보다 더 많이 받을 가능성이 높다고 세계보건기구(WHO)는 추산하고 있다(1, 34). 더욱이 재활 서비스는 도시 지역에 집중되는 경향이 있고, 매우 비쌀 수 있다. 장기간 돌봄이 필요한 프로그램은 많은 이들이 이용하기 어려운데, 그중 특히 남자 친척과 함께하지 않으며 여행을 하거나 집과 멀리 떨어져 생활하는 것이 허용되지 않는 사회에 사는 여성들은 더 이용하기 어렵다. 중·저소득 국가에서 서비스 및 전문지식을 지역사회 차원에서 제공하는 지역사회 기반 재활(community based rehabilitation: CBR)은 더 많은 전문지식에 접근하기 위한 분류 시스템과 함께 큰 가능성을 제공한다. 세계보건기구(WHO)의 지역사회 기반 재활 지침은 이러한 개입에 대한 향후 전망을 명확히 하는 데 도움이 되었다(35). 그러나 지역사회 기반 재활 프로그램은 만성적으로 자금이 부족하고, 적정 규모에 도달하기 어려우며, 자금이 줄어들면 가장 먼저 삭감되는 경우가 많다.

의료 전문가와 정책 입안자들은 일반적으로 인공 팔다리, 휠체어, 보청기, 안경과 같은 보조장치를 사용하는 장애인에게 충분한 주의를 기울이지 못한다(34). 그러한 보조장치의 부족은 종종 장애인을 특정 장애인들보다 훨씬 더 많이 제한한다. WHO는 보조기기가 필요한 이들 중 90%가 보조기기를 가지고 있지 않다고 추정한다. 예를 들어, 휠체어가 필요한 이들 중 약 2,000만 명은 휠체어를 갖고 있지 않다.

하지만 큰 기대를 걸고 있는 중대한 변화들이 진행 중이다. 세계보건기구의 '지원 기술 계획에 관한 글로벌 협력(Global Cooperation on Assistive Technology initiative)'과 런던에 기반을 둔 글로벌 장애 혁신 허브(Global Disability Innovation Hub)와 같은 새롭고 혁신적인 협업으로, 장애를 가진 사람들의 삶을 향상시킬 수 있고 저비용의 쉽게 적용할 수 있는 혁신 기술을 개발하고 만드는 데 더 많은 국제적 협력이 있다(36, 37).

이러한 변화의 일부는 빠르게 진화하는 지식과 새로운 기술에 의해 주도되고 있다. 예를 들어, 저렴하고 지속가능하며 사용 가능한 휠체어의 가용성이 중·저소득 국가에서 증가하고 있다. 영국에 본사를 둔 '모티베이션(Motivation)'은 최근 인도 정부와 현재 휠체어에 접근할 수 없는 100만 명의 인도인들의 요구를 충족시키기 위한 휠체어 제공을 보장하는 데 합의했다(38).

3D 프린팅과 같은 새로운 접근 방식은 주요 변화를 촉진하고 있다. 의족은 소비자에게 전달되는 데 몇 달이 걸리곤 했는데, 조립하는 데 오랜 시간이 걸리고, 장착과 재장착이 반복되었다. 오늘날 3D 프린팅과 금형 재료의 사용 증가로, 생산 시간과 비용이 크게 절감되고 있다. 과거에는 휠체어 교체 부품 배송에 수개월이 걸릴 수 있었는데, 특히 중·저소득 국가에

서의 경우 더욱 그러했다. 오늘날 이렇게 부서진 부품을 현지에서 구할 수 있는 3D 프린터를 이용해 재현할 수 있는 가능성이 증가하고 있다.

더욱이 스마트폰의 앱이나 컴퓨터 기반의 개입도 많은 장애인들의 삶을 빠르게 변화시키고 있다. 예를 들어, 병원이나 클리닉 환경에서 청각장애 환자가 스마트폰으로 빠르게 통역할 수 있는 경우, 환자와 의료서비스 제공자 사이의 의사소통을 용이하게 함으로써 수화 통역이 없는 문제를 줄일 수 있다. 시각장애인을 위한 컴퓨터 및 스마트폰 기반 프로그램은 건강 정보에 접근하고 의료 제공자와 개인적으로 의사소통하는 능력을 향상시킬 수 있다. 새로운 계획, 시작과 혁신은 장애가 있는 사람들이 임상 및 공중보건 서비스와 정보에 접근하는 것을 개선하지만, 이러한 새로운 기기와 프로그램에 접근하지 못하는 소외된 사람들에게 더 많은 우선순위를 부여해야 한다.

에이즈와 장애

에이즈가 전 세계 장애 공동체에 미치는 영향은 장애인들이 직면하고 있는 상호 연계적인 문제를 예시하는 데 도움이 된다. 비록 에이즈 연구원들은 이전에 건강했던 사람들의 에이즈의 치료를 연구해 왔지만, 기존에 장애를 가진 사람들의 에이즈 위험에 대한 관심은 최근까지 거의 없었다. 전통적인 상업 및 학술 문헌이나 회색 문헌에서 에이즈에 대한 수천 개의 기사와 정보 사이트를 검토한 결과, 기존 장애를 가진 사람들의 인간면역결핍바이러스 위험에 대한 양적인 근거를 둔 100개 미만의 기사가 있으며, 대부분의 관심은 정신질환과 마약 중독 모두에 의해 영향을 받는 사람들에게 집중되었다(39)(13장 참조).

왜 장애를 가진 사람들은 포함되지 않았는가? 그것은 일반적으로 장애를 가진 사람들이 인간면역결핍바이러스에 감염될 위험이 없다고 가정하기 때문인 것으로 보인다. 그들은 성적으로 활동적이지 않고, 마약을 사용할 가능성이 낮으며, 비장애인 동료들보다 폭력이나 강간 위험이 적다고 잘못 간주된다. 그러나 장애를 가진 사람들은 실제로 비장애인과 비교하여 에이즈에 대해 알려진 모든 위험 요소에 대해 동일하거나 증가된 위험에 처해 있다(40).

예를 들어, 장애를 가진 개인과 결혼하는 것에 대해서는, 극도의 빈곤과 사회적 제재는 장애를 가진 사람들, 특히 장애를 가진 여성들이 일련의 불안정한 관계에 연루될 가능성이 높고 이러한 관계 내에서 더 안전한 섹스를 협상할 수 있는 능력이 적다는 것을 의미한다(12). 양성애와 동성애는 장애 인구 내에서 일반 인구와 비슷한 비율로 보고되어 왔다. 장애를 가진 사람들은 약물 남용의 위험이 증가하고 개입의 가능성은 낮다. 장애 청소년들은 안전한 성 캠페인에 거의 손을 대지 않는다. 많은 장애 아동과 성인은 다음과 같은 요인 때문에 성적 학대와 강간의 피해자가 될 위험성이 비장애인 또래의 최대 3배까지 높아진다.

- 물리적 취약성 증가.
- 간병인의 관리의 필요성.
- 보호시설 입소.
- 장애를 가진 사람들이 그들 자신을 대변해 줄 믿을 만한 증인이 없다는 보편적인 믿음 (41).

인간면역결핍바이러스에 걸린 개인이 성관계를 해보지 않은 사람과 성관계를 맺음으로써 바이러스를 없앨 수 있다고 여겨지는 문화에서는, 장애 아동과 성인을 처녀라고 여겨 강간의 표적이 되고 강간당하는 사건이 크게 증가했다(42).

에이즈에 대해 장애인들을 교육하는 것은 어려운 일이다. 초등 교육에 대한 접근성의 부족으로 읽고 쓰는 능력을 가진 이가 극히 적고, 이로 인해 장애 성인들에 대한 에이즈에 관한 메시지 전달이 더욱 어렵다. 장애인을 위한 성교육 프로그램의 부재 등으로 더 악화된 이러한 낮은 문맹률은 장애인의 인간면역결핍바이러스 예방에 관한 지식의 비율이 현저히 낮은 것으로 반영된다(43-45). 에이즈 교육 캠페인 중 장애인을 대상으로 하거나 포함하는 것은 거의 없다. 실제로, 에이즈 교육 캠페인이 라디오나 TV에서 방영되는 곳은 청각장애인과 시각장애인이 뚜렷한 불이익을 받고 있다.

인간면역결핍바이러스 장애인들은 비장애인보다 의료서비스에 대한 접근성이 훨씬 더 낮다는 점에서 똑같이 불이익을 받는다. 실제로, 치료를 받는 것은 신체적으로 접근할 수 없고 장애를 가진 가난한 사람들에게 너무 비싸다. 인간면역결핍바이러스와 관련된 감염, 질병, 그리고 장애인들의 사망률은 전 세계적으로 상당히 불충분하게(적게) 보도되고 있다(41).

장애와 에이즈 사이의 연관성은 모든 연구와 연구 노력에 장애 인구를 포함시킬 것을 강력히 주장하는 현재의 유엔 에이즈 프로그램 5개년 전략 계획에서 명확하게 설명되었다(46). 에이즈 프로그램과 장애 인구를 위한 개입의 수가 증가하고 있고, 관련 프로그램들이 계속 작동하고 있지만, 이러한 프로그램들은 적은 예산으로 진행 중이고, 규모를 키우기에 어려움을 겪는다. 최근에야 일반 대중이 관심을 받는 주류 개입에 장애를 가진 사람들을 포함시켰다. 에이즈가 장애인에 미치는 영향을 이해하고 이들을 위한 프로그램과 정책을 보다 일관성 있고 포괄적인 방법으로 설계하고 구현해야 하는 절박한 필요성이 계속 존재한다. 그리고 인간면역결핍바이러스는 그러한 배제가 일어난 많은 공중보건 문제들 중 하나일 뿐이다.

장애인들의 권리에서의 사회정의와 관습

2002년, 전 세계의 장애 공동체가 장애인의 권리를 보장하기 위한 유엔 협약의 작성에 착수하면서, 뉴욕 유엔본부에서 일련의 회의 중 첫 번째가 열렸다. 2006년에 승인되어 2008년에 발효된 유엔 장애인권리협약은 새로운 권리를 포함하지 않고, 오히려 다른 유엔 협약에 따라 보장된 모든 기존 인권이 장애인에게 동등하게 적용된다는 것을 결합하고 보증한다. 또한 유엔 장애인권리협약은 이러한 권리가 집행되는지 확인하는 과정에서 진행 상황을 모니터링하고 평가하기 위한 메커니즘을 도입한다.

2019년 1월 현재, 유엔 장애인권리협약은 177개국의 비준을 받았다. 협약을 비준할 때 각국은 자국의 법령과 정책을 협약에 부합하게 개정한 후 확인받아야 한다. 유엔 장애인권리협약은 또한 모든 유엔 기구들의 작업을 지도하고 지속가능개발목표에서 "아무도 뒤에 남겨두지 말라"는 약속을 뒷받침하고 있다. 유엔 장애인권리협약과 지속가능개발목표 모두 유엔 기구들로 하여금 점점 더 많은 장애 문제를 다루게 했다. 세계은행뿐 아니라 유니세프(UNICEF), 유엔개발계획, 국제노동기구(ILO) 등 주요 유엔 기관에서도 특정 장애 프로그램이 속속 시행되고 있다. 지역사회 기반 재활, 보조장치, 아동 개발 등 장애 관련 주제에 관한 일련의 지침과 보고서는 장애, 공중보건, 사회정의 간의 관계에 대한 글로벌 인프라와 확실한 증거 기반을 구축하는 데 기여하고 있다(47). 또한 장애를 가진 사람들을 주요 양국 기관의 조직들(영국의 국제개발부, 호주의 외교통상부, 미국의 국제개발청 등)에 의한 주류 발전 노력에 참여시키는 것은 장애에 대한 더 넓은 관심을 공공의 건강과 사회정의 문제로 가져왔다.

무엇이 필요한가?

유엔 장애인권리협약과 지속가능개발목표에 대한 세계적인 헌신은 큰 기대를 받고 있다. 그러나 유엔 장애인권리협약에서 보장하고 있는 자원에 대한 동등한 권리와 공평한 접근은 개인이나 지역사회 차원에서 수백만 명의 장애인이 이용할 수 있는 데까지 이르기에는 아직도 멀다. 그리고 국제 또는 국가 차원의 약속은 자금을 확보하여 실행되지 않는다면 거의 의미가 없다.

진보가 항상 간단하지는 않다. 예를 들어, 사하라 이남 아프리카 4개국에 관한 최근 연구(48)는 개발 활동이 아직 이루어지지 않은 가장 가난한 지역사회에서 장애인과 비장애인 사이의 교육, 고용, 물질적 재화와 자원에 대한 접근의 차이가 현저하게 다르지 않다는 것을 발견했다. 그러나 개발 활동이 시작된 지역사회의 장애인들은 사회경제적 지위가 거의 변화가 없었던 반면, 비장애인의 사회경제적 지위는 개선되었다(49). 이러한 차이는 장애와 개발의 차이라고 불린다. 이 연구는 장애인들을 명시적이고 일관성 있게 포용하지 않는 한 국제개발 이니셔티브에서 뒤쳐지는 경우가 많다는 것을 보여준다. 특별히 장애인만을 대상으로 한 것뿐만 아니라 모든 개발 이니셔티브에 장애인을 포용해야 하고, 장애인들은 개발을 위한 기획 과정에서 그들의 목소리를 내야 한다. 이러한 포용이 없다면 장애인들은 가난하고 소외된 상태로 남을 가능성이 높다.

장애인들을 고려해야 하는, 그러나 현재는 거의 고려하지 않는, 다른 전 지구적 문제들이 있다. 예를 들어, 기후 변화는 빈곤, 위기 상황에 대한 잠재적 취약성, 소외된 정치적 목소리로 인해 장애를 가진 사람들에게 불균형적으로 영향을 미칠 것이다(50)(18장 참조).

따라서 인구 이동을 강제하는 위기 상황에서, 장애인들은 안전을 위해 피신할 수 있는 신체적 능력이 종종 더 낮다. 가족 구성원들은 장애가 있는 가족이 재정착에 장애가 될 수 있다고 느끼며, 그들을 남겨두고 떠날 가능성이 더 높다(11장 참조). 최근의 관심은 분쟁과 비상시의 장애에 쏠려 있으며, 특히 2015년 이후의 개발 의제의 첫 번째 주요 합의인 '재해 위험 절감을 위한 센다이 프레임워크(the Sendai Framework for Disaster Risk Reduction)(2015~2030년)'에 의해 이루어졌다. 그것은 장애인에 대한 진보적인 접근법을 포함하며, 최근의 장애권법 및 옹호론을 반영한다. 하지만 아직도 해야 할 일이 많다(51, 52).

또 다른 영역은 장애인을 위한 접근성을 촉진하는(그러나 강제하지는 않는) 유엔 장애인권리협약과 법률에도 불구하고 장애인을 위한 접근성이 종종 간과되는 도시화이다. 접근성은 다음을 포함한다(그러나 이들에만 국한되는 것은 아니다)

- 장애인을 위한 경사로 또는 승강기를 갖춘 건물.
- 장애인이 접근할 수 있는 버스와 기차.
- 적절하게 유지관리 되는 보도(步道)와 연석으로 구분된 도로(53).

중요한 첫 단계는 장애인이 개발, 사회정의, 보건에 관한 모든 작업에 포함되어야 한다는 인식을 심어주고, 이를 위한 참여를 이끌어내는 것이다(그림 8.3).

사회정의 확보와 건강 증진 및 보호를 위해 활동하는 이들은 형평성(equity)과 포용성(inclusion)에 대한 필요를 법적으로 확립된 권리로 이해하고 받아들여야 한다. 내가 사회적 불평등과 장애 청소년들에 대해 강연을 한 후에 한 동료가 "나는 정말 우리 지역사회의 장애 아동을 돕고 싶다"고 내게 털어놓았다. "하지만 난 비장애 아동들에게조차 충분한 서비스를 제공할 수 없어." 이런 태도는 용납할 수 없다. 장애가 있는 아동이나 성인의 필요를 비장애인

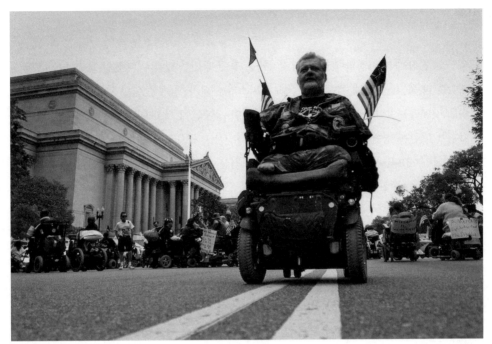

그림 8.3 워싱턴 DC의 법무부에서 장애인 대상 장기요양에 대한 더 나은 메디케어 및 메디케이드 혜택을 촉구하는 시위를 벌이는 남성.

자료: AP Images/Susan Walsh.

순서가 끝날 때까지 기다리게 할 수 없다. 유엔 장애인권리협약에 따르면, 비장애인의 필요가 충족될 때까지 장애인을 기다리게 하는 것은 불법이다. 이것은 개별 진료 제공자나 관리자가 결정할 사항이 아니다. 포용성은 권리이지 자선적 행위가 아니다.

이러한 문제를 해결하는 데 사용할 수 있는 자원은 증가하고 있다. 그리고 여기서의 주도권은 장애인들이 가져야만 한다. 지난 30년 동안, 세계 장애인 권리 운동은 인상적인 기록을 달성했다. 장애인을 대표하는 장애인 옹호자와 단체는 이제 보건, 교육 및 교통부, 시민사회(비정부) 조직의 공중보건 및 사회정의 이니셔티브를 위한 주요 자원으로서 역할을 할 수 있다.

공중보건, 법률, 의학, 정치학 및 기타 분야에서 교육을 받고 있는 장애인의 수가 증가하고 있으며, 이들은 다시 장애인의 필요와 우려를 식별하고 정의하는 데 있어 지지자와 전문가로서의 역할을 하고 있다. 재활, 의료, 법률, 공중보건 분야의 비장애인 전문가가 정보와 지도를 제공할 수도 있다. 그러나 장애인을 대신하는 결정은 정책 개발, 계획, 실행, 모니터링 및 평가의 모든 단계에서 그들의 의견 없이는 더 이상 이루어질 수 없다. 장애인 권리운동의 슬로건을 인용하자면, "우리가 없는 우리에 관한 것은 아무 것도 없다".

결론

공공의 건강과 사회정의에 대한 지지자들은 장애에 대한 많은 기본적인 가정들을 다시 생각해야 한다. 문제는 장애 예방이나 장애 서비스가 아니라, 장애는 삶의 일부분이며 앞으로도 계속될 것이라는 인식이다. 장애는 불가피하지만 장애인에 대한 인권 거부, 공공 보건 및 사회자원에 대한 공평한 접근의 결여, 장애인이 직면한 빈곤율과 사회적 배제의 불균형적 비율 등은 피할 수 없다. 사회정의에 대한 이러한 위협은 사회적으로 결정되며, 이와 같이 사회적으로 재정의될 수 있다.

장애를 가진 개인이 곧 회복하거나 죽을 것이라는 기대는 현실에 맞지 않는다. 장애인들은 교육을 받든 받지 않든, 의료와 재활치료를 받든 받지 않든, 지역사회의 사회, 종교, 경제, 정치활동에 포함되든 아니든 간에 장애를 가지고 태어나거나, 장애를 얻은 후에 수십 년을 살 것이다. 그러나 그들뿐 아니라 다른 모든 사회 구성원 개개인은 그들이 최대한의 잠재력을 발휘하도록 허용된다면, 훨씬 더 부유해질 것이다.

장애인들의 공중보건과 사회정의 요구는 비장애인 동료들의 요구와 현저하게 유사하다. 장애인을 구별하는 것은 그들의 공통적인 욕구가 아니라, 이러한 요구들 중 많은 것들이 계속해서 충족되지 못하고 있다는 것이다. 공공 의료 종사자와 사회정의 옹호자는 장애 문제가 공공보건 정책 개발, 실천, 교육 및 연구의 모든 단계에 일상적으로 포함되도록 보장하면서, 이 과제를 해결하는 데 중요한 역할을 할 수 있다. 장애를 가진 사람들은 전 세계 인구의 1/7 이상을 차지한다. 전 지구적 보건과 개발 과제를 성공적으로 해결하려면 이러한 과제를 전적으로 포함해야 한다.

참고문헌

1. World Health Organization and the World Bank. World report on disability. Geneva: WHO/World Bank, 2011. Available at: http://whqlibdoc.who.int/publications/2011/9789240685215_eng.pdf. Accessed June 2, 2018.
2. UNICEF. Monitoring child disability in developing countries: Results from the Multiple Indicator Cluster Surveys. New York: UNICEF Division of Policy and Practice; 2009. Available at: http://www.childinfo.org/files/Monitoring_Child_Disability_in_Developing_Countries.pdf. Accessed June 2, 2018.
3. United Nations Convention on the Rights of Persons with Disabilities, G.A. Res. 61/106, U.N. Doc. A/RES/61/106, December 13, 2006. Available at: http://www.un.org/disabilities/default.asp?id=150. Accessed June 2, 2018.
4. United Nations. 2015. The Sustainable Development Goals. Available at: https://www.un.org/sustainabledevelopment/sustainable-development-goals/. Accessed June 13, 2018.
5. Washington Group on Disability Statistics. Available at: http://www.washingtongroup-disability.com/. Accessed June 13, 2018.

6.   UNICEF and World Health Organization. Early childhood development and disability: A discussion paper. 2012. Geneva: World Health Organization. Available at: http://apps.who.int/iris/bitstream/handle/10665/75355/9789241504065_eng.pdf;jsessionid=F0A0115F6E34E5F08 CE5F1E8D41F5345?sequence=1. Accessed July 19, 2018.

7.   Denham A. Spirit children: Illness, poverty and infanticide in Northern Ghana. Madison: University of Wisconsin Press, 2017.

8.   UNESCO. Education for all. Available at: http://www.unesco.org/new/en/education/themes/leading-the-international-agenda/education-for-all/. Accessed June 2, 2018.

9.   Groce N, Bahkshi P. Illiteracy among adults with disabilities in the developing world: A review of the literature and a call for action. International Journal of Inclusive Education 2011; 15: 1153-1168.

10. International Labour Organization. ILO/Japan technical consultation meeting on vocational training and employment of people with disabilities in Asia and the Pacific. Information note. Available at: http://www.ilo.org/public/english/region/asro/bangkok/ability/background.htm. Accessed June 2, 2018.

11. Groce N, Murray B, Loeb M, et al. Disabled beggars in Addis Ababa, Ethiopia: Employment Sector (Employment Working Paper No. 142). Geneva: International Labour Office, 2013.

12. Rohleder P, Braathen SH, Carew M. Disability and sexual health: A critical exploration of key issues. London: Routledge, 2019.

13. UNICEF. Violence against children with disabilities: UN Secretary General's report on violence against children. Thematic Group on Violence against Children with Disabilities. July 28, 2005. Available at: http://www.unicef.org/videoaudio/PDFs/UNICEF_Violence_Against_Disabled_Children_Report_Distributed_Version.pdf. Accessed June 2, 2018.

14. United Nations Department of Economic and Social Affairs (DESA). United Nations Enable: Development and human rights for all. Available at: http://www.un.org/disabilities/default.asp?id=17. Accessed June 1, 2018.

15. Officer A, Groce N. Key concepts in disability. Lancet 2009; 374: 1795-1796.

16. Kerac M, Postels D, Mallewa M, et al. The interaction of malnutrition and neurological disability in Africa. Seminars in Pediatric Neurology 2014; 21: 42-49.

17. Ingstad B, Whyte S, eds. Disability and culture. Berkeley, CA: University of California Press, 1995.

18. Groce N, Zola I. Disability in ethnic and minority populations. Pediatrics 1993; 91: 1048-1055.

19. Braithwaite J, Mont D. Disability and poverty: A survey of World Bank poverty assessments and implications. SP Discussion Paper No. 0805. Washington, DC: The World Bank, 2008.

20. Mehta AK, Shah A. Chronic poverty in India: Incidence, causes and policies. World Development 2003; 31: 491-511.

21. Mont D, Cuong N. Disability and poverty in Vietnam. The World Bank Economic Review 2011; 25: 323-359.

22. Filmer D. Disability, poverty, and schooling in developing countries: Results from 14 household surveys. World Bank Economic Review 2008; 22: 141-163.

23. Yeo R, Moore K. Including disabled people in poverty reduction work: Nothing about us without us. World Development 2003; 31: 571-590.

24. Mitra S, Posarac A, Vick B. Disability and poverty in developing countries: A multidimensional study. World Development 2013; 41: 1-18.

25. UNICEF. Children and young people with disabilities: Fact sheet, 2013. Available at: https://www.unicef.org/disabilities/files/Factsheet_A5__Web_NEW.pdf. Accessed June 13, 2018.

26. Groce N, London J, Stein M. Inheritance, poverty and disability. Disability and Society 2014; 29: 1554-1568.

27. Helander E. Prejudice and dignity: An introduction to community-based rehabilitation. New York: United Nations Development Program, 1998.

28. Dhungana B. The lives of disabled women in Nepal: Vulnerability without support. Disability & Society 2006; 21: 133-146.

29. Trani JF, Browne J, Kett M, et al. Access to health care, reproductive health and disability: A large scale survey in Sierra Leone. Social Science & Medicine 2011; 73: 1477-1489.

30. Nosek M, Howland C, Hughes R. The investigation of abuse and women with disabilities: Going beyond assumptions. Violence Against Women 2001; 7: 477-499.

31. Maxwell J, Belser W, David D. Women and disability—A health handbook for women with disabilities. Palo

Alto, CA: Hesperian Foundation, 2007. Available at: http://hesperian.org/wp-content/uploads/pdf/en_wwd_2008/en_WWD_2008_full%20book.pdf. Accessed June 2, 2018.

32. Shakespeare T, Iezzoni L, Groce N. The art of medicine: Disability and the training of health professionals. Lancet 2009; 374: 1815-1816.

33. UNICEF. Disability prevention efforts and disability rights: Finding common ground on immunization efforts. 2012. Available at: https://www.unicef.org/disabilities/files/UNICEF_Immunization_and_Disability_Paper_FINAL.pdf. Accessed June 13, 2018.

34. World Health Organization. Global Cooperation on Assistive Technology (GATE). Geneva: WHO, 2019. Available at: https://www.who.int/phi/implementation/assistive_technology/en/. Accessed on March 20, 2019.

35. World Health Organization. Community based rehabilitation. Geneva: WHO, 2010. Available at http://www.who.int/disabilities/cbr/guidelines/en/index.html. Accessed June 2, 2018.

36. World Health Organization. Global Cooperation on Assistive Technology (GATE). Available at: http://www.who.int/phi/implementation/assistive_technology/phi_gate/en/. Accessed June 13, 2018.

37. Global Disability Innovation Hub. Available at: https://www.disabilityinnovation.com/. Accessed June 13, 2018.

38. Motivation. Available at: https://www.motivation.org.uk/india. Accessed June 13, 2018.

39. Groce N, Rohleder P, Eide A, et al. HIV issues and people with disabilities: A review and agenda for research. Social Science and Medicine 2013; 77: 31-40.

40. UNAIDS 2017. Disability and HIV. Available at: http://www.unaids.org/sites/default/files/media_asset/JC2905_disability-and-HIV_en.pdf. Accessed June 13, 2018.

41. The World Bank. HIV/AIDS and disability: Capturing hidden voices. Washington, DC: The World Bank, 2004. Available at: http://siteresources.worldbank.org/DISABILITY/Resources/Health-and-Wellness/HIVAIDS.pdf. Accessed June 2, 2018.

42. Groce N, Trasi R. Rape of individuals with disability: AIDS and the folk belief of virgin cleansing. Lancet 2004; 363: 1663-1664.

43. Gaskins S. Special population: HIV/AIDS among the deaf and hard of hearing. Journal of the Association of Nurses in AIDS Care 1999; 35: 75-78.

44. Collins P, Geller P, Miller S, et al. Ourselves, our bodies, our realities: An HIV prevention intervention for women with severe mental illness. Journal of Urban Health 2001; 78: 162-175.

45. McGillivray J. Level of knowledge and risk of contracting HIV/AIDS amongst young adults with mild/moderate intellectual disability. Journal of Applied Research on Intellectual Disabilities 1999; 12: 113-126.

46. UNAIDS. UNAIDS Strategy 2016-2021. Available at: http://www.unaids.org/en/goals/unaidsstrategy. Accessed June 13, 2018.

47. United Nations Department of Economic and Social Affairs. Realization of the Sustainable Development Goals by, for and with persons with disabilities: UN flagship report on disability and development 2018. New York: United Nations, 2018. Available at: https://www.un.org/development/desa/disabilities/wp-content/uploads/sites/15/2018/12/UN-Flagship-Report-Disability.pdf. Accessed March 25, 2019.

48. Leonard Cheshire Research Centre. Bridging the gap: Examining disability and development in four African countries. 2018. Available at: https://www.ucl.ac.uk/iehc/research/epidemiology-public-health/research/leonard-cheshire-research/research/active-research-programmes/esrc-bridging-the-gap. Accessed July 19, 2018.

49. Groce N, Kett M. The disability and development gap (Working Paper 21), 2013. Available at: https://www.researchgate.net/publication/320757084_The_Disability_and_Development_Gap. Accessed June 13, 2018.

50. Kett M, Cole E. Disability and climate resilience research project. April, 2018. Available at: http//www.ucl.ac.uk/iehc/research/epidemiology public-health/research/leonard-cheshire-research/research/publications/documents/2018/FINAL_Climate_research_report_100518.pdf. Accessed June 13, 2018.

51. Kett M, van Ommeren M. Disability, conflict and emergencies. Lancet 2009; 374: 1801-1803.

52. Stough L, Kang D. The Sendai Agreement and disaster risk reduction: Conceptual influences from the field of disability studies. July 3, 2016. Available at: https://hazards.colorado.edu/article/the-sendai-agreement-and-disaster-risk-reduction-conceptual-influences-from-the-field-of-disability-studies. Accessed June 18, 2018.

53. Rydin Y, Bleahu A, Davies M, et al. Shaping cities for health: Complexity and the planning of urban environments in the 21st century. Lancet 2012; 6736: 60-90.

수감된 사람들

Incarcerated People

어니스트 드러커
번역 최세진

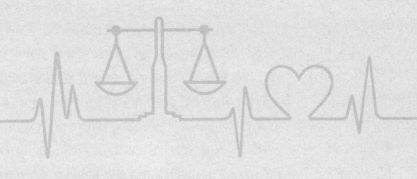

어니스트 드러커(EARNEST DRUCKER)_ PhD. 뉴욕 대학교 국제보건대학 연구과학자 및 공중보건학 교수, 몬테피오레 의학센터 및 알버트 아이슈타인 의과대학 가정의학 및 사회의학 명예교수. emdrucker@earthlink.net

최세진_ 서울대학교병원 소속 의사(전 서울구치소 공중보건의사), 서울대학교 중개의학과 박사과정. 형사사법과 건강, 공중보건의 상호작용 및 관계에 깊은 관심을 가지고 있으며, 관련된 연구를 하고 있다. sj.peter.choi@gmail.com

서문

　지난 50년간, 미국의 대규모 수감은 공중보건에 해로운 영향과 사회 불의를 가져오는 원동력이 되었다.

　최근 구속 숫자가 감소하고 있고, 약물 사범(drug offense)에 대해 보다 가벼운 형이 구형되고 있긴 하지만, 여전히 220만 명이 넘는 미국인들이 감옥에 있으며, 그중 많은 수는 약물 사범이다.[1] 미국 전체 인구와 비교했을 때, 수감된 사람들은 불균형적으로 흑인과 히스패닉이 많다(표 9.1)(1).

　미국에서 행해지는 수감의 남용, 특히 장기형은 직업, 교육, 주거, 안정적인 가족생활을 위한 기회에 피해를 줌으로써 수백만 명의 삶을 황폐화하고 있다. 이는 개인적인 건강과 복리 (well-being)뿐 아니라, 어느 사회에서든 범죄에 대한 주요 방어막으로 작용하는 지역사회 결속력을 약화시킨다(2). 수감이 이렇게 높은 비율과 심한 격차로 이루어질 때, 형사사법체계는 공중보건을 악화시키고, 전체 사회에 해가 되는 사회 불의를 영구화하는 주요 요인이 된다(3).

　50년간, 미국의 대규모 수감은 여러 심각하고 지속적인 건강과 사회문제를 만들었다. 미국의 수감 정책과 그 실제는, 사회 불의를 만들고 영속화시키는 오래된 주법(state law)과 사회경제적 메커니즘에서 유래한 것이다(2). 200년 넘게, 미국의 인종차별적인 법과 사회경제적 메커니즘은 노예제도와 남북 전쟁 후 재건 시대의 사회 병리, 흑인 차별 정책(Jim Crow), 그리고 이어진 만연한 인종차별주의를 낳았다. 주법, 특히 남부 주의 법은 공공장소에서의 인종차별을 존속시켰다. 도널드 트럼프 행정부의 많은 새로운 정책들은 심지어 예전보다 더 차별적이며, 이민, 노동조합, 건강, 사회복지에 악영향을 끼쳤다. 이런 법과 정부정책들은 경제적으로 약자인 사람들을 고립시키고, 낙인찍고, 하찮은 존재로 만들었다. 그리고 이러한 현상은 대규모 수감으로 악화되었다(4).

　미국의 수감 정책은 다른 선진국들과 비교했을 때 그 차이가 더 선명하다. 미국의 인구는 전 세계의 5%밖에 되지 않지만, 수감자 수는 전 세계의 25%를 차지한다(2). 항상 700만 명에 이르는 미국인, 즉 성인 인구의 3%에 해당하는 사람들이 형사사법체계의 영향 아래 있다.

　2018년 1월 현재 220만 명이 넘는 미국인들이 연방, 주 또는 지역 교도소 또는 구치소에 있다. 그리고 약 500만 명이 보호관찰 또는 가석방 중이다(5). 1975년 이래로, 3,000만 명이 넘는 미국인들이 수감되었으며, 이는 지난 100년간 수감된 전체 수보다 많다. 수감된 사람의 숫

---

[1] 약물 사범(drug offense)은 마약을 비롯한 불법 약물의 소지, 사용, 판매 및 제공뿐만 아니라, 처방 약물을 법에 어긋나게 소지, 사용, 판매 및 제공하는 것을 포함한다.

표 9.1 주 및 연방 교도소의 거주자 10만 명당 수감자 수. 성별, 인종, 히스패닉 여부, 연령별. 2016년 12월 31일 기준.

나이	남자			여자		
	백인	흑인	히스패닉	백인	흑인	히스패닉
18~19	72	854	298	8	25	11
20~24	453	3,371	1,417	61	141	85
25~29	803	4,725	2,249	136	216	170
30~34	960	5,334	2,450	155	232	193
35~39	934	5,435	2,359	136	214	161
전체(모든 나이)	400	2,415	1,092	49	96	67

자료: U.S. Department of Justice, Bureau of Justice Statistics. Prisoners in 2016. January 2018, NCJ 251149, p. 15. https://www.bjs.gov/content/pub/pdf/p16.pdf. (검색일 2018.6.20).

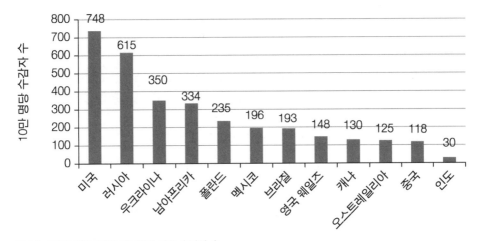

그림 9.1 미국과 몇몇 국가들의 10만 명당 수감자 수

자료: International Centre for Prison Studies. World prison populations. http://news.bbc.co.uk/2/shared/spl/hi/uk/06/prisons/html/nn2page1.stm (검색일 2018.9.28).

자는 2009년에 정점을 찍었으며, 2010년은 지난 30년 중 처음으로 수감 인구가 감소한 해였다(1% 미만으로 감소했다). 몇몇 주에서는 꽤 감소하기도 했다. 하지만 동시에 수감 인구 중 여성과 이민자는 그 수가 증가했다(6). 이 변화는 비폭력 약물 사범에 대한 구속은 유의미하게 감소한 반면, 이민자 억류와 추방 과정은 증가함에 따른 것이다.

미국은 수감 비율이 10만 명당 748명으로 전 세계에서 가장 높다(7)(그림 9.1). 이 비율은 미국의 범죄율이 다른 나라보다 높아서가 아니라, 수감을 장려하는 법, 규제, 정책으로 인한 것이다. 유럽 국가의 수감률은 평균적으로 미국의 수감률의 20%가 되지 않으며, 다른 많은 나라의 수감률은 평균적으로 미국 수감률의 10%밖에 되지 않는다. 하지만 글상자 9.1에서 설명했듯, 다른 많은 나라에서는 사람들이 정치적 신념 또는 행동으로 인해서 수감되지만, 미국

윌리엄 F. 슐츠(William F. Schulz)

정치범(political prisoners)은 적어도 그리스 신화 시대부터 있었다. 올림포스 신들의 권위에 도전한 자는 누구든 타르타로스(Tartarus)에 던져졌다. 정치범이라는 용어는 보통 정치적 신념이나 행동으로 인해 수감된 자를 뜻한다. 오늘날 가장 유명한 정치범들은 넬슨 만델라(남아프리카공화국), 바츨라프 하벨(체코공화국), 2010년 노벨평화상 수장자인 류사오보(중국) 등이 있다.

보통 통치자들은 이러한 정치범들이 법을 어겼다고 주장한다. 이 법들 중 몇 개는 적법하다. 예를 들어, 정부가 폭력을 금지하는 것은 부적절하지 않다. 하지만 차별을 강요하기 위해, 또는 반대의견을 억누르기 위해 만들어진 법들이 있다. 남아프리카공화국에서 아파르트헤이트를 강제하기 위해 '흑인에게 신분증(pass) 소지를 의무화한 법률'은 분명 차별적이다. 그리고 이 법률을 어기는 자는 '정치범'으로 수감되었다.

정치범의 하위 범주에는 양심수(prisoner for conscience)가 있다. '양심수'라는 말은 1960년대 초, 국제 인권 단체인 국제사면위원회(Amnesty International)에서 만들었으며, 양심에 의거한 신념을 비폭력적 방식으로 표현함으로써 박해 받거나 수감된 자들을 뜻한다. 비록 넬슨 만델라는 정치적인 활동으로 인해 수감되었지만, 그와 그가 이끈 아프리카 민족 회의(African National Congress)는 남아공의 아파르트헤이트 정부를 전복시키기 위해 폭력을 사용했기에 양심수로 분류되지는 않는다.

많은 미국인들이 미국은 민주주의, 언론의 자유, 단체 결사의 자유를 보장하기 때문에 한 명의 정치범도 없을 거라 생각한다. 하지만 위대한 사회주의 지도자인 유진 V. 뎁스(Eugene V. Debs)가 제1차 세계대전 당시 군사 작전에 반대하는 연설을 했다는 이유만으로, 1918년 10년형을 선고받은 사실을 알면 놀랄 것이다. 마틴 루터 킹은 인종차별을 퍼뜨리는 법에 대해 비폭력적으로 저항한 것으로 인해 1963년 앨라배마주 버밍햄에 정치범으로 수감되었다. 더 최근에는 아메리카 인디언 운동*의 리더인 레오나드 펠티어(Leonard Peltier)가 미 연방수사국(FBI)요원 2명을 죽인 혐의로 기소된 사건에 대해 정치적 요소가 개입되었다고 몇몇 인권 단체들이 의심한 예가 있다(1).

모든 계층의 사람들이 정치범으로 간주되며, 특히 자유가 제한된 국가에서 그러하다. 예를 들어, 이집트에서 이슬람형제단(Muslim Brotherhood)에 가입해 있다면 명시적 불법행위가 없다 해도 범죄자로 간주된다. 중국에서는 파룬궁(法輪功, Falun Gong)**을 행하는 사람들을 그들의 신념 때문에 구속하고 수감하며, 많은 인권 변호사들이 이들을 대변한다.

'정치범'이란 용어 자체가 유동적이기에, 전 세계적으로 얼마나 많은 정치범들이 수감되어 있는지 말하는 건 불가능하다. 또한 대부분의 정부는, 소수의 시각을 가졌다는 이유만으로 얼마나 많은 사람들을 수감시켰는지에 대해 말하길 꺼린다. 하지만 현재 중국에는 1,400명 이상이 정치범으로 있으며(2), 베트남(3), 러시아(4), 수단(5), 그리고 다른 국가들에도 정치범들이 많이 있다. 국제사면위원회는 최소 61개 국가에 정치범이 있다고 추산한다(6).

현재, 그 어느 때보다 정치범들을 위한 단체들이 많이 있다. 인터넷은, 정부가 반대 세력을 박해하는 것을 대중으로부터 숨기기 어렵게 만들었다. 하지만 전 세계적으로 이민자들을 희생양으로 삼고, 독립 언론을 폐쇄시키며, 정치적 반대 세력을 박해하는 포퓰리즘 정권이 성장함에 따라 기본권을 행사했다는 이유만으로 괴롭힘 당하고, 수감되고, 고문 받는 사람들이 늘어날 위기에 있다.

인권 보호에 무관심한 강력한 정부에 정치적으로 반대하는 세력이 있는 한, 정치범은 존재할 것이다. 또한 자유를 위해 헌신하는 사람들이 있는 한 이러한 수감자들을 자유롭게 해주려는 움직임 또한 존재할 것이다.

---

* 차별 철폐 따위 때문에 1896년에 조직된 전투적 인디언의 운동(옮긴이).

** 20세기 말 중국에서 출현한 불교·도교·기공 등을 뒤섞은 민간 신앙·수양 운동(옮긴이).

참고문헌

1. Amnesty International. USA: Appeal for the release of Leonard Pelletier, July 14, 1999. Available at: https://www.amnesty.org/en/documents/AMR51/160/1999/en/. Accessed June 25, 2018.
2. Mellgard P. This visualization shows China's jailed, murdered and missing political prisoners. Huffington Post, March 17, 2017. Available at: https://www.huffingtonpost.com/entry/political-prisoners-china-database_us_589a1d83e4b09bd304be3300. Accessed June 25, 2018.
3. Amnesty International. Vietnam: New research reveals almost 100 prisoners of conscience as crackdown on dissent intensifies. April 3, 2018. Available at: https://www.amnestyusa.org/press-releases/vietnam-new-research-reveals-almost-100-prisoners-of-conscience-as-crackdown-on-dissent-intensifies/. Accessed June 25, 2018.
4. Russia's political prisoner numbers on the rise, says Memorial Rights group. The Moscow Times, October 31, 2017. Available at: https://themoscowtimes.com/news/russia-detaining-more-political- prisoners-says-memorial-rights-group-59422. Accessed June 25, 2018.
5. Amnesty International. Sudan 2017/2018. Available at: https://www.amnesty.org/en/countries/africa/sudan/report-sudan/. Accessed June 25, 2018.
6. Amnesty International. Human rights defenders. Available at: https://www.amnestyusa.org/campaigns/human-rights-defenders/. Accessed June 25, 2018.

에서는 그것이 수감이 이루어지는 주된 이유는 아니다.

최근 미국의 주 및 연방 교도소 예산은 최고치를 경신했다. 2000년경, 이 비용은 수감자 별로 연평균 3만 달러를 초과했으나, 지역 구치소의 몇몇 수감자에 대해서는 25만 달러에 이르는 경우도 있었다. 전국적으로 발생하는 총비용은 연 800억 달러로 상승했다. 이 돈 대부분은 주정부에서 나왔다. 이는 건강, 교육, 사회서비스를 위해서 사용될 수 있는 돈이다. 1980년 이래로 새로운 교도소를 짓는 데 1,000억 달러를 쓴 미국은(8), '감산복합체'(감옥-산업 복합체, prison industrial complex)(9)를 만들었다. 이 시스템은 5,000개가 넘는 연방, 주, 지역 교도소와 구치소와 수백만 명의 수감자, 그리고 비슷한 숫자의 법 집행관 및 교도관(law enforcement and correctional workers)들을 의미한다. 교정 '산업'은 거대하고, 교도소의 운영, 건설, 수감자에게 제공되는 의료 및 음식 등 서비스 업체들과의 계약과 시설의 관리와 유지를 포함한다.

'영리 목적'의 사설 교도소들은 미국 교정 시스템의 중요한 특징이 되었다. 2015년 미국의 사설 교도소는 12만 6,272명을 수감하고 있고, 이는 연방과 주 교도소 전체 수감자 수의 약

8%를 차지한다(1). 2000년과 비교했을 때 사설 교도소의 수감 중인 사람은 45% 증가했다. 미국의 절반 이상의 주가 교도소 운영 또는 보안관 및 다른 인력 충원을 위해 사설 업체와 계약을 맺고 있다. 사설 교도소 사업을 구축한 회사들은 월스트리트에서 가장 이익이 많이 나는 곳 중 하나다(10). 공개 상장한 2개의 국제 보안업체가 교도소 운영의 75%를 차지한다(9, 11, 12).

대규모 수감과 인종

미국의 대규모 수감은 경제적, 민족적, 인종적 차이가 특징적이며, 이는 구조화된 인종주의를 보여준다. 미국의 흑인은 전체 미국 인구의 12%임에도 불구하고 미국 수감 인원의 거의 50%를 차지한다. 미국 교도소의 흑인 남자 수는 전 세계 수감자 수의 10%에 해당한다(3, 4).

1800년대 후반 뉴욕주에서는 흑인 대 백인 수감자 수는 4 대 1 정도였다. 그때부터 흑인 수감자 수는 뉴욕주뿐만 아니라 전국적으로 백인을 웃돌았다. 하지만, 최근 몇 년간 흑인 수감자 수가 줄면서 흑인-백인 간 격차가 좁혀졌고, 지금은 미국의 수감 인원 수가 최대였던 2009년에 비해서 그 격차가 반 정도이다(9). 그렇지만, 흑인이 수감되는 비율은 여전히 백인에 비해서 매우 높다. 2018년, 뉴욕주에서 흑인 대 백인 비는 12 대 1이다(그림 9.2). 뉴욕주 범죄의 30%를 차지하는 폭력과 무관한 마약 범죄의 경우 그 비는 40 대 1이다(히스패닉-백인 비는 30 대 1이다)(2, 13).

뉴욕주의 이러한 비율 변화는 부분적으로는 최근 몇 십 년 동안의 주 인구구성의 변화 때문이다. 즉, 미국 인구에서 흑인과 히스패닉의 비율이 늘어난 것 때문인 것도 있다. 비록 흑인, 히스패닉, 백인 간 불법 약물 사용의 비율이 어떻게 차이 나는지에 대한 증거는 없지만, 20년 넘도록, 약물 관련 범죄가 증가하고 강한 구형 정책이 미국 교도소의 인종 그리고 민족 차이를 낳은 주된 이유이다(14). 약물 관련 범죄로 인한 수감은 복지정책의 부작용, 실업, 무너진 가정의 복합적 결과물이다. 이는 많은 도시 지역에 절실히 필요한 서비스에 들어가야 할 돈이 잘못 사용됨으로써 발생한 거대한 영향이다(15). 예를 들어, 뉴욕시에는 30년 넘게 뉴욕주 수감 인원의 80%를 배출하는 여섯 동네가 있다. 이들을 "백만 달러 구역(million dollar blocks)"이라고 부르는데, 이 구역 주민들을 수감하는 데 일 년에 백만 달러가 들기 때문이다(16).

또한, 대규모 수감은 수감된 부모의 자녀들이 미래의 범죄 행위에 가담하게끔 하기도 한다. 특히, 젊은 흑인 남성의 경우, 살면서 구속 수감될 위험은 50%를 넘는다. 유사하게 약물 사범에 대해서도, 수감되어 있는 동안 근거 기반의 약물 중독 치료가 행해지는 경우는 거의 없고, 이는 종종 출소 후 더 심각한 약물 관련 문제로 이어진다(17). 또한, 교도소 출소 직후 2주 동안은 사망률이 특별히 높은데, 이의 주된 원인은 약물 과다 복용이다(18).

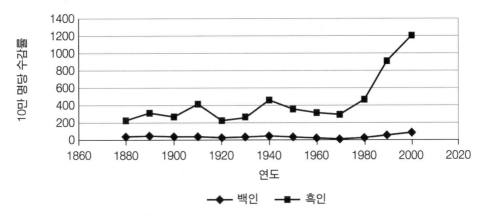

그림 9.2 1880~2000년, 뉴욕 주 인종에 따른 수감률

자료: U.S. Census; and Hupart JH. Unpublished report on New York State historical data on prison rates. Based on New York State Department of Prisons [1880-1960] and New York State Department of Correctional Services [1961-2000].

수감은 많은 흑인 남성들에게 일상적인 일이 되어버렸다. 2015년에서 2018년, 20~29세 집단에서 33% 이상이 교도소나 구치소에 수감되거나 보호관찰 또는 가석방 중이었다. 대학보다 구치소에 가는 흑인 남성의 수가 더 많다(3). 워싱턴 DC에선 90% 이상의 흑인 남성이 살면서 한 번은 수감된다(5).

마셜 프로젝트(Marshall Project)의 재범자에 대한 2016년 보고서에 따르면, "형사 체계에서 머리를 멍하게 할 정도로(mind-numbing) 충격적인 통계들 중 재범률보다 더 중요한 건 없을 것이다. 여기서 재범률(recidivism rate)은 법을 어긴 사람이 자유롭게 된 후에 또다시 범죄를 저지를 가능성을 뜻한다"(19).

미국 교도소의 이 악명 높은 '회전문'은 소수자 집단, 특히 흑인 남성들에게 깊은 영향을 미쳤다. 2002년에 뉴욕주 할렘에서 시행된 한 무작위 전화 설문에 따르면 응답자의 9%가 그 전년도에 구치소에 있었으며, 그들 중 35~40%가 그 전년도 구치소에서 출소한 누군가를 알았다(17, 20). 2015년에서 2018년 미국에서는 매년 65만 명에서 70만 명의 수감자가 교도소에서 출소했다(21).

이 정도 수준의 구속과 수감기간, 구속 수감이 특정 지역사회와 젊은 흑인 남성 같은 인종에 집중되어 있다는 것은 이 지역에 살고 있는 대부분의 흑인들의 확대가족 중에는 여러 명이 이미 교도소에 있었거나 앞으로 있게 될 거라는 걸 의미한다(22). 1965년에서 1969년 사이에 태어난 남성 중 3%의 백인 그리고 20%의 흑인이 30대 초에 수감생활을 했다. 수감될 위험은 특히 교육수준으로 나눠진다. 1999년까지 수감된 사람들 중 30%가 대학교육을 받지 않았고, 거의 60%가 고등학교에서 자퇴했다. 몇몇은 수감을 젊고, 미숙련 흑인 남성의 삶에 새로운 장이라고 생각한다(20).

이러한 인종적, 민족적 격차는 새로운 것이 아니며, 이 정도 규모가 미국 역사상 없었던 것은 아니다. 교도소 수감 인원의 인종적 차이는 예전부터 존재했다. 이러한 차이는 미국 남북전쟁 후 회복기(post-Civil War era of Reconstruction)에 노예제도에서 자유로워진 흑인들이 수감자가 되고, 부랑자법(vagrancy law)에 따라 다시 연쇄적으로 플랜테이션에 끌려왔을 때에도 있었다(23). 여성의 경우, 최근 수감자 중 백인 이주민과 가난한 백인 여성의 수가 증가함에 따라 인종 격차(disparity)가 감소했다(24). 그렇지만 여전히 교도소나 구치소, 보호관찰이나 가석방 중인 450만의 흑인의 수는 1860년 노예의 수보다 많다(4).

수감의 영향은 교도소 내에 수감되어 있는 사람을 넘어서며, 이에 영향을 받는 가족들과 지역사회까지 깊은 영향을 미친다. 흑인과 히스패닉 수감자들은 보통 가난하고 도시의 특정 지역사회에서 오며, 이는 미국 수감자의 80% 이상을 차지한다. 매년 60만 명 이상이 교도소 출소 후 다시 이러한 지역사회에 재진입하게 되며, 지역 구치소에 짧게 구속 수감되었다가 출소하는 사람은 더 많다. 이런 출소자들의 유입은 지역사회에 악영향을 가져오는데, 구치소나 교도소에 있으면서 사회적, 정치적, 경제적인 권리가 박탈되었던 것이 부분적으로 작용한다. 학교 다닐 나이의 아이들 250만 명 이상이 부모가 수감 중에 있으며, 이는 공식 용어로 부정적 아동기 경험(adverse childhood experience: ACE)이라 하는 정신적으로 충격적인 경험이다. 부정적 아동기 경험은 이런 아이들이 부모의 수감 중 그리고/또는 후에 겪는 정신건강 문제의 원인 중 절반가량을 차지한다.

사회 불의는 어떻게 수감된 사람들과 그들 가족의 건강에 영향을 주는가?

대규모 수감은 수감자들 그리고 그들의 가족과 지역사회에 장기적 영향을 미친다. 이는 수감 기간 중과 출소 후 둘 다에 해당한다. 형을 마친 경우를 포함하여, 최근에 출소한 대부분의 수감자들은 계속해서 형사사법체계의 감시하에 있게 된다. 그리고 그들은 이동 반경과 행동에 다방면적인 제약 아래 있게 된다. 이런 행정적 제약에 순응하지 않을 경우, 보통 재수감으로 이어진다.

수감자들의 건강

수감자들은 많은 심각한 신체적·정신적 건강 문제를 겪는다(2). 보통, 자신이 살던 지역사회에서 흔한 문제들이 수감자들 사이에서도 흔하다. 이 건강 문제 중 대부분은 가난 그리고 적절한 보건의료서비스에 대한 제한적 접근과 관련 있다. 에이즈, 결핵과 같은 전염성 질환,

그리고 고혈압, 허혈성 심장질환, 당뇨병과 같은 만성 비감염성(noncommunicable) 질환들이 그 예이다. 이런 건강 문제는 약물 및 알코올 남용, 정신질환, 보건의료서비스에 대한 접근 부족으로 인해 악화된다. 교도소의 상황은 이런 문제 중 많은 부분, 예를 들어 ① 밀반입한 마약 투약 장비(contraband drug-injecting equipment)를 통한 B형 및 C형 간염, 인간면역결핍바이러스 전파 ② 강간을 통한 성병의 전파를 증가시킨다.

역설적인 것은, 미국에서 수감자들만 보건의료서비스를 받을 '헌법적' 권리를 가지고 있다는 점이다. 1976년 이스텔 대 갬블(Estelle v. Gamble) 판례에서, 미국 항소법원은 수감자에게 잔인하고 이례적인 형벌을 주기 위해서 수감자의 심각한 질환이나 외상을 교도소 직원이 의도적으로 무시한 것은 수정헌법(eighth amendment to the constitution)에 위배된다고 명시했다. 하지만 보건의료서비스를 받아야 하는 이러한 자격에도 불구하고, 수감자들에 대한 부적당한 보건의료서비스는 계속되고 있으며, 종종 수감자들의 민원/항의의 원인이 되고 있다(2).

전 세계적으로, 수감된 사람들은 압도적으로 가난한 소수자 지역사회에서 온다. 미국 교도소의 건강 위험과 격차는 수감자들 고향 지역사회의 그것을 반영한다(많은 수감자들에게 교도소는 그들이 보건의료서비스를 받은 유일한 곳일 것이다).

이러한 건강 격차의 놀라운 결과는 미국 오피오이드² 남용의 인종적 양상을 통해 볼 수 있다. 흑인 인구의 25% 이상이 가난한 미국 남동부는 대부분의 흔한 건강 문제에 대해 가장 높은 질병이환율과 사망률을 보인다(26). 이는 부분적으로는 대규모 수감의 영향이다. 하지만 이 지역에서 흑인 인구의 아편 남용 비율은 백인의 25%밖에 되지 않는다. 백인에 비해, 통증에 대한 아편계 약물치료를 포함하여 보건의료서비스 자체에 대한 접근성이 떨어지기 때문이다.

이에 더해, 수감자들이 마주하는 많은 특수한 건강 위험과 사회 불의의 양상은 그들의 출소 후에도 이어진다. 가난한 흑인 및 히스패닉 남성들이 자주 경험하는 여러 번의 구속과 오랜 수감 기간은 그들을 사회적으로 무능력하게 한다. 구속과 수감 기록은 미래 고용주들이 확인할 수 있으며 이는 출소자들이 출소 후 고용될 수 있는 직업을 제한함으로써, 그리고 약물사범(drug offenders)의 경우 많은 연방 건강 서비스를 누릴 자격을 박탈함으로써 이들이 사회적, 경제적으로 살아나갈 수 있는 능력(viability)을 떨어뜨린다. 여러 번에 걸쳐 수감되는 것은 좋지 않은 건강을 만드는 주요 요인이다(27).

수감자 대부분의 정신건강은 교도소에서 무자비하고 충격적인 경험을 함으로써 악영향을

---

² 오피오이드란 아편에서 유래하거나 합성된 물질로 공통적으로 오피오이드 수용체와 결합하며 주로 마약성 진통제로 사용된다. 모르핀, 옥시코돈, 하이드로코돈, 하이드로몰폰, 펜타닐, 트라마돌, 메타돈이 대표적이다.

받는다. 그리고 이러한 영향에 대해선 보통 적절한 관리가 이루어지지 않는다. 수감자들은 종종 수감될 때 심각한 건강 문제를 가지고 있는 경우가 있기 때문에, 전반적으로 다른 시설의 입원환자들과는 달리 복합적인 건강 문제의 양상을 띤다. 80%가 넘는 미국의 수감자들이 수감될 때 약물 남용이나 의존의 문제를 가지고 있으며, 이런 약물 사용은 수감 기간 중에도 보통 이어진다. 때로 감염의 위험이 높은 경우에도 주사기를 사용해 약물을 하고, 출소 후에는, 혈액매개질환 또는 성매개감염을 획득하거나 또는 아편계 약물 과용으로 인해 죽음에 이를 위험이 더 높아진다(18).

교도소 생활 중 경험하는 폭력과 스트레스, 질 낮은 음식과 의료 처우는 특히 흑인과 히스패닉 수감자들 사이에서 흔히 당뇨병, 고혈압, 기타 만성 비전염성 질환의 합병증 위험을 높인다. 그리고 담배 그리고/또는 알코올 남용의 기왕력이 있는 경우 더욱 그러하다.

환자 보호 및 적정 부담 보험법(Patient Protection and Affordable Care Act)[3]은 수감자들이 수감되어 있는 동안 보건의료서비스를 받을 권리를 출소 후에도 이어갈 수 있도록 하고, 그렇게 함으로써 수감시설과 지역사회의 보건의료서비스 서비스가 합쳐질 수 있도록 의도되어 있다(28). 그러나 출소자들을 위한 이러한 서비스의 연장은 트럼프 행정부에서 시행되지 않았으며, 출소자들은 여전히 출소 후 보건의료서비스에 대한 접근에 어려움을 겪고 있다.

미국의 많은 정신병원이 1950년대부터 1970년대 사이에 문을 닫음에 따라, 형사사법체계가 정신건강 및 약물 남용의 문제를 둘 다 가진 많은 사람들 특히, 가난한 사람들을 관리할 책임을 지게 되었다. 공격적으로 이들을 형사 기소함에 따라 이들 중 많은 수가 수감되었다.

미국의 수감자 중 약 50만 명이 주요 정신장애를 가지고 있다. 이러한 정신장애는 대부분의 수감자들이 마주하는 (수감시설이라는) 충격적인 경험 중에 지속되거나 재발할 가능성이 높으며 특히 구치소에 짧게 있는 동안 그럴 가능성이 높다. 구치소의 자살률은 구치소 밖의 자살률에 비해 3배 이상이다. 조사 독방은 미국 교도소에서 흔히 수감자들 규율을 잡기 위해 사용하는데, 조사 수감자 중 40% 이상이 주요 정신장애를 가지고 있었다(2, 29). 이러한 수감자는 전체 수감 인원 중 5%를 차지하지만, 수감자 전체 자살 중 거의 50%를 차지한다.

수감 전후로 노숙생활을 하는 것은 흔하다. 교도소 출소 후 거의 25%가 바로 노숙인 쉼터(shelter)로 가거나, 출소 후 6개월 이내에 거리로 내몰리게 된다(10장 참조)(30).

이라크와 아프가니스탄 전쟁 중 그리고 미군 관타나모 수용소에서 행해진 학대 행위는 미국 내 교도소의 열악한 환경과 인종 격차라는 맥락에서 이해될 수도 있다. 뉴스미디어에서 비춰주는 이러한 모습은 교도소 내 실상에 대해 대중이 둔감해지게 한다.

3　이른바 '오마바케어'를 말한다.

미국에서 수감이 너무나 흔함에도, 개인과 가족에게 수감이 미치는 피해에 대해선 보통 알려져 있지 않다. 그리고 보통 비난의 화살은 수감자나 그들의 가족, 그들의 지역사회를 향한다.

대규모 수감으로 인한 이차적 피해

수감자 가족과 지역사회에 미치는 영향

대규모 수감은 수감자 가족과 지역사회에 많은 악영향을 미친다. 남성 수감자의 50% 이상, 그리고 여성 수감자의 80% 이상이 18세 이하의 자녀가 있다. 그리고 이들 중 남성의 경우 50% 이상, 여성의 경우 80% 이상이 교도소에 수감될 때 자녀와 함께 살고 있었다.

2001년 최고치를 찍었을 때 수감자 수가 7만 명이었던 뉴욕주에서는, 부모 중 한 사람이 약물 관련 범죄로 교도소에 있는 아이들의 수가 2만 3,000명 이상이었고 주의 엄격한 마약법(drug law)으로 인해 적어도 한 번 이상 수감된 적 있는 부모의 아이들은 12만 5,000명이었다(17). 미국에서 부모가 교도소에 있는 아이들의 수는 200만 명을 넘으며, 1970년대 초부터 봤을 땐 부모가 교도소에 있는 아이들의 수는 2,000만 명 이상이다(2). 201,3년, 270만 명(3.6%)의 미국 아이들의 부모들이 수감되어 있었다. 수감된 부모들 중 2/3는 비폭력 범죄로 형을 사는 것이었다.

구속과 수감은 수감자 자녀들의 사회적 환경 및 수감자 가족의 경제적 안정성에 악영향을 주며, 부모-자녀 관계를 약화시키고 아이들을 돌보는 사람들에게 스트레스를 부과한다. 결과적으로, 수감된 부모를 둔 아이들은 보통 지속적으로 관리되거나 교육받지 못한다. 이들은 그들 가족 중 한 명이 교도소에 있다는 사실이 드러날 때마다 자주 수치심과 화를 내는 경향을 보인다. 이러한 수치심과 분노는 학교나 다른 곳에서 갈등을 일으키고, 문제 행동으로 나타나게 된다. 낮은 학교 성적, 관리 받지 않는 자유시간, 경제적 어려움, 성인과의 접촉 감소, 억압된 분노는 비행(delinquency)으로 이어지기 쉽다. 이러한 문제 그리고 수감된 부모의 가족에게 가해지는 피해에 대한 인식이 확산되었음에도 불구하고, 형사사법체계 차원에서 부모의 수감이 자녀에게 미치는 영향을 최소화하고자 하는 체계적인 노력은 없었다.

수감은 수감자 자녀들에게 많은 면에서 해를 끼친다. 여기에는 갱단에 들어가거나 어린 나이에 감옥에 가고, 기대 여명이 짧아지는 위험이 포함된다. 미국의 영아 사망률은 최근 몇 십 년간 눈에 띄게 감소했지만 수감된 부모가 있는 가족에서 태어난 아이들은 그렇지 않은 가족에서 태어난 경우보다 사망률이 30% 높다. 이러한 영아 사망은 가족의 깊은 트라우마(profound family trauma)[4]와 연관이 있다. 미국의 수감률이 1973년 수준(10만 명 당 120명)에 머물렀다면, 오늘날 영아 사망률은 훨씬 낮았을 것이다.

대략 100만 명에서 1,500만 명의 아이들이 부모의 수감에 직접적으로 노출되었다. 몇몇 가족과 지역사회에서는, 3세대에 걸쳐 부모가 감옥에 있는 경우도 있었다. 그 심각한 결과의 피해는 불법 약물이나 비폭력 약물 범죄보다 더 크다(31).

마약단속정책은 수감률의 인종 격차에 가장 크게 기여한다. 미국의 수감된 약물사범 수는 유럽연합의 전체 수감자 수보다 많다. 1973년 뉴욕주에서 시작된 '록펠러 마약법(Rockefeller drug laws)'은 비폭력 마약사범들이 긴 수감생활을 하도록 강제했다(이 법은 1958년에서 1973년까지 주지사로 일한 넬슨 록펠러에 의해 시행되었다). 이 법은 다른 주와 연방정부에게 모델이 되었다. 1975에서 2000년 사이, 뉴욕주의 마약 관련 수감은 수감 인원의 8%에서 30% 이상으로 증가했다(2, 32-34).

1974년 이래로, 15만 명이 넘는 사람들이 뉴욕주에서 수감되었으며, 마약 관련 구속 및 수감이 최고조였던 1974년에서 2002년 사이, 11만 인년(person-year)이 수감으로 잃어버린 바 되었다(35). 그들 중 약 90%는 남성이었다. 2000년 그들의 중위 연령(median age)은 35세였다. 수감된 사람들 중 78%는 뉴욕시 거주자였으며, 그들 중 70%는 단 6개 동네에서 왔다. 94%는 흑인과 히스패닉이었다.

2014년 5만 1,000명가량의 사람들이 뉴욕주 교도소에 수감되었다(그 수는 그 때부터 감소해 왔다). 평균 나이는 38세였고 약 96%는 남성이었다. 약 40%는 고등학교 교육을 받지 않았으며 약 60%는 아이가 있었다. 약 2/3가 한 번도 결혼한 적이 없었다. 평균 최소 형량은 6년이었으며, 평균 최대 형량은 10년보다 조금 많았다. 2/3가 폭력 범죄로 고소되었으며 거의 56%의 수감자는 초범자였다. 4%는 세 번 이상 범죄를 저지른 재범자였다.

뉴욕시 라이커스섬에 위치하여, 도시의 주된 구치소 역할을 하는 이곳의 수감 인원은 1991년 최고치를 찍어 2만 2,000명 정도였다. 대부분은 보석으로 나가지 못해서 재판을 기다리고 있는 미결수이다. 2018년경, 시 정부와 대중의 지원으로 수감자 수는 7,000까지 감소했다. 유사하게, 주 교도소에 있는 뉴욕시 거주자 숫자는 1998년 4만 7,315명으로 최고치였으나, 2016년 5월 2만 2,580명까지 감소했다(21). 1990년과 2015년 사이에, 뉴욕시 살인은 84% 감소했으며, 다른 범죄 종류에서도 급격한 감소가 있었다(36). 이는 "선진국의 대도시에서 경험할 수 있는 가장 대규모, 장기간의 지속적인 비조직 범죄 감소"(37)라 볼 수 있다.

미국 수감 인구의 크기와 특징 변화는 미국 마약법과 단속, 구형 정책의 변화와 관련 있다. 2018년 미국에서 약 42만 명이 비폭력 약물 범죄로 수감되었으며, 약 200만 명의 약물사범이 가석방 또는 보호관찰 상태에 있다. 미국 약물 중독 치료는 만성적으로 부족하고, 약물사범들

---

4 여기서는 부모의 수감을 뜻한다.

은 가석방이나 보호관찰 기간에 종종 다시 법을 어긴다. 약물 검사에서 양성이 나오면 보통 재수감된다.

경제적 특권 박탈(economic disenfranchisement)

중범죄로 기소된 경우, 돈벌이가 되는 일자리를 얻을 가능성은 크게 감소한다. 대부분의 주에서 주 면허를 요구하는 직업의 75~95%가 중범죄 기록이 있는 사람들에게 막혀 있다. 중범죄자들은 운전면허 그리고 운전면허를 필요로 하는 많은 직업을 얻을 기회를 박탈당한다. 또한, 군대 지원 자격을 잃게 되고, 미용사, 이발사, 택시운전사와 같은 많은 전문직을 가질 자격이 없어진다. 미국 우체국에서 일할 수도 없다. 약물사범인 중범죄자 또한 일시적으로 또는 영구적으로 공공주거 시설에 있는 가족을 방문하는 것이 금지되며 주택 자금 융자나 학비 대출과 같은 연방정부의 복리 후생제도를 누릴 수 없다. 이와 같은 혜택들이 범죄로부터 이들이 멀어지도록 도울 수 있는데도 말이다. "나의 진짜 형(刑)은 나의 출소 날 시작되었다"(38)라는 한 수용자의 말과 같은 것이다. 중범죄자들의 수감생활이 형기 이후에까지 영향을 주는 이와 같은 상황은 그들의 가족과 지역사회에도 부정적인 영향을 미친다.

시민권에 대한 사형선고(civic death): 중범죄자 권리 박탈(felony disenfranchisement)

중범죄 유죄 선고를 받는 것은 교도소에 있는 동안, 가석방 기간에, 그리고 몇몇 주에서는 보호관찰 기간에도 투표할 권리를 잃는 것을 뜻한다. 15개 주에서, 유죄판결을 받은 중범죄자는 평생 투표할 수 없다. 대략 400만 명의 미국인(그들 중 약 50%는 흑인이다)이 사회에 "그들의 빚을 갚은" 후에도 투표할 수 없다(39).

근본 원인 및 배경 요인들

최근 수감 인원의 감소가 있기 전까지, 비폭력 약물사범에 대한 구속과 수감은 지난 30년간 수감 인원을 증가시켰다. 불법 약물 사용 유병률의 인종/민족에 따른 차이가 거의 없음에도 불구하고, 흑인들의 약물 관련 범죄로 인한 수감은 불균형적으로 많았다. 이러한 불균형은 ① 많은 흑인 커뮤니티에서 거대 불법 약물 산업이 대놓고 운영되고 있기 때문이다. ② 이 커뮤니티의 초보 마약 사용자 및 판매자들이 경찰의 표적수사(buy and bust)[5] 기법에 취약하기 때문이다. 이는 경찰의 입건율(arrest rate)과 검찰의 유죄 선고율(conviction rate)을 높일 수 있

---

5 마약 중독자들에게 마약 딜러를 사칭해서 접근하는 방법

는 저위험 기법이다. 이런 사례들 중 95%가 양형 거래(plea bargain)로 끝나며, 따라서 재판까지 가지도 않는다. 뉴욕시에서 1960년대 범죄가 큰 폭으로 감소했음에도 경찰은 마리화나 소지에 대한 공격적인 수사를 하고, 젊은 유색인종 남성을 타깃으로 삼아 "정지 신체 검사권(stop-and-frisk)"을 발동함으로써 1970년대 중반 수감 인원을 상당히 증가시켰다(207쪽의 마리화나 정책 개정에 대한 논의를 참조)(15, 40, 41).

형사재량권(judicial discretion)에 대한 제한, 예를 들어 의무형량제(mandatory sentencing policy)는 지난 몇 십 년간 보수 정치세력이 영향력을 행사하는 위치에 있었음을 보여주며, "범죄에 관대한" 이미지를 두려워하는 진보 정치인들이 이를 묵인했음을 보여준다. 록펠러 주지사는 많은 사람들이 중도 공화당원으로 인식하는 사람이며, 당내 진보 세력과 스스로를 차별 짓기 위해 이러한 법들을 적극 홍보했다. 1970년대 헤로인 유행이 막 떠오르고 있을 때, 그는 이제 막 효과를 보기 시작한 메타돈(methadone) 프로그램을 약화시키는 데 성공했다(35).

미국의 전례 없는 수감은 사법 체계 내 힘의 불균형을 만들었다. 검사의 힘이 세지고, 방어하는 변호사의 힘이 약화되며, 형사재량권이 감소함에 따라 재활과 재사회화를 위한 노력을 하는 척이라도 했던 국가는 응보와 처벌이라는 접근으로 돌아섰다. 특히, 마약 관련 범죄에 대해 가혹한 의무형량제는 1975년 이래 전국적인 수감률 증가에 크게 기여했다. 수감은 형사 사법체계의 기본 입장을 보여준다. 피의자들을 지역사회에 남겨두고, 약물 남용에 대한 치료, 직업과 주거 프로그램을 제공하거나, 피해자 가족의 아픔을 보상하고 피해자 가족을 회복시키기 위한 회복적 사법하고는 다르다. 대규모 수감은 노예제보다도 흑인 가족과 지역사회를 약화시킨다. 범죄를 예방하기 위한 바로 그 사회적 자본을 망가뜨리고(2, 42, 43), 여러 세대의 흑인들이 이미 경험하고 있는 불평등한 육체적, 정신적 건강에 악영향을 준다(44, 45).

어떤 주가 소수 인종 또는 민족을 대상으로 불균형적으로 그리고 처벌의 수준을 대폭 높인다면, 그 악영향은 각 개인에 대한 처벌을 합한 것보다 더 클 것이다. 지난 40년간 흑인에 대한 전례 없는 수준의 수감과, 이러한 수감이 주로 소수 인종사회에 집중되는 것은 건강에 심각한 영향을 미치고 있으며, 대규모 수감을 공중보건문제로 만든다. 수감률은 영아, 소아 사망률이나 비만율, 에이즈 유병률과 같은 국가 건강의 지표로 볼 수 있다.

무엇이 필요한가?

미국은 다른 선진국에 비해 대규모 수감을 공공정책의 도구로 계속해서 사용하고 있다. 처벌이 미국 사법 체계에서 가지는 지배적인 역할 그리고 회복이나 재활이 아닌 전적으로 처벌에만 기반을 둔 미국의 범죄학 개념이 미국을 다른 나라들과 구분 짓는다(46). 가혹하고 트라우마를 양산하는 형벌은, 공중보건학적인 방법을 사용하여 처벌 중심인 미국 사법 체계는 이와 관련 있는 질병 이환율 및 사망률을 감소시키고자 하는 것을 방해한다. 장기 수감은 훨씬 더 적어져야 한다. 특히 어린 아이를 둔 비폭력 범죄자 부모에 대해서 그러해야 한다.

아래 기술한 방법들은 수감을 줄이고, 가족과 지역사회에 미치는 수감의 악영향을 줄일 수 있다.

지역사회 서비스 개선

약물 사용에 가담하거나, 가난한 사람들이 지역의 약물 거래에 가담하는 것은, 교육의 질을 높이고, 청소년들에게 방과 후 및 다른 활동들을 제공하고, 가난한 지역사회의 가족들을 지원함으로써 해결될 수 있다. 그들 지역사회에서 (도덕 문제에 있어) 비판하지 않는(nonjudgmental), 접근 가능하고, 높은 수준의 보건의료서비스, 특히 정신건강 문제나 약물 남용, 성매개감염병이나 에이즈에 대한 보건의료서비스 제공은 개인과 지역사회 건강을 의미 있게 증진시킬 것이다.

교정 의료서비스 개선

교도소 내에서 개선된 의료서비스를 제공하는 것은 주정부에서 예산을 삭감하고 교도소 의료서비스를 민영화함에 따라 더 어려워졌다. 또한, 교도소에서 출소하는 사람과 보호관찰 또는 가석방으로 풀려난 사람들에 대한 의료와 사회복지 서비스를 개선할 필요성이 있다.

마약법 개정

220만 명이 넘는 미국인들이 연방, 주, 지역 교도소 그리고 구치소에 수감되어 있으며 이는 그 어떤 나라보다 높은 수감률이다. 2016년, 마약법 위반으로 구속된 수는 150만 명을 넘으며 그중 84%는 단순 소지만으로 구속되었다. 마리화나 관련 법 위반으로 구속된 수는 65만 명을 넘으며, 그중 89%는 단순 소지만으로 구속되었다. 마약법 위반으로 주 교도소에 수감된 사람 중 흑인 및 히스패닉의 비율은 57%이다. 이 사람들의 마약 사용과 판매율이 백인과 거의 같음에도 불구하고 말이다.

미국은 마리화나에 대한 정책을 개정하고 있으며, 30개 주와 컬럼비아구가 이제는 의료용 마리화나를 허가하고 있다. 추가적으로 9개 주(알래스카, 캘리포니아, 콜로라도, 메인, 매사추세츠, 네바다, 오리건, 버몬트, 워싱턴)에서 오락용 마리화나가 허가되었다(2016년 오락용 마리화나의 판매 수익은 67억 달러에 달한다). 의료용 마리화나의 이용 또한 확대되었다. 더불어, 여러 주에서 이제는 적은 양의 마리화나를 소지하는 것을 비범죄화하거나 구치소에 수감하지 않는다. 이런 마리화나 자유화(liberalization) 정책은, 마리화나 범죄가 가장 흔한 약물 관련 기소 사유이기 때문에 중요하다. 현재 이러한 개정에 대해서는 압도적인 대중의 지지가 있다. 주의 마리화나 정책 개정은 마리화나를 불법으로 규정하는 연방법과 충돌한다. 연방법에선 마리화나를 "현재 미국 내에서 의료 목적으로 허용되지 않는 물질(Schedule 1 Controlled substances)"로 분류하고 있다.

의무형량제 개정 또는 폐지

특히 비폭력 약물 관련 범죄에 대해서, 강제적으로 구형하는 법(의무형량제, mandatory sentencing law)을 개정하거나 폐지하고자 하는 몇몇 발전적인 움직임이 있다. 2018년 12월, 미국 의회는 연방 교도소 개혁법안(First Step Act)을 통과시켰다. 여기엔 연방 형량제에 대한 수정안이 담겨 있고, 비폭력 마약 범죄에 대한 강제적인 최소 구형을 개정하는 내용이 포함되어 있다. 또한, 조기 출소 프로그램을 확장하고 직업교육 그리고 연방 수감자들의 재범률을 낮추기 위한 다른 프로그램들이 있다. 몇몇 발전은 "마약 법정"을 이용함으로써 이루어지고 있다. 이곳에선 비폭력 마약수들에 대해 수감 대신 치료 명령을 내린다. 판사들이 위험한 범죄자와 약물 의존 문제가 있는 대다수의 피의자들을 구분 지을 수 있게 하는 새로운 마약법이 필요하다. 의무형량제가 기원한 뉴욕주는 지난 20년간 주 교도소 수감자 수를 증가시켰던 많은 법들을 없애거나 약화시켰다. 이러한 변화는 주 교도소 수감 인원의 30% 감축으로 이어졌고, 2014년 수감 인원은 5만 1,000명이었다. 많은 주들이 의무형량제를 바꾸고 있으며 이는 사형제도에 대한 변화 또한 포함한다.

1990년대 중반, 뉴욕시 라이커스 구치소의 수감률이 50% 이상 감소했을 때, 미국의 다른 지역과 뉴욕주의 다른 지역의 수감률은 여전히 계속 증가하고 있었다. 뉴욕시의 비수감 (decarceration) 실험은 미국을 대규모 수감의 시대로 밀어 넣은 법, 정책, 제도들, 특히 "마약과의 전쟁"을 고치고, 폐지하고, 되돌리려는 상향식(bottom-up) 움직임에서 시작되었다. 뉴욕시의 수감이 의미 있게 감소한 것에는 여러 요인이 작용했는데, 뉴욕주 최소의무형량제의 변화, 더 효과적인 재활 프로그램, 경찰관과 판사들 사이의 기조 변화들이 포함된다. 미국의 대도시 중 뉴욕시는 현재 가장 낮은 수감률과 가장 낮은 살인율을 보여줌으로써 더 안전한 사회를 만들기 위해 더 많은 수감이 필요하다는 미신을 타개했다(47).

가족 구성원을 도움

정책과 프로그램은 사랑하는 사람이 수감되었을 때 그들의 자녀, 가족, 지역사회를 도와주기 위해서 그리고 수감자들의 출소 후 지원을 위해 시행되어야 한다. 예를 들어, 베라정의연구소(Vera Institute of Justice)의 후원을 받는 뉴욕시, 가족정의사(Family Justice Inc. / La Bodega de la Familia)는 마약사범 수감자들이 출소 후 재범할 가능성을 낮추기 위해, 마약수감자 가족들에게 대대적인 지원을 했다. 부모가 수감되었을 때 자녀들에게 미치는 피해를 줄이기 위해, 뉴욕시 오스본재단(Osborne Association)과 포천 소사이어티(Fortune Society)는 수감자 가족들을 지원하고, 그들의 자녀들에게 상담, 교육 지도, 그리고 수감된 부모에게 편지쓰기 등의 도움을 제공하고 있다. 또한, 80% 이상의 자녀들이 부모가 교도소에 있는 동안 한번도 방문하지 못하기 때문에, 종종 멀리 떨어진 교도소에 있는 부모들을 방문할 수 있도록돕는 프로그램을 구성했다. 몇몇 프로그램은 비디오 기술(video technology)을 이용해 수감자와 그들의 가족 구성원 간 '원격 면회'를 가능하게 했다.

출소자들에게 투표할 수 있는 권리 부여

2018년, 약 310만 명의 미국인들이 형을 산 뒤에도 투표할 권리를 제한하는 주법에 의거해투표할 수 있는 권리가 없었다. 하지만 이제 출소자들의 투표권을 회복시켜 주자는 움직임이커지고 있다. 많은 주에서 출소자들이 투표권자로 재등록하고 있다. 2018년에는 세 가지 중요한 발전이 있었다. 뉴욕주 주지사인 앤드류 쿠오모(Andrew Cuomo)는 그의 사면권을 이용해, 중범죄로 교도소 복역 후 가석방 감독 기간에 있는 약 3만 5,000명의 주민들에게 투표권을 회복시켜 주었다. 루이지에나주는 최근 5년간 교도소에 들어가지 않고, 보호관찰이나 가석방에 상태에 있는 주민들의 투표권 회복을 승인했다. 또한, 플로리다주에서는 국민발의('투표권 회복에 대한 법률개정')가 이루어졌으며 15만 명 이상의 비폭력 범죄자에 대한 투표권을 회복시켜 주자는 캠페인이 시작되었다.

이들의 투표권을 회복시켜 주는 것은 이들을 다시 시민사회에 긍정적인 방향으로 재편입시키는 과정이다. 또한, 전미흑인지위향상협회(National Association for the Advancement of Colored People)의 변호비용기금(Legal Defense Fund)과 뉴욕 법대의 브레난헌법권리센터(Brennan Center for Constitutional Rights)는 출소한 중범죄자들의 선거권을 박탈하는 정책에반대하는 법적 행동을 취하고 있다. 범죄 구형에서 현저한 인종적 격차에 대응하는 행동이다.

결론

대규모 수감의 개혁에서 중요한 부분은 엄정한 처벌 모델에서 사회정의, 재활, 인권, 공중보건에 기반한 모델로의 전환이다. 마약 사용을 처벌 대상에서 제외하는 과정을 계속하는 것이 이러한 개혁에 포함된다. 2019년 1월부터, 13개주가 마리화나를 합법화했다. 또한, 형사사법 개혁에 에이즈, 약물 남용, 약물로 인한 질병 이환율 및 사망률과 같은 주요 건강 문제에 공중보건모델을 적용하고자 하는 움직임도 있다. 기소 대신 치료, 교육, 예방프로그램을 도입한다면 구치소와 교도소를 변화시킬 수 있을 것이다. 구치소와 교도소에 새로운 목표와, 구치소와 교도소로 인한 위해를 최소화할 수 있는 능력을 형사사법체계가 제공함으로써 변화가 이루어질 것이다. 수감 상태에서 사람들을 풀어주는 것의 위와 같은 목적들은 대중의 상당한 지지를 받았다(21).

마약 및 향정신성 의약품에 대한 관리법(Drug Law)은 지난 50년간 수많은 미국인을 감옥에 가두었고, 어마어마한 사회경제적 비용을 발생시켰다. 대중은 낡고, 신빙성을 잃은 이런 법을 버리고, 개정해야 한다. 매년 1,000억 달러에 달하는 미국 형사사법체계의 엄청난 지출은 수감자, 그들의 가족, 그들의 지역사회에 미치는 악영향을 최소화하는 서비스를 위해 쓰여야 한다.

미국의 대규모 수감을 줄이기 위한 공공 및 정부 지원이 증가하고 있다. 젊은 사람들의 마약 사용에 대한 처벌은 종종 집중치료 그리고 필요에 따라 전문적인 상주시설에서의 관리로 대체되고 있다. 마약법의 개정을 통해 미국의 수감률은 범죄에 대해 덜 응보적인 태도를 취하는 다른 고소득 국가의 수감률에 가깝게 낮아질 수 있다.

회복적 사법은 처벌에 대해 보다 나은 대안을 제시하며, 이제는 성공적으로 여러 곳에서 사용되고 있다. 특히, 청소년 폭력 범죄와 그 희생자와 같이, 다루기 어려운 대상에 대해서도 성공적이다. 뉴욕시의 예로는 베라정의연구소가 2008년에 설립한 공공 정의 프로그램(Common Justice Program)이 있다. 이 프로그램은 ① 가해자와 피해자 가족 간의 "회복과 정의 합동 모임"을 주관함으로써 청소년 폭력 범죄 가해자들이 감옥에 가는 것을 막는다. 또한 ② 가해자가 감옥에 가지 않음으로써 얻는 자유를, 그들이 그들 지역사회와 통합되게 하는 데 사용한다. 지역사회의 일원이 되는 것은 미래의 구속과 수감을 현저하게 낮출 수 있다. 이러한 또는 다른 프로그램들이 확산됨에 따라, 수감되는 사람은 보다 적어지는 쪽으로 개선이 이루어질 것이다(48-50).

감사의 글

저자는 국립약물남용연구소(National Institute on Drug Abuse)와 열린사회재단(Open Society Foundations)의 소로스정의장학금(Soros Justice Fellowship) 프로그램의 지원을 받았다. 닐스 크리스티(Nils Christie), 빅터 시델(Victor Sidel), 그리고 잭 가이저(Jack Geiger)의 개인적인 지도와 격려에 감사한다.

참고문헌

1. Carson EA. Prisoners in 2016. January 2018. Available at: https://www.bjs.gov/content/pub/pdf/p16.pdf. Accessed July 20, 2018.
2. Drucker E. A plague of prisons. New York: The New Press, 2011.
3. Mauer M. Race to incarcerate. 2nd ed. New York: The New Press, 2000.
4. Alexander M. The New Jim Crow. New York: The New Press, 2010.
5. Walmsley R. World prison population list. 11th ed. 2016. Available at: http://www. prisonstudies.org/news/more-1035-million-people-are-prison-around-world-new-report-shows. Accessed June 12, 2018.
6. The Sentencing Project. Fact sheet: Trends in U.S. corrections. June 2018. Available at: https://sentencingproject.org/wp-content/uploads/2016/01/Trends-in-U.S.-Corrections.pdf. Accessed July 27, 2018.
7. Christie N. Crime control as industry. 3rd ed. London: Routledge, 2002.
8. Kearney M, Harris B, Jacome E, Parker L. Ten economic facts about crime and incarceration in the United States. The Hamilton Project, May 2014. Available at: http://www.hamiltonproject. org/papers/ten_economic_facts_about_crime_and_incarceration_in_the_united_states. Accessed July 27, 2018.
9. U.S. Department of Justice, Bureau of Justice Statistics. Private adult correctional facility census, 2010. Washington, DC: Bureau of Justice Statistics, 2012. Available at: https://www.bjs.gov/index.cfm?ty=dcdetail&iid=255. Accessed August 16, 2018.
10. Pelaez V. The prison industry in the United States: Big business or a new form of slavery? GlobalResearch, August 1, 2018. Available at: https://www.globalresearch.ca/the-prison-industry-in-the-united-states-big-business-or-a-new-form-of-slavery/8289. Accessed August 16, 2018.
11. Greene J. Bailing out private jails. The American Prospect, September 2001. Available at: http://prospect.org/article/bailing-out-private-jails. Accessed June 12, 2018.
12. Greene J. Entrepreneurial corrections: Incarceration as a business opportunity. In: Mauer M, Chesney-Lind M, eds. Invisible punishment: The collateral consequences of mass imprisonment. New York: The New Press, 2002.
13. Hupart JH. Unpublished report on New York State historical data on prison rates. Based on New York State Department of Prisons (1880-1960) and New York Department of Correctional Services (1961-2000).
14. Braman D. Families and incarceration. In: Mauer M, Chesney-Lind M, eds. Invisible punishment: The collateral consequences of mass imprisonment. New York: The New Press, 2002.
15. Mauer M, Chesney-Lind M, eds. Invisible punishment: The collateral consequences of mass imprisonment. New York: The New Press, 2002.
16. Kurgan L. The pattern: Million dollar blocks. Columbia University, 2008. Available at: http://c4sr.columbia.edu/sites/default/files/publication_pdfs/ThePattern.pdf. Accessed July 27 2018.
17. Western B. Punishment and inequality in America. New York: Russell Sage Foundation, 2006.
18. Binswanger IA, Stern MF, Deyo RA, et al. Release from prison: A high risk of death for former inmates. New England Journal of Medicine 2007; 356: 157-165.
19. Keller, B. Seven things to know about repeat offenders. The Marshall Project, March 9, 2016. Available at: https://www.themarshallproject.org/2016/03/09/seven-things-to-know-about-repeat- offenders. Accessed July 20, 2018.
20. Pettit B, Western B. Mass imprisonment and the life course: Race and class inequality in U.S. incarceration. American Sociological Review 2004; 69: 151-169.
21. Drucker E. Decarcerating America from mass punishment to public health. New York: The New Press, 2018.
22. Mauer M. The crisis of the young African American male and the criminal justice system. April 1999. Available at: https://www.sentencingproject.org/wp-content/uploads/2016/01/Crisis-of-the-Young-African-American-Male-and-the-Criminal-Justice-System.pdf. Accessed July 27, 2018.
23. Oshinsky DM. Worse than slavery: Parchman Farm and the ordeal of Jim Crow justice. Glencoe, IL: Free Press, 1997.
24. Mauer M. The Sentencing Project: The changing racial dynamics of women's incarceration. February 2013. Available at: http://www.sentencingproject.org/doc/publications/rd_Changing%20Racial%20Dynamics%202013.pdf. Accessed June 12, 2018.

25. Poehlmann J, Dallaire D, Loper AB, Shear LD. Children's contact with their incarcerated parents: Research findings and recommendations. American Psychologist 2010; 65: 575-598.

26. Burton L. State of the Union 2017: Poverty. Stanford University. Available at: https://inequality.stanford.edu/sites/default/files/Pathways_SOTU_2017_poverty.pdf. Accessed July 27, 2018.

27. DuVernay A, Averick S, Barish H (Producers) and DuVernay A (Director). 13th (Documentary film). Kandoo Films and Forward Movement, 2016.

28. Cockburn C, Heller D, Sayegh G. Healthcare not handcuffs. American Civil Liberties Union. December 2013. Available at: http://www.drugpolicy.org/sites/default/files/Healthcare_Not_Handcuffs_12.17.pdf. Accessed July 27, 2018.

29. Fellner J. Collateral damage: Children of inmates incarcerated in New York State under Rockefeller drug laws. New York: Human Rights Watch, June 2002.

30. Metraux S, Culhane D. Homeless shelter use and reincarceration following prison release: Assessing the risk. Criminology & Public Policy 2004; 3: 139-160.

31. Western B, Wildeman C. The black family and mass incarceration. Annals of the American Academy of Political and Social Science 2009; 621: 221-242.

32. Wildeman C. Parental imprisonment, the prison boom, and the concentration of childhood disadvantage. Demography 2009; 46: 265-280.

33. Gabel K, Johnstone E, eds. Children of incarcerated parents. Lanham, MD: Lexington Books, 1995.

34. Drucker E. Drug prohibition and public health: 25 years of evidence. Public Health Reports 1999; 114: 14-29.

35. Drucker E. Population impact of mass incarceration under New York's Rockefeller drug laws: An analysis of years of life lost. Journal of Urban Health 2002; 79: 434-435.

36. Shallwant P, Morales M. NYC officials tout new low in crime, but homicide, rape, robbery rose. Wall Street Journal, January 4, 2016. Available at: https://www.wsj.com/articles/nyc-officials-tout-new-low-in-crime-but-homicide-rape-robbery-rose-1451959203. Accessed August 16, 2018.

37. Zimring F. How New York beat crime. Scientific American, August 1, 2011. Available at: https://www.scientificamerican.com/article/how-new-york-beat-crime/. Accessed July 20, 2018.

38. Gonnerman J. Life on the outside: The prison odyssey of Elaine Bartlett. New York: Picador, 2004.

39. The Sentencing Project and Human Rights Watch. Losing the vote: The impact of felony disenfranchisement laws in the United States. New York and Washington, DC: Human Rights Watch and The Sentencing Project, October 1998.

40. Dwyer J. Whites smoke pot, but blacks are arrested. The New York Times, December 22, 2009. Available at: http://www.nytimes.com/2009/12/23/nyregion/23about.html?_r=0. Accessed June 12, 2018.

41. New York Civil Liberties Union. Report: NYPD stop-and-frisk activity in 2011 (2012). Available at: https://www.nyclu.org/en/publications/report-nypd-stop-and-frisk-activity-2011-2012. Accessed June 12, 2018.

42. Rose DR, Clear TR. Incarceration, social capital, and crime: Examining the unintended consequences of incarceration. Criminology 1998; 36: 441-479.

43. Putnam DR. Bowling alone. Carmichael, CA: Touchstone Books, 2001.

44. Geiger HJ. Racial and ethnic disparities in diagnosis and treatment: A review of the evidence and a consideration of causes. Washington, DC: Institute of Medicine, 2002.

45. Byrd MW, Clayton LA. Report of the Secretary's Task Force on Black and Minority Health. Washington, DC: National Center for Health Statistics, 1994.

46. Christie, N. Limits to pain: The role of punishment in penal policy. Eugene, OR: Wipf & Stock, 2007.

47. Greene J, Schiraldi V. Better by half: The New York City story. In: Drucker E, ed. Decarcerating America from mass punishment to public health. New York: The New Press, 2018. pp. 41-66.

48. Common Justice. Available at: https://www.commonjustice.org/. Accessed August 16, 2018.

49. Vera Institute of Justice. Available at: https://www.vera.org/. Accessed August 16, 2018.

50. Sered D. Until we reckon: Violence, mass incarceration, and a road to repair. New York: The New Press, 2019.

10

노숙인

People Who Are Homeless

엘리자베스 M. 무어·테레사 H. 정·로야 이자디-마그수디·릴리안 겔버그
번역 홍승권

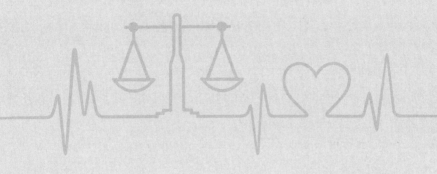

엘리자베스 M. 무어(ELIZABETH M. MOORE)_ MD. 캘리포니아 대학교 로스앤젤레스(UCLA) 세멜 신경과학
및 인간행동연구소(UCLA Semel Institute for Neuroscience and Human Behavior) 레지던트,
EMMoore@mednet.ucla.edu

테레사 H. 정(THERESA H. CHENG)_ MD. JD. UCLA 메디컬센터 응급의학과. Theresa.h.cheng@
gmail.com

로야 이자디-마그수디(ROYA IJADI MAGHSOOD)_ MD. MSHPM. UCLA 세멜 신경과학 및 인간행동연구소
정신의학 및 생물행동과학과 조교수, 미국 재향군인회 그레이터 로스앤젤레스 건강관리 시스템, 의료서비스
연구개발센터. Rijadimaghsoodi@mednet.ucla.edu

릴리안 겔버그(LILLIAN GELBERG)_ MD. MSPH. UCLA 데이비드 게펜 의과대학 가정의학과 교수, UCLA
보건대학 보건정책 및 관리학부 교수. LGelberg@mednet.ucla.edu

홍승권_ 가톨릭대학교 의과대학 인문사회의학연구소, 록향의료재단 이사장. 이주민·취약 계층 의료, 인권보
호, 일차의료에 관한 연구 등 주요 연구프로젝트를 수행하고 있으며, 2012년 3월부터는 지역공동체를 지키는
의료의 축을 만들려고 뛰어들었다. 현재 의료, 보건, 복지를 연결하는 왕진 방문간호사업, 인권의학, 트랜스젠
더 클리닉 운영 등 사회안전망을 확충하는 플랫폼의 기초를 닦고 있다. skdoc@snu.ac.kr

서론

노숙은 전 세계적으로 사회 및 공중보건의 중요한 문제로 부각되고 있고, 이는 사회안전망이 우수한 국가에서도 마찬가지다. 유엔 난민기구(UNCHR)에서는 절대적 홈리스(absolute homelessness)는 비상 보호소 또는 임시 가옥과 같은 보호소에 일시적으로 머무는 사람뿐만 아니라 옥외, 차량 또는 버려진 피난처, 인간 거주용이 아닌 건물 또는 기타 장소도 없는 노숙인들의 상태로 정의한다(1).

2005년 미국은 100만 명으로 추산되는 노숙인이 존재하고, 추산에 있어 많은 나라에서는 별다른 근거가 없다(2). 미국의 시점(point-in-time) 계산법에 의해서 2017년 당시 밤 시점에 55만 2,742명의 노숙인이 발견되었다(3). 2016년에는 140만 명 이상의 노숙인이 응급 구호소 또는 임시 가옥과 같은 곳을 사용했다. 2017년 시점 계산법으로 노숙인의 1/3이 가족과 아이들로 구성되어 있다는 것을 알게 되었다. 미국에서는 62세 이상 노인 노숙인이 2007년에서 2016년 사이에 48% 늘어났다(4). 그러나 2016년에는 노숙인 쉼터에 거주하는 사람 중 가장 빈도수가 높은 사람은 31세와 50세 사이였다.

이 장에서는 빈곤과 부담 가능한 주거시설의 부족, 이환과 사망률의 증가에 따른 부담 문제를 포함한 홈리스의 전반적인 위험 요인들을 다루고 홈리스 문제를 해결하기 위한 근거 중심의 접근에 대해 다룬다. 또한 참전 군인과 소수인종, 당면한 과제인 여성과 가족을 포함한 홈리스의 증가된 위험성을 지닌 몇몇 인구 집단에 대한 토의도 이어진다. 최종적으로 홈리스를 줄이도록 하는 가능한 방안을 탐색하고 모델 프로그램을 기술한다.

근본적인 이유와 기저 원인

미국에서는 20세기 중반까지 홈리스는 도시 안에 한적한 '빈민지역'에서 임시로 혼자 살기 시작한 독신자 거처로 특징지어졌다. 노숙 주민은 일반적으로 호텔 룸에 기거했고 거리에 살기보다는 독신 주거형태의 하나였다(7).

그 이후 노숙 인구가 증가했고 지금은 여성, 아이 그리고 가족들을 포함하게 되었다. 소수인종도 노숙 인구에 과대대표되는 경향이 있다. 2017년 미국의 아프리카계 미국인은 전체 인구의 13%임에도 불구하고 노숙인의 36%를 차지하고 있다(3, 8).

주거
미국과 유럽에 지난 수십 년 동안 경제활동으로 감당할 만한 거주 가능한 주택이 줄고 있다

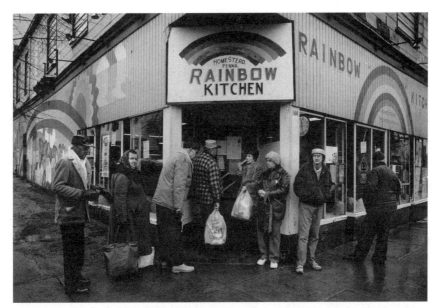

그림 10.1 펜실베이니아 작은 마을의 수프 가게 앞에서 오픈을 기다리는 노숙인들

사진: Earl Dotter.

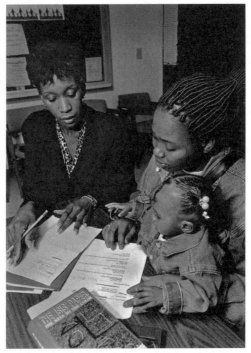

그림 10.2 워싱턴 DC의 사회복지사가 노숙인의 이력서 작성을 돕고 있다

사진: Earl Dotter.

(9). 심지어 최저 빈곤선 이상의 인구 집단에서도 거주 가능한 집이 없다는 것은 이혼, 질환, 실직 또는 집의 경매 같은 많은 악조건의 상황들이 노숙을 촉진시킨다. 미국에서는 1980년대에 노숙은 수입과 가난한 인구 집단의 주거의 선택이 감소할수록 늘어났다(10). 주거비용은 계속 증가하고 있다. 예를 들어 로스앤젤레스에서는 2000년에서 2017년까지 수입이 3% 감소한 반면에 임대료는 32% 늘었다. 로스앤젤레스는 극빈층의 수요를 충족하려면 추가적인 주거 유닛 5십만 호 이상을 건축할 필요가 있다(11). 2017년 로스앤젤레스에서 18만 7,000명의 신청서가 접수되었지만, 8지구의 주거 선택 바우처 프로그램은 2만 명분의 자리밖에 없었다. 주택보조정책은 대기 시간이 길다(12).

빈곤

특히 주거비용이 높을 때 빈곤은 홈리스와 연관성이 있다. 충분한 수입이 없거나, 빈곤한 사람들은 식량, 보건의료, 아동 돌봄, 주거비용을 지불하기 어렵다. 미국에서는 빈곤이라는 상황은 '낮은 임금'과 '사회부조'가 감소되는 것의 복합적 상황이 되어 버린다. 2014년 개인이 시간당 임금 18.92달러를 벌어야만 방 두 개의 개방구조 아파트에 살 수 있었다(13). 이 비용은 연방 최저임금(7.25달러)과 다른 주정부의 최소임금보다 더 높았다(14).

정신질환과 약물 중독

홈리스인 많은 사람들은 정신건강 문제를 지니고 있다. 그 이유는 정신질환자들이 수입을 벌기도 어렵고, 주거를 유지하는 것도 어렵고 사회적 관계 유지도 어렵기 때문일 것이다. 정신과 입원의 비율과 기간의 감소는 정신질환자들의 홈리스 증가에 기여할 것이다.

물질 사용 장애는 홈리스의 위험 요인이다. 노숙인들 사이에 물질 사용 장애 질환의 유병률을 추정하면 25~75%에 이른다(15, 16). 물질 사용 장애는 홈리스의 지속 기간과 장기화에 영향을 준다(17).

노숙인 가족의 건강과 사회적 정의

노숙인들은 건강 위해성에 영향을 미치는 사회적 환경적 위험 요인에 노출되어 있다. 심지어 홈리스를 잠시 겪는 사람들조차 식량 부족이나 절도, 신체적 상해 또는 강간 등의 희생자가 될 수 있다. 노숙인들은 적절하게 치료받지 못한 육체적, 정신적 건강의 문제와 물질 남용의 문제로 인한 유병률이 매우 높다. 그들은 밀집한 주거환경과 홈리스 쉼터의 상태, 극심한 추위 노출로 인한 저체온증, 음식과 조리 시설에 대한 접근이 제한되어 생긴 영양실조 때문에 감염증이 악화된다(18).

노숙인들이 건강 상태가 좋지 않은 이유는 빈곤, 부적절한 가족 및 지역사회의 지원, 일상생활의 스트레스 요인, 의료시설에의 접근장애, 치료 요법에 대한 순응도의 저하와 인지장애 등과 같은 기저 요인 때문이다. 물질 사용 장애와 정신장애 혹은 신체장애를 가진 노숙인들은 노숙인으로 계속 남을 가능성이 높다(19).

건강 상태

고소득층 국가에서 집에서 거주하고 사회경제적 수준이 낮은 사람은 18%가, 집에서 거주하고 사회경제적 수준이 높은 사람은 3%가 건강 상태가 보통 또는 나쁨이라고 보고한 것에 비해서 노숙인 인구는 이 비율이 35%에 달한다(20-23). 노숙인은 종종 노숙인이 되기 전에 상당한 육체적 정신적 건강 문제를 겪는다고 한다(25).

감염질환

결핵(26), 후천성면역결핍증(27), B형간염(28), C형간염(29) 등의 감염성 질환은 노숙인들 사이에 가장 흔하다. 대부분 고소득 국가에서 결핵의 유병률은 일반인구보다 노숙인들에서 320배 높다(30). 후천성면역결핍증 감염 유병률은 0.3~21%이다(31). B형간염의 유병률은 일반 인구의 0.27%의 유병률(34)과 비교하면 참전용사 노숙인 인구에서는 0.99%이고, 노숙 청소년에서는 17%에 이른다(32, 33). 고소득 국가의 경우 22~44%의 노숙인과 5~17%의 노숙 청소년이 C형간염바이러스 양성 반응을 보였고(35, 36), 이는 일반 인구의 성인과 청소년보다 10~12배 높은 비율이다.

물질 사용 장애

미국의 노숙인 흡연자는 국가 평균의 4배 이상인 70% 이상으로 추정되고 있다(37, 38). 노숙인은 알코올과 약물 남용의 비율이 높다. 노숙인 중 알코올 사용 장애 유병률은 캐나다가 38%이고, 미국은 60%이다(39, 40). 물질 사용 장애 비율은 노숙인에서 높다. 밝혀진 물질 사용 장애 유병률이 독일은 14%, 폴란드는 6%이다(41, 42). 이에 비해 미국(30~49%)과 캐나다(53%) 노숙인의 물질 사용 장애 유병률이 더 높다(39, 43). 이러한 물질 사용 장애 비율은 이러한 나라의 일반 인구 비율보다 4~6배에 이른다. 미국과 캐나다의 노숙인이 사용하는 약물은 코카인 및 마리화나이다. 노숙인들 사이에 여성보다 남성에서 알코올과 약물 남용의 유병률이 높다.

비만과 심혈관 질환

미국의 노숙인 과체중과 비만의 유병률은 57%이다(44). 노숙인은 영양 부족 상태일 가능성이 높다(45). 신체활동이 제한된 노숙인들 사이에서 일반 인구보다 훨씬 더 흔하다(46). 심혈관질환을 앓고 있는 노숙인 또한 증가하고 있으며 당뇨 및 고혈압 같은 질병 위험 요인도 적절하게 다루어질 가능성이 적다(47).

정신건강

1960년대부터 입원환자의 정신건강서비스 축소로 인해 거리에서 정신질환을 앓고 있는 사람들을 쉼터 또는 호스텔로 유도했다(48). 미국과 영국 그리고 프랑스의 노숙인은 그들의 생애주기에서 일반 인구보다 2~4배 심각한 정신질환을 지닌다(49-53). 주요 우울증은 노숙인 중 가장 흔한 정신질환이다. 1999년 연구에 따르면 물질 사용 장애로 고통 받는 만성 정신질환자의 절반 이상이 노숙인이었다(52). 일부 고소득 국가에서 정신분열증인 노숙인은 4~15% 수준이다(53, 54)(제16장 참조).

사망률

노숙인은 사망의 위험성이 증가한다. 미국의 일반 인구의 기대여명이 79세인 데 비해 노숙인의 기대여명은 42~52세이다(55). 2000년의 한 연구에 따르면 75세 전의 연령 보정 손실수명연수(Years of Potential Life Lost: YPLL)는 일반인구 집단보다 3~4배 높다(56). 보호소 노숙인 가정의 성인뿐 아니라 어린이조차 일반 인구와 저소득층 인구보다 사망률이 더 높다(57).

노숙인의 사망 원인은 국가마다 다르다. 예를 들어 미국에서는 살인, 사고, 물질 사용 장애, 간질환, 심장병, 인간면역결핍바이러스(HIV) 감염, 폐렴 및 인플루엔자 등이 주요 사망 원인이다(55-59). 보스턴 노숙인의 사망에 관한 2013년 연구에 의하면 노숙인들 사이에서 자주 오피오이드(opioids)로 인한 약물 과다 복용이 발견되었다(60). 심혈관 질환과 암으로 인한 사망은 노숙인들 사이에서 증가하고 있다(61-62).

의료서비스 접근성과 이용

2010년 연구에 따르면 노숙인의 73%가 과거에 충족되지 않은 의료서비스가 적어도 하나 이상 보고되었다(63). 노숙인 중 많은 사람들이 메디케이드 자격이 있지만 항상 혜택을 받는 것은 아니다. 노숙인은 건강보험을 등록하는 데 장벽이 있다. 환자의 혜택에 대한 지식 부족을 포함하여 건강보험 이동성 법률(HIPAA)의 자격이 있는지 여부도 모르고 인터넷 접근성도 떨어진다(64).

노숙인의 대부분은 그들의 복잡한 건강 문제를 돌볼 수 있는 지속적이고 체계적이고 질 좋은 의료서비스 제공 기관을 찾지 않는다. 이들은 일차의료보다 응급의료에서 자주 진료 받는다. 중환자 사례관리는 이런 상황을 바꿀 수 있다(65). 2001년 연구에 따르면 미국과 캐나다에서는 매년 294명 노숙인의 약 1/4이 입원한다(66). 입원 한 사람의 약 3/4이 종종 예방 가능한 입원환자이다. 퇴원 후 노숙인의 40%가 일반적으로 동일한 진단명으로 14개월 이내에 재입원한다.

특수 인구 집단

참전군인, 여성, 아동 및 이주민들을 포함한 노숙인 특정 인구 집단의 요구는 그들의 특정한 위험요소와 도전 때문에 더 많은 관심이 필요하다. 다음에서 이를 기술한다.

가족 및 아동

노숙인 가족은 미국 노숙인 인구의 1/3을 차지한다(3). 전형적인 가족은 한 명의 어머니와 두 명의 아동으로 구성된다(67). 51%의 아이들이 5세 이하이다(68). 편모 가족은 극빈층 가족 중 하나로 홈리스의 특히 높은 위험 요인이다(69). 2010년에는 160만 명 증가한 것에 비해 2013년에는 전년 대비 250만 명의 노숙 아동이 추산되었다(68).

아동은 주거 불안정과 홈리스의 경험에 크게 영향을 받는다. 아동은 종종 가정 폭력과 부모의 물질 사용을 부정적 아동기 경험(ACEs) 지수로 나타낸다. 이러한 부정적 아동기 경험 지수는 건강, 물질남용의 위험 증가, 병적 비만, 당뇨병 및 뇌졸중 등에 부정적 영향을 미친다 (70, 71). 그리고 이 부정적 아동기 경험 지수는 홈리스의 위험성을 증가시킨다(70, 71).

노숙인 부모는 엄청난 어려움에 직면한다. 예를 들어 1996년과 2006년의 연구에서 알 수 있듯이, 노숙인 어머니는 평생 우울증 비율이 45~85%이다(69, 72). 부모는 종종 자녀를 돌보기 위해 자신의 돌봄을 포기한다.

2010년 이후 미국에서는 노숙인이 감소하고 있다. 그러나 특히 구입 가능한 주택의 부족, 높은 임대료 및 긴 주택 바우처 대기자 명단은 각별한 주의를 요한다. 많은 저소득층 사람들은 수입의 절반 이상을 임대료로 지불하고 여전히 표준 이하 주택에 살고 있다(73). 이들은 아주 작은 새로운 금융 스트레스 요인만으로도 노숙 위험에 처할 수 있다. 미국의 많은 도시에서 집주인에 의한 공격적 퇴거 관행은 많은 저소득층 사람들의 노숙 위험에 기여한다(74).

여성

2017년 시점 계산에 의하면 미국 노숙인 인구의 39%가 여성이고 노숙인 가족의 84%가 여성이 이끄는 것으로 나타났다(75). 여성 노숙인은 일반적으로 산전 치료(76)를 포함하여 의료 서비스에 대한 접근이 좋지 않았으며, 의도하지 않은 임신율(77)과 부정적인 출산 결과가 더 높았다(78).

1998년 연구에 따르면 거의 2/3의 여성 노숙인이 성인일 때 가정 폭력을 경험했다(79). 가정 및 사회 폭력은 여성 홈리스의 주요 원인이다(80). 한 연구에 따르면 전년도에 친밀한 파트너 폭력을 겪은 비율은 주거 불안정 가능성의 거의 4배에 달했다(81). 여성이 노숙인이 되어도 폭력의 위험은 계속된다. 2000년 연구에 의하면 노숙인 여성의 거의 1/4이 지난 30일 동안 신체적 또는 성폭력 피해 경험이 있다고 보고했다(82). 또 다른 2000년 연구에 따르면 노숙인 남성은 신체적, 성적 폭력의 위험이 있다고 보고했다(83).

재향 군인

재향 군인은 노숙인이 될 위험이 높아진다. 미국 인구의 6%만이 군 경험이 있으나, 재향 군인은 미국의 성인 노숙인 인구의 9.1%를 차지한다(3, 8). 남성 재향 군인은 집이 없을 확률이 재향 군인이 아닌 남성보다 50% 더 높다(84). 여성 재향 군인은 재향 군인이 아닌 여성보다 노숙인이 될 확률이 2배 이상 높다(85).

재향 군인은 물질 사용 장애 또는 외상 후 스트레스 장애(PTSD)가 있는 경우 홈리스의 위험이 더 크다(86). 재향 군인은 민간인으로 돌아오는 데 직면하는 어려움이 노숙의 위험성을 증가시킬지도 모른다(87).

가출 및 노숙인 청소년

12~22세 나이의 부모가 없거나 가출한 청소년을 청소년 노숙인이라고도 하는데 부모, 다른 가족과 기관의 돌봄 아래 있지 않거나 부모가 '포기'하거나 '버린' 사람을 포함한다. 2016년에는 100만에서 170만 명의 가출 청소년이 추산되었다(88). 게이와 레즈비언 청소년은 이 인구 집단에서 과대대표된다. 2010년 보고서에 따르면 홈리스를 경험한 청소년의 20%가 게이 또는 트랜스젠더이다(89). 가출 청소년은 비가출 청소년보다 약물 사용과 관련된 의학적 상태가 있을 가능성과 정신질환의 진단 가능성이 더 높다. 외상을 경험했을 가능성이 3배, 강간을 당했을 가능성이 4배 높다(90).

유색인종

아프리카계 미국인은 노숙인 사이에서 과대대표된다. 2017년 미국에서 일반 인구 집단에서 13%를 차지하는 아프리카계 미국인이 노숙인 중에서는 36%를 차지한다(3, 8). 아프리카계 미국인 노숙인은 백인 노숙인보다 젊고, 더 기혼자가 많은 경향이 있다. 아프리카계 미국인은 홈리스에 더 위험할 수 있다. 왜냐하면 구조적 제도적 인종주의로 인해 레드라이닝(redlining) 관행으로 만들어진 빈곤, 경제적, 인종적 분리 관행 및 주택 분리 때문이다. 아프리카계 미국인 성인 노숙인은 알코올을 남용하거나 정신과적인 문제로 백인 성인 노숙인보다 불법 물질을 남용할 가능성이 더 높다(91).

미국의 히스패닉 인구가 홈리스의 위험성이 증가한 것으로 보인다. 2017년 특정 시점에서 히스패닉 인구는 일반 인구의 18%인 데 비해 노숙인 인구의 21%를 차지한다고 보고했다(3, 8). 노숙인 히스패닉은 공식 집계에서 과소표집될 수 있다.

아메리카 원주민은 일반 인구의 1.3%를 차지하는 데 비해 노숙인 인구의 3%로 구성되어 과대대표되고 있다(3). 그들은 많은 아프리카계 미국인 및 히스패닉과 동일한 빈곤과 실업과 같은 많은 위험 요소를 지니고 있다. 2004년 연구에서 아메리카 원주민은 심각한 주택 부족에 시달린다는 것을 발견했다(92).

무엇이 필요한가?

홈리스 예방

다음과 같은 방법을 통해 홈리스를 예방할 수 있다.

- 취약한 전환 기간 동안의 사람들에게 주택 접근 촉진.
- 집세가 밀린 사람들과 퇴거에 직면한 사람들에게 보조금 및 대출 제공.
- 저소득층 주택 건설.

과도기 주택 프로그램은 형사사법체계에서 석방된 사람들과 위탁양육제도에서 나이가 지난 위탁 아동을 위해 존재한다. 일부 기관은 퇴거 소송에 직면한 사람들을 위해 긴급 법률 지원과 임대료를 제공한다.

로스앤젤레스에서 홈리스 예방은 홈리스 문제를 해결하기 위한 계획의 주요 구성 요소이다. 유권자들은 홈리스예방기금으로 4,000만 달러를 승인했다. 집을 잃게 될 우려가 있는 사람들은 임대료, 보증금, 이사비를 충당하기 위해 보조금을 받을 수 있다. 미국 이외의 지역에는 계층 통합 지구 설정 정책이 있으며 새로운 주택개발 시 저소득층을 위한 주택을 일부 포함하게 한다.

주택 제공

홈리스를 위한 주택 제공에 대한 전통적인 접근 방식(돌봄의 지속성 또는 치료 우선 모델)에서는 노숙인들이 먼저 피난처로 입소하고, 이후 과도기 주택으로 옮기고, 일단 목표가 달성되면 영구 주택에 들어간다. 이러한 목표에는 일반적으로 고용, 약물, 절주, 정신건강 상태의 안정성이 포함된다(93).

반대로 주택 우선 모델에서는 절주, 고용 또는 정신질환을 고려하지 않고 노숙인을 즉시 수용한다(94). 이 모델은 안정된 주택이 음주와 고용 또는 정신질환의 동반 질환과 같은 보다 복잡한 목표를 달성하는 데 필요한 기초라는 점을 가정한다. 이 모델에는 정신건강관리에 대한 고객의 접근성이 포함될 수 있지만 사례 관리, 직업 서비스 및 약물 사용 치료 지원을 주택과 연결하지는 않는다. 주택 우선 모델은 주택 안정성, 삶의 질 및 지역사회 기능을 향상시킬 수 있다(95-97).

로스앤젤레스에서는 '건강을 위한 집(Housing for Health)'이라는 주택 우선 모델을 채택했다. 이 프로그램은 노숙인과 의료서비스를 빈번하게 이용하는 사람들에게 영구적인 주택 및 사회 지원 서비스를 제공한다. 주택이 먼저 제공되고 집중적인 사회 서비스가 제공된다. 이 모델은 응급실 방문 및 입원을 포함한 의료 이용률을 감소시키는 것으로 보인다(98).

개인과 가족을 홈리스로부터 도울 수 있는 비슷한 철학을 가진 프로그램이 있다. 재향 군인 관리국은 재향 군인 가족을 위한 임대, 운송, 교육, 사회 복지서비스 등의 지원 서비스를 제공한다.

홈리스 비범죄화

노숙인들은 일상생활에 필요한 기본 행위를 범죄화하는 법률의 대상이 된다. 노숙인이 할 수 있는 것과 할 수 없는 것을 지시하는 '반소음법'은 노숙인들을 덜 눈에 띄게 한다. 많은 도시에는 노숙인 수에 비해 응급 피난처 침상 수와 과도기 주택이 충분하지 않다. 이 법은 사람들이 '캠핑'하거나, 앉거나 공공장소에서 자지 못하게 하고, 심지어 노숙인들과 음식을 나누는 것도 금지한다. 사실상, 이 법은 노숙인 자신의 존재를 불법으로 만든다.

도시의 절반 이상이 특정 공공장소에 앉거나 누워 있어서는 안 되며, 거의 2/3가 특정 공공장소에서 배회를 금지하고 있다(99). 미국 전역에서 반소음법이 점점 일반화되고 있다. 2011년부터 시 전체를 공공 캠핑 금지 구역으로 정한 도시가 60% 증가했다. 그러한 금지에 대한 처벌 방식은 상당히 다양하지만 일반적으로 벌금 또는 징역형이다.

홈리스를 범죄로 규정하는 법은 홈리스의 근본 원인을 해결하지 못하며 도리어 이어지는 홈리스의 흔한 원인이 된다. 직업, 서비스, 주택, 감금에 대한 접근에 악영향을 미치는 행위는 홈리스를 영속시킨다. 대조적으로, 뉴멕시코 앨버커키(New Mexico Albuquerque)에서 시행하는 '홈리스 주도 정책(the Heading Home Initiative)' 같은 프로그램은 노숙인에게 주택을 제공하고 관련 범죄 비용 60%를 절약했다(100).

임상적 치료 제공

노숙인 개개인은, 노숙인을 돌보는 것에 대해 훈련을 받고 열정을 가진 의료서비스 전문가가 제공하는 고유한 의료 수요에 맞는 모델 제공이 필요하다. 노숙인에 대한 메디케어 의료서비스는 공급자 낙인이라는 부정적인 영향을 끼칠지도 모른다. 이 낙인 때문에 접근 가능하고 문화적으로 민감한 방법으로 노숙인을 돌보아야 한다. 노숙인을 위한 효과적인 의료서비스 제공을 위해서 건강의 사회적 결정요인을 알고 있어야 한다. 임상 의사는 노숙인이 스케줄을 세우기가 어렵고, 예약을 관리하고 냉장을 요하는 약물 보관법을 제대로 준수하는 일 등에 어려움이 있다는 것을 알아야 한다. 충분한 소득이 없으면, 노숙인은 필요한 약값이나 진료소 방문을 위한 교통비를 감당할 수 없다.

'노숙인을 위한 보건의료 프로그램(Healthcare for the Homeless Program: HCHP)'은 모범적인 프로그램으로 , 미국 전역에 285개의 정책 시행 지역이 있다. 이 프로그램은 노숙인에게 종합적인 일차의료, 물질 사용 장애 치료 그리고 지원 서비스를 제공하여 의료서비스를 쉽게 접근하도록 한다(101). 이 프로그램은 일차의료 제공자와 의료 정보기술의 장점을 활용하여 환자 중심의 메디컬 홈 모델(medical home model)을 제공한다.

보스턴 노숙인을 위한 보건의료 프로그램은 '노숙인을 위한 보건의료 프로그램'의 주력으로 진료소 방문, 위탁 간호, 보호소를 통해 노숙인 1만 2,000 명에게 돌봄을 제공한다. 이들은 병원보다는 환자가 있는 곳, 즉 거리에서 의료서비스를 제공한다. 병원에서보다 치료의 범위는 제한되지만, 진료소에 가지 못하거나 가지 않으려는 사람들에게 이러한 '거리의 의술'이 전달될 수 있다(103).

재향군인관리국은 메디컬 홈 모델(medical home model)을 사용하여 정신건강관리, 심리사회적 자원과 주택을 재향군인에게 제공한다. 처음 6개월 이내에 응급실 방문의 19%와 입원의 34%가 감소되었다(104).

홈리스 해결을 위한 의료-법률 파트너십 구축

의료-법률 파트너십의 구축은 특히 노숙인 같이 취약한 인구 집단 사이에 전문가들을 모아 건강에 영향을 미치는 불리한 사회적, 법적 상황을 개선한다. 이는 미국의 40개 주에서 응급실 또는 일차의료기관과 같은 공중보건학적 환경에 자리매김되며, 이러한 파트너십은 식량을 얻기 쉽고 주택, 교육, 고용 전문 변호사가 건강의 사회적 결정 요인을 해결할 수 있는 의료-법률 팀에 합류함으로써 노숙인들을 법적인 가이드와 도움을 받을 수 있게 해준다. 한 연구에서 의학적 법적 파트너십에 참여하는 가족의 42%가 주택을 개선하거나 홈리스 상황을 피하게 되었다(105).

결론

빈곤, 부적절한 주거환경과 사회적 고립으로 인해 홈리스는 신체적, 정신적 건강에 영향을 미친다. 홈리스는 건강의 사회적 결정요인과 건강의 여러 사회적 결정요인의 결과로 이해될 수 있다.

홈리스는 주택 가용성 개선 및 소득 증대로 문제 해결이 가능하다. ① 임차 지원 프로그램을 통한 홈리스 예방, 과도기 주택 이용 ② 임금으로 주택 마련 비용을 부담하기에 충분하도록 보장하는 재정착 정책으로 수입을 늘릴 수 있다. 그렇지 않은 경우, 주택 지원을 제공한다. 홈리스를 예방하고 줄이는 프로그램은 아프리카계 미국인, 히스패닉, 아메리카 원주민과 여성, 어린이, 가족, 노숙인 가출 청소년과 청소년의 취약한 인구 집단에 초점을 맞추어야 한다.

노숙인 환자가 의료 수요에 맞는 의료서비스를 이용할 수 있어야 한다. 거리 홍보 활동을 활용하는 프로그램을 포함한 진행 중인 통합 팀 돌봄 등의 프로그램 성공으로부터 많은 것을 배울 수 있다.

보건의료는 건강의 사회적 결정요인을 식별하고 해결해야 한다. 의료, 간호 교육과 훈련은 의료서비스 제공자가 노숙인들의 수요를 인식하고 노숙인에 대한 공감을 향상시키게끔 할 수 있다.

지불 가능한 저렴한 주택, 보건의료 접근성, 안정적인 식품 공급, 저소득 지역의 직업 훈련, 폭력 예방은 지역사회 건강을 개선하고 홈리스를 줄이는 데에 도움을 줄 수 있다.

참고문헌

1. Springer S. Homelessness: A proposal for a global definition and classification. Habitat International 2000; 24: 475-484.
2. United Nations Economic and Social Council. Report of the Special Rapporteur on adequate housing as a component of the right to an adequate standard of living, Miloon Kothari. Commission on Human Rights. March 2005. Available at: https://documents-dds-ny.un.org/doc/UNDOC/GEN/G05/117/55/PDF/G0511755.pdf?Open Element. Accessed August 27, 2018.
3. The U.S. Department of Housing and Urban Development. The 2017 annual homeless assessment report (AHAR) to Congress, December 2017. Available at: https://www.hudexchange.info/resources/documents/2017-AHAR-Part-1.pdf. Accessed July 23, 2018.
4. The U.S. Department of Housing and Urban Development. The 2016 annual homeless assessment report (AHAR) to Congress Part 2: Estimates of homelessness in the United States. December 2017. Available at: https://www.hudexchange.info/resources/documents/2016-AHAR-Part-2.pdf. Accessed July 23, 2018.
5. Rowe S, Wagstaff T. Moving on: Improving access to housing for single homeless people in England. 2017. Available at: https://www.crisis.org.uk/media/237833/moving_on_2017.pdf. Accessed July 23, 2018.
6. Gaetz S, Gulliver T, Richter T. The state of homelessness in Canada 2014. 2014. Available at: http://homelesshub.ca/sites/default/files/SOHC2014.pdf. Accessed July 23, 2018.
7. Perl L, Bagalman E, Fernandes-Alcantara, et al. Homelessness: Targeted federal programs and recent legislation. Washington, DC: Congressional Research Service, 2015. Available at: https://fas.org/sgp/crs/misc/RL30442.pdf. Accessed July 23, 2018.
8. U.S. Census Bureau. Quick facts: United States. Available at: https://www.census.gov/quickfacts/fact/table/U.S./PST045217. Accessed July 7, 2018.
9. Serme-Morin C. Homeless in Europe: Increases in homelessness. The Magazine of FEANTSA, 2017. Available at: https://www.feantsa.org/download/increases-in-homelessness49748103768 75636190.pdf. Accessed July 23, 2018.
10. Jones MM. Creating a science of homelessness during the Reagan era. Milbank Quarterly 2015; 93: 139-178.
11. California Housing Partnership Corporation. Los Angeles County renters in crisis: A Call for Action, May 2017. Available at: http://1p08d91kd0c03rlxhmhtydpr.wpengine.netdna-cdn.com/wp-content/uploads/2017/05/Los-Angeles-County-2017.pdf. Accessed July 23, 2018.
12. Housing Authority of the City of Los Angeles. HACLA's Section 8 waiting list lottery application period now closed, October 31, 2017. Available at: http://home.hacla.org/news/ArticleID/132/HACLAs-Section-8-Waiting-List-Lottery-Application-Period-Now-Closed. Accessed July 23, 2018.
13. Arnold A, Crowley S, Bravve E, et al., Out of reach 2014: Twenty-five years later, the affordable housing crisis continues. 2014. Available at: http://nlihc.org/sites/default/files/oor/2014OOR. pdf. Accessed July 23, 2018.
14. National Conference of State Legislators. State minimum wages: 2018 minimum wage by state. January 2, 2018. Available at: http://www.ncsl.org/research/labor-and-employment/state-mini mum-wage-chart.aspx#Table. Accessed July 23, 2018.
15. Palepu A, Gadermann A, Hubley AM, et al. Substance use and access to health care and addiction treatment among homeless and vulnerably housed persons in three Canadian cities. PLoS One 2013; 8: e75133.
16. North CS, Eyrich KM, Pollio D, Spitznagel EL. Are rates of psychiatric disorders in the homeless population changing? American Journal of Public Health 2004; 94: 103-108.
17. Patterson ML, Somers JM, Moniruzzaman A. Prolonged and persistent homelessness: Multi variable analyses in a cohort experiencing current homelessness and mental illness in Vancouver, British Columbia. Mental Health and Substance Use 2011; 5: 85-101.
18. Fischer P, Breakey W. Homelessness and mental health: An overview. International Journal of Mental Health 1986; 14: 6-41.
19. Culhane D, Kuhn R. Patterns and determinants of public shelter utilization among homeless adults in New York City and Philadelphia. Journal of Policy Analysis and Management 1998: 23-43.
20. Society of Welfare Office Director of Tokyo's 23 Wards. A report on the qualitative exploration for the entrants of

winter season's temporary accommodation. Tokyo, 1995.

21. Usherwood T, Jones N. Self-perceived health status of hostel residents: Use of the SF-36D health survey questionnaire. Hanover Project Team. Journal of Public Health Medicine 1993; 15: 311-314.

22. Gallagher TC, Andersen RM, Koegel P, Gelberg L. Determinants of regular source of care among homeless adults in Los Angeles. Medical Care 1997; 35: 814-830.

23. Nyamathi AM, Leake B, Gelberg L. Sheltered versus nonsheltered homeless women differences in health, behavior, victimization, and utilization of care. Journal of General Internal Medicine 2000; 15: 565-572.

24. Adams PE, Martinez ME, Vickerie JL, Kirzinger WK. Summary health statistics for the U.S. population: National Health Interview Survey, 2010. Vital Health Statistics 2011; 10: 1-117.

25. Schanzer B, Dominguez B, Shrout PE, Caton CLM. Homelessness, health status, and health care use. American Journal of Public Health 2007; 97: 464-469.

26. Barnes PF, Yang Z, Preston-Martin S, et al. Patterns of tuberculosis transmission in Central Los Angeles. JAMA 1997; 278: 1159-1163.

27. Zolopa AR, Hahn JR, Gorter R, et al. HIV and tuberculosis infection in San Francisco's homeless adults. Prevalence and risk factors in a representative sample. JAMA 1994; 272: 455-461.

28. Gelberg L, Robertson MJ, Leake B, et al. Hepatitis B among homeless and other impoverished U.S. military veterans in residential care in Los Angeles. Public Health 2001; 115: 286-291.

29. Beech BM, Myers L, Beech DJ, Kernick NS. Human immunodeficiency syndrome and hepatitis B and C infections among homeless adolescents. Seminars in Pediatric Infectious Diseases 2003; 14: 12-19.

30. Gelberg L, Panarites CJ, Morgensten H, et al. Tuberculosis skin testing among homeless adults. Journal of General Intern Medicine 1997; 12: 25-33.

31. Beijer U, Wolf A, Fazel S. Prevalence of tuberculosis, hepatitis C virus, and HIV in homeless people: A systematic review and meta-analysis. Lancet Infectious Diseases 2012; 12: 859-870.

32. Noska AJ, Belperio PS, Loomis TP, et al. Prevalence of human immunodeficiency virus, hepatitis C Virus, and hepatitis B virus among homeless and nonhomeless United States veterans. Clinical Infectious Diseases 2017; 65: 252-258.

33. Beech BM, Myers L, Beech DJ, Kernick NS. Human immunodeficiency syndrome and hepatitis B and C infections among homeless adolescents. Seminars in Pediatric Infectious Diseases 2003; 14: 12-9.

34. Ioannou GN. Hepatitis B virus in the United States: Infection, exposure, and immunity rates in a nationally representative survey. Annals of Internal Medicine 2011; 154: 319-328.

35. Gelberg L, Robertson MJ, Arangua L, et al. Prevalence, distribution, and correlates of hepatitis C virus infection among homeless adults in Los Angeles. Public Health Reports 2012; 127: 407-421.

36. Strehlow AJ, Robertson MJ, Zerger S, et al. Hepatitis C among clients of health care for the homeless primary care clinics. Journal of Health Care for the Poor and Underserved 2012; 23: 811-833.

37. Kish DH, Reitzel LR, Kendzor DE, et al. Characterizing concurrent tobacco product use among homeless cigarette smokers. Nicotine & Tobacco Research 2015; 17: 1156-1160.

38. Centers for Disease Control, Prevention. Cigarette smoking among adults—United States, 2005-2015. Morbidity and Mortality Weekly Report 2016; 65: 1205-1211.

39. Palepu A, Gaderman A, Hubley AM, et al. Substance use and access to health care and addiction treatment among homeless and vulnerably housed persons in three Canadian cities. PLoS One 2013; 8:e75133.

40. North CS, Eyrich-Garg KM, Pollio DE, Thirthalli J. A prospective study of substance use and housing stability in a homeless population. Social Psychiatry and Psychiatric Epidemiology 2010; 45: 1055-1062.

41. Schreiter S, Bermpohl F, Krausz M, et al. The prevalence of mental illness in homeless people in Germany. A systematic review and meta-analysis. Deutsches Ärzteblatt International 2017; 114: 665-72.

42. Toro P, Hobden KL, Wyszacki Durham K, et al. Comparing the characteristics of homeless adults in Poland and the United States. American Journal of Community Psychology 2014; 53: 134-145.

43. Stringfellow EJ, Kim TW, Gordon AJ, et al. Substance use among persons with homeless experience in primary care. Substance Abuse 2016; 37: 534-541.

44. Tsai K, Rosenheck RA. Obesity among chronically homeless adults: Is it a problem? Public Health Reports 2013; 128: 29-36.

45. Gelberg L, Stein JA, Neumann CG. Determinants of undernutrition among homeless adults. Public Health

Reports 1995; 110: 448-454.

46. Levinson D, ed. Encyclopedia of homelessness, Volume 1. Thousand Oaks, CA: Sage, 2004, p. 117.

47. Lee TC, Hanlon JG, Ben-David J, et al. Risk factors for cardiovascular disease in homeless adults. Circulation 2005; 111: 2629-2635.

48. Koegel P, Burnam MA, Farr RK. The prevalence of specific psychiatric disorders among homeless individuals in the inner city of Los Angeles. Archives of General Psychiatry 1988; 45: 1085-1092.

49. Victor CR. Health status of the temporarily homeless population and residents of North West Thames region. British Medical Journal 1992; 305: 387-391.

50. Tompkins CN, Wright NM, Sheard L, Allgar VL. Associations between migrancy, health and homelessness: A cross-sectional study. Health and Social Care in the Community 2003; 11: 446-452.

51. Shanks NJ, George SL, Westlake L, Al-Kalai D. Who are the homeless? Public Health 1994; 108: 11-19.

52. Koegel P, Sullivan G, Burnam A, et al. Utilization of mental health and substance abuse services among homeless adults in Los Angeles. Medical Care 1999; 37: 306-317.

53. Kovess V, Mangin Lazarus C, The prevalence of psychiatric disorders and use of care by homeless people in Paris. Social Psychiatry and Psychiatric Epidemiology 1999; 34: 580-587.

54. Fichter MM, Quadflieg N. Prevalence of mental illness in homeless men in Munich, Germany: Results from a representative sample. Acta Psychiatrica Scandinavica 2001; 103: 94-104.

55. O'Connell JJ. Premature mortality in homeless populations: A review of the literature. Nashville: National Health Care for the Homeless Council, Inc., 2005.

56. Hwang SW. Mortality among men using homeless shelters in Toronto, Ontario. JAMA 2000; 283: 2152-2157.

57. Kerker BD, Bainbridge J, Kennedy J, et al. A population-based assessment of the health of homeless families in New York City, 2001-2003. American Journal of Public Health 2011; 101: 546-553.

58. Hwang SW, Orav EJ, O'Connell JJ, et al. Causes of death in homeless adults in Boston. Annals of Internal Medicine 1997; 126: 625-628.

59. Hibbs JR, Benner L, Klugman L, et al. Mortality in a cohort of homeless adults in Philadelphia. New England Journal of Medicine 1994; 331: 304-309.

60. Baggett TP, Hwang SW, O'Connell JJ, et al. Mortality among homeless adults in Boston: Shifts in causes of death over a 15-year period. JAMA Internal Medicine 2013; 173: 189-195.

61. Baggett TP, Liauw SS, Hwang SW. Cardiovascular disease and homelessness. Journal of the American College of Cardiology 2018; 71: 2585-2597.

62. Baggett TP, Chang Y, Porneala C, et al. Disparities in cancer incidence, stage, and mortality at Boston Health Care for the Homeless Program. American Journal of Preventive Medicine 2015; 49: 694-702.

63. Baggett TP, O'Connell JJ, Singer DE, Rigotti NA. The unmet health care needs of homeless adults: A national study. American Journal of Public Health 2010; 100: 1326-1333.

64. Fryling LR, Mazanec P, Rodriguez RM. Barriers to homeless persons acquiring health insurance through the Affordable Care Act. Journal of Emergency Medicine 2015; 49: 755-762.

65. Bodenmann P, Velonaki VS, Ruggeri O, et al. Case management for frequent users of the emergency department: Study protocol of a randomised controlled trial. BMC Health Services Research 2014; 14: 264.

66. Kushel MB, Vittinghoff E, Haas JS. Factors associated with the health care utilization of homeless persons. JAMA 2001; 285: 200-206.

67. Bassuk EL, DeCandia CJ, Richard MK. Services matter: How housing and services can end family homelessness. Needham, MA: The Bassuk Center, 2015.

68. Bassuk EL, DeCandia CJ, Beach CA, Berman F. America's youngest outcasts: A report card on child homelessness. Waltham, MA: National Center on Family Homelessness, 2014.

69. Bassuk EL, Weinreb LF, Buckner JC. The characteristics and needs of sheltered homeless and low-income housed mothers. JAMA 1996; 276: 640-646.

70. Felitti VJ, Anda RF, Nordenberg D, et al. Relationship of childhood abuse and house - hold dysfunction to many of the leading causes of death in adults. The Adverse Child - hood Experiences (ACE) Study. American Journal of Preventive Medicine 1998; 14: 245-258.

71. Montgomery AE, Cutuli JJ, Evans-Chase M, et al. Relationship among adverse childhood experiences, history of active military service, and adult outcomes: Homelessness, mental health, and physical health. American Journal

of Public Health 2013; 103(Suppl 2): S262-S268.

72. Weinreb LF, Buckner JC, Williams V, Nicholson J. A comparison of the health and mental health status of homeless mothers in Worcester, Mass: 1993 and 2003. American Journal of Public Health 2006; 96: 1444-1448.

73. United States Interagency Council on Homelessness. Opening doors: Federal strategic plan to prevent and end homelessness. Washington, DC, 2015.

74. Desmond M. Evicted: Poverty and profit in the American city. New York: Crown Publishers, 2016.

75. National Center on Family Homelessness. The characteristics and needs of families experiencing homelessness. Needham, MA, 2011.

76. Bloom KC, Bednarzyk MS, Devitt DL, et al. Barriers to prenatal care for homeless pregnant women. Journal of Obstetric, Gynecology & Neonatal Nursing 2004; 33: 428-435.

77. Crawford DM, Trotter EC, Sittner Hartshorn KJ, Whitbeck LB. Pregnancy and mental health of young homeless women. American Journal of Orthopsychiatry 2011; 81: 173-183.

78. Stein JA, Lu MC, Gelberg L. Severity of homelessness and adverse birth outcomes. Health Psychology 2000; 19: 524-534.

79. Browne A. Responding to the needs of low income and homeless women who are survivors of family violence. Journal of American Medical Women's Association 1998; 53: 57-64.

80. Jasinski JL, Wesely JK, Mustaine E, Wright JD. The experience of violence in the lives of homeless women: A research report. 2005. Available at: https://www.ncjrs.gov/pdffiles1/nij/grants/211976.pdf. Accessed July 25, 2018.

81. Pavao J, Alvarez J. Baumrind N, et al. Intimate partner violence and housing instability. American Journal of Preventive Medicine 2007; 32: 143-146.

82. Wenzel SL, Koegel P, Gelberg L. Antecedents of physical and sexual victimization among homeless women: A comparison to homeless men. American Journal of Community Psychology 2000; 28: 367-390.

83. Tjaden P, Thoennes N. Full report of the prevalence, incidence, and consequences of violence against women: Findings from the national violence against women survey. Washington, DC: Department of Justice, 2000. Available at: https://www.ncjrs.gov/pdffiles1/nij/183781.pdf. Accessed July 25, 2018.

84. Fargo J, Metraux S, Byrne T, et al. Prevalence and risk of homelessness among U.S. veterans. Preventing Chronic Disease 2012; 9: 110-112.

85. VA National Center on Homelessness Among Veterans. Women veterans and homelessness. 2016. Available at: https://www.va.gov/homeless/nchav/docs/hers-womens-proceedings.pdf. Accessed July 25, 2018.

86. Metraux S, Clegg LX, Daigh JD, et al. Risk factors for becoming homeless among a cohort of veterans who served in the era of the Iraq and Afghanistan conflicts. American Journal of Public Health 2013; 103(Suppl 2): S255-S261.

87. Moore EM, Feller S, Gelberg L, et al. Beyond housing: Understanding community integration among recently homeless veteran families. New York: American Psychiatric Association, 2018.

88. Congressional Research Service. Runaway and homeless youth: Demographics and programs. June 13, 2016. Available at: https://www.everycrsreport.com/files/20160613_RL33785_fee163ea 95db48cf0f586d05186887eaaafa0c25.pdf. Accessed January 24, 2019.

89. Quintana NS, Rosenthal J, Krehely J. On the streets: The federal response to gay and transgender homeless youth. Available at: https://cdn.americanprogress.org/wp-content/uploads/issues/2010/06/pdf/lgbtyouthhomelessness.pdf. Accessed January 24, 2019.

90. Yates GL, MacKenzie R, Pennbridge J, Cohen E. A risk profile comparison of runaway and non-runaway youth. American Journal of Public Health 1988; 78: 820-821.

91. Jones MM. Does race matter in addressing homelessness? A review of the literature. World Medical & Health Policy 2016; 8: 139-156.

92. Zerger S. Health care for homeless Native Americans. Nashville: National Health Care for the Homeless Council, 2004.

93. Kertesz SG, Crouch K, Milby JB, et al. Housing first for homeless persons with active addiction: Are we overreaching? The Milbank Quarterly 2009; 87: 495-534.

94. Tsemberis S. Asmussen S. From streets to homes: The Pathways to Housing Consumer Preference Supported Housing Model. Alcoholism Treatment Quarterly 1999; 17: 113-131.

95. Tsemberis S, Gulcur L, Nakae M. Housing First, consumer choice, and harm reduction for homeless individuals with a dual diagnosis. American Journal Public Health 2004; 94: 651-656.

96. Padgett DK, Stanhope V, Henwood BF, Stefancic A. Substance use outcomes among homeless clients with serious mental illness: Comparing Housing First with Treatment First programs. Community Mental Health Journal 2011; 47: 227-232.

97. Aubry T, Tsemberis S, Adair CE et al. One-year outcomes of a randomized controlled trial of housing first with ACT in five Canadian cities. Psychiatric Services 2015; 66: 463-469.

98. Hunter SB, Harvey M, Briscombe B, Cefalu M. Evaluation of Housing for Health Permanent Supportive Housing Program. Santa Monica, CA: RAND Corporation, 2017.

99. National Law Center on Homelessness & Poverty. No safe place: The criminalization of homelessness in U.S. cities. 2014. Available at: https://www.nlchp.org/documents/No_Safe_Place/. Accessed July 25, 2018.

100. Guerin P, Minssen A. City of Albuquerque Heading Home Initiative Cost Study Report Final. Institute for Social Research, 2016. Available at: http://www.abqheadinghome.org/wp-content/uploads/CABQ_AHHCostStudy_FinalReport_v3_wAppendices.pdf. Accessed August 30, 2018.

101. National Health Care for the Homeless Council. When and how was the Health Care for the Homeless Program created? What does it do? Available at: https://www.nhchc.org/faq/health-care-homeless-program-created-do/. Accessed July 8, 2018.

102. O'Connell JJ, Oppenheimer SC, Judge CM, et al. The Boston Health Care for the Homeless Program: A public health framework. American Journal of Public Health 2010; 100: 1400-1408.

103. Boston Health Care for the Homeless Program. Street outreach. Available at: https://www. bhchp.org/specialized-services/street-outreach. Accessed July 25, 2018.

104. O'Toole TP, Johnson EE, Aiello R, et al. Tailoring care to vulnerable populations by incorporating social determinants of health: The Veterans Health Administration's "Homeless Patient Aligned Care Team" Program. Preventing Chronic Disease 2016; 13: E44.

105. Murphy JS, Lawton EM, Sandel M. Legal care as part of health care: The benefits of medical-legal partnership. Pediatric Clinics of North America 2015; 62: 1263-1271.

강제 이주: 난민과 실향민

Forced Migrants: Refugees and Internally Displaced Persons

마이클 J. 툴
번역 윤창교

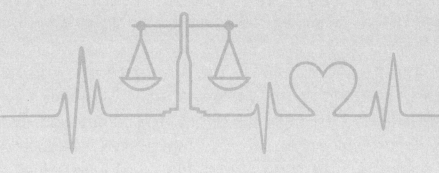

마이클 J. 툴(MICHAEL J. TOOLE)_ MBBS, BMedSc, DTM&H, 수석연구원 및 예방의학/공중보건 교수, 모나
시 대학교 보건/예방의학대학원 교수, 호주 국경없는의사회 창립 멤버, 버넷 연구소 영양학 수석 고문,
Know-C19 Hub 기술고문(Technical advisor), mike.toole@burnet.edu.au

윤창교_ 예방의학전문의, 세계보건기구 서태평양지역사무소 전문직원, 지역 보건이 곧 국제 보건이라고 믿음
속에 현재는 태평양 도서국가들의 보건의료 서비스의 향상을 위해 노력하고 있다. yoonc@who.int

서문

　사회 불의, 불평등, 건강 문제의 관련성을 보여주는 가장 냉혹한 사례는 강제로 이주하게 되는 인구 집단에서 발생하는 것이다. 지난 50년간 발생한 주요 강제 이주 사례들은 특정 인구 집단들에 대한 체계적인 박해의 결과였다. 예를 들면, ① 종교집단, 소수민족에 대한 차별, ② 고문, 감금, 법적 권한의 박탈, 식량, 보건의료서비스, 교육 및 다른 공공서비스에 대한 충분하지 않은 접근권 등과 같은 광범위한 인권 유린의 결과이거나, ③ 지역사회를 협박하기 위한 체계적인 폭력에 대한 노출 등이다. 주로 이러한 상황들은 경제적 불확실성, 정치적 과도기, 약탈적인 사회구조의 출현 등의 상황에서 발생해 왔다. 이에 더해, 최근의 여러 가지 무력 분쟁들은 다이아몬드, 금, 콜탄, 석유, 물과 같은 천연자원을 위한 경쟁 때문에 촉발되기도 했다.

　제2차 대전 이후 냉전시대(1946~1991), 내전, 박해, 민간인들의 강제 이주는 때때로 무력 분쟁에 관여된 집단들의 이데올로기적 특성에 가려지기도 했다. 1970년대와 1980년대 초기에, 수백만 명의 난민들이 중미(과테말라, 엘살바도르, 니카라과), 아시아(베트남, 라오스, 캄보디아, 아프가니스탄), 아프리카(에티오피아, 앙골라) 등에서 발생한 친공산주의 세력과 반공산주의 세력 간의 내전으로부터 도망치기도 했다. 하지만 이 시기에는 더욱이 정치적인 문제에서 촉발된 인구의 이동이 정치적으로 힘이 있는 엘리트 세력에 의한 소수 집단의 억압을 숨기기도 했다. 예를 들어, 과테말라 우파 정권은 마야 토착민들에 대한 군사행동을 지시했고, 라오스의 신공산주의 정권인 파테 라오 정부는 몽(Hmong) 소수 민족을 목표로 했으며, 주로 아마라(Amhara)족들에 의해 구성된 에티오피아 사회주의 정부는 소말리, 티그라이, 에리트리아족 등과 같은 다른 민족들을 억압했다. 이러한 상황 속에서, 억압당하는 많은 민족들은 난민이 되어 이웃 국가들로 도망을 가게 되었다.

　냉전이 끝난 뒤, 무력 분쟁들의 파벌 싸움들은 정치 이념에 의해 촉발된 것으로 위장하는 것을 그만두었고, 민간인들은 단지 그들이 소수민족 또는 소수의 종교집단에 속해 있다는 것만으로 점점 폭력의 목표가 되었다. 탈냉전시대 이후의 많은 무력 분쟁들은 경제적 불확실성과 정치적 과도기에 증가했다. 예를 들어, 유고슬라비아의 일부였던 신생 국가들은 공산주의를 금했는데, 세르비아에서는 소수의 민족주의 엘리트가 대두했다. 이들은 신생 국가들에서 폭력적으로 독립운동을 저지했으며, 대규모의 인종 청소 작전을 단행했다. 아프리카에서는 자원전쟁으로 알려진 무력 분쟁들은 천연자원을 더 많이 가지려는 욕심에 의해 부채질되었으며, 시에라리온과 라이베리아 같은 곳에서는 '피의 다이아몬드'[1] 같은 사례들이 발견되었다(1).

　2000년부터 2010년까지, 무력 분쟁의 발생 숫자, 난민과 실향민의 통계들은 상대적으로

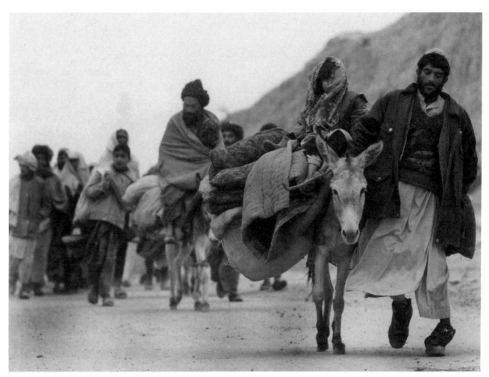

그림 11.1 2001 11월, 북부 아프가니스탄 카나바드 지역 근처 최전선(the front line)에 도착한 쿤두즈에서 이동한 실향민들이다.

안정적으로 유지되어 왔다. 하지만 이러한 통계들은 2011년에 발생한 아랍의 봄 이후에 급격히 증가했는데, 특히 시리아, 이라크, 리비아, 예멘에서 벌어진 격렬한 무력 분쟁 때문이었다. 2018년 5월에는 560만 명 이상의 시리아 난민이 발생했으며, 이들 중 대부분은 터키, 요르단, 레바논으로 이동했다(2). 추가로 610만 명 정도의 시리아 국민들이 자국 내에서 이동한 것으로 추정된다. 2016년부터 2018년까지 난민과 실향민의 주요한 발생 원인으로는 아프가니스탄에서 발생한 장기적인 무력 분쟁(사진 11.1), 소말리아, 콩고민주공화국, 콜롬비아, 남수단, 중앙아프리카공화국, 예멘, 미얀마에서 발생한 최근의 무력 분쟁 등이다(사진 11.2).

---

1 피의 다이아몬드(Blood Diamonds)는 아프리카 대륙에서의 불법적인 다이아몬드 생산 및 유통과 관련한 이권 다툼으로 발생한 내전 및 인권 유린에 관한 사건들을 일컫는 것으로 아프리카에서는 무기 구입을 위해 군벌들이 적극적으로 불법적인 다이아몬드 생산, 유통에 관여했다. 예를 들어, 시에라리온에서는 1991년부터 2000년까지 다이아몬드 관련 이권 다툼으로 처참한 내전이 발생했다.

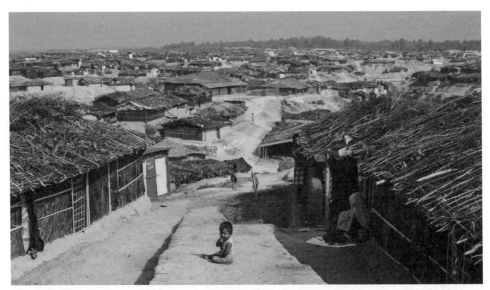

그림 11.2 2017년 방글라데시에 위치한 쿠투팔롱 난민 캠프. 여기에는 주로 미얀마 인근에서 발생한 종족 및 종교에 대한 박해를 피해 도망친 로힝야 난민들이 거주하고 있다.

사진: John Owens/Voice of America.

사회 불의의 영향

대규모 인구 이동을 유발하는 상황에서는 가장 최악의 유형들을 포함해 다양한 수준의 인권 침해가 발생한다. 1990년대 후반기에 코소보계 알바니아 사람들이 경험한 체계적인 차별은 보스니아의 이슬람교도들, 크로아티아의 세르비아인들, 체첸의 이슬람교도들이 일찍이 경험한 것들이었다. 이러한 사례들은 이후 무력 분쟁으로 이어져 많은 민간인 사망자와 수백만 명의 이주민을 발생시켰다.

강제로 집을 떠나 난민이나 실향민(또는 시리아 알레포의 주민들처럼 포위 작전의 피해자가 되었던 사람들)이 될 수밖에 없었던 민간인들은 종종 신체적, 정신적 건강에 직접적인 영향을 받는다. 수단 서다르푸르에서와 같은 다른 무력 분쟁들은 내전에서의 사회 불의를 강조한다. 이러한 전쟁들은 ① 시민들을 고향으로부터 쫓아내는 억압적 방식을 쓰고, 안정감과 안전함을 느끼지 못하도록 하며, ② 사회적, 정치적, 경제적 구조들을 파괴하도록 무력을 사용하는 것을 특징으로 한다.

특히 사회개발이 은밀한 목적으로 진행되면서 종교나 인종을 이유로 개인이나 집단들에 대한 폭력이 되었고, 종종 인종청소로 알려지기도 하였다. 기회주의적인 정치가들은 특히 경제적 정치적 불확실성이 확연한 시기에 인구 집단들 간의 인식된 차이를 때때로 부채질하여 무력 분쟁으로 이어지는 데 기여한다.

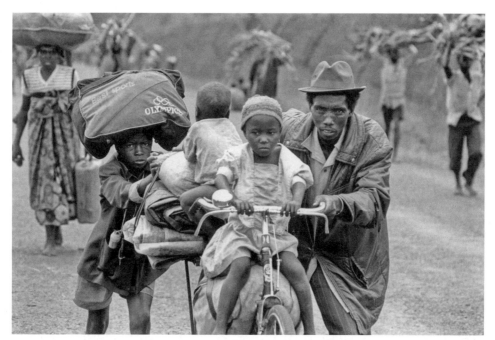

그림 11.3 1994년 르완다 난민 가족이 자전거에 짐을 가득 싣고 탄자니아 한 지방에 있는 베나코 캠프로 향하는 모습.
사진: UNICEF/94-0065/Howard Davies.

　중앙아프리카공화국은 2013년에 이슬람교도들이 주축이 된 셀레카 연합(Seleka Alliance)
이 선출된 기독교계인 대통령을 전복시킨 이후에 많은 피를 흘려야만 했다. 2018년에는 기독
교계 및 이슬람교계 양측을 합쳐서 모두 14개 무장 반군 단체들이 활동을 하고 있었다. 이러
한 무력 분쟁 시기에 3000에서 6000명 정도의 민간인들이 사망했다. 60만 명이 넘는 사람들
을 국가 내에서 이주를 해야만 했고, 45만 명이 넘는 사람들은 난민이 되어 이웃에 있는 차드
와 카메룬으로 도망가게 되었다(3).

　광범위한 인권 침해의 가장 극적인 형태는 종족학살이다. 명백한 종족학살은 제2차 세계
대전 이후 최소 2번 이상 발생했다. 첫 번째는 크메르루즈라고 불렸던 광신적인 정치집단에
의해 1975년부터 1979년까지 캄보디아에서 발생한 도시계급에 대한 전쟁이라고 선포된 것
이며, 두 번째는 르완다에서 1994년에 발생한 후투족 극단주의 지도자들이 오랫동안 존재했
던 반감을 이용하여 약 80만 명의 투치족들을 살해한 것이다(사진 11.3)(17장 참고).

　수단에서 발생한 최근의 분쟁은 종족학살의 혐의로 이어진다. 2003년 후반 이후, 체계적인
인권 유린은 다르푸르 지역에 사는 자가와(Zaghawa), 마살리트(Masaalit), 푸르(Fur) 사람들에
대해 아랍 잔자위드 민병대(Arab Janjaweed militia)가 자행했다. 수단 정부는 이들 민병대를
지원했다는 혐의를 받았다. 결과적으로 2010년에는 국제형사재판소가 수단의 국가수반인 오

마르 알 바시르(Omar Al-Bashir) 대통령에 대해 반인륜적 범죄들의 죄목으로 체포영장을 발부했다. 2017년 말에는 40만 명이 넘는 민간인들이 살해당했으며, 약 270만 명의 사람들이 국내에서 이주하게 되었고, 40만 명 이상의 사람들이 이웃하는 차드의 난민캠프에 살게 되었다(4). 2007년에는 유엔안전보장이사회가 가장 큰 유엔 평화유지군 임무 중 하나인 유엔-아프리카연합 합동부대를 수단으로 파견할 것을 결정했다. 2017년 말에는 56개국에서 1만 2,000명 이상의 군인들이 복무했고, 민간인을 보호하기 위한 강력한 명령이었다.

무력 분쟁의 직접적 영향

성폭력 범죄

전쟁 중 발생하는 민간인들의 사망, 부상에 더해, 여성들은 무력 분쟁 및 이에 의한 이주 동안 성폭력 범죄에 굉장히 취약하다. 2014년에 진행된 체계적 문헌고찰의 연구결과들은 대략적으로 복잡한 인도주의적 상황에 놓인 난민 또는 이주민 다섯 명 중 한 명은 성폭력 범죄를 경험한다고 제시한다(5). 이러한 무력충돌 시 혹은 충돌 이후의 성폭력의 영향은 다양하고 심각한데, 성매개감염병과 정신적 트라우마를 포함한다.

콩고민주공화국 동부지역에서 발생한 무력 분쟁은 광범위한 성폭력 범죄와 관련이 깊다. 2014년에 북부 키부(Kivu) 지역에서 실시된 설문조사는 전체 여성 22%가 분쟁 당시 성폭력의 희생자였다고 밝혔으며(6), 50%의 여성들이 가정 내에서의 성폭력을 경험했다.

강제 이주

분쟁의 가장 흔한 영향은 강제 이주일 것이다. 2017년에는 약 1,620만 명의 사람들이 분쟁이나 박해로 인해 새롭게 이주했다(7). 박해, 분쟁, 폭력, 인권 위배 등으로 인해 강제적으로 이주할 수밖에 없었던 6,850만 명의 사람들은 제2차 세계대전 이후 가장 높은 통계였다(7).

국제협약들에 의해 난민은 명확하게 정의되고 있으며 유엔난민기구인 유엔 난민 고등판무관으로부터 보호와 지원을 받을 자격을 얻게 된다. 이러한 난민들은 그들의 인종, 민족, 부족, 종교, 국적, 어떤 특정한 사회적 정치적 집단에 속한다는 이유로 전쟁과 박해를 피해 국경을 넘게 된다.

2017년 말에는 2,540만 명의 난민과 310만 명의 난민 지위를 획득하려는 망명 신청자들이 있었다. 2017년에 난민들이 주로 발생한 국가는 시리아, 아프가니스탄, 남수단, 미얀마, 소말리아였다(그림 11.4). 2017년에 많은 난민들을 받아들인 주요 5개 나라들은 터키, 파키스탄, 우간다, 레바논, 이란이었다. 이에 더해, 540만 명의 팔레스타인 난민들은 유엔 팔레스타인

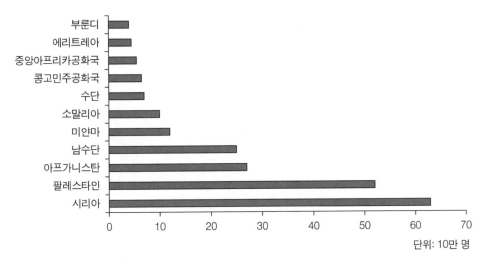

그림 11.4 2016년 12월 기준 상위 10대 주요 난민 집단들의 발생 국가들(단위: 10만 명).

자료: UNHCR: The UN Refugee Agency. Global trends: Forced displacement 2017. https://www.unhcr.org/ globaltrends2017/. (검색일 2019.2.8).

난민구호사업기구의 지원을 받으며 요르단, 레바논, 시리아, 요르단 강 서안 지구 및 가자 지구에 있었다(7). 2018년 11월에는 베네수엘라의 정치적 경제적 위기 상황을 반영하듯이 이 나라를 떠나는 난민의 숫자가 300만 명에 육박했다.

반면에, 난민들과 같은 이유로 자신들의 고향에서 탈출해야만 했으나 자신들의 나라에 남았던 실향민들은 유엔의 보호와 지원을 받을 수 없다(8). 따라서 이들은 일반적으로 건강, 안전, 복지에 대한 위협에 더 취약할 수밖에 없으며, 안전한 음식, 식수, 의료서비스 등 기타 기본적인 요구들에 대해 접근권이 낮으며, 인권 보호에도 더 취약하다. 이들 난민들은 국가 정부의 협력과 기타 단체들의 인도적 지원에 기대는 국제기구들의 영향력 밖에 있게 된다.

2017년 말에는 4,000만 명의 사람들이 분쟁과 폭력으로 인해 국내에서 이주하게 되었으며(7), 이는 2000년 통계의 두 배이고 2011년 이후 급격히 증가한 것이다. 2017년에 실향민이 가장 많았던 나라는 콜롬비아이며 약 700만 명의 사람들이 이주를 했다. 그 뒤를 잇는 5개의 국가들은 200만 명 이상의 실향민이 발생한 시리아, 콩고민주공화국, 이라크, 소말리아, 예멘이었다(7).

건강에 대한 간접적인 영향

난민과 실향민들은 긴 기간 동안의 박탈과 음식 및 기본적인 서비스에 대한 접근을 거부당하는 경험을 한다. 많은 사례에서 박탈은 특정 민족, 종교 및 사회 집단의 소속과 직접적인 연관이 있는데, 예를 들면 남수단 기독교도, 보스니아 이슬람교도, 코소보계 알바니아인들 (Kosovo Albanians), 수단 서부지역의 비아랍계 이슬람교도, 시리아와 이라크의 야지디족 (Yazidis in Syria and Iraq), 남수단의 누에르/딩카(Nuer and Dinka tribespeople in South Sudan) 부족 사람들, 중앙아프리카 공화국의 이슬람 및 기독교도들이 그렇다.

정치적인 소동들은 한 나라에서 진화하면서 일반적으로 국가 및 지역 경제에 상당한 부정적인 영향을 주게 된다. 정치적인 파벌들, 민족 및 종교 집단들, 빈곤한 지역에 사는 사람들 간에 긴장 상태가 존재해 왔던 사례들에서는, 경제적 위기 상황은 정치적 혼란을 유발하기도 한다.

식량 공급 불안정

특히 저개발국가들에서의 무력 분쟁의 상황에서 가장 먼저 나타나는 건강 영향들 중의 하나는 식량 공급 불안정으로 인한 취약 계층에서의 기아와 영양 부족일 것이다(14장 참조). 세계기아지표(Global Hunger Index: GHI)에 따르면 2017년에 기아와 영양 부족으로 가장 영향을 많이 받은 나라 중 13개의 나라는 무력 분쟁을 겪었다(표 11.1) (9) (무력 분쟁으로 영향을 받은 남수단, 소말리아, 시리아는 세계기아지표를 산출할 자료가 부족했다).

정치적으로 불안정한 시기에 지역 농민들은 경제적 정치적인 불확실성 때문에 평소처럼 대규모로 경작을 하지 않거나 다양한 농작물을 경작하지 않을 수 있다. 종자와 비료의 가격은 오르고 정부가 지원하는 농업 확대 사업에 문제가 생겨, 낮은 수확량을 초래할 수도 있다. 분배와 시장 기전 또한 불리한 영향을 받게 되기도 한다. 화폐의 가치 절하가 영향을 미쳐 농업 생산물에 지불되는 가격을 낮추기도 하며, 지역 식품제조업이 무너져 농업생산물의 수요가 줄어들 수도 있다.

만약 아주 대규모의 무력 분쟁이 발생한다면, 전투로 관수 시스템(irrigation system)이 손상되고, 작물이 초토화되거나 무장병력이 노획할 수도 있고, 유통체계가 완전히 망가지고, 절도가 광범위하게 발생하고 식료품점에서의 약탈이 일어나기도 한다. 일반적으로 농업에서 잉여 작물을 만들어내지 못하거나 목축 또는 유목생활이 주요 생활양식인 특히 사하라 이남의 아프리카 국가 등에서는 식량 부족의 영향이 민간인의 영양 상태에 매우 심각할 수 있다. 지난 30년 동안 수단, 소말리아, 차드, 에티오피아와 다른 국가들에서 그랬던 것처럼 종종 가뭄이 발생한다면, 그 결과는 아주 파괴적인 기근이 될 것이다. 1인당 평균 농업생산량을 '평화' 변수로 보정한 뒤 14개국의 자료를 비교한 한 연구에서는 13개국에서 농업생산량은 전쟁의 시기에 낮았으며, 평균 12%의 감소를 보였고, 이는 3.4%로 가장 적게 감소한 케냐부터 44%로 가장 많이 감소한 앙골라까지 다양하게 나타났다(10).

식량 지원 프로그램이 설립된 때에는, 정치적, 성별 변수(gender factor), 식료품점의 피해 또는 파괴, 식량의 약탈, 군부대로의 식품 조달, 식량 분배의 차단 등으로 인해 불평등한 식량 분배가 발생할 수 있다(11). 결과적으로 발생한 식량 부족은 지속적인 기아를 유발하고 결국은 가족들이 식량을 찾기 위해 고향을 떠나게 된다. 식량 지원의 전용(diversion)은 종종 일어나는데, 예를 들면 1980년대의 모잠비크와 에티오피아에서 발생했고, 1990년에는 남수단, 소말리아, 구 유고슬라비아에서 발생했다.

'소 전쟁(cattle war)'은 중앙아프리카공화국에서 종파 간 싸움에서 극심해졌는데, 소떼들이 수류탄이나 기관총에 의해 도살되거나 도난당하고 사육사들은 납치되거나 죽임을 당했고, 경쟁 마을 주민에게 복수가 자행되기도 했다. 분쟁이 일어나기 전의 상황과 비교하면, 가축의 숫자는 77%가 감소한 것으로 추정되며, 이는 주로 소를 훔치기 위해 자주 발생한 습격에 의한 것이었다. 이는 국가 내 강 주변에서 어업 활동의 불안전성과 어업 장비의 손실로 어류 공급이 40% 가량 감소한 것과 비교되는 수치이다(12). 반복되는 습격으로 농어촌 지역에서의 식량 비축은 40% 이상 감소했다.

표 11.1 2017년 세계기아지표 상위 20개 국가

	세계기아지표 (GHI)	현재 또는 최근 분쟁 상태
중앙아프리카공화국	50.9	V
차드	43.5	V
시에라리온	38.5	V
마다가스카르	38.3	
잠비아	38.2	
예멘	36.1	V
수단	35.5	V
라이베리아	35.3	V
니제르	34.5	V
동티모르	34.3	V
아이티	34.2	
짐바브웨	33.8	V
아프가니스탄	33.3	V
파키스탄	32.6	V
앙골라	32.5	
에티오피아	32.3	V
우간다	32.0	V
르완다	31.4	
인도	31.4	
지부티	31.4	

주: 지표 20.0~34.9는 심각한 기아를 나타내며, 35.0~ 49.9는 아주 우려스러운 수준의 기아, 50.0 이상인 경우에는 아주 극심한 기아 상태를 말한다.

초과 사망률

고향을 떠나야만 했던 사람들은 출생지에서의 기초 사망률보다 최대 25배 이상 높은 사망률을 보인다. 최근 30년 중 기록된 사망률 중 가장 높은 것은 1994년에 동부 자이르(Zaire)로 도망친 르완다 사람들에서 관찰된 것이다. 탈출이 발생한 첫 번째 달에는 평균적으로 매일 1만 명 중 25명이 사망했으며, 이는 르완다에서의 일반적인 사망률보다 50배 이상 높은 수치였다(13).

사망과 질병의 원인

　1980년대와 1990년대의 저·중소득 국가에서 발생한 난민들의 가장 많은 사망 원인은 (다양한 난민캠프에서 관찰되는 밀집 현상, 오염된 물과 불량한 위생문제로 인한) 홍역, 콜레라와 이질 유행을 포함하는 설사 질환, 말라리아, 상기도 감염, 간염, 뇌수막염 등이다(14).

　심각한 영양실조는 많은 난민 인구에게 영향을 미쳤는데, 감염성 질환으로 인한 사망률 증가에도 영향을 미친다. 무력 분쟁에 영향을 받는 나라들은 극심한 영아, 소아 사망률을 보인다. 영아 사망률이 높은 10개의 나라들 중 8개의 나라들은 무력 분쟁을 겪고 있거나 최근에 무력 분쟁을 겪었다(15).

　1980년대와 1990년대의 대부분의 난민들과는 달리, 2011년 이후의 시리아와 이라크 난민의 대부분은 난민 캠프가 아닌 곳에 거주하게 되었다. 예를 들어, 터키에 있는 300만의 시리아 난민 대부분은 도시 지역에 있으며, 약 26만 명만이 21개의 정부가 운영하는 난민 캠프에서 거주한다. 65만 5,000명 이상의 시리아 남성, 여성, 아동들은 요르단에 추방의 형태로 갇혀 있다. 약 80%의 사람들이 난민 캠프 밖에서 거주하고 있으며, 14만 명 이상의 사람들이 자타리(Za'atari)와 아즈락(Azraq)의 난민 캠프에 피난처를 가지고 있다(16). 레바논에는 공식적으로 난민 캠프가 없으며, 결과적으로 100만 명 이상의 등록된 시리아인들은 2,100개 이상의 도시, 지방의 지역사회와 지역에 흩어져 있다. 이러한 지역사회들에서 난민들은 다른 난민 가족들과 작고 기본적인 숙소들을 공유하면서 초만원 상태에서 살고 있다. 난민 캠프보다는 도시 지역에 사는 것은 감염성 질환의 위험을 감소시킬 수 있으나, 난민들은 적절한 수준의 보건의료서비스를 이용하기 어려울 수 있으며, 특히 레바논과 같이 대부분의 보건의료서비스가 민간 의사에 의해 제공되는 나라에서 특히 그렇다.

　시리아와 이라크 난민들 중, 만성질환은 사망률과 이환율의 주요 원인이다. 2014년에 수행된 한 체계적 문헌고찰에서는 만성질환의 유병률이 중동의 도시지역에 사는 난민들 중에서 9~50% 정도로 높게 나타났다. 반면에 아시아와 아프리카에 있는 도시지역 난민들의 만성질환 유병률은 1~30% 정도였다(17). 무력 분쟁 이전에는 시리아에서 발생한 사망의 77%는 만성질환으로 인한 것이었다. 무력 분쟁 이전, 시리아에서의 성인 당뇨병의 유병률은 약 9%였다. 시리아의 공공 병원의 절반 이상이 부분적으로만 기능을 하거나 완전히 기능을 못하게 되었기 때문에 만성질환 치료가 제한되게 되었다. 이에 더해, 치료약품의 국가 내 생산은 70% 정도 감소했으며, 만성질환 치료약품의 비용 증가와 관련이 있다(15장 참조).

정신건강

전쟁과 정치적인 폭력은 피해자, 친척, 이웃, 지역사회의 정신건강에 직접적 간접적 영향을 미친다. 미래와 가족구성원들이 살아 있을지, 집이 부서지지 않은 상태로 남아 있을지에 대한 불안, 불확실성, 두려움 등은 영향을 받은 개인과 지역사회들에 정신적 괴로움의 상당한 원인이 된다. 강제적으로 이주하게 된 사람들 중에서, 친척들과 고향에 두고 온 소유물들에 대해서 알지 못하는 것 자체가 스트레스와 정신적 고통이 된다. 특히 난민캠프에서 삶과 생계를 이어나가는 것에도 지속적인 어려움이 있음에도 불구하고, 난민으로서 사는 것은 단조로울 수 있거나 스트레스, 불안, 우울증을 조장하기도 한다(16장 참조).

근본적인 원인과 기저 요인들

난민의 지위에 관한 협약 및 의정서(1951)에서 난민의 정의(18)는, 인종, 종교, 국적, 특정 사회적 또는 정치적 이유로 인해 박해를 받거나 전쟁을 피해 국경을 넘는 사람들로 정의하며, 체계적인 불의를 경험하는 것을 의미한다. 하지만 이러한 정의는 제2차 세계대전 직후 다수 난민들의 유럽 내 이동에 대응하여 나온 정의이다. 이 정의는 한 정부가 압제자이고 다른 정부는 난민에게 망명과 보호를 제공한다는 정치적 맥락을 담고 있다. 현재의 상황은 협약이 채택된 1951년보다 훨씬 복잡하다.

1948년 유엔세계총회에서 선언한 세계인권선언 25조는 "모든 사람은 자신과 가족의 건강과 안녕을 위해 적절한 삶의 기준을 제공받을 권리가 있으며, 이는 식량, 의류, 집, 보건의료 서비스를 포함한다"라고 명시한다. 전쟁의 시기에는 인권법의 기본을 구성하는 이 선언과 다른 선언, 국제법, 약속, 협약들이 "무장 분쟁 시 개인의 기본권을 보호하고 폭력을 제한하는 일련의 규칙들인" 국제인권법에 의해 보완된다(19)(22장, 27장 참조).

이러한 법적 도구들은 각 국민국가와 정부의 의무와 관련이 있다. 하지만 최근의 연구들은 수백만 명의 사람들이 "사람, 군대, 정부 간의 전통적인 경계가 모호해지고, 새로운 방식의 권력이 투사되는 상황 아래 살고 있음을 보여준다(20). 많은 사람들은 그들의 기본적인 인권을 지키기 위해 정부 또는 한때 해방운동이라고 불렸던 조직된 저항 세력에 기댈 수가 없다. 그들은 군벌, 국제범죄자들, '그림자' 경제를 만들고 유지하는 기회주의자들이 지배하는 지역에 살고 있다. 특히 '그림자' 경제를 만드는 기회주의자들은 시에라리온의 분쟁 지역의 러시아 마피아들과 연결된 다이아몬드 중개상들, 분리독립주의 군벌들과 국제 마약 거래상들과 관련된 북부 미얀마의 옥 광산주들, 서유럽의 매춘 고리(prostitution ring) 지도자들과 연결된 발칸 반도의 인종분리운동주의자들, 다이아몬드 밀수꾼들과 국제 돈세탁업자들과 연결된 콩고민주공화국의 군벌들이 그 예이다.

점증하는 규제되지 않는 경제체계 내에서 이러한 '비규제 병행 경제(암시장)'은 국제법령과 주권국의 국내법령이 영향이 미치지 않는 영역에 존재하는 부유하고 강력한 사회 엘리트 계층을 만들어냈다. 이 계층은 가난하고 힘없는 사람들을 착취함으로써 부유함과 강력함을 유지한다. 또한, 그들은 다양한 인종, 종교적 집단들 사이에서 인식된 차이에 의한 공포를 조장함으로써 영향력을 유지한다. 예를 들어, 베오그라드(Belgrade)의 세르비아 사회 엘리트 계층은 1990년대 초기에 그러한 공포를 활용하여, 광범위한 인종적 폭력을 유발했고, 경제적 제재를 회피할 수 있는 불법적 무역업을 조절하여 부유해졌다.

다른 사례는 휴대용 전화기 제조에 사용되는 광물인 콜탄의 사용인데, 이는 콩고의 여러 군벌들, 르완다에서 2009년에 체포되고 2019년 초 현재까지도 구금 상태인 로랑 응쿤다(Laurent Nkunda)와 같은 사람들을 백만장자로 만들어주었다(21). 이와 마찬가지로 소말리아의 군벌들도 가족을 중심으로 한 혈족들 간의 전통적 차이를 이용하여 중앙정부의 권위를 약화시키고 국가 거버넌스의 전반적인 붕괴를 야기했다. 이러한 대안적 경제들은 번창했으며, 부분적으로는 자유주의적이고 세계화된 경제체계가 아프리카의 가장 빈곤한 국가들을 무시해 왔기 때문이다.

이러한 치외법권적인 환경에서, 사회 불의는 급격하게 커지게 된다. 사람들이 차별이나 테러에 의해 지배받게 되는 것뿐만 아니라, 기본적인 사회서비스에 아주 최소한의 접근권을 가지게 된다. 콩고민주공화국은 이러한 상황의 극명한 사례라고 할 수 있다. 이 나라는 아프리카판 세계 전쟁이라고 불리는 것의 시작 지점이라고 할 수 있다(22). 콩고계 군벌과 외국군을 포함하여 약 20개의 무장 세력들이 정치적 이점과 경제적 이득을 위해 경쟁해 왔다. 2018년 중반에는 북키부(North Kivu), 오리앙탈(Orientale), 카탕가(Katanga), 마니에마(Maniema)주(province)에서 약 550만 명의 실향민들이 발생했다. 잠정적 통계로 2018년 전반기에만 콩고민주공화국에서 약 94만 6,000명의 새로운 이주가 발생했다고 제시한다(23). 잠비아에서 전쟁을 평화로 돌리기 위한 시도의 조인들은 절망적으로 부적절했으며, 세계 다른 어느 곳보다 큰 규모로 파견된 유엔평화유지군은 말 그대로 평화를 유지해야만 했다. 아주 다루기 힘든 전쟁은 여러 세기 동안의 실정과 콩고민주공화국의 광범위한 천연자원의 유용 이후에 발생했다. 콩고민주공화국의 기반시설과 보건의료체계는 폐허가 되었다. 300개의 보건자치구 중, 79개는 2차 병원들과 62마일(100Km) 이상 떨어져 있다. 중앙정부 자금과 외국 지원의 부족은 외부의 자금 지원 없는 보건자치구들이 100곳이라는 의미이다. 인적 자원도 이보다 나은 것은 아니다. 7,000만 명의 사람들을 돌보는 콩고의 의사는 겨우 7,000명이다.

2017년의 기대여명은 58세였다. 5세도 되기 전에 아이들의 10%가 사망한다. 도로의 겨우 2%가 포장되어 있어서 나라의 많은 부분들이 인도주의적 지원을 하기에는 접근이 어렵다. 2004년에 수행된 1만 9,500가구를 대상으로 한 전국사망률조사에서는 매달 1,000명당 2명이 사망하는 것으로 나타났으며, 이는 1998년에 발발한 전쟁 이전보다 67% 높아진 결과이다. 또한, 380만 명의 사람들은 무력충돌로 인해 사망했고, 이는 보건의료를 지원하는 기반시설이 손상을 입었기 때문이다(24).

위험에 처한 보건의료

국제인도주의법의 관리자는 국제적십자위원회이다. 제2차 세계대전 이후 많은 세기 동안, 국제적십자사는 내전에 관련된 제네바조약에 따라 당사자 사이에서 협상을 할 수 있었다. 하지만 1990년부터 국제적십자사와 다른 중립적인 인도주의적 비정부기구들은 내전에 피해를 입는 민간인을 보호하는 데 어려움을 겪어왔다. 적십자사의 적십자 상징의 신성함에도 불구하고, 이들 기구들의 직원들은 때때로 폭력의 대상이 되어왔다. 보스니아를 방문한 국제적십자사의 최고대표자는 적십자사의 상징이 뚜렷이 표시되어 있는 차량 안에서 살해당했다. 이들 기구들의 대표단들은 또한 파키스탄, 체첸, 수단, 이라크 등에서도 죽음을 당했다. 2016년에 국제적십자·적신월운동의 직원 및 자원봉사자들이 예멘, 시리아, 말리, 중앙아프리카공화국에서 죽었다. 2008년부터 2017년 사이에는 국경없는의사회 구호활동가 19명이 아프가니스탄, 소말리아, 시리아에서 살해당했다. 2018년 1분기에, 세계보건기구는 221명의 사망과 261명의 부상을 초래한 149건의 보건의료시설을 목표로 한 공격을 보고했고 이 중 90건은 시리아에서 발생했다(25).

이러한 사건들에 더해, 인도주의적 기관들은 안전한 통행로를 확보하기 위해 군벌들과 협상을 벌이고, 무장 호송 병력을 구하기 위해 돈을 지불하는 등의 행동으로 점차 중립성을 훼손하게 되었다. 이러한 일들은 1992년과 1993년에 소말리아에서 발생했다. 이러한 행위들은 점차적으로 무장 집단들에게 정당성을 부여하고, 이들 무장 세력들이 지역사회의 주민들을 위협하는 데 기여했다.

국제적 대응

불의의 극심한 조건에 노출된 인구 집단의 취약성은 그들의 곤경에 대한 국제사회 대응의 모순으로 인해 더 악화되기도 한다. 불평등은 그들의 요구에 대한 전 지구적 대응에서 특징지어진다. 인구 집단에 대한 이러한 분쟁들의 영향은 차이가 아주 크게 나지만, 1990년대 이후 도입된 개념인 국제사회(international community)에 의한 대응은 반드시 인도주의적 필요에 의한 것만은 아니다.

대응의 크기는 종종 ① 언론의 흥미 수준, 예를 들어 ≪뉴욕타임스≫가 1992년 7월에 소말리아의 대기근에 대해 8일 동안 5꼭지로 보도한 것 같은 흥미 수준, ② 쿠웨이트, 이라크, 코소보, 아프가니스탄과 같은 지정학적 우려, ③ 부유한 국가들의 국내 수준에서의 의제, 특히 1992년 12월에 조지 G. H. 부시 대통령이 그의 대통령 임기 마지막 달에 유엔의 소말리아 개입을 지지한 것, ④ 국제옹호 집단의 영향력, 예를 들면 동티모르에서의 개입에 대해 광범위한 대중적 지지를 보냈던 호주의 사례와 같은 것들이다. 1999년에는 빌 클린턴 대통령은 코소보계 알바니아인에 대한 세르비아계의 악감정을 인용하면서 전 세계 공동체에 코소보에 대해 [도덕적 의무(a moral imperative)로서의] 행동을 취할 것을 촉구했다. 이런 도덕적 의무의 개념은 아프리카에서 비슷하게 억압된 사람들을 위한 지원을 보내는 데 선택적으로 사용되었다. 이러한 개념은 르완다, 시에라리온, 서수단, 라이베리아, 2019년 초에는 시리아 등에는 적용되지 않았다. 하지만 2011년 리비아에 개입할 때에는 이용되었다.

시리아 내전

2011년 3월에 충돌이 시작된 이후 시리아는 유례없는 완전한 파괴와 이주를 목도했다. 50만 명이 넘는 시리아 사람들이 죽었다. 500만 명이 넘는 시리아인들이 나라를 떠났고, 600만 명이 넘는 사람들이 국내이주를 했다. 2017년 말에는 절반이 넘는 병원, 의원, 일차보건소들이 부분적으로만 기능을 하거나, 수리가 불가능할 정도로 손상을 입었다.

9·11 이후의 우선순위

지정학적 우선순위의 극적인 변화는 2001년 미국에서 테러가 발생한 결과로 나타났다. 군사적으로 개입할 자원이 있는 고소득 국가 중에서 국가안보를 지키고자 하는 우려는 1990년대에는 두드러졌던 인도주의적 동기를 가려버렸다. 나토와 미국의 개입은 서방 국가들을 목표로 하는 테러리스트들을 지원한다는 혐의를 받고 있는 정부의 국가들로 한정되었다. 예를 들어 2014년 중반에는 미국과 이의 동맹국들을 시리아 내전에 선택적으로 개입했고, 이라크 레반트 이슬람국가(Islamic State of Iraq and the Levant: ISIL 또는 IS)의 반군들을 주로 타격했다. 이러한 행동들은 IS가 북아메리카와 유럽에서의 테러리즘에 책임이 있다는 인식에서 유발된 것이었다.

아프가니스탄은 인도주의적 목표와 군사주의적 목표가 희미해진 하나의 사례이다. 인도주의적 행동들은 ① 인도주의적 우려, ② 지원에서의 공정성, ③ 지원을 하는 기구의 독립성, ④ 관련된 충돌과의 중립성 등에 의해 결정된다. 이러한 원칙들은 위험에 처한 사람들에게 방해받지 않는 접근이 가능하거나, 그들의 요구에 대한 독립적인 평가와 요구도에 따라 지원의 독립적이고 공정한 분배, 지원의 효과성에 대한 독립적인 평가가 가능할 때 유효하다. 비정부기구들은 최근 인도주의 프로그램들이 군사적 환경에서 이루어질 때, 예를 들어 코소보, 아프가니스탄, 동티모르, 이라크, 예멘, 시리아, 리비아 등과 같이 군사주의적 목표들이 인도주의적 목표들을 포괄하는 환경에서는 인도주의적 행동들이 심각하게 훼손될 수 있다고 우려한다.

무엇이 필요한가?

사회 불의와 불평등은 무력 분쟁이 발생하는 정치적으로 불안정하고 빈곤한 국가들과 정치적 투쟁과 조직적 범죄의 구분이 모호해진 곳에서 최고로 두드러진다. 이러한 조건들은 내전이 광범위하게 발생하는 나라들, 예를 들어 아프리카(7개의 아프리카 국가들에서 파견된 군대들이 연관된 콩고에서의 긴 기간의 내전), 중앙아시아, 중동에서만 발견되는 것은 아니다. 이러한 조건들은 우파와 좌파 게릴라 운동이 테러를 발생시키는 콜롬비아, 2009년 내전 끝에 정부군이 수십만 명의 타밀족들을 캠프로 몰아넣고 강압한 스리랑카, 이슬람 극단주의자들이 지역사회를 공포에 몰아넣는 파키스탄, 소말리아, 북동 나이지리아를 포함한다.

1990년대에는 이러한 조건들을 복잡한 정치적 비상사태(complex political emergencies)라고 했다. 이러한 사태에 대한 반응은 복잡한 인도주의적 작전으로 구성되었는데, 이에는 식량과 의약품의 조달은 포함되나, 분쟁의 기저 요인에 대해서는 무시했다. 이러한 접근은 1993년부터 1995년까지 보스니아에서 두드러졌는데, 유엔평화유지군이 제2차 세계대전 이후 유럽에서 발생한 가장 크고 광범위한 인권 유린으로부터 눈을 돌린 사례였다. 더욱 최근에는, 단기간의 인도주의적 반응의 초점이 경제적 사회적 개발의 관계로 확장됨에 따라 국가적, 세계적 안보(테러의 예방), 인도주의적 응급상황에 맞추어졌다.

저·중소득 국가들에서 발생하는 저개발과 결과적으로 발생하는 배제 및 불안정은 전 세계 안보의 위협이다. 이러한 위협은 "세계 자유주의 거버넌스의 친빈곤 시스템(pro-poor system of global liberal governance)"에 의해 감소될 수 있으며(20), 빈곤은 평등에 대한 헌신과 기본적인 교육과 보건서비스의 접근성에 대해 충분한 정도의 투자로 감소될 수 있다. 빈곤 감소, 좋은 건강, 교육은 경제적 성장, 정치적 안정성, 국가 안보를 촉진시킨다. 빈곤한 사람들의 향상된 삶의 질은 극단주의 운동 발생을 예방하는 데 도움이 되며, 국제적인 테러리즘과 이에 대한 군사적인 방법의 개입도 줄일 수 있다.

무력 분쟁은 경제적으로 부유한 국가들에서는 거의 일어나지 않는다. 따라서 경제적 성장은 복잡한 위급상황을 예방하는 데 도움이 된다. 그래서 지속가능개발목표 중 4가지는 공중보건과 관련이 있다(굶주림 예방, 건강과 안녕, 깨끗한 물과 위생, 평화, 정의, 강력한 사회제도)(29장 참조).

2000년부터 2009년까지, 고소득 국가들은 세계 건강 불평등 문제를 제기하는 데 자원 투입을 증가시켜 왔다. 새천년개발계획을 달성하기 위해 넉넉한 약속들이 만들어졌다. 에이즈, 결핵, 말라리아와 싸우기 위한 글로벌펀드가 만들어지고 원조국들로부터 강력하게 지지되었다. 미국 대통령의 에이즈 감소를 위한 비상 계획과 대통령의 말라리아를 위한 계획이 발표되었다(13장 참조). 세계백신면역연합 가비(Global Alliance on Vaccines and Immunization: GAVI)와 빌 앤드 멜린다 게이츠 재단과 같은 민간 영역에서의 조직도 설립되었다.

그러나 이러한 투입들은 2007년 세계금융위기 발생 이후 감소되었으며, 많은 경우에는 2019년까지도 복구되지 않았다. 많은 원조국들에서는 공적 원조로 사용되는 국내총생산의 비율이 꾸준히 감소되어 왔다. 예를 들면, 호주는 국내총생산(GDP)대 공적 원조의 비율을 2014년 0.35%에서 2018~2019년에는 0.19%로 감소시켰다. 오직 덴마크, 노르웨이, 네덜란드, 룩셈부르크, 영국, 스웨덴만 유엔이 정한 GDP 대비 공적 원조의 비율인 0.7%를 맞추었다. 미국은 GDP 대비 공적 원조의 비율이 0.2%였으며, 2016년에는 경제협력개발기구 34개 회원국 중 하위 8위에 수준이었다.

분쟁에 관련된 위급 상황에 대한 지속적인 국제사회의 지원은 정치적 편의보다는 반드시 인도주의적 필요성에 의해 결정되어야 한다. 외교적으로 분쟁을 해결하기 위해 더 많은 노력이 필요하며, 반드시 필요한 경우에만 비례적인 무력 사용으로 지원될 수 있지만, 이는 논란의 여지가 있고, 매우 감정적인 문제이다. 여전히 대량의 인권 유린의 문제가 발생했을 때 국제사회가 어떤 방식으로 무력을 활용할 수 있는지에 대해서는 공통된 의견이 없다. 대중들은 광범위한 인권유린을 예방하기 위한 개입을 요구하지만, 만일 (소말리아처럼) 개입이 잘못된다든지, 또는 (코소보와 같이) 아주 극심한 부수적 피해가 발생하는 경우에는 철수를 요구한다. 국제사법재판소에서 아주 악명 높은 전쟁범죄자들을 기소하는 것은 국제법령이 무력 분쟁의 예방에 있어 좋은 역할을 할 수 있다는 상징으로 볼 수 있다(27장 참조).

결론

2017년 말에는 약 6억 8500만 명의 사람들이 박해나 폭력에 의한 난민 또는 실향민이었고, 이는 2012년에 출판된 이 책의 이전판보다 77%가 증가한 수치이다. 많은 사람들이 극심한 사회 불의를 경험해 왔고, 이러한 사회 불의는 이동의 자유, 노동을 제한해 왔으며, 식량, 물, 보건의료서비스, 교육, 그리고 다른 인도주의적 필요를 제한했다. 이들 중 많은 수는 인권을 보호하고 기본 서비스를 제공하는 데 있어 그들의 정부를 신뢰할 수 없다. 많은 사례에서 그들은 정당한 정치운동으로 위장한 유사 범죄조직으로부터 착취당한다. 이러한 집단들은 점점 증가하는 사회적 권력과 영향력을 행사하며, 그들의 권력 아래 사람들을 착취하면서 큰 부를 축적한다. 이러한 집단 중 많은 수는 규제 받지 않는 비규제 병행 경제(암시장)를 유지하기 위해 정부 및 비국가활동 세력들과 결탁한다. 빈곤하고 무력한 사람들은 생존을 위해 고향 또는 나라를 떠나는 수밖에 방법이 없다. 통계로 본 그들의 건강은 매우 심각하다. 이러한 사람들의 곤경은 국제사회가 부유한 국가들과 빈곤한 국가들 사이에 존재하는 빈곤, 불안정한 거버넌스, 착취, 분쟁, 불균형들의 근본적인 문제에 대해 진지하게 들여다볼 때 다루어질 수 있다.

참고문헌

1. Bieri F. From blood diamonds to the Kimberley process: How NGOs cleaned up the global diamond industry. London: Ashgate, 2010.
2. United Nations High Commissioner for Refugees (UNHCR). Syria regional refugee response. Available at: https://data2.unhcr.org/en/situations/syria. Accessed May 24, 2018.
3. Council on Foreign Relations. May 30, 2018. Available at: https://www.cfr.org/interactives/global-conflict-tracker#!/conflict/violence-in-the-central-african-republic. Accessed May 30, 2018.
4. World Policy Journal. Displaced in Darfur. Available at: https://worldpolicy.org/2018/03/30/displaced-in-darfur/. Accessed May 30, 2018.
5. Vu A, Adam A, Wirtz A, et al. The prevalence of sexual violence among female refugees in complex humanitarian emergencies: A systematic review and meta-analysis. PLoS Currents 2014; 18: 6.
6. European Parliament. Sexual violence in the Democratic Republic of Congo. November 2014. Available at: http://www.europarl.europa.eu/EPRS/EPRS-AaG-542155-Sexual-violence-in-DRC-FINAL.pdf. Accessed May 30, 2018.
7. UNHCR: The UN Refugee Agency. Global trends: Forced displacement in 2017. 2018. Available at: http://www.unhcr.org/globaltrends2017/. Accessed February 6, 2019.
8. United Nations High Commissioner for Human Rights. Questions and answers about IDPs. Available at: http://www.ohchr.org/EN/Issues/IDPersons/Pages/Issues.aspx. Accessed June 11, 2018.
9. Statista. Global hunger index 2017. Available at: https://www.statista.com/statistics/269924/countries-most-affected-by-hunger-in-the-world-according-to-world-hunger-index/. Accessed June 11, 2018.
10. Messer E, Cohen M, Marchione T. Conflict: A cause and effect of hunger. In Environmental change and security project report No. 7. Washington, DC: Woodrow Wilson International Center for Scholars, Smithsonian

Institution; 2001, pp. 1-21.

11. de Waal A. Famine crimes: Politics and the disaster relief industry in Africa. Bloomington: Indiana University Press, 1997.

12. Food and Agriculture Organization (FAO). Central African Republic: Farming and families hit by insecurity. Available at: http://www.fao.org/news/story/en/item/263271/icode/. Accessed June 11, 2018.

13. Toole MJ, Waldman RJ. Complex emergencies. In: Merson M, Black R, Mills A, eds. Global health: Diseases, programs, systems, and policies. Burlington, MA: Jones and Bartlett Learning, 2012, pp. 539-614.

14. Toole MJ, Waldman RJ. Refugees and displaced persons: War, hunger, and public health. JAMA 1993; 270: 600-605.

15. Index Mundi: Highest infant mortality rates (Top 10). Available at: https://www. indexmundi.com/g/r.aspx?t=10&v=29. Accessed June 11, 2018.

16. United Nations High Commissioner for Refugees (UNHCR). Global trends: Forced displacement in 2016. 2017. Available at: http://www.unhcr.org/en-us/statistics/unhcrstats/5943e8a34/global-trends-forced-displacement-2016.html. Accessed June 11, 2018.

17. Amara AH, Aljunid SM. Non-communicable diseases among urban refugees and asylum-seekers in developing countries: A neglected health care need. Global Health 2014; 10: 24.

18. United Nations High Commissioner for Refugees. Convention and protocol relating to the status of refugees. Geneva, Switzerland: UNHCR, 2018. Available at: http://www.unhcr.org/en-au/protection/basic/3b66c2aa10/convention-protocol-relating-status-refugees.html#. Accessed June 11, 2018.

19. Perrin P. War and public health. Geneva: International Committee of the Red Cross, 1996, p. 381.

20. Duffield M. Introduction. In: Duffield M, ed. Global governance and the new wars: The merging of development and security. London: Zed Books, 2001.

21. Nienaber G. What happened to Congolese General Laurent Nkunda? January 3, 2009. Available at: https://www.huffingtonpost.com/georgianne-nienaber/what-happened-to-congoles_b_1214372.html. Accessed June 11, 2018.

22. Prunier G. Africa's world war: Congo, the Rwandan genocide, and the making of a continental catastrophe. New York: Oxford University Press, 2008.

23. Internal Displacement Monitoring Centre. Internal Displacement 2018: Mid-year figures. September 12, 2018. Available at: http://www.internal-displacement.org/sites/default/files/publications/documents/201809-mid-year-figures.pdf. Accessed February 6, 2019.

24. Coghlan B, Brennan R, Ngoy P, et al. Mortality in the Democratic Republic of Congo: Results from a nationwide survey. Lancet 2006; 367: 44-51.

25. World Health Organization. Attacks on health care. May 14, 2018. Available at: http://www. who.int/emergencies/attacks-on-health-care/en/. Accessed June 11, 2018

3부

사회 불의가
공중보건 각 영역에
어떻게 영향을 미치나

의료

Medical Care

올리버 파인·H. 잭 가이거
번역 은상준

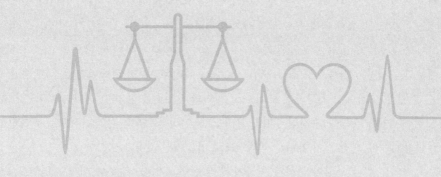

올리버 파인(OLIVER FEIN)_ MD. 국민건강보험 도입을 위한 의사회(Physicians for a National Health Program) 회장 역임, 미국공중보건협회 부회장 역임, 코넬 대학교 웨일 의과대학 의료, 보건의료정책 및 연구학과 부학장. ofein@med.comell.edu

H. 잭 가이거(H. JACK GEIGER)_ MD. MSciHyg. 인권을 위한 의사회(Physicians for Human Rights) 회장 역임, 사회적 책임성을 위한 의사회(Physicians for Social Responsibility) 회장 역임, 뉴욕 시립대학교 의과대학(CUNY Medical School) 지역사회 의학 명예교수. jgeiger@igc.org

은상준_ 충남대학교 의과대학 및 보건대학원 부교수. 건강의 사회적·정치적·경제적 영향요인과 그 결과를 연구하고 있다. zepplin7@cnu.ac.kr

서문

미국에서 의료(medical care)는, 즉 치료와 예방 같은 개인 의료서비스에 대한 접근성은 역설적이게도 중대한 사회 불의가 나타나는 영역 중 하나다. 의료 제공을 위한 구조, 재원 조달 재정, 자원 분포가 심각하게 왜곡되어 있어서, 개인은 피할 수 있는 질병으로 고통 받고 예방할 수 있는 사망 원인으로 죽게 되며, 결국 전체 인구 집단의 건강 수준과 삶의 전망(life prospects)을 점점 갉아먹고 엄청난 사회적 비용을 초래하고 있다.

다른 모든 산업화된 민주주의 국가의 훌륭한 사례들이 입증한 것처럼, 이러한 비용과 피해는 경제 법칙이나 보건의료의 본질적 한계 때문에 불가피하게 나타난 결과가 아니다. 이보다는, 의료를 ① 의료 필요에 따라 분배되는 사회적 재화(social good), ② 정부가 책임지는 영역, ③ 사회계약(social contract)에 포함된 기본권으로 간주하는 것이 아니라, 개인의 지불 능력에 따라 배분되는 시장의 상품으로 취급하려는 정치적·이데올로기적 선택이 만든 의도적인 결과이다. 그 결과, 미국에서 건강하게 오래 살고 개인의 잠재력을 발휘할 수 있는 기회는 소득, 학력, 모국어, 인종, 민족, 거주지역에 따라 달라진다. 이러한 불의는 무작위적으로 우연히 질병에 걸렸기 때문에 생긴 것이 아니라 계획적으로 만들어진 것이다.

이러한 불의는 미국 정치의 문화와 역사에 뿌리를 두고 있다. 정부도 대중도 인권으로서 보건의료서비스를 받을 권리(right to healthcare)가 있다는 것을 완전히 인정하지 않았다. 비록 더딘 정치적 발전 이후였지만, 교육과 같은 다른 사회적 재화에 대해서는 권리를 인정했던 것과는 다르게 말이다. 이제 미국 인구 집단의 건강 수준은 핵심적인 국익의 문제임이 분명하다. 그러나 인종, 민족, 사회계급, 젠더 등 다양한 취약하거나(disadvantaged) 주변화된(marginalized) 인구 집단에서 나타나는 건강 수준의 엄청난 불평등은 기껏해야 개입이 필요한 문제점일 뿐이지 사회정의와 관련된 쟁점으로 간주하지 않는다. 실제로 이러한 불평등이 생겨난 이유를 이른바 생물학적 열등함이나 잘못된 생활습관과 같이 취약 계층의 탓(fault)으로 돌리곤 했다.

공정성은 말뿐이라도 많은 정책에서 중요한 선택 기준인 것 같지만, 일반적으로 미국에서는 보건의료를 권리와 자유, 권력과 기회, 소득과 부, 자아존중감(self-respect)을 위한 사회적 기반과 같이 존 롤스가 정의한 **사회적 기본 재화**(primary social goods) 중 하나로 간주하지 않는다(1). 따라서 미국에서 보건의료에 대한 관점은 소득, 부, 경제적·정치적 권력의 극심한 불평등을 얼마나 용인할 것인지에 대한 사회적 의지를 반영한다. 한 사회의 경제지표가 불평등할수록 건강 결과(health outcomes)가 불평등할 가능성이 높다(2). 존 롤스 이후 많은 윤리학자가 보건의료는 특별한 영역이며, 보건의료서비스를 충분히 이용하지 못하고 건강 상태가 나쁘면 개인이 고용, 관계, 사회적·정치적 참여에 대한 잠재력을 충분히 발휘할 기회가 완전히 차단당하기 때문에 보건의료 영역에서의 불평등은 불의라고 주장했다. 이러한 관점에서 보건의료에서의 정의는 대중의 건강 상태를 향상시키고, 결국 대중의 건강 상태가 좋으면 삶의 기회를 넓히고 보다 공정한 사회를 만든다(3).

의료에서 사회 불의의 영향

의료에서의 사회 불의가 공중보건에 초래한 결과는 복합적이다. 개인의료서비스가 이환율, 사망률, 기대여명, 건강 관련 삶의 질(health-related quality of life)과 같은 인구 집단의 건강 수준에 기여한 정도는 그리 크지 않다. 건강 수준은 단순히 의료에 대한 접근성만으로 결정되지 않는다. 일생 동안 겪었던 사회적 조건의 영향이 쌓여 건강의 훨씬 더 많은 부분을 좌우한다(4).

대중의 건강에 가장 큰 영향을 미치는 사회적 결정요인은 다음과 같다.

- 소득수준.
- 고용.
- 주택의 질과 적정 가격.
- 교육 기회.
- 작업장 보건과 안전.
- 공기, 물, 식품의 질.
- 위생.
- 인종차별, 계급 편향, 정치적 불평등과 같이 잘 드러나진 않지만 만연한 요인.

그렇지만 의료는 개인과 인구 집단 모두의 건강 수준에 확실히 영향을 미치는데, 필요한 의료서비스가 제공되지 않거나 의료서비스 이용을 거절당했을 때 이러한 영향이 드러난다. 예를 들어, 산전관리가 불충분하면 소수자 집단과 무보험자에서 영아 사망률과 모성 사망률이 높아진다(3장의 글상자 3.2 참고). 다른 예로, 메디케이드와 같이 의료 이용 비용을 지원하는 프로그램에서 탈락한 저소득층은 탈락 후 1년 이내에 질병이 관리되지 못하는 경우와 예방 가능한 사망(preventable deaths)이 늘어난다(5). 2016년에 18~64세 미국인 중 의료보험에 가입되어 있지 않아서 사망한 사람이 약 3만 6,530명으로 추산된다(6).

고혈압을 조절 받지 못해서 장애를 남기는 뇌졸중이나 치명적인 심근경색증(heart attack)

이 생기는 것처럼, 보건의료에 대한 접근성이 낮으면 건강 위험을 부당하게 떠안게 된다. 의료보험에 가입하지 못한 저소득층은 대부분이 전일제 노동자(full-time workers)이지만 이러한 위험을 떠안는다. 민간 부문 영리 의료보험인 메디케어 '어드밴티지' 보험(Medicare Advantage Plans)[1]은 이윤을 충분히 창출하지 못하면 급세 보험 적용을 취소하고 보건의료시장에서 철수해버리는데(7), 저소득층의 퇴직자는 메디케어 어드밴티지 보험이 급여 제공을 거부하거나 갑자기 급여비 제공을 중단할 때 이러한 위험을 떠안는다. 지역사회 전체에 영향을 미칠 수도 있다. 무보험자 비율이 높은 지역에는 의사와 보건의료기관이 거의 없기 때문에 의료보험에 가입한 사람조차 의료 이용이 어렵다. 이러한 영향은 보건의료체계를 통해 확산한다. 예를 들어, 무보험자에 대한 응급실 이용 및 입원 진료비 면제액(expenses of unreimbursed care)이 많은 병원은 의료보험 가입 환자의 진료비를 증가시켜 이 비용을 충당하고, 이는 다시 의료보험료 증가로 이어지게 된다.

의료서비스를 이용하는 소수자 집단이나 빈곤층은 의료보험 가입 상태, 질환의 중증도, 그 외의 다른 특성들을 고려했을 때에도 다른 집단에 비해 덜 포괄적이고 질이 낮은 진단 및 치료 서비스를 받는다(8). 이들은 삼중고에 처해 있다.

- 이들은 대개 가장 위험한 생물학적·물리적 환경에서 거주하며 최악의 사회적 건강 결정요인에 노출되어 있다.
- 이들은 의료 접근성이 가장 낮다.
- 의료서비스를 이용했을 때조차 낮은 질의 의료서비스를 제공받는다.

이는 오랫동안 지속되어 온 양상이다. 미국 역사상 아프리카계 미국인, 히스패닉계 미국인, 아메리카 원주민 및 일부 아시아계 미국인의 건강 상태는 코카서스계 미국인의 건강 상태와 같기는커녕 근접했던 적조차 없었다. 2017년에 미국이 세계에서 가장 높은 1인당 의료비를 지출하면서도 기대여명은 30위에 불과했던 것은 주로 이러한 보건의료체계의 결함 때문이다(9).

미국에서 장기간의 정치적 투쟁 이후 광범위한 사회개혁 기간 동안, 고령자에 대한 건강보험인 메디케어와 다수의 저소득층을 위한 의료보장인 메디케이드 법률이 통과되면서 1960년

---

[1] 메디케어 파트 C라고도 하며 병원 입원비 등을 급여하는 메디케어 파트 A와 외래 진료 등을 급여하는 메디케어 파트 B에 해당하는 급여를 제공하기로 메디케어와 계약한 민간회사가 제공하는 의료보험이다. 대부분 처방약에 대한 급여까지 포함한다. https://www.medicare.gov/sign-up-change-plans/types-of-medicare-health-plans/medicare-advantage-plans (검색일 2020.1.9).

대에는 의료에 대한 사회적 책임성(social responsibility)이 의미 있게 향상되었다. 그러나 미국의 정책은 여전히 애매모호하다. 정의는 사회적 책임의 공유를 통해 구현된다는 원칙이 부분적으로 인정되었다는 점을 메디케어와 메디케이드가 상징적으로 보여주지만, 의료는 여전히 시장경제와 경쟁 원리에 따라야 하는 소비재로 취급받고 있다.

이러한 인정의 정도는 시간이 지남에 따라 변동했다. 고용주가 제공하는 의료보험에 의존하는 보건의료체계에서 의료보험료와 약제비를 포함한 총보건의료비(total healthcare costs)가 효과적으로 통제되지 못하면서, 갈수록 많은 고용주와 환자가 의료보험 시장으로부터 배척당했다. 의료보장을 요구하는 사회적 압력으로 인해 공적 건강보험의 보장 범위가 특히 어린이를 대상으로 점차 확대했고, 국민의료비(total health expenditure)는 더욱 증가하게 되었다. 2000년대 초까지 보편적 건강보험이 없는 유일한 산업화된 민주주의 국가인 미국의 의료체계는 위기로 치닫고 있었다.

미국 보건의료의 위기와 사회적 정의

이 위기는 접근성, 비용, 질이라는 세 가지 차원에서 발생했으며, 각각은 사회적 정의에 영향을 미쳤다.

접근성

응급 치료를 제외하고는 보건의료서비스를 받을 법적 권리가 없고 의료비를 지불할 수 있는 사람이 아니면 적절히 치료받을 수 없는 보건의료체계에서, 2011년에 4,860만 명의 미국인이 어떠한 사적 의료보험 또는 공적 건강보험에도 가입되어 있지 않았다(10). 환자 보호 및 적정 부담 보험법(Patient Protection and Affordable Care Act: ACA)으로 인해 2016년에 보험이 없는 사람 수가 2,760만 명으로 줄어들었지만, 모든 미국 거주자의 보건의료서비스에 대한 보편적 접근성이 보장된 것은 아니었다(11).

무보험자 현황은 인종 및 민족 차별의 양상과 일치한다. 미국의 모든 성인 노동인구 중, 백인의 8%, 아프리카계 미국인의 12%, 히스패닉계 미국인의 17%가 의료보험에 가입되어 있지 않다(11). 이들 집단에서 무보험자 분율은 언제나 상당히 더 높았다.

의료보험에 가입되어 있지 않으면 의료서비스에 대한 접근성이 크게 줄어든다. 예를 들어, 2016년 조사에서 무보험자 성인의 20%가 전년도에 필요한 의료서비스를 이용하지 못했고 49%가 주치의(personal physician)나 상용-치료원(usual source of care)을 가지고 있지 못했던 데 비해, 의료보험 가입자의 경우 각각 3%와 12%에 그쳤다(11). 무보험자는 의료보험 가입자

보다 혈압이나 혈중 콜레스테롤 측정, 암 선별검사를 훨씬 덜 받는다(12). 그 결과, 무보험자는 질병이 악화된 후에 진단을 받고 의료보험 가입자보다 일찍 사망한다. 전일제 노동자라도 의료보험료를 감당할 수 없기 때문에 무보험자가 되는데, 무보험 상태는 건강 수준을 떨어뜨리고 이로 인해 삶의 기회들을 제약한다. 의료보험에 가입하면 보건의료서비스를 이용할 수 있게 되어 무보험 상태로 인한 부정적인 건강영향이 줄어들게 된다(무보험 상태라고 해서 환자에게 보건의료서비스를 전혀 제공하지 않는다는 것은 아니고, 응급실 이용, 진료비가 면제되는 피할 수 없는 입원 등의 경우 무보험자에게 일부 보건의료서비스가 제공된다)(13).

의료보험 가입자조차 약 3,600만 명(메디케어와 메디케이드 수급자를 포함하여)이 보건의료서비스를 이용할 수 없는데, 이는 지역사회에 의사가 거의 없거나 메디케어·메디케이드 환자를 진료하는 의사가 없기 때문이다. 또한 적정한 보장성을 갖는 데 필요한 비용을 감당할 수 없거나 일정액 전액 이용자 부담(deductibles)과 정액 부담(co-pays)²의 액수가 너무 높기 때문에 수백만 명 이상이 불충분 보험 가입자(underinsured)이다. 미국인의 약 33%에 달하는 불충분 보험 가입자와 무보험자는 적정한 의료서비스를 이용하지 못하고 있다.

요약하면, 보건의료체계는 개개인이 처한 상황과 별로 상관없이 자의적이고 선택적으로 불평등을 증가시키고 있다. 1965년에 메디케어와 메디케이드 법률이 통과된 것을 제외하고는, 미국의 정책은 공유된 사회적 책임이라는 개념, 즉 모든 사람을 질병, 장애, 조기 사망으로부터 보호해야 한다는 보편적 의무를 포기했다(3).

비용

2016년 미국의 보건의료비 지출은 총 3조 3,000억 달러로 세계에서 가장 높으며, 국내총생산(gross domestic product: GDP)의 18%에 달하고 1인당 평균 지출액 1만 348달러를 보건의료비로 지출했다(14). 보건의료체계가 개선되지 않는다면 보건의료비 지출은 2026년까지 GDP의 20%에 육박하는 수준까지 증가할 것으로 추정된다. 노동하는 비빈곤층(working non-poor) 가구의 49% 이상이 사적 의료보험의 일정액 전액 이용자 부담을 감당할 유동자산(liquid assets)을 가지고 있지 못하다(15).

1999년부터 2017년까지 고용주가 피고용인에게 의료보험을 제공하기 위해 지불한 보험료는 224% 증가했다. 이로 인해 많은 고용주는 급여 범위를 줄이고 일정액 전액 이용자 부담 및 정액 부담 액수를 늘렸으며, 노동자에게 급증한 보험료 인상분을 내게 만들어서 이 18년 동안

---

² 일정액 전액 이용자 부담은 공제액이라고 하는데, 30만 원까지는 보험 가입자가 부담하고 이를 넘는 경우 보험자가 부담하기로 계약했다면 30만 원이 일정액 전액 이용자 부담의 액수이다. 정액 부담은 서비스 이용 시점에 일정한 액수를 이용자가 직접 부담하는 방식이다(김창엽, 『건강보장의 이론』, 한울, 2013).

노동자가 부담하는 보험료가 270% 증가했다. 이 기간 동안 노동자의 소득은 64% 증가했을 뿐이고 물가상승률(inflation)은 47%였기 때문에(16) 일부 노동자는 이러한 보험료 지출을 감당할 수 없어서 무보험자가 되거나 다른 가족 구성원의 의료보험을 해지하게 되었다. 일부 고용주는 퇴직자에 대한 보험 급여를 없애거나 노동자에 대한 의료보험 제공을 모두 중단했다. 많은 고용주가 제공을 유지했던 의료보험은 거의 대부분 보장성이 낮았다. 2017년에 고용주가 제공한 의료보험의 평균 보험료는 개인의 경우 6690달러, 가족의 경우 1만 8,674달러였다(16). 이 보험료에 대한 노동자의 평균 기여액은 개인의 경우 1,213달러, 가족의 경우 6,039달러였다(17).

수천 개의 민간 부문 보험자(대부분 영리보험회사)는 급여 범위가 천차만별이고, 흔히 환자가 의사와 병원을 선택하지 못하게 제한하며, 복잡한 규정을 두고 있다. 이러한 민간 보험자에게 주로 의존하는 고용주 기반 보건의료체계(employer-based system) 때문에 발생한 보건의료의 분절화(fragmentation of care)는 비용 문제를 악화시켰다. 이러한 보건의료체계에서는 고용주, 보험회사, 병원관리자, 보건의료 제공자에게 소요되는 행정비용(administrative costs)이 높다. 미국에서 보험가입자 1인당 2685달러의 행정비용이 드는 반면, 정부가 운영하는 단일 지불자(single-payer) 체계인 캐나다의 경우 809달러에 불과하다(18, 19).

질

그러나 막대한 의료비 지출이 의료의 질을 보장하지는 않는다. 환자가 제공 받는 의료의 적정성과 포괄성에는 광범위한 변이가 존재한다. 미국 의학한림원(Institute of Medicine)은 진료한 것과 진료해야 할 것 사이의 차이를 '질 격차(quality chasm)'라고 칭했다(20). 많은 환자에게 예방서비스를 불충분하게 제공할 뿐만 아니라 치료서비스의 질도 낮은데, 흔한 급성기 질환과 당뇨병, 천식, 고혈압, 관상동맥질환 등 비감염성 질환에 권고되는 치료서비스 중 50~60%만 제공되었다(21). 아프리카계, 히스패닉계, 다른 유색인종 미국인에게 질 낮고 포괄적이지 못한 의료가 제공되는 것은 보건의료체계 전체적으로 만연한 문제이다(3장 참고)(22). 미국은 막대한 보건의료비를 지출하며, 생의학 연구를 국제적으로 선도하고 보건의료 기술 혁신을 이끌고 있으며, 미국의 시장 중심 보건의료체계가 세계에서 가장 우수하다고 계속 주장하지만, 양질의 의료를 제공하지도, 건강 수준을 형평성 있게 향상시키지도 못하고 있다.

2003년 메디케어 '개혁': 불의의 승리

메디케어와 메디케이드 설립 이후, 아동건강보험 프로그램(Child Health Insurance Program: CHIP)과 같은 건강보험 보장성의 점진적인 확대는 보건의료에 대한 접근성 보장이 정부의 책임이라는 입장을 지지하는 사례가 되었다(그러나 고용 상태에 따라 의료보험 가입 여부가 좌우되므로 경제 상황의 변화에 따라 미국인의 의료보험 가입률이 달라졌다). 이렇게 점진적으로 향상하던 양상은 2003년에 미국 의회가 제정하고 조지 W. 부시(George W. Bush) 대통령이 서명한 메디케어 개혁안 법률로 인해 후퇴하게 되었다.

미국에서 모든 사람을 위한 의료보장(healthcare for all)은 여전히 필요한 과제일 것이다. 2003년 메디케어 처방약, 개선 및 현대화법(Medicare Prescription Drug, Improvement and Modernization Act: MMA)의 지지자들은 이 법이 주로 노인 환자의 막대한 처방약제비를 경감하는 데 초점을 두고 있다고 생각했다. 이 목표를 달성하는 데 MMA의 약제비 조항은 부분적으로 기여했을 뿐이었다. 그러나 주목하지 않았던 이 법의 다른 조항들은 훨씬 광범위한 의도를 가지고 있다. 이는 정부가 의료비 지불을 메디케어 가입자의 수급권(entitlement), 즉 권리로서 보증하여 가입자가 의사와 병원을 자유롭게 선택할 수 있게끔, 건강하고 아픈, 부유하고 가난한 모든 노인이 위험과 비용을 똑같이 공유하는 사회보험제도(social insurance system)인 메디케어를 포기하는 것이었다. MMA에 의해 수립된 ① 공동 위험 분산(common-risk pool)을 분절화하고, ② 선택의 폭이 제한된 관리 의료(managed care)보험이 이윤 추구 중심으로 허울뿐인 경쟁을 하는 민간 부문의 보험시장으로 가입자인 노인 대부분을 내몰며, ③ 수급권을 상품으로서 의료서비스를 구매하는 바우처(voucher)로 전환하는 등의 다양한 전략을 통해 이러한 의도가 입증되었다. MMA의 목적은 정부 재원을 이용하여 영리적인 민간 부문이 보건의료 제공을 독점적으로 통제할 수 있도록 지원하는 것이었다.

공동 위험 분산을 분절화하려는 전략은 보조금에 기반을 두고 있다. MMA에 따라 미국 정부는 민간 부문의 영리 의료보험회사와 건강유지조직(health maintenance organizations: HMO)에게 특혜로서 훨씬 고액을 상환하는데, 이는 기존 메디케어 프로그램보다 최대 14~16% 더 많다. 이를 통해 영리 의료보험회사는 환자에 대한 월 보험료를 인하하거나 일부 경우에는 면제하고, 더 관대한 처방약 급여를 제공하며, 행위별수가제(fee-for-service)에 기반을 둔 기존의 공적 메디케어와의 '경쟁'에서 더 유리한 지위를 차지할 수 있게 된다. 또한 의료보험회사는 약가(drug prices)를 깎기를 위해 제약회사와 협상을 할 수 있지만, 기존의 메디케어가 엄청난 구매력에 의한 강력한 협상 잠재력을 가지고 있음에도 불구하고 메디케어의 약가 협상을 금지하는 조항으로 인해 의료보험회사는 더욱 유리한 지위를 갖게 된다. 이는

MMA를 찬성했던 보수 지지자의 자유시장주의 철학과 놀랍도록 상반되는 것이다.

더욱이, MMA는 메디케어 환자가 충분히 부유한 경우에 기존의 메디케어를 거의 완전히 탈퇴할 수 있게 허용했다. 이를 위해 세금이 면제되는 대규모의 **건강저축계좌**(health savings account)를 만들었는데, 이는 모든 노인의 공동 위험 분산 집단에 남아 있으면서 메디케어 급여를 위해 월 보험료를 납부하기보다는 의료비를 자신이 직접 지불할 수 있게 만드는 조세감면제도(tax shelter)였다. 그 결과, 가장 건강하고 부유한 노인은 민간 부문 의료보험인 메디케어 의료저축계좌(Medicare Medical Savings Accounts)에 가입하여 기존 메디케어에서 무난히 탈퇴할 수 있었고, 가장 불건강하고 가난한 노인은 메디케어 체계에 남겨졌다. 가장 불건강하고 가난한 이들의 의료 필요와 의료비 증가는 당연히도 기존 메디케어의 지출 증가를 불러왔고, 메디케어 보험료 급등과 일반정부수입(general government revenues)에 대한 의존도 증가로 이어졌다(노인뿐만 아니라 누구나 건강저축계좌를 이용할 수 있기 때문에, 다른 의료보험에서도 위험분산 집단에 속한 건강하고 부유한 사람이 탈퇴하여 고용 기반 의료보험의 비용도 비슷한 방식으로 증가했다). 이러한 결과를 사적 시장의 승리로 보이게 만들고 사회보험의 원리를 폄훼하기 위해, 기존 메디케어 비용의 45% 이상이 일반조세수입(general tax revenues)에서 충당될 경우, 실제로 위기인지와 상관없이, 명령에 의해 메디케어가 '위기'라고 공표될 것이며 메디케어는 구조조정되어야 할 것이라고 MMA에 제멋대로 명시해 두었다.

MMA의 기초 전략들을 부정하는 탄탄히 확립된 근거들이 있다. 사유화된 메디케어 관리의료보험은 행위별수가제에 기초한 공적 메디케어보다 비용이 더 많이 들고, 가입자에게 더 높은 본인부담금을 유발하며, 급여 제공을 자주 거부하여 때로는 환자에게 끔찍한 진료결과가 발생하고, 흔히 환자의 보건의료 제공자 선택권을 제한하거나 박탈한다. 일부 의료보험은 손해액이 발생하면 가입자를 완전히 내팽개쳤다. 예를 들어, 1999년부터 MMA 시행 이전인 2003년까지 민간 메디케어 HMO는 노인 환자 220만 명을 의료보험에서 탈락시켰다(23). 공적 메디케어의 행정비용이 3%인 데 비해, 영리의료보험사와 민간 부문 관리의료보험의 행정비용은 약 20%이다. 보건경제학자들은 다른 상품과 달리 보건의료를 시장이 효율적으로 관리할 수 없다는 것을 오랫동안 입증해 왔다(24).

MMA의 진정한 목표는 가장 부유하고 의료 필요가 적은 사람이 이익을 얻는 본질적으로 부당한 자원 할당을 위해, 공유된 사회적 책임, 즉 권리를 실현시키기 위한 정부의 조치라는 원칙을 내팽개치는 것이었다. 실제로 MMA는 일부 사람이 다른 사람보다 보통 이상으로 우대받는 전체주의 체계(Orwellian system)를 만들었다.

개인의 안전과 재산을 보호하는 경찰 서비스처럼 정부가 전체 인구 집단에 대해 책임져야 할 영역으로 널리 인식되는 다른 체계와의 관계에서 살펴볼 때 이 체계를 더 명확히 이해할 수 있다. 정부가 ① 민간경비업체나 영리보안업체의 수수료를 낮추고 서비스를 확대하기 위해 공적 재원으로 보조금을 지급하고, ② 각자 자기 돈으로 경호원이나 사설 경비대를 고용할 수 있도록 조세감면 혜택을 주는 **보안저축계좌**를 만들며, ③ 더는 공적 경찰제도에 의존하지 않기 때문에 이들의 지방 재산세를 1/3로 줄이는 법률을 제정했다고 생각해 보자. 당연히 소득과 보호할 재산, 조세감면으로 인한 이득이 가장 많은 사람이 민간경비업체나 영리보안업체에 보조금을 지급하는 이 시장에 더 많이 진입할 것이다. 또다시 당연히도 지방정부의 재산세 수입이 감소할 것이기 때문에 주민의 세금을 올리거나 경찰서를 폐쇄할 수밖에 없을 것이며, 이로 인해 중산층과 빈곤층의 삶을 더 위험하게 만들 것이다. 어느 쪽이든 집단안보보장(collective security)의 원칙은 내팽개쳐질 것이다. 의료보험에 대한 계획적 '탈사회화(de-socialization)'와 '탈보편화(de-universalization)'가 위험하는 것이 바로 이것이다. 두 경우 모두, 개인과 가족을 보호할 체계를 책임져야 할 사회적 의무를 부인한다. 보건의료의 경우 이 사회적 의무는 건강하고 부유한 사람이 분배 정의의 문제인 아프고 가난한 사람을 돌보는 비용을 기꺼이 나누려는 의지를 포함한다.

2010년 보건의료 '개혁'

많은 자문위원들이 버락 오바마 대통령에게 첫 임기 동안에는 보건의료 개혁을 추진하지 말라고 권고했지만, 그는 이를 받아들이지 않았다. 2009년 초, 오바마 대통령은 백악관 보건의료 핵심 관계자 회의(White House Healthcare Summit)를 개최하여(25), 이해관계자, 지지자, 관련 의회 위원회 지도자를 불러 자신의 의지를 밝히고 개혁 절차에 착수했다. 1990년대 보건의료 개혁 시도에서 나타난 클린턴 행정부의 실수를 반복하지 않기 위해, 오바마 대통령은 백악관 비밀 대책위원회(task force) 같은 형태가 아닌 투명한 절차를 약속했고 의회의 결정을 매우 존중하겠다고 발표했다. 그는 "아무것도 없는 상태에서 처음부터 다시 시작하고" 싶지 않다고 했다. 오바마 대통령이 메디케어를 65세 미만인 사람에게까지 확대하는 것보다는 민간 의료보험에 기반을 둔 개혁을 추진하려는 의도는 명확했다. 메디케어에 대한 광범위한 대중적 지지에도 불구하고(모든 성인의 76%와 티파티(Tea Party) 운동[3] 지지자의 62%조차 메디케어는 납세자가 비용을 부담할 만한 가치가 있다고 응답했다)(26), "모든 사람을 위한 메디케어(Medical for All)"는 개혁 과정 중 한 번도 관련된 의회 위원회에서 고려된 적이 없다. 의회 재정위원회

---

[3] 큰 정부가 개인의 자유를 침해하고 개인에 대한 정부의 규제를 최소화하기를 바라는 보수주의 정치 운동이다. 오바마 정부의 의료보험 개혁 정책에 반발하여 나타났다. https://ko.wikipedia.org/wiki/%ED%8B%B0ED%8C%8C%ED%8B%B0_%EC%9A%B4%EB%8F%99 (검색일 2020.1.14)

(Finance Committee)의 청문회에서 모든 사람을 위한 공적 메디케어 프로그램 확대를 지지하는 증언을 하려다 8명의 운동가가 체포됐는데도, 제안된 개혁안은 민간 의료보험을 의무적으로 구매할 사람만으로 대상이 한정되었다.

그러나 공공보험(public option)도 고려했는데, 가장 강력한 형태에서라면 민간의 고용 기반 의료보험에 가입한 사람까지 포함하여 원하는 모든 사람이 메디케어에 가입할 수 있었을 것이다. 민간 의료보험회사가 연구비를 지원한 연구에 따르면, 1억 3,100만 명의 미국인이 공공보험에 가입할 것으로 추정되었는데, 이 중 8,100만 명이 민간 의료보험 가입자였다(27). 그러나 공공보험도, 모든 미국인을 대상으로 메디케어를 확대하는 것도 법제화하지 못했는데, 이는 기업집단, 민간 의료보험회사, 제약회사의 로비스트가 2009년에 12억 달러를 의회 로비에 쓴 결과였다(28).

우익 반대자가 '오바마케어(Obamacare)'라고 부르는 ACA는 2010년 3월에 의회를 통과하여 오바마 대통령의 서명으로 효력을 갖게 되었다. 이 법률은 공공보험에 관한 조항을 포함하지 않았고 메디케어에 대한 지출을 줄이는 내용을 담고 있었다. 의료보장의 대상을 확대하기 위해 '의무 가입 모형(mandate model)'에 기반을 둔 ACA는 모든 사람이 민간 의료보험에 가입해야 하고 그렇지 않을 경우 매년 벌금(개인은 695달러, 가족은 2085달러)을 부과하도록 강제했다. 피고용인에게 의료보험을 제공하지 않은 50인 이상 사업장의 고용주도 벌금(피고용인 1인당 연간 2,000달러)을 내도록 했다. ACA는 주정부가 메디케이드 자격 요건을 연방 빈곤선(federal poverty level)의 133%(2012년 기준, 개인의 경우 연소득 1만 4,856달러, 3인 가족의 경우 연소득 2만 5,390달러)까지로 확대하게 만들었다. 그러나 연방대법원은 처음에 20개 주가 시행했던 이 의무 조항을 주정부가 거부할 수 있게 하여 이 조항의 권한을 약화시켰다(2019년 1월 현재, 14개 주에서는 메디케이드의 소득 기준 자격요건을 여전히 확대하지 않고 있다). 또한 ACA는 소득수준이 연방 빈곤선의 133%에서 400% 사이인 개인과 가족이 민간 의료보험에 가입할 수 있도록 보조금을 지급하게 했다.

ACA의 의무 조항들은 지난 30년간 3,000만 명에 가까운 가입자를 잃은 민간 의료보험회사의 생존을 위해 필수적인 것이었다. 민간 의료보험은 그동안 높은 의료보험료(개인의 경우 6,690달러, 가족의 경우 1만 8,764달러), 일정액 전액 이용자 부담액의 증가(연간 1,276달러에서 2,120달러까지), 상당한 정액 부담으로 인해 갈수록 결함투성이가 되고 있었다(29). 8,000만 명 이상의 미국인이 **불충분 보험 가입자**인 것으로 추정하는데, 이는 매년 소득의 10% 이상을 '본인부담(out-of- pocket)' 보건의료비로 지출한다는 것을 뜻한다. 이들 대부분이 의료보험 가입자인데도 말이다! 따라서 미국에서 모든 개인 파산의 59%가 '매우' 또는 '어느 정도' 의료비 때문이라는 조사 결과는 놀라운 일이 아니다(30).

또한 ACA에는 부모의 의료보험에 26세 이하의 자녀를 피보험자로 가입시키는 것을 허용하고, 과거 병력을 이유로 의료보험 가입을 거부하는 것을 금지했으며, 연간 및 가입 기간 동안의 보험급여 상한액을 폐지하는 등 일부 규제 조항이 있다. 개인과 소규모 집단을 대상으로 하는 민간 의료보험 시장은 정부 주도의 **의료보험거래소**(health insurance exchanges)의 혜택을 받았는데, 환자가 의료보험 상품을 비교할 수 있도록 시장의 투명성을 창출했다. 민간 의료보험은 총의료보험료 중 총지급보험금의 비율인 **손해율**(medical loss ratio)이 80~85%라는 것을 입증해야 한다. 손해율이란 용어는 의사, 병원, 의약품 등에 쓰는 모든 돈을 주주의 손실로 여기는 민간 의료보험회사 주주의 관점을 적나라하게 보여주고 있다. 결과적으로 민간 의료보험회사는 투자자의 배당금을 극대화하기 위해 급여 적용을 거부하고 보험금 지불을 지연시킬 강력한 동기를 가지고 있다.

이 외에도 ACA에는 보건소(community health centers)에 대한 재정 지원 강화, 비교효과연구(comparative effectiveness research) 지원, 계획되지 않은 재입원에 대한 지불 삭감과 병원 감염 치료비 지불 거부 등을 통한 질 향상 인센티브 제공, 공중보건 하부구조, 환자 중심 주치의 의원(patient-centered medical home), 책임의료조직(accountable care organization)에 대한 재정 지원 등 많은 사항이 담겨 있다.

그러나 미국 보건의료체계가 직면한 접근성, 비용, 질이라는 3대 주요 과제를 해결하는 데, ACA는 부족한 면이 많다. 2,600만여 명이 여전히 의료보험에 가입되어 있지 않다. ACA는 '시장'에 크게 의존하므로 비용을 통제하는 데 극도로 취약하다. 많은 무보험자가 젊다면, 이들의 의료보험 가입을 의무화할 경우 위험분산 집단에 대체로 건강한 사람이 늘어나므로 의료보험료는 감소해야 한다. 그러나 높은 의료보험료(개인의 경우 6,690달러, 가족의 경우 1만 8,764달러)에 비해 ACA에 의해 의료보험을 구매하지 않은 사람에게 부과되는 벌금(개인의 경우 695달러, 가족의 경우 2,085달러, 고용주의 경우 피고용인당 2,000달러)이 충분히 높지 않다는 우려가 상당히 크다. 많은 사람들과 고용주들이 의료보험을 구매하기보다는 벌금을 내려 할 수도 있다. 또한 민간 의료보험회사가 의료보험료를 낮추기 위해 일정액 전액 이용자 부담액과 정액 부담액이 높은 상품을 만들면서, ACA로 인해 불충분 보험 가입자가 더 많이 생기게 되었다. ACA의 또 다른 문제는 보건의료의 질적 격차를 해결하려는 방안을 명확하게 제시하고 있지 않는다는 것이다.

공화당 의원들은 2010년부터 2018년까지 ACA를 폐지하겠다고 위협해 왔다. 그러나 연방대법원이 ACA에 따른 개인의 의료보험 가입 의무화에 대해 합헌 결정을 내리고 오바마 대통령이 2012년에 재선에 성공하면서, 2016년 도널드 트럼프 대통령이 당선될 때까지 ACA 폐지 시도는 중단되었다. 2017년에 ACA 폐지를 위한 법률적 시도가 실패했지만, 부유층의 세율을

35%에서 21%로 줄이는 트럼프의 조세개혁안이 통과했다. 여기에는 2019년에 개인의 민간 의료보험 구매 의무화를 폐지하는 조항이 포함돼 있었는데, 이로 인해 건강한 젊은 층이 의료 보험에서 탈퇴하여 무보험자 수가 증가할 것이란 예측이 지배적이다. 반면 질병에 걸린 사람들은 계속 의료보험에 가입되어 있으려고 하기 때문에 민간 의료보험료가 증가할 것으로 예상된다. 공적 메디케어 프로그램의 사회보험 원칙을 훼손할 수 있는 메디케어 의료저축계좌 조항은 당연히 그대로 유지되었다. 사실 ACA에 반대하는 많은 의원들은 메디케어를 **확정급여형**(defined-benefit) 프로그램(비용에 상관없이 급여목록에 등재된 서비스에 대해 지불)에서 **확정기여형**(defined-contribution) 프로그램(가입자에게 민간 의료보험을 구매할 수 있는 정해진 금액, 즉 "바우처"를 제공)으로 전환함으로써 (의료보험료 지원을 통해) 메디케어를 민영화시키려 해왔다 (31). 만약 이러한 방안이 실행된다면, 민간 의료보험료는 바우처의 금액보다 훨씬 더 높아지게 될 것이며, 결국 의료비용을 가입자에게 전가하게 될 것이다.

ACA는 미국 보건의료체계의 도약일까, 아니면 후퇴일까? ACA의 많은 옹호자는 메디케이드 수급자 증가를 통한 적용 대상 확대, 연방 및 주정부의 의료보험거래소 설치를 통한 개인의 의료보험 가입 증가, 본인부담금 없는 예방서비스 제공, 보건소, 일차의료, 공중보건에 대한 지원에 주목한다. 반면, ACA에 대한 많은 비판자는 공적 재원인 세금을 민간의 영리 의료보험회사에 쏟아 부어 메디케어를 민영화시키려는 세력에게 힘을 실어줬다는 점을 지적한다. 세 번째 관점은 ACA가 작지만 큰 도약이라는 입장이다. ACA가 보편적 의료보장을 달성하지도, 비용을 통제하지도, 중요한 의료의 질 향상을 이루지도 못했지만, 모든 미국인에게 보건의료를 제공할 정부의 책임을 미국 의회가 암묵적으로 표명한 첫 사례라는 점에 의미가 있다는 것이다.

ACA를 뛰어넘는 보건의료 개혁의 필요성은 여전히 남아 있다. 이를 위한 최선의 대안은 공적 단일 지불자 건강보험인 "모든 사람을 위한 메디케어" 프로그램의 실시일 것이다(글상자 12.1 참고)(32, 33).

역설과 실패의 근본 원인

점진적인 의료보장 확대에 만족하지 못하는 대부분의 미국인은 상당수의 의사와 보건의료 제공자와 마찬가지로 보편적 의료보장을 원한다(34). 의료비 증가, 급여 범위 축소와 불확실한 급여 적용, 접근성, 질에 대한 대중의 우려가 깊다. 그러나 미국에서 건강보험의 보편적 적용과 보편적 의료 접근성 보장을 확립하려는 시도는 실패했다. 정치 분석가들은 이러한 실패가 미국의 두 가지 기본적인 문화적 신념(cultural belief), 즉 정부에 대한 지속적인 불신과 개

단일 지불자 건강 보장(single-payer healthcare)이란 무엇인가?

슈테피 울핸들러(Steffie Woolhandler), 데이비드 U. 힘멜슈타인(David U. Himmelstein)

단일 지불자 보건의료체계에서는 전체 인구 집단의 의료비를 지불하는 단일한 공공(또는 준공공) 기관이 사실상 모든 보건의료 재원을 관리한다.

단일 지불자 체계는 국가 간에 다소 차이가 있다. 캐나다와 대만 같은 국가에서는 정부가 단일 지불자 건강보험을 운영하지만 대부분의 의사는 개인이 소유한 의원에서 진료하며 대부분의 병원과 의원은 민간 비영리조직이 운영한다. 이러한 사회보험 방식의 단일 지불자 체계를 보통 **국민건강보험(national health insurance)** 또는 때로 모든 사람을 위한 메디케어라고 부른다. 그러나 미국의 메디케어와 달리, 진정한 '단일 지불자'란 여러 의료보험 가운데 하나가 아니라 하나의 건강보험이 인구 집단 전체를 대상으로 적용되는 것을 뜻하며, 단일 지불자 체계에서는 공적 건강보험과 보장성이 중복되는 민간 의료보험을 금지하고 있다.

스코틀랜드와 스페인 같은 단일 지불자 체계에서는 정부가 진료비를 지불할 뿐만 아니라 직접 대부분의 병원을 소유하며 대부분의 의료 인력을 고용하는데, 이러한 국가 공영의료체계 모형을 **국가보건서비스(national health service)**라고 한다. 이 모형은 미국의 재향군인보건청(Veterans Health Administration: VHA)과 비슷하지만, 재향 군인뿐만 아니라 인구 집단 전체를 포괄한다는 점에서 차이가 있다.

앞서 설명한 단일 지불자 모형 두 가지 모두가 모든 사람을 보편적으로 포괄하고 환자의 소득이나 재산과 무관하게 동일한 액수의 진료비를 병원과 의사에게 지불하기 때문에 보건의료 형평성을 향상시킨다. 따라서 캐나다에서는 가난한 사람이 부유한 사람보다 약간 더 많은 보건의료서비스를 받는다. 하지만 가난한 사람은 위해한 물리적·사회적 환경에 더 많이 노출되기 때문에 질병에 걸리기 쉬우므로 보건의료서비스를 이보다 더 많이 이용해야 할 것이다. 캐나다에 영아 사망률(과 다른 건강 결과)의 계급 간 격차가 여전히 존재하지만, 가장 가난한 20%의 사람조차 영아 사망률이 미국인 전체 평균보다 낮다. 실제로 단일 지불자 체계를 가진 거의 모든 국가에서 건강 결과가 미국보다 좋다.

단일 지불자 체계에는 비용을 억제하는(cost containment) 몇 가지 방법이 있다. 첫째, 사실상 모든 재원이 하나의 '수도꼭지'를 통해 흘러나가게 함으로써 전체 보건의료 예산을 설정하고 집행할 수 있게 된다. 이와 반대로, 미국과 같은 다중 지불자(multipayer) 체계에서는 병원, 의원, 의사가 수백 개의 의료보험과 수천만 명의 개별 환자로부터 의료비를 지불받기 때문에 돈의 흐름을 추적하고 통제하는 것이 거의 불가능하다.

또한 다수의 지불자로 인해 불필요한 서류 작업이 산더미 같이 생기게 된다. 의료 제공자는 반창고 하나, 아스피린 한 알마다 청구 대상을 확인하기 위해 정교한 내부 원가회계체계(cost- accounting system)를 구축해야 한다. 진료비를 지불하지 않아야 이윤을 얻는 보험회사는 적절한 진료비 청구인지 입증하는 자료를 광범위하게 제출하도록 요구한다. 따라서 보험자와 의료 제공자 모두 급여비를 덜 지불하거나 청구액을 최대한 받을 수 있도록 많은 인력을 고용한다.

반면에 스코틀랜드와 캐나다 정부는 병원이 제공하는 모든 진료의 비용을 포괄하는 총액예산(global budget)을 각 병원에 준다. 미국에서 지방정부가 소방서에, 연방정부가 VHA 병원에 비용을 지불하는 방식과 유사하다. 캐나다의 병원은 개별 환자에 대해 진료비를 청구하거나 진단검사나 치료별로 보험자의 승인을 받을 필요가 없다. 그 결과, 미국의 병원이 수입의 25%를 행정비용으로 쓰는 반면, 캐나다의 병원은 약 12%에 불과하다. 캐나다 의사의 진료비 청구 방식도 훨씬 간단하다. 모든 환자가 동일한 간단한 규정을 적용하는 동일한 건강보험에 가입되어 있다. 캐나다 의사가 진료비를 청구하는 데 드는 비용은 미국 의사의 2/3 수준으로 적다.

단일 지불자 체계는 의료보험의 간접비(overhead)도 줄이는데, 미국에서는 의료보험료의 약 14%를 간접비로 소모하는 데 비해, 캐나다의 경우는 1%에 불과하다. 미국에서 제대로 된 단일 지불자 체계를 구축한다면 의료보험의 간접비, 병원의 행정비용, 의사의 서류 작업 비용을 매년 5,000억 달러 줄일 수 있다.

미국에서 단일 지불자 체계가 구축된다면 병원과 기타 '첨단' 의료시설을 필요한 곳에서 이용할 수 있게 만들고 낭비적이고 해롭기까지 한 과잉 의료공급을 줄이는 더 나은 보건 기획(health planning)을 통해 추가로 비용을 절감할 수 있다. 병상 수 과잉과 과도한 의료기술은 과잉 진료(overtreatment)를 유발하는데, 이는 밀턴 로머(Milton Roemer)가 처음 제기한 현상으로서 "지어진 병상은 채워진 병상(a built bed is a filled bed)"이라는 로머의 법칙(Roemer's Law)으로 잘 알려져 있다.

지불 제도의 허점을 노려 수익을 늘리려는 동기를 최소화하고 의료 필요에 맞게 투자하도록 만들기 위해서는 운영 예산에서 남은 잉여 자금(또는 이윤)을 병원과 의원이 보유하지 못하게 금지하여 신규 자본 지출(capital expenditure)을 통제하는 것이 핵심이다. 병원과 의원이 잉여 자금으로 새로운 시설과 첨단 장비를 구매할 수 있다면 수익 증대를 위해 이윤을 내지 못하는 환자에 대한 진료와 서비스 제공을 회피하고 이윤을 올릴 수 있는 환자와 서비스에 집중할 것이다. 이렇게 될 경우, 필수적이지만 이윤을 내지 못하는 진료를 제공하는 병원과 의원은 역으로 새로운 투자를 하지 못하게 될 수 있다. 따라서 투명하고 민주적인 과정을 통해 신규 자본 투자를 위한 자금이 할당되는 효과적인 보건 기획이 필요하다.

미국에서 단일 지불자 체계를 도입하기 위한 법안이 상·하원과 몇몇 주 의회에 제출되었다. 이 체계는 모든 주민에게 자동적으로 적용되고 의학적으로 필요한 모든 보건의료서비스를 완전히 포괄한다. 환자는 의사와 병원을 자유롭게 선택할 수 있다. 병원과 의원은 예산 범위 내에서 운영해야 하지만, 민간 의료보험회사의 고역스러운 미시 관리(micromanagement)로부터 벗어날 수 있다.

여론조사 결과를 보면 국민과 보건의료 전문가 모두 이러한 개혁을 상당히 지지하는 것으로 나타난다. 반면, 단일 지불자 체계가 도입되면 엄청난 손해를 보게 될 제약회사와 민간 의료보험회사는 단일 지불자 체계가 정치적 의제로 떠오르지 못하게 하려고 막대한 금액을 정치인에게 끊임없이 퍼붓고 있다. 국민건강보험 도입을 위한 의사회(Physicians for a National Health Program, www.pnhp.org), 당장 건강 보장을!(Healthcare- NOW!) (www.healthcare-now.org), 전미간호사연대(National Nurses United)(www.NationalNursesUnited.org), 공적시민(Public Citizen, www.citizen.org)과 같은 단체들이 단일 지불자 건강 보장에 대해 대중을 교육하고 미국에서 단일 지불자 보건의료체계 도입을 지지하는 대중운동을 구축하기 위해 노력하고 있다.

더 읽어보기

Woolhandler S, Campbell T, Himmelstein DU. Healthcare administration costs in the U.S. and Canada. New England Journal of Medicine 2003; 349: 768-775.

Himmelstein DU, Jun M, Busse R, et al. A comparison of hospital administrative costs in eight nations: U.S. costs exceed all others by far. Health Affairs 2014; 33: 1586-1594.

Gaffney A, Woolhandler S, Angell M, Himmelstein DU. Moving forward from the Affordable Care Act to a single-payer system. American Journal of Public Health 2016; 106: 987-988.

Woolhandler S, Himmelstein DU. Single-payer reform: The only way to fulfill the President's pledge of more coverage, better benefits, and lower costs: Single-payer reform. Annals of Internal Medicine 2017; 166: 587-588.

인의 자율성 및 기업가 정신(entrepreneurship)에 대한 이념적 헌신(ideological commitment) 때문이라고 평가한다. 다른 요소는 구조적인 것이다.

- 다른 산업화된 민주주의 국가에서 보편적 건강보장(universal health coverage)의 핵심 지지 세력이었던 노동당이 미국에서는 오랫동안 정치적으로 부재했던 것.
- 광범위한 대중적 지지가 있을 때조차 인민주의자(populist)의 요구에 저항하고 대규모 변화를 제약하도록 설계된 연방주의 정치체계(이러한 맥락에서 메디케어의 통과는 일탈적 사건이었는데, 이는 한 정당이 백악관을 차지하고 상·하원 의석수를 큰 격차로 장악한 예외적인 시기였기 때문이었다).
- 정치자금 기부, 로비, 선전을 통해 연방 및 주 수준의 정치 과정(political process)에 영향을 미치는 기업 이익(corporate interests) 집단의 조직화된 권력과 자금.

ACA는 민간 의료보험회사와 제약회사에 수십억 달러의 이윤을 안겨 줬다. 시민연대(Citizens United) 사건[4]에 대한 2010년 연방대법원의 판결로 인해 기업과 노동조합(labor union)이 유권자에게 영향을 미치기 위해 자금을 무제한으로 쓸 수 있게 됨으로써 정치과정에 대한 기업의 영향력이 현저히 증가했다. 이러한 권력에 대항하여 진보적 개혁은 이루기란 힘든 일이다. 무보험자에게는 자신의 이해를 옹호하는 조직화된 지지층(constituency)이나 몰표 집단(voting bloc)이 없다.

무엇이 필요한가?

50년 넘게 점진적 개선책을 통해 미국 보건의료체계의 불형평성(inequity)과 비효율성을 감소시켰지만 근본적인 변화는 없었다. 권리로서 보건의료에 대한 접근성을 보장하려는 운동은 중대한 도전에 직면해 있으며 근본적인 변화가 없다면 계속 이러한 도전에 직면하게 될 것이다.

미국 대중의 정치적·사회적 사고에는 ① 정부를 사회적 책임의 공유 수단으로 간주하는 사람과 ② 정부를 개인의 자유와 자율성을 위협하는 존재로 여기는 사람 사이의 이념적 갈등이

---

4 2008년 미국 대통령 선거 당시, 보수시민단체인 시민연대가 민주당 후보였던 힐러리 클린턴을 비판하는 영상을 TV 광고로 방영하려 하자 연방선거관리위원회가 이를 금지하며 제기된 소송이다. 연방대법원은 수정 헌법 1조에 따라 비영리기업, 노동조합, 기타 단체를 포함한 기업이 정치적 의사표현을 위해 독자적으로 비용을 쓰는 것을 정부가 제한하는 행위를 금지한다고 판결했다. https://en.wikipedia.org/wiki/Citizens_United_v._FEC (검색일 2020.1.16)

해결되지 않은 채 남아 있다. 정반대의 근거에도 불구하고, 후자의 경우는 보건의료나 다른 부문에서 시장과 기업가 정신이 결과를 향상시키는 핵심이라고 믿는다. 그러나 이러한 갈등은 의료비 증가, 의료 접근성 악화, 의료의 질 저하가 미국 보건의료체계의 생존 가능성을 위협할 때 해결될 수도 있다. 이러한 상황이라면 미국 대중이 근본적인 개혁을 수용하고 보편적 의료 접근성을 보장하는 단일 지불자 체계를 채택할 수 있다. 이러한 변화를 위해 공익을 옹호하고 기업 권력을 차단하는 실질적인 선거자금 개혁(campaign finance reform)이 필요할 것이다.

주 수준에서의 보건의료개혁은 연방 수준의 보편적 의료보장체계로 나아가는 마중물이 될 수 있다. 버몬트(Vermont)주는 2011년에 주의 단일 지불자 건강보험인 그린 마운틴 건강보험(Green Mountain Care)을 설립했지만(35) 주의 소기업들에는 보험료가 너무 비쌌기 때문에 2014년에 주지사가 이를 포기했다. 뉴욕주에서는 단일 지불자 체계에 관한 법안이 2 대 1의 찬반 격차로 하원을 통과했지만 공화당이 다수를 차지한 상원에서 부결되었다(36). 주별로 다양한 의료보장 프로그램의 짜깁기가 균등하고 효율적인 국가 의료보장 프로그램을 대체할 수는 없지만, 주 수준에서의 성공 사례가 연방 수준에서 전 국민 의료보장을 추진하는 동력이 될 수 있다.

또한 보건의료 제공자와 환자가 공통의 이해관계를 가지고 있고 현 체계가 불만족스러울 뿐만 아니라 심각하게 불공정하다는 것을 인식해야 근본적 변화가 가능할 것이다. 자율성의 상실, 통제가 안 되는 의료비, 과중한 행정 및 서류 업무 부담, 적절한 양질의 의료를 제공하고 받기 어려운 상황에 대해 보건의료 제공자와 환자 모두 우려하고 있다. 보건의료 제공자의 평등주의적(egalitarian)·윤리적 책무와 환자의 이익은 서로 맞붙어 있다.

더불어, 인종차별, 계급 편향, 정치적 불평등 등 건강의 사회적 결정요인에 대처할 조치를 취해야 한다. 의사, 간호사, 다른 보건의료 노동자의 양성 과정에서 인종차별과 이로 인한 건강 및 다양한 결과를 이해하는 것뿐만 아니라 문화적 역량(cultural competence)(37)에 대한 교육도 필요하다(글상자 12.2 참고).

결론

사회 불의는 미국 보건의료체계의 뼈대에 내장되어 있다. 미국은 보건의료에 대한 접근성을 권리와 정부의 책임으로 규정하지 않아 보편적 의료보장을 하지 않는 유일한 산업화된 민주주의 국가이다. 오히려 보건의료에 대한 접근성을 지불 능력이 있는 사람이 구매해야 하는 상품이나 영리 의료보험회사, 제약회사, 기업 의료 제공자(corporate medical providers), 즉 의

앤서니 L. 슐라프(Anthony L. Schlaff)

의사는 환자의 삶에 대한 인종차별의 영향과 자신의 인종적 편견에 대해 깊이 생각해 볼 필요가 있다(1). 이는 유색인에게 양질의 의료를 제공하는 데 특히 중요하지만, 결국 모든 환자에게 더 나은 의료서비스를 제공하게 될 것이다.

편견이 없는 척하는 사람은 실제로 자신과 다른 특성을 가진 사람, 특히 유색인에게 부정적인 신념을 가지고 있다(2). 유색인에게 암묵적 편견(또는 의식하지 못하는 부정적 태도)을 지닌 의사는 이들을 차별하고 있다는 것을 부인하지만 실제론 이들을 다르게 대한다. 편견을 인식하고 인정하며 이에 대해 보상하려는 노력을 통해 이러한 편견을 줄이고 의료의 질을 개선할 수 있다.

현재까지 인종차별 및 이와 관련된 문제에 대해 의과대학생을 제대로 교육하지 못하고 있다. 그러나 간호대학(또한 일부 다른 보건 및 사회서비스 분야)에서는 인종차별을 포함한 문화적 역량 교육이 수년간 학생 교육과정의 핵심 구성요소였다(3장의 글상자 3.3 참고).

의과대학생에 대한 교육을 통해 자신의 암묵적 편견(implicit bias)이 미치는 영향을 이해하여 이를 줄일 수 있게 해야 한다. 학생은 다음을 이해해야 한다.

- 인지적 지름길(cognitive short-cuts)과 오류에 대한 광범위한 이해와 이를 바탕으로 한 암묵적 편견에 관한 과학적 지식.
- 생물학적인 것이 아닌 사회적 구성물(social construct)로서의 인종: 이를 통해 환자의 의학적 문제에 대한 사회적 원인에 초점을 맞추고 질병 위험이 높은 이유를 존재하지도 않는 생물학적 원인에서 찾지 않게 한다.
- 자신의 개인적·직업적 정체성과 문화적 규범에 대한 평가를 통한 인종 정체성(racial identity) 확립.

자신의 정체성을 평가하는 것으로 시작하는 인종차별에 관한 교육은 의사(및 궁극적으로는 이들의 환자까지)로 하여금 자신의 문화가 규범적이고 우월하다는 부당한 가정을 하지 않게 한다. 이러한 억측은 성찰과 반성을 독려하는 교육을 통해 비판이나 부당한 가정 없이 다양한 문화 차이를 인정하는 태도인 문화적 겸손(cultural humility)으로 변화할 수 있다. 또한 교육을 통해 의사는 편안하고 공감하는 의사소통을 할 수 있게 돼서 환자의 옹호자가 되고 결국 치료 관계의 핵심인 환자의 신뢰를 얻을 수 있다.

의사는 사회적 결정요인이 환자의 건강 문제와 걱정에 어떻게 영향을 미치는지 이해해야 한다. 의과대학생은 다음을 배워야 한다.

- 구조적인 인종차별이 유색 인종을 일반적으로 소득과 재산이 적고, 더 위험한 환경에 거주하며, 더 위험한 직업에 종사하고, 양질의 주택 교육 고용에 대한 낮은 접근성을 갖게 만드는 기전.
- 인종차별이 환자의 삶에 어떻게 영향을 미치는지에 대한 이해.
- 사회력(social history)을 조사하는 방법.
- 팀 진료, 의뢰, 환자 옹호, 더 형평성 있는 보건의료체계와 사회에 대한 지지를 통해 어떻게 구체적인 사회적 결정요인에 대응할 것인지.

보스턴 남부 자메이카 플레인 지역 보건소(Southern Jamaica Plain Health Center)는 인종차별의 역사에 대한 인식, 특히 임상진료 현장에서의 인식이 어떻게 양질의 의료로 전환할 수 있는지 보여주는 모범적인 모형이다. 이 진료 모형(진료실에서의 평등)에서 보건의료 제공자는 의학에서의 백인 우월주의 역사를 배운다. 그리고 진료 과정에서 잠재적인 편견이 있는 영역을 파악하고 인종·민족적 정체성과 진료 과정에서 겪었던 인종차별 경험을 환자에게 직접적으로 물어보도록 훈련을 받는다. 또한 사회적 결정요인, 특히 인종차별이 환자에게 어떻게 영향을 주는지 배운다. 팀 중심 진료를 통해 의료진은 환자가 열악한 주거 환경, 건강한 식품에 대한 접근성 부족, 환경적 위해, 교육 및 고용 기회 제한 등 건강의 사회적 결정요인을 해결하도록 돕는다. 이러한 사회적 결정요인은 환자 교육, 옹호, 정부 기관이나 기타 단체의 지원을 통해 해결될 수 있다(3).

일부 의과대학은 학생이 인종차별을 이해하고 해결하는 방법을 배우는 교육과정을 도입했다. 두 대학의 교육과정을 여기에 소개한다.

노스캐롤라이나 대학교(University of North Carolina) 의과대학의 '사회 및 보건의료체계(Social and Health Systems)' 과목은 4년간의 교육과정으로 이루어져 있다. 광범위한 학과의 교수진이 소집단 토론(첫 2년간은 매주, 그 후에는 매달)을 진행하며, 학생 간 토론과 성찰이 이루어진다. 이 과정은 학생들에게 질병 경험, 문화, 친족, 인종, 민족, 젠더 및 성적 지향성, 사회적 불평등, 낙인, 의료 문화, 생명윤리에 관한 과학적 근거와 비판적 사고를 가르친다. 인지과학(cognitive science)과 인지적 오류(cognitive error)에 관한 광범위한 토론을 거치면서 암묵적 편견에 대해 성찰한다. 인종차별뿐만 아니라 인종과 민족 문제도 정체성, 전문가적·개인적 발전, 문화에 대한 광범위한 토론을 통해 제기된다(4).

뉴욕 주립대학교 업스테이트 의과대학교(SUNY Upstate Medical University) 의과대학의 '환자에서 인구 집단으로: 윤리, 법, 인구 집단 건강(Patients to Populations: Ethics, Law and Population Health course)' 과목은 다학제적 교수진이 가르치며 소집단 토론에서 학생들이 성찰과 토의할 기회를 제공하며 정체성, 문화, 체계, 인지과학에 관한 광범위한 탐구를 통해 인종차별에 대한 심층적으로 토의할 수 있는 시간을 보장한다. 강좌의 주제는 생명윤리, 법, 인구 집단 건강, 역학, 보건의료정책을 망라한다. 추가 과정을 통해 건강 불형평성과 기타 관련 문제를 토론할 기회가 계속 제공된다(5).

의과대학은 이와 유사한 교육과정을 개발하고 이러한 과정이 임상적 역량, 환자 만족, 신뢰, 진료결과를 향상시켰는지, 그리고 어떻게 향상시킬 수 있었는지를 평가할 필요가 있다.

참고문헌

1. Bailey D, Krieger N, Agénor N, et al. Structural racism and health inequities in the USA: Evidence and interventions. Lancet 2017; 389: 1453-1463.
2. Matthew DB. Just medicine: A cure of racial inequality in American healthcare. New York: New York University Press, 2015.
3. Southern Jamaica Plain Health Center. Racial justice and health equity training. Available at: https://www.brighamandwomens.org/medicine/general-internal-medicine-and-primary-care/southern-jamaica-plain-health-center/racial-justice-and-health-equity. Accessed September 4, 2018.
4. University of North Carolina School of Medicine. MD Program Curriculum. Available at: https://www.med.unc.edu/md/curriculum/tec-curriculum-information/. Accessed September 4, 2018.
5. SUNY Upstate Medical University College of Medicine. Courses, clerkships, and electives. Available at: http://www.upstate.edu/curriculum/courses/index.php. Accessed September 4, 2018.

산복합체(medical-industrial complex)의 지배력이 증가하고 있는 보건의료체계에서(38) 고용 여부에 따라 부분적으로 보장받는 급여로 취급한다. 그 결과, 노동자의 가족 구성원을 포함한 거의 2,800만 명이 보건의료에 대한 접근성을 보장받지 못하고 있고, 수백만 명이 불충분하게 보장받고 있으며, 전체 의료비(세계에서 가장 높은 1인당 의료비)는 위기 수준에 다다랐다. 예방 가능한 장애와 사망뿐만 아니라 치료받지 못한 질병으로 인해 개인의 사회적, 정치적, 경제적 참여 기회가 제약되고 분배 정의의 근본 원칙이 무너지고 있다.

이러한 부당한 체계는 건강 위험과 의료 필요가 가장 큰 인구 집단인 저소득층과 소수 인종·민족에게 가장 큰 부담을 주고 있으며, 위해한 화학적, 물리적, 생물학적, 사회적 환경과 기타 불건강의 사회적 결정요인에 노출되어 이미 건강 수준이 낮은 이들의 건강 상태를 악화시키는 데 크게 기여하고 있다. 1965년 이래로, 자산조사 기반 프로그램(means-tested program)과 사회안전망 체계와 더불어 메디케어 및 메디케이드는 가난한 사람의 의료 접근성을 향상시켰다. 그러나 2000년대 초 이후, 이러한 프로그램조차도 건강하고 부유한 사람이 위험과 비용을 공유하는 체계로부터 탈퇴하도록 장려하고 조세감면 혜택을 받는 민간 의료보험을 구매할 동기를 부여하는 법률과 규정을 통해 정치적 공격받았다.

이러한 불의의 근원에는 ① 보건의료에는 적합하지 않은 시장 논리에 기대고, ② 정부에 대한 불신을 조장하며, ③ 보건의료 부문의 기업이 법률과 규제에 영향을 미치기 위해 막대한 돈을 쏟아 붓는 것을 방치하는 이념적·정치적 철학이 있다. 위기에 처한 현재 체계는 인구 집단의 건강 수준을 다른 산업화된 민주주의 국가보다 훨씬 뒤떨어지게 만들고 있다. 공공 부문 사회보험을 통해 보편적 보건의료를 보장하는 보건의료체계는 정당하고 공평한 체계를 만들어 사회계약의 원칙을 회복하고 환자 및 보건의료 제공자의 이익을 최우선으로 여기게 만들 것이다.

참고문헌

1. Rawls J. A theory of justice. Cambridge, MA: Harvard University Press, 1971.
2. Kawachi I, Kennedy BP, Wilkinson RG, eds. Income inequality and health. New York: W.W. Norton and Company, 1999, p. xvi.
3. Daniels N. Justice, health and health care. In: Rhodes R, Battin MP, Silvers A, eds. Medicine and social justice: Essays on the distribution of health care. New York: Oxford University Press, 2002, pp. 6-23.
4. Berkman LF, Kawachi I, eds. Social epidemiology. New York: Oxford University Press, 2000.
5. Institute of Medicine Committee on the Consequences of Uninsurance. Insuring health: Hidden costs, value lost. Washington, DC: National Academies Press, 2003.
6. Woolhandler S, Himmelstein DU. The relationship of health insurance and mortality: Is lack of insurance deadly? Annals of Internal Medicine 2017; 167: 424-431.

7. Jackson T. The pros and cons of switching to a Medicare Advantage plan, January 25, 2017. Available at: https://medicare.com/medicare-advantage/the-pros-and-cons-of-switching-to-medicare-advantage. Accessed July 23, 2018.

8. Institute of Medicine Committee on Understanding and Eliminating Racial and Ethnic Disparities in Health Care. Unequal treatment: Confronting racial and ethnic disparities in healthcare. Washington, DC: National Academies Press, 2001.

9. U.S. Central Intelligence Agency. The world fact book -2017. Available at: https://www.cia. gov/library/publications/the-world-factbook/rankorder/2102rank.html. Accessed March 25, 2019.

10. U.S. Census Bureau. Income, poverty and health insurance coverage in the United States: 2011. September 12, 2012. Available at: https://www.census.gov/newsroom/releases/archives/income_wealth/cb12-172.html. Accessed September 18, 2018.

11. Kaiser Commission on Medicaid and the Uninsured. Key facts about Americans without health insurance. December 2017. Available at: http://www.kff.org/report-section/uninsured/a-primer-key-facts. Accessed June 1, 2018.

12. Institute of Medicine Committee on the Consequences of Uninsurance. Insuring health: Hidden costs, value lost. Washington, DC: National Academies Press, 2003.

13. Sommers BD, Baicker K, Epstein AM. Mortality and access to care among adults after state Medicaid expansions. New England Journal of Medicine 2012; 367: 1025-1034.

14. Centers for Medicare & Medicaid Services. National health expenditure data. 2016. Available at: https://www.cms.gov/Research-Statistics-Data-and-Systems/Statistics-Trends-and-Reports/NationalHealthExpendData/NHE-Fact-Sheet.html. Accessed June 5, 2018.

15. Claxton G, Rae M, Panchal N. Consumer assets and patient cost sharing. February 2015. Available at: http://files.kff.org/attachment/issue-brief-consumer-assets-and-patient-cost-sharing. Accessed on June 9, 2018.

16. Kaiser Family Foundation. Employer Health Benefits Survey, September 19, 2017. Available at: http://files.kff.org/attachment/Release-Slides-2017-Employer-Health-Benefits-Survey. Accessed June 26, 2018.

17. Henry J. Kaiser Family Foundation. Premiums for employer-sponsored family health coverage rise slowly for sixth straight year, up 3% but averaging $18,764 in 2017. September 19, 2017. Available at: https://www.kff.org/private-insurance/press-release/premiums-for-employer-sponsored-family-health-coverage-rise-slowly-for-sixth-straight-year-up-3-but-averaging-18764-in-2017. Accessed June 26, 2018.

18. Woolhandler S, Campbell T, Himmelstein DU. Costs of health care administration in the United States and Canada. New England Journal of Medicine 2003; 349: 768-775;

19. Himmelstein DU, Woolhandler S. Cost control in a parallel universe: Medicare spending in the United States and Canada. Archives of Internal Medicine 2012; 172: 1764-1766.

20. Institute of Medicine Committee on the Quality of Health Care in America. Crossing the quality chasm: A new health system for the 21st century. Washington, DC: National Academies Press, 2001.

21. Kerr EA, McGlynn EA, Adams J, et al. Profiling the quality of care in twelve communities: Results from the CQI [Community Quality Index] study. Health Affairs 2004; 23: 247-256.

22. Agency for Healthcare Research and Quality. National healthcare quality and disparities report, 2011. Available at: http://www.ahrq.gov/research/findings/nhqrdr/nhqrdr11/qrdr11.html. Accessed June 25, 2018.

23. Davis K, Schoen C, Doty M, et al. Medicare versus private insurance: Rhetoric and reality. Health Affairs 2002(Suppl web exclusives): W311-W324.

24. Savedoff WD. Kenneth Arrow and the birth of health economics. Bulletin of the World Health Organization 2004; 82: 139-140.

25. Fein O. A report from the White House Health Care Summit. March 5, 2009. Available at: http://pnhp.org/blog/2009/03/09/dr-oliver-fein-reports-on-the-white-house-health-summit/. Accessed June 25, 2018.

26. Spotlight on Poverty and Opportunity. New York Times/CBS News Poll, April 5-12, 2010.

27. Shiels J, Haught R. The cost and coverage impact of a public plan: Alternative design options. Available at: http://alankatzblog.com/wp-content/uploads/2009/04/lewin-study-private-health-plan-alternative-20090406.pdf. Accessed June 25, 2018.

28. Eaton J, Pell MB, Mehta A. Washington lobbying giants cash in on health overhaul. March 26, 2010. Available at: https://www.publicintegrity.org/2010/03/26/2707/washington-lobbying-giants-cash-health-reform-debate.

Accessed June 25, 2018.

29. Kaiser Family Foundation. HRET 2017 employer health benefits survey. Available at: https://www.kff.org/health-costs/report/2017-employer-health-benefits-survey/Accessed June 15, 2018.

30. Himmelstein DU, Lawless RM, Thorne D, et al. Medical bankruptcy: Still common despite the Affordable Care Act. American Journal of Public Health 2019; 109: 431-433.

31. Brookings Institution. Premium support: A primer. December 16, 2011. Available at: http://www.brookings.edu/research/papers/2011/12/16-premium-support-primer. Accessed June 25, 2018.

32. Physicians for a National Health Program. Proposal of the Physicians' Working Group for single-payer national health insurance. Available at: http://www.pnhp.org/publications/proposal-of-the-physicians-working-group-for-single-payer-national-health-insurance. Accessed July 23, 2018.

33. Gaffney A, Woolhandler S, Angell M, Himmelstein, DU. Moving forward from the Affordable Care Act to a single-payer system. American Journal of Public Health 2016; 106: 987-988.

34. Carroll AE, Ackerman RT. Support for national health insurance among U.S. physicians: Five years later. Annals of Internal Medicine 2008; 148: 566-567.

35. Wallack AR. Single payer ahead—cost control and the evolving Vermont model. New England Journal of Medicine 2011; 365: 584-585.

36. Campaign for New York Health Act. New York Health Care Act. Available at: https://www.nyhcampaign.org/learn. Accessed June 15, 2018.

37. Allen CE, Easley CE. Practicing cultural competence. In: Levy BS, Gaufin JR, eds. Mastering public health: Essential skills for effective practice. New York: Oxford University Press, 2012, pp. 102-127.

38. Burlage R, Anderson M. The transformation of the medical industrial complex: Financialization, the corporate sector, and monopoly capital. In: Waitzkin H, ed. Health care under the knife. Monthly Review Press 2018: 69-82.

13

감염병
Infectious Diseases

조이아 무커지·폴 파머
번역 민진수

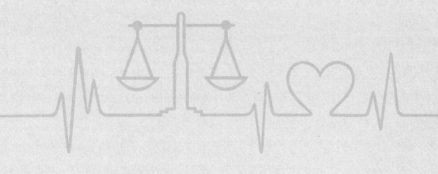

조이아 S. 무커지(JOIA S. MUKHERJEE)_ MD. MPH. 하버드 의과대학(Harvard Medical School)의 국제보건 및 사회의학과 부교수이며, 감염내과 전문의. 파트너스인헬스의 최고의료책임자. jmukherjee@pih.org

폴 M. 파머(PAUL E. FARMER)_ MD. PhD. 하버드 의과대학(Harvard Medical School)의 국제보건 및 사회의학과 교수이며, 인류학자이자 감염내과 전문의. 파트너스인헬스의 공동 창업자. 주요 저서로『권력의 병리학』(2003),『감염과 불평등』(1999),『에이즈와 비난』(1992) 등이 있음. paul_farmer@ hms.harvard.edu

민진수_ MD, MPH. 가톨릭대학교 의과대학 임상조교수. 결핵을 전공하는 호흡기내과 전문의이며, 결핵 임상 역학 등과 관련한 연구를 진행하고 있다. minjinsoo@gmail.com

서론

혹사병(Black death)은 중세기 동안 유럽과 아시아를 황폐화시킨 림프절 흑사병(bubonic plague)[1]의 범유행병으로, 치명적인 감염병의 본보기였다. 1347년 페스트균(Yersinia pestis)에 의한 이 유행병은 유럽을 강타했고(1), 그 후 5년 동안 유럽 인구의 1/3 이상인 2,400만 명이 사망했다. 혹사병을 마주친 지역사회는 빠르게 확산되는 질병에 대처할 만한 전략은 없었으며, 당시에는 합리적인 공중보건 전략으로 여겨진 수많은 살아 있는 사람들을 불태우는 등의 조치에 의존할 뿐이었다. 다른 방어 조치로는 생활 습관이 신에게 거슬리는 사람을 추방하거나, 화난 신들을 달래기 위해 공개 행렬에 참여하거나, 단순히 행성의 재편성을 기다리는 것들이 있었다.

대부분의 감염병과 마찬가지로 혹사병은 가난한 사람들에게 불균형하게 충격을 주었다. 부유한 사람들은 "일찍 그리고 멀리 도망치고 늦게 돌아오는 방법"으로 질병을 피할 수 있었다(2). 특히나 더 좋은 조치를 알고 있던 많은 의사들은 혹사병의 영향이 덜 미치는 지역으로 도망쳤다(3).

오늘날 예방, 진단 및 치료의 기술은 놀라울 정도로 발전했지만, 감염병은 계속해서 사람들을 불평등하게 괴롭히고 있다. 이런 불평등은 저·중소득 국가와 고소득 국가의 빈곤층에서 이환율과 사망률의 주요 원인이다. 예를 들어 하기도감염과 설사병은 저소득 국가에서 사망의 두 가지 주요 원인이며, 인간면역결핍바이러스 감염과 에이즈, 말라리아 및 결핵은 상위 10위에 포진하고 있다(21장의 그림 21.2). 아프리카와 동남아시아의 빈곤 국가와 다른 저·중소득 국가의 사람들은 불균형하게 감염병에 걸리고 사망할 가능성이 높다(표 13.1과 13.2).

이번 장에서는 빈곤층에서 사회 불의와 감염병이 어떤 인과 관계를 갖는지 중점적으로 알아볼 것이다. 범국가적 방침이 감염병을 예방하고, 발견하고, 치료하려는 노력을 어떻게 준비하고 있는지도 알아볼 것이다. 또한 사회운동이 어떻게 위험과 결과의 불균형을 좁히고 사회 정의를 발전시키는 데 도움이 될 수 있는지 보여주기 위해 '에이즈 운동(AIDS movement)'을 예로 들어서 설명할 것이다.

---

[1] 혹사병은 보통 토양 속에 서식하는 페스트균(Yersinia Pestis)이 인체에 감염되어 발병하는 감염 질환이다. 혹사병은 림프절 흑사병, 폐 혹사병과 패혈성 흑사병으로 나눌 수 있으며, 그중 림프절 흑사병이 가장 흔히 발생하는 흑사병의 종류이다.

표 13.1 전 세계 지역별로 예측되는 질병 부담 및 사망

세계보건기구 지역기구	원인에 따른 질병 부담 [단위 1,000 DALYs](2016)		원인별 예측 사망 (단위 1,000건)(2015)
	말라리아	호흡기 감염	호흡기 감염
아프리카	34,680	60,588	913
범아메리카	32	9,007	307
동지중해	584	15,840	222
유럽	0.2	6,526	253
동남아시아	1,834	33,945	780
서태평양	239	13,260	461

DALYs: 장애 보정 생존 연수(Disability-adjusted life years).

자료: World Health Organization. Disease burden and mortality estimates. http://www.who.int/healthinfo/globalburdenctisease/estimates/en/indexl.html. (검색일 2018.8.2).

표 13.2 저·중소득 국가와 프랑스의 인간면역결핍바이러스 감염 유병률 및 결핵 발생률

국가	HIV 감염 유병률(%)(2017)		결핵 발생률 (인구 10만 명당)(2017)
	남자, 15~24세	여자, 15~24세	
아프가니스탄	NA	NA	189
과테말라	0.2	0.2	25
아이티	0.3	0.9	181
이라크	NA	NA	42
케냐	1.3	2.6	319
파키스탄	0.1	0.1	267
페루	0.1	0.1	116
시에라리온	0.4	0.7	301
남아프리카공화국	3.9	10.2	567
베트남	0.1	0.1	129
프랑스	0.1	0.1	8

자료: World Bank. 2018 World Development Indicators. Washington,DC: World Bank, 2018. http://wdi.world bank.org/table/2.17. (검색일 2019.3.26).

근본 원인과 연관된 요인

19세기 독일 의사인 루돌프 피르호(Rudolf Virchow)는 사회, 경제 및 정치의 영향력과 감염병의 불균등한 분포의 연관성을 밝힘으로써 공중보건에 기여한 것으로 널리 알려져 있다(4, 5). 그는 질병의 확산이 음식, 교육 및 고용에 대한 불충분한 접근, 그리고 정치적 고립과 어떤 연관성이 있는지를 보여주었다(6). 그렇게 하면서 그는 왜 이러한 사회적 영향력을 개선하는

것이 국제 공중보건의 밑바닥에 반드시 있어야 하는지를 강조했다.

파나마 운하 북쪽 지역에서 DDT를 사용한 말라리아 구제활동(7)이나 아동 사망률을 줄이기 위한 예방접종 확대 시행(8)과 같은 예방 활동은 공중보건 분야에서 중요한 성과이다. 그러나 이러한 중재 활동은 피르호가 중요한 질병의 매개체로 인식한 사회적 영향력을 다루지 못했다. 그 당시에도 그리고 오늘날에도 사회 불의는 감염병의 분포를 엄청나게 변화시키는 원인이다. 식량, 식수, 위생, 주거, 교육 및 고용에 대한 불평등한 접근이 감염병의 전염을 촉진할 때, 가장 빈곤하고 취약한 사람들은 국가, 지역사회 또는 개인 차원에서 이러한 질병을 예방하는 데 필요한 자원과 보건 체계가 부족하다.

감염병의 통제는 여러 세대 동안 공중보건의 기초였다(9). 그러나 공중보건 중재 활동은 종종 구조와 치료를 개선하는 것보다는 비용이 적게 드는 행동개선 사업에 더 중점을 둔다. 막대한 돈이 손 씻기나 화장실 만들기와 같은 교육 및 행동 변화 프로그램에 사용이 되었는데, 이것들은 가난한 사람은 무지할 것이라고 가정하는 잘못된 인식에 바탕을 둔 것이다. 그러나 주요한 사회적 힘은 이런 프로그램이 감염의 위험이나 불량한 치료 예후의 위험을 완화시키기에는 효과적이지 않게 한다.

건강의 사회적 결정요인(Social Determinants of Health)

질병의 위험 요인과 치료 결과는 모두 건강의 사회적 결정요인과 깊은 관련이 있으며, 세계보건구기구는 건강의 사회적 결정요인을 다음과 같이 정의하고 있다.

> 사람의 출생과 성장, 생활, 노동, 노화의 조건을 일컫는다. 이런 상황은 돈, 권력, 자원이 범세계, 국가, 지역 단위에서 어떻게 분포되는지에 따라 변화한다. 사회적 결정요인은 국가 내 및 국가 간에 나타나는 불공평하고 피할 수 있는 건강 상태의 차이인 건강 불평등의 대부분을 책임진다(10).

인권(특히나 사회적, 경제적 권리) 박탈과 관련된 이러한 상황은 감염병의 정도가 전 세계적으로나 지역적으로 차이가 나는 원인으로 설명하고 있다. 표 13.3은 사회적, 경제적, 문화적 권리를 달성하지 못한 것이 '건강의 사회적 결정요인'에 어떤 영향을 미치고, 감염병의 위험성 증가와 불량한 치료 결과에는 어떤 영향을 미치는지 몇 가지 예를 보여 준다.

건강의 사회적 결정요인은 식량 보장, 고용 보장, 수자원, 위생, 교육 및 의료의 접근성에 부적절하게 기여할 수 있다. 이러한 것들은 종종 차별적 정책과 역사적 억압에 의해 야기되는데, 이는 자원에 대한 접근이 차이가 나는 원인이 되며, 이를 총체적으로 구조적 폭력

표 13.3 사회적, 경제적 및 문화적 권리를 이행하지 못하는 것이 건강의 사회적 결정요인과 감염병의 위험성 증가와 불량한 예후에 미치는 예

경제적, 사회적, 및 문화적 권리에 관한 국제 규약	이러한 권리의 부족과 관련된 사회적 결정요인	이러한 권리의 부족과 관련된 감염병의 위험성 증가 또는 불량한 예후
제3조 1항. 모든 경제적, 사회적 및 문화적 권리를 향유함에 있어서 남녀에게 동등한 권리를 확보함	성 불평등	모든 질환의 지연된 의료서비스 방문으로 인한 높은 이환율과 사망률 성매개감염병(성 기반 폭력과 성행위 거래로 인한 위험)
제7조 1항. 공정하고 유리한 근로조건을 모든 사람이 향유할 권리를 가지는 것을 인정함	저임금 직업 열악한 근무 조건	결핵(채광) 설사 질환(휴대용 물 부족)
제11조 1항. 모든 사람이 적당한 식량, 의복 및 주택을 포함하여 자기 자신과 가정을 위한 적당한 생활수준을 누릴 권리와 생활조건을 지속적으로 개선할 권리를 가지는 것을 인정함	적절한 주택 부족 노숙 생활 물과 위생 시설의 부족	결핵(과밀 거주) 옴, 발진티푸스(부적절한 의복 및 세탁) 전염병(쥐 감염) 한타 바이러스(설치류 소변으로 인한 감염) 설사 질환(감염 위험 및 예후)
제11조 2항. 기아로부터의 해방이라는 모든 사람의 기본적인 권리를 인정함	굶주림 영양실조	결핵(감염 위험 및 예후) HIV(예후) 에볼라바이러스 질환(예후) 설사 질환(예후) 말라리아(빈혈과 관련된 예후) 성매개감염병(생계를 위한 성행위 거래로 인한 위험)
제12조 1항. 모든 사람이 도달 가능한 최고 수준의 신체적 및 정신적 건강을 향유할 권리를 가지는 것을 인정함	의료서비스에 대한 접근성 부족 낮은 품질의 의료서비스 열악한 상태의 의료서비스	모든 질환의 지연된 의료서비스 방문으로 인한 높은 이환율과 사망률 에볼라바이러스 질환 모든 건강 상태에 대한 불량한 예후 원내 감염
제13조 1항. 모든 사람이 교육에 대한 권리를 가지는 것을 인정함	교육에 대한 접근성 부족 낮은 임금 소득 잠재력 성 불평등	성매개감염병(음식, 교육 및 불투명한 취업 전망 등으로 생계를 위해 성행위 거래)

자료: United Nations Human Rights, Office of the High Commissioner. International Covenant on Economic, Social and Cultural Rights. https:f/www.ohchr.org/EN/Professional!nterest/Pages/ CESCRaspx. (검색일 2018.7.6).

(constructive violence)이라고 일컫는다(11). 예를 들어, 깨끗한 물을 사용할 수 없으면 설사병의 위험이 증가되고, 사람들이 손 씻기 교육에서 배웠던 것들을 실천하기 어렵다. 부모의 고용 안정이 결여되면 아이들의 영양실조의 위험이 증가되고, 결국 결핵이나 다른 감염 질환에 취약해 진다. 어머니에게 영양가 있는 음식에 대해 교육하더라도 이를 구입할 수단이 없으면 교육은 도움이 안 된다.

교육, 주거, 고용 및 토지의 소유권의 결핍과 같은 사회적 결정요인은 가난한 사람들에게 감염병의 부담이 불균형하게 높게 만들고, 또한 가난한 사람들을 부유한 사람들로부터 물리

적으로나 사회적으로 분리시킨다. 이런 구조적 분리는 가장 빈곤하고 취약한 지역사회에서 감염병이 유행 규모에 미치는 영향을 집중시키고 과장시킨다. 사회구조 어디에서나 존재하는 사회적 결정요인은 특히나 정치적, 법적, 경제적 또는 문화적으로 불리한 사람들에게 영향을 미친다. 따라서 가장 취약한 집단으로 그리고 집단 안에서 감염병이 전파되는 것을 현저히 감소시키기 위해서는 예방 프로그램은 이러한 기본 결정요인과 그에 따른 광범위한 불평등을 해결해야 한다.

공공사업 및 기반시설 대한 부적절한 지원

감염병 전파의 위험 요소는 종종 기존 공공 기반시설과 직접 관련이 있다. 이 관계는 1854년 런던에서 존 스노(John Snow)가 콜레라 유행의 원인을 추적하여 공동 펌프에서 나오는 오염된 물을 원인으로 밝혔을 때 인식되었다(12). 펌프의 손잡이를 제거함으로써 그는 콜레라 유행을 막았다. 이러한 조치는 간단했지만, 깨끗한 물을 사용할 수 없었던 구조적 불평등 문제는 대개 훨씬 더 복잡하다.

2015년 한 해 동안 8억 8,400만 명이 깨끗한 식수를 이용할 수 없었고, 23억 명이 개선된 위생시설을 사용할 수 없었다(13). 인권의 관점에서 생각해 보면 정부는 안전한 물과 위생시설을 공적인 목적으로 지원해야 한다. 그러나 충분한 우물과 위생 체계를 구축하는 것은 종종 많은 저·중소득 국가가 갖고 있는 경제적 수단으로는 능력 밖의 일이다. 세금 수입이 충분하지 않거나 자체 자원을 관리하지 않는 경우, 이들 국가는 종종 세계은행, 국제통화기금(International Monetary Fund: IMF) 및 지역의 개발은행과 같은 대규모 국제금융기관의 대출에 의존한다. 국제금융기관은 역사적으로 민간 부문을 통한 개발을 지원해 왔으며, 건강, 교육 및 기타 사회 서비스에 대한 정부의 규제와 공공의 지출을 시장 왜곡으로 인식했다(14). 예를 들어 지난 수십 년 동안 세계은행으로부터 대출을 받은 나라는 정부의 지출을 심각하게 제한할 것을 요구받아 왔다(15). 빚의 부담이 있으면서 경제적 지원을 필요로 하는 많은 저·중소득 국가는 결국 시민들에게 기본적인 서비스를 제공할 수 없었다(16)(21 장 참조).

예를 들어, 남아프리카공화국은 이웃의 많은 나라만큼 가난하지는 않지만, 아파르트헤이트(Apartheid)2 정책하에 벌어진 수십 년 동안의 억압과 불의에서 기원한 불평등을 극복하기 위해 여전히 투쟁하고 있다. 1994년 민주주의로 전환한 이후에야 남아프리카공화국은 토착민들에게 깨끗한 물을 공급하기 시작했다. 그러나 정부는 국제금융기관의 압박을 받아 깨끗

---

2 과거 남아프리카공화국의 백인 정권에 의해 1948년 법률로 제정된 극단적인 유색인종차별 정책이다. 넬슨 만델라가 남아프리카공화국 대통령에 당선된 이후 1994년에 폐지되었다.

한 물을 제공하고 수도 요금을 부과하는 공공사업을 민영화했다(17). 2000년 콰줄루 나탈 (KwaZulu Natal)에서 유행한 콜레라는 주민들이 이런 수도 요금을 지불할 수 없는 무허가 정착지에 그전까지 무료로 공급했던 깨끗한 물을 중단한 것과 직접적으로 관련이 있다는 사실은 놀랍지도 않을 일이다. 최근 케이프타운에서는 심한 가뭄과 불충분한 수자원 사회기반시설 때문에 시당국은 주민들에게 식수를 제공하는 수도 공급을 차단할 수 있다는 '데이 제로 (Day Zero)'를 발표했다(18).

가장 기본적으로 질병을 영속시키는 원인인 구조적 불평등과 사회기반시설의 부족함을 예방 전략은 해결하지 못하는 경우가 많다. 2010년 아이티에서 발생한 콜레라 유행 기간 동안 공중보건학적 접근 방식은 존 스노의 선구자적 작업 이후 150년이 넘었음에도 불구하고 여전히 손을 씻고 물을 여과하는 것에 주로 중점을 두었다. 안전한 물을 공급하기 위한 지속가능한 체계는 구축되지 않았으며, 약 10년 후에도 콜레라는 가난한 사람들을 계속 괴롭히고 있다(19). 마찬가지로, 구조조정 정책과 신자유주의 경제 개혁의 교리는 많은 저·중소득 국가의 의료를 분권화하고 민영화했고, 이는 결국 공중보건 기반시설을 심각하게 약화시켰다(20, 21).

공공 부문의 기능은 모든 시민에게 건강, 교육 및 기타 서비스를 제공하는 것이다. 보건 부문을 민영화하고 공공 부문 사용에 대한 요금을 부과하는 것은 특히 가난한 사람들이 서비스를 이용하는 것을 감소시킨다(22, 23). 이러한 비용 회수 조치(cost recovery measure)는, 비록 광범위하게는 퇴행적인 것으로 여겨지지만, 많은 저·중소득 국가가 공공 부문의 지출은 줄이고 시장 경제로 나아가도록 강요하기 위해 여전히 시행되고 있다. 인간면역결핍바이러스/에이즈(AIDS)의 현실을 이전부터 계속해서 직면해 온 나라들에서 이러한 정책은 점점 비난을 받고 있다. 예를 들어 2003년 우간다는 글로벌 펀드(GFATM)로부터 인간면역결핍바이러스 치료 프로그램을 시행할 기금을 받았다. 그러나 세계은행과 국제통화기금의 기존 규정에 따라 이 기금은 우간다의 의료 지출 한도를 초과했다. 우간다 정부는 이 기관들의 영향이 두려워 금융 부문에 자금을 투입할 것을 권고했다(24). 결국 글로벌 펀드와 세계은행은 이런 상황을 다루기 위해 우간다와 다른 저소득 국가의 재무부와 협력했다. 그 이후로 글로벌 펀드의 자금을 별도의 계정으로 관리했고, 보건부의 예산이 아닌 '예산 외 지출'로 간주했다. 이런 식으로, 많은 국제금융기관과 원조기관의 신자유주의 어젠다는 가난한 사람들을 치료하려고 시도하는 사람들의 손을 묶어서 감염병의 위험을 증가시킬 수 있다.

사회·경제적 권리들
감염병의 확산은 보건 및 사회 서비스에 대한 부적절한 접근 및 표준 이하의 생활 조건과 밀접한 관련이 있다. 그러나 감염병의 예방 전략은 적절한 영양, 주거 및 교육에 대한 권리와 같은 기본적인 사회적 및 경제적 권리를 보장하는 것과 관련이 없는 경우가 많다. 영양 상태, 주거 및 교육의 불균형은 빈곤층 사회에서 감염병의 불균형한 부담과 인과 관계가 있다. 이런 인과 관계는 공기를 매개로 하는 감염병에서 입증되었고, 결핵이 그 예 중 하나다. 과밀 수용, 무허가 주택, 영양 부족 등 도시 빈곤의 상황은 계속해서 결핵의 확산을 촉진한다. 결핵 치료는 매우 효과적이지만, 고소득 국가에서 처음으로 결핵 발생을 줄일 수 있었던 것은 치료가 아닌 생활환경의 개선이었다.

1940년대에는 제2차 세계대전 이후의 경제 호황 덕택에 뉴욕시 주택가의 많은 사람들이 교외의 단독 주택으로 이사할 수 있었다. 교외 지역은 인구 밀도가 낮아 결핵의 공기 전파가 줄었고, 효과적인 항결핵 치료법이 도입되기 전 결핵 발생을 급격히 감소시키는 원인이 되었다. 그 후 1990년대 미국은 인간면역결핍바이러스의 기회 감염으로 활동성 결핵의 발생이 급격히 증가했으며(25), 이는 구치소의 과밀화, 노숙의 증가, 정부의 재정 지원 축소로 인한 공공보건 기반시설의 붕괴와 구조적으로 연관이 있었다(26).

이와 비슷하게, 저·중소득 국가에서 아동기 급성호흡기감염의 발생은 집안 환경의 상태와 직접적으로 연관이 되어 있는데, 예를 들어 불충분한 음식, 동반한 설사 질환, 부실한 모성 교육과 실내에서 고체연료를 사용하는 요리(indoor cooking fire) 등이다(27, 28). 대부분의 감염병과 마찬가지로 호흡기 감염을 예방하려면 사람들을 위협하고 효과적인 치료를 방해하는 빈곤 상태를 개선하는 것이 필요하다.

경제적 자유(Economic Freedom)

성매개감염병의 전염은 구조적 폭력(structural violence)의 개념을 개별 수준으로 이해하고 바라보게 한다. 우리 시대의 최악의 범유행질병인 인간면역결핍바이러스/에이즈는 지역적으로나 전 세계적으로 특정 집단을 중심으로 불균형하게 퍼져 있다.

인간면역결핍바이러스/에이즈의 전파를 막기 위한 조치에는 첫 성관계 시작을 늦추고, 성관계 대상자를 줄이고, 콘돔을 사용하는 것을 포함한다. "지식, 태도, 실천" 조사 결과에 기반한 이러한 예방 전략은 30년 이상 인간면역결핍바이러스/에이즈의 확산을 제한하기 위해 사용되었다. 그러나 인간면역결핍바이러스를 획득할 위험은 바이러스가 어떻게 전염되는지에 대한 지식을 아는 것보다는 이런 지식을 자유롭게 적용할 수 있는 능력에 달려 있다.

빈곤이 이런 자유를 제한하는 주요 원인이다. 스스로를 보호할 수 있는 충분한 정보를 갖고 있음에도 불구하고 많음 사람들은 인간면역결핍바이러스에 전염되고 있다. 일과 관련된 이주, 가사노동(domestic servitude), 식량 및 생존과 성관계를 교환해야 하는 인식된 필요성은 이런 자유를 제한하고, 범유행의 확산을 촉진시킨다(29, 30).

사하라 이남 아프리카는 폭력에 시달리고 있지만 정치적 갈등, 전쟁 또는 대량 학살 후 인간면역결핍바이러스 감염이 증가한 것에 대한 기사는 거의 없다(31, 32). 그러나 전쟁 범죄로 강간이 유럽에서 벌어진다면 이는 신문의 일면감이다(31). 오늘날 인간면역결핍바이러스 감염의 위험이 높은 사람들은 다음과 같이 제한된 선택에 따라 사는 사람들이다. 예를 들어 고용주에 의해 강간당하는 아동 직원, 집에서 멀리 떨어져 있는 광산에서 일 하는 남성, 여러 성관계 파트너를 가진 남성과 결혼한 가정에 충실한 여성이다. 이 사람들의 긴급한 생존은 종종 인간면역결핍바이러스 감염 위험에 처한 상황을 유지하거나 인내하는 데 우선적으로 달려 있다.

치료의 접근

감염병 치료의 향상은 현대 의학의 특징이다. 1940년대 페니실린의 발견에 이어 1950년대에는 세균성 폐렴, 심내막염 및 결핵과 같이 이전에는 치명적으로 여겼던 세균성 질환의 치료제인 다른 항균제들이 발견되었다. 에이즈가 발생했을 때 초기에는 광범위하게 퍼진 불치병으로 여겼지만, 인간면역결핍바이러스/에이즈가 처음 보고된 지 15년 후인 1996년에 고강도 항레트로바이러스요법(Highly Active Anti-Retroviral Therapy: HAART)이 개발되었고, 이는 인간면역결핍바이러스 환자의 삶을 극적으로 연장하고 향상시켰다.

그럼에도 불구하고, 감염병에 대한 진단, 치료 및 추적 관찰에 대한 장벽은 취약 계층의 사람들에게 현저히 나쁜 결과를 초래한다. 이러한 장벽에는 부적절한 교통시설, 접근 불가능하고 저품질의 진료, 사용자 비용, 진료 과정에서 생기는 기회비용(일을 못하는 시간 등) 및 높은 의약품 가격이 포함된다. 종종, 나쁜 치료 결과가 나올 경우 적시에 진료를 받지 않거나 추적 관찰을 놓친 환자들을 비난한다. 하지만 실제 상황에서 나쁜 치료 결과는 주로 보건의료체계의 많은 장벽과 약점에 의한 것이다(글상자 13.1 참고).

약물 개발 및 시장 세력들

결핵 치료는 질병의 규모가 아닌 시장 세력이 어떻게 신약 개발을 주도하는지 보여준다. 전 세계적으로 20억 명이 넘는 사람들(세계 인구의 4분의 1 이상)이 결핵균에 감염되어 있다(사진 13.1). 매일 4,300명 이상이 결핵으로 사망한다(33). 약제내성결핵의 확산에도 불구하고, 이를 진단하고 치료할 신속한 검사 장비와 신약 개발에 대한 투자는 부족했다. 아무리 결핵이나 다른 치명적인 질환이라 할지라도 신약의 비용을 지불할 수 있는 시장이 없다면 제약회사는 신약을 개발하지 않는다. 이들 회사는 신약의 연구 개발 비용을 회수하는 데 몇 년이 걸린

2006년 저소득 국가의 시골 지역에 살던 19세의 가난한 청년은 병에 걸려 약초를 먹었다. 병이 악화되자 그의 부모는 그를 가장 가까운 병원으로 데려갔다. 그는 폐결핵(TB) 진단을 받았고, 치료로 그 당시 구할 수 있었던 두 가지 종류의 항결핵약제를 처방받았다. 하지만 결핵 치료는 네 가지 종류의 항결핵약 복용을 권고한다. 그는 몇 번 병원을 못 가기는 했지만, 6개월간 직접관찰요법(DOT)*을 받았다. 하지만 2007년에도 계속 아파서 다른 병원을 갔고, 네 가지의 항결핵약 중 세 가지 약제를 처방받았다. 비싼 약을 사기 위해서 그의 가족은 소유하고 있던 토지의 절반 이상을 팔고 돈을 빌려야만 했다.

3년이 지났는데도 그는 한 번도 이전의 건강 상태로 돌아오지 못했다. 2010년에는 결핵 요양소에서 6개월 동안 DOT를 받았다. 그러나 그 후 약국이 폭격을 맞아, 그는 제대로 약을 받지 못했다. 결국 그는 병원에 재입원했고, 이 병원에서는 네 가지의 필요한 결핵약 중 두 가지만 처방받았다. 정치적 불안정성으로 인해 약물 이용률이 더 낮아졌을 때, 그는 집으로 돌아와서 지역 의원에서 다섯 번째 결핵 치료를 시작했다. 그의 증상은 사라지는 듯했지만 다시 재발했다.

2014년에는 그는 다제내성 결핵(Multidrug resistant tuberculosis, MDR-TB)를 진단을 받았다. 그를 치료하기 위해 병원에서는 현지에서 구할 수 없는 약을 수입했다. 그 후 첫 6개월 동안은 증세가 좋아졌지만, 결국 내성이 더 심한 결핵이 재발했고 그로 인해 그의 체중은 줄었다. 그는 처방된 약물 요법을 잘 준수했지만 그의 상태는 악화되었고 2015년 28세의 나이로 사망했다.

해설(Comment)

이 사례는 병원을 찾아, 치료를 받고, 이런 진료를 지속할 수 있는 환자의 능력에 영향을 미치는 여러 가지 사회적 요소(힘)를 보여준다. 저소득 국가, 특히 농촌지역의 사람들은 의료서비스를 받기 위해서는 멀리 있는 의료기관까지 가야 하는 교통비와 진료 때문에 일을 못함으로써 생기는 임금 손실과 같은 장애물을 마주하게 된다. 또한 의료기관은 종종 직원, 진단 검사 시설 및 약물이 불충분하다. 저소득 국가의 많은 사람들과 고소득 국가의 많은 가난한 사람들에게 의료서비스를 접근하고 이용하는 데 구조적 요인이 개인의 신념이나 행동보다 훨씬 더 큰 역할을 한다. 이러한 구조적 요인을 이해하고 해결하는 것은 결핵 환자가 약제 내성을 획득하고, 궁극적으로 다제내성 결핵으로 사망하는 것을 방지하는 데 중요하다. 환자에게 기침이나 다른 결핵 증상이 있을 때 진료를 받도록 이야기하는 것과 같은 결핵 교육 프로그램에만 의존하는 것은 환자가 적절한 진료를 받으려고 할 때 직면하는 광범위한 장애물을 과소평가한 것이다. 효과적인 진단과 치료를 위해서는 취약한 인구에서 질병의 이환과 사망에 기여하는 구조적 장벽을 극복해야 한다.

---

* 직접관찰요법(Directly Observed Therapy: DOT)는 결핵 치료의 순응도를 높이기 위해 의료진이 결핵 환자가 항결핵약제를 잘 복용하는지 직접 관찰하여 확인하는 방법이다.

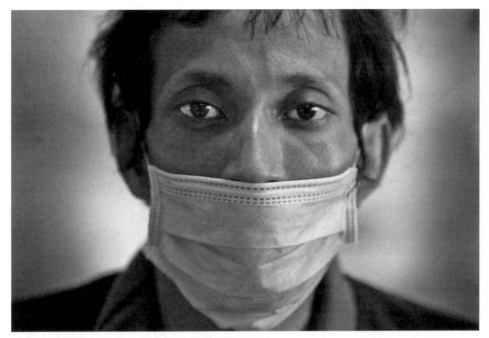

그림 13.1 결핵과 인간면역결핍바이러스에 감염된 태국의 환자.

사진: AP Photo/David Longstreath.

다고 주장하지만, 실제로 많은 회사들은 연구 개발에 사용한 돈의 두 배를 광고와 마케팅에 투자한다(34).

　고소득 국가에서는 수익성 있는 시장이 존재하지 않더라도 굳게 결심한 이해 관계자(예를 들어 질병에 걸린 환자의 가족들)가 때로는 시장 기반의 연구 개발 의제를 변경할 수 있었다. 예를 들어, 이해 관계자의 압력을 받은 미국 의회는 1983년 희귀질환법(Orphan Drug Act)을 통과시켜 약 2,500만 명의 미국인이 앓고 있는 6,000여 개의 희귀질환에 대한 약물 개발을 장려했다(35). 이러한 희귀질환 환자의 가족들이 로비한 성과로 연방정부는 세금 인센티브를 사용하여 제약회사가 상대적으로 매출이 적을 것으로 예상되는 약물의 연구 개발 중 발생할 수 있는 재정적 손실을 보호할 수 있었다(36, 37). 이와 반대로, 생명을 구할 수 있는 약값을 지불할 능력조차 없는 전 세계 수백만 명의 결핵 환자는 그러한 로비를 할 만한 힘이 없다.

　이러한 시장 실패를 완화하기 위해 특허 풀(patent pool)의 형성(38), 소외 질환의 약물 개발에 대한 미국 정부의 면제(39) 및 가난한 사람들을 위한 약물 개발에 중점을 둔 사회운동(40)과 같은 몇 가지 전략이 채택되었다. 이들 전략 중 몇 개는 성공했는데, 40여 년 만에 처음 등장한 새로운 결핵약 개발이 그 예이다(41).

대체 요법(Substandard Therapies)의 사용

의약품 값이 비싼 경우에는 저렴하고 일부에서는 표준 이하라고 생각하는 감염병 치료의 접근법이 종종 국제 보건 당국에 의해 홍보되고 있다. 예를 들어, 저소득 국가에서 설사병으로 인한 탈수의 표준 치료는 경구수액요법(Oral rehydration therapy: ORT)이다. 고소득 국가의 경우 혈변이나 열을 동반한 설사가 있는 어린이는 경구수액요법뿐만 아니라 항생제를 받는다. 경구수액요법은 생명을 구하는 중요한 치료이기는 하지만, 자원이 부족한 환경에서 식수와 위생 체계가 약해서 어린이들에게 흔한 장티푸스와 같은 침습성 세균성 위장관 감염은 종종 항생제, 때로는 외과적 수술이 필요하다. 치료하지 않는 장티푸스의 치명률(case fatality rate)은 100~50% 사이이며 1~5세 아동에서 사망 위험이 가장 높다. 2015년 수단의 연구에 따르면 설사병을 앓은 많은 어린이들이 항생제의 혜택을 받을 수 있었을 것이다(42). 그러나 빈곤 상황에서는 이질이 동반되었더라도 급성 설사 질환의 표준 치료에 항생제는 포함되지 않는다. 이런 제한된 치료 선택이 경구수액요법에만 전념하는 이유이다(43-45).

역사적으로 보면 위와 같은 유사한 선택을 약제내성 결핵에서 확인할 수 있다. 다제내성 결핵은 치료가 가능하지만, 1차 항결핵약제보다 비싼 2차 약제들을 사용하여 18개월 이상 치료를 해야 한다(46). 이러한 2차 약제의 높은 비용 부담 때문에 세계보건기구는 다제내성 결핵 환자를 치료하는 데 표준 치료약제를 사용하도록 이전에는 홍보했다(47). 다제내성 결핵 환자 옹호 노력으로 이러한 정책은 서서히 개선되었다. 하지만 아직 많은 국가에서 다제내성 결핵 환자는 적절한 치료를 받지 못하고 있다(48).

의약품 특허와 접근

HAART가 개발된 지 수년이 지난 후에도 감염병의 진원지인 사하라 이남 아프리카에서는 생명을 구할 수 있는 이 치료법이 거의 사용되지 않은 채로 남아 있었다. 2002년에 인간면역 결핍바이러스에 감염된 2,000만 명 중 5만 명 미만이 치료를 받고 있었고, 대부분의 원인은 비용이었다. HAART가 처음 소개되었을 때인 1996년 제약회사는 치료제의 가격을 1인당 연간 1만 달러 이상으로 책정했다. 그 후 몇 년 동안 학계(49), 세계보건기구(50) 및 미국 의회(51)의 많은 지도자들은 아프리카 국가들에서는 대규모 HAART 제공 비용이 너무 비싸기 때문에 치료가 아닌 예방에만 집중해야 한다고 주장했다.

에이즈(AIDS) 활동가들과 많은 아프리카 국가 정부는 법적 통로를 통해 이 문제를 해결하려고 시도했다. 1994년 세계무역기구(World Trade Organization: WTO)의 '무역 관련 지식재산권에 관한 협정(Agreement on Trade-Related Aspects of Intellectual Property Rights: TRIPS)'에 따라 지적 재산으로 보호되고 엄청나게 높은 가격이 책정된 제품이 필요한 국가비상사태에 직면한 나라는 제품을 현지에서 개발하기 위해 강제 라이센스를 발행하거나 브랜드 의약품(Brand-name drug)[3]과 같은 제너릭 의약품(generic drug)[4]을 수입할 수 있다(52). 브라질과 태국은 튼튼한 보건의료체계를 갖추고 있었지만 에이즈 유행 초기에 자국민의 요구를 충족시키기 위해 비상업적 공공 용도로 HAART를 생산하기 시작했다(53). 양국은 에이즈 의약품을 제조하기 위해 TRIPS를 적용했다는 이유로 결국 미국의 제제를 받았다(54, 55). 그러나 브라질과 태국은 초기 HIV 치료제를 공공의 이익으로 적극적으로 제공함으로써 감염병의 유행을 제한하는 데 도움이 되었다(56). 브라질에서는 새로운 인간면역결핍바이러스 감염이 1998년 2만 4,816건에서 2001년 7,361건으로 감소했다(57). 그리고 태국은 인간면역결핍바이러스에 감염된 임산부에 대해서 보편적 치료 보장(universal treatment coverage)을 달성한 최초의 국가 중 하나가 되었다(58).

불행히도, 인간면역결핍바이러스/에이즈가 훨씬 더 널리 퍼져 있는 사하라 이남 아프리카에서는 이와 비슷한 신속한 대응이 이루어지지 않았다. HAART의 극적인 성공이 미국과 유럽에서 보고된 후 5년이 지난 2001년에서야 아프리카의 몇몇 국가는 HAART의 제너릭 의약품을 조달하기 위한 법적 절차를 시작했다(59, 60). 1998년, 몇몇 제약회사는 HAART에 TRIPS 조항을 적용하지 못하도록 남아프리카공화국 정부에 소송을 제기했다. 당시 HAART에 여전히 접근할 수 없는 인간면역결핍바이러스 감염인 및 에이즈 환자와 활동가들은 이 문제에 큰 관심을 가졌고, 2001년 소송은 철회되었다(61).

역설적이게도 같은 해에 미국의 조지 W. 부시 대통령은 감염병과 관련된 국가 비상사태에 대응하여 TRIPS[5]를 촉구했다. 2001년 10월 탄저균 포자가 들어 있는 봉투가 미국 상원 의원 2명과 여러 언론 매체에 배송되었다. 이 공격으로 인한 탄저병 사례는 23건(그중 5건은 치명적이었음)에 불과했지만, 수천 명이 노출 된 것으로 생각되었다. 다행히 탄저병은 바이엘제약(Bayer Pharmaceuticals)에서 특허를 받은 시프로플록사신(ciprofloxacin)으로 성공적으로 치료될 수 있다. 국가비상사태를 인식한 미국 정부는 약의 가격이 너무 비싸고 충분한 비축량을 확보하기 위해 제너릭 의약품을 병행 수입해야 한다고 주장했다. 결국 정치적 압력으로 인해

---

3 '브랜드 의약품'이란 제약회사에서 약 성분을 개발하고 처음으로 시장에 유통하는 의약품을 의미하며, 개발한 제약회사는 정해진 기간 동안 특허권을 갖는다. 소위, '오리지널약'이라고도 한다.

4 '제너릭 의약품'이란 이미 허가된 브랜드 약품과 유효성분의 종류, 함량, 제형, 효능·효과, 용법·용량, 투여경로 등이 동일한 의약품을 의미한다. 특허가 만료된 브랜드 의약품을 다른 제약사가 공개된 기술과 원료 등을 이용하여 만들게 된다. 소위, '복제약' 또는 '카피약'이라고도 한다.

5 TRIPS는 무역 관련 지적재산권으로, 특허권, 의장권, 상표권, 저작권 등 지적 재산권에 대한 최초의 다자간 규범으로 우루과이라운드 협상의 의제 중 하나로 채택되었다. 이 협정은 지적재산권의 국제적인 보호를 강화하고 침해에 대한 구제수단을 명기했으며, 세계무역기구 회원국 모두에게 적용된다는 점에서도 종전의 개별적인 협약과는 다르다.

바이엘사는 가격을 한 알당 1.80달러에서 1.00달러로 낮추어 6주 동안의 치료비용을 약 150 달러에서 80달러로 줄였다(62).

또한 2001년 시민사회 단체의 인간면역결핍바이러스/에이즈 활동가들은 카타르 도하에서 열린 세계무역기구 회의에 참석하여 인간면역결핍바이러스/에이즈 전염병을 해결하기 위해 TRIPS의 병행 수입 규정을 지지했다. 이런 압력으로 인해 공공의 목적으로 특허가 있는 의약품을 제조하거나 제너릭 의약품을 수입할 수 있게 하는 정부의 보호를 승인하게 했으며, 자원이 부족한 환경에서 일반 HAART의 제너릭 의약품을 대규모로 사용할 가능성을 열었다(63).

에이즈 운동: 사회 불의와 감염병 문제의 해결

역사상 다른 질병과는 달리, 에이즈는 남방구와 북방구의 연대와 과학 발전의 이점을 가속화하고 분배하려는 시민들의 참여로 특징지어진 효과적인 사회운동을 촉발했다. 활동가들은 시장 세력에 반대되는 인권에 근거한 접근법이 건강관리나 치료비를 지불할 능력이 없는 빈곤층과 소외된 지역사회에 집중된 감염병인 에이즈를 다루기 위한 유일한 현실적인 전략이라고 주장했다. 에이즈 치료에 대한 접근성을 향상시키기 위한 전 세계적인 캠페인은 인권으로서의 건강 개념을 확립하는 데 중요한 시발점이 되었다.

차별에 반대하는 캠페인으로 시작한 범세계적 지구적 에이즈 운동은 곧바로 치료에 대한 평등한 접근에 초점을 맞췄다. 1990년대 초 대유행이 확산되면서 액트업(ACT-UP: AIDS Coalition to Unleash Power) 및 태그(TAG: Treatment Action Group)와 같은 단체는 미국 식품의약청(FDA)에 새로운 치료의 개발과 접근을 가속화할 것을 옹호하기 시작했다. 1990년대 중반에 새로운 HAART 약물이 소개되었을 때 인간면역결핍바이러스 감염인과 에이즈 환자 및 기타 활동가들은 제약회사, 의료 기관, 연구소 및 정부 기관에 이러한 약물 및 인간면역결핍바이러스/에이즈 치료를 저·중소득 국가 수백만 명의 인간면역결핍바이러스 감염인에게 제공하도록 압력을 가했다.

에이즈 운동은 인간면역결핍바이러스에 감염된 후 심각한 차별을 겪은 미국인 소년 리안 화이트(Ryan White)(64)와 남아프리카공화국 정부가 필요한 모든 이에게 HAART를 제공하기로 약속할 때까지 HAART 복용을 거부한 남아프리카공화국의 자키 아크마트(Zackie Achmat)와 같은 사람들의 이야기에 힘을 얻었다. 아크마트가 남아프리카공화국을 기반으로 설립한 '치료행동캠페인(Treatment Action Campaign)' 단체는 수만 명의 회원을 모집하여 환자와 다른 사람들에게 인간면역결핍바이러스 치료에 대한 시민 교육을 제공하는 데 도움을 주었다 (65).

치료 접근에 대한 초국가적 추진력이 증가하면서, '건강의 전 지구적 접근 프로젝트(Health Global Access Project: Health GAP)'를 비롯한 많은 시민단체들이 설립되었다. 에이즈에 대한 양질의 치료 접근성을 향상시키는 데 도움을 주어 Health GAP, ACT-UP 및 TAG가 찬사를 받았다(66). 에이즈 운동은 국제 사회와 민간 부문을 통합했으며, 에이즈 치료를 위한 새로운 국제 자금 조달 체계를 인권 기반 운동과 연결하여 저·중소득 국가의 환자들이 과학적 발전으로부터 혜택을 받을 수 있도록 했다.

에이즈 치료를 위해 제공되는 자금의 대부분은 정부에 지급되어 무료로 치료를 제공하는 공공 부문 프로그램에 지원되었는데, 일부 국가는 국제 금융 기관이 부과하는 공공 부문 지출 한도를 훨씬 초과했다. 권리로서 건강을 위한 기금을 유지하고 확장하는 데 어려움이 남아 있지만(22장 참조), 에이즈 치료의 접근성 향상을 위한 운동을 통해 2,100만 명이 치료 받을 수 있었다(67). 에이즈 운동은 시민사회의 초국가적 연대가 어떻게 권리 기반 접근 방식을 사용하여 국제 책임자, 정부 및 민간 부문 조직에 압력을 가하여 광범위한 감염병에 대한 저·중소득 국가에서의 치료 접근을 확대할 수 있는지 보여준다.

에이즈 운동은 공공 부문에서 국제원조기금의 지출을 제한하는 신자유주의 경제 정책에 성공적으로 도전장을 냈다. 에이즈 운동의 주요 정책 성과는 인간면역결핍바이러스와 에이즈의 영향을 많이 받는 국가들이 '자급자족'이 되려면 치료에 투자해야 한다고 주장하면서 재정 제약(fiscal constraints)에서 에이즈 지출을 면제하는 것이었다. 일단 에이즈 자금 조달에 대한 구조적 장벽이 해결되면, 공평한 접근과 전달을 제공하기 위한 전략이 필요했다. 활동가들은 고소득 국가의 정부에 인간면역결핍바이러스 감염인의 건강에 대한 책임을 같이 짊어지도록 로비했다.

이러한 압력에 부분적으로 공여국은 전 세계 에이즈 캠페인에 전례 없는 지원을 하겠다고 약속했으며, 2002년에는 글로벌 펀드(Global Fund)(68)와 2003년에는 에이즈 구호를 위한 대통령 비상계획(President's Emergency Plan for AIDS Relief: PEPFAR) 창설을 결정했다. 글로벌 펀드와 PEPFAR는 감염병을 예방하고 치료하기 위해 정부와 시민사회 단체에 수십억 달러를 지출했다(69). 에이즈 운동과 그에 따른 광범위한 자금 지원으로 전 세계적으로 감염병을 치료할 수 있게 되었으며, 건강권 이행을 위해 전 세계적 책임의 공유가 필요한 새로운 인권 패러다임을 만들었다.

이와 동시에 인간면역결핍바이러스 치료를 확대하는 사업은 저·중소득 국가의 보건 체계가 많은 약점이 있다는 것을 밝혀냈으며, 글로벌 펀드에 기부를 한 정부들이 에이즈를 성공적으로 치료하기 위해서는 보건 체계를 강화하기 위한 노력이 동시에 필요하다는 사실을 인식하도록 이끌어냈다. 그리고 전 세계의 에이즈 범유행과 인간면역결핍바이러스 치료 접근 운동에 힘입어 2000년에는 세계 각국의 정부는 21세기 불평등과 고통을 줄이기 위한 공동 개발 체계에 헌신하기로 했다. 2001년 모든 유엔 회원국은 2015년까지 빈곤, 문맹, 성 불평등 및 건강 격차를 줄이기 위한 광범위한 노력인 '새천년개발목표(MDGs)'에 동의했다(70). 대규모 자금이 지원되는 유일한 새천년개발목표는 6번째 목표인 에이즈, 결핵 및 말라리아 치료에 대한 접근성을 높이는 것이다. 모성 및 아동 사망률 감소와 같은 다른 건강 관련 새천년개발목표가 많은 진전이 있을 수 있었던 이유는 보건 체계 개선을 위해 투입된 에이즈, 결핵 및 말라리아를 위한 기금 활용의 부가적인 효과이다. 2015년 국가들은 더욱 야심 찬 '지속가능개발목표'를 세우기로 합의했다(29장)(71).

감염병의 차별적 발생과 결과로 나타나는 사회 불의를 다루기 위해서는 건강의 사회적 결정요인을 인정하고 질병의 예방과 치료를 촉진하는 전체론적 접근이 필요하다. 이런 접근법은 인권에 바탕을 둔 체계 안에 포함되어야 한다(22장). 에이즈와 관련된 사회 불의에 대한 경험은 시민사회단체의 옹호가 의료의 접근성을 향상시키는 공공 정책과 자금으로 이어질 수 있음을 보여준다.

무엇이 필요한가?

1978년 알마아타(Alma-Ata) 선언은 "2000년까지 모든 사람에게 건강을"이라는 표제 아래 국제적인 약속을 선포했다. 이 목표는 고통에 근접하고 주요 질병과 그 발생에 기여한 사회적 결정요인을 다루는 일차 보건의료를 공공에서 제공함으로써 달성하기로 되어 있었다(72). 이 비전을 달성하기 위한 조치는 한 번도 충분한 기금을 받지 못했으며, 감염병의 치료가 아닌 예방에 중점을 두었기 때문에 제약을 받았다(73). 그럼에도 불구하고, 알마아타 선언은 잊혀지지 않았으며, "모든 연령대에서 건강한 삶을 보장하고 복지를 증진시키자"라는 세 번째 지속가능개발목표로 지속되고 있다(74).

에이즈 및 다른 감염병의 치료에 대한 옹호는 보건 체계 내·외부의 사회 불의를 발견하는 계기가 되었다. 에이즈, 결핵, 말라리아와 그 외 감염질환 및 비감염성 질환에 대한 치료 목표를 달성하기 위해서는 공중보건 사회기반시설의 활성화와 접근 가능하고 고품질인 진료를 제공하기 위한 개선이 필요하다. 치료의 제공은 아동 예방접종 및 가족계획과 같은 예방 조치의 전달과 함께 이루어져야 한다.

취약 계층에서 감염병 발생이 증가하고 치료 결과가 악화하는 것은 위생, 안전한 식수의 공급, 교육 및 적절한 주거와 같은 건강의 사회적 결정요인을 다루기 위한 다부문 사업이 얼마나 중요한지를 강조하고 있다. 인권 조약은 개별 국가에 권리를 존중하고, 보호 및 이행할 책임을 부여한다(22장). 정부는 모든 사람, 특히 가장 빈곤하고 가장 취약한 사람들에게 의료서비스를 보장하는 합리적이고 안정된 권리 기반 정책을 설정함으로써 국민의 건강을 책임지고 있다.

그러나 저·중소득 국가의 정부는 상당한 재정 지원 없이는 건강에 대한 권리를 적절하게 다룰 수 없다. 사회 불의와 빈곤층의 건강 문제를 해결하기 위한 옹호는 국제 금융기관이 건강 지출에 대한 제한을 요구함으로써 건강관리와 불공정한 사회 불의를 증진시켰다는 것을 인식해야 한다. 부채 탕감과 배상금의 요구는 사람들과 정부가 그냥 가난한 것이 아니라 부정적인 사회 세력에 의해 궁핍해진다는 인식에 기반한다(75). 글로벌 펀드와 PEPFAR는 감염병을 통제하고 치료할 책임이 개별 국가와 정부만의 것이 아님을 보여준다.

의료서비스 접근의 불평등을 개선하기 위해서는 치료가 가장 필요한 사람들에게 도달해야 한다. 세계보건기구의 필수 의약품 목록은 건강에 가장 큰 혜택을 주는 약물에 대한 안내서 역할을 한다. 그러나 빈곤한 사람들은 이러한 필수 의약품에 대한 접근이 심각하게 제한되는 경우가 너무 많다. 활동가들은 에이즈, 다제내성 결핵 및 바이러스성 간염의 치료제를 이 필수 의약품 목록에 포함시키기 위해 노력해 왔다. 약제들이 이 목록에 수록되면, 대량으로 제너릭 의약품이 제조되면서 가격은 하락하게 된다. 2001년 결핵퇴치 국제협력사업단(Stop TB Partnership)에 의해 설립된 국제의약품시설(Global Drug Facility)은 가격은 싸면서, 품질은 높은 항결핵약제의 대량 조달을 조정한다. 부채가 많은 중고소득 국가의 정부는 이러한 약물을 무료로 받기 위해 국제의약품시설에 신청할 수 있다. 가격 인하와 차등 가격제(tiered pricing system)는 치료 불평등을 줄이는 추가적인 방법이다(76).

공공 부문을 강화하는 것뿐만 아니라 건강에 대한 권리를 보장하기 위해서는 시민사회의 참여가 필요하다. 이러한 시민사회의 참여의 좋은 예를 취약 계층에서도 찾아볼 수가 있다. 장애인들은 시민사회운동을 일으켜 건물의 접근성을 높이고 고용과 교육의 차별을 종식시키기 위해 정부의 변화를 요구했다(8장). 인도와 브라질과 같은 일부 국가에서는 시민사회운동이 배제와 저품질의 의료서비스를 예로 들어 건강 권리를 성취할 수 있는 법적 조치를 취했고, 또한 건강 권리를 국가 헌법에 명기했다. 세계화가 확대됨에 따라 사회시민단체는 건강 권리를 보장하기 위해 국제 사회 및 정부와 협력해야 한다.

결론

사회 불의가 모든 국가의 정부와 국제 사업 및 금융 공동체에 의해 포괄적으로 다루어지면 감염병으로 인한 인간의 고통을 완화시킬 수 있다. 정부는 건강, 교육, 식량, 식수 및 주거에 대한 권리를 포함하는 기본적인 사회적 및 경제적 권리를 보장할 책임이 있다. 그러나 많은 부채 부담과 공공 부문의 축소로 인해 여러 저·중소득 국가의 정부는 이러한 권리를 보장하지 못했다. 공여단체와 국제금융기관이 처벌적 구조조정 정책을 폐지하고 더 광범위한 부채 경감을 제공한다면 저·중소득 국가는 감염병의 근본 원인인 사회 불의를 다루기 위해 더 많은 돈을 쓸 수 있을 것이다. 또한, 과학의 진보를 모든 사람들에게 공평하게 공유하기 위한 새로운 체계가 필요하다.

감염병의 예방과 치료는 공공재(public goods)로 여겨져야 한다. 감염병을 해결하려는 이러한 야심 찬 계획의 정당화는 이미 병든 사람들의 미충족 필요, 진행 중인 질병 전파의 예방, 빈곤층에게 제공되는 수준의 의료서비스를 어디까지 용인하지 않을 것에 대한 윤리적 문제 등을 포함한다. 국제보건을 실질적으로 개선하기 위해서는 사회정의를 공중보건의 중심 요소로 만들어야 한다.

예방에만 초점을 맞추는 것은 이미 앓고 있거나 아픈 사람들의 요구를 해결하지는 못한다. 예방은 치료와 비교할 때 저렴하다고 여겨지지만, 많은 효과적인 예방 조치, 예를 들어 안전한 수원 제공, 적절한 주택 제공 및 충분한 보수의 고용(gainful employment)은 전통적으로 공중보건 전략의 필수 구성 요소로 홍보되지 않았다. 오히려 이러한 조치는 '개발' 영역으로 강등되었으며 가장 빈약하고 취약한 사람들을 배제하는 시장 개혁과 관련지어졌다.

예방과 치료를 통합하지 못하는 위험은 최근 서아프리카에서 발생했던 2013~2016년 에볼라바이러스병(Ebola Virus Disease) 유행에 대한 세계적인 대응에 의해 드러났다. 유행이 처음 시작될 때, 질병을 통제하기 위한 중재는 보건 체계를 강화하고, 피해를 입은 사람들에게 고품질의 의료를 제공하거나, 바이러스의 전염과 관련된 구조적 요인을 다루기보다는 손 씻기, 야생동물 고기 피하기, 적절한 장례 방법 등과 같은 행동 변화를 홍보하는 데 중점을 두었다. 그러나 에볼라가 그렇게 빠르고 널리 퍼지고, 미국과 유럽의 병원에서 치료 받은 경우와는 달리 서아프리카에서 치료 받은 대부분의 환자가 사망하게 된 주요 원인은 개인의 행동이 아닌 부실한 보건 체계 때문이었다. 유행이 발생한 첫 한 달 동안에는 입원 병동과 격리실에서는 환자의 치료와 간병인의 감염 통제가 거의 제공되지 않았다. 피해를 입은 많은 사람들은 자신의 비참한 상황 때문에 이런 시설에서 도움을 구하는 것을 회피했다. 지정된 에볼라 치료 시설조차에서도 진료의 품질은 좋지 않았으며, 환자를 치료하기보다는 격리하는 데 힘을 더 썼다. 에볼라를 예방하고 치료하기 위한 통합된 조치를 바탕으로 환자를 실질적으로 지원하기보다는 환자를 격리하는 것에 초점을 맞춘 초기 대응은 수천 명의 예방 가능한 사망에 기여했다(77).

아픈 사람들, 특히 가난한 사람들의 삶을 개선하기 위해서는 대규모의 새로운 다자간의 혁신적인 자금 전략이 필요하다. 또한 부채 경감과 같은 정책 개혁의 구현이 필요하다. 지난 25년 동안 사회정의 운동에 힘입어 에이즈, 결핵, 말라리아 등과 같은 감염병의 치료 기술은 개선되었으며, 이로 인해 수백만 명의 생명을 구할 수 있었다. 그러나 보건 체계를 개선하기 위한 훨씬 더 많은 조치가 필요하다. 전례 없는 국제 보건의 자금 지원이 이루어지고 있음에도 불구하고, 우리는 여전히 감염병의 발생을 촉진하는 불평등을 해결하기 위해 더 많은 노력을 기울여야 한다. 세계 공중보건에서의 사회정의는 불평등으로 인한 구조적 폭력을 제거하고 모든 사람들을 치료하려는 노력이 필요하다. 사회정의적 접근 방식이 없다면, 공중보건은 지속가능한 치료가 아닌 전 지구적 대격변에 직면하고 있는 현재 상태에서 저렴하고 부적절한 완화 조치만을 제공했다고 역사에 기록될 것이다.

참고문헌

1. Haensch S, Bianucci R, Signoli M, et al. Distinct clones of Yersinia pestis caused the Black Death. PLOS Pathogens 2010; 6e1001134.
2. Watts S, ed. Epidemics and history. New Haven, CT: Yale University Press, 1997.
3. Kiple K, ed. The Cambridge world history of human disease. Cambridge, UK: Cambridge University Press, 1993.
4. Eisenberg L. Rudolf Virchow: The physician as politician. Medicine and War 1986; 2: 243-250.
5. Virchow R. Mittheilungen über die in oberschlesien herrschende typhus-epidemic. 1848.
6. Taylor R, Rieger A. Rudolf Virchow on the typhus epidemic in Upper Silesia: An introduction and translation. Sociology of Health and Illness 1984; 6: 201-217.
7. Najera JA. Malaria control: Achievements, problems and strategies. Parassitologia 2001; 43: 1-89.
8. Morley D. Saving children's lives by vaccination. British Medical Journal 1989; 299: 1544-1545.
9. Fielding JE. Public health in the 20th century. Annual Review of Public Health 1999; 20: xiii-xxx.
10. World Health Organization. Social determinants of health. Available from: http://www.who.int/social_determinants/en/. http://www.who.int/social_determinants/sdh_definition/en. Accessed July 9, 2018.
11. Farmer P. An anthropology of structural violence. Current Anthropology 2004; 45: 305-325.
12. Vinten-Johansen P, Brody H, Panthen N, et al., eds. Cholera, chloroform, and the science of medicine: A life of John Snow. New York: Oxford University Press, 2003, pp. 115-116.
13. WHO/UNICEF Joint Monitoring Programme for Water Supply, Sanitation, and Hygiene. Progress on drinking water, sanitation, and hygiene: 2017 Update and SDG baselines. New York: UNICEF and World Health Organization, 2017.
14. Hickel J. The World Bank and the development delusion. Aljazeera. Sept 27, 2012. Available from: http://www.aljazeera.com/indepth/opinion/2012/09/201292673233720461.html. Accessed August 1, 2018.
15. Walton J, Ragin C. Global and national sources of political protest: Third World responses to the debt crisis. American Sociological Review 1990; 55: 876-890.
16. Kim JY, Millen J, Irwin A, eds. Dying for growth: Global inequality and the health of the poor. Monroe, ME: Common Courage Press, 1999.
17. Pauw J. The politics of underdevelopment: Metered to death—how a water experiment caused riots and a cholera epidemic. International Journal of Health Services 2003; 33: 819-830.
18. How Cape Town delayed its water Disaster. Available at: https://qz.com/1272589/how-cape-town-delayed-its-water-disaster-at-least-until-2019/. Accessed July 6, 2018.

19. Piarroux R, Barrais R, Faucher B, et al. Understanding the cholera epidemic, Haiti. Emerging Infectious Diseases 2011; 17: 1161-1168.

20. Benson JS. The impact of privatization on access in Tanzania. Social Science & Medicine 2001; 52: 1903-1915.

21. Hanson S. Health sector reform and STD/AIDS control in resource poor settings—the case of Tanzania. International Journal of Health and Planning Management 2000; 15: 341-360.

22. Ching P. User fees, demand for children's health care and access across income groups: The Philippine case. Social Science & Medicine 1995; 41: 37-46.

23. Mbugua JK, Bloom GH, Segall MM. Impact of user charges on vulnerable groups: The case of Kibwezi in rural Kenya. Social Science & Medicine 1995; 41: 829-835.

24. Wendo C. Uganda and the Global Fund sign grant agreement. Lancet 2003; 361: 942.

25. Frieden TR, Sherman LF, Maw KL, et al. A multi-institutional outbreak of highly drug-resistant tuberculosis: Epidemiology and clinical outcomes. JAMA 1996; 276: 1229-1235.

26. Brudney K, Dobkin J. Resurgent tuberculosis in New York City: Human immunodeficiency virus, homelessness and the decline of tuberculosis control programs. American Review of Respiratory Disease 1991; 144: 745-749.

27. Hortal M, Contera M, Mogdasy C, et al. Acute respiratory infections in children from a deprived urban population from Uruguay. Revista do Instituto de Medicina Tropical de São Paulo 1994; 36: 51-57.

28. Denny FW, Loda FA. Acute respiratory infections are the leading cause of death in children in developing countries. American Journal of Tropical Medicine and Hygiene 1986; 35: 1-2.

29. International Organization for Migration and Joint United Nations Programme on HIV/AIDS. Mobile populations and HIV/AIDS in the Southern African Region. Geneva: IOM and UNAIDS, 2003.

30. Chen L, Prabhat J, Stirling B, et al. Sexual risk factors for HIV infection in early and advanced HIV epidemics in sub-Saharan Africa: Systematic overview of 68 epidemiological studies. PLoS One 2007; 3: 1-14.

31. Donovan P. Rape and HIV/AIDS in Rwanda. Lancet 2002; 360(Suppl): S17-S18.

32. Smallman-Raynor MR, Cliff AD. Civil war and the spread of AIDS in Central Africa. Epidemiology & Infection 1991; 107: 69-80.

33. World Health Organization. Global tuberculosis report 2017. Available at: http://www.who.int/tb/publications/global_report/en/. Accessed July 6, 2018.

34. Families USA. Off the charts: Pay, profits and spending by drug companies. Washington, DC: Families USA Foundation, 2001.

35. United States Congress. Public Law 107-280, Rare Diseases Act of 2002, November 6, 2002. Available at: https://www.gpo.gov/fdsys/pkg/PLAW-107publ280/pdf/PLAW-107publ280.pdf. Accessed July 10, 2018.

36. van Woert MH. Orphan drugs: Proposed legislative help. New England Journal of Medicine 1981; 304: 235.

37. Asbury CH, Stolley PD. Orphan drugs: Creating a policy. Annals of Internal Medicine 1981; 95: 221-224.

38. Medicine Patent Pool. Available at: https://medicinespatentpool.org/. Accessed July 6, 2018.

39. Waltz E. FDA launches priority vouchers for neglected-disease drugs. Nature Biotechnology 2008; 26: 1315-1316.

40. Médecins Sans Frontières. MSF Access Campaign. Available at: https://www.msfaccess.org/. Accessed July 10, 2018.

41. Zumla A, Nahid P, Cole ST. Advances in the development of new tuberculosis drugs and treatment regimens. Nature Reviews Drug Discovery 2013; 12: 388-404.

42. Saeed A, Abd H, Sandstrom G. Microbial aetiology of acute diarrhoea in children under five years of age in Khartoum, Sudan. Journal of Medical Microbiology 2015; 64(Pt 4): 432-437.

43. Bhandari N, Bahl R, Taneja S, et al. Pathways to infant mortality in urban slums of Delhi, India: Implications for improving the quality of community- and hospital-based programmes. Journal of Health, Population and Nutrition 2002; 20: 148-155.

44. Goldman N, Pebley AR, Beckett M. Diffusion of ideas about personal hygiene and contamination in poor countries: Evidence from Guatemala. Social Science & Medicine 2001; 52: 53-69.

45. Goldman N, Pebley AR, Gragnolati M. Choices about treatment for ARI and diarrhea in rural Guatemala. Social Science & Medicine 2002; 55: 1693-1712.

46. Mukherjee J, Rich M, Socci A, et al. Programmes and principles in treatment of multi-drug-resistant tuberculosis. Lancet 2004; 363: 474-481.

47. World Health Organization. Prevention and control of multi-drug-resistant tuberculosis and extensively drug-resistant tuberculosis, May 22, 2009. Available at: http://apps.who.int/gb/ebwha/pdf_files/A62/A62_20-en.pdf. Accessed July 10, 2018.

48. Nourzad S, Jenkins HE, Milstein M, Mitnick CD. Counting the missing cases: Estimating the global burden of multidrug-resistant TB among prevalent cases of TB. Journal of the International Union against Tuberculosis and Lung Disease 2017; 21: 6-11.

49. Marseille E, Hofmann PB, Kahn JG. HIV Prevention before HAART in Sub-Saharan Africa. Lancet 2002; 359: 1851-1856.

50. Creese A, Floyd K, Alban A, Guinness L. Cost-effectiveness of HIV/AIDS interventions in Africa: A systematic review of the evidence. Lancet 2002; 359: 1635-1642.

51. Attaran A. Adherence to HAART: Africans take medicines more faithfully than North Americans. PLoS Medicine 2007; 4: e83.

52. The Joint United Nations Programme on HIV/AIDS, World Health Organization, and United Nations Development Programme. Using TRIPS flexibilities to improve access to HIV therapy: UNAIDS, WHO and UNDP policy brief, 2011. Available at: http://www.undp.org/content/dam/undp/library/hivaids/Using%20TRIPS%20Flexibility%20to%20improve%20access%20to%20HIV%20treatment.pdf. Accessed July 10, 2018.

53. Ford N, Wilson D, Costa Chaves G, et al. Sustaining access to anti-retroviral therapy in the less developed world: Lessons from Brazil and Thailand. AIDS 2007; 21(Suppl 14): S21-S29.

54. Sweeney R. The U.S. push for worldwide patent protection meets the AIDS crisis in Thailand: A devastating collision. Pacific Rim & Policy Journal 2000. Available at: https://digital.lib.washington.edu/dspace-law/bitstream/handle/1773.1/814/9PacRimLPolyJ445.pdf?sequence=1. Accessed July 10, 2018.

55. Teixeira PR, Vitória MA, Barcarlo J. Anti-retroviral treatment in resource-poor settings: The Brazilian experience. AIDS 2004; 18(Suppl 3): S5-S7.

56. Marins JRP, Jamal LF, Chen SY, et al. Dramatic improvement in survival among adult Brazilian AIDS patients. AIDS 2003; 17: 1675-1682.

57. Dados Epidemiológicos do Brasil. Boletin Epidemiológico—AIDS, 27a a 40a Semanas Epidemiológicas Julho a Setembro de 2001. 2002; 15.

58. Himakalasa W, Grisurapong S, Phuangsaichai S. Access to antiretroviral therapy among HIV/AIDS patients in Chiang Mai province, Thailand. HIV/AIDS 2013; 5: 205-213.

59. Siringi S. Genetic drug battle moves from South Africa to Kenya. Lancet 2001; 357: 1600.

60. Nattrass NJ. The (political) economy of anti-retroviral treatment in developing countries. Trends in Microbiology 2008; 16: 574-579.

61. Barnard D. In the high court of South Africa, case no 4138/98: The global politics of access to low-cost AIDS drugs in poor countries. Kennedy Institute of Ethics Journal 2002; 12: 159-174.

62. Resnik DB, DeVille KA. Bioterrorism and patent rights: "Compulsory licensure" and the case of Cipro. American Journal of Bioethics 2002; 2: 29-39.

63. World Trade Organization. Declaration on the TRIPS agreement and public health. Ministerial Conference, 4th Session, November 14, 2001. Available at: https://www.wto.org/English/thewto_e/minist_e/min01_e/mindecl_trips_e.htm. Accessed July 10, 2018.

64. Health Resources and Services, Ryan White & Global HIV/AIDs Programs. About the Ryan White HIV AIDS program. Available at: https://hab.hrsa.gov/about-ryan-white-hivaids-program/about-ryan-white-hivaids-program. Accessed July 6, 2018.

65. Robins S. "Long live Zackie, long live": AIDS activism, science and citizenship after apartheid. Journal of Southern African Studies 2004; 30: 651-672.

66. Berger JM, Kapczynski A. The story of the TAC case: The potential and limits of socio-economic rights litigation in South Africa. In: Hurwitz DR, Satterthwaite ML, Ford D, eds. Human rights advocacy stories. New York: Thomson Reuters/Foundation Press, 2009; pp. 43-80. Available at: https://papers.ssrn.com/sol3/papers.cfm?abstract_id=1323522 Accessed on February 11, 2019.

67. UNAIDS. UNAIDS announces nearly 21 million people living with HIV now on treatment. Press Release, November 2017. Available at: http://www.unaids.org/en/resources/presscentre/pressreleaseandstatementarchive/2017/november/20171121_righttohealth_report. Accessed July 29, 2018.

68. Henry J. Kaiser Family Foundation. The U.S. & the Global Fund to Fight AIDS, Tuberculosis and Malaria. Available at: https://www.kff.org/global-health-policy/fact-sheet/the-u-s-the-global-fund-to-fight-aids-tuberculosis-and-malaria/. Accessed July 6, 2018.

69. Summers T. The Global Fund and PEPFAR: Complementary, successful, and under threat. Center for Strategic and International Studies, August 2017. Available at: http://www. globalfundadvocatesnetwork.org/wp-content/uploads/2017/09/170901_Summers_GlobalFundPEPFAR_Web.pdf. Accessed July 29, 2018.

70. United Nations. Millennium Development Goals Report, 2015. Available at: http://www.un.org/millenniumgoals/2015_MDG_Report/pdf/MDG%202015%20rev%20(July%201).pdf. Accessed July 29, 2018.

71. Sachs JD. From Millennium Development Goals to Sustainable Development Goals. Lancet 2012; 379: 2206-11.

72. Declaration of Alma-Ata. International Conference on Primary Health Care, Alma-Ata, USSR, September 6-12, 1978. Available at: http://www.who.int/publications/almaata_declaration_en.pdf. Accessed July 10, 2018.

73. Walsh JA, Warren KS. Selective primary health care: An interim strategy for disease control in developing countries. New England Journal of Medicine 1979; 301: 967-974.

74. United Nations. Sustainable Development Goal 3. Available at: https://sustainabledevelop ment.un.org/sdg3. Accessed July 6, 2018.

75. Dearden N. Africa is not poor, we are stealing its wealth, May 24, 2017. Available at: http://www.aljazeera.com/indepth/opinion/2017/05/africa-poor-stealing-wealth-170524063731884.html. Accessed July 10, 2018.

76. Stop TB Partnership. Global drug facility. Available at: http://www.stoptb.org/gdf/. Accessed July 6, 2018.

77. Boozary AS, Farmer PE, Jha AK. The Ebola outbreak, fragile health systems, and quality as a cure. JAMA 2014; 312: 1859-1860

14

영양

Nutrition

J. 래리 브라운
번역 김기랑

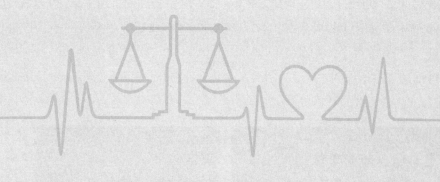

J. 래리 브라운 (J. LARRY BROWN)_ PhD. 국제 아동기회 대표. 하버드 보건대학 공중보건 명예교수.
 brown.ilarry@gmail.com

김기랑_ 단국대학교 식품영양학과 교수. 경제적으로뿐만 아니라 영양적으로도 취약한 대상의 식품 보장을
 위한 영양 중재 및 정책 개발 관련된 연구를 하고 있다. kirangkim@dankook.ac.kr

서론

영양불량 상태는 부정적 건강 결과를 유도한다. 저·중소득 국가뿐만 아니라 고소득 국가에서도 취약 계층의 영양불량은 빈곤, 불평등, 기타 사회 불의의 징후들과 강한 연관성이 있다(그림 14.1)(21장 글상자 21.2 참고).

미국에서의 불충분한 영양

1966년 필드 재단에서 의뢰한 의사로 구성된 조사팀은 미국에서의 이주 노동자 캠프, 인디언 보호구역, 도시 빈민가, 미시시피 삼각주의 조그만 마을에 널리 존재하는 빈곤 지역을 연구했다. 그 다음해 의사 조사팀은 미국 의회에서 그들이 발견한 절박한 상황을 다음과 같이 강조하여 보고했다. "만약 여러분이 관심을 갖고 살펴본다면, 미국은 아주 놀라운 곳이라는

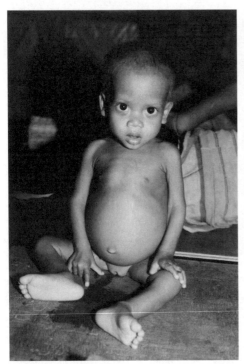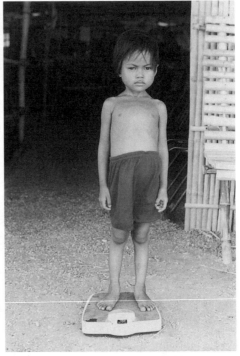

그림 14.1 1980년 태국의 캄보디아 난민 캠프 아동에서의 영양불량(malnutrition). 왼쪽: 심각한 영양불량 형태인 콰시오커(kwashiorkor)를 동반한 유아. 오른쪽: 심각한 영양불량과 함께 체중이 27파운드인 7세 여아. 배고픔과 영양불량은 1975~1979년 폴 포트(Pol Pot)의 대량 학살 체제 기간 동안에 캄보디아인에게서 많이 발생했다

사진: Barry S. Levy.

식품 빈곤, food deprivation

일반적으로 빈곤 및 저소득과 관련하여 충분한 식이 섭취에 대한 비자발적인 접근성의 부족.

식품 미보장, Food insecurity

다음 식사를 할 수 있을지 확실치 않고, 지속적으로 먹을 것이 충분치 않고, 영양적으로 충분한 섭취가 줄고, 자선단체 지원품에 의존하는 상황.

배고픔, Hunger

연방정부에서는 불충분한 식품 섭취와 연관된 "통증이 있는 느낌(painful sensation)"으로 정의. 학계에서는 배고픔을 불충분한 소득과 관련하여 충분한 식품과 영양소의 만성적인 섭취 부족으로 고려함(통증은 유일하거나 심지어 필수적인 결과는 아님).

영양불량, Malnutrition

식사에서 충분한 영양을 만성적으로 공급받지 못해서 나타나는 건강 및(또는) 정신적 기능의 심각한 손상을 의미하는 일반적인 용어.

것을 발견할 것입니다. 왜냐하면 이렇게 많은 가난한 사람들이 우리가 강요하는 삶을 참고 살아가도록 하는 서방 국가는 어디에도 없을 것이기 때문입니다. 우리는 국민의 4/5를 역사상 어떤 시기의 사람들보다 더 부유하도록 하기 위해 나머지 1/5을 무자비하게 박탈해 왔습니다"(1, 2). 의사 조사팀은 또한 빈곤 가구의 영아와 유아는 부모가 우유를 구매할 돈이 없어 우유를 마시지 못하는 경우가 흔하다고 보고했다. 배고픔은 광범위하게 퍼져 있었다. 많은 가구들이 매달 한 달에 며칠 동안은 먹을 것이 거의 없거나 전혀 없었다. 콰시오커[1]는 대체로 제3세계 환경과 연관 있는 기아의 심각한 영양불량의 형태로 일반적이지는 않다. 콰시오커는 검은 머리카락이 노란색으로 변한 아프리카계 미국인 아동, 움푹한 눈과 썩은 이빨을 가진 북미 원주민 아동, 돌출된 복부와 가는 팔다리를 가진 이주민 캠프와 도시 빈민가의 아동에서 나타났다(배고픔, 영양불량, 관련 용어의 정의는 글상자 14.1 참고). 이러한 충격적인 사실은 공화당원인 리처드 닉슨(Richard Nixon) 대통령과 민주당 주도의 미국 의회의 행동을 이끌 정도로 충분히 대중의 분노를 불러일으켰다(3). 따라서 200만 저소득 가구에서만 시범적으로 시행되었던 푸드스탬프 프로그램(Food stamp program)은 이전보다 10배로 증가한 국가 차원의 프로그램

---

1 콰시오커는 심한 단백질 결핍으로 나타나는 영양불량의 한 형태로 성장지연, 부종, 피부와 모발 색소의 변화, 간에서의 지방 침윤 등과 같은 병리학적 변화의 특성을 가진다.

으로 확대되었다(4). 연방정부의 학교 점심급식 프로그램(Federal school lunch program)은 학교 아침급식 프로그램(School breakfast program)도 같이 병행하는 것으로 확대되었고, 노인을 대상으로 한 급식 프로그램이 시작되었으며 여성, 영아, 유아를 위한 특별보충식품 프로그램(Special Supplemental Food Program for Women, Infants, and Children: WIC)도 만들어졌다(5). 정치 지도자들이 국가의 미래에 대한 현명한 투자로 간주했던 이러한 집합적 정책 대응은(6) 괄목할 만한 결과들을 가져왔다. 10년 후에 의사 조사팀이 같은 지역으로 다시 가서 조사한 결과, 빈곤은 여전히 중요한 문제로 남아 있으나 배고픔은 더 이상 퍼지지 않은 것으로 의회에 보고했다(5). 이러한 결론은 이후 대학 기반의 학자들과 국가 영양 조사에서도 확인되었다(7, 8).

그러나 이러한 성공은 오래가지 않았다. 배고픔이 다시 나타나기 시작한 사실에 대한 가장 첫 공식적인 확인은 1982년 전미 시장회담(U.S. Conference of Mayors)에서였다(9). 1980년부터 지역 뉴스 매체에서는 미국 전역에 빵을 얻기 위한 줄과 무료급식소가 증가하고 있는 현상이 국가적 현상이 될 것이라고 보도해 왔다(10). 시장단에서는 배고픔이 "가장 심각한 긴급상황"이라고 했고, 디트로이트와 솔트레이크시의 시장을 포함한 몇몇은 이 상황을 "국가적 비극과 오명"이라고 했다(11). 1983년 미국 농무부(U.S. Department of Agriculture: USDA)에서 의뢰받은 한 연구는 배고픔이 "폭발적인 속도로" 국가 전역에서 증가하고 있음을 밝혔으나(12), 로널드 레이건(Ronald Reagan) 행정부는 이 사실이 외부에 발표되지 않도록 명령했다. 그러나 이러한 사실은 연구 결과의 은폐에 분노한 하급 공무원들이 대중매체에 연구결과 사본을 전달하며 알려지게 되었다(13).

미국의 배고픔 수준에 대한 첫 공식적인 수치는 1985년 하버드 의사들로 구성된 미국 기아 대책위원회(Task Force on Hunger in America)에서 작성한 「미국의 배고픔: 증가하는 유행병(Hunger in America: The growing Epidemic)」 보고서에서 발표되었다. 위원회에서는 배고픔에 영향을 받고 있는 사람을 2,000만 명(11)(인구의 9%)으로 추정했고, 레이건 행정부가 당면했던 이 수치는 정치적 함의를 담고 있었다(14).

그러나 배고픔에 대해 보편적으로 수용된 정의는 없었다. 하버드 의사 그룹에서는 배고픔을 "저소득으로 인한 만성적으로 불충분한 영양소 섭취"로 정의 내렸다(11). 배고픔은 만성적이든 또는 일시적이든 성장이나 건강 유지를 위한 에너지와 영양소가 충분하지 못한 것이다. 배고픔은 흔히 오랜 기간 동안 지속 시, 아동과 성인 모두에서 심각한 만성적인 질병을 초래할 수 있다.

1995년 이후, 미국 정부는 통계국(U.S. Census Bureau)에서 매년 조사하고 있는 상시인구조사(Current Population Survey)의 한 부분으로 영양 빈곤을 자체적으로 측정했다. 미국 농무부(USDA)에서 "미 연방 배고픔과 식품보장 측정 문항(Federal Hunger and Food Security Module)"(15)으로 매년 발표하는 조사결과에서는 심각한 식품 문제가 있는 가구 구성원인 미국인이 지속적으로 최소 3,000만 명인 것으로 나타났다. 2017년에 발표된 최근 보고서에서는 그 숫자가 4,100만 명 이상인 것으로 나타났다(미국 인구의 12.9%, 이 중 1,300만 명은 아동)(16).

연방 기준으로 식품 미보장은 ① 심각한 공복감을 경험하는 사람들, ② 필요로 하다고 생각되는 먹을 것을 살 수 없어서 먹지 못하는 사람들, ③ 다음 식사를 먹을 수 있을지 확실하지 않은 사람들을 포함하여 식품의 접근성 문제를 가진 사람들로 정의하고 있다. 또한 연방 기준은 '배고픔'을 경험하는 가구를 하위구성요소로 포함한다. 이상하게도 배고픔의 공식적인 정의는 조사 자체에서 명시하고 있는 것보다 훨씬 더 보수적이다. 배고픔은 "통증이 있는 느낌"으로 정의하고 있는데 이는 배고프다고 생각하기 전에 복부 통증이 있어야만 한다는 의미이다(15). 이러한 정의는 조사 문항에 반영되어 있지도 않을 뿐만 아니라 과학적으로도 거의 근거가 없다. 복부 통증은 배고픔의 가장 첫 번째로 나타나는 결과도 아니고, 유일한 결과도 아니다. 게다가 배고픔을 느끼는 많은 사람들은 통증이 전혀 없다고 보고하고, 통증을 경험한 다른 사람들은 시간이 지남에 따라 통증도 사라진다고 보고하고 있다(17, 18). 다시 말하면, '통증(pain)'은 배고픔의 필수적인 정의도 충분한 정의도 아니다. 통증의 경험 여부와 상관없이 그들의 영양소 섭취는 최적의 건강 상태와 생산성을 충족시키기에 충분하지 않을 수 있다.

충분한 영양공급을 받지 못하고 있는 국민이 4,100만 명 이상이며, 이에 대한 부담을 갖고 있는 국가라는 배경에서, 우리는 배고픔을 겪고 있는 대상자들이 배고픔으로 인해 어떠한 희생을 겪고 있는지, 엄청난 부유함 속에서 왜 배고픔은 존재하는지를 살펴볼 필요가 있다.

영양에 대한 사회 불의의 영향

배고픔의 원인과 해결책에 대한 논쟁은 정치계에서 이루어지고 있으나 배고픔 그 자체는 공중보건의 문제이기도 하다. 사회적 후유증뿐만 아니라 만성적인 영양 부족으로 인한 부정적 결과들은 배고픔을 국가의 중대한 문제로 만든다. 이뿐만 아니라 증가하고 있는 지식들은 불충분한 소득, 심지어 배고픔과 자주 연관되어 있는 건강 결과로 비만의 문제를 지적하고 있다(19) (글상자 14.2 참고).

미국에서 배고픔은 저·중소득 국가에서 나타나는 것과는 꽤 다른 양상으로 나타난다(21장 글상자 21.2 참고). 마라스무스(marasmus)로 알려져 있는 단백질-에너지 영양불량(Protein-calorie malnutrition)과 에너지는 충분하나 단백질은 심각한 결핍으로 특정된 콰시오커는 현재 많은 연구들은 비만이 식품 미보장과 배고픔을 경험하고 있는 저소득 가구에서 발생하는 역설적인 사실을 밝히고자 했다. 고에너지 섭취와(또는) 운동을 통한 에너지 소비 부족과 같은 사회적 원인에 영향을 받는 사람들의 비율이 증가하면서 비만은 현재 미국에서 급속하게 확산되고 있다. 아이러니하게도 이러한 문제는 가난한 사람들에게 영향을 미친다. 먹을 것이 충분치 않은 사람들이 어떻게 비만해질 수 있는지 의아해 하는 것은 당연하다.

배고픔은 사람들이 필요로 하는 만큼의 먹을 것을 구매할 돈이 충분하지 않아서 영양적으로 적절한 식사에 대한 접근성(access)이 떨어질 때 나타난다. 그들의 식품 구매는 더 싸면서 더 포만감을 주는 식품으로 종종 제한되어 있다. 특히 필수 미량영양소가 풍부한 채소 및 과일과 같은 좀 더 건강한 식품은 일반적으로 구매할 수 없다. 대신에, 많은 가난한 가족들은 칼로리 관점에서 볼 때 "좋은 구매"라고 볼 수 있는 값싼 칼로리로 배고픔을 없애주는 음식인 마카로니와 치즈, 비스킷과 그레이비 소스, 패스트푸드 음식점에서의 햄버거와 감자튀김 같은 식사에 의존한다. 단기적으로, 지능적인 기관이 아닌 위장은 적절한 식사를 했는지 여부보다는 포만하게 식사를 했는지를 지각한다.

연구자들은 현재 배고픔과 비만 간의 상관성에 관련된 몇 가지 측면에 대해서 연구하고 있다. 한 가지 측면은 부족한 돈을 가진 사람들은 배고픔을 없애기 위하여 에너지 섭취를 최대로 할 수 있는 식품을 사고자 하는 욕구가 있다. 그들의 경제적 제약이 크면 클수록, 가족들이 식사에서 필요한 만큼의 영양적인 질을 얻는 것은 더 어렵다. 결국, 이러한 경제적 룰렛은 식품의 양과 질 사이에서 취사선택을 하도록 만든다. 가구들은 살아가기 위한 노력으로 일련의 대처 전략들을 가진다. 그들은 우선 전반적인 식품 비용을 줄이고, 이후 식품 섭취에서 질과 다양성이 변하고, 궁극적으로는 섭취하는 식품의 양도 줄게 된다. 부모들은 아이들의 섭취 감소를 막기 위해 우선적으로 자신들의 섭취를 지속적으로 줄인다. 그러나 종종 아동과 부모 모두 섭취를 줄이기도 한다. 전반적으로 식비가 충분하지 않은 가구들의 주요한 목표는 배고픔을 느끼지 않을 만큼 충분히 섭취하는 것이다. 질보다 양을 취사선택하는 것이 비만을 초래하는 것이다.

비만은 또한 식품의 가용성(food availability)이 보장되는 않은 상황에 대한 적응 반응일 수 있다. 저소득과 관련된 만성적인 식품 부족은 섭취할 식품이 생겼을 때 사람들로 하여금 과식하도록 만든다. 이러한 주기적인 과정은 종종 체중 증가를 초래한다. 신체는 식품이 유용할 때, 에너지를 비축하도록 설계된 생리적 변화를 경험한다. 많은 에너지를 좀 더 효율적으로 지방으로 저장하도록 함으로써 주기적인 부족을 보완한다.

앞으로 연구자들은 미국에서 배고픔을 야기하는 사회 불의가 어떻게 많은 사람들에게 비만을 일으키는지에 대해 더 많이 배울 것이다.

참고문헌

1. Basiotis PP. Validity of the self-reported food sufficiency status item in the U.S. Department of Agriculture's food consumption surveys. In: Haldeman VA, ed. American Council on Consumer Interests 38th Annual Conference: The proceedings. Columbia, MO: American Council on Consumer Interests 38th Annual Conference, 1992.
2. Darmon N, Ferguson EL, Briend A. A cost constraint alone has adverse effects on food selection and nutrient density: An analysis of human diets by linear programming. Journal of Nutrition 2002; 132: 3764-3771.

3. Radimer KL, Olson CM, Greene JC, et al. Understanding hunger and developing indicators to assess it in women and children. Journal of Nutrition and Education 1992; 24: 36S-45S.
4. Townsend MS, Peerson J, Love B, et al. Food insecurity is positively related to overweight in women. Journal of Nutrition 2001; 131: 1738-1745.

미국에서는 거의 발생하지 않는다(20). 대신 미국의 배고픔은 전형적으로 세계보건기구에서 부르는 "소리 없는 영양실조"의 형태를 가진다(21). 이러한 배고픔은 소아청소년 성장도표의 최하단 아래에 있는 몇 파운드의 체중을 가진 유아에서 나타난다. 그들은 단순히 마른 아동처럼 보이나 훈련 받은 보건 전문가들은 그들이 성장 부전 상태임을 인지할 것이다. 비록 그들의 증상이 저·중소득 국가의 영양실조 아동의 증상과는 다르다 할지라도 건강적인 측면에서는 문제가 있다(미국과 다른 고소득 국가를 비교한 5장 글상자 5.1 참고).

아동의 성장에 따른 신장과 체중 증가는 국제적으로 사용되는 소아청소년 성장도표에 표시되기 때문에 그들은 아마 불충분한 영양 결과를 감지하기 가장 쉬운 인구 집단일 것이다. 일반적으로 연령별 체중 또는 연령별 신장에 대한 성장도표에서 5백분위수(Percentile) 아래에 있는 아동은 추가 조사 대상자이다. 보통은 인구의 5%가 이 최저 범위에 속할 것으로 예상된다. 그러나 저소득층 아동 연구에서는 10~15%가 이 범위에 포함되었다. 이것은 정상적인 유전자 변이가 아니라 "인간이 만든" 결과에서 관찰되고 있음을 보여준다. 게다가 이러한 분석 결과는 빈곤으로 인해 성장 장애가 있는 아동을 적절한 영양으로 다시 건강해지도록 돌보는 미국 전역 도시의 의과대학부속병원 내 아동발달병원에서 확인된다.

불충분한 영양소 섭취와 신장과 체중으로 반영된 아동의 건강 상태 간의 상관성은 잘 확립되어 있는 가운데 최근 몇 년간의 연구들은 불충분한 영양소 섭취가 서서히 미치는 다른 영향에 주목했다. 아동에서 불충분한 식품 섭취와 다양한 발육 부진의 결과 사이에는 직접적인 연관성이 존재한다. 배고픔과 식품 미보장을 경험하고 있는 빈곤 가구 아동의 건강 상태는 다른 아동의 건강보다 훨씬 더 나쁘다. 그들은 더 자주 아프고, 철 결핍성 빈혈과 심각한 중이염의 발생률이 더 높고, 좀 더 자주 병원에 입원한다(22).

결과적으로, 저소득층 아동은 학교에 더 많이 빠지고 그들이 학교에 올 때는 배울 준비가 덜 되어 있어 이들에서 식품 섭취와 건강 상태, 학습 간의 상관성은 이전에 이해한 것보다 훨씬 더 강한 연관성이 있을 수 있다. 더 나아가 젊은 신체와 정신의 상호작용 장애를 더욱 악화시키는 것은 식품 빈곤에 수반되는 행동적, 정서적인 결과이다. 영양이 부족한 아동은 정서적 문제, 정신장애, 위축된 행동이나 파괴적 행동의 비율이 유의하게 더 높다.

가구 내 식품 불충분성(household food insufficiency)은 일반적인 건강 상태의 전반적인 감소와 연관성이 있다(23, 24). 미국 전체의 연구 결과에서 식품이 불충분한 미취학 아동과 취학 아동의 복통, 두통, 감기 발생 비율이 증가했다(23, 24).

또 다른 여러 연구에서도 이러한 결과를 확인했고, 추가적인 결과들을 보고했다. 여러 주의 저소득 가정을 대상으로 한 연구에서 12세 미만의 배고픈 아동에서의 빈혈은 배고프지 않는 저소득 가구 아동 빈혈의 2배였다(25). 또한 배고픈 아동은 응급실과 병원에 가는 비율이 더 높았다(25).

식품 빈곤은 아동에서 상당한 사회심리적, 정서적 고통과 연관성이 있다. 통제된 연구에서, 식품이 충분하지 않은 저소득 가구의 아동은 불안, 과민성, 과민행동, 공격성 등의 사회심리적 기능 손상을 보일 가능성이 더 높았다(26, 27). 미국 국가 표본 조사에서 식품이 부족한 가구의 아동은 공격적이고 파괴적이고 위축된 행동의 수준이 유의하게 더 높았다(28). 또한 이 같은 결과는 10대에서도 명확하게 나타난다. 두 개의 연구에서 식품이 충분하지 않은 10대들은 친구가 없고, 우울장애와 자살 행동을 가질 가능성이 더 높은 것으로 나타났다(29). 이러한 영향은 당연히 교육 환경에서도 나타난다. 배고픈 아동은 정신건강상담을 받고 특별한 교육 서비스를 필요로 할 가능성이 훨씬 더 높다(27, 28).

아동에서 영양 상태와 인지 기능은 강하게 연관되어 있다. 식품이 충분하지 않은 가구의 아동은 식품이 충분한 가구의 아동만큼 학업성취도가 좋지 않다. 일부 연구에서 배고픈 아동은 학교에서의 지각률과 결석률이 높을 뿐만 아니라 유급할 가능성도 더 높았다. 예를 들어 초등학생을 대상으로 한 두 개의 미국 국가 연구에서 가구 내 식품 빈곤 문제는 학교 시험 결과 및 성취도 시험 결과와 음의 상관성이 있었다(28-30). 유치원을 대상으로 한 또 다른 미국 전체 연구에서는 식품 빈곤 가구의 아동은 수학을 배울 준비가 안 된 채로 학교에 입학할 뿐만 아니라 1년 이상의 교과 과정을 덜 배우는 것으로 나타났다(31).

식품 빈곤은 인지 기능을 손상시킨다(32). 영양소 겹핍 상태에서 신체는 중요한 장기 기능에 먼저 에너지를 배분시키고, 그 다음은 신장과 체중 증가에, 그 다음으로 부모의 말을 듣고, 또래들을 상대하고, 학습하는 등의 환경과의 상호작용에 필요한 신경계 기능에 에너지를 배분한다. 만약 아동이 후자의 활동들을 할 수 있는 에너지가 불충분하다면, 인지 기능 장애가 발생한다. 배고프고 식품 미보장이 있는 가구의 아동은 유급을 하게 되거나(26, 27, 29, 30), 결석 또는 지각(25, 33), 정학을 당할 가능성이 더 높다(29, 30). 이 모든 근거의 공중보건과 경제적 함의는 중요하다(5장 참고).

일반적으로 저소득 가구도 다른 일반 가구가 알고 있는 만큼 영양적인 식단이 무엇인지 잘 알고 있다(34). 저소득 가구는 한정된 소득으로 인하여 비싸고 신선한 과일 및 채소와 같은 식품 구매 선택에 제한이 있기 때문에, 필수 영양소의 섭취는 미국 의학원에서 정하고 있는 식이 권장 섭취량(recommended dietary allowances: RDAs)과 일반 인구의 섭취량보다 유의하게 더 낮다(35).

산모에게 영양 에너지는 자신뿐만 아니라 발달 중인 태아에게도 필수적이기 때문에 임신은 부적절한 식사로 인해 심각한 위험에 처할 수 있는 시기이다. 모체의 저장된 영양소가 고갈될 수 있고, 그 결과 임신성 빈혈이 나타날 수 있다. 주요한 위험은 미숙아(임신 37주 미만의 출생)와 저체중(2,500g 또는 약 5.5 파운드 이하)을 포함하여 태아에서 발생한다. 너무 일찍 또는 너무 작게 또는 둘 다로 태어난 영아는 자궁 밖 생활에 잘 적응하지 못한다. 후유증으로 호흡 곤란 증후군, 면역계의 약화, 장기적인 발달 문제가 있다. 그러나 가장 중요한 위협은 사망이다. 저체중은 생후 첫 달 영아 사망(신생아 사망)의 7%를 차지하기 때문이다(36).

노인들은 식품 섭취 부족에 매우 취약한 또 다른 인구 집단이다. 노년기에 충분히 먹지 못하는 것과 관련된 위험 요인은 노화와 연관된 상황에 의해서 높아진다. 위험 요인 중 가장 중요한 요인은 고혈압, 관상동맥질환, 당뇨병 등과 같은 만성질환으로, 이 중에 적어도 한 개의 질환은 65세 이상 노인의 85%에 영향을 미친다(13). 식품 섭취와 관련된 노인의 건강 상태를 손상시키는 다른 요인은 골다공증과 같은 결핍 질환과 소화 장애와 관련된 질환이 있다(37). 또한 노인은 감염에 대한 취약성이 높고, 적절한 식품을 구매하기 위한 소득의 부족으로 인하여 식사에 제한이 있을 경우, 감염 위험은 유의하게 증가한다(6장 참고).

근본 원인과 기저 요인

그렇다면, 가장 부유한 국가에서 왜 이렇게 많은 사람들이 충분한 식량을 공급받지 못하는 것인가? 몇 가지 요인이 일반적으로 인용된다. 우선 두 개의 통념을 소개하고, 그리고 나서 실제 원인을 다루고자 한다.

통념(myth) 1: 주변에 식품이 충분하지 않다.
실제로 미국은 모든 사람들을 위한 충분한 식품을 생산하고 있을 뿐 아니라 일부 전문가들이 추정하기로는 전 세계의 배고픈 사람들 대부분에게도 식품을 공급할 능력이 있다고 한다.

통념 2: 가난한 사람들은 나쁜 구매 선택을 한다.
레이건 대통령은 한때 가난한 사람들이 자신들 스스로 적절히 먹기에는 "너무 무지하다"(38)고 말했다. 최근 트럼프 행정부는 더 이상 가난한 사람들이 직접 식품을 구매하지 않도록 하고, 그 대신 그들에게 정부가 정한 식품 꾸러미를 제공하도록 제안했다. 그러나 학술적 분석은 그 문제에 대해 약간의 다른 시각을 보여주고 있다. 모든 인구 집단은 음식에 소비되는 1달러당 더 나은 영양가를 얻는 방법에 대해 많이 배울 수 있었으나, 영양가 없는 구매는 너무 만연해 있고, 건강한 식단 섭취는 매우 적은 상황이다. 그렇다고 저소득 가구가 다른 가구보다 식품 구매 선택이 더 나쁘다는 근거는 없다. 실제로 식품 섭취에 대한 상시 조사에서는 일반 가구뿐만 아니라 빈곤 가구들도 그들이 무엇을 구매해야 하는지를 알고 있다고 설명하고 있다. 그들은 단지 식품을 구매할 돈이 없는 것이다. 게다가 미국에서의 배고픔은 해마다 증가하거나 감소하거나 한다. 만약 배고픔을 무지에서 초래한 것으로 이해했다면 배고픔은 시간이 지나도 변동이 없어야 했을 것이다.

기저 원인(The Underlying Cause)

그렇다면, 미국의 약 4,100만 명이 왜 충분한 식사를 하지 못하는지에 대해 어떻게 이해할 것인가? 우리는 사회 불의의 일부 구성 요소인 경제, 임금, 빈곤 및 관련 공공 정책을 고려해야 한다. 사실상 모든 식품 빈곤과 그로 인한 부정적 건강 결과는 정책 결정을 포함하여 인간이 만들어낸 산물이라고 할 수 있는 사회 불의의 직접적 또는 간접적인 결과이다.

인간이 만들어낸 결과물이 어떠한 방식으로 미국의 식품 섭취 부족에 기여했는지 알기 위해서는 1970년 국가에 의해 배고픔이 대부분 관리되는 것처럼 보였으나 1980년대 초에 배고픔이 관리되지 못하고 급격히 증가했던 상황을 살펴볼 필요가 있다. 몇 년 사이에 각 주요 도시에서 빵을 얻기 위한 줄과 무료 급식소는 눈에 띄게 증가했다(11). 분명히 뭔가가 갑자기 상황들을 바꿔 놓았다. 당시 국가의 불황으로 실업률이 높아졌고 이자율이 비정상적으로 높아졌다. 수백만의 사람들이 일자리를 잃었고, 수천 명의 농부들이 생계를 잃었으며, 한때 중산층의 삶을 보장 받았던 많은 사람들이 인원감축으로 인해 일자리에서 해고된 후 소득이 훨씬 낮은 노동시장으로 다시 들어갔다. 경기 침체는 심각했으나 전례가 없는 일은 아니었다. 미국은 몇 년 전부터 어려운 경제 상황을 경험했지만 그 당시에는 빵을 얻기 위한 줄과 무료 급식소는 확산되지 않았다. 1980년대의 현상은 1930년대 대공황 이후로는 보이지 않았었다. 뭔가 다른 일이 일어나고 있었다.

배고픔의 재등장은 경제 침체 때문이 아니라 더 많은 가구가 취약해지면서 채택된 새로운 공공 정책으로 인한 것이었다. 1982년부터 레이건 정부는 포괄재정조정법(Omnibus Budget and Reconciliation Act)에 기반하여 첫 4년 예산(1982년부터 1985년까지)을 상정했다. 예산은 상정된 대로 민주당 의회에 의해 통과되었다. 이에 1960년대 말과 1970년대 초에 만들어진 연방 식품 프로그램 안전망에서의 120억 달러 이상이 삭감되었다. 푸드스탬프 프로그램에서는 스탬프의 할당 또는 가치를 1인 한 끼 식사 평균 0.72달러로 크게 줄이면서 거의 80억 달러가 삭감되었다. 학교 아침식사 프로그램과 같은 아동 영양 프로그램에서도 추가적으로 40억 달러가 삭감되었다 .

요약하면, 힘든 시기의 사람들에게 식품을 공급하는 연방 프로그램의 의도적인 약화와 함께 경기 침체기 동안의 많은 실업자들은 빵을 얻기 위한 줄과 무료급식소의 증가를 가져왔다. 배고픔은 당시에 정치적 선택의 불가피한 결과물이었다. 이러한 선택은 미국 경제가 주기적인 침체로 악화된 1990년대와 2000년대의 공화당과 민주당 정부의 집권 시기 동안 주기적으로 지속되었다. 국가 경제나 각 가구의 경제적 안녕을 항상 예측하거나 통제할 수는 없지만, 충분한 영양지원 프로그램과 서비스를 제공함으로써 가끔 발생하는 경제적 위기에서 가정을 보호할 수 있다.

10년 이상 동안 미국에서 식품 빈곤을 겪은 사람들의 수는 약 3000만 명으로 비교적 안정적으로 유지되었다. 그러나 2008년에 시작된 불황, 가난한 사람들의 소득을 감소시키고 부유한 사람들의 소득을 증가시키는 경제 정책, 그리고 빈부격차를 증가시켰던 2018년도의 의회 세금 감면 정책은 미국에서 4000만 명이 넘는 사람들에게 영향을 미치는 식품 빈곤을 초래했다.

무엇이 필요한가?

미국에는 배고픔과 다른 형태의 영양 빈곤을 해결하기 위한 두 가지 광범위한 전략이 있다. ① 증상 치료와 ② 점점 더 많은 사람들에게 영향을 미치는 소득과 부의 불평등 증가 문제의 근본 원인을 해결하는 것이다.

빈곤과 불평등을 해결하지 않고도 더 빠르고 쉽게, 그리고 더 적은 비용으로 배고픔을 끝내는 것은 가능하다. 미국의 배고픔은 대통령과 의회에서 도움이 필요한 사람들을 위해 기존 프로그램에 충분히 사업비를 지원하고 이용하게 함으로써 6개월 이내에 끝낼 수 있다. 연간 약 120~150억 달러의 추가 지출로(39) 미국은 다음과 같은 일을 할 수 있다.

- 푸드스탬프 프로그램[현재는 보충적 영양지원프로그램(Supplemental Nutrition Assistance Program: SNAP)으로 불림]에 대한 자금 지원 강화와 현재 프로그램 대상 자격은 갖추었으나 수혜를 받고 있지 못하는 사람들의 40%까지 수혜 비율을 확대시킴.
- 모든 학교는 연방정부의 학교 아침 급식 프로그램을 제공하고 저소득층 아동이 있는 모든 지역사회는 연방정부가 지원하는 여름방학 급식 프로그램(Summer Food Program)에 참여하도록 함.
- 방과 후 간식 제공을 확대함.

- 노인 대상의 급식 프로그램 제공률을 높임.

이러한 조치들의 실행과 여성, 영아, 유아를 위한 특별보충식품 프로그램(WIC) 및 헤드스타트(Head Start)와 같은 몇 안 되는 다른 연방 프로그램에 대한 미세한 조정은 미국의 어느 누구도 배가 고프거나 아이들을 먹이기 위해 무료 급식소를 이용하는 것에 스스로를 비하시킬 필요가 없는 상황이 되도록 한다.

또한 우리는 배고픔을 야기하는 구조적인 불의를 해결하기 위해 노력할 수 있다. 이는 정부와 가구 간의 관계 본질인 사회계약의 재구성을 필요로 할 것이다. 뉴딜 이후 사회 정책의 특징이었던 사회계약은 지난 30년 동안 가장 취약한 사람들을 위한 많은 보호 정책들을 제거하는 회귀적 사회 정책으로 인해 급격히 약화되었다.

새로운 사회계약을 구축할 수 있는 가장 가능성 있는 정책으로 자산 육성 정책이 거론된다(40). 중산층 생활수준에 도달하려면 가구는 ① 소득, ② 주택, 저축 예금 계좌, 투자 및 퇴직 계획 형태의 금융 자산, ③ 우수한 교육 및 기술 기반 훈련과 같은 인적 자본 자산이 필요하다.

이 새로운 정책 구성은 오랫동안 지속된 미국 정부 정책을 기반으로 한다. 과거의 자영농지법(Homestead Act)과 최근의 제대군인 원호법(GI Bill)은 재산 소유권, 주택 소유 및 고등 교육의 촉진을 통한 자산 구축에 투자한 연방 정책이었다. 예를 들어, 수백만 명의 군인들이 이러한 형태의 정부 부조금을 통해 중산층에 들어갔다. 현재 많은 사람들이 비과세 퇴직 계좌, 주택담보대출 공제 및 대학 학자금 대출과 같은 또 다른 정부 투자를 통해 혜택을 받고 있다. 이 모든 것은 가구 구성원이 경제적 보장과 안녕에 필요한 자산을 확보하는 데 도움이 된다.

그러나 많은 사람들에게 이로운 정부 정책은 착취당하는 사람들에게는 전달되지 않았다. 사회 정책은 대부분의 미국인들을 정부 투자의 대상으로 보았지만 가난한 사람들은 경제의 배수구로 보았다. 그러나 자산 기반 사회 정책의 새로운 비전은 모든 가구를 정부의 투자 대상으로 관리하는 것으로 저소득 가구의 사람들도 다른 미국인들과 같이 더 큰 독립성과 안보에 필요한 자산을 얻을 수 있다.

다음의 사례들과 같이 다양한 방법으로 정책들을 변환시킬 수 있다(41).

- 최저 임금을 물가 상승에 맞추어 조정하여 적어도 1970년대와 같은 구매력으로 회복시킴으로써 근로자가 집으로 가져오는 급여가 가족을 부양하기에 불충분하지 않게 할 수 있다.
- 마찬가지로 근로소득 세액공제(Earned Income Tax Credit: EITC)를 주정부 세금계산서(state tax corollary)와 함께 확대하여 적절한 가계 수입을 보장할 수 있다.

- 저소득층이 부를 축적할 수 있도록 개인 개발 저축 계좌(Individual development savings accounts)를 제공할 수 있다.
- 공공 주택 임차인이 지불한 임차료의 일부를 전용 계좌(dedicated accounts)에 넣게 하여 주택에 대한 계약금을 절약할 수 있도록 주택저축(set-aside savings) 계획을 통해 주택 소유를 확대할 수 있다.
- 아동 저축예금계좌(Children's saving accounts: CSA)를 제공하여 미국에서 태어난 아동은 이 계좌로 예를 들어 만 달러의 투자금을 받을 수 있게 한다. 이와 같은 투자는 이후 몇 년 동안 다른 연방 투자와 매칭되어 투자되며 가족 기여금으로 증액할 수 있다. 원금 투자액은 자녀가 대학교 진학 연령에 도달하면 5만 달러 이상으로 증가할 수 있으며 퇴직할 때까지 유지하는 경우에는 50만 달러가 될 수 있다. 또한 아동 저축 예금 계좌(CSA)는 대학 교육, 최초 주택 구입, 사업체 설립 또는 퇴직 소득과 같은 특정 목적으로도 배정될 수 있다.

자산 육성 정책의 장점은 보편적이며, 부자와 가난한 사람들을 똑같이 대우한다는 것이다. 이 정책은 일자리, 책임감, 기회 제공, 보상 면에서 폭넓게 공유되고 있는 가치를 바탕으로 한다.

결론

미국의 사회 불의는 많은 부정적인 영향을 미치며, 배고픔만큼 문제가 되는 경우는 드물다. 식품 보장을 증진하기 위해 최초의 도시가 설립된 지 약 7,000년이 지난 지금, 세계 역사상 가장 부유한 나라에서 또다시 배고픔이 문제가 될 수는 없다. 그러나 우리가 살펴본 것처럼, 배고픔은 식량 공급량의 부족이나 공급 역량의 부족, 실질적인 지식과 경험의 부족이 아니라 미국 경제와 사회 체제에 내장된 구조적 불평등에서 비롯된다.

위험에 처한 사람들을 먹여 살리기 위해 고안된 연방 프로그램을 더 잘 이용함으로써 1년 안에 미국의 배고픔을 끝내는 것이 가능할 수 있으며, 국가 사회계약의 재구성을 통해 식품 미보장의 근본 원인을 해결할 수도 있다. 일부가 아닌 모든 가구에 투자하고 소득과 부의 격차를 좁히는 정부의 정책을 통해 배고픔과 사회 불의로 인한 다른 많은 부정적 건강 결과를 종식시킬 수 있다.

참고문헌

1. Citizens' Board of Inquiry into Hunger and Malnutrition in America. Hunger USA. Boston: Beacon Press, 1968, p. 4.
2. Subcommittee on Employment, Manpower and Poverty, Committee on Labor and Public Welfare, U.S. Senate. Poverty: Hunger and federal food programs background information. Washington, DC: U.S. Government Printing Office, 1967.
3. Brown JL. Hunger USA: The public pushes Congress. Journal of Health and Social Behavior 1970; 11: 4.
4. Select Committee on Nutrition and Human Needs, U.S. Senate. Hunger 1973 and press reaction. Washington, DC: Government Printing Office, 1973, pp. 1-74.
5. Citizens' Board of Inquiry into Hunger and Malnutrition in America. Hunger USA revisited. New York: Field Foundation, 1977.
6. McGovern G. Testimony before the U.S. House of Representatives, Select Committee on Hunger. Washington, DC: USGPO, 1984.
7. Allen JE, Gadson KE. Nutrient consumption patterns of low-income households," Technical Bulletin 157652. Washington, DC: United States Department of Agriculture, Economic Research Service, 1983.
8. Radzikowski J. National evaluation of school nutrition programs, final report executive summary. Washington, DC: USDA Office of Analysis and Evaluation, 1983.
9. U.S. Conference of Mayors. Human services in FY82. Washington, DC: U.S. Conference of Mayors, 1982.
10. Brown JL, Pizer H. Living hungry in America. New York: Mentor, 1987.
11. Physician Task Force on Hunger in America. Hunger in America: The growing epidemic. Middletown, CT: Wesleyan University Press, 1985, pp. 12-14.
12. Social and Scientific Systems. Report on nine case studies of emergency food assistance programs. Washington, DC: USDA, 1983.
13. Brown JL, Allen D. Hunger in America. Annual Review of Public Health 1988; 9: 503-526.
14. Bode JW, Bauer GL, Brown JL. Letters. Scientific American 1987; 255.
15. Abt Associates, Center on Hunger and Poverty, Cornell University Division of Nutritional Sciences, CAW Associates. Household food security in the United States in 1995. Alexandria, VA: USDA Food and Nutrition Service, 1996.
16. Coleman-Jensen A, Rabbitt M, Gregory C, Singh A. Household food security in the United States in 2016. Washington, DC: U.S. Department of Agriculture, Economic Research Service, September 2017.
17. DeCastro J, Elmore DK. Subjective hunger relationships with meal patterns in the spontaneous feeding behaviors of humans. Physiology and Behavior 1987; 43: 159-165.
18. Ogden J, Wardle J. Cognitive restraint and sensitivity to cues for hunger and satiety. Journal of Physiology and Behavior 1990; 47: 477-481.
19. Center on Hunger and Poverty, Food Research and Action Center (CHPFRAC). The paradox of hunger and obesity in America. Boston, MA, and Washington, DC: CHPFRAC, September, 2003.
20. Listernack R, Christoffel K, Pace J, et al. Severe primary undernutrition in U.S. children. American Journal of the Diseases of Children 1985; 139: 1157-1160.
21. World Health Organization. Toward a better future: Maternal and child health. Geneva: WHO, 1980.
22. Center on Hunger and Poverty. The consequences of hunger and food insecurity for children: Evidence from recent scientific studies. Waltham, MA: Brandeis University; 2002.
23. Alaimo K, Olson CM, Frongillo EA, et al. Food insufficiency, family income and health in preschool and school-aged children. American Journal of Public Health 2001; 91: 781-786.
24. Casey PH, Szeto K, Lensing S, et al. Children in food insufficient low-income families: Prevalence, health and nutrition status. Archives of Pediatric and Adolescent Medicine 2001; 155: 508-514.
25. Wehler CA, Scott RI, Anderson JJ. Community Childhood Hunger Identification Project. Washington, DC: Food Research and Action Center, 1995.
26. Kleinman, RE, Murphy JM, Little M, et al. Hunger in children in the United States: Potential behavioral and emotional correlates. Pediatrics 1998; 101: E3.

27. Murphy JM, Pagano ME, Nachmani J, et al. The relationship of school breakfast to psychosocial and academic functioning. Archives of Pediatric and Adolescent Medicine 1998; 152: 899-907.

28. Reid LL. The consequences of food insecurity for child well-being: An analysis of children's school achievement, psychological well-being and health. Joint Center for Poverty Research Working Paper 137. Chicago: JCPR, Northwestern University; 2000.

29. Alaimo K, Olson CM, Frongillo EA. Family food insufficiency, but not low family income, is positively associated with dysthymia and suicide symptoms in adolescents. Journal of Nutrition 2002; 132: 719-725.

30. Alaimo K, Olson CA, Frongillo EA. Food insufficiency and American school-aged children's cognitive, academic and psychosocial development. Pediatrics 2001; 108: 44-53.

31. Winicki J, Jemison K. Food insecurity and hunger in the kindergarten classroom: Its effects on learning and growth (mimeograph). Washington, DC: USDA Economic Research Service; 2001.

32. Brown JL, Pollitt E. Malnutrition, poverty and intellectual development. Scientific American 1996; 274: 38-43.

33. Murphy JM, Wehler CA, Pagano ME, et al. Relationship between hunger and psychosocial functioning in low-income American children. Journal of the American Academy of Child and Adolescent Psychiatry 1998; 37: 163-170.

34. Science and Education Administration, Department of Agriculture. Food consumption and dietary levels of low-income households, nationwide food consumption survey, preliminary report, No. 8. Washington, DC: USDA, 1991.

35. Martin KS, Cook J. Differences in nutrient adequacy among poor and non-poor children. Waltham, MA: Center on Hunger and Poverty, Brandeis University, 1995.

36. Child Health Outcomes Project. Monitoring the health of America's children: Ten key indicators. Chapel Hill, NC: University of North Carolina, 1984.

37. Franz M. Nutritional requirements of the elderly. Journal of Nutrition in the Elderly 1981; 1: 39-56.

38. Reagan R. President's news conference on foreign and domestic issues. New York Times, July 24, 1984.

39. Brown JL. Letter to members of Congress. Waltham, MA: Center on Hunger and Poverty, Brandeis University, April 2001.

40. Brown JL, Beeferman L. From New Deal to new opportunity. February 12, 2001. American Prospect 2001; 12: 24.

41. Beeferman LW, Venner SH. Promising state asset development practices: A resource guide for policymakers and the public. Waltham, MA: Asset Development Institute, Center on Hunger and Poverty, Brandeis University, April 2001.

비감염성 질환

Noncommunicable Diseases

람라 벤매마르·마들렌 스미스·데릭 야크
번역 김태영

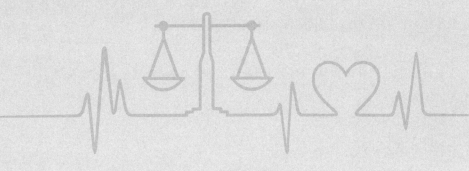

람라 벤매마르(RAMLA BENMAAMAR)_ PhD. 사노피 젠자임(Sanofi Genzyme), 금연 세계를 위한 재단 과학 커뮤니케이션 부서 글로벌 보조 관리자(Global Associate Director). 뉴욕 의과대학 박사 졸업.

마들렌 스미스(MADELEINE SMITH)_ MHS. VF Corporation, 회사 지속가능성(Corporate Sustainability) 부서 관리자. 금연 세계를 위한 재단 등에서 활동하였음. 존스홉킨스 보건대학원 석사 졸업.

데릭 야크(DEREK YACH)_ MBchB. MPH. 금연 세계를 위한 재단 설립자 및 대표. 바이털리티 인스티튜트(The Vitality Institute), 록펠러 재단, 세계보건기구 등에서 활동하였음. 존스홉킨스 보건대학원 석사졸업 derek.yach@smokefreeworld.org

김태영_ MD, 질병관리청 책임연구원. 건강권을 보장하기 위한 사회 변화에 관심을 갖고 있으며 특히 그 가운데 누구도 뒤쳐지지 않도록 하는 일이 중요하다고 생각한다. 현재는 HIV/AIDS를 포함한 한국의 감염병 정책의 사회적 측면에 대해 다각도로 고민하고 있다. tyk6661@gmail.com

서문

심혈관계질환, 암, 만성 호흡기 질환, 당뇨병을 포함한 비감염성 질환은 질병의 이환과 사망의 상당한 부분을 차지한다. 하지만 비감염성 질환은 일반적으로 감염성 질환과 기타 장애에 비하여 균형 있게 주목받지 못한다. 예로, 2016년 비감염성 질환을 위해 세계적으로 조달된 재원은 380억 달러에 달하는 건강을 위한 개발 원조 금액의 겨우 1.7%였고, 모성, 신생아, 영유아 건강 지출과 비교했을 때 29%에 불과했으며, 에이즈의 25%, 말라리아의 6.6%, 결핵의 4.0%, 기타 감염성 질환의 3.9%에 지나지 않았다(1).

비감염성 질환으로 인해 매년 약 3,950만 명이 사망한다. 즉, 전 세계인의 사망 원인 중 72.3%를 차지한다. 이는 2016년 기준으로 아래 원인들을 포함한다.

- 심혈관계질환, 특히 (허혈성) 관상동맥질환과 뇌졸중: 1,760만 명
- 암: 890만 명
- 만성 호흡기 질환: 350만 명
- 당뇨병: 140만 명(2)

전 세계적으로 조기 사망의 가장 주요한 원인은 허혈성 심장질환이다(2).

비감염성 질환의 위험 요인에 대한 노출과 형평성, 그리고 사회적 결정요인 사이에는 강한 상관관계가 있다. 저소득층은 비감염성 질환에 의해 계속해서, 불균형하게 고통 받고 있다. 저·중소득 국가들은 고소득 국가들에 비해 더 높은 비감염성 질환의 이환율과 사망률을 보인다(3). [심지어 미국과 다른 고소득 국가 내에서도, 아프리카계 미국인, 히스패닉, 그리고 기타 그룹들 사이에서 비감염성 질환 발생은 불균형하다(글상자 15.1을 보라)]. 연간 1,500만 명의 30~69세의 사망(조기 사망) 중, 대략 80%는 저·중소득 국가에서 발생한다(4). 저·중소득 국가에서 비감염성 질환의 이환율과 사망률이 가장 높게 나타남에도 불구하고 이 국가들에는 전 세계의 건강 관련 재원 중 작은 부분만이 돌아간다(5).

진단, 치료, 예방 방법들이 존재하는 지금, 비감염성 질환으로 인한 조기 사망의 예방 실패는 중대한 사회 불의다(6). 만약 국가들이 심혈관계질환, 암, 그리고 다른 비감염성 질환을 예방하기 위해 매년 1인당 1.27달러를 더 지불한다면 2030년까지 800만이 넘는 인명을 구하고 3500억 달러 이상을 절약할 수 있다(7). 비감염성 질환의 이환과 사망을 줄이기 위해서는 ① 담배나 알코올 남용, 건강하지 않은 식단, 신체활동 부족 등의 생활습관 위험 요인, ② 위해적인 환경, 직업 관련 노출, ③ 가난을 포함한 건강의 사회적 결정요인, ④ 담배와 식품 산업의

초국가적 기업들의 정책을 포함한 건강의 구조적 결정요인 등을 고려하여야 한다.

이후에 다루겠지만, 궐련 흡연은 심혈관계질환, 많은 종류의 암, 만성 호흡기 질환의 가장 큰 위험 요인이다. 낮은 사회경제적 지위에 있는 사람들 사이에서 흡연이 더 만연하기 때문에, 흡연은 비감염성 질환으로 인한 이환과 사망의 사회경제적 격차에 상당한 기여를 한다. 2016년에는 세계적으로 700만 명이 넘는 사람들의 사망에 흡연이 기여했다고 추정한다.

질병 부담 줄이기

심혈관계질환

2015년에 심혈관계질환(cardiovascular disease)을 가진 사람은 전 세계적으로 4억 2,000만 명이 넘었다(8). 심혈관계질환으로 인한 사망의 75% 이상이 저·중소득 국가에서 일어났다(9). 1990년부터 2013년까지, 이 저·중소득 국가들에서 심혈관질환으로 인한 사망자 수는 66%나 증가했지만, 연령 표준화 사망률은 감소했다(10).

관상동맥·심장질환(coronary heart disease)의 개선 가능한 개인 위험 요인으로는 흡연, 고혈압, 이상지질혈증, 그리고 비만이 포함된다(11). 뇌졸중의 개선 가능한 개인 위험 요인은 고혈압, 심방세동, 흡연, 이상지질혈증, 그리고 경동맥 협착증을 포함한다(11).

고혈압을 갖고 사는 사람의 숫자는 2017년 9억 7,000만 명에서 2025년에는 15억 6,000만까지 늘어날 것으로 예상된다. 저·중소득 국가의 6억 4,000만 명에 가까운 사람들이 고혈압을 가진 반면 고소득 국가의 경우 3억 3,000만 명 정도가 그러하다(12). 흡연은 뇌졸중과 관상동맥·심장질환의 위험을 100% 높이고, 진단받지 않은 관상동맥·심장질환으로 인한 사망의 위험을 300% 높인다(12). 포화 지방이 높은 식단 등 적절하지 않은 식단은 전 세계적으로 관상동맥·심장질환의 31%와 뇌졸중의 11% 정도를 유발하는 것으로 추정한다(12). 심혈관계질환은 또한 조기 심혈관계질환 발병 가족력, 고령 등 교정이 불가능한 위험 요인과도 연관이 있다(12). 사회경제적 지위도 심혈관계질환의 발병에 중요한 역할을 하며, 가난은 높은 심혈관계질환 발병 위험과 관련 있다(12, 13)(18장에서 주요 만성질환으로 인한 사망에 환경오염이 미치는 영향에 대한 내용을 보라).

심혈관계질환의 많은 부분은 건강한 생활습관을 증진하고 흡연, 건강하지 않은 식단, 비만, 신체활동 부족 등의 행동 위험 요인을 개선하는 것으로 예방할 수 있다(14). 심혈관계질환의 위험을 낮추기 위해 다음 7가지 방법이 권장된다.

● 혈압을 관리하기.

배리 S. 레비

미국 비감염성 질환의 이환율과 사망률에는 많은 불형평이 존재한다. 여기서 몇 가지 예시를 제시한다.

몇 가지 주요 비감염성 질환의 사망률은 인종/민족 간에 상당한 차이를 보인다. 예시로, 2015년 아프리카계 미국인들은 비히스패닉계 백인(non-Hispanic whites)과 비교해 허혈성 심장질환(각각 10만 명당 109명 대 100명), 뇌혈관질환(51명 대 36명), 모든 종류의 암(180명 대 164명), 결장/직장암(19명 대 14명), 당뇨병(37명 대 19명)으로 인한 사망률이 훨씬 높았다(1).

고혈압, 유방암, 전립샘암, 당뇨병 등의 이환율과 사망률 격차에 대한 더 많은 조사가 이루어지고 있다.

2003년부터 2010년까지의 국가건강·영양조사(National Health and Nutrition Examination Survey: NHANES)에서¹ 고혈압의 인지, 치료, 관리에 있어 인종/민족 간 격차가 발견되었다. 고혈압을 가진 백인에 비해서, 고혈압을 가진 흑인과 멕시코계 미국인은 상당히 어리다. 아마 이는 흑인과 멕시코계 미국인이 고혈압 발병 시기가 더 빠름을 나타낼 것이다. 고혈압을 인지하고 치료하는 비율은 흑인들에게서 가장 높게 나타났는데, 아마 지속적으로 높게 나타나는 흑인의 유병률을 낮추기 위한 조치들 때문일 것이다. 고혈압 치료를 받는 사람들 중, 백인(75%)이나 멕시코계 미국인(74%)에 비해 더 적은 비율의 흑인(62%)이 고혈압의 관리가 되고 있었다(2).

아프리카계 미국인 여성의 유방암으로 인한 사망률은 비히스패닉계 백인 여성보다 두드러지게 높다. 종양의 공격성과 관련한 (이 격차의 일부를 설명할 수도 있는) 생물학적 차이는 바꿀 수 없지만, 비만을 줄일 수 있는 생활습관의 변화는 유방암의 진행률과 재발 위험을 줄일 수 있을지 모른다. 아프리카계 미국인 여성의 비만율은 비히스패닉계 백인 여성에 비해 높고, 집단으로서는 보건의료 접근성이 낮고, 더 낮은 사회경제적 지위와 교육 수준을 가진다. 이 요인들은 건강한 음식의 제한된 선택과 좌식 생활습관과 연관되어 있다(3).

한 체계적 문헌고찰에서는 비히스패닉계 백인 여성에 비해 아프리카계 미국인 여성의 더 높은 유방암이환 및 사망률에 불충분한 보건의료 보장, 유방암의 검진과 조기 발견의 제한, 진단 시점의 높은 질병 진행 정도, 발전된 암 치료에 대한 불충분한 접근 등 많은 임상적, 비임상적 위험 요인이 기여했을지도 모른다는 점을 밝혀냈다(4).

텍사스에서 수행된 8만 7,000명이 넘는 사람이 참여한 코호트 연구에서는 사회경제적 요인, 종양의 등급과 병기, 연령, 그리고 진단 시기를 보정했을 때 아프리카계 미국인과 히스패닉 남성은 전립샘암으로 인해 죽을 가능성이 백인에 비해 눈에 띄게 높았다는 점을 발견했다[보정된 위험비(hazard ratio)는 아프리카계 미국인 남성의 경우 1.70, 히스패닉 남성의 경우 1.11이었다]. 이 연구에서는 진단 후 5년간 생존할 확률이 아프리카계 미국인 남성의 경우 70%, 히스패닉 남성은 74%, 비히스패닉계 백인 남성은 79%, 아시아계 남성은 92%임을 밝혔다. 사회경제적 지위가 매우 낮은 지역에 살았던 남성들은 더 낮은 생존율을 보였다(5).

또한 미국의 당뇨병 유병에도 아주 큰 격차가 존재한다. 2015년 기준으로 약 2,300만 명의 미국인(인구의 7.2%)이 당뇨병을 진단받았다. 비히스패닉계 흑인(12.7%), 히스패닉(12.1%), 아시아계(8.0%), 비히스패닉계 백인(7.4%)과 비교해서 북미 및 알래스카의 원주민의 유병률이 가장 높았다(15.1%). 교육 수준

(사회경제적 지위의 지표)에 따라서도 유병률의 의미 있는 차이가 있었다. 고등학교 교육 미만을 받은 성인은 12.6%, 고등학교 교육을 받은 성인은 9.5%, 그리고 고등학교를 넘어서는 교육을 받은 성인은 7.2%였다(6).

참고문헌

1. National Center for Health Statistics. Health, United States, 2016: With chart book on long-term trends in health. Hyattsville, MD: NCHS, 2017. Available at: https://www.cdc.gov/nchs/data/hus/hus16.pdf. Accessed September 18, 2018.
2. Centers for Disease Control and Prevention. Racial/ethnic disparities in the awareness, treatment, and control of hypertension—United States, 2003-2010. Morbidity and Mortality Weekly Report 2013; 62: 351-355.
3. Ford ME, Magwood G, Brown ET, et al. Disparities in obesity, physical activity rates, and breast cancer survival. Advances in Cancer Research 2017; 133: 23-50.
4. Yedjou CG, Tchounwou PB, Payton M, et al. Assessing the racial and ethnic disparities in breast cancer mortality in the United States. International Journal of Environmental Research and Public Health 2017; 14: pii: E486; doi:10.3390/ijerph14050486.
5. White AL, Coker AL, Du XL, et al. Racial/ethnic disparities in survival among men diagnosed with prostate cancer in Texas. Cancer 2011; 117: 1080-1088.
6. National Center for Chronic Disease Prevention and Health Promotion. National Diabetes Statistics Report, 2017. Centers for Disease Control and Prevention. Available at: https://www.cdc.gov/diabetes/pdfs/data/statistics/national-diabetes-statistics-report.pdf. Accessed on September 18, 2018.

- 콜레스테롤을 조절하기.
- 혈당 낮추기.
- 신체활동을 늘리기.
- 식단 개선하기.
- 체중을 줄이기.
- 금연하기(14).

당뇨병

당뇨병의 유병률은 예상보다 훨씬 더 빠르게 증가하고 있다. 2017년의 전 세계 당뇨병 환자는 4억 2,500만 명이었고, 2045년이 되면 48%가 증가할 것으로 예상되며, 아프리카, 중동, 북아프리카, 동남아시아 지역에서 가장 높은 증가를 보일 것이다(15). 20~79세 중 2억 1,000만 명이 넘는 사람이 진단되지 않은 당뇨병을 가지고 있다(15).

---

1 미국의 국가보건통계센터(National Center for Health Statistics)에서 성인 및 소아의 건강과 영양에 대해 수행하는 조사로, 1999년부터는 매년 5,000여 명의 전 국민을 대표하는 대상을 조사하여 격년으로 통계를 발간한다.

2형 당뇨병(type 2 diabetes)의 개선 가능한 위험 요인으로는 비만, 신체활동 부족, 고혈압, 낮은 혈중 HDL 콜레스테롤 농도, 높은 혈중 중성지방(트리글리세리드) 농도 등이 있다(15). 비만과 2형 당뇨병의 발병은 건강의 사회적 결정요인, 즉 사람이 살아가는 경제적, 정치적, 환경적, 사회적 조건과 연결되어 있다. 이 병으로 인한 사망의 주요 원인은 심혈관계와 신장의 합병증이다(15).

2형 당뇨병은 가족력, 연령, 민족 등의 교정 불가능한 위험 요인과 연관되어 있다. 아프리카인, 남아시아인, 아메리카 원주민(Native Americans), 히스패닉, 중동 출신 사람들은 지역에 따라 불균형하게 영향 받는 것으로 보인다(15). 내당능장애(impaired glucose tolerance: IGT)는 당뇨병 이전의 혈당이 높은 상태를 뜻한다. 2017년에 50세 미만의 내당능장애, 즉 치료받지 않을 경우 2형 당뇨병 발병의 위험이 있는 사람들은 1억 7,200만 명이었다(15).

개선 가능한 위험 요인을 관리하고 건강한 식단, 신체활동 증가 등의 건강한 생활습관을 들이는 것이 당뇨병의 발병을 예방하거나 늦출 수 있는 중요한 예방 수단이다(15). 건강의 사회적 결정요인을 개선하는 것이 어떻게 당뇨병 발병을 예방하고 치료의 결과를 향상시키는지에 대해 더 많은 연구가 필요하다(15).

암

2016년에 암이 발병한 사람은 1,720만 명이 넘었다. 가장 발생률이 높은 종류는 남성에서는 전립샘, 호흡계통, 결장과 직장의 암(colorectal cancer)이었고, 여성의 경우 유방, 결장과 직장, 흑색종이 아닌 피부암(nonmelanoma skin cancer)이었다(16).

2006년부터 2016년까지 암의 발생률은 28% 증가했는데 이는 거의 전적으로 인구 성장과 노화에서 기인한다(16). 암으로 인한 사망의 가장 흔한 원인은 남성의 경우 호흡계통, 간암, 위암이며, 여성의 경우 유방, 호흡계통, 결장 및 직장의 암이다(16).

암의 병인은 많은 경우 다요인성이다. 종류에 따라 다른데, 암의 원인으로는 흡연, 음주, 특정 감염증, 전리 방사선, 직업적 그리고 환경적인 발암물질이 유전적 요인과 함께 포함된다(17, 18). 흡연은 16가지 종류의 암과 관련되어 있으며 폐암으로 인한 사망의 80~90%는 담배가 그 원인으로써 기여한다(17, 18). 특정한 암을 유발하는 감염성 요인으로는 간암을 유발하는 B형 간염 바이러스(HBV), 자궁경부암을 일으키는 인간유두종바이러스(HPV), 그리고 위암을 유발하는 헬리코박터 파일로리(Helicobacter pylori)가 있다. HIV 감염은 카포시 육종(Kaposi sarcoma), 비호지킨 림프종(non-Hodgkin lymphoma), 그리고 기타 여러 가지 암을 유발한다(19). 대부분의 종류의 암 발생 위험은 고소득 국가에서 더 높지만, 자궁경부암이나 위암 등 감염에 의해 발생하는 암의 위험은 일반적으로 저·중소득 국가에서 더 높다. 많은 저·

중소득 국가에서 암으로 인한 사망 중 간암이 가장 주된 원인이지만, 고소득 국가 중 일부에서도 알코올 남용과 비알코올성 지방간염에 의해 간암의 사망률이 증가하고 있다(16).

고소득 국가에서는 암을 예방하는 방법들의 비용효과성에 대해 널리 연구가 이루어지고 있지만, 저·중소득 국가에서는 그렇지 못하다. 비용효과적인 방법으로는 간암을 예방하기 위한 B형 간염 백신 접종, 자궁경부암 예방을 위한 인간유두종바이러스 백신 접종과 인간유두종바이러스에 대한 검진 등이 있지만, 저·중소득 국가에서는 이러한 방법들을 널리 시행하고 있지 못하다(18). 암의 조기 발견, 담배 및 흡연의 관리, B형 간염과 인간유두종바이러스 백신의 보급은 저·중소득 국가의 암으로 인한 부담을 상당히 줄일 수 있을 것이다.

만성 호흡기 질환

만성 폐쇄성 폐질환(COPD)는 주로 흡연에 의해 발생한다. 천식은 가정, 직장, 그 외 환경의 300가지가 넘는 공기 중 알레르기 유발원에 의해 발생할 수 있고, 천식 발작은 알레르기 유발원뿐만 아니라 오존이나 담배 연기 등 호흡계통 자극 물질에 의해 유발된다. 천식 발작은 알레르기 유발원이나 자극 물질 등 천식을 유발하는 요인들을 찾아내고 피함으로써 예방할 수 있다(20).

세계적으로 만성 폐쇄성 폐질환의 유병률은 1990년에 비해 2015년에 1억 7,000만 명의 환자가 늘어 44%가 증가했지만, 연령표준화 유병률은 15% 감소했다. 가장 흔한 만성 호흡기 질환인 천식의 유병률은 같은 기간 동안 13% 증가했다(20). 만성 폐쇄성 폐질환으로 인한 사망률은 해당 기간에 12% 증가해 2015년에는 3,200만 명이 사망했으며, 연령표준화 사망률은 남아시아와 사하라 이남 아프리카에서 가장 높았다(20). 만성 폐쇄성 폐질환 연관 사망은 흡연자가 비흡연자에 비해 13배 더 많다. 천식으로 인한 사망률은 해당 기간 동안 27% 감소해 2015년에 40만 명이 사망했다(21).

정신장애

2016년 기준으로 11억 명이 정신장애 혹은 약물 사용 장애를 앓았다. 대부분의 국가에서 질병 이환의 10위 안에 우울성 장애가 자리했다(2). 심혈관계질환이나 당뇨를 가진 사람들은 그렇지 않은 사람들보다 우울증을 앓을 가능성이 더 높다. 마찬가지로, 우울증을 가진 사람들은 그렇지 않은 사람들보다 비감염성 질환을 앓을 가능성이 더 높다(22)(16장을 보라).

비감염성 질환 위험과 관련해 고려해야 할 점들

개인의 책임 대 거시경제적 힘

2011년 유엔의 고위급 회의에서는 개인의 행동에 대한 비감염성 질환의 4가지 위험 요인에 집중했는데, 바로 흡연, 건강하지 않은 식단, 음주, 신체활동 부족이다. 이는 건강에 대한 개인의 책임을 강조하고, 위 네 가지 위험 요인에 대한 노출 그리고 비감염성 질환의 발생에서의 거시경제적 과정들 즉 다국적 기업의 마케팅 등에 대해 (특히 저·중소득 국가의) 개인들이 통제할 능력이 제한되어 있다는 점을 고려하지 않은 것이다(23).

아이들에게 더욱 집중할 필요성이 있다

비감염성 질환의 위험 요인을 어릴 때부터 줄이는 것이 중요하고, 그렇게 해야 미래 인구의 건강에 중요한 이득을 가져다줄 것이다(24). 저·중소득 국가에서는 당뇨가 있는 성인과 소아는 부족한 보건의료 접근성, 인슐린 부족, 당뇨 교육의 부재, 빈약한 임상적 질병 관리 등으로 인해 지나치게 고통을 겪는다. 여기에 더해 또 다른 어려움들이 겹쳐 시간이 지나 쌓이면 만성 신장 질환 같은 당뇨 합병증으로 이어진다(25).

어린 시절에 비감염성 질환을 예방하는 것은 매우 비용효과적이지만, 저·중소득 국가의 보건의료체계는 보통 어린 시절부터 비감염성 질환을 예방하고, 진단하고, 관리하는 데에는 불충분하다(25). 예시로, 고소득 국가에 사는 대부분의 아이들이 암에 대해 효과적인 치료를 받는 반면, 가장 가난한 25개국에 사는 암을 진단받은 아이들 중 약 90%는 그로 인해 사망한다(25). 특히 저·중소득 국가에서는, 비감염성 질환에 대해 소아 중심의 관리, 조기 진단, 적절한 치료를 제공할 수 있는 더 나은 보건의료체계를 만드는 것이 아이들이 적절한 관리를 받도록 보장하기 위해서 필수적이다.

비감염성 질환의 위험과 결과에 사회 계층이 미치는 영향

가난한 사람들은 동반 질환의 부담을 불균형하게 많이 지고 있다. 약 70여 년 전, 스웨덴의 경제학자, 사회학자이자 정치인이며 노벨상 수상자인 군나르 미르달(Gunnar Myrdal)은 "사람들은 가난하기 때문에 아프고, 아프기 때문에 가난해진다"고 말했다(26). 이 나선형 하향 곡선은 지속되고 있다.

저·중소득 국가에서, 흡연, 신체활동 부족, 비만 등의 위험은 처음에는 가처분 소득이 가장 높은 계층에서 가장 높다. 여기서 가난한 사람들에게 보건 교육이나 다른 예방적 조치가 적용되기 전에 상품과 소비 패턴을 이용할 수 있게 되면서 사회 계층에 따른 변동(social class drift)

이 발생한다. 따라서 저·중소득 국가의 정책 입안자는 사회 계층에 따른 비감염성 질환 발생과 그 위험 요인의 격차가 나타날 때까지 건강 증진 및 질병 예방 조치 실행을 미루어서는 안 된다. 취약한 환경에서 살아가는 사람들, 그중에서도 특히 저·중소득 국가의 사람들은 비감염성 질환의 부담을 불균형하게 많이 지고 있으며 이는 개인의 빈곤화, 나아가 국가의 생산성 저하 및 경제 침체로도 이어진다(27).

건강 수칙에 대한 접근성의 불평등

건강 행태에 영향을 미치기 위한 수단으로써, 국가들은 TV, 라디오, 잡지, 신문, 옥외 게시판, 포스터, 그리고 최근 늘어나는 소셜 미디어 플랫폼들까지 포함하는 매스 미디어 캠페인을 사용하곤 한다(28). 건강 문해력²이 낮은 국가와 사회에서는 상업적 메시지들이 사람들의 행태에 강한 영향을 미치는데, 이는 생활습관에서 건강한 선택을 하는 것이나 암 검진 프로그램 등 예방 서비스를 이용하는 일들을 포함한다(28). 예시로, 흡연에 관해 공포를 포함한 부정적 감정을 끌어내는 메시지는 사회경제적 지위가 낮은 인구 집단에서 성공적으로 흡연율을 낮춘다. 하지만 흡연의 관리를 증진하는 미디어 캠페인이나 프로그램은 저·중소득 국가나, 고소득 국가 내에서도 사회경제적 지위가 낮은 인구 집단을 대상으로는 흔하게 시행되지 않는다(28). 반면에, 많은 국가들에서 담배 제품을 판매하기 위해서는 매스 미디어 캠페인이 사용되어 왔다.

고소득 국가의 성인과 소아청소년들 사이에서 늘어나는 비만에 대해, 건강한 식단과 활발한 신체활동을 권장하는 매스 미디어 캠페인이 늘어나고 있고, 아이들의 BMI³가 감소하는 등 긍정적인 결과를 만들어내고 있다. 하지만 동시에 아이들을 표적으로 한 패스트푸드나 가당음료 광고가 TV와 소셜 미디어에서 이루어져 비만을 유발하기도 한다(29).

낮은 수준의 건강 문해력은 질병의 원인, 예방과 건강 증진, 언제 어떻게 건강관리를 받을지, 장기 치료법에 대한 협조 등에 대한 이해의 부족과 연관되어 있다. 공중보건 전문가에 의해 잘 설계된 마케팅 캠페인은 건강 증진에 효과적이지만, 건강 문해력이 낮은 사람들에게까지 도달하도록 잘 디자인된 캠페인은 드물다.

---

2   WHO에 따르면 건강 문해력은 단순히 팸플릿을 읽고 진료 예약을 하는 것을 넘어 개인과 사회의 건강을 향상시키기 위해 행동할 수 있도록 지식, 기술, 자신감을 성취하는 일을 포함한다.
3   체질량지수(BMI)는 자신의 몸무게(kg)를 키의 제곱(m²)으로 나눈 값으로, 체지방량과 상관관계가 있어 체중 및 신장을 이용한 가장 널리 쓰이는 비만 평가방법이다.

의료서비스 접근성 부족

저·중소득 국가의 사람들, 그리고 종종 고소득 국가의 가난한 사람들도 비감염성 질환에 대한 진단, 치료, 임상적 예방 서비스에 대해 충분한 접근성을 갖고 있지 않다(24). 가난과 비감염성 질환은 상호 연관되어 있다. 가난은 사람들을 비감염성 질환의 위험이 증가하는 쪽으로 밀어 넣는다. 그리고 비감염성 질환은 사람들이 일할 능력을 제한하고 의료 지출의 부담을 지움으로써 그들을 가난하게 만든다. 많은 저·중소득 국가에서 사람들은 본인부담 의료비를 지출하는데, 이 또한 경제적 격차를 심화시킨다(24).

저·중소득 국가의 많은 사람들은 고혈압이나 자궁경부암 등 비감염성 질환의 조기 발견을 위한 검진을 받을 수 없는데, 이는 그들이 그런 질병이 진행된 이후에 의료서비스를 이용하는 결과로 이어진다. 고소득 국가에서도, 가난한 지역에 사는 사람들은 질병으로 인해 의료서비스를 찾는 시점에서 악성 흑색종(malignant melanoma)이나 유방암이 진행되었을 가능성이 높다. 저·중소득 국가와 고소득 국가 모두에서, 낮은 사회경제적 지위에 있는 사람들은 결장, 방광, 유방, 자궁의 암이 발생했을 때 생존율이 낮다. 더 나아가, 많은 저·중소득 국가에서는 주요 암에 사용되는 항암 화학치료 약물과(30) 통증 완화 약물, 천식 치료에 사용되는 기본적인 약물들에 쉽게 접근하기 어렵다. 유방암 검진의 참여율은 소득, 교육, 건강보험, 그리고 기타 여러 가지 요인에 연관되어 있으며 고소득 국가에 비해 저·중소득 국가에서 낮다(30).

고소득 국가 안에서도 사회경제적 지위는 보건의료 접근성과 관련이 있다. 가난한 사람들은 고소득자, 고학력자, 좋은 직장을 가진 사람들에 비해 건강 상태가 나쁘다(31). 고소득 국가와 저·중소득 국가 양쪽 모두 진단, 치료, 예방 서비스에 대한 물리적, 경제적 접근성을 향상시키는 보편적 건강보장(universal healthcare)이 있으면 도움이 될 것이다(32).

근본적인 원인들과 기저 요인들

거시경제적 효과

지역적, 세계적 힘들은 직접적 또는 간접적으로 비감염성 질환에 다양한 방법으로 영향을 미친다. 경제적 지위가 중요한 역할을 한다. 국민소득 또한 건강을 위해 사용되는 공공 분야 자원의 양에 영향을 미친다. 개인의 수입은 건강 관련 생활습관에 영향을 미치는데, 특히 소득이 낮은 가구에서 더 그렇다(33-36).

경제 발전은 국가와 개인의 소득을 늘려 건강의 많은 측면을 개선시킬 수 있다(37). 경제 발전을 위한 전 세계적 접근은 저·중소득 국가의 건강에 긍정적인 결과를 가져왔다. 저·중소득 국가에서 슈퍼마켓이 동네마다 빠르게 확산되었고 이는 신선한 음식을 부담할 만한 가격에 쉽게 구하고, 건강한 음식을 더 많이 소비하도록 했다. 하지만 건강에 해로운 결과도 있을 수 있다. 저·중소득 국가가 경제적으로 발전함에 따라 식단이나 생활습관 요인에 변화가 오고 인구가 고령화되므로 일부 비감염성 질환의 질병 부담이 증가하기도 한다.

무역과 투자는 경제 발전을 유도하지만 건강한 생활습관을 독려하지는 않을 수도 있다. 무역과 투자에 호의적인 환경은 경제적 이익을 가져다줄 수 있지만 건강 위험 또한 함께 가져올 수 있다. 담배에 관하여 확장된 국제 무역과 외국인 직접 투자는 담배 상품에 대한 수요를 높여 왔다. 100위 안의 비금융권 다국적기업 중 몇몇은 비감염성 질환의 위험과 연관되어 있는데, 담배, 식품, 주류 회사들이 그렇다. 이런 힘 있는 회사들은 건강 상태(비만 등의)가 자신들의 투자와 관련되어 있다는 대중의 인식을 차단하기 위해 고소득 국가에서 만성질환의 위험을 줄이는 데 도움이 되었던 규제들의 실행을 약화시키거나 막으려 해왔다.

건강에 좋지 않은 상품들의 규제되지 않는 마케팅에 대한 경제적 투자는 비감염성 질환 위험 요인의 발전을 촉진한다. 국제적인 담배, 주류, 식품, 자동차 회사들은 상품 마케팅에 많은 투자를 하고, 개인이 건강한 선택을 하기 어려운 환경을 조성한다. 많은 고소득 국가에서 이러한 위험으로부터 사람들을 보호하기 위한 투자를 하는 것과 달리 저·중소득 국가는 그런 것 없이 국제적으로 상호 연결된 경제 발전과 연관된 많은 위험에 노출된다(5).

다국적 기업들은 규제를 피하고 각 국가 정부와 세계보건기구(WHO)의 건강한 소비 습관에 대한 조언을 차단하고자 꾸준히 노력해 왔다. 예시로, 담배 산업계는 WHO가 부유한 서구 국가들에서 담배 사용 같은 "생활양식의 문제"에 집중해서는 안 된다고 주장해 왔다. 또한 그들은 WHO가 담배 규제에 사용하는 자원을 다른 곳으로 돌리려고 시도했는데, WHO가 특히 저·중소득 국가에서의 말라리아와 다른 감염병 예방과 같은 "더 급한 공중보건 필요에 대한 지출"에 예산을 사용하지 않는다고 주장해 왔다(38). 담배, 설탕, 식품 산업의 다국적 기업들을 대변하는 로비스트들은 비감염성 질환을 일으키는 소비 패턴을 다룰 필요성으로부터 주의를 헤트리려는 시도를 했고, 각 국가별, 그리고 국제 정책 입안자들은 그러한 다국적 기업의 시각을 받아들여 왔다(39). ① 소득이 증가하고, ② 공중보건과 규제 역량이 약하고, ③ 자본의 상업적 압력(대중들에게는 보이지 않는)이 국가의 영향보다 강한 국가와 사회들에서는 건강하지 못한 소비 패턴이 발달하고 있다.

시간이 지나며 경제 발전으로 인해 예방의 장점에 대해 정치적 관심이 커지고, 예방적 조치를 취하기 위해 강력한 자본의 이해관계를 거부하게 된다. 따라서 소득과 교육 수준, 그리고 정책 개발에서의 투명성이 가장 높은 국가들에서는 건강한 소비를 독려하는 공중보건 정책이 있는 것으로 보인다(그림 15.1). 민주정부가 있고 언론 매체 통제가 없는 국가들에서는 다른 어느 곳들에 비해서도 비감염성 질환에 대한 대중 담론의 강도와 질이 높다.

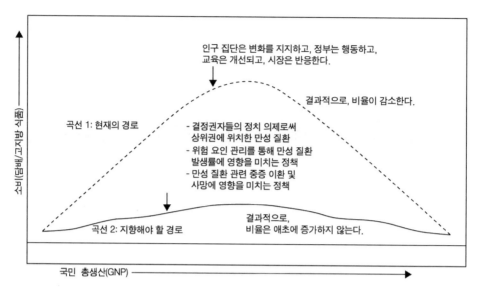

그림 15.1 만성(비감염성) 질환 소비 곡선.

WHO 담배규제기본협약(Framework Convention on Tobacco Control: FCTC)

국제 공중보건 기관들은 보건의료체계를 강화하고 대중의 건강을 증진하는 데 중요한 역할을 한다. WHO 담배규제기본협약(FCTC) 같은 국제 정책들은 일반적으로 비감염성 질환의 위험 요인을 줄인다. 첫 번째 국제 공중보건 협약으로 간주되는 담배규제기본협약은 담배의 사용과 그로 인한 건강의 나쁜 결과들을 다루기 위한 강력한 국제적 건강 거버넌스 체계를 대표한다. WHO의 192개 회원국 전원이 2003년 채택했고 2005년부터 강제된 이 협약은 실효세 및 기타 규제 방안들을 기반으로 한다. 담배규제기본협약은 담배 규제 정책과 다른 수단들을 도입함으로써 담배 산업계의 압력으로부터 저·중소득 국가를 보호하려는 국제 규범을 대표한다. 담배규제기본협약은 담배 상품의 광고 금지 조치를 촉진하고, 담배 상품에 더 큰 건강 경고 라벨을 부착하도록 하는 한편, 담배 상품의 가격과 거기에 붙는 세금의 인상, 담배 상품의 불법 거래 근절 등 간접 흡연으로부터 사람들을 보호하는 조치를 촉진한다.

담배규제기본협약은 담배 소비의 감소, 담배 규제 조치의 강화, 담배 규제를 방해하려는 회사들의 시도를 막는 일에 성공적이었다. 담배규제기본협약의 성공적인 실행에 핵심적인 결정요인은 강력한 정치적 지지와 국가 수준의 담배 규제 정책들이었다(40). 하지만 국가 정책이 약하거나 정책의 실행이 약한 곳에서는 부패, 담배의 불법 거래, 탈세의 위험이 크며, 이들은 담배 규제를 약화시킨다(41). 인도의 예시를 들면, 대부분의 비디(bidi, 가공되지 않은 담배 잎을 말아서 만든 값싼 담배)와 연기 없는 담배 상품들은 소규모의 가내 수공업자들에 의해 판매

되었는데, 거의 감시 받지 않거나 통제되더라도 "가난한 사람들에 대한 보호", 즉 그들의 생계와 중독을 이유로 매우 작은 세율을 적용받았다(42, 43). 담배규제기본협약을 개발하고 완전히 실행하며 지역의 수요와 공급을 바꾸기 위해서는 담배 규제에 대한 여러 분야의 통합적 노력이 필요하다.

도시와 시골이라는 요인

만성질환의 위험은 가처분 소득 증가, 담배와 다른 일부 상품의 마케팅과 접근성 증가, 문화적 취향과 습관의 변화 등과 함께 증가하는데, 도시화는 이러한 위험을 악화시킨다. 도시화와 함께 사람들은 신체적으로 덜 활동적으로 변하고, 칼로리, 지방, 설탕 함유량이 높은 식품에 쉽게 접근할 수 있게 된다(44-47).

시골 지방 인구에서 또한 비감염성 질환의 위험이 높아지고 있다. 1985년부터 2010년까지, 당뇨병 유병률은 저·중소득 국가의 지방 인구 집단에서 5배 증가했다(48). 몇몇 국가들에서, 비만과 당뇨의 유병률은 도시보다 시골에서 더 높았다. 파키스탄과 남아프리카, 그중 특히 시골에 사는 여성들의 경우, 비만 인구의 비율이 35%를 초과했다(49). 태국의 시골 지역에서 흡연을 제외한 모든 주요 만성질환 위험 요인의 비는 도시에서 더 높았지만(50), 위험 요인을 가진 사람의 수는 시골에서 더 많았다. 여기에 더해, 시골 인구의 보건의료서비스 접근성은 제한되어 있으므로 더 안 좋은 건강 결과로 이어진다.

저·중소득 국가의 약한 정책과 프로그램들

비감염성 질환은 지난 30년간 사망과 장애의 가장 주요한 원인이었다(4, 51, 52). 비감염성 질환에 대해 전체 국제 건강 원조의 2% 미만이 배정되지만(4), 최근 국제적으로 관련한 문제에 더 전념한다는 신호들이 있다.

- 2011년에 유엔 회의에서 여러 국가 정상들이 비감염성 질환은 건강, 경제, 개발 측면에서 우선순위에 있음에 동의했다(27, 3).
- WHO는 비감염성 질환의 포괄적 국제 모니터링 체계를 개발했고 비감염성 질환에 의한 조기 사망을 2025년까지 25% 줄이겠다는 국제적인 목표를 세웠다(53, 54).
- 주요 비감염성 질환 위험 요인 중 일부, 즉 담배 사용, 건강하지 않은 식단, 신체활동 부족, 알코올 위험 사용 등에 대한 감시와 모니터링은 2010년에 비해 2배 이상 증가했다(55).
- 97개의 국가가 국가 수준의 건강 전략에서 비감염성 질환에 대한 계획을 세우고 예산

을 편성하고 있다(55).

무엇이 필요한가?

가장 필요한 것에 집중하는 포괄적 정책 이행하기

거의 70여 년 전에 군나르 미르달은 복잡한 공중보건 문제에 대응해 미봉책을 사용하는 것에 대해 경고했다. 그는 최선의 건강을 성취하기 위한 노력은 광범위한 경제적, 사회적 개혁 정책에 통합되어야 한다고 주장했다(26). 포괄적인 다분야 접근이 수년간에 걸쳐 실행되어야 한다. 비감염성 질환의 발생과 결과의 격차에 기여하는 사회경제적 및 여러 요인들을 줄이기 위해 교육, 보건의료서비스, 분야 간 활동이 필요하다(56, 57). 교육은 일반적으로 건강 위험을 줄이고, 건강과 안녕을 개선하고, 보건의료서비스의 효과적인 사용으로 이어진다. 저·중소득 국가의 건강 문해력에 대한 투자는 예방과 일차의료에 대한 강조와 저·중소득 국가의 작은 건강 예산을 왜곡하는 삼차 의료의 수요를 줄이는 것으로 이어질 수 있다(58). 정책과 프로그램들은 비감염성 질환을 다룰 인적, 물적 자원이 가장 적은 개인, 사회, 국가에 집중해야 한다.

예방과 건강 증진에 방점 찍기

이미 아는 지식을 적용하면 비용효과적으로 비감염성 질환을 예방 및 관리할 수 있다. 하지만 중앙정부와 국제기구들은 급성 감염병에 집중하고 비감염성 질환에는 충분히 집중하지 않고 있다(51). 2017년 비감염성 질환 국가별 역량 조사에(2017 NCD Country-Specific Capacity Survey)[4] 따르면, 71%의 국가가 비감염성 질환에 대한 정책, 전략, 행동 계획을 개발 및 이행했지만, 51%에서만 네 가지 주요 비감염성 질환을 다루는 통합적 비감염성 질환 정책을 이행하고 있다(59).

비감염성 질환이 국제적으로 주목을 끌면서, 담배 업계와 건강하지 않은 식품 및 가당 음료를 만들고 홍보하는 회사들은 그러한 정책의 개발과 이행에 반대했다(39, 60, 61). 일례로 2003년에는 설탕 회사가 WHO의 식단 및 신체활동에 대한 국제 전략(Global Strategy on Diet and Physical Activity)을 반대하는 로비를 벌이며 고소 협박을 하기도 했다. 비슷하게, 담배 업계는 FCTC가 채택되고 이행되는 것을 막기 위해 동분서주했다.

---

[4] WHO가 수행하는 비감염성 질환 국가별 역량 조사(NCD CCS)는 21세기 들어 6회 수행되었으며 국가별 보건의료 기반, 재원, 정책 및 전략, 감시, 일차의료, 다부문 협력 등에 대한 설문을 포함한다.

세계적으로, 비감염성 질환의 예방과 관리에 대한 지지는 보통 파편화되고 특정 위험 요인이나 질병에 한정되어 있다. 하지만 세계 심장협회(World Heart Foundation), 국제 당뇨협회(International Diabetes Federation), 국제 암 관리연합(Union for International Cancer Control), 결핵 및 폐 질환에 맞서는 국제연합(International Union Against Tuberculosis and Lung Disease)이 모여 비감염성 질환 연합(NCD Alliance)을 만들었다. 이 연합은 심혈관계질환, 당뇨, 암, 만성 호흡기 질환의 예방과 관리를 지지하는 170여 개국의 2,000개가 넘는 시민사회 조직들의 네트워크다. 이렇게 함으로써 비감염성 질환에 대한 주목도가 상당히 증가하고 있다.

심혈관계질환, 당뇨, 암은 점점 개발과 가난 양쪽이 관련된 질병으로 인식되고 있다. 이에 따라 학계 기관들, 보건의료 전문가 조직들, 소비자 단체들, 사업체들이 비감염성 질환 예방 및 관리에 대한 정책과 투자를 지지하고 있다. 처음에는 이러한 집단들은 특정 이슈, 이를테면 담배 규제 같은 것에 초점을 맞추었다. 이제는 이러한 조직들과 그 구성원들이 모든 비감염성 질환의 예방과 관리, 특히 저·중소득 국가에서의 그것을 돕기 위한 넓은 동맹을 구축할 필요가 생겼다.

보건의료 접근성과 비감염성 질환 치료 가용성 개선하기

고혈압 등의 일부 비감염성 질환을 치료하기 위한 값싼 요법이 잘 확립되어 존재하지만, 많은 사람들, 특히 저·중소득 국가와 고소득 국가의 가난한 집단의 사람들이 불충분하거나 질이 낮은 치료로 인해 일찍 사망한다. 당뇨병 치료가 이를 잘 보여주는 예시이다.

비정부기구, 국제기구, 제약회사, 그리고 다른 주체들은 에이즈의 항레트로바이러스 약제, 결핵 약제, 몇몇 백신의 가격을 큰 폭으로 낮춤으로써 접근성을 상당히 개선해 왔다. 하지만 암, 당뇨, 심혈관계질환의 약제에 대해서는 비슷한 과정이 이루어지지 않았다. 저·중소득 국가의 심장질환을 앓고 있는 사람은 말라리아, 결핵, 에이즈 환자와 동일하게 효과적인 치료를 받을 권리가 있다.[5]

비감염성 질환 감시의 실행과 프로그램 모니터링

비감염성 질환에 대한 프로그램과 정책을 개발하고 향상시키기 위해서는 데이터를 체계적으로 확보하고 분석하는 것이 매우 중요하다. 불행히도, 데이터 확보 및 분석에서는 그 동안 투자나 진일보한 부분이 상대적으로 적다.

---

5 결핵, 에이즈, 말라리아 등 주요 감염병의 보건의료 접근성 강화를 위해서는 WHO, 유엔에이즈계획, 세계백신면역연합(GAVI), 국제의약품구매기구(Unitaid), 빌 앤드 멜린다 게이츠 재단(BMGF)를 포함해 다양한 주체들이 활동하고 있다.

비감염성 질환을 다루기 위한 전략들은 정치적 의지와 정부, 시민사회, 산업계, 학계, 그리고 다른 영역들 간의 협업 관계에 의존한다. 권장되곤 하는 '범정부적 접근(whole-of-government approach)'을 위해서는 비감염성 질환을 다루기 위해 광범위한 이해관계자들이 전략적 협업 관계를 형성하는 것이 필요하다. 이해관계자들은 근거 기반의 데이터를 제공할 수 있다. 그들은 교육에도 역할을 하며, 효과적인 정책과 프로그램을 지지할 수 있다. 국가 공약에 책임을 부여하고 감시할 수 있다. 끝으로, 비감염성 질환연합(NCD Alliance), 세계 비감염성 질환연맹(World NCD Federation), 만성질환과 싸우는 파트너십(Partnership to Fight Chronic Diseases), 세계 질병부담연구(Global Burden of Disease Study) 등 다양한 단체들과 협업할 수 있다.

사회경제적 불평등과 비감염성 질환 위험 요인에 대한 더 많은 연구 수행

① 사회경제적 불평등과 ② 비감염성 질환의 위험 요인과 발생이 연관이 있음을 뒷받침하는 연구 결과들이 존재한다. 하지만 이 연구들은 불완전하며 연구 설계가 약하고 방법론이 불충분하다는 제한점이 있다(62). 추후의 연구에서는 더 강한 연구 설계와 방법이 근거의 질과 결론 및 권고 사항의 강도를 높이는 데 기여할 것이다(63). 더 많은 양질의 연구와 체계적 문헌 고찰을 수행할 필요가 있다(62).

규모를 확대해 역량 강화하기

대부분의 국가에서 비감염성 질환의 진단, 치료, 예방을 위한 인적, 물적 자원이 불충분하다. 중앙 정부와 국제 원조 기구들은 비감염성 질환의 진단, 치료, 예방을 향상시킬 기관이나 프로그램에 충분히 투자하지 않고 있다. 국제적인 기부 조직들은 담배 규제를 위해 재정적 지원을 크게 강화해 왔다. 이제, 마찬가지의 재정적 지원이 다른 주요 비감염성 질환의 위험 요인들을 다루기 위해 이루어져야 한다.

저·중소득 국가를 이롭게 하기 위한 국제 규범 개발하기

많은 저·중소득 국가들은 비감염성 질환의 관리를 돕기 위한 법과 규제, 세금 정책의 개발과 시행을 위한 인적, 물적 자원이 모자라다. 이 국가들을 위한 국제 원조 기구의 재정 원조가 국가의 행동을 촉진할 수 있다. 여기에 더해 국제 규범이나 가이드라인이 국가의 법과 규제를 개발하고, 통과시키고, 이행하는 데 필요한 '당위성의 우산'을 제공해 줄 수 있다. 다국적기업들이 비감염성 질환에 미치는 부정적 영향을 제한하는 국제 규범은 강력한 이해관계의 무제한적인 영향을 조정하는 데 보탬이 되고, 식품 및 담배 상품의 제한을 포함한 공중보건 역량이 한정된 국가들을 도울 수 있다.

국제 협약만으로는 영양 부족, 신체활동 부족, 그리고 비감염성 질환과의 관계에 연관된 복잡한 이슈들을 다룰 수 없다. 여러 이해관계자의 관점을 담은 규칙과 규제를 추구하는 것이 좋은 선택인데, 특히 주류나 아이들에게 해로운 식품의 홍보를 제한하는 일에서는 더 그렇다. 이러한 접근은 저·중소득 국가들에서 인권을 존중, 보호, 충족하기 위해 노동 조건과 환경의 질을 개선하는 일에 이미 사용되고 있다. 법적인 접근에 비해 이러한 방법은 덜 비싸고 더 빠르게 실행할 수 있지만, 지향하는 효과를 내고 있는지 강하고 독립적인 감시가 필요하다.

더 넓은 사회 변화의 촉진

비감염성 질환의 예방과 관리를 돕기 위해 법적, 재정적, 공학적 수단이 요구된다. 이러한 방법들은 특히 가난한 사람들에게 도움이 되며, 아래와 같은 것들을 포함한다.

- 대중교통과 신체활동을 증진하는 사회기반시설의 변화.
- 공공장소에서 담배의 광고와 흡연을 금지하는 법.
- 담배에 부과되는 소비세를 올리는 세금 정책.
- 학교와 가난한 사회에서 과일, 채소, 그 외에 건강한 식품의 접근성을 향상시킬 수 있는 정부 보조금.

감염성 질환의 예방과 관리로부터 얻을 수 있는 교훈

표적 감시, 모니터링, 고위험 인구 집단의 확인, 지역사회 기반 중재, 질병의 '상위' 원인에 집중, 다학제적 접근, 탄탄한 역학 연구 등을 포함한 성공적인 감염병 예방 및 관리 프로그램으로부터 교훈을 얻을 수 있다. 여기에 더해, 보건의료체계의 변화는 감염성 질환과 비감염성 질환 모두의 예방과 치료를 향상시킬 수 있다(33). 중앙 정부, 국제기구, 그 외 다른 주체들이 감염병의 예방과 관리에 투자를 늘리는 만큼, 비감염성 질환의 예방과 관리에 대한 추가적인 투자를 한다면 특히 저·중소득 국가에서 건강 개선에 상당한 이득이 될 것이다.

결론

비감염성 질환의 발생과 위험 요인, 그리고 거기에 존재하는 불평등을 줄이기 위한 조치로는 다음과 같은 것들이 있다.

- 모든 사회 집단을 위한 교육과 유아기 발달 프로그램 개선하기.
- 고용 장벽 제거하기.
- 담배와 주류에 세금을 매기고, 생산과 판매를 규제하고, 상품의 광고와 마케팅을 제한하기.
- 규제, 공교육, 매스미디어 캠페인을 통해 식이 염분 섭취 줄이기.
- 사회적으로 혜택 받지 못하고 소외된 사회 집단의 건강한 식단을 위해 금전적 접근성을 개선하기.
- 비감염성 질환의 위험 요인을 줄이고 조기 발견 및 치료를 늘이기 위해 모두가 접근할 수 있는 양질의 일차의료를 시행하기.
- 사회적으로 혜택 받지 못하는 집단에게 더욱 양질의 보건의료를 제공하고 접근 장벽을 제거하기 위한 방안을 시행하기(64).

사회정의와 연관된 비감염성 질환을 더 이상 그냥 받아들이거나 피할 수 없는 일로 여겨서는 안 된다.

참고문헌

1. Dieleman J, Murray CJL, Case MK. Financing global health 2016: Development assistance, public and private health spending for the pursuit of universal health coverage. Institute for Health Metrics and Evaluation (IHME). 2016. Available at: http://www.healthdata.org/policy-report/financing-global-health-2016-development-assistance-public-and-private-health-spending. Accessed August 21, 2018.
2. GBD 2016 Causes of Death Collaborators. Global, regional, and national age-sex specific mortality for 264 causes of death, 1980-2016: A systematic analysis for the Global Burden of Disease Study 2016. The Lancet 2017; 390: 1151-1210.
3. World Health Organization. Noncommunicable diseases. Geneva: WHO, 2018. Available at: http://www.who.int/news-room/fact-sheets/detail/noncommunicable-diseases. Accessed August 21, 2018.
4. Allen LN, Fox N, Ambrose A. Quantifying research output on poverty and non-communicable disease behavioural risk factors in low-income and lower middle-income countries: A bibliometric analysis. BMJ Open 2017; 7: doi:10.1136/bmjopen-2016-014715.
5. Dieleman JLL, Graves C, Johnson E, et al. Sources and focus of health development assistance, 1990-2014. JAMA 2015; 313: 2359-2368.
6. Armstrong T, Banatvala N, Bettcher D, et al. Scaling up action against noncommunicable diseases: How much will it cost? Geneva: WHO, 2011. Available at: http://apps.who.int/iris/bitstream/10665/44706/1/9789241502313_eng.pdf. Accessed August 16, 2018.
7. World Health Organization. Investing in noncommunicable disease control generates major financial and health gains. Geneva: WHO, 2018. Available at http://www.who.int/news-room/detail/16-05-2018-investing-in-noncommunicable-disease-control-generates-major-financial-and-health-gains. Accessed August 16, 2018.
8. Roth GAA, Johnson C, Abajobir A, et al. Global, regional, and national burden of cardiovascular diseases for 10

causes, 1990 to 2015. Journal of American College of Cardiology 2017; 70: 1-25.

9. World Health Organization. Cardiovascular diseases: Key factors. Geneva: WHO, May 17, 2017. Available at http://www.who.int/news-room/fact-sheets/detail/cardiovascular-diseases-(cvds). Accessed August 16, 2018.

10. Roth GAA, Huffman MDD, Moran AEE, et al. Global and regional patterns in cardiovascular mortality from 1990 to 2013. Circulation 2015; 132: 1667-1678.

11. Kasper DL, Fauci AS, Hauser SL, et al., eds. Harrison's principles of internal medicine. 19th ed. New York: McGraw Hill Education, 2015.

12. World Heart Federation. Cardiovascular risk factors. Geneva: World Heart Federation. Available at: https://www.world-heart-federation.org/resources/risk-factors/. Accessed August 16, 2018.

13. Piepoli MF, Hoes AW, Agewall S, et al. 2016 European guidelines on cardiovascular disease prevention in clinical practice. European Heart Journal 2016; 37: 2315-2381.

14. American Heart Association. Wellness guide: 7 small steps to big changes. Available at: http://www.heart.org/idc/groups/heart-public/@wcm/@gsa/documents/downloadable/ucm_491983.pdf. Accessed August 16, 2018.

15. International Diabetes Federation. IDF Diabetes Atlas. 8th ed. Brussels: IDF, 2017. Available at: http://diabetesatlas.org/resources/2017-atlas.html. Accessed August 16, 2018.

16. Fitzmaurice C, Akinyemiju TFF, Al Lami FHH, et al. Global, regional, and national cancer incidence, mortality, years of life lost, years lived with disability, and disability-adjusted life-years for 29 cancer groups, 1990 to 2016. JAMA Oncology 2018; doi:10.1001/jamaoncol.2018.2706.

17. Stewart BW, Wild CP, eds. World cancer report 2014. Geneva: World Health Organization, 2017. Available at: http://www.who.int/cancer/publications/WRC_2014/en/. Accessed August 16, 2018.

18. Trendowski M. The rhetoric of cancer. Cancer Causes Control 2014; 25: 1243-1246.

19. National Cancer Institute. Infectious agents. Available at: https://www.cancer.gov/about-cancer/causes-prevention/risk/infectious-agents. Accessed September 25, 2018.

20. Soriano JB, Abajobir AA, Abate KH, et al. Global, regional, and national deaths, prevalence, disability-adjusted life years, and years lived with disability for chronic obstructive pulmonary disease and asthma, 1990-2015: A systematic analysis for the Global Burden of Disease Study 2015. Lancet Respiratory Medicine 2017; 5: 691-706.

21. Burney P, Jarvis D, Perez-Padilla R. The global burden of chronic respiratory disease in adults. International Journal of Tuberculosis and Lung Disease 2015; 19: 10-20.

22. Moussavi S, Chatterji S, Verdes E, et al. Depression, chronic diseases, and decrements in health: Results from the World Health Surveys. The Lancet 2007; 370: 851-858.

23. Glasgow S, Schrecker T. The double burden of neoliberalism? Noncommunicable disease policies and the global political economy of risk. Health & Place 2016; 39: 204-211.

24. Azenha G, Rojhani A, Kooijmans M. Addressing global inequalities in NCD prevention and control for a healthy future. Geneva: The NCD Alliance, 2012. Available at: https://ncdalliance.org/sites/default/files/rfiles/Addressing%20global%20Inequalities%20in%20NCD%20prevention%20and%20for%20a%20healthy%20future%20-%20Azenha,%20Rohjani,%20Kooijmans.pdf. Accessed August 16, 2018.

25. The NCD Alliance. A focus on children and non-communicable diseases (NCDs). Geneva: The NCD Alliance, 2011. Available at: https://ncdalliance.org/sites/default/files/resource_files/2011 0627_A_Focus_on_Children_&_NCDs_FINAL_2.pdf. Accessed August 16, 2018.

26. Myrdal G. Technical Discussions 1-28, Fifth World Health Assembly 1952, p. 28.

27. UN General Assembly. Political Declaration of the High-level Meeting of the General Assembly on the Prevention and Control of Non-communicable Diseases. A/RES/66/2. New York: United Nations, 2012. Available at: http://www.who.int/nmh/events/un_ncd_summit2011/political_declaration_en.pdf. Accessed August 16, 2018.

28. Wakefield MA, Loken B, Hornik RC. Use of mass media campaigns to change health behaviour. The Lancet 2010; 376: 1261-1271.

29. American Psychological Association. The impact of food advertising on childhood obesity. Washington, DC: American Psychological Association, 2018. Available at: http://www.apa.org/topics/kids-media/food.aspx. Accessed August 16, 2018.

30. Cleary J, Gelband H, Wagner J. Cancer pain relief. In: Gelband H, Jha P, Sankaranarayanan P, Horton S, eds. Cancer: Disease control priorities. 3rd ed. Washington, DC: The World Bank, 2015, pp. 165-173.

31. Lago S, Cantarero D, Rivera B, et al. Socioeconomic status, health inequalities and non-communicable diseases: A systematic review. Journal of Public Health: From Theory to Practice 2018; 26: 1-14.

32. Ghebreyesus TA. All roads lead to universal health coverage. Lancet Global Health 2017; 5: e839-e840.

33. Beaglehole R, Ebrahim S, Reddy S, et al. Prevention of chronic diseases: A call to action. The Lancet 2007; 370: 2152-2157.

34. Jan S, Laba T-L, Essue BM, et al. Action to address the household economic burden of non-communicable diseases. The Lancet 2018; 391: 2047-2058.

35. Fong CW, Bhalla V, Heng D, et al. Educational inequalities associated with health-related behaviors in the adult population of Singapore. Singapore Medical Journal 2007; 48: 1091-1099.

36. The Lancet. Addressing the vulnerability of the global food system. The Lancet 2017; 390: 95.

37. United Nations Development Programme. Human development report 2016. New York: United Nations Development Programme, 2016. Available at: http://hdr.undp.org/sites/default/files/2016_human_development_report.pdf. Accessed August 16, 2018.

38. World Health Organization. Tobacco company strategies to undermine tobacco control activities at WHO: Report of the Committee of Experts on Tobacco Industry Documents. Geneva: WHO, 2000. Available at: http://www.who.int/tobacco/en/who_inquiry.pdf. Accessed September 7, 2018.

39. Brownell KD, Warner KE. The perils of ignoring history: Big Tobacco played dirty and millions died. How similar is Big Food? Milbank Quarterly 2009; 87: 259-294.

40. Gneiting U. From global agenda-setting to domestic implementation: Successes and challenges of the global health network on tobacco control. Health Policy and Planning 2016; 31(Suppl 1): i74-i86.

41. Joossens L, Raw M. From cigarette smuggling to illicit tobacco trade. Tobacco Control 2012; 21: 230-234.

42. Nandi A, Ashok A, Guindon GE, et al. Estimates of the economic contributions of the bidi manufacturing industry in India. Tobacco Control 2015; 24: 369-375.

43. Yach D. Tobacco consumption in India [comment]. Journal of Public Health Policy 2003; 24: 246-250.

44. Alirol E, Getaz L, Stoll B, et al. Urbanisation and infectious diseases in a globalised world. Lancet Infectious Disease 2011; 11: 131-141.

45. Ezzati M, Vander Hoorn S, Lawes CM, et al. Rethinking the "diseases of affluence" paradigm: Global patterns of nutritional risks in relation to economic development. PLoS Medicine 2005; 2:e133.

46. Oyebode O, Pape UJ, Laverty AA, et al. Rural, urban and migrant differences in non-communicable disease risk-factors in middle income countries: A cross-sectional study of WHO-SAGE data. PLoS One. 2015; 10:e0122747-e0122747.

47. Arambepola C, Allender S, Ekanayake R, Fernando D. Urban living and obesity: Is it independent of its population and lifestyle characteristics? Tropical Medicine & International Health 2008; 13: 448-457.

48. Hwang CK, Han PV, Zabetian A, et al. Rural diabetes prevalence quintuples over twenty-five years in low- and middle-income countries: A systematic review and meta-analysis. Diabetes Research and Clinical Practice 2012; 96: 271-285.

49. Nanan DJ. The obesity pandemic—implications for Pakistan. Journal of Pakistan Medical Association 2002; 52: 342-346.

50. The International Collaborative Study of Cardiovascular Disease in Asia (InterASIA). Cardiovascular risk factor levels in urban and rural Thailand. European Journal of Cardiovascular Prevention & Rehabilitation 2003; 10: 249-257.

51. Allen LN. Financing national non-communicable disease responses. Global Health Action 2017; 10: 1326687.

52. World Health Organization. Financing global health 2017. Geneva: WHO, 2017. Available at: http://www.healthdata.org/infographic/financing-global-health-2017. Accessed August 21, 2018.

53. World Health Organization. Investing in noncommunicable disease control generates major financial and health gains. Geneva: WHO, 2018. Available at: http://www.who.int/news-room/detail/16-05-2018-investing-in-noncommunicable-disease-control-generates-major-financial-and-health-gains. Accessed August 16, 2018.

54. The PLOS Medicine Editors. Addressing global disparities in the burden of noncommunicable diseases: Call for papers. PLoS Medicine 2012; 9: doi:e1001360.

55. World Health Organization. A comprehensive global monitoring framework including indicators and a set of voluntary global targets for the prevention and control of noncommunicable diseases. Geneva: WHO, March 22,

2012. Available at: http://www.who.int/nmh/events/2012/discussion_paper2_20120322.pdf. Accessed August 16, 2018.

56. Institute of Medicine. Living well with chronic illness: A call for public health action. Washington, DC: National Academies Press, 2012.

57. Piwek L, Ellis DA, Andrews S, Joinson A. The rise of consumer health wearables: Promises and barriers. PLOS Medicine 2016; 13: e1001953.

58. WHO Commission on Macroeconomics and Health and World Health Organization. Macroeconomics and health: Investing in health for economic development. Geneva: World Health Organization, 2001. Available at: http://apps.who.int/iris/handle/10665/42463. Accessed September 7, 2018.

59. World Health Organization. National capacity to address and respond to NCDs. Geneva: WHO, 2018. Available at: http://www.who.int/gho/ncd/health_system_response/policy_text/en/. Accessed September 26, 2018.

60. Yach D, Bettcher D. Globalisation of tobacco industry influence and new global responses. Tobacco Control 2000; 9: 206-216.

61. Nestle M. Food politics: How the food industry influences nutrition and health. Berkeley: University of California Press, 2002.

62. Sommer I, Griebler U, Manlknecht P, et al. Socioeconomic inequalities in non-communicable diseases and their risk factors: An overview of systematic reviews. BMC Public Health 2015; 15: 914.

63. Niessen LW, Mohan D, Akuoku JK, et al. Tackling socioeconomic inequalities and non-communicable diseases in low-income and middle-income countries under the Sustainable Development agenda. Lancet 2018; 391: 2036-2046.

64. Di Cesare M, Khang Y-H, Asaria P, et al. Inequalities in non-communicable diseases and effective responses. Lancet 2013; 381: 585-597.

16

정신건강
Mental Health

카를레스 문태너·에드윈 NG·정혜주·필리프 헤셀·윌리엄 W. 이튼
번역 박유경

카를레스 문태너(CARLES MUNTANER)_ MD. PhD. 토론토 대학교(University of Toronto) 로렌스 S. 블룸버그 간호학부(Lawrence S. Bloomberg Faculty of Nursing) 간호학 교수, 달라라나 공중보건대학(Dalla Lana School of Public Health) 교수 겸임. carles.muntaner@utoronto.ca

에드윈 NG(EDWIN NG)_ PhD. MSW. 레니슨 대학교 사회복지대학 부교수. edwin.ng@uwaterloo.ca

정혜주(HAEJOO CHUNG)_ MSc. PhD. 고려대학교(Korea University) 보건과학대학 보건정책관리학부, 보건사회정책학 교수. BK21 PLUS 인간생명-사회환경 상호작용 융합사업단장 겸임. hpolicy@korea.ac.kr

필리프 헤셀(PHILIPP HESSEL)_ PhD. 안데스 대학교 알베르토 예라스 카마스 공과대학 부교수. p.hessel@uniandes.edu.co

윌리엄 W. 이튼(WILLIAM W. EATON)_ PhD, 존스홉킨스 블룸버그 보건대학 정신건강학과 교수.

박유경_ 강원대학교병원 예방의학과 임상조교수. 의료 불평등과 사회 심리에 관심이 많다. 연구와 사회정책은 사람들의 고통을 줄이기 위한 것이어야 한다고 믿는다. yukyungpark@gmail.com

서문

　사회역학자들은 "사회 불의와 정신건강 사이에 무슨 관계가 있는가?"라는 단순하지만 대단히 중요한 질문을 한 최초의 과학자 중 하나였다. 그들은 사회경제적 위치와 정신질환 사이에 역의 상관관계가 있음을 발견하고, 가난한 사람들이 부유한 사람들에 비해 정신장애로 더 많이 고통 받을 뿐 아니라 질이 낮은 치료를 받는 것을 보여주었다(1). 많은 연구가 이러한 결과를 반복적으로 제시했다(2-4).

　정신건강에서의 사회 불의는 단순히 개인의 다양한 속성이나 행동 때문이 아니다. 그보다는 사회가 가치 있는 자원을 어떻게 생산하고 권력이 더 많거나 적은 집단 사이에 어떻게 분배하는지를 반영한다. 정신건강 불평등은 사회 불의를 반영하는 사회적 과정, 즉, 정치적, 경제적, 문화적 과정을 통해 생산되고 재생산된다.

　취약한 집단이 왜 정신장애의 부담을 불균형적으로 짊어지게 되는지에 대한 사회정의의 관점은 평등, 공정성, 연대의 원칙을 포함한다. 또한 권리, 기회, 자원, 역량을 직접 또는 간접적으로 배분하는 인과적 과정을 고려한다(5-7).

　분배의 사회적 체계는 특정 사람들에게 경제적, 정치적, 문화적 기회와 자원을 다른 이들에 비해 더 많이 제공한다(7). 이런 과정은 체계적으로 불평등한 (그리고 피할 수 있는) 정신건강 결과를 낳는다.

　이 장에서는 사회정의의 관점을 적용하고 ① 가난한 노동자, 여성, 이주민, 난민, 다른 능력이나 성적 지향을 지닌 사람, 인종/민족 집단에서 정신장애율을 높이는 불공정하고 피할 수 있는 생활과 노동조건을 개선할 '예방적 수단', ② 높은 질의 정신건강 서비스와 정신과 치료를 제공함으로써 지속적인 정신건강 불평등을 좁혀나가는 '치료적 선택'에 대한 필요를 다룰 것이다(8). 논의하게 될 다섯 가지 주요 주제는 다음과 같다.

1. 사회정의의 맥락에서 정신질환: 정신건강 불평등의 원인을 이해하기 위한 개인적 접근과 구조적 접근 모두를 검토한다.
2. 사회적 위계에 따라 사람들의 범주를 어떻게 순위 매기는가를 중심으로 사회 계층화와 정신건강 사이의 연관성을 검토한다.
3. 사회 불의의 특별한 차원: 즉 불평등한 권력관계가 정신건강 불평등의 결정요인임을 보여주고, 사회 불의와 정신건강을 연결하는 잠재적 경로를 검토한다.
4. 사회 불의의 원천인 정신건강 서비스: 정신과 치료가 소외된 이들을 희생시켜 특권층에게 더 유리한 경향이 있음을 보여준다.

5. 더 평등한 사회를 이루기 위해 무엇을 해야 하는가: 정신건강 불평등을 줄이기 위한 개입을 강조한다.

사회정의 맥락에서 정신질환

사회적 요인은 정신장애와 밀접하게 관련되어 있으며, 많은 질병, 부상, 장애의 발생에 기여한다(10-13). 2020년까지 장애로 인해 손실되는 연(年)수의 가장 중요한 원인은 정신장애와 행동 장애일 것이라고 예측되기도 했다(14, 15). 부정적인 정신건강 결과는 대부분 사회 불의에 영향을 받는 사람들에게서 발생한다. 예를 들어, 가장 흔한 정신장애인 우울과 불안은 남성보다는 여성에서 현저하게 많이 나타난다(16-18). 게다가, 정신 역학에서 가장 잘 확립된 발견 중 하나는 동성애 공포증이나 인종차별과 같은 사회적 차별 경험이 심리적 고통의 증상과 관련이 있다는 것이다.

사회정의와 정신건강의 관계에 대해서는 다음에 기술하는 것과 같이 대립하는 두 가지 주요 관점이 있다.

개인주의자 관점

어떤 이들은 사회적 행동이 개인 주체, 또는 의지의 통제 문제라고 주장하며, 이에 따라 노동자, 여성, 소수민족이 정신질환을 왜 불균등하게 경험하는지를 설명한다. 이 개인주의자 접근은 두 가지의 약간 다른 관점을 가진다.

- 소외된 사람들은 자신의 사회적 위치와 각자의 정신질환에 일차적으로 책임이 있다. 빈곤, 낮은 교육수준, 정신질환과 같은 결과들은 개인의 자율적 선택의 결과로 보는 것이다. 사회 전체적으로 정신장애를 예방하거나 치료 서비스를 제공할 의무가 거의 없거나 전혀 없다.
- 정신질환의 결과는 개인의 행동과 관련이 있지만, 선택의 역할은 덜 중요하다. 예를 들어, 여성에서 우울증이 더 많은 이유는 수없이 많은 세대를 거쳐오면서 종의 생존에 이익이 되도록 남성과는 다른 호르몬 구조로 진화했기 때문이라는 것이다. 조현병과 같은 중증 정신질환을 가진 사람은 그 역할을 선택한 것이 아니라 질병을 물려받은 것이다. 조현병의 몇 가지 원인은 좋지 않은 산전 관리, 아동 학대, 마리화나의 조기 사용 등 어린 시절의 사회적 배경과 관련이 있다(20).

조현병은 다른 정신질환에 비해 유전적 배경과 훨씬 더 강한 관계가 있으며, 진화의 맥락에서 이 관계를 이해하는 것은 사회정의에 관심이 있는 사람들에게 특별한 기회를 선사한다(21). 이 유전성이 높은 장애의 역학적 수수께끼는 심지어 조현병 환자들의 생식력이 매우 낮거나, 조현병 환자가 독일의 나치 시대에 우생학적 정책의 대상이 되었을 때에도 유병률이 세대에 걸쳐 안정적이라는 것이다(22). 이 질환이 사라지지 않는 것에 대한 한 가지 설명은 이형접합자 이점(heterozygous advantage) 개념이다. 예를 들어, 조현병에 기여하는 많은 유전자가 있는데, 이들 중 드물고 특수한 조합만이 위험을 높이는 데 관련된다. 이 조합은 드물 뿐만 아니라 이러한 유전자 중 많은 수가 전반적인 인구의 치명적 질병률을 낮추는 데 기여한다. 조현병에 관련된 많은 유전자가 면역체계를 담당하는 염색체 영역에 위치하므로 이 보호 유전자들이 특정 감염성 질환을 막는 데 도움이 될 수 있다. 만일 이 이론이 사실이라면, 조현병을 가진 사람들이 인구 집단의 유전적 부담을 대신 떠맡고 있다고 생각할 수 있다. 즉, 조현병 환자들이 고통 받고 있기 때문에 대부분의 사람들은 더 건강할 수 있다는 것이다. 이런 상황에서 사회정의의 논리에 따르면 우리는 조현병 환자들이 노숙인이 되도록 내버려 두고 업신여기는 대신 그들에게 특별한 돌봄과 편안함을 제공할 빚을 진 셈이다. 이 논리는 정신적으로 아픈 사람들을 치료하는 방식을 개선하기 위해 1840년대부터 시작된 국가 개혁 운동인, 정신병원 개혁운동의 일부였을 것이다(23). 정신병원 개혁운동은 20세기 후반 미국에서 장기입원 정신병원이 지역사회 정신건강 서비스로 대체되는 탈시설화 운동을 하면서 잊혔다가 이제 일부 윤리학자들에 의해 되살아나고 있다.

구조적 관점

개인주의자 관점과 반대로, 구조적 관점은 정신장애를 포함한 개인적 결과의 결정요인으로 계급, 인종, 민족, 젠더 불평등의 사회적 관계를 강조한다. 이 관점은 스스로 고통 받고 있는 희생자들을 탓하는 대신 (착취, 지배, 인종주의, 젠더 차별과 같은) 사회 불의를 정신건강 불평등의 주요 원인으로 본다(25-27). 구조적 관점은 ① 계급, 젠더, 인종/민족 불평등에 의해 정신건강에 부정적 영향을 받는 사람들의 권한을 강화할 사회적 책임이 있고, ② 사회적 조치들로 경제적, 정치적, 문화적 자원에 대한 접근성을 높임으로써 정신건강 불평등을 의미 있게 줄일 수 있는 잠재력이 있다는 것을 시사한다.

이러한 각 관점은 학계, 정책결정자, 일반 대중의 지지를 얻었다(28-30). 하지만 전반적으로는 정신건강의 사회 계급, 인종, 민족, 젠더 불평등이 개인의 선택보다는 사회 구조로부터 발생한다는 관점이 더 많은 근거에 의해 뒷받침된다. 현대 신경과학 연구결과 덕분에 사회적 착취가 인간의 생애주기에 걸쳐 생물학적, 신경학적 구조에 영향을 미치는 방식을 더 잘 이해

오피오이드* 위기(opioid crisis)와 사회정의

제이 C. 버틀러(Jay C. Butler)

1990년대 중반 이후 미국에서는 오피오이드 과다 복용과 관련한 연간 사망이 4배 증가하여 63만 명 이상이 사망했다. 이 오피오이드 위기로 인해 물질 남용에 대한 공중보건의 장기적인 대응 필요에 관심이 집중되었다(1). 미국의 어느 지역이나 어느 인구 집단도 예외 없이 건강 결과의 불평등과 치료 접근에서의 불평등이 존재했다. 예를 들어 오피오이드 과다 복용으로 인한 사망률은 다른 인종/민족 집단에 비해 비히스패닉 백인, 아메리카 인디언, 알래스카 원주민에서 2~3배 높았다(2). 이것은 부분적으로는 교외지역의 주민들에게 오피오이드 중독에 대한 효과적인 치료에 접근이 제한적이기 때문이다(3). 공중보건 전문가들은 물질 남용에 기여하고 영속화하며, 공중보건과 공공 안전 대응을 제약하는 사회 불의를 인지하고 대응해야 한다.

중독자를 향한 낙인은 건강 불형평성을 야기한다. 치료를 찾는 데 장애물이 되고 치료와 회복 동안에도 추가적인 장벽이 발생한다. 대부분의 정신질환에서 잘 조율된 옹호 활동(advocacy)이 얼마나 가치 있는지에 대한 인식이 높아졌지만, 물질 남용과 중독에 대해서는 그렇지 않다. 이들은 여전히 당사자의 도덕적 실패나 내재된 범죄 경향 때문으로 여겨지는 일이 잦다. 중독에 대한 낙인은 중독자를 부정적으로 묘사하는 용어를 자주 사용하면서 더 강해진다(4). 낙인은 근거에 기초한 치료와 회복할 수 있다는 희망 대신 자기혐오와 죄책감에 초점을 맞춘 치료 프로그램과 약물 남용과 범죄 행위를 융합하는 예방 메시지를 보내는 공공보건기관에 의해 의도치 않게 촉진될 수도 있다(5).

낙인화는 중독자의 치료 접근성과 공중보건 담당자들이 효과적인 예방 서비스를 제공하는 것을 제한하는 장애물이 되기도 한다. 여기에는 다음과 같은 것들이 포함된다.

- 위해를 줄이면 단순히 물질 남용을 가능하게 만들 뿐이라는 잘못된 인식
- 중독이 뇌와 관련된 만성적인 건강 상태라는 것에 대한 이해가 부족한 것
- 오피오이드 위기가 단지 사법상 문제이며 처벌이 최선의 대응이라고 믿는 것
- 메타돈(methadone)이나 부프레노르핀(buprenorphine)으로 오피오이드 대체 치료를 하는 것이 "하나의 중독을 다른 중독으로 대체하는 것"일 뿐이라는 의견

이런 장애물들은 자기 비난과 무가치함의 감정을 강화하여 중독자가 치료를 찾거나 가장 효과적인 치료를 받아들이는 것을 주저하게 만든다. 이것들은 입법자와 보건 공무원들이 ① 주사기와 바늘 서비스 프로그램('바늘 교체 프로그램'으로도 알려진)을 통해 깨끗한 주사 장비에 접근하게 하는 것과 같은 위해 감소 서비스를 제공하지 않는 것, ② 날록손(naloxone, 오피오이드 과다 복용에서 목숨을 살릴 수 있는 오피오이드 해독제) 접근성을 높이지 않는 것, ③ 치료를 필요로 하는 사람들에게 즉각 가능한 치료를 해주지 않는 것을 정당화하는 데 사용되어 왔다.

투옥 중에, 중독자들은 출소 후 재발하거나 치료받지 않아 약물 과다로 죽을 위험이 높고 C형 간염(HCV)을 치료하는 것이 비용 효과적인데도 불구하고 약물 사용 장애를 위한 효과적인 치료를 받거나 약물을 스스로 주사하면서 발생 가능한 C형 간염 감염의 스크리닝이나 치료를 받지 못했다(6, 7).

출소 후 약물 소지로 인한 범죄 기록은 노동자로서의 재진입을 막고, 투표권을 제약하며, 지역사회의 생

산적인 구성원이 될 수 있는 기회를 제한한다. (9장을 참조)

약물 처방을 강력하게 통제하고 약물의 불법 밀매를 방해하는 정책을 통한 일차 예방은 오피오이드 위기의 '공급자 측면'에 집중한 것이다. 이런 유형의 예방은 지속적으로 시행, 평가, 개선되어온 반면, 약물 남용을 주도하는 시장의 힘인 '수요 측면'은 일반적으로 간과되어 왔다.

오피오이드 위기에 대해 처방자와 제약회사가 비난을 받아왔지만, 1990년대와 2000년대 초반에 오피오이드 처방이 극적으로 증가한 것은 처음에는 불충분한 통증 관리에 대한 선의의 우려에 의한 것이었다. 즉, 통증이 있는 사람이 완전하게 나아지는 것을 경험할 권리와 처방자가 약물로서 그 완화를 제공해 줄 책임에서 비롯된 것이다(8).

불법적인 헤로인(heroin) 시장이 성장하게 된 것은 의료 제공자와 제3 지불자가 통증의 근본 원인의 해결, 비약물적 치료의 활용, 오피오이드에 중독된 통증 환자의 요구에 대응하지 못했거나 하지 않으려 한 결과였다. 궁극적으로는 펜타닐 유사체 도입으로 이어져 약물 거래상의 수익이 늘어나고 약물 사용자의 과다 복용 위험 또한 증가했다.

오피오이드 위기는 이제 중독에 대한 인식과 사회적 반응의 새로운 틀을 구성하고 있으며, 모든 사람이 약물 남용, 불법 약물 사용, 중독이 될 수 있다는 인식이 높아지고 있다. 어떤 사람이나 집단도 면역되지 않는다. 오피오이드 위기에 대한 논의는 이제 '그 사람들'의 문제라기보다는 한 국가로서 '우리의 문제'로 그려진다.

중독이 뇌와 관련된 만성적인 건강 상태라는 이해가 커지는 것은 사법체계의 일부를 바꾸고 있다. 오피오이드 사용은 여전히 많은 법 집행 기관과 법원 시스템에서 적극적으로 기소되어야 할 범죄로 간주되지만, 구금 중 효과적인 치료 접근성의 증가와 석방 후 지역사회로의 이행 중 관리의 개선으로 결과가 나아지고 있다(9). 무수한 법 집행기관과 형사사법 공무원이 우리 사회가 단순히 "이것으로부터 벗어날 수 없고", 더 많은 공공보건 공무원과 의료 제공자는 우리가 "탈출할 수 없다"는 것을 인지하고 있다. 마약 법원은 징벌적 정의보다는 회복적 정의의 원칙에 기초해 사법 정의를 탐색하고 있으며, 약물 관련 범죄와 재수감률을 줄일 수 있는 회복의 경로에 초점을 맞추고 있다(10).

잠재적으로 남용의 가능성이 있는 약물 수요에 대응하기 위해서는 인종, 경제적 기회의 불형평, 아동기의 부정적 경험을 포함해 약물 남용 기저에 있는 원인을 다루어야 할 것이다. 의료, 교육, 형사사법 분야에서 트라우마에 정통한 전문가들은 신체적, 심리적, 정서적 안정을 촉진하고 생존자들이 통제와 임파워먼트(empowerment)의 감각을 쌓도록 도울 수 있고, 아동기의 트라우마 효과를 조절하기 위해 오피오이드와 다른 약을 자가로 투여한 사람들이 더 잘 회복할 수 있는 기회를 만들어주고 있다(11). 트라우마에 정통한 전문가들은 문화적 트라우마와 지역사회 트라우마를 줄이도록 돕고 회복을 촉진할 수 있다. 오피오이드 위기에 대응하면서 배운 교훈들은 건강 형평성과 모두를 위한 사회정의라는 더 넓은 목표를 달성하는 데 도움이 될 것이다.

---

* 마약성 진통제 성분으로, 상표명은 모르핀, 펜타닐을 포함해 다양함. 의사의 처방이 있어야 사용 가능하나 1990년대 이후 제약회사의 적극적인 홍보와 위험 인식 부족으로 급격히 사용량이 증가하고 밀매와 불법 거래가 성행하면서 미국 오피오이드 중독 문제가 부각됨(옮긴이).

참고문헌

1. Centers for Disease Control and Prevention. 2018 Annual Surveillance Report of Drug-Related Risks and

Outcomes: United States. Surveillance Special Report. Centers for Disease Control and Prevention, U.S. Department of Health and Social Services. August 31, 2018. Available at: https://www.cdc.gov/drugoverdose/pdf/pubs/2018-cdc-drug-surveillance-report.pdf. Accessed September 11, 2018.

2. Seth P, Scholl L, Rudd RA, Bacon S. Overdose deaths involving opioids, cocaine, and psychostimulants—United States, 2015-2016. Morbidity and Mortality Weekly Report 2018; 67: 349-358.

3. Jones EB. Medication-assisted opioid treatment prescribers in Federally Qualified Health Centers: Capacity lags in rural areas. Journal of Rural Health 2018; 34: 14-22.

4. Botticelli MP, Koh H. Changing the language of addiction. JAMA 2016; 316: 1361-1362.

5. Corrigan P, Schomerus G, Smelson D. Are some of the stigmas of addictions culturally sanctioned? British Journal of Psychiatry 2017; 210: 180-181.

6. Binswanger IA, Blatchford PJ, Mueller SR, Stern MF. Mortality after prison release: Opioid overdose and other causes of death, risk factors, and time trends from 1999 to 2009. Annals of Internal Medicine 2013; 159: 592-600.

7. He T, Kan L, Roberts MS, et al. Prevention of hepatitis C by screening and treatment in U.S. prisons. Annals of Internal Medicine 2016; 164: 84-92.

8. Phillips DM. JCAHO pain management standards are unveiled. JAMA 2000; 284: 428-429.

9. Green TC, Clarke J, Brinkley-Rubinstein L, et al. Postincarceration fatal overdoses after implementing medications for addiction treatment in a statewide correctional system. JAMA Psychiatry 2018; 75: 81-83.

10. O'Hear MM. Rethinking drug courts: Restorative justice as a response to racial injustice. Stanford Law Policy Review 2009; 20: 463-499.

11. Oral R, Ramirez M, Coohey C, et al. Adverse childhood experiences and trauma informed care: The future of health care. Pediatric Research 2016; 79: 227-233.

할 수 있게 되었다(31, 32).

경제적, 정치적, 문화적 자원의 불평등한 분배는 상대적으로 가난하고 힘이 없으며 덜 교육받은 사람들의 정신건강을 악화시킨다. 재산의 경제적 불평등은 미국의 아프리카계 미국인이 불균등하게 영향을 받는 빈곤의 세대 간 전이를 발생시킨다(33). 정치적 불평등은 이주민이 동등한 권리를 얻지 못하게 함으로써 사회의 종속된 지위로 제약한다. 인종차별, 가부장주의, 계급주의와 같은 문화적 요인은(34) 노동시장 불평등과 거주 분리로 이어질 수 있으며, 빈곤층, 유색인종, 여성, 노인, 아프거나 장애가 있는 사람, 레즈비언, 게이, 양성애자, 트랜스젠더/트랜스섹슈얼에게 부정적 결과를 가져온다(35-38). 공중보건 종사자는 정치적, 경제적, 문화적 불평등에서 비롯되는 인구 집단의 정신건강 이슈를 개선해야 할 공동 책임이 있다(39, 40).

사회적 계층화와 정신건강 사이의 연관성

사회경제적 위치, 인종, 민족, 국적, 이민 상태, 난민 상태, "장애", 젠더, 젠더 정체성, 나이, 또는 성적 지향의 측면에서 측정되는 사회적 계층화와 정신장애 사이에는 강력하고 일관된 역의 상관관계가 있다(41-44). 그 근거는 특히 ① 소득, 교육, 더 높은 직업적 사회계급, ② 우울, 불안, 약물 사용 장애와 같은 정신적 질환의 빈번함 사이의 연관성을 강력하게 지지한다(27, 41, 45, 46)(미국의 오피오이드 위기와 관련해서는 글상자 16.1을 참조).

저소득층은 고소득층에 비해 우울증 비율이 더 높다(47, 48). 재정적 부담과 부채 수준과 같은 요소는 높은 우울증 비율과 관련이 있다(49, 50).

미국에서는 연간 가구소득이 2만 달러 미만인 사람들이 7만 달러 이상인 사람들에 비해 주요 우울증 유병률이 2배 높다(51). 일부 연구는 미국 대도시 지역에서 저소득층 가운데 우울증 비율이 11~16배 까지도 높다고 밝혔다(8). 한 연구는 (극심한 결핍을 나타내는) 경제적 의존이 우울증 위험을 2.5배 높이는 것을 밝혀내기도 했다(49, 50, 52, 53).

교육 역시 정신건강과 관련이 있다(54). 고소득 국가는 일반적으로 사회적 이동의 수단으로 교육을 장려하지만 이런 국가들에서 교육을 받을 기회와 정신건강 결과는 불평등하게 분포한다. 예를 들어 한 메타 분석에서는 교육을 적게 받은 사람들의 우울증 위험이 더 높은 것으로 나타났다(55). 다른 연구는 근로연령 성인들 중에 교육을 덜 받은 집단에서 불안 장애가 더 많이 발생하는 것과 관련된다는 것을 발견했다(56). 교육을 더 적게 받은 사람들이 정신건강이 나쁠 가능성이 1.4배나 높다고 밝힌 또 다른 연구도 있었다(57).

소득, 부, 권력의 주요한 결정요인인 직업적인 사회 계급은 정신질환과 강력한 연관관계가 있다(27, 58). 가사 서비스에 종사하는 사람 중 지난 6개월 사이 우울증의 유병률은 7.0%인 것과 비교해 임원 전문가는 2.4%였다(59). 육체노동자는 사무직 노동자에 비해 우울할 가능성이 1.5~2.0배 높다(1). 육체노동자의 자녀들은 최소한 한 쪽의 부모가 노동자 계급이 아닌 부모의 자녀들에 비해 우울할 위험이 여성에서 거의 2배, 남성에서 거의 4배에 달한다(1). 비정규직 노동자는 정규직 노동자에 비해 우울 증상이 50% 증가하는 것으로 알려졌다(60).

낮은 사회경제적 위치와 정신건강 사이의 연관성은 확고하게 확립되어 있다(31). 미국인 중 낮은 사회경제적 위치의 사람들은 물질 사용 장애, 알코올 남용이나 의존, 반사회적 인격 장애, 불안 장애, 그리고 모든 복합적인 정신장애의 유병률이 2~3배 높으며(8), 국제적으로는 훨씬 더 큰 차이가 발견되고 있다. 그러나 낮은 사회경제적 위치와 나쁜 정신건강 사이의 관계를 설명할 때 이 연결고리가 간단하게도 서로 다른 사회경제적 위치 지표에 따라 개인들에 서열화된다는 것을 좀처럼 고려하지 않는다. 이것은 기울기 접근을 나타내는데, 따라서 어떤 개인은 더 많은 돈을 벌고, 교육을 더 많이 받으며, 직장에서 더 많은 권력을 행사하고, 이는 더 나은 정신건강 결과를 향유한다는 것으로 이어진다. 정신건강 불평등이 어떻게 생겨나는지를 더 완전하게 이해하기 위해서는 관계적 기제와 더불어 기울기 접근을 강화해야 한다.

사회 불의의 특별한 차원들

관계적 기제는 상대적으로 권력이 많고 적은 집단 사이의 정신건강 불평등을 생산하고 재생산한다. 어떤 집단은 다른 이들이 지불한 덕분에 더 나은 정신건강을 누리고 살아간다. '유리한' 집단과 '불리한' 집단 사이의 관계는 체계적이고 상호 의존적이며, 사회에 따라 그들이 공정하고 불공정하다고 여기는 것이 다르다. 많은 사회에서 구조화된 형태의 불평등은 빈곤, 소득 불평등, 노동자 착취, 젠더, 인종, 민족적 형태의 차별로 이어진다(61).

생명을 위협하는 자원의 결핍인 절대적 빈곤은 우울증, 불안 장애, 반사회적 인격, 약물 사용, 그리고 다른 정신장애의 위험 요인이다(8, 41, 55, 62). 절대적 빈곤을 경험하는 사람들은 종종 기본적인 주거를 유지할 수 없어 노숙인이 된다. 시설에 거주하는 노숙인의 약 1/4이 심각한 정신질환을 가지고 있다(63). 단면 연구와 종단 연구는 빈곤과 정신장애 사이의 일관된 연관성을 밝혀왔다. 심각한 정신장애를 지닌 가구 구성원이 있다면 빈곤 정도가 52% 증가하고 빈곤해질 위험이 3배 이상 증가할 것으로 예측할 수 있다(64). 상대적 빈곤의 측면에서 소득 불평등의 수준이 더 크면 보통 더 높은 비율의 정신장애와 약물 남용과 연관된다. 정신장애는 소득 불평등이 더 심한 사회에서 그렇지 않은 사회에 비해 3배 더 많이 발생할 수 있다(65-67).

사회경제적 위치의 차이와 독립적으로 사회 계급의 불평등 역시 정신질환과 관련이 있다(3, 68-73). 예를 들어 정책을 만들지는 않지만 소방관을 고용하거나 해고할 수 있는 낮은 지위의 감독관은 정책에 대한 조직적 통제가 가능한 더 높은 지위의 관리자와 두 가지를 모두 할 수 없는 일선 직원에 비해 우울과 불안을 겪는 비율이 높다. 낮은 지위의 감독관은 회사의 정책에 미칠 수 있는 영향력은 별로 없으면서 상위 관리자들로부터 직원을 규율하라는 요구와 부하 직원들의 적대감이라는 '이중의 노출'을 받게 되어 더 높은 우울증과 불안 장애의 위험에 처하게 되는 것이다.

이 이론은 감독자보다 노동자들 사이에서 더 높은 정신장애 유병률을 예측할 것이라는 '기울기' 가설에 대한 도전이 된다(74). 어쩌면 이제는 사회 계급과 정신건강 사이의 관계에 대한 설명적 인과 기제를 찾기 위해 이론을 잃은 서술적 기울기를 버려야 할 때인지도 모른다. 불행하게도 이론을 의심하고 설명보다는 연관성에 중점을 두는 반사실적/잠재적 결과 접근과 같은 과학철학은 정신건강의 사회 역학이 진전하는 것을 어렵게 만든다.

정신건강에 영향을 미치는 젠더와 사회계급에 관한 연구는 모두 추가적인 통찰력을 준다. 남성 중에 사회계급과 나쁜 정신건강 사이의 연관성은 부분적으로 사회심리적이고 물리적인 노동조건과 직업 불안정으로 설명되는 반면, 여성에서의 연관성은 노동조건뿐 아니라 집에

서의 물질적 웰빙과 가사노동의 양으로도 설명된다(75).[1]

젠더와 인종차별도 정신건강 불평등에 기여한다. 여성은 남성에 비해 우울증과 불안 장애를 최소한 두 배 더 많이 겪는데, 이는 부분적으로 여성의 더 낮은 사회경제적 위치와 스트레스 요인에 더 많이 노출되기 때문이다(76). 미국에서 루이지애나처럼 소득 불평등이 가장 높은 수준인 주에 거주하는 여성은 뉴햄프셔와 같이 소득 불평등이 가장 낮은 주에 거주하는 여성보다 우울증을 겪는 비율이 실질적으로 더 높다(77, 78). 아이를 처음 출산한 여성 중 낮은 사회경제적 위치에 있다면 높은 사회경제적 위치에 있는 경우보다 산후 우울증을 겪는 비율이 더 높다(79).

인종/민족 불평등에 대한 인식은 더 나쁜 정신건강과 연관된다(80). 미국의 흑인 여성은 백인 여성보다 불안 장애를 경험하는 비율이 더 높다(26, 81, 82). 성적 지향에 기초한 연령주의와 차별도 정신건강에 나쁜 영향을 미치는 것으로 나타났다(83, 84).

고소득 국가에서 자가용이나 집을 소유하는 것과 같은 '신물질주의적' 결정요인과 소득 분포에서의 상대적 위치에 대한 인식과 같은 사회심리적 결정요인이 정신건강에 미치는 상대적 영향력도 여러 해 동안 연구되어 왔다(85-87). 예를 들어 영국의 가구조사를 통해 ① 주택 소유, 자가용 접근성과 ② '신경성' 장애, 우울증 사이의 연관성이 밝혀졌다(88, 89). 또한, 낮은 물질적 생활수준과 우울증, 불안 장애 사이의 연관성도 발견되었다(88).

일부 연구는 ① 인지된 직업 요구와 경제적 어려움과 같은 사회심리적 요인과 ② 우울증, 불안장애 사이의 연관성에 대한 근거를 제공한다(49, 88). 사회심리적 노출은 정신적 장애를 유발할 수 있다(90). 예를 들어, 직업 불안정으로 측정되는 불안정 고용이나 규모가 축소된 회사에 남아 있는 것은 불안과 우울을 유발할 수 있다(91).

사회 불의의 원천인 정신건강 서비스

정신건강 서비스의 양과 질은 지리적 영역에 따라 다양하다. 유색인종, 노숙인, 수감자, 위탁보호 아동, 트라우마를 가진 사람, 난민, 물질 사용 장애를 지닌 사람들, 대안적 성적 지향이나 성별을 지닌 사람들에게는 가용성, 접근가능성, 적절한 치료 선택지에 체계적인 차이가 있다. 서비스의 접근과 질의 불평등 때문에 종종 이미 정치적 권력이나 경제적 자원이 제한된 소외된 집단은 정신건강 필요의 미충족을 불균등하게 경험하는 고통을 겪게 된다(92, 93). 서

---

[1] 노동시장과 비공식 돌봄 노동에 대한 젠더 구조는 시대와 사회에 따라 복잡하게 변화하고 있으므로 앞으로 더 많은 연구 근거의 축적이 필요함.

로 다른 인종/민족적 배경을 지닌 사람들 가운데서도 정신질환의 비율은 비슷하기 때문에 결과에서의 불평등은 ① 다른 배경이나 특성을 지닌 사람들을 정확하게 진단하고 적절하게 치료하는 정신 보건의료 제공자들의 능력에 차이가 있다는 점과 ② 사람들이 불신하거나 두려워하는 정신 보건의료 제공자들로부터 치료를 기꺼이 받고자 할 것인지를 반영한다(94, 95).

정신건강에서 인종/민족적 불평등의 원인은 환자, 제공자, 제도적 요인, 그리고 이들 요인 사이의 상호작용 때문이다(96, 97). 환자 요인은 소수자 집단의 구성원 사이에 건강과 의학적 치료에 대한 문화적 신념, 과거의 차별에 근거한 보건의료체계에 대한 불신, 언어적 장애와 소통에서의 다른 어려움들, 환자의 '선호'를 포함한다. 예를 들어, 유색인은 같은 인종/민족적 배경을 가진 정신 보건의료 제공자를 찾고 싶어 한다.

유색인종의 진단과 치료에 영향을 줄 수도 있는 제공자 요인은 불충분한 문화적 역량, 비효과적인 제공자-환자 상호작용, 비전형적인 증상의 제시, 부정적인 고정관념과 다른 편견을 포함한다. 제도적 요인은 어떤 환자들과 그들의 문제를 다뤄본 경험의 부족과 의료보험이 없는 환자를 치료하지 않으려는 정책을 포함한다.

정신건강 서비스와 그 결과에서 인종 불평등에 대응하려는 최근의 조치에는 인종차별 금지와 억압 방지 프레임워크의 통합이 포함된다. 이 프레임워크는 사회정의의 관점을 포용하여 인종차별의 감소, 약화 또는 제거를 모색하는 이론과 행동을 말하며, 임파워먼트, 교육, 동맹 형성, 언어, 대안적 치유 전략, 옹호, 활동, 성찰 등의 활용을 포함한다(98, 99).

정신건강 서비스의 가용성은 ① 인구 집단의 복잡한 정신 보건의료 필요를 충족할 수 있는 유능한 제공자가 충분히 있는가, 그리고 ② 문화적으로 적절한 보건의료가 가용한가의 두 가지 모두에 달려 있다. 미국에서는 인종/민족 소수 집단에 해당하는 정신건강 환자들 대부분이 같은 인종/민족적 배경을 지닌 제공자를 찾을 수 없다(100). 예를 들어, 2004년에 보고된 바에 의하면 정신 보건의료 제공자 중 약 3%만이 아프리카계 미국인이며, 많은 아프리카계 미국인이 문화적으로 유능한 정신건강 치료를 받을 수 없는 지역에 살고 있다(100). 아프리카계 미국인은 불균등하게 높은 비율로 수감되어 있고, 노숙을 하고, 위탁 가정에 있고, 보험이 없으며, 이런 분류의 사람들에게 정신건강 서비스는 훨씬 더 이용하기 어렵다(101-103). 미국 인디언이나 알래스카 원주민의 상황은 심지어 더 나쁘다(104). 영어가 유창하지 않은 사람들은 종종 정신건강 서비스에서 통역이 없거나 수가 부족해서 서비스에 접근하지 못하곤 한다.

지불 가능한 보건의료와 관대한 보험 적용은 정신건강 서비스에 접근을 용이하게 해준다. 소수자 집단의 구성원은 의료보험에 가입하거나 정신 보건의료에 지불할 돈이 없는 경향이 있다(105). 보험이 있더라도 정신건강 문제를 보장하는 경우는 신체장애에 비해 드물며 이는 동등성을 법적으로 의무화하는 주에서조차 그렇다. 정신장애를 겪는 어린이는 아동 건강보험 프로그램(Children's Health Insurance Program: CHIP)을 통해 보장을 받는다 하더라도 정신장애와 물질 사용 장애에 대해서는 종종 보장이 충분하지 않다(106). 보험 보장은 종종 고용과 연결되어 있어서, 많은 육체노동자들이 실직하면 정신 보건의료에 비용을 지불할 수 없게 된다.

불신의 감정은 일부 소수자 환자들이 정신건강 서비스를 받는 것을 포기하게 한다(107, 108). 불신은 차별과 학대의 역사적 유산 또는 편향된 의사와의 경험에서 유래할 수 있다. 한 연구는 아프리카계 미국인의 12%, 히스패닉의 15%에서 의사가 그들을 존중하지 않거나 불공정하게 대한다고 생각한다는 것을 확인했고, 이러한 인식은 백인에서는 1%에 불과했다(109). 다른 나라에서 박해를 받아 미국으로 이민 온 사람들과 미국 인디언들 역시 정신 보건의료 제공자를 포함해 당국을 신뢰하지 않는 경향이 있다(110, 111). 정신장애에 대한 낙인과 차별은 소외된 집단이 필요한 정신 보건의료를 찾는 것을 어렵게 만든다(112-114). 낙인은 개인, 가족, 커뮤니티, 사회적 수준에서 작동한다. 개인적 수준에서 정신적으로 아픈 사람은 그들의 질병 때문에 거절당할 것을 두려워하여 종종 사회적으로 고립되며 치료를 찾거나 유지할 가능성이 적은 경우가 많다. 가족과 커뮤니티 수준에서는 정신질환에 대한 낙인이 어떤 소수자 집단의 구성원들에 불균등하게 영향을 미친다. 예를 들어 일부 아시아 문화권에서는 정신적으로 아픈 가족 구성원이 있는 것을 수치스럽게 여겨 다른 직계 가족구성원들이 결혼하거나 직업을 가질 수 있는 잠재력에 부정적 영향을 미친다. 유대에 의한 낙인은 다른 문화권에서도 나타난다. 정신적으로 아픈 환자와 다른 사람의 접촉은 커뮤니티로 통합할 수 있는 그들의 능력을 개선시킨다(115).

미국 장애인법(Americans with Disabilities Act: ADA)의 실행은 미국에서 정신적으로 아픈 사람들에 대한 차별을 감소시켰다. 그러나 ADA에서 요구하는 대로 집을 소유하거나 직장을 갖기 위해서는 잠재적 고용주에게 그들이 어떤 장애의 특성을 가졌는지 밝혀야 하며, 정신질환에 대한 낙인은 그렇게 하기를 꺼리게 만들기 때문에 여전히 정신적으로 아픈 사람들이 주택을 소유하거나 직장을 갖는 것을 막는다(116, 117)(8장을 참조).

정신장애를 가진 환자들은 종종 정신과 치료 외에도 더 다양한 필요를 갖는다. 그 결과 그들은 충분한 치료를 받기 위해서 복합적인 정신 보건의료 체계를 통해 그들의 길을 협상해 나가야 한다. 그들은 종종 소득 보조, 주택과 취업을 위한 지원, 그리고 법적 원조를 요구한다. 정신건강 서비스는 이론적으로는 사람들을 지원하고 연속적인 돌봄을 제공하기 위해 설계되지만, 실제로는 재원, 지리적 영역, 진단에 따라 분절되기 마련이다(118). 이와 같은 시스템적 장애물을 극복하기 위해 사례 관리와 지역사회 치료 모델을 개발하고 실행해 온 것이다(119, 120).

'부문 간 행동(Intersectoral Action)'이나 '모든 정책에 건강을(Health in All Policies)'과 같은

정책 개혁은 건강의 사회적 결정요인을 정신건강 증진 또는 정신질환 예방의 요소로 포함한다. 예를 들어 손실된 임금에 가까운 즉각적인 보상과 실업 보험, 그리고 이것을 수년간 지속하는 것은 실업자들의 더 나은 정신건강 상태와 연관이 있다(121).

유색인종과 다른 소수자들의 정신건강 서비스 이용에 대한 연구에 의하면, 아프리카계 미국인 환자들이 백인 환자에 비해 정신건강 서비스를 더 적게 이용하지는 않지만, 전문적인 정신건강 시설이 아니라 일차 의료 또는 일반 보건의료 시설에서 치료를 더 많이 받는 경향이 있다(122). 이것은 아프리카계 미국인이 정신건강 치료에 대해 호의적이지 않은 태도를 가지고 있거나 '기니피그(guinea pig)'[2]가 될 수밖에 없다는 인식을 갖기 때문일 것이다(123). 청소년 중에서 아프리카계 미국인 남성은 아프리카계 미국인 여성이 받는 치료의 1/3만 받고, 백인 남성에 비해 1/2만 치료를 받으며, 이는 인종차별에 기초한 의뢰 편향이 있음을 시사한다(124).

치료에 인종적 차이가 있는 데 대한 다른 타당하다고 생각되는 이유로는 아프리카계 미국인이 ① 도움을 찾기 전에 견디는 증상의 한계점이 더 높기 때문이고, ② 치료가 유익할 것이라는 기대가 적으며, ③ 청소년 사법 체계로 이동될 가능성이 있기 때문이라는 것을 포함한다. 메디케이드를 받는 5~14세 아프리카계 미국인 어린이는 백인 어린이에 비해 향정신성 약물을 처방 받을 가능성이 절반에 못 미친다(125). 가난한 도심에는 행동치료 소아과 전문의와 아이들이 정신과 치료를 받을 수 있는 선택지가 더 적다. 게다가, 주의력 결핍 행동장애(attention deficit-hyperactivity disorder: ADHD)의 증상을 해석하는 데에도 상당한 문화적 차이가 있어서 가족이 정신과 치료를 찾거나 찾지 않는 결정을 하는 것에 영향을 미친다.

정신장애의 치료 유형과 양에서도 인종적 차이가 있다. 예를 들어, 입원 시설에서 치료받는 백인 환자에 비해 아프리카계 미국인은 더 짧게 입원하고 소변 약물 스크린을 더 많이 받는 경향이 있다(126).

아프리카계 미국인에서 특히 물질 사용 장애가 동반된 경우 "치료할 수 있음"에 대한 무의식적 편향이 있을 수 있다(126). 아프리카계 미국인은 자살 사고를 밝히기를 꺼리고 유색인종이 아닌 정신 보건의료 제공자를 불신하기 때문에 면밀한 관찰을 덜 받게 될 수 있다(126). 한 연구는 아프리카계 미국인이 아시아인이나 히스패닉계 미국인에 비해 정신 치료 상담 횟수가 더 적은 것을 발견했다.

낮은 사회경제적 위치의 환자들은 정신 치료 상담 횟수가 더 적고 훈련 받지 않은 정신건강 치료사와 상담 횟수가 많으며 약물치료와 전반적인 치료를 덜 받는 경향이 있다(127). 또 다

---

2 실험동물과 같은 대우.

른 연구는 멕시코계 미국인이 낮은 사회경제적 위치와 상호작용할 때 사회적, 제도적 지원이 감소하고 우울증 비율이 증가하며 "치료 준비상태"가 저해된다는 것을 밝혔다(128). 낮은 사회경제적 위치는 정신건강 체계에 참여를 막을 수 있으며, 심지어 스트레스가 되는 인생 사건을 통해 더 많은 스트레스를 받을 수 있다.

일단 정신건강 치료를 받기 시작하면 치료의 결과는 치료자의 정확한 진단과 적절한 치료 제공에 달려 있다. 다양한 전문기관이 과학적 근거에 기반한 치료 가이드라인을 발표해 왔다. 여러 정부 기관이 이런 가이드라인을 지지하고 승인했지만 임상 현장에서의 활용은 모든 인종의 환자들에게 닿지 못하고, 특히 소수민족에게는 더 그렇다. 예컨대 백인에 비해서 아프리카계 미국인은 불안이나 우울에 대해 가이드라인에 기반한 치료를 덜 받는 경향이 있고(129), 항우울제를 덜 받으며, 향정신성 의약품이 과다 처방되는 경향이 있다(130). 소수자 환자들은 주요 정신장애에 대한 개입을 시험하는 임상 시험에서 과소대표되기 때문에 소수자 환자에 대한 많은 정신건강 치료의 효과가 결정되지 않은 상태이다(131)(3장을 참조).

다른 집단에 대한 사회 불의는 그들의 정신건강에 부정적인 영향을 미친다. 예를 들어 레즈비언, 게이, 양성애자, 그리고 트랜스젠더/트랜스섹슈얼(LGBT)은 더 넓은 사회에서 다양한 형태의 동성애 공포증과 이성애주의에 노출된다(132)(7장을 참조). 그들은 명백한 차별과 혐오 메시지의 내재화에 대처하면서 심리적 스트레스를 경험한다. LGBT 남성은 이성애자 남성에 비해 우울증과 공황 발작 비율이 더 높다(133). 정신 치료를 찾는 LGBT 개인들은 일부가 치료자에게 그들의 성적 정체성을 밝히기 꺼려함에도 불구하고 일반적으로 그들의 경험에 만족한다(134).

수감된 사람들 중에는 정신장애와 물질 사용이 동반되는 경우가 흔하다(135, 136)(9장을 참조). 형사사법체계에 들어온 젊은 사람들에게 이런 장애는 종종 인지되지 않고 진단되지 않는다. 수감된 사람들은 종종 어린 시절에 트라우마와 가족 해체를 경험했다. 수감되어 있는 동안 정신장애의 치료는 종종 불충분하고, 출소 후 정신 보건의료는 일반적으로 신체적 장애의 치료에 비해 부족하다. 수감자는 매일 스트레스 받는 경험에 노출되며 교도관은 취약한 수감자의 정신건강에 부정적 영향을 미치므로 수감은 정신적 외상을 초래할 만한 경험이다. 감각을 심하게 박탈하고 순응적 행동을 강요하기 위해 전기 충격 도구가 자주 사용되는 "최고보안(Super-max)" 교도소는 "정신병 인큐베이터"로 묘사할 정도다(137). 수감 기간은 집중적인 치료의 기회를 제공할 수도 있고 누군가는 그것이 범행의 상습성을 줄일 수 있을 것이라고 제안했지만, 이런 일은 좀처럼 일어나지 않는다. 정신건강과 형사사법체계가 서로 협력하는 것이 죄수들에게 더 나을 것이다. 따라서 교도소의 역할을 형벌적인 것 대신 회복적인 것으로 재개념화해야 한다(138).

난민은 그들이 본국에서 경험한 트라우마와 관련한 정신장애에 취약하다(139)(11장을 참조). 많은 사람들이 전쟁, 기근, 또는 고문과 협박으로 인구 집단을 통제하는 억압적인 정권을 피해 도망해 왔다. 고문, 강간을 당하거나 살인을 목격한 이들 가운데 외상 후 스트레스 장애 (post-traumatic stress disorder: PTSD)가 흔하다. 난민은 종종 안전을 보장받거나 연락할 방도 없이 친척들을 남겨두고 온다. 망명국에 도착한 난민들은 종종 언어의 장벽, 문화의 동화, 사회적 고립, 그리고 빈곤을 경험한다. 그들은 자주 사회 계층의 바닥에 놓인다. 정신건강 문제를 인지했을 때 난민은 이어서 치료의 문제에 직면한다. 정신적 스트레스가 신체화되는 문화권에서 온 사람들은 신체적 질병으로 오진 받을 수 있다. 충격을 받은 경험과 치료 사이의 기간이 멀어지기 때문에, 치료의 결과는 최적이 되기 어렵다. 어떤 문화권에서는 정신 치료가 문화적으로 수용되지 않기 때문에 난민을 돕기 위해서는 다른 치료 모델이 사용되어야 한다. 본국에서 의료인이 고문에 참여했다면, 신뢰를 얻기 어려운 경우도 있다. 신체적, 정신적 보건의료는 주거 지원, 언어, 고용, 이민, 소득 지원, 국경 분리와 같은 서비스와 조화되어야 한다(140).

위탁 아동은 정신장애와 발달 지연의 위험이 높다(141). 많은 어린이들이 뇌 발달 초기에 학대를 받거나 방치 당한다. 일단 위탁되고 나면 위탁 돌봄자와의 애착 형성 어려움, 형제자매와의 분리, 생물학적 부모와의 미래 관계가 불확실한 것 등의 이유로 행동 문제가 악화되곤 한다. 최악의 시나리오는 위탁 상황이나 사회 서비스 체계에서 아이의 스트레스가 심해져 정신장애로 발전할 수 있다는 것이다. 아동 복지사는 적절한 소아과와 정신 보건의료서비스로 연결해 줄 수 있는 핵심 고리이므로, 만일 담당 사례가 관리 가능한 수준이라면, 위탁아동의 행동 증상에 대해 검진을 받게 할 수 있다. 정서적으로 '따라잡기'에 실패한 성장한 아이들은 18세가 되면 위탁에서 벗어나 독립적으로 생활하는 데 어려움을 겪을 수 있다. 아동 복지사는 아이에게 최대한의 이익이 되도록 옹호하면서 사회적, 건강, 그리고 사법 체계 사이에서 돌봄을 조정해야 하는 어려움에 마주한다(5장을 참조).

노숙과 정신건강 문제는 밀접하게 연관되어 있다. 만성적으로 노숙을 하는 사람들의 약 30%가 정신장애를 경험하며, 약 50%가 동반된 물질 사용 문제로 고통 받는다(141-143). 치료는 동반된 장애에 대한 서비스가 제공되고 지역사회 정신 보건의료와 쉼터 돌봄 체계가 잘 조정될 때 더 효과적인 것으로 보인다(144). 캐나다 주거 우선 시범사업(Canadian Housing First trial)과 같이 노숙인을 지원하는 독립적인 주거와 직업 재활 프로그램이 개발되기도 했다(10장을 참조).

나쁜 정신건강과 관련된 사회적 불평등의 한 가지 중요한 원인은 국가 간, 국가 내부의 무력 분쟁이다. 무력 분쟁은 폭력적 상황에 노출됨으로써 개인의 정신건강에 직접적으로 영향을 미치고 이동, 전염성 질환의 증가, 빈곤, 의료, 식품, 수도 공급의 붕괴로 인해 간접적으로 영향을 미친다(145). 무력 분쟁이 정신건강에 미치는 부정적인 영향은 문헌에 광범위하게 기록되어 있다(146, 147). 예를 들어, 과테말라 내전 동안 폭력의 희생자들이 그렇지 않은 사람들에 비해 정신건강 장애로 고통 받을 확률이 4배 높은 것으로 나타났다(148). 무력 분쟁이 사회경제적 자원에 미치는 부정적 효과와 낮은 사회경제적 위치가 정신건강에 미치는 부정적 효과 때문에 종종 빈곤과 정신장애의 악순환을 만들어낸다(150). 무력 분쟁이 사회 불의와 불평등을 재생산하는 데 특별히 중요한 기제가 되는 데에는 그 효과가 대개의 경우 이미 불리하고 취약한 집단에 불균등하게 영향을 미치기 때문이다. 소수 민족, 이민자, 낮은 사회경제적 위치의 사람들, 여성, 그리고 아동은 무력 분쟁으로 인한 정신건강 부담을 가장 많이 지게 된다(146)(17장의 글상자 17.1을 참조).

무엇이 필요한가?

사회 불의가 정신건강에 미치는 부정적 효과를 되돌리는 것은 당장 낙인, 치료 접근의 부족함, 노숙과 같은 정신질환의 사회적 결정요인에 대응하는 것 이상을 요구한다. 미국이 빈곤이나 인종차별과 같이 정신건강에 영향을 미치는 넓은 사회 정책에 포괄적으로 대응하지 않는다면, 정신건강이 갖는 사회 불의의 효과를 충분히 바로잡지 못할 것이다.

낙인은 정신장애 환자의 삶의 질에 극심한 영향을 미친다. 차별의 유일한 해결책은 정신질환에 대한 사실적인 모습을 보여주는 체계적이고 지속적이며 문화적으로 적절한 대중 교육을 제공하는 것이다. 미디어는 정신장애를 지닌 개인을 묘사할 때 위험성, 치우친 행동, 예측 불가능성을 강조한다. 정신장애에 대한 생물학적 기초를 포함한 정확한 묘사는 차별 이슈를 설명하고 최적의 치료를 받은 사람들의 긍정적인 결과를 보여준다. 이를 통해 차별적 신념에 도전하고 보통의 사람들이 정신장애를 지닌 실제 사람에 노출되게 해야 한다.

만일 옹호자들이 차별에 도전한 '상향식' 접근을 취한다면 정신질환을 가진 사람들을 위한 사회정의를 성취하는 것에 도움이 될 것이다. 미국 정신질환과 정신건강을 위한 국가 연합(National Alliance for the Mentally Ill and Mental Health America)과 같은 집단은 소비자와 그 가족을 지원하고 낙인을 줄이기 위한 건강 정책을 옹호하는 훌륭한 프로그램들을 수행하고 있다.

행동 의제
우리는 다음의 12가지 행동을 권고한다.

1. 박탈당하고 피해를 입은 집단의 정신건강 이슈를 시민권과 인권, 공중보건 접근을 포함해 다시 틀을 짜기.
2. 사회 계급, 젠더, 민족, 인종, 이민 상태, 난민 상태, 거주지역과 같이 사회 불의에 연결된 지표를 반영하는 임상기록과 건강 데이터베이스 구축하기.
3. 정신건강 정책을 개선하기 위한 옹호자로서 환자, 가족 구성원, 정신건강 종사자와 같은 모든 이해관계자 포함하기.
4. 간호사, 의사, 심리학자, 사회복지사, 그 외에 정신적으로 아픈 사람들의 치료를 제공하는 다른 노동자를 포함해 사회경제적, 민족적, 인종적으로 다양한 정신건강 인력을 더 많이 고용하기.
5. 정신장애를 치료하는 사람들 모두에 대해 문화적 역량과 반차별적 편견에 대한 교육과 훈련 제공하기.
6. 정신장애에 대한 보험 적용을 보장하고 신체 질환에 대한 치료와 정신장애에 대한 치료의 동등성 확립하기.
7. 알려진 효과와 근거 기반 치료를 준수할 수 있도록 피드백 체계를 제공하기.
8. 빈곤과 차별과 같은 부정적 조건을 감소시키고 '위험에 처한' 가족과 지역사회를 강화함으로써 일차 예방 강조하기.
9. 치료의 효능과 효과성을 결정하는 연구에서 민족적, 인종적 소수자 참여 높이기.
10. 대중에게 정신질환의 낙인을 줄이도록 교육하기.
11. 정신질환의 원인이 되는 사회 불의를 줄이는 정책 개발하기.
12. "모든 정책에 정신건강을(Mental Health in All Policies)"이라는 개념을 발전시켜서 사회의 다른 영역에서 모든 정책이 정신건강에 영향력을 가질 수 있게 하기.

참고문헌

1. Dohrenwend B. Social status and psychological disorder: A causal inquiry. New York: Wiley, 1969.
2. Yu Y, Williams DR. Socioeconomic status and mental health. In: Aneshensel CS, Phelan JC, eds. Handbook of the sociology of mental health. 1st ed. New York: Kluwer Academic/Plenum Publishers, 1999, pp. 151-166.
3. Muntaner C, Ng E, Vanroelen C, et al. Social stratification, social closure, and social class as determinants of mental health inequalities. In: Aneshensel CS, Phelan JC, Bierman A, eds. Handbook of the sociology of mental health. 2nd ed. New York: Springer, 2013, pp. 205-227.
4. Allen J, Balfour R, Bell R, Marmot M. Social determinants of mental health. International Review of Psychiatry 2004; 26: 392-407.
5. Bayoumi AM, Guta A. Values and social epidemiologic research. In: O'Campo P, Dunn JR, eds. Rethinking social epidemiology—towards a science of change. New York: Springer, 2012, pp. 43-66.

6. Rawls J. A theory of justice. Cambridge, MA: Harvard University Press, 1971.

7. Sen A. The idea of justice. Cambridge, MA: Harvard University Press, 2009.

8. Eaton WW. The sociology of mental disorders. 3rd ed. London: Praeger, 2001.

9. Kim IH, Carrasco C, Muntaner C, et al. Ethnicity and postmigration health trajectory in new immigrants to Canada. American Journal of Public Health 2013; 103: e96-e104.

10. Eaton WW, Martins SS, Nestadt G, et al. The burden of mental disorders. Epidemiologic Reviews 2008; 30: 1-14.

11. Kessler RC, Aguilar-Gaxiola S, Alonso J, et al. The global burden of mental disorders: An update from the WHO World Mental Health (WMH) surveys. Epidemiologia e psichiatria sociale 2009; 18: 23-33.

12. World Health Organization. The global burden of disease: 2004 update. Geneva: WHO Press, 2008.

13. Prince M, Patel V, Saxena S, et al. No health without mental health. Lancet 2007; 370: 859-877.

14. Üstün TB, Ayuso-Mateos JL, Chatterji S, et al. Global burden of depressive disorders in the year 2000. British Journal of Psychiatry 2004; 184: 386-392.

15. Saxena S, Funk M, Chisholm D. World health assembly adopts comprehensive mental health action plan 2013-2020. Lancet 2013; 381: 1970-1971.

16. Ford DE, Erlinger TP. Depression and C-reactive protein in U.S. adults: Data from the third National Health and Nutrition Survey. Archives of Internal Medicine 2004; 164: 1010-1014.

17. McLean CP, Asnaani A, Litz BT, Hofmann SG. Gender differences in anxiety disorders: Prevalence, course of illness, comorbidity and burden of illness. Journal of Psychiatric Research 2011; 45: 1027-1035.

18. Glasheen C, Colpe L, Hoffman V, Warren LK. Prevalence of serious psychological distress and mental health treatment in a national sample of pregnant and postpartum women. Maternal and Child Health Journal 2015; 19: 204-216.

19. Bostwick WB, Boyd CJ, Hughes TL, et al. Discrimination and mental health among lesbian, gay, and bisexual adults in the United States. American Journal of Orthopsychiatry 2014; 84: 35.

20. Brown AS. The environment and susceptibility to schizophrenia. Progress in Neurobiology 2011; 93: 23-58.

21. van Dongen J, Boomsma DI. The evolutionary paradox and the missing heritability of schizophrenia. American Journal of Medical Genetics Part B: Neuropsychiatric Genetics 2013; 162B: 122-136.

22. Torrey EF, Yolken RH. Psychiatric genocide: Nazi attempts to eradicate schizophrenia. Schizophrenia Bulletin 2010; 36: 26-32.

23. Mora G. History of Psychiatry. In: HI Kaplan, BJ Sadock, eds. Comprehensive textbook of psychiatry, Volume IV. Baltimore, MD: Williams & Wilkins, 1985, pp. 2034-2054.

24. Sisti DA, Segal AG, Emanuel EJ. Improving long-term psychiatric care: Bring back the asylum. Journal of the American Medical Association 2015; 313: 243-244.

25. Muntaner C, Lynch J. Income inequality, social cohesion, and class relations: A critique of Wilkinson's Neo-Durkheimian research program. International Journal of Health Services 1999; 29: 59-81.

26. Kwate NO, Goodman MS. Cross-sectional and longitudinal effects of racism on mental health among residents of Black neighborhoods in New York City. American Journal of Public Health 2015; 105: 711-718.

27. Muntaner C, Ng E, Prins SJ, et al. Social class and mental health: Testing exploitation as a relational determinant of depression. International Journal of Health Services 2015; 45: 265-284.

28. Lakoff G. The political mind: Why you can't understand 21st-century American politics with an 18th-century brain. New York: Viking Adult, 2008.

29. Barry B. Why social justice matters. Cambridge, UK: Polity, 2005.

30. Haidt J. The righteous mind: Why good people are divided by politics and religion. New York: Pantheon, 2012.

31. Hackman D A, Farah MJ, Meaney MJ. Socioeconomic status and the brain: Mechanistic insights from human and animal research. Nature Reviews Neuroscience 2010; 11: 651-659.

32. Farah MJ. The neuroscience of socioeconomic status: Correlates, causes, and consequences. Neuron 2017; 96: 56-71.

33. Stiglitz JE. The price of inequality: How today's divided society endangers our future. New York: W.W. Norton & Company, 2012.

34. Krieger N. Embodying inequality: A review of concepts, measures, and methods for studying health consequences of discrimination. International Journal of Health Services 1999; 29: 295-352.

35. Meyer IH, Brown TN, Herman JL, et al. Demographic characteristics and Health Status of Transgender Adults in Select U.S. Regions: Behavioral Risk Factor Surveillance System, 2014. American Journal of Public Health 2017; 107: 582-589.

36. Bränström R. Minority stress factors as mediators of sexual orientation disparities in mental health treatment: A longitudinal population-based study. Journal of Epidemiology and Community Health 2017; 71: 446-452.

37. Testa RJ, Michaels MS, Bliss W, et al. Suicidal ideation in transgender people: Gender minority stress and interpersonal theory factors. Journal of Abnormal Psychology 2017; 126: 125-136.

38. Pennington A, Orton L, Nayak S, et al. The health impacts of women's low control in their living environment: A theory-based systematic review of observational studies in societies with profound gender discrimination. Health Place 2018; 51: 1-10.

39. Muntaner C, Chung H, Murphy K, Ng E. Barriers to knowledge production, knowledge translation, and urban health policy change: Ideological, economic, and political considerations. Journal of Urban Health 2012; 89: 915-924.

40. Eaton WW, ed. Public mental health. New York: Oxford University Press, 2012.

41. Eaton WW, Muntaner C, Sapag JC. Socioeconomic stratification and mental disorder. In: Horwitz AV, Scheid TL, eds. A handbook for the study of mental health: Social contexts, theories and systems. New York: Cambridge University Press, 1999, pp. 226-255.

42. Paradies Y, Ben J, Denson N, et al. Racism as a determinant of health: A systematic review and meta-analysis. PloS One 2015; 10: e0138511.

43. Reiss F. Socioeconomic inequalities and mental health problems in children and adolescents: A systematic review. Social Science & Medicine 2013; 90: 24-31.

44. Ilić B, Švab V, Sedić B, et al. Mental health in domesticated immigrant population: A systematic review. Psychiatria Danubina 2017; 29: 273-281.

45. McLeod JD. Social stratification and inequality. In: Aneshenel CS, Phelan JC, Bierman A, eds. Handbook of the sociology of mental health. The Netherlands: Springer, 2013, pp. 229-253.

46. Muntaner C, Eaton WW, Miech R, O'Campo P. Socioeconomic position and major mental disorders. Epidemiologic Reviews 2004; 26: 53-62.

47. Ritter C, Hobfoll SE, Lavin J, et al. Stress, psychosocial resources, and depressive symptomatology during pregnancy in low-income, inner-city women. Health Psychology 2000; 19: 576-585.

48. Danziger SK, Carlson MJ, Henly JR. Post-welfare employment and psychological well-being. Women's Health 2001; 32: 47-78.

49. Eaton WW, Muntaner C, Bovasso G, et al. Socioeconomic status and depression. Journal of Health and Social Behavior 2001; 42: 277-293.

50. O'Campo P, Eaton WW, Muntaner C. Labor market experience, work organization, gender inequalities, and health status: Results from a prospective study of U.S. employed women. Social Science & Medicine 2004; 58: 585-594.

51. Blazer DG, Kessler RC, McGonagle KA, et al. The prevalence and distribution of major depression in a national community sample: The national comorbidity survey. American Journal of Psychiatry 1994; 151: 979-986.

52. Hojman DA, Miranda Á, Ruiz-Tagle J. Debt trajectories and mental health. Social Science & Medicine 2016; 167: 54-62.

53. Sweet E, Nandi A, Adam EK, McDade TW. The high price of debt: Household financial debt and its impact on mental and physical health. Social Science & Medicine 2013; 91: 94-100.

54. Dalgard OS, Mykletun A, Rognerud M, et al. Education, sense of mastery and mental health: Results from a nationwide health monitoring study in Norway. BMC Psychiatry 2007; 7: 20.

55. Lorant V, Deliege D, Eaton WW, et al. Socio-economic inequalities in mental health: A meta-analysis. American Journal of Epidemiology 2003; 157: 98-112.

56. Fryers T, Melzer D, Jenkins R, Brugha T. The distribution of the common mental disorders: Social inequalities in Europe. Clinical Practice & Epidemiology in Mental Health 2005; 5:14.

57. Kurtze N, Eikemo TA, Kamphuis CB. Educational inequalities in general and mental health: Differential contribution of physical activity, smoking, alcohol consumption and diet. European Journal of Public Health. 2013; 23:223-229.

58. Hsieh Y-C, Apostolopoulos Y, Hatzudis K, Sönmez S. Social, occupational, and spatial exposures and mental health disparities of working-class Latinas in the U.S. Journal of Immigrant and Minority Health 2016; 18: 589-599.

59. Roberts RE, Lee ES. Occupation and the prevalence of major depression, alcohol and drug abuse in the U.S. Environmental Research 1993; 61: 266-278.

60. Quesnel-Vallée A, DeHaney S, Ciampi A. Temporary work and depressive symptoms: A propensity score analysis. Social Science & Medicine 2010; 70: 1982-1987.

61. Burns JK, Tomita A, Kapadia AS. Income inequality and schizophrenia: Increased schizophrenia incidence in countries with high levels of income inequality. International Journal of Social Psychiatry 2014; 60: 185-196.

62. Evans GW, Cassells RC. Childhood poverty, cumulative risk exposure, and mental health in emerging adults. Clinical Psychological Science 2014; 2: 287-296.

63. U.S. Department of Housing and Urban Development. The 2008 annual homeless assessment report to congress, 2009. Available at: https://www.onecpd.info/resources/documents/5thHomelessAssessmentReport.pdf. Accessed July 3, 2018.

64. Vick B, Jones K, Mitra S. Poverty and severe psychiatric disorder in the U.S.: Evidence from the medical expenditure panel survey. Journal of Mental Health Policy and Economics 2012; 15: 83-96.

65. Pickett KE, Wilkinson RG. Inequality: An underacknowledged source of mental illness and distress. British Journal of Psychiatry 2010; 197: 426-428.

66. Messias E, Eaton WW, Grooms AN. Economic grand rounds: Income inequality and depression prevalence across the United States: An ecological study. Psychiatric Services 2011; 62: 710-712.

67. Wilkinson W, Pickett K. The inner level: How more equal societies reduce stress, restore sanity and improve everyone's wellbeing. London: Penguin Books, 2019.

68. Muntaner C, Borrell C, Chung H. Class relations, economic inequality and mental health: Why social class matters to the sociology of mental health. In: Avison WR, McLeod JD, Pescosolido BA, eds. Mental health, social mirror. New York: Springer, 2007, pp. 127-141.

69. Wohlfarth T, Winkel FW, Ybema JF, et al. The relationship between socio-economic inequality and criminal victimisation: A prospective study. Social Psychiatry and Psychiatric Epidemiology 2000; 36: 361-370.

70. Muntaner C, Eaton WW, Diala C, et al. Social class, assets, organizational control and the prevalence of common groups of psychiatric disorders. Social Science & Medicine 1998; 47: 243-253.

71. Muntaner C, Eaton W, Diala CC. Socioeconomic inequalities in mental health: A review of concepts and underlying assumptions. Health 2000; 4: 82-106.

72. Muntaner C, Borrell C, Benach J. The association of social class and social stratification with patterns of general and mental health in a Spanish population. International Journal of Epidemiology 2003; 32: 950-958.

73. Prins SJ, Bates LM, Keyes KM, Muntaner C. Anxious? Depressed? You might be suffering from capitalism: Contradictory class locations and the prevalence of depression and anxiety in the USA. Sociology of Health & Illness 2015; 37: 1352-1372.

74. Marmot M. The health gap: The challenge of an unequal world. Lancet 2015; 386: 2442-2444.

75. Borrell C, Muntaner C, Benach J, Artazcoz L. Social class and self-reported health status among men and women: What is the role of work organisation, household material standards and household labour? Social Science & Medicine 2004; 58: 1869-1887.

76. Kessler R, Berglund P, Demler O, et al. National Comorbidity Survey Replication. The epidemiology of major depressive disorder: Results from the National Co-morbidity Survey Replication (NCS-R). Journal of the American Medical Association 2003; 289: 3095-3105.

77. Kahn R, Wise PH, Kennedy BP, et al. State income inequality, household income, and maternal mental and physical health: Cross sectional national survey. British Medical Journal 2000; 321: 1311-1315.

78. Guy S, Sterling BS, Walker LO, Harrison TC. Mental health literacy and postpartum depression: A qualitative description of views of lower income women. Archives of Psychiatric Nursing 2014; 28: 256-262.

79. Seguin L, Potvin L, St-Denis M, et al. Socio-environmental factors and postnatal depressive symptomatology: A longitudinal study. Women's Health 1999; 29: 57-72.

80. Noh S, Kaspar V. Perceived discrimination and depression: Moderating effect of coping, acculturation, and ethnic support. American Journal of Public Health 2003; 93: 232-238.

81. Bodner E, Palgi Y, Wyman MF. Ageism in mental health assessment and treatment of older adults. In: Ayalon L, Tesch-Römer C, eds. Contemporary perspectives on ageism. Cham, Switzerland: Springer, 2018, pp. 241-262.

82. Seil KS, Desai MM, Smith MV. Sexual orientation, adult connectedness, substance use, and mental health outcomes among adolescents: Findings from the 2009 New York City Youth Risk Behavior Survey. American Journal of Public Health 2014; 104: 1950-1956.

83. Mays VM, Cochran SD. Mental health correlates of perceived discrimination among lesbian, gay, and bisexual adults in the United States. American Journal of Public Health 2001; 91: 1869-1876.

84. Ory M, Kinney Hoffman M, Hawkins M, et al. Challenging aging stereotypes: Strategies for creating a more active society. American Journal of Preventive Medicine 2003; 25: 164-171.

85. Pearce N, Davey Smith G. Is social capital the key to inequalities in health? American Journal of Public Health 2003; 93: 122-129.

86. Lynch J, Due P, Muntaner C, et al. Social capital—is it a good investment strategy for public health? Journal of Epidemiology and Community Health 2000; 54: 404-408.

87. Dunn JR, Veenstra G, Ross N. Psychosocial and neo-material dimensions of SES and health revisited: Predictors of self-rated health in a Canadian national survey. Social Science & Medicine 2006; 62: 1465-1473.

88. Weich S, Lewis G. Material standard of living, social class, and the prevalence of the common mental disorders in Great Britain. Journal of Epidemiology and Community Health 1998; 52: 8-14.

89. Lewis G, Bebbington P, Brugha T, et al. Socio-economic status, standard of living, and neurotic disorder. International Review of Psychiatry 2003; 15: 91-96.

90. Ferrie JE, Shipley MJ, Stansfeld SA, et al. Future uncertainty and socioeconomic inequalities in health: The Whitehall II study. Social Science & Medicine 2003; 57: 637-646.

91. Benach J, Vives A, Amable M, et al. Precarious employment: Understanding an emerging social determinant of health. Annual Review of Public Health 2014; 35: 229-253.

92. Ngui EM, Khasakhala L, Ndetei D, Roberts LW. Mental disorders, health inequalities and ethics: A global perspective. International Review of Psychiatry 2010; 22: 235-244.

93. Patel V, Belkin GS, Chockalingam A, et al. Grand challenges: Integrating mental health services into priority health care platforms. PloS Medicine 2013; 10: e1001448.

94. Henderson RC, Williams P, Gabbidon J, et al. Mistrust of mental health services: Ethnicity, hospital admission and unfair treatment. Epidemiology and Psychiatric Sciences 2015; 24: 258-265.

95. Whaley AL. Cultural mistrust and mental health services for African Americans: A review and meta-analysis. Journal of Counseling Psychology 2001; 29: 513-531.

96. Physicians for Human Rights. The right to equal treatment: An action plan to end racial and ethnic inequalities in clinical diagnosis and treatment in the United States; 2003. Available at: http://physiciansforhumanrights.org/assets/multimedia/phr_righttoequaltreatment.pdf. Accessed July 3, 2018.

97. Primm AB, Vasquez MJT, Mays RA, et al. The role of public health in addressing racial and ethnic inequalities in mental health and mental illness. Preventing Chronic Disease 2010; 7: A20.

98. Corneau S, Stergiopoulos V. More than being against it: Anti-racism and anti-oppression in mental health services. Transcultural Psychiatry 2012; 49: 261-282.

99. Ocampo M, Pino FL. An anti-racist and anti-oppression framework in mental health practice. In: Moodley R, Ocamp M, eds. Critical psychiatry and mental health: Exploring the work of Suman Fernando in clinical practice. New York: Routledge, 2014, pp. 145-155.

100. Duffy FF, Wilk J, West JC, et al. Mental health practitioners and trainees. In: Manderscheid RW, Berry JT, eds. Mental health, United States. Rockville, MD: Center for Mental Health Services, 2004, pp. 256-309.

101. Lyons CJ, Pettit B. Compounded disadvantage: Race, incarceration, and wage growth. Social Problems 2011; 58: 257-280.

102. Nunez RC, Adams, M, Simonsen-Meehan A. Intergenerational inequalities experienced by homeless black families. New York: Institute for Children, Poverty and Homelessness, 2012. Available at: https://www.opressrc.org/content/intergenerational-disparities-experienced-homeless-black-families. Accessed July 3, 2018.

103. Alegria M, Lin J, Chen CN, et al. The impact of insurance coverage in diminishing racial and ethnic inequalities in behavioral health services. Health Services Research 2012; 47: 1322-1344.

104. Gone JP, Trimble JE. Native mental health: Diverse perspectives on enduring inequalities. Annual Review of Clinical Psychology 2012; 8: 131-160.

105. Nguyen-Feng VN, Beydoun HA, McShane MK, Blando JD. Disparities in hospital services utilization among patients with mental health issues: A statewide example examining insurance status and race factors from 1999-2010. Journal of Health Disparities Research and Practice, 2014; 8: 7.

106. Kataoka SH, Zhang L, Wells KB. Unmet need for mental health care among U.S. children: Variation by ethnicity and insurance status. American Journal of Psychiatry 2002; 159: 1548-1555.

107. Henderson C, Noblett J, Parke H, et al. Mental health-related stigma in health care and mental health-care settings. Lancet Psychiatry 2014; 1: 467-482.

108. Diala CC, Muntaner C, Walrath C, et al. Racial/ethnic differences in attitudes toward seeking professional mental health services. American Journal of Public Health 2001; 91: 805.

109. Brown ER, Ojeda VD, Wyn R, et al. Racial and ethnic inequalities in access to health insurance and health care [report]. Los Angeles, CA: UCLA Center for Health Policy Research and the Henry J. Kaiser Family Foundation, 2000. Available at: http://escholarship.org/uc/item/4sf0p1st. Accessed July 3, 2018.

110. Chung RC-Y, Bemak F, Ortiz DP, Sandoval-Perez S. Promoting the mental health of immigrants: A multicultural/social justice perspective. Journal of Counseling & Development 2008; 86: 310-317.

111. Amri S, Bemak F. Mental health help-seeking behaviors of Muslim immigrants in the United States: Overcoming social stigma and cultural mistrust. Journal of Muslim Mental Health 2013; 7: 43-63.

112. Parcesepe AM, Cabassa LJ. Public stigma of mental illness in the United States: A systematic literature review. Administration and Policy in Mental Health 2012; 40: 384-399.

113. Corrigan PW, Druss BG, Perlick DA. The impact of mental illness stigma on seeking and participating in mental health care. Psychological Science in the Public Interest 2014; 15: 37-70.

114. Henderson C, Noblett J, Parke H, et al. Mental health-related stigma in health care and mental health-care settings. Lancet Psychiatry 2014; 1: 467-482.

115. Prince PN, Prince CR. Perceived stigma and community integration among clients of assertive community treatment. Psychiatric Rehabilitation Journal 2002; 25: 323-331.

116. Stefan S. Unequal rights: Discrimination against people with mental disabilities and the Americans with Disabilities Act. Washington, DC: American Psychological Association, 2000.

117. Cook JA. Employment barriers for persons with psychiatric disabilities: Update of a report for the President's Commission. Psychiatric Services 2006; 57: 1391-1405.

118. Charatan F. U.S. mental health service is "highly fragmented." British Medical Journal 2000; 320: 7.

119. Ziguras SJ, Stuart GW. A meta-analysis of the effectiveness of mental health case management over 20 years. Psychiatric Services 2000; 51: 1410-1421.

120. Everett A, Lee SY. Community and public mental health services in the United States: History and programs. In: Eaton WW, ed. Public mental health. New York: Oxford University Press, 2012, pp. 396-414.

121. O'Campo P, Molnar A, Ng E, et al. Social welfare matters: A realist review of when, how, and why unemployment insurance impacts poverty and health. Social Science & Medicine 2015; 132: 88-94.

122. Cooper-Patrick L, Gallo JJ, Powe NR, et al. Mental health service utilization by African Americans and whites: The Baltimore Epidemiologic Catchment Area Follow-Up. Medical Care 1999; 37: 1034-1045.

123. Kennedy BR, Mathis CC, Woods AK. African Americans and their distrust of the healthcare system: Healthcare for diverse populations. Journal of Cultural Diversity 2007; 14: 56-60.

124. Cuffe SP, Waller JL, Cuccaro ML, et al. Race and gender differences in the treatment of psychiatric disorders in young adolescents. Journal of the American Academy of Child and Adolescent Psychiatry 1995; 34: 1536-1543.

125. Zito JM, Safer DJ, dos Reis S, et al. Racial disparity in psychotropic medications prescribed for youths with Medicaid insurance in Maryland. Journal of the American Academy of Child and Adolescent Psychiatry 1998; 37: 179-184.

126. Chung H, Mahler JC, Kakuma T. Racial differences in treatment of psychiatric inpatients. Psychiatric Services 1995; 46: 586-591.

127. Flaskerud JH, Hu LT. Racial/ethnic identity and amount and type of psychiatric treatment. American Journal of Psychiatry 1992; 149: 379-384.

128. Briones DF, Heller PL, Chalfant HP, et al. Socioeconomic status, ethnicity, psychological distress, and readiness

to utilize a mental health facility. American Journal of Psychiatry 1990; 147: 1333-1340.

129. Young AS, Klap R, Shebourne CD, et al. The quality of care for depressive and anxiety disorders in the United States. Archives of General Psychiatry 2001; 58: 55-61.

130. Melfi CA, Croghan TW, Hanna MP, et al. Racial variation in antidepressant treatment in a Medicaid population. Journal of Clinical Psychiatry 2000; 61: 16-21.

131. Office of the Surgeon General. Mental health: Culture, race, and ethnicity—a supplement to mental health: A report of the Surgeon General. Rockville, MD: U.S. Department of Health and Human Services, Public Health Service, 2001.

132. Institute of Medicine (U.S.) Committee on Lesbian, Gay, Bisexual, and Transgender Health Issues and Research Gaps and Opportunities. The health of lesbian, gay, bisexual, and transgender people: Building a foundation for better understanding. Washington, DC: National Academies Press, 2011.

133. Cochran SD, Mays VM, Sullivan JG. Prevalence of mental disorders, psychological distress, and mental health services use among lesbian, gay, and bisexual adults in the United States. Journal of Consulting and Clinical Psychology 2003; 71: 53-61.

134. Jones MA, Gabriel MA. Utilization of psychotherapy by lesbians, gay men, and bisexuals: Findings from a nationwide survey. American Journal of Orthopsychiatry 1999; 69: 209-219.

135. Birmingham L. The mental health of prisoners. Advances in Psychiatric Treatment 2003; 9: 191-199.

136. Teplin LA, Abram KM, McClelland GM, et al. Psychiatric disorders in youth in juvenile detention. Archives of General Psychiatry 2002; 59: 1133-1343.

137. Shalev S. Solitary confinement and Supermax prisons: A human rights and ethical analysis. Journal of Forensic Psychology Practice 2011; 11: 2-3.

138. Butler M, Maruna S. Rethinking prison disciplinary processes: A potential future for restorative justice. Victims & Offenders 2016; 11: 126-148.

139. Torres JM, Lee A, González HM, et al. A longitudinal analysis of cross-border ties and depression for Latino adults. Social Science & Medicine 2016; 160: 111-119.

140. Pecora PJ, Jensen PS, Romanelli LH, et al. Mental health services for children placed in foster care: An overview of current challenges. Child Welfare 2009; 88: 5-26.

141. Caton CL, Dominguez B, Schanzer B, et al. Risk factors for long-term homelessness: Findings from a longitudinal review of first-time homeless single adults. American Journal of Public Health 2005; 95: 1753-1759.

142. Kertesz SG, Larson MJ, Horton NJ, et al. Homeless chronicity and health-related quality of life trajectories among adults with addictions. Medical Care 2005; 43: 574-585.

143. Padgett DK, Gulcur L, Tsemberis S. Housing First services for people who are homeless with co-occurring serious mental illness and substance abuse. Research on Social Work Practice 2006; 16: 74-83.

144. Gonzales G, Rosenheck RA. Outcomes and service use among homeless persons with serious mental illness and substance abuse. Psychiatric Services 2002; 53: 427-446.

145. Murray CJ, King G, Lopez AD, et al. Armed conflict as a public health problem. British Medical Journal 2002; 324: 346-349.

146. Murthy RS, Lakshminarayana R. Mental health consequences of war: A brief review of research findings. World Psychiatry 2016; 5: 25-30.

147. Steel Z, Chey T, Silove D, et al. Association of torture and other potentially traumatic events with mental health outcomes among populations exposed to mass conflict and displacement: A systematic review and meta-analysis. Journal of the American Medical Association 2009; 302: 537-549.

148. Puac-Polanco VD, Lopez-Soto VA, Kohn R, et al. Previous violent events and mental health outcomes in Guatemala. American Journal of Public Health 2015; 105: 764-771.

149. Lund C, Breen A, Flisher AJ, et al. Poverty and common mental disorders in low and middle income countries: A systematic review. Social Science & Medicine 2010; 71: 517-528.

150. Patel V, Kleinman A. Poverty and common mental disorders in developing countries. Bulletin of the World Health Organization 2003; 81: 609-615.

17

폭력
Violence

제임스 A. 머시·사라 데그
번역 김명희

제임스 A. 머시(JAMES A. MERCY)_ PhD. 국립질병예방통제센터 폭력예방 부서 감독. , jam2@cdc.gov

사라 데그(SARAH DEGUE)_ PhD. 국립질병예방통제센터 폭력예방과 노인보건 과학자, hci2@cdc.gov

김명희_ 경상국립대학교 사회학과 교수. 사회적 고통의 사회적 치유를 위한 학제 간 방법론을 모색하며, 최근에는 이행기 정의(transitional justice)와 폭력의 문제를 비판적 실재론 관점에서 연구하고 있다. kcckmh@gnu.ac.kr

서론

폭력은 사회 불의의 결과이자 사회 불의를 자행하기 위해 사용되는 도구가 될 수 있다. 예를 들어 여성에 대한 폭력은 남성과 여성 간의 부당한 불평등을 지지하거나 조장하는 관습이나 문화적 규범에서 일부 비롯될 수도 있다(1). 반면 나치 독일이나 르완다에서 발생했던 것 같은 제노사이드(genocide)는 한 인구 집단 전체의 존재 권리를 부정하고자 함으로써 사회 불의를 자행하기 위한 도구로 폭력을 사용했던 가장 극단적인 사례다(2). 공중보건 종사자는 사회정의를 고취함으로써 폭력을 예방하는 데 핵심적 역할을 하는데(3), 이러한 역할은 폭력이 조기 사망률, 이환율, 장애의 주요 원인이라는 인식이 높아지면서 확대되었다(4, 5).

공중보건 연구자나 실천가는 폭력 발생을 예방하기 위한 전략을 개발하고 실행하는 데 일조해 왔다(1차 예방)(6). 또한 이들은 효과적인 예방책을 찾고자 폭력 예방에 대한 다학제적이고 과학적인 접근법을 마련했고, 폭력 예방을 위한 근거 기반을 발전시켰다(7). 그리고 다양한 과학 분야, 조직, 공동체 간의 협력을 요하는 폭력 예방을 위해 집합행동의 필요성을 강조했다.

폭력을 공중보건 문제로 보고 해결하려는 노력은 1970년대 후반부터 급격히 증가했다. 1979년, 미연방 의무감(U.S. Surgeon General) 보고서인 『건강한 사람(Healthy People)』에서는 지난 100년 동안 이루어진 미국인의 급격한 건강 개선에 대해 기록하고, 적절한 조치를 취하면 더욱 개선될 수 있는 15가지 중점 분야를 파악했다(8). 이러한 분야 중에는 스트레스와 폭력 행동 통제가 있었다. 이후 공중보건 부문 내부에서 다양한 폭력 예방 활동이 잇따랐다. 예컨대 1983년에는 질병통제예방센터(Centers for Disease Control and Prevention: CDC)에 폭력역학부(Violence Epidemiology Branch, 현 폭력예방부)가 설립되었다. 1985년에는 미연방 의무감이 폭력과 공중보건에 대한 워크숍을 개최했다(9). 1996년에는 모든 국가의 보건부 장관이 모이는 연례행사인 세계보건총회에서 폭력이 전 세계 공중보건 분야에서 우선순위에 해당하는 부분임을 천명하는 결의서가 채택되었다(3). 2002년에는 세계보건기구(WHO)가 폭력 예방에 대한 전 세계적 관심을 증가시킨 중대한 보고서인 『폭력과 보건에 대한 세계 보고서(World Report on Violence and Health)』를 발표했다(10). 2016년과 2017년에는 폭력 예방 방법에 대한 이해가 상당히 발전했음을 보여주는 예로서, 여러 형태의 폭력을 예방하기 위한 근거 중 이용 가능한 최선의 근거를 기록한 일련의 기술적 패키지가 미국과 다른 여러 국가에서 발간되었다(11, 12).

배리 S. 레비

20세기 동안 약 1억 91만 명이 무력 분쟁, 제노사이드, 대량 학살로 목숨을 잃은 것으로 추정되는데, 이들 중 절반 이상이 민간인이다(1). 이들 민간인 중 다수는 서로 대치 중인 군대의 집중 공세에 휩쓸린 무고한 행인이었고, 나머지는 특정하게 공격의 대상이 되었던 사람들이었다. 지난 30년간 대부분의 무력 분쟁은 주로 저·중소득 국가에서 내전의 형태로 나타났는데, 500만 명 이상이 사망한 콩고민주공화국 내전(2), 100만 명이 사망했고 사망자 중 절반 정도는 민간인이었던 에티오피아 30년 내전 등이 있다(3).

스톡홀름 국제평화연구소의 정의에 따르면 무력 분쟁(armed conflict)은 "정부나 영토, 혹은 둘 다와 관련하여 양측 간의 다툼으로 나타나는 불화로, 그 양측 중 적어도 하나가 국가의 정부다. 양측이 사용한 무력으로 인해 한 해에 25건 이상의 전투 관련 사망이 발행한 사건"이다(4). 전쟁(war)은 "한 해에 1000건의 전투 관련 사망이 발생하는 무력 분쟁"을 말한다. 2017년에는 22개국에서 무력 분쟁이 발생하여 진행되었다(4).

많은 사람이 평생에 걸친 신체적인 상처를 입고서야 겨우 살아남는다. 수백만 명의 생존자는 전쟁 중이나 전쟁 직후의 여파로 얻은 부상 때문에 만성적인 장애를 가지고 있다. 이러한 부상의 상당 부분은 지뢰와 불발탄 때문이다(5).

이 외에도 수백만 명 이상의 사람들이 전쟁 중에 신체적 또는 성적인 폭행을 당했거나, 자신의 의지와 상관없이 군인으로 징집되었거나, 가족 구성원의 죽음을 목격했거나, 자신이 살던 공동체 혹은 국가 전체가 붕괴하는 것을 목격함으로써 심리적인 장애를 얻게 된다. 심리적 트라우마는 가족 구성원을 포함한 타인을 향한 공격성과 같은 불안정하고 반사회적인 행동으로 나타날 수 있다. 많은 군인이 군사 작전을 마치고 돌아온 후 외상 후 스트레스 장애(PTSD)로 고통 받는다(6, 7).

전쟁 동안의 사회적 혼란으로 인해 성폭력으로 이어질 수 있는 상황과 환경이 조성된다(8). 강간은 수치심을 불러일으키고 보복하기 위한 행위로서 여러 전쟁에서 무기로 많이 사용되었다. 예를 들어, 보스니아와 헤르체고비나 간 전쟁 중 적어도 1만 명의 여성이 군인에게 강간당했다.

아동은 전쟁 중과 전쟁 후에 특히 취약한 존재다. 많은 어린이가 영양실조, 질병, 혹은 폭력으로 인해 사망한다. 이들은 신체적으로나 심리적으로 장애를 입는다. 많은 어린이가 군인이 되거나 군 장교의 성노예가 되도록 강요받는다. 전쟁 중이나 전쟁 후 어린이의 건강은 여러 가지 이유로 악화되는데, 영유아 사망률 증가와 예방접종률 하락에서 이를 알 수 있다(9).

숱한 전쟁 중에 건강을 위한 기반시설이 파괴되고 따라서 민간인은 음식, 깨끗한 물, 의료서비스, 혹은 공중보건 서비스를 이용할 수 없게 된다. 예를 들어, 1991년 걸프전과 그 후 이어진 7년간의 경제 제재 동안 어린이의 과잉 사망 현상이 일어났는데(10) 주로 부적절한 영양, 오염된 물, 의약품 부족에 의한 죽음이었다. 이는 대부분 사회의 보건 관련 기반시설(의료 보건 시설, 식량 공급과 수도 시스템, 하수 처리와 위생 시설, 발전소, 교통과 통신 시스템) 대부분이 파괴되었기 때문이었다. 이와 유사하게 이라크 전쟁(2003~2011)으로 인해 국가 기반시설의 상당 부분이 파괴되었다(11).

전쟁이 벌어지는 동안 많은 민간인이 난민이 되어 다른 국가로 도망치거나 국내 실향민이 되는데 이러한 상태에선 건강과 안전을 유지하기가 어려울 수 있다(11장). 난민이나 국내 실향민은 영양실조, 전염병,

부상, 범죄 및 군대의 공격에 취약하다. 2540만 명의 난민, 4000만 명의 국내 실향민, 310만 명의 망명 요청자 중 상당수가 전쟁, 전쟁의 위협, 혹은 전쟁의 여파로 인해 강제로 자신들의 집을 버려야 했다.

전쟁과 전쟁 준비로 인해 엄청난 양의 자원이 보건복지 서비스와 기타 생산적인 사회적 노력에 쓰이지 않고 전용된다(12). 이는 많은 국가에서 나타나는 현상이며, 군비 지출과 무기 수출 순위가 1위이지만 영아 사망률은 42위인 미국에서도 나타난다. 일부 저소득 국가 정부는 보건에 돈을 쓰기보다 군비 지출에 더 많은 돈을 사용한다.

많은 경우 전쟁으로 인해 가정 폭력과 공동체 폭력을 포함한 폭력의 사이클이 전쟁 참여국에서 생겨난다. 전쟁으로 인해 어린이를 비롯한 여러 사람이 갈등을 해결하기 위해 폭력을 사용해도 되는 방법으로 여기게 된다. 십대 청소년 불량배 조직은 군인의 활동을 그대로 흉내 낸다. "전장 정신(battlefield mentality)"을 가지고 활동하도록 훈련받은 전직 군인은 때때로 자신의 여성 파트너에게 가정 폭력을 행사한다.

전쟁과 전쟁 준비는 다음과 같이 환경에 지대한 영향을 미친다.

- 베트남에서는 폭탄으로 생긴 구덩이에 물이 찼고 이러한 물구덩이는 말라리아 및 기타 질병을 퍼뜨리는 모기의 온상이 되었다.
- 제2차 세계대전 중 유럽과 일본의 주요 도시에서는 공중 융단 폭격으로 인해 도시 환경이 파괴되었다.
- 1991년, 후퇴하던 이라크 군은 약 600개의 쿠웨이트 유정에 불을 질렀는데, 이는 해당 지역의 생태계에 악영향을 미쳤고 이 화재에 노출된 사람들에게 급성 호흡기 증후군이 발생했다.
- 엄청난 양의 재생 불가능한 화석 연료가 군대에 의해 사용된다.
- 독성 폐기물 및 방사능 폐기물은 공기, 토양, 지표수, 지하수를 오염시켰다.

보건, 법률, 윤리에 영향을 주는 전쟁과 관련한 지정학적, 전략적, 기술적 문제가 새롭게 발생하고 있다. 이러한 문제는 신무기, 자살 폭탄 테러범, '선제적' 전쟁 정책, '사이버 전쟁' 등과 관련 있다.

한 가지 중요한 문제는 파키스탄이나 다른 지역의 테러리스트 용의자를 공격하기 위한 미군의 무인 드론(unmanned drones) 사용 문제인데, 이러한 무인 드론 사용은 부시 행정부 때 시작하여 오바마 행정부 동안 급격히 증가했다. 드론 공격은 테러 용의자들과 함께 무고한 민간인의 목숨을 빼앗았다. 부시 행정부와 오바마 행정부 모두 이러한 관행을 옹호했지만 다른 이들은 이를 강하게 비판했다(13, 14).

일부 분석가들은 강해지는 군사주의와 점점 커지는 군산복합체의 영향력 때문에 미국이 처음의 이상에서 멀어졌고 끝없는 전쟁에 참여하며 엄청난 인적·경제적 비용을 치르고 있다고 생각한다(15). 이러한 현상의 주요 원인에는 대통령 권한의 확대, 민간 기업으로부터의 군사 활동 아웃소싱, 전쟁에 직접 참가하는 자녀가 있는 미국 가정의 비율이 감소하는 현상 등이 있다(16, 17).

참고문헌

1. Rummel RJ. Death by government: Genocide and mass murder since 1900. New Brunswick, NJ, and London: Transaction Publications, 1994.
2. Coghlan B, Brennan R, Ngoy P, et al. Mortality in the Democratic Republic of Congo: Results from a nationwide survey. New York: International Rescue Committee and Burnet Institute, 2004.
3. Kloos H. Health impacts of war in Ethiopia. Disasters 1992; 16: 347-354.
4. Stockholm International Peace Research Institute. SIPRI Yearbook 2018. Oxford, England: Oxford University Press; 2018.

5. Stover E, Keller AS, Cobey J, et al. The medical and social consequences of land mines in Cambodia. JAMA 1994; 272: 331-336.

6. Hines LA, Sundin J, Rona RJ, et al. Posttraumatic stress disorder post Iraq and Afghanistan: Prevalence among military subgroups. Canadian Journal of Psychiatry 2014; 59: 468-479.

7. Levy BS, Sidel VW. Health effects of combat A life-course perspective. Annual Review of Public Health 2009; 30: 123-136.

8. Ashford MW. The impact of war on women. In: Levy BS, Sidel VW, eds. War and public health. 2nd ed. New York: Oxford University Press, 2008, pp. 193-206.

9. Slone M, Mann S. Effects of war, terrorism and armed conflict on young children: A systematic review. Child Psychiatry & Human Development 2016; 47: 950-965.

10.   Ali MM, Blacker J, Jones G. Annual mortality rates and excess deaths of children under five in Iraq; 1991-98. Population Study (Camb) 2003; 57: 217-226.

11. Levy BS, Sidel VW. Adverse health consequences of the Iraq War. Lancet 2013; 381: 949-958.

12. Stiglitz JE, Bilmes LJ. The three trillion dollar war: The true cost of the Iraq conflict. New York: W.W. Norton & Company, Inc., 2008.

13. Savage C. Top U.S. security official says "rigorous standards" are used for drone strikes. New York Times, April 30, 2012. Available at: http://www.nytimes.com/2012/05/01/world/obamas-counter terrorism-aide-defends-drone-strikes.html. Accessed September 5, 2018.

14. Lethal force under law (editorial). New York Times, October 9, 2010. Available at: http://www.nytimes.com/2010/10/10/opinion/10sun1.html?_r=0. Accessed September 5, 2018.

15. Bacevich AJ. The new American militarism: How Americans are seduced by war. New York: Oxford University Press, 2005.

16. Maddow R. Drift: The unmooring of American military power. New York: Crown Publishers, 2012.

17. O'Connell AB. The permanent militarization of America (op-ed). New York Times, November 4, 2012. Available at: http://www.nytimes.com/2012/11/05/opinion/the-permanent-militarization-of-america.html?pagewanted=all&_r=0. Accessed September 5, 2018.

폭력 정의하기

WHO는 폭력을 "위협적이든 실제적이든 자신, 타인, 또는 집단이나 공동체에 대해 물리적인 힘 또는 권력의 의도적 사용으로서, 손상, 사망, 심리적 위해, 발달 장애, 또는 박탈감이라는 결과를 낳거나 이와 같은 결과를 낳을 가능성이 매우 큰 행위를 말한다"라고 정의했다(13). 따라서 폭력은 물리적 폭력만이 아니라 위협이나 협박을 통해 발생할 수 있고 개인이나 집단에 대한 착취의 결과이거나 착취를 위한 메커니즘이 될 수 있다. WHO의 정의는 심리적 피해, 발달 장애, 박탈감 등과 같이 신체적 손상과 사망 이외의 결과도 포함하고 있다.

폭력은 문화적인 측면이 아니라 사람들의 건강과 안녕(well-being)에 미치는 영향이라는 측면에서 정의된다(13). 어떤 폭력 행동은 해당 사회의 지배적인 문화적 규범과 일치할 수도 있다. 예컨대 어떤 사회에서는 배우자나 아동에 대한 신체적 폭력이 심각한 건강 문제를 초래할 수 있음에도 불구하고 이를 허용 가능한 관행으로 여기기도 한다(14, 15).

WHO의 정의에는 세 가지 일반적 유형의 폭력이 포함되는데, 대인 폭력(interpersonal violence), 자기를 향한 폭력(self-directed violence), 집단 폭력(collective violence)이 그것이다. 대인 폭력에는 아동 학대 및 양육자 방임, 청소년 폭력, 친밀한 파트너 폭력(intimate partner violence), 성폭력, 노인 학대처럼 한 사람이나 소집단 사람들에 의해 자행되는 형태의 폭력이 포함된다(13). 자기를 향한 폭력에는 자살 행동과 자신의 목숨을 끊으려는 의도가 없다고 하더라도 자학 행위가 포함된다. 집단 폭력이란 집단 또는 한 집단의 일원으로 자신을 동일시하는 개인들이 정치적, 사회적, 또는 경제적 목적을 달성하기 위해 다른 집단이나 특정 개인들에게 폭력을 행사하는 것을 말한다. 여기에는 전쟁, 테러리즘, 자국민을 향해 국가(민족)가 후원하는 폭력이 포함된다(글상자 17.1)(2).

폭력의 공중보건 부담

문제의 규모

2016년에는 전 세계적으로 매일 평균 4,000명 이상이 폭력의 결과로 목숨을 잃었다(16). 이들 죽음의 약 86%는 저·중소득 국가에서 발생했다(16). 2016년 폭력으로 인한 사망 약 150

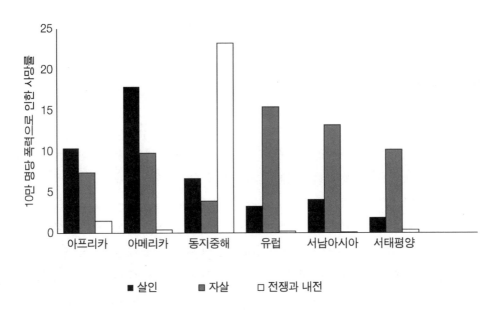

그림 17.1 폭력으로 인한 사망률, 유형 및 WHO 지역별, 2016

자료: World Health Organization. Global Burden of Disease Project, 2018. http://www.who.int/healthinfo/global_burden_disease/about/en/. (검색일 2018.7.17).

[글상자 17.2] 국제 무기 거래

배리 S. 레비

재래식 무기의 국제 거래를 통해 살상 무기가 전 세계 군대, 민병대, 반군 단체, 그리고 개인들의 손으로 들어가게 된다. 이러한 무기가 결국 많은 사람을 죽이고 다치게 했으며, 강간과 강제 이주를 포함한 인권 침해로 이어졌고 수백만 명의 생명을 파괴하는 데 일조했다.

국제 무기 거래는 다음과 같은 것들도 증가시켰다.

- 권총을 비롯한 소형 무기의 이용 가능성.
- 분쟁 해결의 방법으로 폭력에 의존하는 행태.
- 공동체 폭력 및 가정 폭력.
- 무력 분쟁의 발생 및 위협.
- 자원의 전용.

전 세계적으로 거래되는 무기의 연간 가치는 약 600억 달러 정도로 추정된다(국내에서 거래되는 무기 제외). 2008~2012년과 2013~2017년 사이에 주요 재래식 무기의 국제 이동량은 10% 증가하여 냉전 종식(1991년) 이후 최고치를 기록했다(1). 2017년에는 무기 수출 규모가 가장 큰 10개국이 310억 달러의 값어치에 달하는 주요 재래식 무기를 수출했다. 2017년 무기 수출 규모가 가장 큰 6개 국가는 미국(124억 달러), 러시아(61억 달러), 프랑스(22억 달러), 독일(17억 달러), 영국(12억 달러), 중국(11억 달러)이었다(1). 주요 재래식 무기를 공급받는 규모가 가장 큰 6개국은 사우디아라비아, 인도, 이집트, 호주, 인도네시아, 중국이었다(1).

참고문헌

1. Stockholm International Peace Research Institute. SIPRI Yearbook 2018. Oxford, England: Oxford University Press; 2018. Available at: www.sipri.org/yearbook/2018. Accessed February 5, 2019.

만 명 중 절반 이상이 자살이었고, 약 1/3은 살인이었으며, 약 1/8은 전쟁으로 인한 죽음이었다(16). 폭력 사망률은 지역, 국가, 한 국가 내 지역에 따라 상당히 큰 차이를 보인다(그림 17.1).

사망 외에도 자살 시도, 신체적·심리적 학대, 성폭행, 방임, 전쟁 행위, 테러리즘, 정치적 폭력 등과 같은 폭력적 행동으로 많은 비치명적 부상(nonfatal injury)과 장애가 발생했다. 남성의 경우 인구수에 비해 지나치게 많은 남성이 가해자이자 피해자로서 대인 폭력에 연루된다. 그리고 폭력과 관련한 부상 중 거의 3/4는 남성에게서 발생한다(17). 여성에 대한 폭력을 추정한 결과를 보면 전 세계적으로 약 35%의 여성이 생애 동안 신체적 폭력이나 성폭력(혹은 둘 다)을 경험했고 이러한 폭력의 대부분은 친밀한 파트너에 의해 행해졌다(18). 미국 여성의 약 1/3은 생애 동안 친밀한 파트너에 의해 신체적 폭력, 접촉 성폭력 또는 스토킹을 당하는 경험을 했다고 한다(19). 또한 미국 여성의 약 1/5은 일생 동안 주로 파트너, 지인, 혹은 가족 구성원에 의해 강간을 당하거나 강간을 당할 뻔했다고 한다(19). 전 세계의 여러 연구를 메타 분석하면 여아의 약 11~22%와 남아의 4~19%가 아동 성 학대를 경험했다. 어린이의 14~55%는 아동 신체 학대를, 12~22%가 신체적 방임을, 13~25%가 정서적 방임을 경험했다.

폭력의 결과

폭력은 피해자, 가족, 그리고 공동체에 상당한 건강상, 사회적, 경제적 결과를 가져온다. 폭력의 결과는 사망과 신체적 손상을 훨씬 뛰어넘는다.

대인 폭력으로 인한 신체적·정신적 결과는 해당 폭력이 멈춘 이후에도 오랫동안 지속된다. 피해자는 시간이 지나면서 여러 종류의 폭력으로 인한 복합적 사건을 겪을 수 있기 때문에 이러한 결과는 누적된다(14, 20, 21). 영구적인 척수 손상과 뇌 손상, 화상, 그리고 사지, 시력과 청력의 결손 등은 종종 전쟁, 테러리즘, 강력한 무기가 사용되는 곳에서 기타 형태의 폭력의 결과로 발생한다(2, 22). 대인 폭력을 경험한 결과는 주변에 널리 만연해 있다. 이러한 폭력에 노출되면 부상, 전염병, 정신건강 문제, 재생산 건강 문제, 그리고 만성적인 비감염성 질환의 위험이 증가한다(5). 아동 학대, 성폭력, 친밀한 파트너 폭력의 피해자는 삶의 질에 중대한 영향을 미칠 수 있는 다양한 장·단기적인 건강상의 결과로 고통 받게 된다(14, 15, 20, 23). 예를 들어 파트너로부터 학대를 당한 여성의 경우, 신체적 부상, 우울증, 불안감, 자살 시도, 만성 통증 증후군, 위장 장애, 불임, 성병과 기타 결과를 겪을 위험이 크다(14). 아동기에 학대나 다른 형태의 폭력에 노출되는 것은 ① 우울증, 흡연, 비만, 고위험 성행동, 의도치 않은 임신, 그리고 알코올과 약물 사용 등 고위험 건강 행위와 상태의 요인이 되며, ② 이로 인해 죽음, 질병, 장애라는 결과를 겪을 수 있다(20). 대인 폭력에 노출되는 것도 피해자에게 중대한 사회적, 경제적 결과를 가져올 수 있다. 예를 들어 친밀한 파트너의 폭력은 장기간에 걸쳐 피해자의 직업 수준과 소득이 낮아지는 현상과 연관이 있고 피해자는 공적 부조에 기대어 살아가게 될 가능성이 커진다(24, 25). 아동 학대 피해자는 교육 수준이 낮으며 이들이 성인이 되면 취업 수준, 소득수준, 재산 수준이 낮다. 예컨대 이들이 중년의 나이에 직업이 있을 확률은 14% 감소한다(26).

전쟁은 전투원의 신체 건강과 정신건강에 대인 폭력과 여러 동일한 결과를 가져올 수 있다(2, 27). 그렇지만 현대전은 점차 민간인에게 파괴적인 영향을 더 많이 주고 있는데, 이들 민간인은 특정하게 목표가 되거나 전쟁 중이나 전쟁 후의 여파로 간접적인 영향을 받기도 한다

로버트 M. 굴드(Robert M. Gould), 파트리스 M. 서턴(Patice M. Sutton)

1945년 8월에 미국이 히로시마와 나가사키에 원자폭탄을 터뜨린 이후 핵무기는 인류의 존속을 위협해 왔다. 그런데 지금까지 핵무기의 악영향은 불공평하고 부당하게 분배되었다. 민간인, 원주민, 그리고 미래 세대가 핵무기 개발, 생산, 시험, 사용으로 인한 공중보건과 환경보건상의 결과라는 엄청난 부담을 짊어져 온 것이다.

두 개의 원자폭탄으로 인한 열, 폭발, 방사선의 복합된 효과로 1945년 말까지 사망한 21만 명 중 대부분은 일본 정부의 전쟁 범죄에 거의 또는 전혀 책임이 없는 전투에 참여하지 않은 민간인이었다. 수많은 여성과 어린이를 비롯한 이들 민간인은 핵폭탄 폭발에 따른 방사선에 의해 유발된 종양과 기타 만성 비감염성 질환, 유전적 손상, 발달 장애, 근본적이고 지속적인 사회적·정신적 건강 문제라는 타격 또한 받게 되었다.

핵무기 연구, 실험, 생산으로 인해 공동체와 생태계의 공기, 물, 토양이 널리 오염되는 결과가 발생했고, 이에 따라 사람들은 질병에 걸리고 생태계는 손상되었다(1). 예를 들어, 전 세계적으로 2,000여 개 이상의 핵무기 실험으로 인해 많은 양의 방사성 물질이 대기로 방출되었는데, 네바다 실험 부지에서만 하더라도 1억 5,000퀴리 이상의 요오드-131이 대기 중으로 방출되었다(1, 2).

대기권 내 폭발 실험지역으로부터 바람이 불어오는 지역에서 아무런 의심 없이 거주하던 사람들은 낙진으로부터 나오는 대량의 방사능을 맞게 되었는데, 이는 먹이사슬을 통해 농축되었다. 모든 핵무기 실험에서 발생한 방사성 낙진이 전 세계적으로 전파됨으로써 2000년까지 수십만 건의 치명적인 암이 발생했을 가능성이 크다(3). 미국의 경우, 네바다 실험 부지에서 대기권 내 실험을 하던 기간(1951~1962)에 뒤뜰에서 키운 소와 염소로부터 나온 신선한 우유를 마신 어린이가 방사성이 있는 요오드-131에 노출될 위험이 더 컸다. 국립 암연구소는 핵무기 실험으로 인한 요오드-131 노출 때문에 미국에서 최종적으로 1만 1,300개~21만 2,000건의 추가 갑상선암이 발생할 것이라고 추정했다(4).

일부 낙진과 핵무기 주기 동안 환경으로 배출되는 물질에는 장기간 방사능이 존재하기 때문에 이들 낙진이나 물질에 노출된 결과 건강에 미치는 악영향은 수천 년간 지속될 것이다. 미 국립과학원은 "많은 실험 부지에 방사성과 비방사성 유해 폐기물이 잔존할 것이며 이는 수만 년, 심지어 수십만 년간 인간과 환경에 위협이 될 것이다. 인간과 환경에 대해 용납 불가능한 이러한 위험을 완전히 제거하는 일은 지금이나 가까운 미래에도 달성할 수 없을 것이다"(5)라고 밝혔다.

원주민, 식민지, 소수민족 인구는 핵무기 개발과 생산 주기로 인한 건강, 사회, 경제, 문화, 환경상의 악영향을 이들 인구의 비율에 맞지 않게 크게 받았다. 전 세계적으로 원주민들이 거주하는 땅은 핵무기 실험을 위한 주요 부지로 사용되어 왔다. 핵무기용 우라늄 채굴은 주로 부족민이나 소수민족 노동자들의 노동에 의존해 왔고, 이들 노동자는 심각한 직업 재해에 노출됐다. 핵무기 산업 전반에 걸쳐 종사하는 노동자들은 중금속, 실리카, 유기용제, 산을 비롯한 방사성과 독성 물질에 노출되어 왔다. 무기 생산으로 인한 직업상 장애에는 방사선으로 유발된 암, 베릴륨 질병, 규폐증이 포함되지만 이에 국한되지 않는다.

핵무기로 인한 사회 불의의 가장 어처구니없는 사례 중 하나는 마셜 군도에서 실시되었던 미국의 핵무기 실험이다. 1946년에서 1958년 사이, 미국은 태평양의 비키니 환초와 에네베톡 환초 지역이나 그 근방에서 65건 이상의 핵무기 실험을 실시했는데, 이로 인해 마셜 군도 사람들이 수 세대 동안 살았던 고향 섬이 사라지게 되곤 했다(6). 마셜 군도에서 실시했던 실험을 모두 합치면 그 폭발 위력이 네바다 실험 부지에서 실시되었던 모든 실험을 다 합친 폭발 위력의 93배다(7). 질병통제예방센터(CDC)는 마셜 군도의 폭발 실험으로부터 약 63억 큐리의 방사성 요오드가 대기로 배출되었다고 추정했는데, 이 양은 네바다 실험 부지에서 배출된 총량보다 42배 많고 1986년 체르노빌 원자로 노심 용융 사건 때 배출된 양보다 적어도 150배는 많은 양이었다(6, 7). 미국은 여러 환초에 발생한 환경오염을 방대하게 기록했지만 이러한 정보를 일반 국민과 마셜 군도 사람들에게는 숨겼다. 한 환초에서 오염에 심각하게 노출된 피난민들은 급성 방사선 노출이 건강에 미치는 영향을 기록하는 일급 기밀 연구에 등록되었다(7). 그러나 이들 실험 대상자는 방사선으로 인한 화상에 대해 적절한 치료를 받지 못했고 질병 예방을 위한 항생제도 받지 못했다(6, 7).

1957년에 오염된 자국으로 귀환한 마셜 군도 사람들은 인간과 먹이사슬을 통한 방사성 물질의 이동을 알아보기 위해 원자력 위원회와 국방부의 프로젝트에 비밀리에 등록되었다(6, 7). 1944년과 1974년 사이, 미국 정부는 이 외에도 수천 건의 인간 방사선 실험을 의뢰했다. 이 중 많은 실험은 사람이 거주하고 있는 지역으로의 의도적인 방사능 비밀 배출을 비롯해 여러 내용에 대한 사전 동의 없이 실시되었다(8).

1945년에서 1996까지 미국은 핵무기와 관련 프로그램에 5.5조 달러를 지출했다. 이 지출액은 이 기간의 정부 지출 중 비핵국방과 사회보장제도를 제외한 다른 모든 내역에 대한 지출액보다 많았다(9). 사회복지 프로그램을 위한 지출액이 크게 줄어들어 가난한 사람들과 여타 취약집단에 불균등하게 영향을 미치는 와중에도 사회 불의의 명백한 사례라 할 수 있는 공적 자금의 핵무기 분야 전용 현상은 줄어들지 않고 계속되었다.

2018년 기준으로 9개 국가가 1만 4,575개의 핵무기를 보유했는데, 이들 핵무기의 92%를 미국과 러시아가 보유했다(10). 이들 무기로 대변되는 '과잉 살상력(overkill)'에도 불구하고, 미 국회 예산국에 따르면 미국은 향후 30년간 약 1.2조 달러, 즉 시간당 400만 달러를 이들 핵무기와 그 운반 시스템을 업그레이드하고 현대화하는 데 쓸 계획이라고 한다(11, 12).

평화 운동가이자 과거 미군 분석가였던 대니얼 엘스버그(Daniel Ellsberg)는 2017년 책『둠스데이 머신: 핵전쟁 기획자의 고백(The Doomsday Machine: Confessions of a Nuclear War Planner)』에서 다음과 같이 요약했다. "핵 시대에 현존하는 위험은 과거 세대 동안, 특히 지난 십 년 동안 거의 유일하게 대중적 관심의 대상이 되어왔던 핵확산이나 비국가 테러리즘의 위험을 훨씬 뛰어넘는다. 두 초강대국의 무기와 계획은 효과적인 세계적 비확산 캠페인의 넘을 수 없는 장애물이 될 뿐만 아니라 그 자체가 인간 종과 대부분의 다른 종에 대한 명백히 현존하는 위험이라고 할 수 있다."(13)

전 세계적으로 핵무기가 가하고 있는 눈앞의 위험에 대응해 2017년에는 122개 국가가 유엔 핵무기금지조약(United Nations Treaty on the Prohibition of Nuclear Weapons)을 채택하기로 투표했다. 이는 핵무기 철폐를 위한 국제 캠페인(International Campaign to Ban Nuclear Wepons)이 이끈 주요한 승리였으며 이로 인해 이들은 2017년 노벨 평화상을 수상했다(15).

참고문헌

1. Sutton PM, Gould R. Nuclear weapons. In Levy BS, Sidel VW, eds. War and public health. 2nd ed. New York: Oxford University Press, 2008, pp. 152-176.
2. National Cancer Institute. Thyroid dose and risk calculator for nuclear weapons fallout for the U.S. population: Estimated exposure and thyroid doses report (p. 2.23). Available at: https://www.cancer.gov/about-cancer/causes-prevention/risk/radiation/i131-report-and-appendix. Accessed February 3, 2019.

3. International Physicians for the Prevention of Nuclear War, Inc., and Institute for Energy and Environmental Research. Radioactive heaven and earth: The health and environmental effects of nuclear weapons testing in, on and above the Earth. New York: Apex Press, 1991.

4. Institute of Medicine. Exposure to the American people to iodine-131 from Nevada nuclear-bomb tests. Review of the National Cancer Institute report and public health implications. Washington, DC: National Academy Press, 1999.

5. Wald M. Nuclear sites may be toxic in perpetuity, report finds. New York Times, August 8, 2000. Available at: https://www.nytimes.com/2000/08/08/us/nuclear-sites-may-be-toxic-in-perpetuity-report-finds.html. Accessed February 3, 2019.

6. Johnston BR, Barker HM. Consequential damages of nuclear war: The Rongelap report. Walnut Creek, CA: Left Coast Press, 2008.

7. Johnston BR. Nuclear savages. Counterpunch, June 1-3, 2012. Available at: http://www.counterpunch.org/2012/06/01/nuclear-savages/. Accessed February 3, 2019.

8. U.S. Department of Energy. Final report of the Advisory Committee on human radiation experiments. Washington, DC: U.S. Government Printing Office, 1995. Available at: https://www.osti.gov/opennet/servlets/purl/120931/120931.pdf. Accessed February 3, 2019.

9. Schwartz SI. Introduction. In: Schwartz SI, ed. Atomic audit. The costs and consequences of U.S. nuclear weapons since 1940. Washington, DC: Brookings Institution Press, 1998, pp. 4-5.

10. Ploughshares Fund. World nuclear weapon stockpile. Updated September 28, 2018. Available at: https://www.ploughshares.org/world-nuclear-stockpile-report. Accessed February 3, 2019.

11. Congressional Budget Office. Approaches for managing the costs of nuclear weapons forces, 2017 to 2046. October 2017. Available at: https://www.cbo.gov/system/files?file=115th-congress-2017-2018/reports/53211-nuclearforces.pdf. Accessed February 3, 2019.

12. Alliance for Nuclear Accountability. Trillion dollar trainwreck. April 2016. Available at: https://static1.squarespace.com/static/52311edfe4b0830625de8366/t/570ff2bed210b8a7d566f530/1460662985134/trillion_trainwreck.pdf. Accessed February 3, 2019.

13. Ellsberg D. The doomsday machine: Confessions of a nuclear war planner. New York: Bloomsbury USA, 2017, p. 20.

14. United Nations General Assembly. Treaty on the Prohibition of Nuclear Weapons. July 7, 2017. Available at: http://undocs.org/A/CONF.229/2017/8. Accessed February 3, 2019.

15. Gladstone R. Nobel peace prize goes to group opposing nuclear weapons. New York Times, October 6, 2017. Available at: https://www.nytimes.com/2017/10/06/world/nobel-peace-prize.html. Accessed February 3, 2019.

(28). 또한 민간인은 재래식 무기의 확산과 국제 무역과 지속되는 핵무기의 위협으로 인해 악영향을 받는다(글상자 17.2와 17.3 참고).

전 세계를 통틀어, 그리고 가장 심각하게 폭력의 영향을 받은 국가와 공동체에서, 폭력은 경제에도 상당한 영향을 미친다(5). 전 세계적으로 집단 폭력과 대인 폭력의 총비용은 약 9조 4,000억 달러, 혹은 전 세계 GDP의 11%가 되는 것으로 최근 추정된다(29). 대인 폭력이 집단 폭력보다 훨씬 만연하게 일어나고 있기에 대인 폭력의 총비용은 집단 폭력의 비용보다 7.5배 높은 것으로 나타났다. 자메이카의 대인 폭력의 비용 추정치를 보면 이러한 형태의 폭력으로 인한 부상 관련 직접 의료비는 국가 보건 예산의 약 12%, 그리고 GDP의 약 4%를 차지하는 것으로 나타났다. 대인 폭력과 자기를 향한 폭력으로 인한 부상의 비용은 브라질 총보건 예산의 약 0.4%, 그리고 GDP의 약 1.2%에 달했다(30, 31).

높은 폭력 비용은 고소득 국가에도 영향을 미친다. 예를 들어, 미국에서 새로 실체화된 아동 학대 사건으로 전 생애에 걸친 경제적 부담은 적어도 2008년 최소 1,240억 달러에 이르는 것으로 추정되었는데 이는 거의 GDP의 1%다(31). 이와 유사하게 강간은 피해자의 전 생애에 걸쳐 피해자당 미국 경제에 약 12만 4,461달러의 비용을 발생시키는 것으로 나타났다(32). 미국인 중 2,500만 명 이상이 생애 중 강간을 경험할 것이라는 데이터를 보았을 때, 이러한 형태의 폭력으로 인한 총경제적 부담만 하더라도 엄청나다(19, 32). 폭력 발생률이 높으면 보건과 치안 서비스 비용이 증가해 국가나 지역의 경제 성장에 심각한 제한을 가져올 수 있다. 사회적으로 득이 되는 활동에 써야 할 돈을 비생산적인 활동에 사용해 비즈니스의 설립과 생존에 위협이 되는 것이다(5).

폭력의 원인으로서 사회 불의

폭력과 종종 관련되는 사회 불의의 형태는 ① 경제적 자원에 대한 불평등한 접근성과 경제적 자원의 불평등한 분배 혹은 집중, ② 문화적 규범, 신념 또는 태도가 미치는 영향 ③ 형사사법, 교육, 사회 복지, 정치 제도의 정책 및 관행과 같은 크게 세 가지 일반적 범주로 나누어 볼 수 있다. 그러나 사회 불의와 폭력 간의 관계에 관해 확고한 결론을 내리기는 어려운데 그 이유는 폭력 행동은 그 형태를 막론하고 광범위한 생리적, 심리적, 사회적, 경제적, 정치적 요인들이 서로 복잡하게 상호작용하여 발생하기 때문이다.

경제적 형태의 사회 불의가 미치는 영향

그 정도는 다양하지만 모든 국가에서 경제적 자원은 불평등하게 분배되어 있다. 그러나 이러한 불평등한 분배의 존재 자체만으로 사회 불의가 구축되는 것은 아니다. 사회 불의는 한 개인이나 집단이 자신들의 권력을 이용하여 다른 개인이나 집단을 경제적으로 착취하거나, 또는 불평등한 자원의 분배가 개인이나 집단이 인간으로서 기본적으로 필요로 하는 것들을 충족시키는 능력을 방해할 때 발생한다. 이 두 경우 모두에서 경제적 형태의 사회 불의는 폭력으로 인해 피해를 입거나 폭력을 행사할 위험이 높아지는 것과 연관이 있었다.

경제적 착취

경제적 착취(Economic Exploitation)는 사람들 또는 집단이 ① 타인이나 다른 집단의 자금이나 자원을 유용하기 위해, 혹은 ② 폭력 가해자에게 경제적으로 득이 되는 행위를 하도록 타인이나 다른 집단을 강제하기 위해 힘이나 더 큰 권력을 사용할 때의 폭력과 연관된다.

인신매매는 폭력과 관련된 경제적 착취의 생생한 사례다. 2016년에 전 세계적으로 4,000만 명이 강제 노동이나 담보 노동, 아동 노동 또는 강제 성 노동으로 착취당한 것으로 추정되었다(33). 여성과 어린 소녀가 인신매매 피해자의 대다수를 차지했고, 피해자의 1/4이나 되는 수가 아동이다(33, 34). 지난 10년 동안 더 많은 국가가 인신매매 방지법을 채택하고 시행하면서 인신매매에 대한 기소와 유죄 선고 건수가 현저하게 증가했다(35). 그러나 법 집행을 통해 확인된 피해자의 수와 인신매매 유죄 선고 건수는 여전히 총추정 건수의 극히 일부에 지나지 않는다(34). 미국의 경우, 성 인신매매는 성 착취를 위해 비시민(non-citizens)을 국내로 인신매매해 오기보다는 미국 시민을 인신매매할 가능성이 더 크다(36). 여성과 어린이는 종종 신체적 폭행, 강간, 폭력의 위협을 통해 성 노동을 하도록 강요받는데, 성 노동은 폭력과 관련한 부상을 입게 될 높은 위험성과 관련된다(37). 전 세계적으로 매년 약 250만 명의 매춘 아동이 신체적 폭행을 당하며 이들 중 6,900명이 사망하는 것으로 추정된다(37)(21장 글상자 21.1 참고).

노동 인신매매는 피해자를 통제하고 강제하여 보통 안전하지 않은 환경에서 피해자가 원치 않는 노동을 하게 만들기 위해 폭력이나 폭력 위협을 사용하는 경제적 착취의 한 형태다. 노동자들은 아주 적은 임금을 받거나 무임금으로 오랜 시간 동안 강제로 일해야 하고, 건강관리와 주거 보장을 박탈당하며, 물리적 혹은 문화적 장벽으로 인해 공동체 자원으로부터 고립된다. 이들 노동자는 자신들의 고용주나 인신매매범들이 가하는 신체적 폭력에 노출될 수도 있다. 전 세계 추정치에 따르면 인신매매 피해자는 많은 경우 신체적 폭력(16%), 폭력 위협(17%), 그리고/혹은 피해자 가족에 대한 협박(12%) 등을 통해 강제로 노동했다(33). 성 인신매매나 노동 인신매매를 통해 생겨난 '현대판 노예제'의 이러한 피해자는 신체적·정신적 건강에 심각한 충격을 받을 뿐 아니라 자유를 잃게 된다(38, 39). 모든 국적과 배경을 가진 개인들이 인신매매의 피해자가 될 수 있지만, 그중에서도 심각한 사회적·경제적 압박에 놓인 사람들이 합법적인 취업과 기회에 대한 거짓 약속에 가장 취약할 것이다. 인도주의적 위기로 인한 이주나 장소 박탈(displacement) 역시 사회적·언어적 장벽, 추방 또는 말살의 공포, 피고용자의 제한된 법률적 지식과 사회적 권력을 잘 알고 있는 고용주의 착취가 원인이 되어 인신매매에 대한 취약성을 더욱 증폭시킨다(33).

아동은 경제적 착취에 특히 취약할 수 있다. 전 세계 여러 지역에서 매년 수백만 명의 어린이가 강제 노동을 한다. 이들은 종종 가혹한 조건에서 매우 낮은 임금을 받으며 일하게 되는데, 절박하고 가난한 그들의 부모에 의해 이런 노동을 하게 되는 경우가 많다(33, 40, 41). 일부 사회에서는 경제가 이러한 저비용, 저숙련 노동의 가용성에 의존하고 있고, ① 경제적 불평등으로 인해 발생한 더 큰 가족 소득에 대한 요구, 그리고 ② 기업과 국가가 이러한 관행을 지속하도록 만드는 재정적 유인 때문에 아동 노동을 종식시키기 위한 공식 정책은 약화되고 있다(41~43). 가혹한 노동 조건에 종속된 아동들이 고용주로부터 강제적인 신체적·정서적 학대를 당할 수도 있지만, 위험한 노동과 장시간의 경험 자체가 아동기 역경의 한 형태를 구성한다. 이들 아동은 엄청난 신체적·정신적 건강상의 결과를 겪게 되며 안전하지 않은 노동 조건에서 일한 결과 평생 지속되는 장애로 고통 받게 될 수도 있다(44)(19장 참고).

빈곤

빈곤은 대인 폭력, 특히 살인과 강한 양(+)의 상관관계가 있다는 점이 지속적으로 밝혀지고 있다(45, 46). 그러나 빈곤과 구별되는 별개의 요인이지만 빈곤과 관련된 기타 공동체 요인을 통제하면 이런 연관은 상당히 약해지는데, 이는 대인 폭력에 미치는 빈곤의 영향이 다른 요인에 따라 달라질 수 있음을 시사한다. 이러한 요인에는 높은 주거 이동성과 관련한 지역사회의 변동, 빈곤의 집중, 가족 해체, 높은 인구 밀도, 약한 세대 간 가족 공동체 유대, 약화된 사회통제, 지역사회 조직에의 낮은 참여 등으로 알 수 있는 공동체 붕괴가 있다(47, 48). 가난한 공동체와 이들 공동체 거주자는 대인 폭력에 가장 취약한 것으로 보인다. 이러한 폭력은 공동체 붕괴로 이어지는 근본적인 경제 변동과 인구 변동에 노출될 때 발생하는데, 공동체 붕괴는 결국 폭력 행동에 대한 사회적 통제를 할 수 있는 이들의 능력을 약화시킨다. 예를 들어, 미국의 경우, 상품 제조업으로부터 서비스업으로의 전환과 이와 관련해 도심 바깥으로 제조업이 이전한 것은 도심 폭력과 연관된 본질적인 변화다(49). 이와 마찬가지로, 알제리, 세네갈, 그리고 아프리카 여러 지역에서 급격한 인구 성장과 이와 관련한 경제적 긴장 상태는 청소년 폭력의 증가와 연관이 있었다(50~52).

이 개념을 확대하는 것은 빈곤의 지리적 집중과 관련된다. 미국의 경우, 1960년대 초에 중산층과 노동 계급 주민들이 주거 환경이 더 좋고 일자리가 더 많은 지역으로 옮겨감에 따라 많은 도심공동체가 점차 고립된 빈곤의 섬이 되어갔다(49). 경제적으로 더 안정된 가구의 이러한 도심 대탈출로 인해 공동체의 사회적 자본과 경제적 자본이 감소했고 폭력에 맞서 사회적 완충장치 역할을 하는 교회와 학교 같은 기본적인 지역사회 기관의 생존력이 약해졌다. 특별 경계지역 지정(redlining, 인종이나 민족 구성에 기반을 두고 특정 지역으로의 금융 서비스 제공을 거부하거나 제한하는 것)을 비롯한 다양한 형태의 차별로 인해 도심에 남은 사람들의 이동성은 더욱 제한되었다(53). 그 결과 집중된 빈곤으로 인해 주로 아프리카계 미국인인 도심 거주자는 취업 네트워크, 잠재적 배우자, 양질의 학교, 상향 이동의 기회로부터 고립되었다. 이들 지역사회에는 거주 불안정, 가족 해체, 공동체 붕괴와 같이 가난과 결부되고 대인 폭력과 강력히 관련된 요인들이 크게 집중되게 되었다(45, 47, 48). 한 동네에 이렇게 빈곤이 집중되는 것은 대인 폭력과 관련이 있다(54).

경제적 척도 역시 더 높은 자살률과 관련되어 왔다(55~57). 그러나 낮은 투표율, 낮은 가족 응집성, 높은 단순 노동 인구 비율, 높은 실업률을 비롯한 사회적 파편화와 박탈의 척도가 중간 소득이나 소득 평등보다 자살률의 더 나은 예측 변수가 될지 모른다(55, 57). 그리고 자살률은 경제 성장기나 침체기와도 관련이 있을 수 있다(58). 자살 행동을 지지하거나 제한하는 공유된 문화적 신념에 의해 정의되는 자살 문화(culture of suicide)의 국가별 차이를 통제한 후에도 사회경제적 요인으로 자살률을 예측할 수 있다(59).

문화적 형태의 불의가 미치는 영향

문화는 사회의 구성원이 "세상을 살아가고, 서로에게 대처하기 위해 이용하고, 학습을 통해 한 세대에서 다음 세대로 전승되는" 공유된 믿음, 가치, 관습, 상징, 행동을 구현한다(60). 문화적 맥락은 폭력적 행동에 일조하는 것과 폭력적 행동으로부터 사람들을 보호하는 것 모두에서 중요한 역할을 한다. 불의의 문화적 근원은 사회 구성원 대부분이 때때로 의심의 여지 없이 받아들이는 공유된 지식과 믿음의 체계에 의해 합리화되기 때문에 많은 경우 사회 속에 단단히 자리 잡고 있다. 문화의 몇몇 측면은 여성, 어린이, 그리고 타 인종/민족 집단의 구성원과 같은 특정 집단이나 장애인, 레즈비언, 게이, 양성애자, 트랜스젠더 집단 같은 여타 소수자 집단에 대한 불공정하고 폭력적인 대우에 일조한다.

증오 폭력(Hate-Motivated violence)

증오 폭력은 타인 혹은 타인의 재산이나 조직을 향해 가해지는 대인 폭력 또는 집단 폭력 행위로 이루어지는데, 타 집단, 혹은 타인이 속하거나 동일시하는 집단 때문에 이러한 폭력이 가해진다(63). 이러한 형태의 폭력은 흔히 인종, 민족, 종교, 성적 지향성 등을 바탕으로 개인이나 집단에 가해진다. 증오와 관련한 폭력의 동기는 많은 경우 문화적 믿음이나 부정적인 선입견을 조장하는 태도에서 발생한다. 그런데 팔레스타인인과 이스라엘인 사이나 치열한 구직 시장에서 서로 경쟁하는 이민자 집단 사이처럼, 이러한 믿음과 태도는 종종 서로 다른 집단 간의 정치적 또는 경제적 갈등에 의해 지지되거나 더욱 악화되곤 한다.

미국에서 증오 관련 폭력은 오랜 전통을 갖고 있다. 미국 역사상 최악의 증오 폭력 사례로는 KKK단(Ku Klux Klan)과 같은 조직화된 집단이 아프리카계 미국인에 가한 린치와 남북전쟁과 재건시대 이후 급증한 비조직화된 린치 폭도가 있다(61). 다른 집단 역시 미국에서 증오

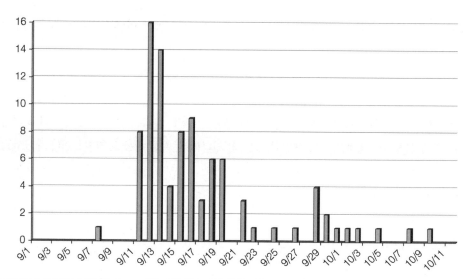

그림 17.2 중동인(Middle Easterners)에 대한 증오 관련 폭력, 미국, 2001년 9월 1일~10월 11일

자료: Swahn MH, Mahendra RR, Paulozzi LJ, et al Violent attacks on Middle Easterners in the United States during the month following the September 11, 2001 terrorist attacks. Injury Prevention 2003; 9: 187-189. Reproduced with permission from the BMJ Publishing Group.

관련 폭력의 대상이 되었다. 1988년과 1991년 사이 수행된 조사에 따르면 게이 응답자의 9~24%가 자신들의 성적 지향(sex orientation) 때문에 주먹질을 당하거나, 맞거나, 발길질을 당했다고 응답했다(62). 게다가 게이 응답자의 37~45%는 자신들의 성적 지향 때문에 신체적 폭력의 위협을 받은 적이 있다고 응답했다(62). 또한 2001년 9월 11일 뉴욕과 워싱턴에 테러 공격이 발생한 후 10일간, 중동계 사람이나 중동계로 보이는 사람에 대한 폭력적인 공격이 급증했다(그림 17.2)(63).

제노사이드

최근 몇 년간 인종 청소(ethnic cleansing)라고도 알려진 제노사이드는 가장 지대한 영향을 미치고 야비한 형태의 사회 불의다. 유엔이 설립된 후 처음 했던 일 중 하나가 1946년 12월 11일 유엔 총회가 제노사이드는 국제법상의 범죄임을 천명한 것이었다(64). 이 용어는 1948년 제노사이드 범죄의 방지와 처벌에 관한 조약(Convention on the Prevention and Punishment of the Crime of Genocide)에서 다음과 같이 정의되었다.

제노사이드는 한 국가, 민족, 인종 또는 종교 집단의 전체나 일부를 말살하려는 의도로 자행된 아래와 같은 행위 전부를 총칭한다.

1. 집단의 일원을 살상함.

2. 집단의 일원에 심각한 신체적 또는 정신적 손상을 가함.

3. 집단 전체나 일부를 물리적으로 말살시키려는 속셈으로 집단의 삶의 조건에 고의적으로 타격을 가함.

4. 집단 내 출산을 방지하기 위한 목적의 조치를 강구.

5. 집단 내의 아동을 다른 집단으로 강제 이주.

제노사이드에 해당한다고 널리 알려진 사건의 예와 추산된 사망자 수는 다음과 같다(66).

- 1915년에서 1923년까지 오스만 제국에서 100만 명의 아르메니아인, 아시리아인, 그리스인 사망.
- 1933년에서 1945년까지 유럽의 홀로코스트(Holocaust)로 600만 명의 유대인과 500만 명의 슬라브족, 집시, 장애인, 여호와의 증인, 동성애자, 정치적·종교적 반체제 인사 사망.
- 1994년 르완다 제노사이드(Rwandan genocide)로 80만 명의 투치족과 온건파 후투족 사망.
- 2004년 수단 다르푸르에서 주로 무슬림인 30만 명 사망.

제노사이드, 혹은 제노사이드의 위협은 몇몇 나라에서 계속되고 있다.

유엔은 예외적인 인도적 비상상황에는 무력 사용을 포함해 이러한 상황에 개입하는 것을 허용해 왔다. 1999년 코소보에서 알바니아인 인종청소를 방지하기 위한 개입은 유엔이 승인한 군사 개입의 한 예로서, 이는 널리 인정받고 있다. 반면, 1994년 르완다 사태에는 유엔만이 아니라 어떤 고소득 국가도 개입하지 않아 비판을 받았다(67).

2003년 초반, 수단 정부는 차드와 접경하고 있는 수단의 서부 국경 지역이자, 세계에서 가장 가난하고 가장 접근하기 어려운 지역인 다르푸르에서 발생한 인종 청소와 여타 인도에 반하는 범죄에 책임이 있었다. 국제인권감시기구에 따르면 수단 정부와 수단 정부가 지원하는 아랍 무장 민병대(janjaweed, 잔자위드)는 민간인에게 수없이 많은 공격을 감행했다(68). 정부군은 대량 학살에 직접 참여했는데, 이들은 여성과 어린이를 포함한 민간인을 즉결 처형했고, 동네와 마을을 불태웠으며, 사람들을 그들의 집에서 몰아냈다(68).

'제노사이드' 또는 '인종 청소'를 어떻게 정의하고 기록할지에 대한 논쟁, 그리고 자국민에 대해 생명을 위협하는 심각한 사회 불의를 자행하거나 허용하는 국가가 자국민을 보호하기 위해 외부에서 개입하는 것을 거부하는 경우 유엔이나 개별 국가가 개입할 수 있는 권한에 대한 논쟁은 계속되고 있다(67).

성불평등

성불평등에는 여러 형태가 있다. 예를 들어, 여아보다 남아를 선호하는 문화적 전통, 여아의 조혼이나 강제 결혼, 남성의 성적 권리 의식(sexual entitlement), 여성의 '순결' 등은 여성과 여아를 남성에 비해 종속된 위치에 있게 하고 이들을 폭력 피해에 매우 취약하게 만든다 (69~71). 여성의 권력, 자유, 자원에 대한 접근성을 제한하는 성 역할에 대한 문화적 태도와 믿음 역시 폭력에 일조할 수 있으며, 이러한 태도와 믿음은 그 정도는 다르지만 어디에나 존재한다(71, 72). 여성에 대한 친밀한 파트너의 폭력은 남성이 가계의 경제력과 의사결정권을 쥐고 있고, 여성이 이혼하기 힘들며, 폭력이 갈등 해결을 위한 일반적 수단으로 용인되는 사회에서 가장 자주 발생한다(73). 강간 역시 성불평등이 심하고 남성 우위를 선호하는 문화적 전통이 있는 사회에서 더욱 흔히 발생한다(74, 75)(4장 참고).

소녀의 성적 '순결'을 유지하는 것은 세계 여러 지역에서 폭력과 관련된 강력한 문화적 가치다. 예를 들어, 여성 할례(female genital mutilation)는 아프리카의 여러 지역, 일부 중동 국가, 그리고 전 세계 이민자 공동체에서 보통 사춘기에 이르기 전인 소녀에게 행해지는 관행이다(76, 77). 전 세계적으로 약 2억 명으로 추산되는 여성과 소녀들이 여성 할례를 당했다(78). 여성 할례를 시행하는 사회에서는 할례가 여성이 결혼할 자격을 갖추기 위해 필수적인 것으로 여겨지는데, 할례가 섹스에 대한 여성의 욕구를 줄이고, 따라서 결혼 전에 섹스를 하거나 결혼 후에도 혼외정사를 할 공산이 줄어든다고 믿기 때문이다(79). 주로 중동과 남아시아 나라들에서 발견되는 문화적 전통의 또 다른 극단적 결과인 명예 살인(honor killing)은 예를 들어 불륜, 강간, 또는 종교적 기대나 문화적 기대에 대한 불응을 이유로 여성의 처녀성이나 정조가 의심스러울 때 해당 여성이 자신의 가족 구성원에 의해 죽임을 당하는 경우 발생한다 (69, 80, 81). 명예 살인에 대한 데이터는 극히 제한되어 있다(82). 그러나 이집트 알렉산드리아의 경우, 여성 살해 피해자의 47%가 타인에 의해 강간을 당한 후 친척에 의해 살해되었다 (80).

다른 형태의 성불평등은 본래 경제적인 불평등이다(83, 84). 예를 들어, 2017년 미국 여성은 동일한 능력과 지위의 남성이 1달러를 버는 동안 0.82달러를 벌었고, 백인 남성이 1달러를 벌 때 흑인 여성은 단지 0.68달러를, 히스패닉 여성은 단지 0.62달러를 벌었다(85). 또한 여성은 남성보다 저임금 노동을 할 가능성이 크고, 미혼 여성 가구의 평균 소득수준은 가장 낮다 (83, 84). 전 세계적으로도 남성과 여성 사이에 이와 유사한 임금 격차가 존재한다(86). 여성의 낮은 잠재수입은 빈곤에 대한 위험을 증대시키고 경제적 독립을 감소시켜 여성에 대한 폭력 위험이 더욱 커지는 결과를 유도할 수 있다(87, 88).

남아에 대한 문화적 선호는 중국, 일부 중동 국가, 그리고 인도에서 높은 수준의 여아 영아 살해(female infanticide)와 연관이 있다(89). 중국의 경우 아들에 대한 선호는 특히 시골 지역에서 강하게 나타나는데, 여기선 전통적인 문화적 신념이 가장 강하게 자리 잡고 있다(90, 91). 2015년에 폐지된 중국의 "한 부부, 한 자녀(one-couple, one-child)" 정책은 여아 영아 살해 문제를 더 악화시켰을 수도 있다(90, 92). 이 정책은 급격한 인구학적 변화를 가져와, 배우자를 찾을 수 없는 젊은 남성의 과잉을 초래했다. 이러한 성비 불균형으로 인해 매춘이나 결혼을 위해 중국으로 유입된 외국 여성이 증가했다(91, 92).

자살 행동은 남성 지배를 옹호하는 문화적 전통의 결과일 수 있다. 친밀한 파트너 폭력과 강간에 노출된 여성은 자살 행동을 할 위험이 더 크다(14). 또한, 여성의 종속적 지위는 특히 가임기 여성 사이에서 높은 자살 행동 비율과 보다 직접적으로 관련된다(89). 예를 들어, 인도와 네팔에서 결혼 지참금 분쟁과 중매결혼과 같은 문화적 관련 현상은 젊은 여성의 자살 행동과 연관되어 있다(69). 중국에서는 시골에 거주하는 젊은 여성의 자살 위험이 특히 높은데, 이들의 자살률은 시골에 거주하는 젊은 남성의 자살률보다 66% 더 높다(83). 낮은 지위, 제한된 기회, 다양한 형태의 가정 폭력에의 노출이 그들의 높은 자살률을 부분적으로 설명한다(93).

제도적 형태의 사회 불의가 미치는 영향

사회 불의는 많은 경우 정책과 주요 사회제도의 운영에 통합된다. 예를 들어, 법률 제도는 한 사회가 특정 사회집단의 인권이나 시민적 자유를 부정하는 법률을 제정하는 경우 사회 불의의 도구가 될 수 있다. 폭력은 제도화된 불의에 대한 응답으로 발생할 수 있고, 그러한 제도에 대한 반대자를 진압하기 위해 사용될 수 있다.

정치적 억압(Political Repression)

역사는 자국민을 체계적으로 탄압하기 위해 군사력과 경찰력을 사용했던 정부의 사례로 가득하다. 엘살바도르는 폭력적인 정치적 억압이 국민들에게 가져올 수 있는 파괴적인 효과를 생생하게 보여준다. 1979년 군사 쿠데타를 통해 집권한 후, 엘살바도르 정부는 생활 조건과 노동 조건을 개선하고자 했던 농민과 노동운동가들의 활동을 폭력적으로 탄압하기 위해 군사력을 사용하기 시작했다(94). 1980년에서 1992년까지 진행된 내전에서 대부분 비무장 상태였던 7만 명이 정부군과 정부군 연합 암살단에 의해 목숨을 잃은 것으로 추정된다(95).

고문은 엘살바도르 정부군이 공식적으로 승인한 정책이었고 반란군 전투원과 이들의 지지자로 의심되는 자들에게 널리 사용되었다(94). 엘살바도르의 정치적 억압과 이와 관련한 전쟁은 주민의 건강과 복지에 광범위하고 오랫동안 지속되는 영향을 미쳤다(94). 이와 유사한 시나리오가 아르헨티나, 브라질, 칠레, 콜롬비아, 에티오피아, 과테말라, 아이티, 카슈미르, 니카라과, 필리핀, 남아프리카를 비롯한 다른 여러 지역에서 지난 수십 년간 진행되었다(96).

반대 집단에 의한 체제 위협에 대응하는 정부의 능력은 폭력적인 정치적 억압에 영향을 미치는데, 이러한 정치적 억압과 정부 형태 사이에 어떠한 관계가 있을 수 있다(97). 민주 정부의 경우 반대 의견을 표명하고 조직화하기 위한 보다 폭 넓은 공식적·합법적 방안을 통해 반대 세력의 위협이 정치적으로 전달될 수 있고, 유권자에 대한 정치 지도자의 책무성(account-ability)이 더 크기 때문에 정부가 정치적 억압을 할 가능성이 적다(97, 98). 더구나 민주주의의 견제와 균형 시스템은 억압을 위한 국가 제도를 조직하는 것을 어렵게 한다. 일반적으로 독재 정권 역시 폭력적인 정치적 억압 수준이 낮은데, 억압 행위를 수행하기 위해 쉽게 동원할 수 있는 국가 제도가 존재하기에 반대 집단이 함부로 목소리를 높일 수 없기 때문이다. 중간 수준의 민주주의에 있는 정부는 ① 성숙한 민주주 국가에 있는 것 같은 반대파의 요구를 다루는 제도적 메커니즘이나 ② 독재국가의 경우처럼 반대파를 제지할 제도적 메커니즘이 부족한 경향이 있기 때문에 폭력적인 정치적 억압을 할 가능성이 가장 크다(97).

정의의 불공정한 분배

어떤 사회에서라도 경찰, 법원, 교정 기관 같은 형사사법 기관은 법을 어기는 자를 체포하고, 심판하고, 벌을 줄 책임이 있다. 이러한 책임의 일환으로 이들 기관은 법으로 표현된 사회 정의의 규범도 집행한다. 따라서 여러 가지 면에서 형사사법제도는 사회 불의에 대항하는 사회의 일차 방어선이라고 할 수 있다. 이들 기관이 이러한 책임을 수행하는 방식은 사회 불의와 폭력 모두에 중요한 영향을 미친다.

자국민에게 사회보장을 제공하는 국가의 능력은 폭력과 연관성이 있다. 사회보장을 위한 강력한 국가기관의 존재는 살인과 음(-)의 관계에 있다(99). 형사사법기관이 비효율적이거나 부패하면 사회적 약자 집단이 타깃이 되고 사회적 약자에 대한 범죄에 대해 법이 집행되지 않는 정의의 불공정한 분배를 초래할 수 있다. 예를 들어, 브라질에서는 암살단, 린치와 기타 형태의 폭력을 통해 "바람직하지 않은" 노숙 아동과 청소년을 제거하기 위한 자경단의 시도가 끊임없이 지속됨에도 불구하고 형사사법이 이에 주목하지 않음으로써 경찰은 비효율적이고 부패했다는 인식이 널리 퍼지게 되었다(100). 이와 유사하게 아파르트헤이트 이후 남아프리카에서는 인권 유린에 대한 불처벌(impunity)과 자신의 방법을 바꿀 수 없는 경찰의 무능력은 치안에 대한 불안감을 증폭시키고 폭력과 관련한 사법절차를 따르지 않는 행위를 증가시키는 데 기여했을 것이다(101).

미국의 경우 법 집행과 판결 관행에서 인종적 편견은 소수자 집단의 불균형한 수감률에 기여하고 있다고 보인다. 아프리카계 미국인의 수감률은 백인 미국인 수감률의 무려 6배에 이른다(102, 103). 2016년 18~19세의 흑인 남성은 같은 연령 집단의 백인 남성에 비해 투옥될 확률이 12배 높았다(104). 또한 아프리카계 미국인은 백인에 비해 근무 중인 법집행관(law enforcement personnel)에 의해 사망할 확률이 3배 높았고 사망했을 때 비무장 상태일 가능성이 1.5배 높았다(105). 이러한 높은 수감률과 경찰의 치명적 무력 사용에 의한 사망률은 높은 빈곤율, 가족 해체, 법 집행에 대한 불신, 공동체 붕괴, 파괴된 사회적 네트워크, 약해진 사회적 통제를 비롯하여 아프리카계 미국인 가족과 지역사회에 유의한 사회·건강상의 영향을 미치는데, 이들 요인은 모두 지역사회 내 폭력률을 증가시키는 데 일조한다(105~107)(9장 참고).

무엇이 필요한가?

사회 불의와 폭력의 관계는 정치발전과 경제발전 문제라는 보다 광범위한 문제와 전통문화와 현대 문화의 충돌 사이에 내재되어 있다. 공중보건 전문가는 폭력의 원인이 되는 사회 불의를 줄이기 위한 개입 활동에서 핵심적인 역할을 할 수 있다. 폭력을 예방하기 위해서는 단순히 빈곤 감소, 민주주의 강화, 인권 보호 집행 등을 요구하기보다는 좀 더 창의적일 필요가 있을 것이다. 이것들 모두 훌륭한 목표지만 이 분야에서 진전을 이루기에 앞서 존재하는 명백한 제약과 장애를 생각해 볼 때 이러한 목표의 성취는 과학에 기반하고 실천적인 전략을 요청한다. 다행스럽게도 공중보건 정책이 취할 수 있는 몇 가지 유망한 지침이 있는데, 이를 따르면 폭력 예방 차원을 넘어서서 보건/사회적 혜택까지 발생시킬 수 있다. 이러한 지침은 보다 철저한 과학적 평가, 다른 부문 파트너와의 협력, 지속적인 노력을 통해 유용할 수 있을 것이다.

불의의 비용 높이기

어떤 행동이 부분적일지라도 경제적인 고려에 의해 영향을 받는다면 해당 행동의 비용을 높이는 것은 효과적인 1차 예방 전략이 될 수 있을 것이다. 예컨대, 맥주와 주류의 가격을 인상하는 것은 주류의 소비를 줄이는 것과 연관되며 또한 친밀한 파트너 폭력, 아동 학대, 성폭력의 비율이 다소 줄어드는 것과 관련된 것으로 밝혀졌다. 성매매/노동 인신매매의 일차적인 동기가 경제적 이득이기 때문에 인신매매의 비용을 높이는 것은 이러한 행위의 수익성을 줄이는 데 유용할 것이고 따라서 그 빈도도 줄어들 것이다. 공중보건 전문가들은 인권단체와 협력하면서 ① 인신매매 비용을 높이는 데 효과적인 법 집행 중재를 위한 연구를 수행하고 ② 이 문제가 더 많은 주목을 받을 수 있도록 미디어나 소셜 마케팅 전략을 이용함으로써 도움을 줄 수 있다(111).

미디어를 통해 여성과 아동의 인신매매 문제에 대한 인식을 고양하는 혁신적인 접근법을 위트니스(WITNESS, www.witness.org)가 잘 보여주고 있다. 위트니스는 인권 침해 현장을 폭로하고 공중의 관심을 불러일으키기 위해 비디오나 기타 커뮤니케이션 기술을 이용하여 지역 활동가들과 협력하고 있다. 이 전략은 법 집행 기관이 인신매매범에게 정의를 구현하는 데 전념함으로써 인신매매 비용을 높이고 빈도를 감소하는 데 도움이 될 인권 기준을 일반 대중과 정부 지도자에게 교육하기 위해 태국, 말레이시아, 인도네시아, 필리핀, 대만, 미국, 베트남에서 사용되어 왔다.

경제적 제재는 인신매매의 비용을 직접적으로 증가시키는 또 다른 기회를 제공한다. 여러 정부와 세계은행 같은 국제금융기구가 가하는 비인도적 경제 제재는 인신매매 피해자는 많지만 인신매매 문제를 해결하기 위해 정부의 활동이 거의 없는 나라들에서 효과적일 것이다(39). 미국을 포함한 많은 정부가 인신매매와 관련된 수상한 금융 활동을 찾아내고자 금융 정보 부서를 운영해 왔고, 죄가 있는 국제 범죄조직을 직접적인 목표로 하여 이들의 자산을 동결하는 것과 같은 경제적 제재를 가해왔다(35).

예방 전략에는 값싼 노동, 상품, 서비스, 그리고 유료 섹스에 대한 수요를 줄여 성 매매나 노동 인신매매의 잠재 수익성을 낮추는 것도 포함된다(39, 112). 예를 들어, 한 프로그램은 성 매매로 체포된 남성들을 성 인신매매를 비롯한 매춘의 부정적인 결과에 대한 인식을 높여주는 '존 스쿨(john school)'에 등록시켜 이들의 재범을 줄여왔다(113)(21장 글상자 21.1 참고).

집중된 빈곤이 폭력에 주는 영향 줄이기

가난한 사람들의 높은 지리적 집중과 이들의 사회적 고립(social isolation)은 대인 폭력, 그리고 잠재적으로는 집단 폭력의 원인이 되는 여러 문제를 악화시킨다. 이 문제를 해결하기 위한 다양한 개입 방법이 미국에서 현재 논의되고 실험되고 있다. 한 가지 접근법은 저소득층이 일자리에서 고립되는 현상을 줄이고 이들에게 긍정적인 롤 모델과 양질의 학교를 제공하기 위해 임대 바우처(rental vouchers)를 사용하여 이들을 경제적으로나 사회적으로 보다 다양성이 큰 공동체로 분산시킴으로써 폭력을 줄이고자 한 것이었다. 빈곤을 분산시키려는 이 접근법은 폭력과 다른 범죄 행동을 줄이는 데 효과적인 것으로 아직 입증되지는 않았지만, 바우처를 받지 않은 사람에 비해 바우처를 받은 사람들의 심리적 고통과 우울함을 줄이며, 어린이의 대학 진학과 미래 소득을 높이고, 소녀들이 미래에 결혼하여 안정적인 관계를 유지하며 빈곤율이 낮은 동네에서 살게 될 가능성을 높이는 것으로 밝혀졌다(114~116).

또 다른 접근법은 재생이나 임대주택 건설을 통해 저소득 동네의 물리적인 환경을 개선하는 것이다. 이는 미국 정부의 저소득 주택 세금 크레딧 프로그램(Low-Income Housing Tax Credit program)의 보조금을 활용함으로써 달성될 수 있다. 최근 제시된 이 접근법에 대한 증거를 보면 이 접근법은 폭력을 다소 줄이는 데 기여한다(117).

아직 검증되지 않은 접근법에는 포용적 주택정책(inclusionary housing policy)이 있는데, 이 정책은 새로운 시장임대율 부동산의 개발자들이 저·중소득 거주자들에게 일부 가격이 저렴한 주택을 제공할 것을 요구한다. 몇 가지 더 획기적인 접근법이 있기는 하지만 빈곤이 폭력에 주는 영향을 줄이기 위한 효과적인 정책과 프로그램을 발전시키기 위해서는 해야 할 일이 아직 많다.

가난한 사람들에게 직접 현금을 지급하는 것만이 아니라 소득 창출 프로젝트를 위한 신용과 저축 서비스도 제공하는 소액 금융 프로그램(microfinance programs)도 빈곤과 폭력의 위험을 줄일 수 있다. 예를 들어, 에콰도르의 한 프로그램은 빈곤 가정에 현금을 지급해 주면 어린이가 노동시장에 뛰어드는 시기를 늦추고 그들이 학교에 다니는 기간을 늘릴 수 있다는 것을 발견했다(118). 이와 유사하게, 남아프리카 오지 지역의 가난한 여성을 상대로 실시한 한 소액 금융 프로그램은 해당 프로그램에 참여한 지 2년 이내에 이 여성들이 친밀한 파트너로부터 신체적·성적 폭력을 당할 위험이 절반가량 줄어들었음을 밝혔다(119)(21장 참고).

사회적 거리 줄이기

증오 폭력은 인종적으로나 민족적으로 서로 다른 집단이 상대에 대해 부정적인 믿음과 고정관념을 강하게 갖고 있을 때 만연하는 것으로 보인다. 이러한 유형의 폭력은 이들 집단을 서로 분리시키고 있는 사회적 거리(social distance)와 관련될 수 있다(120). 두 집단 사이의 상호 작용의 빈도, 기능적 독립성의 수준, 문화적 차이의 정도에 반영된 사회적 거리가 멀면 멀수록 집단 폭력의 빈도와 심도가 커진다(121). 통합된 비즈니스 기관, 노동조합, 정당, 전문직 협회와 같은 시민 참여를 위한 강력한 연합조직 형태가 존재하는 것이 인종 폭력의 발생을 방지하는 것으로 보인다(112). 비교적 평화로운 공동체의 경우, 이러한 형태의 연합조직은 민족 집단 사이의 사회적 거리를 줄이는 맥락을 창출한다. 연합조직이 없었다면 서로 조화를 이루지 못했을 사회 집단 사이에 연합의 공식 메커니즘을 만들고 유지하는 것을 지원하는 개입 활동과 정책은 집단 폭력에 개입하는 데 유용한 도구가 될 수 있을 것이다. 특히 서로 갈등 관계에 있는 집단이 지리적으로 서로 가까이 있는 경우에 더 유용할 것이다.

해로운 문화적 규범을 재정의함으로써 성평등을 향상하기

문화적 규범은 변화를 겪는데, 이러한 변화는 촉진될 수도 있고 심지어 가속화될 수도 있다. 예를 들어, 미국에서 흡연과 관련한 규범은 지난 수십 년에 걸쳐 상당한 변화를 겪었다(123, 124). 성평등(gender equality)과 관련된 해로운 전통은 흡연·음주와 관련된 규범과 여러 면에서 질적으로 다르지만, 이러한 전통을 변화시키는 것은 가능하다. 예를 들어, 우간다 카프초르와 지구의 재생산·교육·공동체 건강 프로그램(Reproductive, Education, and Community Health Program)은 이들 민족의 원래 문화적 전통과도 합치하는 할례 관행에 대한 대안을 도입하는 데 노인들의 지지를 구함으로써 여성 할례율을 성공적으로 줄였다고 알려져 있다(66). 한 인구 집단 내에 존재하던 감정이나 신념 중 해로운 전통적 규범과 반대되는 감정이나 신념을 강화하는 것에 기반을 둔 접근법은 일부 대학 캠퍼스에서 알코올 남용을 줄이는 데 성공적이었다(125). 이러한 접근법은 성폭행을 옹호하는 태도와 행동에 대항해 능동적인 구경꾼이 목소리를 내고 긍정적인 규범을 강화하도록 관여하게 함으로써 성폭력을 예방하기 위해 현재 시행되고 있다(126~128). 이러한 노선을 따르는 공중보건 프로그램을 전통적인 사회에서 실행할 때는 해당 사회에 자리하곤 하는 전통에 대한 열정적인 애착을 감안해 극도로 조심스럽게 접근할 필요가 있다(13). 그렇지만 문화적 전통에 대해 세심함을 보이면서도 피해를 줄일 수 있는 방식으로 실행되면, 이러한 접근법은 예상보다 광범위한 지지를 얻을 수도 있을 것이다(129).

여성을 위한 사회적, 교육적, 경제적 기회를 개선하기 위한 여러 다른 노력 또한 전 세계적으로 성불평등을 끝내기 위해 매우 중요하다. 예를 들어, 미국은 2008년 릴리 레드베터 공정 임금법(Lilly Ledbetter Fair Act of 2008)을 시행하는 것과 같은 방식으로 여성 사이의 임금 격차를 줄였는데, 이는 임금 차별을 주장하는 소송의 공소시효를 늘이고 동일 노동에 대해 남성과 동일 임금을 받을 여성의 권리를 확대했다(130). 고위 관리직에 더 많은 여성을 참여시키면 조직 차원에서 임금 격차를 줄이는 데 직접적인 영향을 줄 수 있을 것이다(131). 임금 평등 문제를 개선하는 정책과 실천은 여성이 폭력의 피해자가 될 위험을 줄이는 것을 포함해 여성을 위한 사회적·보건적 결과를 향상시킬 수 있다(87, 88).

민주주의 제도 강화하기

형사사법체계는 민주 사회 내에서 중요한 형태의 사회적 영향력을 제공하고 많은 경우 사회정의를 확대하고 기본적인 인권과 시민권 접근을 보장하는 기능을 한다. 그러나 일부 사례에서, 형사사법이 불평등하게 적용되면 이에 직접적으로 영향을 받은 사람들이나 이들의 공동체에 대한 격차가 발생할 수 있다. 정의의 평등한 분배와 함께 공동체 안전과 조직의 개선이라는 바람직한 결과를 보장하기 위해 사용되어 왔던 한 가지 방법은 양형 개혁이다. 예를 들어, 미국의 일부 사법권은 비폭력적인 마약사범을 어떤 경우에는 법원 감독하에 약물 남용 치료를 제공하는 전문화된 마약 법원으로 보내는 등 투옥을 대신할 대안을 찾아내는 데 초점을 맞추어왔다(132). 유사한 범법행위에 대해 판결 공정성에 초점을 둔 다른 노력도 있었다. 예를 들어, 미 의회는 크랙 코카인(crack cocaine)과 파우더 코카인(powder cocaine) 소지에 대한 최소 형량의 차이를 줄이기 위한 법안을 제정했다(133). 이전의 양형법을 적용한 결과, 파우더 코카인 사용자인 백인 중산층에 비해 대부분 저소득층이고 도심에 거주하는 아프리카계 미국인의 크랙 코카인 사용자의 수감률이 훨씬 높아지게 되어 소수자 집단의 수감률이 불균형하게 높아지는 데 일조하게 된 것이다(133).

미국의 경찰 개혁 또한 정의의 불평등한 분배를 줄이고 모든 공동체의 안전을 향상시키고자 추진되었다(134). 이러한 우려에 대한 관심은 ① 세간의 이목을 끈 몇 건의 경찰에 의한 비무장 아프리카계 미국인 남성의 사망 사건과 ② 법집행관의 치명적 무력 사용으로 인해 사망에서의 인종적 격차의 증거가 늘어남에 따라 증대되었다(105). 최근의 경찰 개혁은 공정하고, 투명하며, 책임 있는 법 적용을 보장하기 위해 법집행관과 이들이 근무하는 공동체 사이의 신뢰를 강화하는 데 초점을 맞추고 있다. 협력을 통해 공공치안을 개선하기 위한 접근법인 지역사회 치안 활동(community policing)은 예방을 강조하고 법집행관과 학교, 사회복지서비스, 기타 지역사회 이해관계자 사이의 사전적 파트너십(proactive partnerships)에 초점을 맞추고 있어 많은 지역사회 및 치안 전문가들의 지지를 받고 있다(134). 지역사회 치안 활동은 시민의 만족도를 높이고 무질서와 경찰 정당성에 대한 이해를 향상시키는 것으로 나타났다. 그러나 지역사회 치안 활동이 범죄와 폭력에 미치는 장기적인 영향에 관한 더 많은 연구가 필요하다(135). 대량 투옥, 법 집행에 대한 불신, 치명적 무력 사용의 격차가 공중보건에 미치는 중대한 영향을 감안할 때, 공동체의 안전을 향상시키려는 목적으로 공정한 정의 분배를 보장하기 위한 형사사법제도의 개혁은 공동체 붕괴율과 폭력률 또한 감소시킬지 모른다(106)(9장 참고).

공중보건 종사자는 정치적 억압을 예방하는 데 있어 중요한 목소리가 될 수 있고, 이는 공중보건에 중대한 파급효과를 낼 수 있다. 폭력적인 정치적 억압이 발생할 확률은 독재체제에서 민주주의 체제로 이행 중인 나라들, 즉, 준민주주의(semi-democracy) 국가들에서 가장 크다(97). 이러한 발견이 중요한 이유는, 아마도 이들 준민주주의 국가에서는 대중의 요구에 부응하고 반대 집단의 위협을 해결하기 위한 제도적 틀이 전형적으로 부족하기 때문일 것이다(98). 준민주주의 국가가 정당 체제, 평화로운 권력 이양을 위한 메커니즘, 그리고 기본적인 인간 필요를 충족시키기 위한 서비스 시스템과 같은 제도 발전에 도움을 주는 데 초점을 맞추는 것이 어쩌면 정치적 억압을 예방하는 가장 유용한 활동일 수 있다(97). 공중보건 종사자는 정치학자와 협업하여 정치적 억압을 더욱 잘 이해하고 그것을 예방하는 방법에 대해 정책 입안자에게 정보를 제공하기 위해 과학을 이용할 수 있다. 또한 공중보건 서비스를 강화하기 위해 준민주주의 국가를 돕는 일은 정치적 억압에 일조하는 조건들을 미연에 방지하는 데 도움이 될 것이다.

결론

사회 불의는 근본적으로 폭력과 관련되어 있다. 공중보건 종사자는 폭력의 근본 원인으로서 사회 불의를 해결하기 위해 도움을 줄 수 있고, 그렇게 하는 과정에서 전 세계적으로 폭력에 대해 실질적이고 지속적인 영향을 미칠 수 있다.

폭력이 커가는 과정에서 사회 불의가 담당하는 역할을 인식하면 폭력 예방을 위한 새로운 접근법이 열린다. 전 질병통제예방센터(CDC) 국장인 빌 포지(Bill Foege)가 말했듯 "근본적으로 공중보건 실천은 사회정의를 찾아가는 일이다"(136).

알림(disclaimer)

이 장의 연구결과와 결론은 저자의 연구결과와 결론이며 반드시 질병통제예방센터(CDC)의 공식적인 입장을 대변하는 것은 아니다. 이 장의 연구결과와 결론은 이 장에 수록된 글상자의 연구결과와 결론과 무관하다. 글상자의 연구결과와 결론은 글상자 저자의 연구결과와 결론이며 반드시 이들 저자가 속한 기관의 공식적인 입장을 나타내는 것은 아니다.

참고문헌

1. Heise LL. Violence against women: An integrated, ecological framework. Violence Against Women 1998; 4: 262-290.
2. Zwi A, Garfield R, Loretti A. Collective violence. In: Krug E, Dahlberg L, Mercy J, et al., eds. World report on violence and health. Geneva: World Health Organization, 2002, pp. 215-239.
3. World Health Assembly. WHA49.25: Prevention of violence: A public health priority. Forty-Ninth World Health Assembly, Geneva, May 20-25, 1996. Available at: http://www.who.int/violence_injury_prevention/resources/publications/en/WHA4925_eng.pdf. Accessed September 21, 2018.
4. Krug EG, Mercy JA, Dahlberg LL, Zwi AB. The world report on violence and health. The Lancet 2002; 360: 1083-1088.
5. Mercy J, Hillis S, Butchart A, et al. Interpersonal violence: Global impact and paths to prevention. In: Jamison DT, Gelband H, Horton S, et al., eds. Disease control priorities in developing countries. 3rd ed. Washington,

DC: Oxford University Press and The World Bank, 2017, pp. 71-96. Available at: http://dcp-3.org/sites/default/files/chapters/DCP3%20Injury%20% 26%20Environment_Ch5.pdf. Accessed February 6, 2019.

6. Mercy JA, Rosenberg ML, Powell KE, et al. Public health policy for preventing violence. Health Affairs 1993; 12: 7-29.

7. Department of Health and Human Services. Youth violence: A report of the Surgeon General. Rockville, MD: DHHS, 2001.

8. U.S. Department of Health, Education, and Welfare. Healthy people: The Surgeon General's report on health promotion and disease prevention. Washington, DC: U.S. Government Printing Office, 1979.

9. Mercy JA, O'Carroll PW. New directions in violence prediction: The public health arena. Violence and Victims 1988; 3: 285-301.

10. Krug E, Dahlberg L, Mercy J, et al., eds. World report on violence and health. Geneva: World Health Organization, 2002.

11. Centers for Disease Control and Prevention. Technical packages for violence prevention: Using evidence-based strategies in your violence prevention efforts. Available at: https://www.cdc. gov/violenceprevention/pub/technical-packages.html. Accessed September 21, 2018.

12. World Health Organization. INSPIRE: Seven strategies for ending violence against children. 2016. Available at: http://www.who.int/violence_injury_prevention/violence/inspire/en/. Accessed September 24, 2018.

13. Dahlberg LL, Krug EG. Violence—A global public health problem. In: Krug E, Dahlberg L, Mercy J, et al., eds. World report on violence and health. Geneva: World Health Organization, 2002, pp. 3-21.

14. Heise L, Garcia-Moreno C. Violence by intimate partners. In: Krug E, Dahlberg L, Mercy J, et al., eds. World report on violence and health. Geneva: World Health Organization, 2002, pp. 87-121.

15. Runyan D, Wattam C, Ikeda R, et al. Child abuse and neglect by parents and other caregivers. In: Krug E, Dahlberg L, Mercy J, et al., eds. World report on violence and health. Geneva: World Health Organization, 2002, pp. 57-86.

16. World Health Organization. About the Global Burden of Disease (GBD) Project. Available at: http://www.who.int/healthinfo/global_burden_disease/about/en/. Accessed September 24, 2018.

17. Herbert HK, Hyder AA, Butchart A, Norton R. Global health: Injuries and violence. Infectious Disease Clinics of North America 2011; 25: 653-668.

18. World Health Organization. Global and regional estimates of violence against women: Prevalence and health effects of intimate partner and non-partner sexual violence. Geneva: World Health Organization, 2013. Available at: http://www.who.int/reproductivehealth/publications/violence/9789241564625/en/. Accessed September 24, 2018.

19. Smith SG, Zhang X, Basile KC, et al. The National Intimate Partner and Sexual Violence Survey (NISVS): 2015 Data Brief. Atlanta, GA: 2018.

20. Felitti VJ, Anda RF, Nordenberg D, et al. Relationship of childhood abuse and household dysfunction to many of the leading causes of death in adults: The Adverse Childhood Experiences (ACE) Study. American Journal of Preventive Medicine 1998; 14: 245-258.

21. Follette VM, Polusny MA, Bechtle AE, Naugle AE. Cumulative trauma: The impact of child sexual abuse, adult sexual assault, and spouse abuse. Journal of Traumatic Stress 1996; 9: 25-35.

22. Hahm HC, Guterman NB. The emerging problem of physical child abuse in South Korea. Child Maltreatment 2001; 6: 169-179.

23. Jewkes R, Sen P, Garcia-Moreno C. Sexual violence. In: Krug E, Dahlberg L, Mercy J, et al., eds. World report on violence and health. Geneva: World Health Organization, 2002, pp. 47-82.

24. Lloyd S. The effects of domestic violence on women's employment. Law & Policy 1997; 19: 139-167.

25. Riger S, Staggs SL, Schewe P. Intimate partner violence as an obstacle to employment among mothers affected by welfare reform. Journal of Social Issues 2004; 60: 801-818.

26. Currie J, Spatz Widom C. Long-term consequences of child abuse and neglect on adult economic well-being. Child Maltreatment 2010; 15: 111-120.

27. Garfield RM, Neugut AI. The human consequences of war. In: Levy BS, Sidel VW, eds. War and public health. New York: Oxford University Press, 1997, pp. 27-33.

28. Levy B, Sidel V, eds. War and Public Health. 2nd ed. New York: Oxford University Press, 2008.

29. Hoeffler A. What are the costs of violence? Politics, Philosophy & Economics 2017; 16: 422-445.

30. Butchart A, Brown D, Khanh-Huynh A, et al. Manual for estimating the economic costs of injuries due to interpersonal and self-directed violence. Geneva: World Health Organization and Centers for Disease Control and Prevention, 2008. Available at: http://apps.who.int/iris/handle/10665/43837. Accessed September 24, 2018.

31. Fang X, Brown DS, Florence CS, Mercy JA. The economic burden of child maltreatment in the United States and implications for prevention. Child Abuse & Neglect 2012; 36: 156-165.

32. Peterson C, DeGue S, Florence C, Lokey CN. Lifetime economic burden of rape among U.S. adults. American Journal of Preventive Medicine 2017; 52: 691-701.

33. International Labour Organization. Global estimates of modern slavery: Forced labour and forced marriage. Geneva: ILO, 2017. Available at: https://www.ilo.org/global/publications/books/WCMS_575479/lang--en/index.htm. Accessed September 24, 2018.

34. United Nations Office on Drugs and Crime. Global report on trafficking in persons. New York: United Nations, 2016. Available at: https://www.unodc.org/unodc/data-and-analysis/glotip. html. Accessed September 24, 2018.

35. U.S. Department of State. Trafficking in persons report 2018. Washington, DC: U.S. Department of State, 2018. Available at: https://www.state.gov/documents/organization/282798.pdf. Accessed September 24, 2018.

36. Siskin A, Wyler LS. Trafficking in persons: U.S. policy and issues for congress. Trends in Organized Crime 2011; 14: 267-271.

37. Willis BM, Levy BS. Child prostitution: Global health burden, research needs, and interventions. The Lancet 2002; 359: 1417-1422.

38. Polaris Project. Human trafficking. Available at: https://polarisproject.org/human-trafficking. Accessed September 24, 2018.

39. U.S. Department of State. Trafficking in persons report 2011. Washington: U.S. Department of State, 2011. Available at: http://www.state.gov/j/tip/rls/tiprpt/2011/index.htm. Accessed September 24, 2018.

40. Diallo Y, Hagemann F, Etienne A, et al. Global child labour developments: Measuring trends from 2004 to 2008. Geneva: International Labour Office, 2010.

41. Basu K, Van PH. The economics of child labor. American Economic Review 1998; 88: 412-427.

42. Basu K, Tzannatos Z. The global child labor problem: What do we know and what can we do? The World Bank Economic Review 2003; 17: 147-173.

43. Doepke M, Zilibotti F. The macroeconomics of child labor regulation. American Economic Review 2005; 95: 1492-1524.

44. Pollack SH, Landrigan PJ, Mallino DL. Child labor in 1990: Prevalence and health hazards. Annual Review of Public Health 1990; 11: 359-375.

45. Sampson RJ, Lauritsen JL. Violent victimization and offending: Individual-, situational-, and community-level risk factors. Understanding and Preventing Violence: Social Influences 1994; 3: 1-114.

46. Pridemore WA. Poverty matters: A reassessment of the inequality-homicide relationship in cross-national studies. British Journal of Criminology 2011; 51: 739-772.

47. Reiss AJ, Roth JA, eds. Understanding and preventing violence. Washington, DC: National Academy Press, 1993.

48. Sampson RJ, Raudenbush SW, Earls F. Neighborhoods and violent crime: A multilevel study of collective efficacy. Science 1997; 277: 918-924.

49. Wilson WJ. The truly disadvantaged: The inner city, the underclass, and public policy. Chicago, IL: University of Chicago Press, 1987.

50. Lauras-Loch T, Lopez-Escartin N. Jeunesse et démographie en Afrique [Youth and demography in Africa]. Les Jeunes en Afrique: Évolution et rôle (XIXe-XXe siècles) [Youth in Africa: Its evolution and role (19th and 20th centuries).] Paris, France: L'Harmattan, 1992, pp. 66-82.

51. Diallo Co-Trung M. La crise scolaire au Sénégal: crise de l'école, crise de l'autorité? [The school crisis in Senegal: A school crisis or crisis of authority.] In: d'Almeida-Topor H GO, Coquery-Vidrovitch C, Guitart F, ed. Les Jeunes en Afrique: Évolution et rôle (XIXe-XXe siècles) [Youth in Africa: its Evolution and Role (19th and 20th centuries).]. Paris, France: L'Harmattan, 1992, pp. 407-439.

52. Rarrbo K. L'Algérie et sa jeunesse: Marginalisations sociales et désarroi culturel. [Algeria and its youth: Social

marginalization and cultural confusion.] Paris, France: L'Harmattan, 1995.

53. Rothstein R. The color of law: A forgotten history of how our government segregated America. New York: Liverlight Publishing Company, 2017.

54. Morenoff JD, Sampson RJ, Raudenbush SW. Neighborhood inequality, collective efficacy, and the spatial dynamics of urban violence. Criminology 2001; 39: 517-558.

55. Martikainen P, Mäki N, Blomgren J. The effects of area and individual social characteristics on suicide risk: A multilevel study of relative contribution and effect modification. European Journal of Population/Revue européenne de Démographie 2004; 20: 323-350.

56. Gunnell DJ, Peters TJ, Kammerling RM, Brooks J. Relation between parasuicide, suicide, psychiatric admissions, and socioeconomic deprivation. British Medical Journal 1995; 311: 226-230.

57. Whitley E, Gunnell D, Dorling D, Smith GD. Ecological study of social fragmentation, poverty, and suicide. British Medical Journal 1999; 319: 1034-1037.

58. Luo F, Florence CS, Quispe-Agnoli M, et al. Impact of business cycles on U.S. suicide rates, 1928-2007. American Journal of Public Health 2011; 101: 1139-1146.

59. Neumayer E. Are socioeconomic factors valid determinants of suicide? Controlling for national cultures of suicide with fixed-effects estimation. Cross-Cultural Research 2003; 37: 307-329.

60. Bates D, Fratkin E. Cultural anthropology. New York: Allyn and Bacon, 2003.

61. Brown RM. The American vigilante tradition. In: Graham H, Gurr T, eds. The history of violence in America. Beverly Hills, CA: Sage Publications, 1969, pp. 154-226.

62. Berrill KT. Anti-gay violence and victimization in the United States. Journal of Interpersonal Violence 1990; 5: 274-294.

63. Swahn M, Mahendra R, Paulozzi L, et al. Violent attacks on Middle Easterners in the United States during the month following the September 11, 2001 terrorist attacks. Injury Prevention 2003; 9: 187-189.

64. United Nations General Assembly Resolution 1946. 96 (I): The Crime of Genocide. December 11, 1946. Available at: http://www.armenian-genocide.org/Affirmation.227/current_category.6/affirmation_detail.html. Accessed September 24, 2018.

65. United Nations General Assembly. Convention on the Prevention and Punishment of the Crime of Genocide, General Assembly Resolution 260 A (III), Article II. January 12, 1951. Available at: https://www.ohchr.org/en/professionalinterest/pages/crimeofgenocide.aspx. Accessed September 24, 2018.

66. United Nations Population Fund. Reproductive health effects of gender-based violence: Policy and programme implications. New York: United Nations, 1998, pp. 20-21.

67. Power S. A problem from hell: America and the age of genocide. New York: Basic Books, 2002.

68. Human Rights Watch. Darfur destroyed: Ethnic cleansing by government and militia forces in western Sudan. Human Rights Watch 2004; 16: pp. 1-75. Available at: https://www.hrw.org/sites/default/files/reports/sudan0504full.pdf. Accessed February 6, 2019.

69. Hayward RF. Breaking the earthenware jar: Lessons from South Asia to end violence against women and girls. Kathmandu, Nepal: UNICEF, 2000.

70. Bennet L, Manderson L, Astbury J. Mapping a global pandemic: Review of current literature on rape, sexual assault and sexual harassment of women. Melbourne, Australia: University of Melbourne, 2000.

71. Yodanis CL. Gender inequality, violence against women, and fear: A cross-national test of the feminist theory of violence against women. Journal of Interpersonal Violence 2004; 19: 655-675.

72. Dobash RE, Dobash R. Violence against wives: A case against the patriarchy. New York: Free Press, 1979.

73. Levinson D. Family violence in cross-cultural perspective. Thousand Oaks, CA: Sage Publications, Inc, 1989.

74. Sanday PR. The socio-cultural context of rape: A cross-cultural study. Journal of Social Issues 1981; 37: 5-27.

75. Baron L, Straus MA. Four theories of rape: A macrosociological analysis. Social Problems 1987; 34: 467-489.

76. Hosken F. The Hosken Report: Genital and sexual mutilation of females. Lexington, MA: Women's International Network, 1993.

77. Goldberg H, Stupp P, Okoroh E, et al. Female genital mutilation/cutting in the United States: Updated estimates of women and girls at risk, 2012. Public Health Reports 2016; 131: 340-347.

78. United Nations Children's Fund. Female genital mutilation/cutting: A global concern. New York: UNICEF, 2016. Available at: https://data.unicef.org/wp-content/uploads/2016/04/FGMC-2016-brochure_250.pdf. Accessed

September 24, 2018.

79. Walker A, Parmar P. Warrior marks: Female genital mutilation and the sexual blinding of women. New York: Harcourt Brace & Company, 1993.

80. Mercy J, Abdel Megid L, Salem E, et al. Intentional injuries In: Mashaly A, Graitcer P, Youssef Z, eds. Injury in Egypt. Cairo, Egypt: United States Agency for International Development, 1993.

81. Chesler P. Worldwide trends in honor killing. Middle East Quarterly 2010; 17: 3-11.

82. Kulczycki A, Windle S. Honor killings in the Middle East and North Africa. Violence Against Women 2011; 17: 1442-1464.

83. Lips H. The gender pay gap: Challenging the rationalizations, perceived equity, discrimination, and the limits of human capital models. Sex Roles 2013; 68: 169-185.

84. Government Accountability Office. Gender pay differences: Progress made, but women remain overrepresented among low-wage workers. Washington, DC: Government Accountability Office, 2011. Available at: https://www.gao.gov/assets/590/585721.pdf. Accessed September 24, 2018.

85. Hegewisch A, Williams-Baron E. The gender wage gap: 2017 earnings differences by race and ethnicity. Institute for Women's Policy Research, 2018. Available at: https://iwpr.org/publications/gender-wage-gap-2017-race-ethnicity/. Accessed September 24, 2018.

86. Oostendorp RH. Globalization and the gender wage gap. World Bank Economic Review 2009; 23: 141-161.

87. Aizer A. The gender wage gap and domestic violence. American Economic Review 2010; 100: 1847-1859.

88. Basile KC, DeGue S, Jones K, et al. STOP SV: A technical package to prevent sexual violence. Atlanta, GA: Centers for Disease Control and Prevention, 2016. Available at: https://www.cdc.gov/violenceprevention/pdf/sv-prevention-technical-package.pdf. Accessed September 24, 2018.

89. Reza A, Mercy JA, Krug E. Epidemiology of violent deaths in the world. Injury Prevention 2001; 7: 104-111.

90. United Nations Centre for Human Rights. Harmful traditional practices affecting the health of women and children. Geneva: United Nations High Commission for Human Rights, 1996. Available at: https://www.ohchr.org/Documents/Publications/FactSheet23en.pdf. Accessed September 24, 2018.

91. Loh C, Remick EJ. China's skewed sex ratio and the one-child policy. China Quarterly 2015; 222: 295-319.

92. Hall AT. China's one child policy and male surplus as a source of demand for sex trafficking to china. Tuscon, AZ: University of Arizona, 2010.

93. Heise LL, Raikes A, Watts CH, Zwi AB. Violence against women: A neglected public health issue in less developed countries. Social Science & Medicine 1994; 39: 1165-1179.

94. Braveman P, Meyers A, Schlenker T, Wands C. Public health and war in Central America. In: Levy B, Sidel V, eds. War and Public Health. Washington, DC: American Public Health Association, 2000, pp. 238-253.

95. Instituto de Derechos Humanos de la Universidad de Centroamerica. La Salud en tiempos de guerra. Vol 46: Estudios Centroamericanos, 1991.

96. Geiger HJ. The impact of war on human rights. In: Levy BS, Sidel VW, eds. War and Public Health. Washington: American Public Health Association, 2000, pp. 39-50.

97. Regan PM, Henderson EA. Democracy, threats and political repression in developing countries: Are democracies internally less violent? Third World Quarterly 2002; 23: 119-136.

98. Davenport C. Multi-dimensional threat perception and state repression: An inquiry into why states apply negative sanctions. American Journal of Political Science 1995; 39: 683-713.

99. Pampel FC, Gartner R. Age structure, socio-political institutions, and national homicide rates. European Sociological Review 1995; 11: 243-260.

100. Scheper-Hughes N, Hoffman D. Kids out of place: Street children of Brazil. Disposable children: The hazards of growing up in Latin America. New York: North American Congress on Latin America, 1994, pp. 16-23.

101. Aitchinson J. Violencia e juventude na Africa do Sud: causas, licoes e solucoes para uma sociedade violenta [Violence and youth in South Africa: Causes, lessons and solutions for a violent society.]. In: Pinheiro PS, ed. Sao Paulo sem medo: um diagnostico de violencia urbana [Sao Paulo without fear: a diagnosis of urban violence.]. Rio de Janeiro: Garamond, 1998, pp. 121-132.

102. Mauer M, King RS. Uneven justice: State rates of incarceration by race and ethnicity. Washington, DC: The Sentencing Project, 2007.

103. The Sentencing Project. Report to the United Nations on racial disparities in the U.S. criminal justice system.

2018. Available at: https://www.sentencingproject.org/publications/un-report-on-racial-disparities/. Accessed September 24, 2018.

104. Carson EA. Prisoners in 2016. Bureau of Justice Statistics, 2018. Available at: http://www.bjs.gov/index.cfm?ty=pbdetail&iid=6187. Accessed September 24, 2018.

105. DeGue S, Fowler KA, Calkins C. Deaths due to use of lethal force by law enforcement: Findings from the National Violent Death Reporting System, 17 U.S. States, 2009-2012. American Journal of Preventive Medicine 2016; 51(Suppl 3): S173-S187.

106. Roberts DE. The social and moral cost of mass incarceration in African American communities. Stanford Law Review 2004; 56: 1271-1305.

107. Wildeman C, Wang EA. Mass incarceration, public health, and widening inequality in the USA. The Lancet 2017; 389: 1464-1474.

108. Markowitz S. The price of alcohol, wife abuse, and husband abuse. Cambridge, MA: National Bureau of Economic Research, 1999. Available at: http://www.nber.org/papers/w6916.pdf. Accessed September 24, 2018.

109. Markowitz S, Grossman M. Alcohol regulation and domestic violence towards children. Contemporary Economic Policy 1998; 16: 309-320.

110. Lippy C, DeGue S. Exploring alcohol policy approaches to prevent sexual violence perpetration. Trauma, Violence, & Abuse 2016; 17: 26-42.

111. Todres J. Moving upstream: The merits of a public health law approach to human trafficking. North Carolina Law Review 2011; 89: 447-506.

112. Raymond JG. Prostitution on demand. Violence Against Women 2004; 10: 1156-1186.

113. Shively M, Jalbert SK, Kling R, et al. Final report on the evaluation of the First Offender Prostitution Program. Cambridge, MA: Abt Associates Incorporated, 2008. Available at: https://www.ncjrs.gov/pdffiles1/nij/grants/221894.pdf. Accessed September 24, 2018.

114. Harcourt BE, Ludwig J. Broken windows: New evidence from New York City and a five-city social experiment. The University of Chicago Law Review 2006; 73: 271-320.

115. Sanbonmatsu L, Potter NA, Adam E, et al. The long-term effects of Moving to Opportunity on adult health and economic self-sufficiency. Cityscape 2012; 14: 109-136.

116. Chetty R, Hendren N, Katz LF. The effects of exposure to better neighborhoods on children: New evidence from the Moving to Opportunity experiment. American Economic Review 2016; 106: 855-902.

117. Freedman M, Owens EG. Low-income housing development and crime. Journal of Urban Economics 2011; 70: 115-131.

118. Edmonds EV, Schady N. Poverty alleviation and child labor. American Economic Journal: Economic Policy 2012; 4: 100-124.

119. Kim JC, Watts CH, Hargreaves JR, et al. Understanding the impact of a microfinance-based intervention on women's empowerment and the reduction of intimate partner violence in South Africa. American Journal of Public Health 2007; 97: 1794-1802.

120. Black D. Violent structures. Paper prepared for a Workshop on Theories of Violence. Washington, DC, 2002.

121. La Roche D, Senechal R. Why is collective violence collective? Sociological Theory 2001; 19: 126-144.

122. Varshney A. Ethnic conflict and civic life: Hindus and Muslims in India. New Haven, CT: Yale University, 2000.

123. Centers for Disease Control and Prevention. Vital signs: Current cigarette smoking among adults aged ≥ 18 years—United States, 2005-2010. Morbidity and Mortality Weekly Report 2011; 60: 1207-1212.

124. Zhang X, Cowling DW, Tang H. The impact of social norm change strategies on smokers' quitting behaviours. Tobacco Control 2010; 19(Suppl 1): i51-i55.

125. Su J, Hancock L, Wattenmaker McGann A, et al. Evaluating the effect of a campus-wide social norms marketing intervention on alcohol-use perceptions, consumption, and blackouts. Journal of American College Health 2018; 66: 219-224.

126. Coker AL, Bush HM, Cook-Craig PG, et al. RCT testing bystander effectiveness to reduce violence. American Journal of Preventive Medicine 2017; 52: 566-578.

127. Storer HL, Casey E, Herrenkohl T. Efficacy of bystander programs to prevent dating abuse among youth and young adults: A review of the literature. Trauma, Violence, & Abuse 2016; 17: 256-269.

128. Coker AL, Fisher BS, Bush HM, et al. Evaluation of the Green Dot bystander intervention to reduce interpersonal

violence among college students across three campuses. Violence Against Women 2015; 21: 1507-1527.

129. Betsch C, Böhm R, Airhihenbuwa CO, et al. Improving medical decision making and health promotion through culture-sensitive health communication: An agenda for science and practice. Medical Decision Making 2016; 36: 811-833.

130. Sorock CE. Closing the gap legislatively: Consequences of the Lilly Ledbetter Fair Pay Act. Chicago-Kent Law Review 2010; 85: 1199-1215.

131. Cohen PN, Huffman ML. Working for the woman? Female managers and the gender wage gap. American Sociological Review 2007; 72: 681-704.

132. Michael M. Rethinking drug courts: Restorative justice as a response to racial injustice. Stanford Law & Policy Review 2009; 20: 463-499.

133. Davis LJ. Rock, powder, sentencing-making disparate impact evidence relevant in crack cocaine sentencing. Journal of Gender, Race & Justice 2011; 14: 375-867.

134. President's Task Force on 21st Century Policing. Final report of the President's Task Force on 21st Century Policing. Washington, DC: Office of Community Oriented Policing Services, 2015.

135. Gill C, Weisburd D, Telep CW, et al. Community-oriented policing to reduce crime, disorder and fear and increase satisfaction and legitimacy among citizens: A systematic review. Journal of Experimental Criminology 2014; 10: 399-428.

136. McKenna M. The public health beat: What is it? Why is it important? Nieman Reports Spring 2003; 10-11

18

환경 보건

Environmental Health

배리 S. 레비
번역 황승식

배리 S. 레비(BARRY S. LEVY)_ MD. MPH. 의사, 미국공중보건협회 회장 역임. 터프츠 의과대학(Tuft University School of Medicine) 공중보건과 지역사회의학과 겸임교수. 『전쟁과 공중보건(War and Public Health 2000)』, 『테러리즘과 공중보건(Terrorism and Public Health 2006)』, 『기후 변화와 공중보건(Climate Change and Public Health2015)』 등 공저. blevy@igc.org

황승식_ 서울대학교 보건대학원 부교수. 건강과 질병의 시공간적 분포와 결정요인을 탐구하기 위해 시공간분석과 다수준분석을 통합하는 시도를 수행 중이다. 질병의 지리적 격차를 파악하고 해결하려는 의료역학과, 재난으로 인한 건강 불평등을 파악하고 해결하려는 재난역학 분야에 집중하고 있다. cyberdoc@snu.ac.kr

서론

대기, 수질, 토양 오염을 포괄하는 환경오염은 사회적 불평등의 대표적인 형태를 보여준다. 환경오염은 모든 생명체에 영향을 주지만, 특정 인구 집단이나 하위집단에 더욱 큰 충격을 가한다.

오염 관련 질환

2015년 현재 오염 관련 질환으로 인해 약 900만 명이 조기 사망하는 것으로 추정하고 있고 이는 전 세계 사망의 16%를 차지한다. 조기 사망의 약 92%는 저·중소득 국가(LMICs)에서 발생했다. 2015년 세계보건기구는 모든 종류의 오염을 병합한 결과 심혈관질환 사망의 21%, 만성 폐쇄성 폐질환 사망의 51%, 폐암 사망의 43%를 설명하는 것으로 추정했다. 오염으로 인한 상병과 사망은 소외된 사람들에게 더욱 자주 발생한다. 부적절한 위생과 식수 미생물 오염으로 인한 설사 질병 외에도 조리와 난방을 위해 바이오매스의 실내 연소 관련 폐렴은 더 많은 사망의 원인으로 지속되고 있고, 특히 저·중소득 국가 어린이에서 심각하다.

어린이 취약성

영유아는 특히 오염 결과에 취약하다. 어린이는 독성 화학물질에 특별히 취약한 이유는 다음과 같다. 어린이는 ① 어른보다 화학 노출에 더욱 균등하지 않게 노출되고, ② 주로 생후 몇 개월 동안 신진대사 경로가 미성숙한 상태이며, ③ 빠른 성장 발달이 화학물질 상해 취약성을 높이는 기간과 연관이 있고, ④ 암과 허혈성 심장질환과 같은 비감염성 질환이 일어나는데 어린 시절부터 노출을 감안하면 더 오래 독성에 노출될 수 있다.

독성 물질과 관리

주로 중금속, 유기용제, 농약, 기타 독성물질이 포함된 수천 종의 화학물질은 환경에 지속적으로 누출되고 확산되어 전 세계 사람이 흡입하고, 소화하고, 피부를 통해 흡수한다. 이러한 화학물질의 50% 미만 정도만 독성이나 안전성을 적절하게 검사해 왔다. 주로 화석 연료와 바이오매스의 연소와, 독성 화학물질의 생산, 사용, 폐기에서 발생하는 오염은 인류 건강과 행복이 의존하고 있는 생태계를 파괴한다.

오염을 감축하고 예방하기 위한 전략은 다음과 같다.

- 독성 배출을 감축하기 위한 규제, 지침, 기타 조치의 개발과 실행.

- 풍력과 태양력과 같은 청정에너지로 전환 촉진.
- 산업 생산에서 비오염 기술 개발과 사용.
- 대중교통 체계의 접근성, 비용, 효율성의 개선.

이러한 전략의 실행은 ① 오염과 오염 관련 건강 결과를 저감하고 예방하기 위한 대중과 정치권의 의지 제고와 ② 오염 감축과 예방 조치를 위해 적절한 예산 확보에 달려 있다. 불행하게도, 전 세계 보건 계획이나 국제 개발 프로그램은 산업 배출, 자동차 배기가스, 저·중소득 국가에서 독성 물질 배출을 대부분 무시해 왔다.

환경 정의와 불평등의 개념

환경 불평등은 "독성 화학물질, 오염된 공기와 물, 안전하지 않은 작업장, 기타 환경 위해에 가난한 소수자와 권리가 박탈된 인구 집단이 불공평하고 불균형할 정도로 과하게 노출되는 경우"로 정의한다. 미국에서 환경 정의의 개념은 ① 대부분의 주민이 저소득 아프리카계 미국인이나 기타 소외된 사람들인 남부 지역사회에 위해한 쓰레기를 매립했다는 연구, ② 대기 오염 물질과 기타 산업 오염 물질에 대한 노출이 유색 인종과 저소득 인구 집단에서 더 컸다는 연구로부터 발전했다.

환경 정의 운동

1970년대 말에 시작한 환경 정의 운동은 모든 사람이 위해 물질에 대한 노출과 환경 상태 저하로부터 보호받아야 한다는 권리에 기초해 왔다. 이 운동은 초기에 ① 위해 쓰레기 매립지로 선정된 지역사회에 거주하는 백인 노동자 계급과 중산층 주민 위주로 구성된 많은 지역 환경단체가 주도한 반독성 캠페인(그림 18.1), ② 민권운동 조직과 지역사회 단체의 역할을 환경 문제까지 확장하려는 유색인종 캠페인[1]을 포괄하고 있었다. 1970년대에 저소득층이 대기 오염 물질에 더 많이 노출된다는 여러 연구가 발표됐지만, 인종이 아니라 주로 사회경제적 지위에 초점을 맞추고 있었다.

1978년 한 트럭 회사가 폴리염화바이페닐(PCB)로 오염된 3만 1000갤런(약 11만 7335리터)의 변압기 오일을 노스캐롤라이나주에 위치한 270마일(약 434.5Km)의 도로를 따라 몰래 투기

---

[1] 원문은 people-of-color campaign으로 쓰여 있는데, people-of-color와 colored people은 정치적 올바름 측면에서 다르게 쓰이는 용어다.

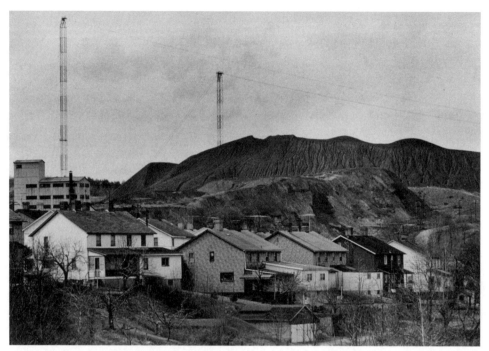

그림 18.1 석탄 광재 더미가 쌓인 펜실베이니아주 '기업 도시'

사진: Earl Dotter.

하는 일이 벌어졌다. 이 사건이 일어나자마자, 주정부는 PCB로 오염된 쓰레기가 대부분인 많은 트럭 화물을 수거하여 매립하기 위해 주로 아프리카계 미국인이 살고 있는 저소득 카운티에 매립장을 건설하는 계획을 발표했다. 카운티 주민은 무장 저항을 조직했고 매립장 계획을 저지했다. 이러한 저항을 통해 지역사회 활동가와 연구자가 환경 노출과 결과와 관련된 불평등을 감소시키기 위한 공동 연구를 수행하게 되었다.

위해 폐기물과 대기 오염 관련 환경 정의

1980년대와 1990년대 초까지 수행된 연구로 다음과 같은 사실을 알게 됐다.

- 미국 남부에 위치한 대규모 위해 쓰레기 매립장의 3/4이 주로 아프리카계 미국인이 거주하는 지역사회에 소재했다.
- 위해 쓰레기 처리장(treatment, storage, and disposal facilities: TSDF)이 없는 우편번호 지역에는 12%의 소수자가, 위해 쓰레기 처리장이 한 곳 있는 지역에는 24%의 소수자가, 미국에서 가장 큰 매립장 다섯 곳 중 한 곳에는 38%의 소수자가 살고 있었다. 이

연구는 또한 60%의 흑인과 히스패닉이 관리가 안 되는 독성 쓰레기 매립지 소재 지역
사회에 살고 있다는 사실을 밝혀냈다.

- 휴스턴에는 고체 쓰레기 처리장의 84%가 아프리카계 미국인 거주지 인근에 소재
했다.
- 거의 모든 관련 연구가 오염이 소득별로, 심지어 인종별로는 더 커다란 불평등을 초래
함을 보였다.
- 슈퍼 펀드법[2]에 따른 전국 우선순위 목록(National Priorities List: NPL)에 등재된 위해
쓰레기 매립지가 있는 지역사회에 거주하는 저소득 아프리카계 미국인과 히스패닉의
비율이 미국 전체 평균보다 약간 더 높은 수준이었다.
- 사회경제적 지위를 통제한 이후에도, 전국 우선순위 목록 지역은 소수자 주민의 비율
이 더 높은 카운티에 더 많이 소재하는 경향을 보였다.
- 위해 쓰레기 처리장이 있는 조사구는 주로 인종적으로 유사한 노동계급 지역사회 내
공업 지역에 위치하고 있었고, 가난하거나 소수자인 인구가 더욱 많이 거주하는 조사
구에 둘러싸여 있었다.
- 쓰레기 소각장이 있는 지역사회는 소수자 인구 집단의 비율이 89%로 미국 평균보다
높았고 소득수준도 15%가 낮았다.
- 미국에서 가장 오염된 카운티에 거주하는 인구 구성은 백인이 12%, 아프리카계 미국
인이 20%, 히스패닉이 31%였다.

1986년 발효된 비상사태 계획 및 지역사회 알 권리에 관한 법에 따라 많은 기업 시설은 유
해 물질 배출 목록(Toxic Release Inventory: TRI)에 등재된 위해 물질의 보관, 사용, 배출을 보
고할 필요가 있다. 유해 물질 배출 목록 시설은 히스패닉이나 아프리카계 미국인이 많이 거주
하고 연간 중위소득이 2만~5만 달러 구간에 해당하는 조사구에 주로 위치하고 있었다.

위해 시설 입지 선정 의사 결정

정치권력은 누가 공업 생산량으로 이득을 볼지, 또 누가 그에 따른 오염으로 피해를 볼지를
결정한다. 1993년 로버트 불러드(Robert Bullard)[3]와 베벌리 라이트(Beverly Wright)[4]는 "환경
의사 결정은 의사 결정권자의 윤리와 가치에 의해 영향을 받고 형체가 바뀐다. 결과적으로

---

[2] 미국 포괄적 환경대응 책임 보상법으로, 특별 기금법의 일종이다.
[3] '환경 정의의 아버지'로 불리는 아프리카계 미국인 사회학자다.
[4] 딜러드 대학교에 환경정의를 위한 딥사우스센터를 창립하고 운영 중인 아프리카계 미국인 여성 사회학자다.

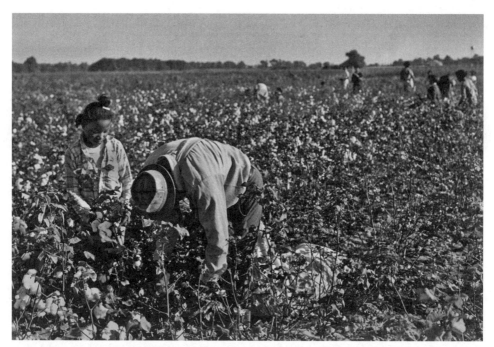

그림 18.2 미국 남동부에서 면화를 채집하고 있는 이주 노동자. 위해한 직업성 노출로 농약이 있고, 지표수와 지하수를 오염시킨다.

사진: Earl Dotter.

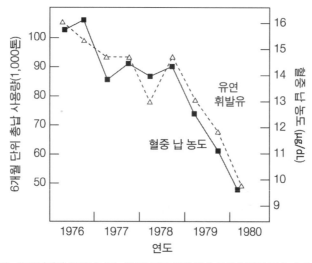

그림 18.3 이 그래프는 1976년에서 1980년까지 미국인 평균 혈중 납 농도의 극적인 감소 추세가 유연 휘발유 감소와 일치함을 보여주고 있다. 1990년까지 평균 혈중 납 농도가 2.9µg/dl에 달했고 현재는 2µg/dl 미만이다.

자료: U.S. Environmental Protection Agency.

'누가 무엇을, 어디서, 왜 얻는지'라는 환경 정의에서 중요한 쟁점은 과학보다 제도적 준비에 훨씬 더 관련이 있는 문제이다"라고 썼다.

많은 연구 결과를 보면 계급이나 소득보다 인종이 환경 위해 노출과 강하게 관련되어 있음을 시사하고 있다. 그러나 대부분의 연구가 단면 연구 형태로 수행한 결과여서 왜 저소득 유색 인종 집단이 환경 위해에 더 많이 노출되고 있는지에 대한 시계열 정보를 제공할 수는 없다. 한 가지 가능한 설명으로 지역 주민들이 정치적 힘이 적거나 차별을 받았기 때문에 위해 시설이 지역사회에 자리 잡게 되었다는 점이다. 이 외에 가능한 설명으로는 위해 시설이 여러 다른 이유로 지역사회에 자리 잡게 되었는데, 시설이 위치할 당시 아무도 살고 있지 않았거나, 인구 구성이 시간에 따라 변화했거나, 인구 구성이 입지 선정의 요인이 아니었을 수도 있다는 점이다.

농약 노출 관련 환경 불평등

판매 중인 농약 제품은 2만 종이 넘고, 매년 전 세계에서 수십억 파운드의 농약을 사용하고 있다. 사용 중인 많은 농약이 고소득 국가에서는 판매가 금지되거나 제한되는 반면, 고소득 국가에서 생산한 농약이 저·중소득 국가로 수출되어, 많은 농작업자는 농약이 위해한지 알지 못하고 노출되고 있다. 심각한 농약 노출 문제 사례가 1980년대와 1990년대 벌어졌는데, 살충제의 일종인 다이브로모클로로프로페인(DBCP)이 남성에게 불임을 유발한다는 사실이 밝혀져 미국과 여타 고소득 국가에서는 사용을 금지했지만, 저·중소득 국가로는 수출이 허용되어 수천 명의 남성에게 불임을 초래했다.

미국에서 저소득층과 유색 인종에서 다른 사람보다 직업과 환경 측면에서 농약 노출이 더 높다. 유색 인종은 이주 농장 노동자로 일하는 경우가 많아 위해 농약에 심하게 노출되고 있다(그림 18.2). 이 외에도 저소득층과 유색 인종에서 식품 잔류 농약 섭취와 주거와 직업 환경에서 농약 흡입 위험이 더욱 높다.

납 노출 관련 환경 불평등

납 노출로 인한 건강 위해는 2000년 넘게 알려져 왔고, 여전히 수백만 명의 어린이와 성인이 납에 노출되고 있으며, 심각한 건강 결과가 일어날 위험에 처해 있다. 전 세계 납 생산량은 지속적으로 증가하여, 1970년대까지 두 배 이상이 되었다. 175개 국가 이상에서 유연 휘발유 사용을 금지하고 있고, 실내 페인트, 납땜, 배관에도 사용을 금지하여 납 노출과 납 중독 발생이 급격히 감소하게 되었다(그림 18.3).

하워드 후(Howard Hu)

2015년 4월 12일, 25세의 아프리카계 미국인 남성 프레디 그레이(Freddie Gray)는 마약 소지와 가벼운 범죄 혐의로 볼티모어 경찰서에 의해 체포되었다. 그는 경찰 호송차에 실려 이송되던 중 척수에 부상을 입고 1주일 후 사망했는데, 경찰 유치 중 또 한 명의 흑인 사망자가 발생한 것이다. 프레디 그레이는 볼티모어 어린이 수천 명 중 한 명으로, 표준 이하의 주택에서 납이 함유된 페인트 분진에 노출되어 독성이 있는 혈중 납 농도를 보이는 '납 어린이(lead kid)' 중 하나였다.

납 노출이 높은 아이들은 낮은 IQ와 주의력 결핍 과잉행동 장애를 가질 위험이 상당히 높다(1). IQ에 대한 납의 나쁜 효과는 매우 낮은 혈중 납 농도(BLLs)에서도 발생하며, 납의 나쁜 효과가 발생하지 않는 한계치 이하 농도란 존재하지 않는다(2). 유년기의 납 노출은 공격적이고, 불량하고, 폭력적이고, 범죄적인 행동의 위험 요소로 확인되었다(3).

질병통제예방센터(CDC)는 아동의 '수용 가능한' BLL을 1970년 40 μg/dL에서 1991년 10 μg/dL로 점차 낮추었다. 2012년 질병통제예방센터는 확실히 '안전한' 수준의 납 농도는 존재하지 않으며 모든 아동의 혈중 납 농도를 가능한 낮게 줄여야 한다고 언급했으며, 위의 경우 개입이 권장되는 '기준' BLL로 5μg/dL을 사용했다.

미국에서 유년기의 납 노출은 유색인종 아동과 저소득층 아동에게 불균형적으로 영향을 끼쳤다. 예를 들어, 1990년대 프레디 그레이가 어린이였을 때, 미국 국가 정보에 따르면 질병통제예방센터 기준 수준 5μg/dL보다 높은 혈중 납 농도를 가진 1~5세 아동의 비율이 흑인 아동에서 약 47%였으며, 비히스패닉 백인 아동의 18%와 비교했을 때 다음과 같은 요인에 영향을 받았을 가능성이 매우 높다(4).

- 일반적으로 1980년대 이전에 건설된 납이 들어간 페인트 또는 납 기반 배관이 있는 오래된 주택에서 거주함.
- 교통량이 많은 도로 근처에 거주하여, 1970년대 후반까지 미국에서 사용되었던 납 휘발유의 연소로 인해 납이 함유된 먼지에 노출됨.
- 섭취한 납의 위장 흡수를 줄이는 데 도움이 되는 철분, 칼슘 또는 기타 물질이 부족한 식사.
- CDC가 권장하는 아동 보호와 혈액 주도 감시(well-child care and the blood lead surveillance) 및 후속 조치에 대한 접근이 제한적.

휘발유, 배관 및 배관 납땜, 식품 캔 및 기타 소비재에서 납을 제거한 지난 40년 동안 시행된 많은 정책들은 미국(그림 18.3)을 비롯한 기타 고소득 및 중간소득 국가의 평균 혈중 납 농도를 크게 낮췄다. 이는 공중보건의 주요 성과이다. 그럼에도, 특히 오래된 주택과 빈곤율이 높은 지역에 상대적으로 높은 납 노출 지역이 남아 있다. 아프리카계 미국 아동은 인종 및 민족 집단 내 다른 아동의 두 배나 되는 높은 혈중 납 농도 비율을 계속 보이고 있다(4). 2016년, 적어도 두 그룹의 인종 및 민족성을 보고한 10개 연구를 체계적으로 검토한 결과, 히스패닉과 백인 어린이에 비해 흑인 아동은 평균 혈중 납 농도가 가장 높고 혈중 납 농도가 높아질 확률이 가장 높은 것으로 나타났다(5).

신경 행동 발달에 대한 납의 부정적인 영향은 대체로 돌이킬 수 없다(6). 따라서 어린이였을 때 납 노출이 높았던 프레디 그레이와 같은 수천 명의 성인들에게 추천할 만한 개입 방법은 없다.

때로는 열악한 유색 인종 공동체에 대한 납 노출을 무심코 증가시키는 정책이 제정되기도 했다. 대표적인 예가 2015년 미시간주 플린트의 식수 납 오염인데, 이는 정부 조치로 인해 용서할 수 없는 오염의 연장이 이루어졌으며(7) 이는 환경 인종차별의 한 예라고 할 수 있다. 또한, 일부 저소득 및 중산층 국가에서는 납 배터리와 전자 폐기물의 규제되지 않은 재활용 확산과 광업, 제련 및 기타 납 관련 산업으로 인해 주로 소외된 지역사회에 영향을 미치기 때문에 납 노출이 매우 높은 위험지대(hot spot)가 계속 확인되고 있다.

지속적인 납 노출원을 가진 지역사회는 해결책을 이용할 수 있지만, 일반적으로 비용과 사회적 우선순위 때문에 구현하기가 어렵다. 예를 들어, 가정에서 납 페인트를 제거하는 데 드는 평균 비용은 약 1만 달러이다. 그러나 미국의 납 페인트 위험 통제와 관련된 총비용 범위 추정치(전반적으로 10억~110억 달러)는 2030억~3230억 달러에 달하는 혜택에 비하면 매우 적은 금액이대[의료비 절감 약 11억~530억 달러, 평생 소득 증가 약 1,650억~2,330억 달러, 세수 증가 250억~350억 달러, 특수 교육 비용 절감 (300만~14억 600만 달러), 주의력 결핍 과잉행동 장애 치료비 절감(2억 6,700만 달러), 범죄 감소(17억 달러)](8).

유년기의 납 노출과 독성은 환경적 부정과 사회 불의의 주요 예이며, 환경적 노출이 사회에 미칠 수 있는 엄청난 영향을 인종과 계층에 의해 불균형적인 결과로 보여준다(9). 비슷한 불의는 고혈압의 비율이 불균형적으로 높은 성인 아프리카계 미국인들에게 영향을 미치며, 아마도 이것은 누적 납 노출 때문일 것이다(9).

미국에서 납 노출을 줄이는 데 현저한 진전이 있었다. 만약 과학적인 증거가 무시되지 않았다면 1920년대부터 제2차 세계대전 시기까지, 미국에서 유년기의 납 노출의 가장 큰 원천으로 남아 있는 가정용 납 페인트를 널리 사용하는 것을 피할 수 있었을 것이다. 사실, 납 페인트 섭취로 인한 유년기 납 중독에 대한 보고는 이미 1900년대와 1910년대에 과학 문헌에 나타나기 시작했고, 프랑스, 벨기에, 오스트리아, 영국 및 다른 나라들이 1926년까지 실내 페인트 사용을 금지하거나 제한하도록 이끌었다. 그러나 미국은 1978년이 되어서야 그 사용을 금지했다(10).

수많은 연구 주제였고 로마 시대 이래로 인정되어 왔는데도 정책 입안자들에 의해 계속 무시되고 있어서 유년기 납 독성이 지속되는 것은 국가적 수치이다.

참고문헌

1. Bellinger DC. The protean toxicities of lead: New chapters in a familiar story. International Journal of Environmental Research and Public Health 2011; 8: 2593-2628.
2. Budtz-Jørgensen E, Bellinger D, Lanphear B, et al. An international pooled analysis for obtaining a benchmark dose for environmental lead exposure in children. Risk Analysis 2013; 33: 450-461.
3. Nkomo P, Mathee A, Naicker N, et al. The association between elevated blood lead levels and violent behavior during late adolescence: The South African Birth to Twenty Plus cohort. Environment International 2017; 109: 136-145.
4. Centers for Disease Control and Prevention. QuickStats: Percentage of children aged 1-5 years with elevated blood lead levels, by race/ethnicity—National Health and Nutrition Examination Survey, United States, 1988-1994, 1999-2006, and 2007-2014. Morbidity and Mortality Weekly Report 2016; 65: 1089.
5. White BM, Bonilha HS, Ellis C Jr. Racial/ethnic differences in childhood blood lead levels among children ⟨72 months of age in the United States: A systematic review of the literature. Journal of Racial and Ethnic Health Disparities 2016; 3: 145-153.
6. Rogan WJ, Dietrich KN, Ware JH, et al. The effect of chelation therapy with succimer on neuropsychological development in children exposed to lead. New England Journal of Medicine 2001; 344: 1421-1426.
7. Bellinger DC. Lead contamination in Flint: An abject failure to protect public health. New England

Journal of Medicine 2016; 374: 1101-1103.

8. Gould E. Childhood lead poisoning: Conservative estimates of the social and economic benefits of lead hazard control. Environmental Health Perspectives 2009; 117: 1162-1167.

9. Hicken M, Gragg R, Hu H. How cumulative risks warrant a shift in our approach to racial health disparities: The case of lead, stress, and hypertension. Health Affairs (Millwood) 2011; 30: 1895-1901.

10. Markowitz G, Rosner D. "Cater to the children": The role of the lead industry in a public health tragedy, 1900-1955. American Journal of Public Health 2000; 90: 36-46.

그렇지만, 사용이 끝난 배터리에서 납 재활용, 오래된 주택에 칠한 납 함유 페인트, 납 함유 상수도관을 거쳐 나오는 식수, 납 배관을 접합하는 데 사용된 땜납, 납 광택 도자기, 중동과 기타 지역에서 유래한 납 함유 전통 의약품으로 인해 지속적으로 광범위하게 납에 노출되고 있다.

만성적으로 납에 노출되는 노동자와 성인은 고혈압, 신부전, 심뇌혈관질환에 걸릴 위험이 증가한다. 상대적으로 낮은 혈중 납 농도에서도, 납은 성인에서 고혈압과 심장질환 사망의 위험을 증가시킨다.

어린이에서 납 노출로 인한 가장 큰 우려는 신경독성과 신경행동 효과로, 인지 장애, 학습 장애, 주의력 기간 단축과 주의력 결핍 과잉행동 장애로 나타나고, 성인 시기에 반사회적 및 범죄 행동 위험이 증가한다고 알려졌다(글상자 18.1을 보라).

플린트 수질(Flint water) 위기

2014년 미시간 주정부 당국자가 플린트시 상수원을 디트로이트 상하수도국이 수질 관리를 담당하던 휴런호에서 플린트 상수도 서비스 센터가 담당하는 플린트강으로 변경했다. 몇 주가 지나고 대부분이 저소득 아프리카계 미국인인 플린트 주민은 수돗물의 색깔, 맛, 냄새가 변했다고 지적했다. 일부 주민은 비정상적인 피부 발진을 호소하기도 했다. 그러나 시뿐만 아니라 주와 연방정부 당국자 모두 주민의 불평을 무시했다.

예상치 못한 상수도 본관 파열도 여러 차례 일어났다. 자동차 제조 회사는 공업용수가 엔진 부품을 부식시켰다는 불평을 제기했다. 주정부는 물을 끓여 마시라는 경고를 세 차례나 알렸다. 총트리할로메탄 농도는 수질 기준을 초과했다. 플린트 주민의 주택 내부 납 농도는 104 $\mu g/dl$였다. 버지니아 공과대학교는 플린트 주택에서 채취한 120개의 표본을 검사했고 20% 표본에서 납 농도가 15$\mu g/l$를 초과했음을 알아냈다.

2016년 2월에는 모나 해나-아티샤(Mona Hanna-Attisha)와 동료 연구진이 미국공중보건학회지에 상수원 변경 전후 5세 이하 어린이의 혈중 납 농도에 주목하는 논문을 발표했다. 연구 결과 어린이들에서 혈중 납 농도 기준치 초과율이 2.4%에서 4.9%로 뚜렷하게 증가했다. 사회경제적으로 불리한 지역에 사는 어린이에서 가장 높게 증가했다. 플린트 수질 위기에 여러 언론이 주목한 이후인, 2015년 10월에서야 플린트 상수원을 디트로이트 상하수도국이 수질 관리를 담당하는 휴런호로 복원시켰고, 급수관 부식 억제제인 인산염을 추가해 수돗물을 공급했다.

2016년 독립적인 조사 위원회가 수질 검사 결과를 조작한 공무원을 포함해 모든 단계에서 일어난 주정부의 잘못을 들추었다. 플린트 급수 체계 복원 비용은 약 15억 달러로 추산됐다. 만약 수돗물에 매일 약 100달러가 드는 부식 억제제 처리만 추가했다면, 플린트 수질 위기는 일어나지 않았을 것이다.

플린트 수질 위기를 겪고 난 이래로, 미국 전역의 많은 도시에서 수질 검사를 실시했다. 주택, 학교, 다른 공공시설에 공급된 수질 검사 결과 납 농도가 상승한 경우가 매우 빈번했다. 많은 전문가들은 플린트 수질 위기 문제를 겪고, 미국의 수돗물 공급 사회기반시설의 노후화가 예방할 수 있는 납 노출의 원인이며, 특히 경제적으로 소외된 도시와 마을에서 심각하다는 사실을 반영한다고 믿고 있다.

오염 관련 질환에 대처하기 위해 무엇이 필요한가

오염과 건강에 관한 지식의 커다란 격차를 좁히고 오염 관련 질환의 예방을 늘리기 위해, 글로벌 오염 건강 관측망(Global Observatory on Pollution and Health)이라는 조직을 설립했다. 글로벌 관측망은 "오염과 오염 관련 질환 데이터를 집계, 지오코딩(geocode), 보관하고, 추세와 지리적 유형 및 시의적절한 개입을 식별하기 위해 데이터를 분석하며, 결과를 정책결정권자, 언론, 글로벌 대중이 이용가능하게 변환하여 연구 촉진, 정책 안내, 목표 오염이 있는 도시와 국가 지원, 진도 추적, 생명 보전을 목표로 하"는 다국적 컨소시엄이다.

환경 정의를 해결하는 권고안은 다음과 같은 내용을 포괄하고 있다.

- 환경 보건 문제를 조사하고 해결하는 환경 보건 전문가의 훈련과 인증.
- 위험이 증가한 집단과 지역사회에서 노출과 환경적 요인에 기인한 나쁜 건강 결과의 모니터링.
- 위해 시설의 차별적 입지 선정과 승인을 불법화하는 입법.
- 역학 및 기타 연구 프로젝트의 발굴, 계획, 확산, 소통에서 시민 참여 보장.
- 위험에 처한 지역사회에서 환경보건 문제를 연구하는 유색인종 연구자 확대.

기후 변화

기후 변화는 지대하고 광범위한 환경 영향과 심각한 건강 결과를 초래하고, 어떤 국가 내에서 가난한 사람과 기타 소외된 인구 집단에 더 큰 영향을 주며, 특히 저·중소득 국가에 더 큰 영향을 준다. 기후 변화는 이산화탄소와 메탄과 같이 인간 활동으로 생성됐고 지속적으로 생성된 온실가스의 결과이다. 삼림 파괴를 동반하는 화석 연료의 연소가 대기권 이산화탄소 농도를 증가시켜 왔고 400ppm을 넘게 되었다(그림 18.4와 18.5).

기후 변화의 환경 영향

기후 변화의 환경 영향은 다음과 같은 결과를 포괄한다.

- 온도 상승: 지구 표면 온도가 1800년대 중반 이래로 섭씨 1.0도 가량 증가해 왔고 2100년까지 섭씨 1.0도 이상 추가로 증가할 것이다. 폭염으로 인해 일부 지역은 거주가 불가능해질 것이다. 최근 더 심각해지고, 길어지고, 잦아지는 폭염은 온열질환과 만성 비감염성 질환의 악화를 초래하고 있다. 온열질환 발생과 사망에 특히 위험이

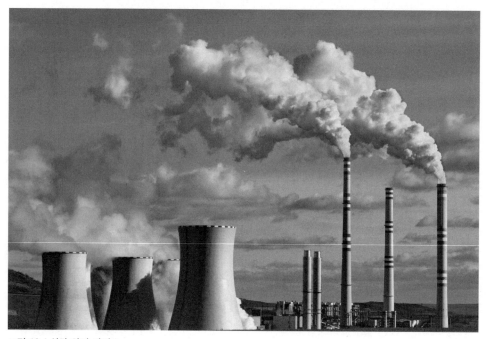

그림 18.4 석탄 화력 발전소

© Associated Press.

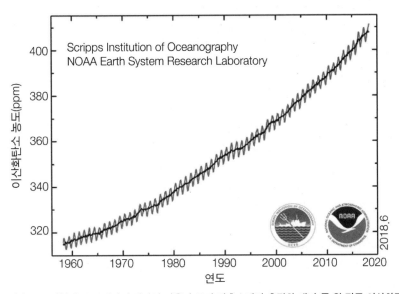

그림 18.5 지난 1960년부터 2018년까지 하와이 마우나 로아 관측소에서 측정한 대기 중 월 평균 이산화탄소 농도. 진동선은 대기 중 월 평균 이산화탄소 농도를, 직선은 계절 추세를 교정한 대기 중 이산화탄소 농도를 나타낸다.

자료: Scripps Institution of Oceanography and NOAA Earth System Research Laboratory.

높은 집단으로 노인, 독거 주민, 도시 주민, 에어컨이 없는 주택 주민, 실외 노동자가 있고, 여기에 유색인종, 이민자, 기타 소외된 인구 집단을 추가할 수 있다. 온도 상승으로 노동자 생산성이 줄어들고 있다. 온도 상승은 강수량 감소와 더불어 일부 지역에서 산불의 빈도와 강도를 증가시키고 있다.

- **극단 폭우:** 기후 변화는 일부 지역에서 가뭄의 횟수, 강도, 기간을 증가시키고 있다. 더워진 공기가 습도를 높여 폭우가 더 자주 내리게 된다. 범람원 지역이나 가뭄에 취약한 지역에 거주하는 저소득층과 기타 소외된 인구 집단이 특히 취약하다. 이러한 사람들은 홍수로 인한 악영향을 견뎌내는 데 필요한 회복력이 부족하기 쉽다.

- **해수면 상승:** 지난 100년간 전 세계 평균 해수면은 약 8인치(약 20.3 센티미터) 상승했는데, 이전 2000년 동안 상승한 수치보다 대폭 높은 값이다. 2100년까지 계속 상승할 것이다. 해양 열팽창뿐만 아니라 대륙 빙하와 빙상의 해빙에 따른 해수면 상승은 해안 침식을 심화시키고, 폭풍 해일과 저지대 홍수를 악화시키며, 고혈압과 임신중독증의 위험을 높이는 해안 대수층의 염수화를 초래한다. 방글라데시 같은 나라의 저지대 해안가에 사는 수천만 명의 사람은 강제 이주를 피할 수 없게 된다. 일부 태평양 도서 국가는 사라질 것이다.

- **극단적 기상 이상:** 기후 변화는 태풍이나 기타 심각한 폭풍과 같은 극단적 기상 이상

린다 영 랜더스먼(Linda Young Landesman)

토네이도, 홍수, 허리케인, 지진, 그리고 심각한 폭염과 같은 자연재해 동안, 사회 보호는 불균일하게 무너진다. 부정적인 결과에 대한 위험이 증가하는 것으로 간주되는 사람들은 종종 더 적은 자원을 가지고 있다. 더 큰 자원을 가진 사람들에 비해 재해에 대한 예측, 대처, 저항 및 복구 능력이 떨어진다(1-2). 위험에 처한 사람들은 일반적으로 가장 회복력이 낮거나 완전히 회복할 수 없는 사람들이다(3).

회복력에는 지역적인 차이가 있다. 예를 들어, 미국 서부의 거주자들은 일반적으로 남동부의 거주자들보다 재난으로부터 더 잘 회복할 수 있다.

재해 후 위해에 대한 민감성은 응급 서비스, 의료, 식품 및 수도, 전력, 통신, 운송 및 사회 자본에 대한 접근뿐만 아니라 기본적인 인구통계학적 특성의 기능이다(4).

가장 취약한 사람들은 유아 및 소아, 여성, 노인, 기능적 욕구가 있는 사람들(신체적 또는 정신적 업무 또는 일상생활의 활동을 수행할 수 없는 능력), 낮은 사회경제적 지위를 가진 사람들 및 소수 집단 구성원들이다. 사회정의를 보장하기 위해, 지역사회는 재난에 대비하고 대응할 때 주민의 사회적 조건을 고려해야 한다.

5일 동안 최소한 465명이 사망한 1995년 시카고의 극심한 폭염 동안, 경제적으로 빈곤한 아프리카계 노인들은 다른 어떤 인종/민족 집단보다 사망률이 높았다. 일반적으로 불균형적으로 영향을 받은 사람들은 사회적으로 고립되고, 범죄에 표적이 되는 것을 두려워하며, 공공요금에 부담을 느끼고, 빈곤과 혼자 사는 것(특히 노인의 경우)과 같은 기존의 여러 사회적 조건에 영향을 받았다(6).

1998년, 허리케인 플로이드는 노스캐롤라이나주와 사우스캐롤라이나주를 휩쓸고 지나갔으며, 1860년대 해방 직후에 설립된 역사적으로 아프리카계 미국인 공동체인 프린스빌과 타보로를 완전히 침수시켰다. 처음에, 일부 대응 관계자들은 이 홍수 벌판에서 집을 잃은 사람들에게 "땅을 팔고" 안전한 곳으로 이사하라고 제안했다. 그러나 지역 주민들은 이러한 제안에 성공적으로 저항했고 그들의 지역사회를 떠나기를 거부했다. 매수 제안은 특히 나이가 많거나 가난하거나 이동하지 않은 주민들에게 엄청난 불신, 혼란, 오해, 스트레스를 야기했다.

2003년 프랑스에서는 3주간의 폭염으로 총 1만 4802명의 노인들이 사망했다. 대부분의 희생자들은 독립적으로 살았고, 스스로를 보호하는 방법을 몰랐고, 적응하기 힘든 특이한 열로 인해 너무 많은 어려움을 겪었다.

2005년 허리케인 카트리나가 뉴올리언스와 그 주변 지역을 강타했을 때, 재난을 동반하는 다양한 형태의 사회 불의가 일어났다.

- 특별한 도움이 필요한 사람, 가난한 사람, 긴급구조대원과 같은 언어를 구사하지 못하는 사람은 스스로를 보호하기 위해 대피할 수 있는 능력이 가장 낮았다.
- 교통비가 부족한 가난한 사람들은 물리적으로 집에 고립되었다.
- 여성은 강간을 당했다.
- 필요한 약물, 투석, 기타 치료를 받지 못해 사망한 사람도 있다.

- 죄수들을 탈옥하거나 대피소 등 다른 곳에 수용되었다.

2017년, 푸에르토리코는 허리케인 마리아가 섬 전체를 파괴했을 때 기록상 최악의 자연재해를 경험했다. 4,600명 이상이 죽고, 수천 명이 다쳤으며, 주민들은 폭풍으로 인해 삶이 뒤바뀐 결과를 경험했다. 거의 300개의 공립학교가 2017년부터 2018년까지 휴교했다. 폭풍의 피해 중 많은 부분은 푸에르토리코의 노후화된 기반시설 때문이었다. 허리케인 마리아가 접근했을 때, 8만 명의 주민들은 이미 2주 전에 섬을 강타한 허리케인 이르마의 영향으로 전기가 공급되지 않았다. 전력 당국은 막대한 부채와 인력 부족 때문에 각각의 허리케인에 적절히 대비할 수 없었다. 허리케인 마리아는 노후화된 인프라, 열악한 유지 관리, 낡은 제어장치로 인해 취약했던 전력망을 크게 손상시켰다(8). 상수도체계도 또한 특히 취약했다. 이러한 허리케인이 발생하기 전에 상수도체계의 70%가 미국의 안전 기준을 충족하지 못했다(9).

허리케인 마리아에 이어, 연방비상관리국(FEMA)에 연방 지원을 신청한 백만 명 이상의 푸에르토리코 주민들이 그들이 집을 소유하고 있다는 것을 증명할 수 없었기 때문에, 연방비상관리국은 그들 중 많은 수가 '무단 점유자(squatters)'라고 여겼다. 몇 달 후, 연방비상관리국은 절차를 수정하고 서명된 자기보고를 받아들였다. 주택 소유 또는 점유 여부를 입증할 수 없는 경우에도, 일부 개인 또는 가족은 여전히 손상되거나 파괴된 개인 재산에 대해 다른 재난 지원을 받을 자격이 있다.

지역사회의 준비(COMMUNITY PREPAREDNESS)

미국 정부는 재해에 대한 지역사회의 대비태세에서 취약 계층을 다룰 것을 요구하고 있다. 법률 및 규정에는 다음이 포함된다.

- 미국 장애인법(1990년)은 지역사회가 장애인 개개인에 대한 대비태세를 보장할 것을 요구한다.
- 전염병 및 모든 위험 대비법(2006)은 지역사회가 비상사태에 대비할 때 5개의 특정 취약 계층에 대한 계획을 수립하도록 요구한다. 독립성 유지에 도움이 필요한 사람들, 비상사태 명령을 전달하거나 이해하는 데 어려움이 있는 사람들, 운송 수단이 없는 사람들, 감독이 필요한 사람들, 불안정하거나, 말기 또는 전염성 질병에 대한 의학적 치료가 필요한 사람들.
- 카트리나 후 개혁법(2006)은 지역사회가 ① 내구성이 있는 의료기기 또는 소모품 의료품을 필요로 하는 개인에 대한 지원, ② 취약 계층이 일반 인구를 위해 설계된 수용소에 머물 수 있는 서비스, ③ 정책, 절차 및 관행에 대한 합리적인 수정을 제공하도록 요구한다.

국토안보부 보조금 프로그램은 지역사회가 관할 구역 내에서 위협 및 위험과 이를 식별하는 평가를 수행할 수 있도록 자금을 제공한다. 모든 수준의 정부 기관에 대한 지침을 제공하는 연방비상관리국의 포괄적 대비 지침(CPG) 101(버전 2.0)(10)은 비상 운영 계획에 위험 평가를 통합할 것을 권고한다.

대비를 향상시키기 위해 지역사회는 비상 계획위원회를 구성할 수 있다. 지역사회에 대비할 때 비상 관리 및 공중보건 기관은 위험이 높은 인구에게 서비스를 제공하는 조직과 협력을 통해 재해 발생 시 필요한 것을 더 잘 이해할 수 있다(11).

자연 재해 시와 재해 이후에 모든 사람을 똑같이 위험으로부터 보호하기 위해 필요한 조치를 취함으로써 사회적 정의가 보장될 수 있다.

참고문헌

1. Bolin R, Stanford L. The Northridge earthquake: Vulnerability and disaster. London: Rutledge, 1998.
2. Kemp MA, Martin D. Teaching hazard mitigation. Fairfax, VA: Public Entity Risk Institute, 2011.
3. Bergstrand K, Mayer B, Brumback B, Zhang Y. Assessing the relationship between social vulnerability and community resilience to hazards. Social Indicators Research, 2015; 122: 391-409.
4. Foundation for Comprehensive Emergency Management Research Center. Community hazard risk assessment methodologies: A study of practical challenges and methodological solutions for THIRA (Threat and Hazard Identification and Risk Assessment). Edwardsville, IL: Foundation for Comprehensive Emergency Management Research Center, 2012.
5. Centers for Disease Control and Prevention. Heat-related mortality—Chicago, July 1995. Morbidity and Mortality Weekly Report 1995; 44: 577-579.
6. Klinenberg E. Heat wave: A social autopsy of disaster in Chicago. 2nd ed. Chicago: University of Chicago Press, 2015.
7. Sullivan B, Fieser E. Maria latest threat to Puerto Rico after $1 billion Irma hit. Bloomberg, September 20, 2017. Available at: https://www.bloomberg.com/news/articles/2017-09-19/hurri cane-maria-heads-for-puerto-rico-after-dominica-strike. Accessed May 14, 2018.
8. Mufson S. Puerto Rico's electric company was already $9 billion in debt before hurricanes hit. The Washington Post, September 21, 2017. Available at: https://www.thestar.com/news/world/2017/09/21/puerto-ricos-electric-company-was-already-9-billion-in-debt-before-hurricanes-hit.html. Accessed May 14, 2018.
9. Dorell O, Nuñez A. Puerto Rico's water woes raise fears of health crisis six weeks after Hurricane Maria. USA Today, November 2, 2017. Available at: https://www.usatoday.com/story/news/world/2017/11/02/puerto-rico-water-woes-raise-fears-health-crisis-six-weeks-after-hurricane-maria/808672001/. Accessed May 14, 2018.
10. Federal Emergency Management Agency. Comprehensive preparedness guide 101 (Version 2.0): Developing and maintaining emergency operations plans. Washington, DC: FEMA, 2010.
11. Landesman LY, Burke RV. Landesman's public health management of disasters: The practice guide. 4th ed. Washington, DC: American Public Health Association, 2017.

이 일어날 가능성을 높이고 있다. 기준 이하 주택, 범람원, 해안가 인접 지역에 사는 사람들에서 손상과 사망 위험이 증가한다(글상자 18.2를 보라).

이러한 환경 영향으로 농업 생산량이 줄어들고, 식품 부족을 초래하며, 안전한 식수에 대한 접근성과 가용성을 감소시킨다. 폭염, 가뭄, 홍수는 토지에 거주나 경작을 어렵게 만들어 사람들의 강제 이주를 초래하게 된다.

기후 변화의 건강 결과

기후 변화에 의한 나쁜 건강 결과는 다음과 같은 내용을 포괄한다.

- **온열질환**: 폭염은 열탈진, 열실신, 탈수, 열사병을 일으키고, 허혈성 심장질환, 만성 폐쇄성 폐질환, 당뇨병과 같은 만성 비감염성 질환의 합병증도 일으킨다. 2003년 유

럽에서 발생한 3주간의 폭염으로 7만 명 넘게 사망했다. 도시 내부 주민이 도시 열섬 현상으로 인해 교외 주민보다 폭염에 더 자주 노출된다.

- **호흡기 및 알레르기 질환**: 온도 상승은 미세먼지를 생성하는 지표 오존 농도 상승과 산불 발생의 원인이고, 둘 다 호흡기 자극과 천식, 만성 폐쇄성 폐질환과 같은 만성 호흡기질환을 악화시킨다. 온도 상승은 꽃가루 생성을 증가시켜, 알레르기성 비염이나 기타 알레르기 질환 발생 빈도를 높인다.
- **매개체 질환**: 질병을 전파할 수 있는 매개체와 병원체의 분포와 총량은 인구 집단의 성장, 도시화, 정치적 인구학적 변화, 사람과 물자의 국가 간 이동뿐만 아니라 기후 변화에 영향을 받을 수 있다. 기후 변화에 영향을 받는 매개체 질환으로 북미와 유럽의 라임병과 동아프리카와 기타 지역의 말라리아가 있다.
- **수인성 식품 매개 질환**: 폭우와 홍수는 상수도 공급 체계를 오염시켜 위장관 질환을 일으킬 수 있다. 가뭄은 안전한 식수에 대한 접근성을 줄일 수도 있다. 온도 상승뿐만 아니라 오염된 식수가 식품 매개 질환의 발생을 증가시킬 수 있다.
- **영양 부족**: 폭염 외에도 가뭄과 홍수는 경작지를 감소시켜, 결과적으로 식량 안보를 저해하고 영양 부족의 위험을 증대시킨다. 이러한 위험은 농민, 목축민, 기타 농지 근린 주민에서 가장 높고, 특히 저·중소득 국가 주민에서 높다. 단기와 장기 결과는 영유아에서 위험이 가장 높다.
- **무력 분쟁의 건강 영향**: 많은 연구 결과에 따르면 온도가 상승하고 강수가 극심할 때, 무력 분쟁의 위험이 증가해 왔다. 기후 변화와 무력 분쟁 간의 인과적 연관성에 대한 매우 강력한 증거를 보여주는 메타 분석 결과가 있다.
- **정신건강 문제**: 기후 변화는 정신건강 문제에 대해 (가뭄, 홍수, 강제 이주, 기타 사건의 결과와 같이) 직접적으로나 (기후 관련 재난이나 미래 위험에 대한 학습과 같이) 간접적으로 원인이 된다. 이러한 정신건강 문제로 인한 영향은 저소득층, 기타 소외된 인구 집단, 강제 이주민에서 더욱 크다.

인권에 대한 기후 변화의 위협

기후 변화의 환경보건 영향은 안전한 식수, 식품, 건강, 보안, 주거에 대한 접근권과 생활권을 포함한 경제적, 사회적, 문화적 권리뿐만 아니라 민권과 정치적 권리에도 위협을 가한다. 기후 변화로 인한 환경보건 영향에 가장 취약한 사람으로 저소득층, 여성, 어린이, 노인, 만성 비감염성 질환자와 장애인, 말라리아와 같은 기후 민감 질환 유병률이 높은 지역 주민, 폭염이나 증가하는 기상 변이에 노출된 노동자가 있다.

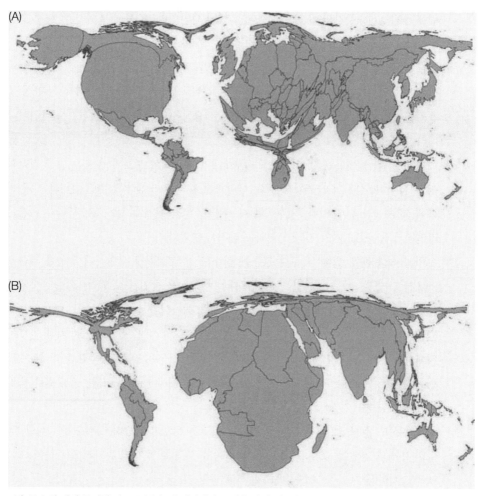

그림 18.6 전 세계 국가별 지도로 (A) 누적 이산화탄소 배출 상대 비율을, (B) 말라리아, 영양 부족, 설사, 익사에 대한 기후 변화 영향의 크기와 강도를 나타낸다.

자료: Patz JA, Gibbs HK, Foley JA, et al. Climate change and global health: Quantifying a growing ethical crisis. EcoHealth 2007; doi:10-1007/s10393-007-0141-1.

기후 변화의 불균형적 영향

기후 변화의 주원인에 해당하는 온실가스를 가장 적게 배출하는 저·중소득 국가가 기후 변화에 영향을 더 받고 있고, 온실가스를 훨씬 더 많이 배출하는 고소득 국가는 기후 변화에 영향을 덜 받고 있다(그림 18.6). 또한, 저·중소득 국가는 고소득 국가보다 기후 변화에 적응할 여지가 더 적다. 저·중소득 국가는 대체로 다음과 같은 이유로 고소득 국가보다 기후 변화로 인한 영향에 더 고통 받고 있다.

- 저·중소득 국가는 고온 환경에 더 자주 노출된다.
- 저·중소득 국가 경제는 극단적인 기상 변이에 노출되는 농업, 천연자원 채굴, 기타 부문에 크게 의존한다.
- 에어컨과 같은 온열질환을 예방할 수 있는 도구 활용이 고소득 국가에 비해 낮다.
- 저·중소득 국가는 기후 변화의 영향을 받는 지리적 위험 요인의 노출 정도가 높아 콜레라와 같은 유행병의 빈도가 높고 가뭄이나 홍수로 인해 식품과 식수의 접근성이 줄어든다.
- 저·중소득 국가는 매개체, 수인성, 식품 매개 질환 위험 증가에 직면해 있다.
- 저·중소득 국가는 기후 변화 영향에 적응할 여지가 더 적다.

많은 저·중소득 국가에 사는 여성과 어린 소녀가 식품, 식수, 연료 수집과 같은 가사를 전담하고 있다. 기후 변화로 인한 가뭄으로 이와 같은 가사가 매우 심각하게 어려워졌다. 농업용수 부족에 따라, 경작지가 줄어들고 땔감용 나무를 구하기 위해 더욱 먼 곳까지 다녀와야 한다. 결과적으로 여성은 식수를 담아오는 경로에서 성추행과 성폭행 위험 증가에 직면해 있다.

일반적으로 여성은 남성보다 열대성 폭풍과 같은 극단적 기상 사건으로 인한 손상과 사망률이 더 높다. 임신한 여성은 말라리아와 같은 매개체 질환과 수인성 식품 매개 질환으로 인한 심각한 질병과 사망에 특히 취약하다. 또한, 차별로 인해 많은 나라의 여성은 기후 변화로 인한 극단적 기상 사건과 기타 영향에 대처할 자원이 더 부족하다.

어린이는 기후 변화 영향으로 더 큰 고통을 받고 있다. 세계보건기구는 5세 미만 어린이 질병 부담의 88%가 기후 변화에 기인한다고 추정하고 있다. 식품과 식수 부족으로 어린이 영양부족이 늘어나고 어린이가 적절한 교육을 받을 기회가 줄어들고 있다. 어린이는 신체적으로 허약하여 재난 기간 동안 부모와 떨어져 있을 수 있으므로, 극단적 기상 사건이나 기타 기후 관련 재난에 더욱 취약하다. 어린이는 매개체, 수인성, 식품 매개 질환으로 인한 심각한 질병과 사망에 특히 취약하다. 말라리아, 영양 부족, 설사 질환과 같은 기후 민감 질환에 주로 어린이가 걸리므로, 기후 관련 총질병 부담은 주로 저·중소득 국가에 사는 어린이가 지고 있다.

많은 범주의 노동자가 기후 변화로 인한 나쁜 환경보건 영향 위험 증가에 노출되어 있다. 실내 노동자와 실외 작업을 일부 수행하는 노동자는 다음과 같은 요인에 노출되어 있다.

- 극단적 기온과 강수.
- 질병 전파 매개체.
- 산불을 포함한 대기 오염 물질.

지구 보건(Planetary Health)

새뮤얼 S. 마이어스(Samuel S. Myers)

지구 보건(Planetary Health)은 인간 건강을 위협하는 자연계에 대한 가속화하는 인공적인 변화를 이해하고 다루는 새로운 학문 분야이다(1). 2015년에 설립된 이래, 지구 보건은 여러 대학에서 몇 개의 새로운 저널, 교수직 및 대학원 과정 프로그램을 만들고, 지속가능개발목표를 달성하기 위해 유엔 기관들이 사용하는 틀을 만들었다.

2016년 록펠러재단은 지구 보건 동맹 창설을 지지했다. 하버드 대학교에 본부를 두고 있으며, 이 분야의 성장을 지원하는 130개 이상의 대학, 비정부기관 및 기타 기관들이 컨소시엄을 이루고 있다.

인류 문명은 홀로세 동안 진화했는데, 그 특징은 눈에 띄게 안정된 생물물리학적 조건이라는 것이다. 그러나 1968년, 최초의 아폴로 우주 비행사들이 달의 지평선 위로 떠오른 지구의 놀라운 아름다움을 촬영했을 때, 인류세 시대는 시작되었는데, 이 시대는 인간의 활동이 지구의 생물물리학적 상태를 형성하는 지배적인 힘이 되었다.

다음 사실을 고려해야 한다.

식량을 재배하는 데 있어서, 우리는 한 종으로서 사막과 얼음이 없는 육지 표면의 약 40%를 목초지와 작물에 적합하게 만들었다. 우리는 주로 농작물에 물을 주기 위해 접근 가능한 담수의 절반 정도를 사용한다. 그리고 우리는 어업의 90%를 그들의 최대 지속가능한 한계 이상으로 이용한다. 그 과정에서, 우리는 열대 및 온대 숲의 약 절반을 베어 냈고, 강의 60% 이상을 댐으로 막았다. 공기, 물, 토지의 질은 증가하는 오염 때문에 많은 곳에서 떨어지고 있다. 우리의 온실가스 생산은 지구 기후 시스템을 방해하고 있다. 이러한 과정과 여러 다른 과정들이 종들을 자연 속도보다 약 천 배 더 빨리 멸종하게 만들고 있다. 이와 동시에, 다양한 종의 포유류, 어류, 조류, 파충류, 양서류의 개체 수는 지난 45년 동안 50% 감소했다(3).

지구 보건은 인류가 인간이 만든 쓰레기를 흡수하거나 해독하고 인간이 사용하는 자원을 지속가능하게 제공할 수 있는 능력을 넘어섰다고 주장한다. 그 결과, 인간 활동은 최소 6가지 차원에서 근본적인 생물물리학적 변화를 주도하고 있다.

- 지구 기후 변화.
- 공기, 물, 토양의 오염 확산.
- 급격한 생물다양성 손실.
- 생물화학적 순환을 포함한 재구성.
- 탄소, 질소, 인.
- 토지 이용 및 토지 표면의 광범위한 변화 담수 및 경작지의 부족 등 자원 부족.

이러한 차원들은 공기, 물, 음식의 질을 변화시키면서 복잡한 방법으로 서로 상호작용한다. 빠르게 변화하는 환경 조건은 또한 전염병과 폭염, 가뭄, 홍수, 산불, 그리고 열대 폭풍과 같은 자연 재해에 대한 우리의 노출을 변화시킨다. 이러한 변화들은 궁극적으로 인간의 건강과 복지의 모든 차원에 영향을 미친다. 많은 경우, 환경 조건의 변화에 가장 취약한 사람들은 환경 조건의 변화에 가장 덜 책임이 있는 사람들이다.

몇 가지 예: 이산화탄소 배출은 전 세계 식품 공급을 덜 영양가 있게 하고, 따라서 영양소 결핍 및/또는 관련 전염병(4)으로 인한 질병과 사망에 대한 수억 명의 위험을 증가시키고 있다. 농작물 수확량을 늘리기 위해 그들의 밭에 비료를 뿌리는 벨리즈의 농부들은 저지대 농부들이 말라리아에 걸릴 위험을 증가시키고 있다. 그들의 밭에서 유출된 인산염이 말라리아를 전염시키는 모기 종류가 선호하는 식물을 하류로 수백 마일 이동시키기 때문이다. 수분 매개 곤충의 세계적인 감소는 과일, 채소, 견과류, 씨앗과 같은 수분 매개 자에 의존하는 식품의 소비 감소로 인해 전염성 질병으로 인한 질병과 사망률을 증가시키는 위험이 되고 있다.

인간에 의한 대규모 환경 변화가 인간 건강을 위협하고 있다는 인식이 높아지면서 지구 보건(7) 분야가 급속한 성장을 보이고 있다. 이러한 위협에 대처하려면 공공 보건의 개념 확대, 여러 분야에 걸친 새로운 파트너십 개발, 공공 의료 종사자 교육 재고, 기존의 좁은 범주들을 끊고 새로운 재원을 마련, 더욱 보수적 이고 지속가능하게 자연계 관리를 개선 등이 필요하다.

참고문헌

1. Whitmee S, Haines A, Beyrer C, et al. Safeguarding human health in the Anthropocene Epoch: Report of the Rockefeller Foundation-Lancet Commission on planetary health. Lancet 2015; 386: 1973-2028.
2. Pimm SL, Jenkins CN, Abell R, et al. The biodiversity of species and their rates of extinction, distribution, and protection. Science 2014; 344: 10.
3. World Wide Fund. Living planet report 2014: Species and spaces, people and places. Gland, Switzerland: World Wide Fund for Nature, 2014.
4. Smith MR, Myers SS. Impact of anthropogenic CO2 emissions on global human nutrition. Nature Climate Change 2018; 8: 834-839.
5. Rejmankova E, Grieco J, Achee N, et al. Freshwater community interactions and malaria. In: Collinge SK, Ray C, eds. Disease ecology. Oxford: Oxford University Press, 2006, pp. 90-104.
6. Smith MR, Singh GM, Mozaffarian D, Myers SS. Effects of decreases of animal pollinators on human nutrition and global health: A modelling analysis. Lancet 2015; 386: 1964-1972.
7. Myers SS. Planetary health: Protecting human health on a rapidly changing planet. Lancet 2017; 390: 2860-2868.

- 극단적 기상 사건.
- 심리적 스트레스.

공공사업, 교통, 응급 대응, 보건의료, 환경 개선, 건축, 철거, 조경, 농업, 임업, 산불 관리, 중공업, 창고업과 같은 특정 산업에 종사하는 노동자에서 위험이 증가하고 있다.

기후 변화에 대처하기 위해 무엇이 필요한가

기후 변화에 대처하는 전략으로 다음과 같은 두 개의 넓은 범주가 있다.

- 완화: 온실가스 배출을 안정시키고 감축하는 조치로 구성되고, 일종의 일차 예방이다.
- 적응: 기후 변화로 인한 환경보건 문제의 공중보건 영향을 감축시키는 조치로 구성되고, 일종의 이차 예방이다.

완화

완화는 정책 실행과 기술적 접근의 도입으로 달성할 수 있다. 완화를 촉진하고 증진하는 정책은 다음과 같이 다양한 사회 부문에서 개발하고 실행할 수 있다.

- 에너지 정책으로 풍력, 태양 에너지와 같은 재생 에너지 사용 증진, 화석 연료 사용 감축, 에너지 보전을 장려할 수 있다.
- 교통 정책으로 걷기와 자전거 타기와 같은 능동형 교통과 연료 효율이 높은 교통수단 이용을 장려할 수 있다.
- 식품과 농업 정책으로 육류 생산 및 소비의 감소, 적절한 바이오 연료의 개발, 메테인 배출 감축을 이끌어낼 수 있다.
- 토지 이용 정책으로 기존 삼림 보호와 신규 삼림 식생을 장려할 수 있다.

이와 같은 정책 실행으로 건강에도 중요한 공동 이득을 얻을 수 있다.

적응

보건 전문가는 다음과 같은 내용을 포괄하는 적응 조치를 장려하고 참여할 수 있다.

- 기후 변화와 그에 따른 나쁜 영향에 대해 동료 전문가, 정책 결정권자, 일반 대중의 교육.
- 매개체 질환과 기타 기후 변화 건강 결과에 대한 감시체계 수행.
- 기후 변화의 건강 결과 고위험군에 대한 취약성 평가.
- 개인, 조직, 지역사회의 회복탄력성 구축.
- 기후 변화의 건강 결과에 대비하기 위한 지역사회 조직, 비정부기구, 정부 기구 등의 협력 증진.
- 기후 변화의 건강 결과와 기후 변화에 대처하기 위한 정책과 기타 조치의 평가 연구 증진.

개인은 기후 변화에 ① 주택 단열을 강화하고 에어컨으로 온도를 낮추며, ② 능동형 교통, 대중 교통, 카풀 등을 이용하며, ③ 붉은 육류 섭취를 줄이고 과일과 채소 섭취를 늘리며, ④ 비정부 조직의 활동을 지원하고 정치적 활동에 참여하는 등 기후 변화 문제에 더 개입하여 대처할 수 있다.

결론

기후 변화와 인간 활동으로 인한 다른 환경보건 결과에 대처하기 위해 더 많은 학제 간 부문 간 접근을 개발하고 증진할 필요가 있다. 새로운 학제 간 부문 간 접근의 중요한 사례로 지구 보건(planetary health)과 같은 떠오르는 분야가 있다(글상자 18.3).

참고문헌

1. Landrigan PJ, Fuller R, Acosta NJR, et al. The Lancet Commission on pollution and health. Lancet 2018; 391; 462-512.
2. GBD 2015 Risk Factors Collaborators. Global, regional, and national comparative risk assessment of 79 behavioural, environmental and occupational, and metabolic risks or clusters of risks, 1990-2015: A systematic analysis for the Global Burden of Disease. Lancet 2016; 388: 1659-1724.
3. Landrigan PJ. Children's environmental health. In: Levy BS, Wegman DH, Baron SL, Sokas RK, eds. Occupational and environmental health. 7th ed. New York: Oxford University Press, 2018, pp. 619-632
4. Landrigan PJ, Rauh VA, Galvez MP. Environmental justice and the health of children. Mount Sinai Journal of Medicine 2010; 77: 178-187.
5. Bullard RD, Wright BH. Environmental justice for all: Community perspectives on health and research needs. Toxicology and Industrial Health 1993; 9: 821-841.
6. Brulle RJ, Pellow DN. Environmental justice: Human health and environmental inequalities. Annual Review of Public Health 2006; 27: 103-124.
7. Bullard RD. Dumping in Dixie: Race, class, and environmental quality. Boulder, CO: Westview Press, 1990.
8. Asch P, Seneca JJ. Some evidence on the distribution of air quality. Land Economics 1978; 54: 278-297.
9. Gianessi LP, Peskin HM, Wolff E. The distributional effects of uniform air pollution policy in the United States. Quarterly Journal of Economics 1979; 94: 281-301.
10. Szasz A, Meuser M. Environmental inequalities: Literature review and proposals for new directions in research and theory. Current Sociology 1997; 45: 99-120.
11. U.S. General Accounting Office. Siting of hazardous waste landfills and their correlation with racial and economic status of surrounding communities, GAO/RCED-83-168. Washington, DC: Government Printing Office, 1983.
12. Commission for Racial Justice, United Church of Christ. Toxic wastes and race in the United States: A national report on the racial and socio-economic characteristics of communities with hazardous waste sites. New York: Public Data Access, 1987.
13. Bullard RD. Solid waste sites and the Houston black community. Sociological Inquiry 1983; 53: 273-288.
14. Been V. Locally undesirable land uses in minority neighborhoods: Disproportionate siting or market dynamics? Yale Law Journal 1994; 103: 1383-1422.

15. Bryant B, Mohai P. Race and the incidence of environmental hazards: A time for discourse. Boulder, CO: Westview Press, 1992.

16. Zimmerman R. Social equity as environmental risk. Risk Analysis 1993; 13: 649-666.

17. Hird JA. Environmental policy and equity: The case of Superfund. Journal of Policy Analysis and Management 1993; 12: 323-343.

18. Anderton DL, Anderson AB, Oakes JM, Fraser MR. Environmental equity: The demographics of dumping. Demography 1994; 31: 229-248.

19. Costner P, Thornton J. Playing with fire: Hazardous waste incineration. Washington, DC: Greenpeace, 1990.

20. Wernette D, Nieves LA. Breathing polluted air. EPA Journal 1992; 18: 16-17.

21. Hajat A, Hsia C, O'Neill MS. Socioeconomic disparities and air pollution exposure: A global review. Current Environmental Health Reports 2015; 2: 440-450.

22. Cushing L, Morello-Frosch R, Wander M, Pastor M. The haves, the have-nots, and the health of everyone: The relationship between social inequality and environmental quality. Annual Review of Public Health 2015; 36: 193-209.

23. Grube A, Donaldson D, Kiely T, Wu L. Pesticides industry sales and usage: 2006 and 2007 market estimates. February 2011. Available at: https://www.epa.gov/sites/production/files/2015-10/documents/market_estimates2007.pdf. Accessed October 10, 2018.

24. Levy BS, Levin JL, Teitelbaum DT, eds. Symposium: DBCP-induced sterility and reduced fertility among men in developing countries: A case study of the export of a known hazard. International Journal of Occupational and Environmental Health 1999; 5: 115-153.

25. Cushing L, Faust J, August LM, et al. Racial/ethnic disparities in cumulative environmental health impacts in California: Evidence from a statewide environmental justice screening tool (CalEnviroScreen 1.1). American Journal of Public Health 2015; 105: 2341-2348.

26. Brown P. Race, class, and environmental health: A review and systematization of the literature. Environmental Research 1995; 69: 15-30.

27. Arcury TA, Quandt SA, Russell GB. Pesticide safety among farmworkers: Perceived risk and perceived control as factors reflecting environmental justice. Environmental Health Perspectives 2002; 110(Suppl 2): 233-240.

28. Masten SJ, Davies SH, McElmurry SP. Flint water crisis: What happened and why? Journal of the American Water Works Association 2016; 108: 22-34.

29. Hanna-Attisha M, LaChance J, Sadler RC, Schnepp AC. Elevated blood lead levels in children associated with the Flint drinking water crisis: A spatial analysis of risk and public health response. American Journal of Public Health 2016; 106: 283-290.

30. Gostin LO. Lead in the water: A tale of social and environmental justice. JAMA 2016; 315: 2053-2054.

31. Landrigan PJ, Fuller R, Hu H, et al. Pollution and global health—An agenda for prevention. Environmental Health Perspectives 2018; 126: 084501.

32. Levy BS, Patz JA, eds. Climate change and public health. New York: Oxford University Press, 2015.

33. Levy BS, Patz JA. Climate change, human rights, and social justice. Annals of Global Health 2015; 81: 310-322.

34. Stott R. Population and climate change: Moving toward gender equality is the key (Commentary). Journal of Public Health 2010; 32: 159-160.

35. Williams M. Integrating a gender perspective in climate change, development policy and the UNFCCC. South Centre Climate Policy Brief 2013; 12: 1-8.

36. Burns B, Patouris J, Kalela A, et al. United Nations Framework Convention on Climate Change (UNFCCC) decisions and conclusions: Existing mandates and entry points for gender equality. Gender & Climate Change Technical Guide for COP20. Lima, Peru: UNFCCC. Available at: https://gest.unu.edu/static/files/united_nations_framework_convention_on_climate_change_decisions_and_conclusions.pdf. Accessed August 6, 2018.

37. McMichael AJ, Campbell-Lendrum D, Kovats S, et al. Global climate change. In: Ezzati M, Lopez AD, Rodgers A, Murray CJL, eds. Comparative quantification of health risks: Global and regional burden of disease attributable to selected major risk factors, volume 2. Geneva: World Health Organization, 2004.

38. Perera FP. Children are likely to suffer most from our fossil fuel addiction. Environmental Health Perspectives 2008; 116: 987-990.

39. Rylander C, Odland JO, Sandanger TM. Climate change and the potential effects on maternal and pregnancy

outcomes: An assessment of the most vulnerable—The mother, fetus, and newborn child. Global Health Action 2013; 6: 19538.

40. Wernham A. Health effects of climate change in Arctic indigenous communities. In: Levy BS, Patz JA, eds. Climate change and public health. New York: Oxford University Press, 2015, pp. 16-18.

41. Roelofs C, Wegman DH. Workers: The "climate canaries"? In: Levy BS, Patz JA, eds. Climate change and public health. New York: Oxford University Press, 2015, pp. 18-19.

42. Levy BS, Roelofs C. Impacts of climate change on workers' health and safety. In: McQueen DV, ed. Oxford research encyclopedia of global public health. New York: Oxford University Press, 2019. doi: http://dx.doi.org/10.1093/acrefore/9780190632366.013.39.

43. Frumkin H, Hess J, Luber G, et al. The public health response to climate change. American Journal of Public Health 2008; 98: 435-445.

44. Union of Concerned Scientists. Cooler, smarter: Practical steps for low-carbon living. Washington: Island Press, 2012.

노동 안전 보건

Occupational Health and Safety

린다 레 머라이
번역 김인아

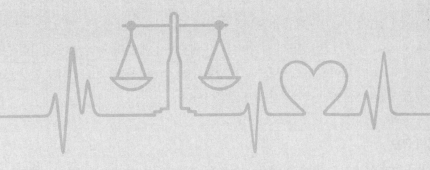

린다 래 머라이(LINDA RAE MURRAY)_ MD. MPH. 일리노이 대학교 시카고 보건대학 부교수, 보건의료정책연구단 이사 겸임. lindarae.murray@gmail.com

김인아_ 한양대학교 의과대학 및 보건대학원 교수. 직업환경의학을 전공하였으며 현재는 노동보건과 관련한 연구와 강의를 하고 있다. 노동자의 건강 문제를 정치경제학적 맥락에서 이해하고자 애쓰고 있다. inahkim@hanyang.ac.kr

서문

에이브러햄 링컨(Abraham Lincoln) 대통령은 1861년의 첫 국회 연설에서 "노동은 자본보다 우선하는 것이며 자본으로부터 독립적인 것이다. 자본은 노동의 열매에 불과할 뿐이며 노동이 먼저 존재하지 않는다면 자본은 절대 존재할 수 없다. 노동은 자본보다 상위에 있는 것이고 더 가치가 있다고 봐야 한다"고 주장한 바 있다. 이처럼, 직업성 손상(occupational injury)과 질환(occupational disease)을 이해하는 것은 자본과 노동의 관계에 대한 맥락에서 이루어져야 한다.

직업성 손상과 질환의 양상은 생산 체계에 반영되는 노동과 자본의 권력관계(power relationship)가 결정한다(1-4). 직업성 손상과 질환은 사회적으로 발생하는 것이므로 예방이 가능하다. 이것이 노동 안전 보건[1]의 사명이다. 전 세계에서 매년 약 30만 명이 직업성 손상으로 사망하고 200만 명이 직업성 질환으로 사망한다(5). 2008년부터 2011년까지 발생한 선진국의 모든 사망의 5~7%는 직업성 손상과 질환이었다.

문제의 규모

2016년 미국에서는 하루 평균 150명의 노동자가 작업 관련 손상이나 질병으로 사망했는데 5,000명 이상이 직업성 손상으로 인한 사망했고 5만 명 이상은 작업 관련성 질환으로 사망했다. 2016년 미국의 정부 기관에 보고된 직업성 손상과 질환은 총 370만 건이었으나 실제 발생 건수는 740만~1,110만 명으로 추정한다(6).

직업성 손상과 질환에 대해서는 상당한 비용이 소요가 된다. 2016년 미국에서 사업주들이 산재보상보험 비용으로 지급한 돈은 970억 달러로 추산했다(7). 그러나 이는 작업 관련 손상과 질병의 상당수가 건강보험체계상에서의 비용으로 이전된다는 점을 감안하면, 사업주, 노동자, 사회가 부담하게 되는 전체 비용의 일부에 불과하다. 미국에서는 매일 수천 명의 노동자가 작업 관련 손상으로 영구적 또는 일시적인 장애를 가지게 되는데 이 중 일부만이 산재보험의 적용을 받을 수 있다. 작업 관련성 손상과 질환을 예방하고 해결하기 위해 자원을 배분하고 주의를 기울이는 경우는 다른 질환에 비해서 매우 적다. 작업 관련 손상과 질환의 보건학적, 경제학적, 사회적 부담을 관찰할 수 있는 적절한 감시체계를 구축하는 데 실패하는 것

---

[1] 한국의 제도에서는 산업안전보건이 일반적으로 사용되는 용어임. 그러나 산업안전보건은 제조업 중심 정규직 중심의 전통적 노동시장을 전제로 한 용어로서 '사업장'의 경계 및 사업주와 노동자의 경계가 모호한 최근의 노동시장을 반영하지 못하는 용어라는 지적이 있음. 따라서 이 장에서는 노동자들의 권리 차원에서 이 문제를 바라보는 단어인 '노동 안전 보건'으로 제목을 번역하였음.

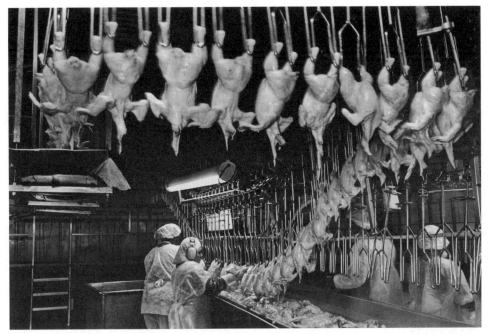

그림 19.1 닭 가공 공장 생산 라인의 노동자들. 안전보건에 대한 위험 요인이 많은 이러한 종류의 직업을 시작하는 노동자들은 소수자와 여성이 많다

사진: Earl Dotter.

은 결국 유병률과 사망률을 줄일 수 있는 정책과 규제를 도입하는 것을 어렵게 만든다.

권력관계

　노동은 본질적으로 개인과 인구 집단의 사회적 지위(social status), 안녕, 건강에 막대한 영향을 준다. 노동이 조직되는 방식, 누가 무엇을 하는가, 누가 이윤을 가져가느냐로 설명할 수 있는 노동은 인간 사회의 근본적인 구조적 요소와 건강 수준의 주요한 결정요인을 대표한다. 노동과 관련이 있는 권력관계는 사회적 정의를 향상시키거나 유도할 수 있다. 권력관계는 작업장에 대한 정부의 역할, 노동시장의 본질, 그리고 고용조건과 노동조건을 결정한다. 실업자는 누구인가? 자존감을 유지하는 수준의 안정적이고 높은 임금은 누가 받는가? 비공식 경제(informal economy)[2]에서 일하는 사람은 누구인가? 불안정 노동은 누가 하는가? 차별적 작업환경에서 일하는 사람은 누구인가? 고용조건과 노동조건의 특성을 결정하는 데 사회적 계급,

---

2　정부의 규제나 관리 밖에서 이루어지는 고용이나 경제활동을 의미함.

인종과 민족성, 성별은 어떻게 작용하는가?

이러한 결정적인 질문들에 대한 대답은 사회와 작업장에서의 권력관계를 반영한다. 노동 보건에서의 불평등을 이해하기 위해서는 이러한 불평등의 구조적 결정요인이 되는 자본과 노동 사이의 권력관계를 검토할 필요가 있다.

작업장에서의 사회 불의가 건강 불평등을 유발하는 많은 경로가 있다. 연구가 많이 진행되어 있는 하나의 경로는 위험하고, 임금이 낮으며, 선호도가 떨어지는 직업에서 일하는 유색인종의 노동자가 유해 물질에 더 많이 노출된다는 것이다(그림 19.1). 노동에서의 사회 불의는 작업장에서의 민주주의를 보장할 수 있는 노동자들의 권력과 작업환경을 통제할 수 있는 노동자들의 능력이 충분하지 않음을 의미하고, 이는 결국 노동자들의 삶에 영향을 주게 된다. 노동에서의 사회 불의는 사회의 다른 반쪽에서의 사회 불의의 반영이다. 계급, 인종과 민족, 그리고 젠더는 전체 인간 활동의 모든 측면에서 사회 불의를 결정하는 주요한 구조적 요인이다(8-11).

역사적 개괄

미국은 아메리카 원주민의 토지 몰수, 식민지 주민에 대한 강제적 노예화와 노예 노동을 바탕으로 건국되었다. 노예제도가 끝난 후에는 소작(소작농들이 농지를 경작하고 각각의 농작물의 일부를 임차료로 내는 제도)이 노예제도를 경제적으로 대치했다. 빚을 통해 이전의 노예들은 (소작농의 형태로) 노예가 되어 다시 그 땅에 묶여 있었다. 남북전쟁 이후 1세기 이상 동안 남부에서는 아프리카계 미국인을 강제노동이나 기업 노동력으로 이용하기 위해 투옥하는 의도적인 활동들이 있었다(12, 13).

W. E. B. 두보아(W. E. B. Dubois)는 1902년과 1912년 논문에서 과거 노예였으나 노동조합에 참여한 네그로 아르티산(Negro Artisan)에 대해 기록한 바 있다. 1902년에 50만 명의 조합원을 가지고 있던 15개 조합에는 실질적으로 4만 명의 흑인 회원이 있었다. 미국의 광산 노동자 연합은 이들 조합 중 가장 규모가 컸으며, 2만 명의 흑인을 포함해 22만 5,000명의 조합원이 가입했다. 일부 조합에서는 흑인이 큰 역할을 했는데, 예를 들어 국제항만연맹(International Longshoremen's Association)의 조합원 수는 1902년에 3,600명에 불과했지만, 75%가 흑인이었다. 27개 노조 20만 명의 조합원으로 구성된 다른 산별노조3에는 흑인 조합원이 1,000명에 불과했다. 43개 노조로 구성되어 조합원 수가 50만 명에 이르는 최대 산별노조에

---

3 개별노조의 연합노조에 대해 산별노조로 지칭함.

는 흑인 조합원이 없었다(14).

10년 후인 1912년 애틀랜타 대학은 노동운동에서 흑인 노동자의 역할에 대해 다음과 같이 규정했다. "백인 노동자가 경제적 조건을 이해하도록 교육받으면 그는 한심한 인종적 편견에서 벗어나 흑인과 백인이 공통된 문제가 있는 노동을 하고 있다는 것을 인식하게 될 것이다. 흑인들이 노동계의 편견과 배제에 맞서 싸우게 하고 열심히 싸우게 하되 노동운동과 싸우지 않도록 하라(15)."

이민자들의 물결은 미국의 산업적 성장을 촉진하기 위한 값싼 노동력을 계속해서 공급했다. 제철소에서 일하는 아일랜드 이민자나 철도를 건설하는 중국 이민자들이나 이민자들은 기본권을 부정당하고 극도의 위험에 노출됐다. 아시아계 미국인, 멕시코계 미국인, 아메리카 원주민, 아프리카계 미국인에 대한 인종차별은 비인간적인 대우와 가장 위험한 직업적 노출을 초래했다.

1935년 국가노사관계법[National Labor Relations Act, 와그너법(Wagner Act)]이 통과되었을 때 흑인은 노동조합 조합원의 1% 미만이었다. 이 법안은 흑인과 멕시코계 미국인이 주를 이루는 농업 노동자와 가사노동자는 적용 대상에서 배제했다. 제2차 세계대전 초기에는 흑인 여성의 50% 이상이 가사노동자였다. 조합원의 수는 1950년대 중반 가장 많았는데, 전체 노동자의 36%가 조합에 소속되었다. 그러나 흑인 노동자들은 백인 노동자보다 노조 가입률이 더 높았다. 1960년대 과거 분리되어 있던 노조의 통합은 시민권 운동의 한 승리였다. 1970년대 초부터 흑인들은 백인 노동자보다 높은 비율로 노동조합에 가입했다(16, 17).

직업적 차별은 사람들이 자신이 원하는 직업의 종류와 자격을 얻기 위해 자유롭게 경쟁할 수 있는 권리를 거부당할 때 발생한다. 역사적으로 제조업 내에서 ① 연공서열 규칙을 적용하고 공장 내 훈련 및 사업장에서의 승진 기회에 차별이 있었으며 ② 많은 조합에서 짐 크로의 분리 장벽이 있었다(짐 크로법은 1876~1965년 사이 여러 주와 지역에서 통과되었는데, 연방의 일부인 남부 주의 공공 기관에서는 의무적으로 인종적 분리가 있었다). 제2차 세계대전으로 노동력 부족 사태가 생겼고 이로 인해 일시적으로 짐 크로법의 적용에 문제가 생겼고, 1941년 프랭클린 D. 루즈벨트(Franklin D. Roosevelt) 대통령은 행정 명령으로 공정 고용 실천위원회(Fair Employment Practice Committee: FEPC)를 설립했다. FEPC는 모든 가용 인력의 완전 고용을 촉진하고 인종, 종교적 교리, 피부색, 또는 출신국으로 인한 정부 및 방위 산업에서의 차별적 고용 관행을 없애기 위해 만들어졌다. 이 기간 동안 수천 명의 흑인 남녀가 전통적으로 금지되었던 숙련노동 분야에 들어갔다. 그러나 FEPC가 발표한 보고서에 따르면 ① 전체 흑인 여성 노동자의 2/3 가까이가 서비스 직종에 남아 있고, ② 절반 가까이가 여전히 가사노동에 종사하고 있으며, ③ 흑인 남성 중 거의 1/2이 미숙련 노동자나 농장 노동자로 계속 일하고 있었

다. 아프리카계 미국인들이 산업에서 발판을 마련했지만, 이 발판은 항상 불안정한 것이었다
(17).

'이주 노동'의 역할은 역사적으로 직업적 손상과 질병에 대한 오늘날의 불평등의 맥락을 구성한다(그림 19.2). 1846년에서 1848년 사이에 미국은 멕시코와의 전쟁으로 멕시코 북부를 점령했다. 약 8만 6,000~11만 6,000명의 멕시코인이 과달루페 이달고 조약에 의해 '완전한 (full)' 시민권을 가진 미국 시민이 되었다. 1900년까지 멕시코인이 소유한 토지의 상당 부분은 영국계 미국인이 점령했다. 아프리카계 미국인들이 남부 전역에서 살해되어 테러를 당하는 동안 같은 역사적 시기에 멕시코계 미국인들은 남서부에서 비슷한 비율로 처형을 당했다 (18). 토지의 수탈과 많은 숙련된 장인의 축출은 멕시코 노동자들을 저숙련 저임금 노동으로 내몰았다. 멕시코인들은 면화, 과일, 야채, 양과 소 목축, 그리고 금, 은, 구리, 납의 대규모 광산에서 일하게 되면서 분리되었다. 1882년 중국배제법이 통과되면서 멕시코인들은 철도의 저숙련 노동자로서 중국인 노동자를 대체했다. 1900년까지 멕시코 노동자들은 남부 국경 근처에서부터 고용되었고, 1920년대에는 매년 평균 5만 명의 멕시코 이민자들이 미국으로 왔다. 멕시코계 미국인들은 1964년 시민권법(Civil Rights Act)이 통과될 때까지 지역 노조에만 가입할 수 있도록 제한되었다(19).

1930년대와 1940년대에, 미국의 주요 산업에서는 남부에서 온 아프리카계 미국인 소작인과 멕시코와 아시아에서 온 노동자들을 '임금 삭감자'와 '파업 파괴자' 역할을 하게 하는 전통적인 전술을 쓰고 있었으며 이는 작업장 민주주의를 제한하는 것이었다. 인종차별주의는 미국 노동계급을 분열시키는 강력한 쐐기 역할을 했다. 백인 노동자들은 이 '비열한' 집단들이 자신들보다 더 낮은 수준의 생활 기준을 가지고 있다고 믿게 되었다.

1960년대 저항의 시기, 젊은 공장 노동자들은 직장에서 권위주의에 반대했다. 노동계급의 승리와 기업으로부터의 양보는 기대감을 높이고 이윤과 계급권력, 계급통치를 위협하고 있었다. 더 나은 임금, 더 나은 사회 프로그램과, 사회보장 같은 진보의 척도로 여겨졌던 것들이 자유시장체제의 요구를 가로막는 장벽으로 재정의 되었다(20). 신자유주의가 지지를 얻으면서 세계적으로 자유무역의 지속성과 안정성을 향한 추구는 특히 저임금·고위험 직종에 머물러온 노동자들의 직장 내 사회정의 저하와 건강 악화로 이어졌다.

독성 화학물질, 물리적 위험, 열악하고 위험한 작업환경에 의한 작업 관련 손상과 직업적 노출은 일반적으로 저임금과 관련이 있다. 위험한 노동조건에 노출되는 것은 사회경제적 지위가 낮은 노동자들, 소수인종과 소수민족들, 그리고 새로운 이민자들 사이에서 불균형하게 일어난다(21). 역사적으로, 미국에 도착한 각 집단은 산업에서 가장 위험한 직업에서 일했고, 다음 이민자 집단이 이러한 업무를 이어서 했다. 제2차 세계대전 후 경제 호황기에 노동조합

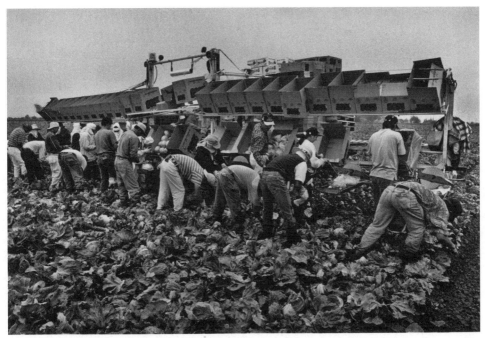

그림 19.2 캘리포니아 농장 노동자들은 이주 노동자들이며, 밭에서 직접 수송을 위해 양상추를 수확하고 포장하고 상자에 담기 위해 몸을 구부린다. 기계 기구의 속도가 노동의 속도를 결정한다.

사진: Earl Dotter.

의 규모 확대는 조직된 노동을 강력한 정치적 선거구로 만들었지만, 여전히 지도부의 상당수는 백인 남성이었고 과소 대표되는 노동자로 노동운동을 확대하려는 경향은 거의 없었다. 일부 노조가 여성 노동자와 유색인종 노동자를 조직하면서 상당한 이득을 얻었기는 했으나 이들 노동자의 대부분은 1950년대까지 조직화되지 않은 채 남아 있었다. 노조의 공식적인 일반 조합원과 그들의 지도력이 가지고 있던 많은 산업에서의 인종과 성차별 그리고 차별적인 고용과 고용 방식은 흑인, 히스패닉계, 아시아계 미국인, 그리고 아메리카 원주민들이 초급, 저임금, 그리고 위험한 직업에서 벗어나지 못하도록 했다(22-24).

산업안전보건법(OSHA)의 영향

1960년대에 산업안전보건청(Occupational Safety and Health Administration: OSHA)과 국가산업안전보건연구원(National Institute for Occupational Safety and Health: NIOSH) 설립의 근거가 되는 산업안전보건법의 통과를 위해 노조가 움직였다. 이 법의 가장 중요한 성과는 직장 안전과 건강 문제를 노조, 노동자, 보건 전문가, 일반 대중의 의제화한 것이다. 조합원의 요구가 증가하면서 노조는 안전보건위원회를 구성하여 조합원들에게 작업장의 위험 요인을 파악하고 통제하는 방법을 가르쳤다(8, 25).

산업 안전 보건 규제는 매우 느리게 공포되었고, 최근 몇 년 동안 거의 새로운 규정이 채택되지 않았다. 엄격한 집행의 부재, 정부 관료, 그리고 매우 영향력 있는 산업의 로비스트들은 산업 안전 보건 규제를 약화시켰다. 사업주들은 중앙집권적인 정부 관료 체제의 감독이 이루어지는 것을 반기지 않았다. 따라서 산업안전보건법이 1970년대에 기준을 공포하고 시행하기 시작한 지 얼마 되지 않아 산업안전보건법에 대한 공격이 시작된 것은 놀랄 일도 아니었다. 그 이후로 산업안전보건법의 새로운 기준의 시행과 공포는 주로 선거 정치에 의해 주도되었다(26).

산업안전보건청의 집행권한을 강화하고 국립산업안전보건연구원을 통해 직업안전보건연구의 자금 지원을 늘려야 하기는 하지만, 산업안전보건청은 창설 이래 적어도 5만 9,000명의 생명을 구한 것으로 인정받을 수 있다(6).

산업안전보건청 설립 이후 많은 사업장에서 상당한 소득이 있었지만, 일부 위험한 근로조건을 확인하지 못하면서 많은 차별이 남아 있다. 1991년 가난한 시골 마을인 노스캐롤라이나주 햄릿에 있는 가금류 공장에서 발생한 충격적인 화재는 이로 인한 격차의 한 예이다. 안전문이 잠겨 화재에서 빠져나오지 못해 작업자 25명이 사망한 것이다.

건강 불평등의 이론적 틀

미국의 건강 불평등은 수세기 동안 관찰되어 왔다. 이러한 차이를 줄이거나 없애는 전략은 이러한 불평등이 어떻게 생기는지에 대한 개념적 이론적 틀에 기초해야 한다(3장 참조).

20세기에 들어와서도 미국의 의학적 사고방식은 아프리카계 미국인들(및 다른 유색인종)이 생물학적으로 열등하다는 것이었다(27). W. E. B. 듀보이스는 이러한 표준적인 개념을 부정하면서 "그렇다면 부인할 수 없는 사실은 어떤 질병은 백인보다 흑인에서 훨씬 비율이 높다는 것이다. … 그 차이는 인종 이외의 다른 이유로 차이점을 설명할 수 있다. … 만약 전체 인구를 사회적, 경제적 조건으로 구분하여 분석한다면 인종 문제는 거의 완전히 없어질 것이다"라고 했다(28). 그는 광범위한 사회적, 경제적 조건이 관찰된 건강 격차를 야기한다는 것을 보여주었다.

오늘날, 사회 생태 모형이 받아들여지고 있다(그림 19.3과 19.4)(29)(26장 참조). 전 세계 공중보건 전문가들 건강과 질병의 구조적 결정요인에 초점을 맞추는 것으로 의견의 일치가 이루어지고 있지만, 미국은 여전히 개인의 수준과 행동 개입에만 초점을 맞춘 생물학적 패러다

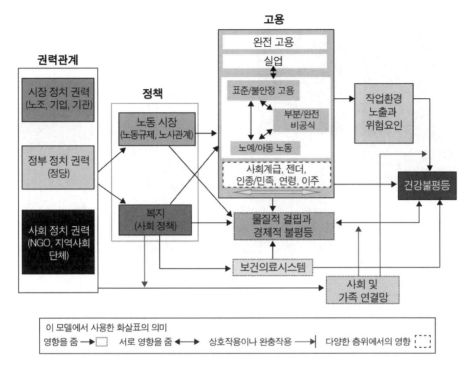

고용

완전 고용

실업

표준/불안정 고용

부분/완전 비공식

노예/아동 노동

사회계급, 젠더, 인종/민족, 연령, 이주

권력관계

시장 정치 권력 (노조, 기업, 기관)

정부 정치 권력 (정당)

사회 정치 권력 (NGO, 지역사회 단체)

정책

노동 시장 (노동규제, 노사관계)

복지 (사회 정책)

작업환경 노출과 위험요인

건강불평등

물질적 결핍과 경제적 불평등

보건의료시스템

사회 및 가족 연결망

이 모델에서 사용한 화살표의 의미

영향을 줌 ▢ 서로 영향을 줌 ◀▶ 상호작용이나 완충작용 ◀▶ 다양한 층위에서의 영향 ▢

그림 19.3 고용 관계 및 건강 불평등의 이론적 틀: 거시적 수준의 모델(NGO=비정부기구).

자료: Muntaner C, Chung H, Solar O, et al. A macro-level model of employment relations and health inequalities. International Journal of Health Services 2010; 40: 215-221.

임 유지에 매달리고 있다.

노동 보건 불평등은 사람들이 만든 구조적 조건에 의해 부상과 질병이 어떻게 발생하는지에 대한 넓은 맥락에서 고려되어야 한다(3). 작업장에서의 불평등한 권력관계는 여러 가지 이유로 연구하기 어렵다. 미국에서는 고용 관계와 노동조건이 건강에 미치는 영향에 대한 연구는 좁은 영역으로 밀려났다. 작업이 조직되는 방식에 대한 정책 논쟁은 경제 영역에서 일어난다. 여성의 지위에 대한 논쟁은 종종 인종차별과 이민 정책에 관한 이슈와 별개로 이루어진다. 직장 안팎에서 일어나는 노동과 자본의 근본적인 계급투쟁을 '특정한 이익집단'의 차이라고 치부하는 경우가 많다. 이런 조건들을 교차 검토하고 서로 보완해야 불평등이 어떻게 만들어지는지, 사회정의를 위한 싸움이 어떻게 벌어질지 더 완전하게 이해할 수 있다. 예를 들어, 노동 착취적인 작업장에서 일하는 유색인종 이주여성이 직면한 여러 형태의 사회적 부정을 가장 잘 이해할 수 있는 것은 그녀의 억압의 교차점을 살펴보는 것이다. 권력과 억압의 상호작용이 그녀의 삶과 건강에 어떤 악영향을 미치는지 이해할 필요가 있다(30).

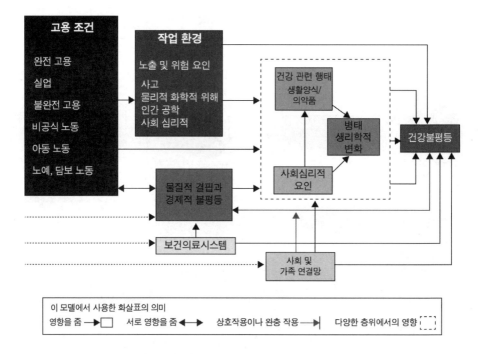

그림 19.4 고용 관계 및 건강 불평등의 이론적 틀: 미시적 수준 모델.

자료: Benach J, Solar O, Castedo, et al. A micro-level model of employment relations and health inequalities. International Journal of Health Services 2010; 40: 223-227.

세계보건기구 건강의 사회적 결정요인 위원회 산하 노동 조건 네트워크는 사회적 불평등, 일, 그리고 건강 불평등의 생산 사이의 관계를 고려할 수 있는 이론적 틀을 개발했다. 이러한 틀은 사회에서의 권력관계를 반영함으로써 훨씬 더 넓은 맥락에서 노동조건을 고려할 수 있게 했다(2장 참조). 공공정책, 복지국가의 존재(또는 부재)와 노동시장의 성격을 규정하는 것이 바로 이러한 권력관계다(31).

실업과 불안정 노동

실업은 여전히 미국에서 가장 보편적인 '직업성 질환'으로 남아 있으며, 그것은 신체적, 정신적 건강에 많은 부작용을 일으킨다. 일자리를 잃은 다양한 경제적 계층의 노동자들은 재취업을 하더라도 건강상의 역효과를 경험한다. 실업은 상대적 빈곤, 사회적 고립, 자존감 상실, 건강하지 못한 행동, 그리고 많은 질병으로 인한 사망률을 증가시킨다. 노동자들이 실직을 하거나 반실업 상태가 되면 만성질환은 악화된다(32-42).

수년간 노동 안전 보건 연구자들은 특정 독성물질이 개별 노동자에게 미치는 영향에 집중해 왔다. 이 기간 동안 실업, 정리해고, 고용 불안의 영향은 전통적으로 중요하지만 좁은 정신적 스트레스의 측면에서 다루어졌다.

일반적으로 일의 조직은 건강의 구조적 결정요인이고, 특히 직업성 질환과 손상의 결정요인이다. 상대적 재정 안정과 경제 성장, 번영이 있었던 1950년대부터 1970년대까지, 전일제 정규직 노동의 이득은 크게 성장했는데, 이는 노동조합의 규모와 권력의 증가와 제조업의 성장에 힘입은 바가 크다.

이러한 장기적 고용이 가능한 일자리는 정의를 위한 치열한 전투가 이룬 일련의 법적 보호를 포함하고 있다. 노동과 자본의 권력구조가 반영된 노동구조를 규제하는 법적 기반에는 최저임금법, 단체교섭권, 사회보장, 차별 금지법, 시간외근무, 아동 노동 보호, 가족 휴직, 실업보험, 산재 보상 등이 포함된다. 그러나 임시직, 소규모 사업장 노동자, 여성, 서비스업 종사자, 유색인종 종사자 등 많은 하위집단이 이러한 정책과 프로그램의 혜택을 받지 못하고 있다.

마찬가지로, 실업률과 고용 불안정성도 노동자들 사이에서 고른 분포를 보이지 않는다. 둘다 저임금 노동자, 유색인종 노동자, 여성 노동자에서 더 높다. 1935년의 사회보장법과 기타 뉴딜 관련 법률에서는 노예의 후손과 유색인종 노동자가 많은 부문인 가사노동자 및 농업노동자를 포함하지 않았다. 1935년의 사회보장법도 공무원, 선원, 병원노동자, 교회, 대학, 자선단체의 노동자는 포함하지 않았다(43, 44).

노동의 세계화, 신자유주의 이념의 부상, 자본주의 구조의 변화로 표준적인 고용 모형은 변화했다(글상자 19.1 참조). 1970년대 중반 이후 계약직 노동, 긱(gig) 노동, 임시직 등 여러 형태의 불안정한 노동과 노조를 저해하는 '노동할 권리'법이 확산됐다. 2015년 비표준적 노동력은 미국 전체 노동력의 5%에서 약 33%로 다양하게 추정되고 있다.

연구자들은 이러한 근본적인 변화가 건강에 미치는 부정적인 영향에 대한 결과를 발표하고 있다. 계급, 사회경제적 지위와 건강 간의 위계적 연관성에 대한 연구들이 발표되고 있다(2장 참조). 불안정 노동은 사회심리적 스트레스를 증가시키고 심혈관질환처럼 스트레스와 관련된 건강상의 문제에 부정적인 영향을 준다. 비표준적 형태로 일하는 간호사들은 표준적 형태로 일하는 간호사들보다 주사침 손상률이 더 높다. 비표준적 형태로 근무하는 제조업 종사자는 표준적 형태로 근무하는 노동자보다 사고율이 더 높다.

노동 관계와 안전 규제에 관한 미국의 대부분의 법적 구조는 표준적인 고용 관계에 기초하고 있다. 표준적 고용 관계가 무너짐에 따라 유해화학물질 및 기타 작업장 위험에 대한 노출을 통제하는 규제가 약해졌다. 예를 들어, 특수고용노동자(independent contractors)는 노동안전보건청이 포괄하는 노동자와는 다르게 안전한 작업장에 대한 법적 권리가 없고 산재보상

엘런 R. 섀퍼(Ellen R. Shaffer), 조셉 E. 브레너(Joseph E. Brenner)

경제적 세계화란 ① 상호 연결된 다국적 기업 간의 재화와 서비스에서의 국제 무역의 속도와 규모를 증가시키는 것, ② 국경을 넘는 자본의 흐름, ③ 관련 인구 이전을 말한다. 이 모두는 통신과 운송의 기술적 변화에 의해 촉진되었다. 경제적 세계화를 형성하는 정책, 원칙, 규제 구조 및 기구 그리고 인구 보건, 의료서비스 및 경제적 불평등에 대한 그들의 영향은 진보적 변화의 기회를 이해하는 데 도움이 된다.

공기업 민영화를 촉진하고 정부의 공익적 기업 활동 규제권한을 저해하는 정책 변화는 사회적 불평등과 불안정을 심화시키는 동시에 기업의 부를 증대시킨다.

신자유주의 정책은 1980년대부터 ① 경제활동의 규제 완화, ② 정부에 의한 재정적 '규율'의 이행, ③ 공공서비스의 사유화, ④ 대외교역을 제한하는 규칙의 '자유화'(축소)를 규정하는 정치·경제적 의제를 추진해 왔다.

'워싱턴 컨센서스'로 알려진 결과적인 정책은 고소득 국가 내에서 제정되어 국제금융기구를 통해 국제적으로 추진되어 왔다. 국제통화기금(IMF)과 세계은행은 대출금을 조정하고 금리나 공공예산 적자 등에 대해 경제정책을 시행한다. 그들은 또한 프로그램에 자금을 지원하고 건강 정책을 시행한다. 1995년에 설립된 세계무역기구(WTO)는 국제 무역협정의 규칙을 정한다. 세계무역기구는 2019년 초 기준 2001년 인정된 중국을 포함해 164개 회원국을 두고 있다.

국제통화기금과 세계은행의 정책은 다음을 목표로 했다.

- 정부의 규제 능력 감소.
- 공공 서비스 및 물품 소유 및 생산에 대한 민간 기업으로부터의 경쟁 장려.
- 공공 자금 감소 및 민간 기업에 대한 공공 보조금 배분.
- 공공 부문 서비스 수익 증대를 위해 비용 회수, 사용료, 또는 본인 부담을 통한 개인으로의 부담 이전.
- 여유가 있는 공적 자금은 최빈곤층에게 주는 것을 목표로 하되, 일반적으로는 지급 여력이 있는 사람이 그렇지 못한 사람보다 높은 수준의 서비스를 받는 2단계 제도를 설계.
- 행정적·재정적 절차를 국가와 지방적 차원으로 분산시켜 국가 차원의 통제를 약화.

교역 협정은 국경을 넘는 기업의 거래를 촉진한다. 그들은 교역하는 개별 국가들의 내부 법과 규정을 대체하는 공중보건 관련 규정을 포함한 규칙을 입안했다. 이 규칙들은 교역 관련 규칙 및 그들 자신의 정책 우선순위를 결정하기 위해 민주적으로 선출된 공무원들과 시민사회 지도자들의 역할을 위협했다. WTO는 규정을 준수하지 않는다고 판단한 회원국들에게 상당한 재정적 제재를 가할 수 있다.

규정 준수에 대한 분쟁은 세계무역기구 제소법에 의해 판결이 이루어지는데, 이에 대한 대중적 감시는 불가능하다. 사회, 환경, 보건 정책 목표를 위해 정부가 교역에 개입하는 것은 허용되지 않는다. 예를 들어, 세계무역기구는 돌고래도 올가미로 잡는 방법으로 잡은 참치를 수입하는 것을 금지할 수 있다는 조항을 기각했다.

수년간 교역 협정은 관세처럼 외국 생산자들의 경쟁적 교역을 저해할 수 있는 상품의 국제 교역에 대한 장벽을 낮춰왔다. 1995년 세계무역기구는 경제 활동에 대한 교역규칙을 확대하는 새로운 협정을 추가했는데, 이는 공중보건에 결정적으로 중요했다.

- 무역 관련 지식재산권에 관한 협정(Trade-Related Aspects of Intellectual Property Rights: TRIPS): 특허권(제약 산업이 저렴한 의약품에 문제를 제기하도록 지원함) 보호, 엔터테인먼트, 출판, 온라인 인터

넷 산업의 저작권.

- 서비스 무역에 관한 일반협정(General Agreement on Trade in Services: GATS): 연방, 주 또는 지방 정부의 공중보건 표준 채택 및 집행 능력을 제한할 수 있어 은행 및 금융뿐만이 아니라 의료, 건강보험, 보건 전문가 훈련 및 면허, 노동 안전 보건, 교육, 물 공급, 그리고 위생 등의 서비스 규제 완화.
- 농업협정: 안전하고 저렴한 식량 공급에 대한 정책을 상업적 규칙과 교역 과제에 따라 조정.

이 합의들은 무역 분쟁 패널에 의해 진압될 수 있는 공중보건 보호의 범위를 확대했다. 민영화, 규제 완화를 명시적 목표로 제시하여 교역을 통한 번영을 증대시키는 반면에, 세계적인 빈곤, 경제적 불평등과 불안정성을 증가시켜 예방 가능한 질병과 사망을 증가시킬 수 있다.

1990년대 중반부터 2010년대 초반까지 지역 및 양자 간(국가 간) 무역 협정의 영향력이 점차 커졌다. 그러한 많은 합의에는 담배 산업이 마케팅에 규제에 저항하기 위해서 그랬던 것처럼 기업들이 그들의 이익을 제한할 수 있는 방식에 대해 정부를 직접 고소할 수 있도록 허용하는 투자자-국가 제도가 포함되어 있다.

공중보건 옹호자들은 공중보건과 의료계에 대한 무역협정이 공중보건과 중요한 인적 서비스에 대한 접근에 해로울 수 있다는 것을 경고했다[1]. 공중보건 활동가들은 반구 전체로 제안된 아메리카 자유무역구역을 격퇴하기 위해 중앙아메리카 자유무역협정이 합리적인 가격의 의약품 접근에 준 부정적 영향을 설명했고[2], 환태평양 경제 동반자 협정(Trans Pacific Partnership)에서 제안한 담배 규제 조치를 보호하고 촉진하기 위한 공중보건행동에 협력을 구축할 것을 제안했다.

교역 규칙의 변화는 수십 년 동안 미국에서 저임금 국가로의 일자리 외주화를 촉진시켜 결과적으로 미국의 산업 도시의 재정 침체에 기여하는 요인 중 하나였다. 그러나 이러한 변화로 큰 타격을 받은 도시와 주민에 대해 정부가 재정 지원을 하는 것에 대해서는 집요한 이념적 거부감이 형성되었으며 이는 그 후 수십 년간 그들에게 악영향을 끼쳤다.

지방, 주, 국가의 긴축 정책은 인구 건강에 대한 위협을 가속화하고 경제 불안정을 증가시켰다. 트럼프 행정부는 2018년 중국과 유럽연합(EU) 등 다국 및 교역 상대국과 수십억 달러 규모의 무역전쟁을 유발하고, 미국·멕시코·캐나다 간 북미자유무역협정(FTA)을 재협상함으로써 불만을 비껴가고자 했다. 미국 농민들에게 즉각적인 재정적 피해가 발생했고 중간 선거가 다가오자 행정부는 일부 농민들에게 보상 차원에서 연방 재정을 지원했다.

건강권을 지지하기 위해, 교역 옹호자들은 다음을 계속해야 한다.

- 무역정책 수립 및 무역협상에서 공중보건 대표를 위한 입법 지원.
- 제약회사가 합리적인 가격의 의약품에 대한 접근 권한을 제공해야 하는 의무를 해태할 수 있는 무역 규정에 반대.
- 담배회사들이 자사의 치명적인 제품에 대한 마케팅 권리를 주장하는 거짓 주장에 대한 반대.
- 소득 평등과 건강 정의를 촉진하기 위해 전 세계 사업주 간의 노동자 권리에 대한 연계 문서화.
- 경제적 지속가능성을 촉진하고 기업의 권력을 통제하는 정책을 지원하여 경제적 평등을 촉진.

참고문헌

1. Shaffer ER, Watizkin H, Brenner J, Jasso-Aguilar R. Global trade and public health. American Journal of Public Health 2005; 95: 23-34.
2. Shaffer ER, Brenner J. A trade agreement's impact on access to generic drugs. Health Affairs 2009; 28: w957-w968.

을 받을 수 없는 경우도 있다. 임시직과 불안정 노동자들은 동등한 수준의 안전 보건 교육을 받지 못하는 경우가 있다. 그리고 그들은 작업장에서의 권력이 부족하다. 노조 조직률의 저하, 공공 부문 민영화 확대, 경제적 세계화 등은 모두 긴축정책의 확대에 기여했다.

불안정 노동은 다차원적 구조를 가지고 있으며 고용 불안정은 계급, 인종, 민족, 젠더에 따라 다양하다. 이는 권력이 적은 노동자들을 더 많은 스트레스와 작업장 위험에 노출되게 하여 노동 보건에서의 불평등을 증가시킨다.

인종, 민족, 젠더와 계급

미국에는 인종, 민족, 성별, 계급 사이에 좋지 않은 건강 및 건강 격차를 야기하는 복잡하고 미묘한 관계가 있다. 종종 그렇듯이 연구가 이러한 요소들 중 하나에만 초점을 맞춘다면 이러한 복잡한 관계를 적절하게 이해하는 것은 불가능하다(48).

미국에서 여성들은 저임금의 불안정 노동으로 노동시장에서 분할되어 일을 하고 있다(4장 참조). 게다가 여성들은 여전히 대부분의 무급 가사노동을 수행하고 있다. 돌봄, 의류 산업 등 여성이 다수인 직업과 산업에서의 특정한 직업적 위험과 노출은 그 산업에서 일하는 여성들에게 차별적으로 영향을 미친다. 직장 내 괴롭힘과 차별은 저임금 노동자와 시간제 노동자들에게 더 빈번하게 발생한다(49).

작업장 내에서의 구조적 인종차별과 여성 억압은 불평등한 권력관계를 초래하고 노동조건을 악화시킨다. 예를 들어 라틴과 아시아 여성이 많이 종사하는 비공식적인 불법 의류 산업은 여성 노동자들이 직장 내 권력이 매우 적은 유색 여성이고, 심지어 '미등록 이주 노동자'(22장 글상자 22.1 참조)라는 점을 고려하지 않고는 이해가 불가능하다. 성별과 인종/민족에 의한 노동시장의 분할은 여성과 유색인 노동자들이 더 많은 위험에 노출되도록 하고 직업성 질환과 손상의 발생률도 높다.

이러한 노동시장의 분할은 미국 역사상 최악의 산업재해 중 일부의 원인이 되기도 했는데, 1930년대 흑인 노동자들이 불평등하게 발생한 급성 규폐증으로 사망한 끔찍한 골리 다리/호크네스트(Gauley Bridge/Hawk's Nest) 참사, 원주민 노동자들 사이의 방사선 관련 암 증가, 가금류 노동자들의 근골격계질환, 그리고 네일숍에서 일하는 노동자들에서 발생한 유해화학물질 관련 직업병 등이 그 예이다(3, 50-53).

1848년 미국이 멕시코의 북쪽 절반을 합병했을 때, 멕시코인들이 소유한 땅은 사법제도를 통해 백인들에 의해 조직적으로 약탈당했다. 그 땅의 일부는 멕시코 농부들이 소유하고 있었지만, 대부분은 원주민들이 소유하고 있었다. 전쟁 중에 이루어진 원주민에 대한 집단 학살과 멕시코인에 대한 폭력 과정에서 그들은 자산을 빼앗겼다.

1900년대 초 멕시코인들과 많은 미국 원주민들은 구리, 은, 금, 납 광산뿐만 아니라 농업에서도 일을 하고 있었다. 1917년, 오클라호마의 멕시코인들과 흑인, 머스코지(Muskogee)의 소작농들이 힘을 합쳐 노동자들을 분열시키는 데 사용되었던 억압에 저항했다. 멕시코 노동자는 남서부에서만 분할적으로 일을 하고 있었다. 그리고 멕시코인들과 멕시코계 미국인들은 농업 및 다른 업종에서 저숙련, 저임금의 노동만을 하고 있었다.

1910년대 초, 중서부 멕시코 노동자의 절반 이상이 철도 건설과 유지 보수에 종사했다. 이후 수십 년 동안은 특히 철강과 자동차 제조업에서의 멕시코계 미국인들의 고용이 철도 산업을 앞질렀다. 멕시코계 미국인에 대한 인종차별은 1930년대 대공황 동안 매우 심각해졌다. 멕시코인 및 멕시코계 미국인 약 100만 명이 멕시코로 강제 추방되었는데 멕시코계 미국인 시민의 60%에 해당되었다. 식민지인 푸에르토리코로부터의 이민은 1900년대 초반에 시작되어 1960년대에 지속적으로 증가했는데, 이주 푸에르토리코인의 절반 이상이 제조업에 종사하고 있다.

수세기에 걸쳐, 미국의 각 소수민족 노동자들은 특정한 역사를 가지고 있었지만 비슷한 형태의 사회 불의에 직면했다. 오늘날, 노동시장의 분할과 계층화는 계속해서 큰 악영향을 주고 있다.

교도소 노동: 다른 이름의 노예제도

미국의 대규모 투옥은 공중보건과 사회정의의 위기를 상징한다. 미국은 전 세계 인구의 5%를 차지하지만, 수감자 수는 전 세계의 25%에 해당한다. 2018년에는 거의 230만 명이 미국에서 투옥되어 있으며, 아프리카계 미국인과 히스패닉계의 투옥이 상대적으로 더 많았다(9장 참조).

미국에서 교도소 노동을 사용한 것은 1800년대 초반으로 거슬러 올라가는데 주로 북부에 있는 교도소에서였다. 수정헌법 13조는 노예제도를 폐지했으나, "당사자가 정당하게 유죄 판결을 받은 범죄에 대한 처벌은 제외한다"는 중요한 조항을 포함하고 있었다. 이 조항은 남부 전역에서 흑인들을 투옥하고 죄수인 그들의 노동력을 착취하는 데 적용되었다. 호스-쿠퍼법 (Hawes-Cooper Act, 1929), 왈시-할리법(Walsh-Haly Act, 1936), 그리고 몇몇 다른 법률은 연방의 필요와 몇 가지 특정한 목적을 위한 제품 생산으로 교도소 노동을 통제하고 제한했다(1863년 해방 이후 감금 상태가 증가하는 것과 오늘날 유색인종에 대한 신자유주의적 통제의 형태로서 투옥 상태가 확대하는 것 사이에는 유사성이 그려질 수 있다)(59).

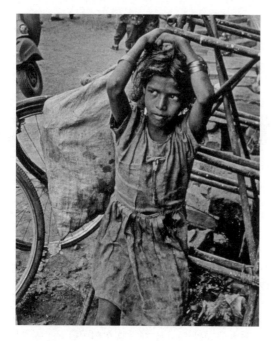

그림 19.5 인도에서 쓰레기 수거 노동을 하는
이 소녀와 같이 아동 노동자들은 착취당하고 있으며
심각한 노동 안전 보건 위험에 노출된다.
사진: David L. Parker

　미국의 교도소 노동력은 1979년 교도소 산업 진흥 인증 프로그램에 따라 지난 40년 동안 증가했다. 이 프로그램은 이론적으로 재범을 줄이기 위해 고안되었다. 그러나 이 프로그램에 따라 일하고 있는 수감된 노동자들은 매우 낮은 임금을 받았으며, 그들의 사업장은 노동 안전 보건 기준의 적용을 받지 않았다. 현재 광범위한 산업에서 죄수를 사용하고 있으며, 이에 따라 민간 부문의 노동력을 사용하는 경쟁업체들이 적자를 보고 있어 실업이 증가하고 있다. 일부 경제학자들은 교도소 노동이 고등학교를 중퇴한 사람들의 임금을 최소한 5% 낮춘다고 추정한다(60).

아동노동

　아동 노동은 특히 저·중소득 국가에서 주요한 공중보건 문제다(그림 19.5). 그리고 이는 미국의 숨겨져 있고 무시되는 문제인데, 수년 동안 가난한 가정의 아이들이 광산, 공장, 도심의 거리에서 일을 하고 있을 것으로 생각된다. 미국 연방과 주정부의 규제는 20세기 동안 아동 노동력을 많이 감소시켰다. 그러나 1938년 공정 노동 기준법은 농림어업을 아동노동보호 대상에서 제외했다. 농장에서 일했던 대부분의 아이들은 가족 농장에서 일한 것이 아니었다. 이 아이들은 멕시코, 아메리카 원주민, 필리핀 그리고 다른 유색인종의 아이뿐만 아니라 노예의 후손 아이들이었다. 이 아동들은 공정 노동 기준법에 의해 노동 보호 대상에서 제도적으로 배제되었다. 오늘날까지, 미국의 많은 청소년과 아동 노동자들은 작업장에서 노동 안전 보건상 위험에 직면해 있다.

1980년대 초, 로널드 레이건 대통령은 아동 노동에 관한 몇 가지 정책 변경을 제안했다. 여기에는 허용 노동시간 연장, 이전에 위험하다고 판단된 업무에 대한 아동노동 허가, 일부 전업 학생의 최저임금 미만 취업 허가 등을 포함했다. 이러한 제안들은 통과되지는 않았지만, 1980년대와 1990년대에 걸쳐 아동 노동 보호는 점차적으로 축소되었다(61).

미국에서는 가족이 소유한 사업체와 농장에서 자녀를 고용할 수 있다. 따라서 아이들은 농업에서 일하기 위해 '채용'될 수 있다. 2001년부터 2012년까지, 18세 미만의 어린이 총 406명이 업무 중 사망했는데, 이 중 가장 흔한 것은 농업 분야였다(이들 중 81%는 가족 농장에서 일한 경험이 있다). 그러나 이 중 233명은 아동노동법의 적용을 받는 어린이들 사이에서 발생했으며, 이 233명의 사망 중 43%는 적어도 한 건의 아동노동법 위반과 관련이 있었다(62, 63).

최근 수십 년간 16~19세 청소년의 노동 참여율이 감소하고, 학교에 입학하는 청소년의 수가 늘어났다. 2007~2009년 경기침체 이전까지 청소년의 노동참여율은 43%로, 2011년에는 34% 수준으로 감소했으며 2015년까지 이 수준은 유지되었다(64). 32만 6000명에 달하는 미국 어린이들이 직업성 질환 및 부상의 위험에 처해 있는 것이다(65-68). 많은 어린이들이 농업 환경에서 노동법을 위반하고 딸기를 생산하거나 담배 농사를 짓는 소작농으로 일한다. 어떤 경우에는 보호자가 없는 미등록 미성년자로(unaccompanied undocumented minors) 학대당하기도 한다. 미국 내 미성년자 아동들의 성매매 문제는 연구가 부족하며 적절하게 다뤄지지도 않고 있다.

의학연구소는 어린이와 청소년 노동자들을 위한 노동 보건 감시체제를 개선하라고 권고했다. 또한, 교육이 아동과 청소년의 최우선 활동이며, 12학년의 교육과정에 노동 안전 보건 교육을 포함할 것을 권고했다(69).

이주 노동자

아프리카계 미국인, 멕시코인 등 중남미 출신 이민자, 유럽과 아시아계 이민자 등 이민자와 이주 노동자들의 노동은 미국이 부를 축적하는 데 결정적인 역할을 했다. 이 노동자들은 직업성 손상과 질병의 발생 위험이 높다. 새롭게 일을 시작하게 된 이주 노동자들은 언어와 문화적 어려움으로 인해 업무와 작업장을 이해하기에는 정보가 불충분한 것도 사실이다(70, 71). 이주 노동자들은 전통적으로 위험하고 노동 강도가 높은 업무를 수행해 왔다. 불충분한 교육,

법적 지위의 부족, 인종차별을 포함한 다양한 차별은 새로운 이주 노동자들이 가장 열악한 그리고 종종 가장 위험한 일을 하게 만들었다(72). 의류, 가금류, 고기 포장 등 다양한 산업에서의 '직업의 게토'들이 오랜 기간 동안 많은 장소에서 발전해 왔다(73, 74).

민간 부문 노동력 중 이주 노동자가 차지하는 비율은 1970년 약 5%에서 2016년 17%로 증가했다(75). 이주 노동자는 두 가지 양극단의 산업에서 집중적으로 일을 하고 있는데, ① 고도의 숙련 노동자를 필요로 하는 정보기술과 '첨단' 제조업, 그리고 ② 숙련도가 낮은 노동자를 필요로 하는 건설, 농업, 식품 서비스, 민간 가사노동 등이 그 두 가지 이다(76).

미등록 이주 노동자들은 2008년 미국 노동력의 약 5%를 차지했다. 이들은 일부 주에 집중되어 있다. 예를 들어 미등록 이주 노동자의 비율이 가장 높은 곳은 네바다주다(12%). 농장 노동자의 약 25%, 건물 및 건물 구내 노동자의 약 19%, 건설 노동자의 약 17%, 식품 및 식음료 서비스 종사자의 약 12%가 미등록 이주 노동자인 것으로 추정된다(77). 이주 노동자들, 특히 법적 허가서가 없는 노동자들의 노동 조건은 미국이 그들의 권리를 보호하기 위해 입안한 포괄적인 이민 개혁법이 통과되기 전까지는 심각한 문제가 될 것이다(22장의 글상자 22.1 참조).

무엇이 필요한가?

권력을 갖기 위한 노동자와 지역사회의 교육

노동자 교육은 작업장 민주주의를 더 강력하게 만들고 노동자들 간의 형평성을 증가시켜 노동자들이 자신의 직장 및 사회에서 자신의 권력을 확대하는 데 중요한 도구다. 교육은 노동 안전 보건뿐 아니라 선거 정치, 노조 조직, 연정 구성 등에 초점을 맞춰야 한다. 종종 언어와 문화적 장벽이 존재할 수 있다는 점을 고려하여, 적절하게 노동자 교육 프로그램을 설계해야 하며, 노동자들이 사용하는 언어로 표현하여야 하고, 특히 노동자들의 요구를 충족시킬 수 있어야 한다. 노동자 교육은 열악한 노동 조건과 작업장의 안전 보건 문제를 해결하는 데 있어 소외감을 느낄 수 있는 노동자들이 효과적인 리더십을 구축하고 적극적인 참여를 유도하는 데 도움이 될 수 있다.

교육만으로는 충분하지 않다. 공동체 권한 강화도 필요한데, 이는 개인, 공동체, 그리고 조직이 그들의 정치적, 사회적 환경을 변화시켜 삶의 질을 향상시켜 가는 맥락에서 그들의 삶을 지배하는 하나의 사회적 실천 과정이다(78). 그러므로 작업장 민주주의가 있어야 공동체는 대표될 수 있으며, 하나의 테이블에 자리를 잡고 앉을 수 있게 된다(즉 작업장의 민주주의가 있어야 공동체는 사회의 구성원으로서 자리매김할 수 있게 된다). '하향식' 접근 방식과는 달리, 공동체 권한 부여는 파트너십과 협업을 강조한다. 지역사회 내에서 노동자들과 다른 사람들은 그

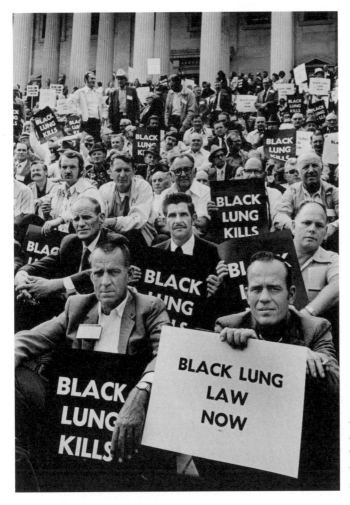

그림 19.6 1969년 탄광안전
보건법(검은폐법) 통과를 이끈
운동의 일환이었던 조합원들의
투쟁.
사진: Earl Dotter.

들의 권리를 침해하는 것들로부터 스스로를 보호하기 위해 효과적인 민주주의의 전제 조건인
토론과 정책 토론에 참여할 준비를 할 필요가 있다(24장 참조).

구조적인 인종차별 해소 및 차별 방지

더 높은 수준의 작업장 민주주의와 사회정의는 유색인종, 이주 노동자, 여성노동자, 아동
노동자, 노년 노동자에 대한 차별을 예방하는 것에 달려 있다. 구조적인 인종차별주의, 성차
별, 직업 차별은 노동자와 지역사회가 더 나은 직장 보호를 위해 함께 투쟁하고, 기업의 태만
과 무관심을 막을 수 있는 방법을 확립하기 위해 전략을 수립하고, 조직화하며, 연합하는 데
주요한 장애물이다. 이러한 장애물을 인정하고, 이해하고, 인식하는 것은 다른 인종과 민족들

사이의 적대감의 근본 원인과 사회경제적 불균형의 근본 원인들을 확인하고 해결하는 데 매우 중요하다.

작업장 민주주의와 환경적 정의의 증진

노동 안전 보건은 작업장 민주주의와 연관되어 있는데 이는 노동자들이 작업환경을 통제할 수 있고, 스스로의 삶을 꾸려갈 수 있는 민주적 능력이다. 이는 노동자, 개인, 그리고 지역사회의 권한 부여와 평등을 기본 원칙으로 한다. 노동자의 전반적인 건강을 증진시키고 보다 건강한 지역사회를 만들기 위해 ① 노동자와 지역사회 구성원을 조직하여 직업 및 환경 관련 법령에 따른 평등한 보호와 정의를 위해 투쟁하고(그림 19.6) ② 기업의 이윤에 반하여 함께 결집하는 데 있어서 노동조합, 공익단체, 지역사회 활동가, 공중보건 실무자들이 힘을 합쳐야 한다. 작업장 민주주의와 환경 정의를 실현하는 것은 전문지식과 자원의 공유에 달려 있다 (25)(18장 참조).

감시체계와 연구의 개선

노동 안전 보건에서의 건강 불평등을 없애기 위해서는 문제의 범위와 성격을 명확히 이해할 필요가 있다. 직업적 노출과 건강 감시체계를 개선하여 신뢰할 수 있는 자료원을 개발하는 것이 국가의 우선순위가 되어야 할 필요가 있다. 감시체계와 연구는 직업에 관한 자료뿐만 아니라 사회경제적 계층과 인종/민족성에 관한 자료를 수집하고 분석하여 직업적 노출과 계급, 인종 및 민족 간의 상호작용을 이해하는 데 도움을 주어야 한다(25).

산업안전보건법 개혁

1990년대 초, 노동조합은 직업안전보건법 개혁을 촉진하는 캠페인을 조직했다. 의회에서 통과되지 않은 이 법안은 ① 모든 작업장에서의 공동 노사안전보건위원회, ② 준수 책임자 추가, ③ 위험 작업장에 대한 더 많은 표적 감독, ④ 기준을 고의로 위반하고 노동자 사망을 초래한 사업주에 대한 형사 체포를 의무화, ⑤ 위험한 작업을 거부할 수 있는 노동자의 권리를 강제할 수 있는 것이었다. 이러한 개혁입법은 오늘날에도 여전히 필요하다. 이는 노동자들이 작업장의 노동 안전 보건문제에 대해 공식적으로 '회의석상에서' 논의할 수 있는 목소리를 제공하는 것이며, 노동자들의 직접 참여를 통해 작업장 민주주의를 실질적으로 향상시킬 수 있다.

공공보건 분야 노동자들과 학생들은 노동계 지도자들과 함께 건강과 안전을 보호하고 모든 노동자들의 권리를 보장하기 위해 개혁을 지지할 수 있도록 의회와 선출된 공무원들에게 로비를 해야 한다. 세계화와 친기업적, 반규제적 분위기 속에서 보다 전략적인 행동과 계획을 통해 노동자의 정치 참여 확대, 노동교육 개선, 노조원 확대를 위한 노동자 모집을 이루어야 하며, 이를 통해 더 많은 노동자들이 더 강력하고 효과적으로 작업장을 보호하기 위해 투쟁할 수 있는 단합된 목소리를 갖게 된다.

산재보상 개혁

미국은 단일한 산재 보상 제도를 가지고 있지 않다. 각 주마다 나름의 기준과 관행이 있다. 질병이 업무와 관련이 있다는 입증 책임은 노동자와 그들의 주치의에게 있다. 업무 관련성에 이견이 있는 사례를 접하는 법관은 편견이 없어야 하며 노동자의 질병과 부상이 업무와 관련이 있을 가능성을 열어 두어야 한다(79). 국가 차원에서의 단일한 산재 보상 제도와 급여 제도를 마련해야 한다. 노동자들의 질병과 부상이 업무와 관련이 없다고 생각한다면 사업주들이 이에 대한 입증 책임을 져야 한다. 산재 보상이 사업주로부터의 피해를 보상받으려는 노동자들에게 '독점적인 해결 방안'이 되어서는 안 된다. '통증과 고통'에 대한 보상이 가능해야 한다. 더 중요한 것은, 사업장이 메디케어, 메디케이드, 사회보장상의 장애 보험으로 비용을 전가할 수 없도록 해야 한다는 것이다. 이 모든 것은 비싸고 비효율적인 산재 보상 제도를 폐지하고 그것이 야기하는 손해에 대해 사업장이 배상을 하도록 요구하게 만든다(80).

조직된 노동자의 역할 증대

사업주의 변덕에 따라 해고될 수 있는 노동자들은 더 안전한 근로조건을 요구하는 데 그렇게 고집할 수는 없다. 이러한 상황은 ① 노동조합이 없는 사업장과 ② 쉽게 직원을 교체할 수 있는 직종과 약간 낮은 임금으로 대체가 가능한 안정적 직종이 없는 사업장에서 특히 그렇다. 또한 의료 혜택, 연금 권리 및 연공서열에서의 손해, 새로운 사업주와 친숙해질 필요성, 전환으로 인한 비용 및 개인적 혼란과 같이 직업 전환과 관련된 비용들은 많은 노동자들이 지불하기에 매우 높은 비용일 수 있다.

노조는 노동자의 권리를 보호하고 사업주의 시장 권력에 맞서 노동자들을 돕는 강력한 권력이었다. 그러나 1980년대부터 많은 업종의 노동자들이 임금 삭감을 받아들일 수밖에 없을 정도로 많은 노조의 권력이 줄어들었다. 어떤 업종에서는 쟁쟁한 기업들이 노조원을 비노조원으로 대체했고, 미국 노동력의 전체 노조원 비율은 1982년 22%에서 오늘날 10% 미만으로 감소했다.

노조 조직화는 미국노동조합총연맹-산업별조합회의(AFL-CIO)에서 노조를 규합하는 주된 외침이 되었다. 각급 노조들은 노동자들의 조직화를 돕기 위해 자원 이동을 요청받고 있다. 노동조합은 미국 노동자들의 다양성을 반영할 수 있는 다양한 조직가를 고용하여 훈련하고 있다(8). 작업장에서 노조를 조직하여 설립하는 것은 여전히 기본적 권리이다. 이제 그 어느 때보다도, 노동자들은 불건강한 노동 환경의 사회적 부당함에 맞서기 위해 기업 권력에 대한 강력하고 대항력이 있는 목소리가 필요하다. 자유화된 무역 관행, 자유시장경제 정책, 보호 노동 입법의 철폐 또는 약화로 인해 조직화를 시도하려는 노동자들의 위험과 비용이 증가했다. 노조 결성권을 보장하고 노조가 있는 사업장에 세금 공제 등과 같은 인센티브를 제공하는 공공 정책이 미국의 노조 조직률을 높이는 데 도움이 될 것이다. 노조가 좀 더 포괄적이고 다각적인 조직 전략을 수행한다면, 심지어 적대적인 조직 문화에서도 조직화 추진력을 얻을 수 있다. 노동자센터(노동조합원이 아닌 저임금 노동자에게 서비스를 조직해 제공하는 지역기반 비영리 시설) 등의 단체들은 특히 단체교섭협약이 적용되지 않는 사업장에서 노동자의 권리 확보에 중요한 역할을 할 수 있다. 겸손, 계급 단결, 지속성, 그리고 결단력은 더 나은 임금, 더 나은 작업장 안전보건, 그리고 공정한 계약에 대한 헌신과 결합하여 노동자들을 조직하기 위한 강력한 기반을 형성한다(82).

결론

노동은 개인과 인구의 건강과 복지를 근본적으로 결정할 수 있다. 고용 관계와 작업장 조건의 구조는 사회 전반의 일반적인 사회적 조건과 특정 직장 내에서의 권력관계를 모두 반영하는 것이다. 계급, 인종, 민족, 성별과 같은 건강의 근본적인 결정요인과 자원의 분배를 결정하는 권력관계가 가장 명확하게 발휘되는 것은 작업장의 맥락에서이다.

일터는 사회적 정의가 확립되어야 하는 호된 시련의 장으로 남아 있다. 미국의 사회경제적 불평등과 건강 불평등의 증가는 사회정의 달성에 대한 주요 장애물을 대표한다. 직업성 손상과 질병을 예방하려면 고용과 노동 조건의 불평등을 해결해야 한다.

조직화된 노동력은 불리한 고용과 위험한 노동 조건을 해결하고 존엄성을 갖춘 안전한 일자리를 위해 싸울 수 있는 가장 강력한 도구다. 안전보건 목표를 달성하기 위해서는 담대하고 호전적이며 원칙적인 노동운동이 필요하다. 이것은 직장에서 민주주의를 이루기 위해 필요한 주요 도구다. 그 토대는 민주주의 전반을 확장하고 계급, 인종, 민족, 성별에 근거한 사회 불의를 제거하기 위한 다른 조치들이 가능하도록 한다.

감사의 글

이 장은 이 책의 첫 두 판에 있는 필자와 안드레아 키드 테일러(Andrea Kidd Taylor)의 한 장을 개정한 것이다.

참고문헌

1. Friedman-Jimenez G, Claudio L. Disparities in environmental and occupational health. In: Rom W, Markowitz S, eds. Environmental and occupational medicine. 5th ed. Philadelphia: Lippincott, Wilkins & Williams, 2007.
2. Slatin C. Environmental and occupational health and human rights. New Solutions 2011; 21: 177-195.
3. Abrams HK. A short history of occupational health. Journal of Health Policy 2001; 22: 34-80.
4. Landsbergis P, Choi B, Dobson M, et al. The key role of work in population health inequities. American Journal of Public Health 2018; 108: 296-297.
5. Takala J, Hamalainen P, Saarela KL, et al. Global estimates of the burden of injury and illness at work in 2012. Journal of Occupational and Environmental Hygiene 2014; 11: 326-337.
6. AFL-CIO. Death on the job, the toll of neglect, 2018. Washington, DC: AFL-CIO, 2018.
7. National Academy of Social Insurance. New study: Workers' compensation benefits and costs continue to decline as a share of payroll (Press release). October 1, 2018. Available at: https://www.nasi.org/press/releases/2018/10/press-release-workers'-compensation-benefits. Accessed January 28, 2019.
8. Levenstein C, Wooding J, Rosenberg B. Occupational health: A social perspective. In: Levy BS, Wegman DH, eds. Occupational health: Recognizing and preventing work- related disease and injury. 4th ed. Philadelphia: Lippincott Williams & Wilkins, 2000, pp. 27-50.
9. Muntaner C, Chung H, Solar O, et al. A macro-level model of employment relations and health inequalities. International Journal of Health Services 2010; 40: 215-221.
10. Benach J, Solar O, Santana, V, et al. A micro-level model of employment relations and health inequalities. International Journal of Health Services 2010; 40: 223-227.
11. Ahonen E, Kujishiro K, Cunningham T, Flynn, M. Work as an inclusive part of population health inequities research and prevention. American Journal of Public Health 2018; 108: 306-311.
12. Davis A. Women, race and class. New York: Vintage Books, 1981.
13. Blackmon DA. Slavery by another name: The re-enslavement of black Americans from the Civil War to World War II. New York: Anchor Books, Random House, 2008.
14. DuBois, WEB. The Negro Artisan: Report of social study made under the direction of the Atlanta University by the 7th Atlanta Conference. Atlanta: Atlanta University Press, 1902.
15. DuBois, WEB. The Negro Artisan: Report of social study made by the Atlanta University under the patronage of Trustees of the John F. Slater Fund. Atlanta: Atlantic University Press, 1912.
16. Rosenfeld J, Kleykamp M. Organized labor and racial wage inequality in the United States. American Journal of Sociology 2012; 117: 1460-1502.
17. Haywood H. Negro liberation. Chicago: Liberator Press, 1976.
18. Webb C, Carrigan W. Forgotten dead: Mob violence against Mexicans in the United States, 1848-1928. New York: Oxford University Press, 2013.
19. Lazo R. Latinos and the AFL-CIO: The California Immigrant Workers Association as an important new development. Berkeley La Raza Law Journal 1991; 4: 22-43.
20. Gindin S. Social justice and globalization: Are they compatible? Monthly Review Press 2002. Available at: https://monthlyreview.org/2002/06/01/social-justice-and-globalization-are-they-compatible/. Accessed August 28, 2018.
21. Evans G, Kantrowitz E. Social status and health: The potential role of environmental risk exposure. Annual Review of Public Health 2002; 23: 303-331.
22. Taylor A, Murray L. Minority workers. In: Levy BS, Wegman DH, eds. Occupational health: Recognizing and preventing work-related disease and injury. 4th ed. Philadelphia: Lippincott, Williams & Wilkins, 2000, pp. 679-687.
23. Green J. The world of the worker: Labor in the twentieth century America. New York: Hill and Wang, 1980.
24. Morris R, ed. A history of the American worker. Princeton, NJ: Princeton University Press, 1983.
25. Berman D. Why work kills: A brief history of occupational safety and health in the United States. International Journal of Health Services 1977; 7: 63-88.
26. McGarity T, Shapiro S. Workers at risk: The failed promise of the Occupational Safety and Health

Administration. Westport, CT: Greenwood Publishing Group, 1993.

27. Gamble VN, Stone D. U.S. policy on health inequities: The interplay of politics and research. Journal of Health Politics Policy and Law 2006; 31: 99-108.
28. DuBois WEB, ed. The health and physique of the Negro American: Report of a social study made under the direction of Atlanta University: Together with the Proceedings of the Eleventh Conference for the Study of the Negro Problems. Held at Atlanta University, on May the 29th, 1906.
29. Krieger N. Proximal, distal and the politics of causation. American Journal of Public Health 2008; 98: 221-230.
30. Krieger N. Workers are people too: Societal aspects of occupational health disparities: An ecosocial perspective. American Journal of Industrial Medicine 2010; 53: 104-115.
31. Benach J, Muntaner C, Santana V. Employment conditions and health inequalities. Final Report to the WHO Commission on Social Determinants of Health. EMCONET September 2007. Available at: http://www.who.int/social_determinants/resources/articles/emconet_who_report.pdf. Accessed August 28, 2018.
32. Pappas G, Queen S, Hadden W, Fisher G. The increasing disparity in mortality between socioeconomic groups in the United States, 1960-1986. New England Journal of Medicine 1993; 329: 103-115.
33. Korpi T. Accumulating disadvantage: Longitudinal analyses of unemployment and physical health in representative samples of the Swedish population. European Sociological Review 2001; 17: 255-273.
34. Saegert S, Libman K, Fields D. An interdisciplinary and social-ecological analysis of the U.S. foreclosure crisis as it relates to health. In: Freudenberg N, Klitzman S, Saegert S, eds. Urban health and society: Interdisciplinary approaches to research and practice. San Francisco, CA: Jossey-Bass, 2009, pp. 161-182.
35. Wadsworth ME, Montgomery S, Bartley MJ. The persisting effect of unemployment on health and social well being in men early in working life. Social Science & Medicine 1999; 48: 1491-1499.
36. Artazcoz L, Benach J, Borrell C, Cortes I. Unemployment and mental health: Understanding the interactions among gender, family roles and social class. American Journal of Public Health 2004; 94: 82-88.
37. Burgard S, Brand J, House J. Perceived job insecurity and worker health in the United States. Social Science & Medicine 2009; 69: 777-785.
38. Dave D, Kelly I. How does the business cycle affect eating habits? NBER Working Paper 16638. National Bureau of Economic Research, December 2010.
39. Strully K. Job loss and health in the U.S. labor market. Demography 2009; 46: 221-246.
40. Bartley M. Unemployment and ill health: Understanding the relationship. Journal of Epidemiology and Community Health 1994; 48: 333-337.
41. Kim TJ, von dem Knesebeck O. Is an insecure job better for health than having no job at all? A systematic review of studies investigating the health-related risks of both job insecurity and unemployment. BMC Public Health 2015; 15: 985.
42. Fan JK, Amick BC III, Richardson L, et al. Labor market and health trajectories during periods of economic recession and expansion in the United States, 1988–2011. Scandinavian Journal of Work, Environment & Health 2018; doi: 10.5271/sjweh.3743.
43. Davies G, Derthick M. Race and social welfare: The Social Security Act of 1935. Political Science Quarterly 1997; 112: 217-235.
44. Perea JF. The echoes of slavery: Recognizing the racist origins of the agricultural and domestic worker exclusion from the National Labor Relations Act. Ohio State Law Journal 2011; 72: 95-138.
45. Landsbergis P, Grzywacz JG, LaMontagne AD. Work organization, job insecurity, and occupational health disparities. American Journal of Industrial Medicine 2014; 57: 495-515.
46. Howard J. Nonstandard work arrangements and Worker Health and Safety. American Journal of Industrial Medicine 2017; 60: 1-10.
47. Benach J, Vives A, Amable M, et al. Precarious employment: Understanding an emerging social determinant of health. Annual Review of Public Health 2014; 35: 229-253.
48. Artazcoz L, Borrel C, Cortes I, et al. Occupational epidemiology and work related inequalities in health: A gender perspective for two complementary approaches to work and health research. Journal of Epidemiology and Community Health 2007; 61(Suppl II): ii39-ii45.
49. Clougherty J, Souza K, Cullen M. Work and its role in shaping the social gradient in health. Annals of the New York Academy of Sciences 2010; 1186: 102-124.

50. Cherniack M. Hawk's nest incident: America's worst industrial disaster. New Haven, CT: Yale University Press, 1986.
51. Frumkin H, Walker E, Friedman-Jimenez G. Minority workers and communities. Occupational Medicine 1999; 14: 495-517.
52. Krieger N, Waterman P, Hartman C, et al. Social hazards on the job: Workplace abuse, sexual harassment, and racial discrimination—A study of black, Latino and white low-income women and men workers in the United States. International Journal of Health Services 2006; 36: 51-85.
53. Murray L. Sick and tired of being sick and tired: Scientific evidence, methods, and research implications for racial and ethnic disparities in occupational health. American Journal of Public Health 2003; 93: 221-226.
54. Falcon L, Gilbarg D. Mexican, Puerto Rican, and Cuban in the labor market: An historical overview. In: Padilla FM, Kanellos N, Esteva Fabregat C, eds. Handbook of Hispanic cultures in the United States: Sociology. Vol. 3. Houston: Arte Público Press, 1994, pp. 57-77.
55. Dunbar-Ortiz R. An indigenous peoples' history of the United States. Boston: Beacon Press, 2014.
56. Paral R, Norkewicz M, Wijewardena M, Peterson CD. Mexican immigration in the Midwest: Meaning and implications. Chicago Council on Global Affairs. 2009. Available at: https://www. thechicagocouncil.org/publication/mexican-immigration-midwest-meanings-and-implications. Accessed August 28, 2018.
57. Ortiz P. An African American and Latinx history of the United States. Boston: Beacon Press, 2018.
58. Balderrama FE, Rodríguez R. Decade of betrayal: Mexican repatriation in the 1930s. Albuquerque: University of New Mexico Press, 2006.
59. Jones E. Racism, fines and fees and the U.S. carceral state. Race & Class 2018; 59: 38-50.
60. Elk M, Sloan B. The hidden history of ALEC and prison labor. The Nation, August 1, 2011. Available at: http://www.thenation.com/article/162478/hidden-history-alec-and-prison-labor. Accessed August 28, 2018.
61. Whittaker WG. Child labor in America: History, policy, and legislative issues. Washington, DC: Congressional Research Service, 2005. Available at: http://digitalcommons.ilr.cornell.edu/cgi/viewcontent.cgi?article=1204&context=key_workplace. Accessed August 28, 2018.
62. Rauscher KJ, Myers DJ. Occupational fatalities among young workers in the United States: 2001-2012. American Journal of Industrial Medicine 2016; 59: 445-452.
63. Rauscher KJ, Myers DJ, Miller ME. Work-related deaths among youth: Understanding the contribution of U.S. child labor violations. American Journal of Industrial Medicine 2016; 59: 959-968.
64. Morisi TL. Teen labor force participation before and after the Great Recession and beyond. Monthly Labor Review, U.S. Bureau of Labor Statistics, February 2017. Available at: https://www.bls.gov/opub/mlr/2017/article/teen-labor-force-participation-before-and-after-the-great-recession.htm. Accessed January 28, 2019.
65. Sanchez TF. Gendered sharecropping: Waged and unwaged Mexican immigrant labor in the California strawberry fields. Signs: Journal of Women in Culture and Society 2015; 40: 917-938.
66. Chavez L, Menjívar C. Children without borders: A mapping of the literature on unaccompanied migrant children to the United States. Migraciones Internacionales 2017; 5.18: 71-111.
67. Varma S, Gillespie S, McCracken C, Greenbaum VJ. Characteristics of child commercial sexual exploitation and sex trafficking victims presenting for medical care in the United States. Child Abuse & Neglect 2015; 44: 98-105.
68. United States Senate, Permanent Subcommittee on Investigations. Protecting unaccompanied alien children from trafficking and other abuses: The role of the Office of Refugee Resettlement. 2016. Available at: https://www.mccaskill.senate.gov/imo/media/doc/ORRStaffMemo.pdf. Accessed August 28, 2018.
69. Committee on the Health and Safety Implications of Child Labor, National Research Council, and Institute of Medicine. Protecting youth at work: Health, safety, and development of working children and adolescents in the United States. Atlanta, GA: National Academies Press, 1998.
70. Schenker M. A global perspective of migration and occupational health. American Journal of Industrial Medicine 2010; 53: 329-337.
71. Smith J. Immigrant workers and worker's compensation: The need for reform. American Journal of Industrial Medicine 2012; 55: 537-544.
72. Orrenius P, Zavodny M. Do immigrants work in riskier jobs? Demography 2009; 46: 535-551.
73. Quandt S, Arcury-Quandt A, Lawlor E, et al. 3-D jobs and health disparities: The health implications of Latino chicken catcher's working conditions. American Journal of Industrial Medicine 2013; 56: 206-215.

74. Marin A, Grzywacz J, Arcury T, et al. Evidence of organizational injustice in poultry processing plants: Possible effects on occupational health and safety among Latino workers in North Carolina. American Journal of Industrial Medicine 2009; 52: 37-48.

75. Migration Policy Institute. Immigrant share of the U.S. population and civilian labor force, 1980-Present. Accessed October 1, 2018.

76. Brookings Institute Report. Immigrant workers in the U.S. labor force. Available at: www.renewoureconomy. org/sites/all/themes/pnae/img/Immigrant_Workers_Brookings.pdf. Accessed October 1, 2018.

77. Passel J, Cohn D. A portrait of unauthorized immigrants in the United States. Pew Hispanic Center Report, 2009. Available at: http://www.pewhispanic.org/2009/04/14/a-portrait-of-unauthorized-immigrants-in-the-united-states/. Accessed August 28, 2018.

78. Wallerstein N. Empowerment to reduce health disparities. Scandinavian Journal of Public Health 2002; 30(suppl 59): 72-77.

79. Boden L, Barth P, Leifer N, et al. Legal remedies. In: Levy BS, Wegman D, Baron S, Sokas R, eds. Occupational and environmental health: Recognizing and preventing disease and injury. 6th ed. New York: Oxford University Press, 2011.

80. LaDou J. Workers' compensation reform. International Journal of Occupational and Environmental Health 2012; 18: 92-95.

81. Sweeney J. Public addresses: Building a labor movement strategy for the new century. Georgetown Journal on Poverty Law & Policy 2000; VII: 163-172.

82. Taylor A. Organizing marginalized workers. State of the Art Reviews: Occupational Medicine 1999; 14: 687-695

구강보건

Oral Health

미론 알루키안 주니어·앨리스 호로위츠

번역 김남희

미론 알루키안 주니어(MYRON ALLUKIAN, JR.)_ DDS. MPH. 교수. 하버드 대학교 치과대학 구강정책 및
역학교실(Oral Health Policy and Epidemiology, Harvard School of Dental Medicine) 매사추세츠 연합
구강보건지원단, 세계보건협회 구강보건실무단. myalluk@aol.com

앨리스 호로위츠(ALICE M. HOROWITZ)_ PhD. 메릴랜드 대학교 보건대학원, 건강행태 및 지역사회 건강교실
연구 부교수. ahorowit@umd.edu

김남희_ 연세대학교 치위생학과 교수. 취약한 인구 집단의 구강건강을 개인의 책임으로 떠넘기고 방치하는
사회 불의를 꼬집는 저자들의 주장을 지지하며, 구강건강과 관련된 사회적 결정요인을 탐구해서 사회정의
구현에 보탬이 되고자 연구한다. nami71@yonsei.ac.kr

서론

구강질환은 대다수 국민이 오랫동안 치료받지 못한 채 앓고 있는 '소리 없는 유행병(silent epidemic)'으로 통한다(1-8). 이는 대중의 건강보다 개인의 경제적 이익(private wealth)을 우선으로 여기는 사회 불의 때문이다.

식품, 담배, 광고산업과 치의학계(organized dentistry)는 대중의 구강보건과 치과진료 접근에 지대한 영향을 미친다. 미국은 거의 모든 사람이 구강질환을 앓고 있음에도 불구하고, 구강질환 예방과 치과진료 접근성 확보에 우선순위를 두지 않는다. 예를 들어, 메디케어는 일차 구강보건 서비스(primary dental services)를 보장하지 않는다. 그리고 성인 메디케이드는 치과진료(adult Medicaid dental services)의 극히 일부 항목만 보장해주거나, 거의 모든 주에서 치과진료 보장을 철회하는 바람에, 치과진료를 위해 응급실을 찾는 건수가 늘어나는 터무니없는 사태까지 벌어졌다(9, 10). 취약한 인구는 구강건강이 더 나빠졌고, 겪지 않아도 될 고통을 겪고 있지만, 일부 사람들(정치인과 연예인 같은)은 자신이 원하는 이상적인 이미지를 얻기 위해 치과진료에 막대한 비용을 쓰기도 한다.

미국에서 구강보건의 우선순위가 낮은 이유는 무엇일까? 거기에는 두 가지 이유가 있다. 구강건강이 전체 건강(overall health)의 필수 요소라는 사실을 간과하고 있기 때문이다. 1940년 최초의 치과대학이 설립된 이후 치의학이 의학과 분리된 별도의 전문 분야로 발전하면서, 모든 의과대학에서 구강건강에 대해 가르치지 않았고, 치과대학에서도 전신건강을 거의 다루지 않았다. 최근에서야 이러한 상황이 그나마 개선되는 중이다(11). 또 다른 이유는 미국 보건정책 결정 과정에 주로 의학 분야 전문가들이 주도적인 영향력을 발휘해 왔다는 점이다. 그 과정에 치의학 전문가는 배제되거나 관여하지 않았다. 이로 인해, 미국 공공자금 지원이 의료 서비스 분야에 34% 배분된 반면, 치과는 11%밖에 배정되지 않았다는 사실은 새삼 놀라운 일도 아니다(12).

구강보건 정의

건강한 구강이란 통증, 감염, 불편 없이 일상적인 생활(먹고, 씹고, 말하고, 웃고, 입 맞추고, 잠자고, 읽고, 생각하고, 공부하고, 일할 수)을 할 수 있는 상태를 말한다. 구강이 건강한 상태는 스스로 자신 있게 다른 사람에게 좋은 인상을 주는 미소를 지을 수 있는 상태이다. 건강과 웰빙을 실현하기 위해 반드시 구강건강을 고려해야 한다. 미국 의무총감(Surgeon general) 에버렛쿠(C. Everett Koo)는 "구강이 건강하지 못하면 건강하다고 말할 수 없다"고 했다. 모든 사람이 구강을 건강하게 유지해야 하는 이유는 다음과 같다.

- 통증, 감염, 고통 및 사망(위험)까지 예방(13).
- 적절한 소화와 영양 섭취를 위한 씹고 먹는 능력.
- 제대로 말(발음)하기.
- 사회 유동성(Social mobility).[1]
- 직업 활동에 필요한 자아상 및 자존감.
- 전반적인 삶의 질.

방치된 만연한 질병

구강질환은 미국 사람 대부분이 평생 겪는다. 미국에서 1970년대 이후 수돗물 불소화, 불소도포, 실란트, 치학기술 발전, 치과진료 보장, 교육수준 향상 등으로 구강보건 수준이 크게 개선되었는데도, 여전히 대다수가 구강질환을 치료받지 못한 채 방치하고 있다. 그 사실을 적나라하게 보여주는 자료가 아래에 있다.

- 16~19세 청소년의 66% 이상이 충치를 경험했고, 평균적으로 여섯 개의 치면(tooth surface)에 그랬다(14).
- 50~64세 중 97%가 충치를 경험한 적이 있는데, 그중 26%는 치료받지 못한 채 방치되고 있다(15).
- 65세 이상 노인 중 19%, 75세 이상 중 26%는 치아가 전혀 없는(무치악) 상태다(15).
- 2~5세 어린이 중 21%는 벌써 충치를 경험했다(16).
- 30세 이상 성인 중 약 42%는 치주염이 있고, 7.8%는 심각한 치주질환 상태다(17).
- 2012년 응급실을 통한 치과진료는 220만 건이었으며, 매 14초마다 1건씩 발생한 셈이다. 여기에 소요된 총비용이 16억 달러로, 방문당 727달러를 지출했다(10).
- 구강 및 인두암(oral and pharyngeal cancer) 환자는 3만 6,540명(2010년)에서 5만 1540명(2018년)으로 41%나 증가했다. 이는 주로 백인 남성에서 증가했는데, 인간유두종바이러스와 무방비한 구강성교(unprotected oral sex)와 관련이 있었다(18-20).

---

1 사회 유동성 또는 사회 이동은 사회학 용어로, 개념적으로는 지리적 이동을 뜻하는 수평 이동과 계층·지위 이동을 뜻하는 수직 이동으로 분류하고, 부모 세대와 자식 세대 사이의 이동을 뜻하는 세대 간 이동과 개인 일생 내에서의 이동을 의미하는 세대 내 이동으로 분류할 수도 있다. 여기서 사용한 사회 유동은 기본적으로 세대 내 수직 이동을 의미한다.

- 구강 및 인두암으로 사망하는 미국인이 자궁경부암으로 인한 사망보다 더 많다(18).

소위 '부자'와 '가난한 사람' 간에 엄청난 구강건강 불평등이 존재한다. 교육수준이 높고 충분한 재정 자원을 가진 사람은 대부분 개인적인 능력과 재력으로 구강질환 예방을 위해 치과를 방문하고 정기적으로 치과서비스를 이용한다. 반면, 그렇지 않은 대다수의 사람은 구강 불편감과 구강질병을 오랫동안 미루다가 통증이 생기거나 더 이상 참을 수 없을 만큼 아프고 심각할 때만 치료를 받는다.

미국에서 치과의료에 지출하는 총비용(total cost for dental care)은 점차 줄어들고 있다. 2015년에 치과의료에 쓴 총비용은 전체 의료비용 지출의 3.7%에 해당하는 약 1,180억 달러에 불과했다. 이는 6%였던 1970년에 비해 38%나 감소한 금액이다(12).

특정 개인 혹은 집단의 사익과 대중의 건강

종종 대중의 건강보다 특정 개인이나 집단의 사익이 우선시되어서 구강질환 예방과 치과진료 접근을 제한하는 안타까운 일이 생긴다. 예를 들어, 식품, 담배, 광고산업은 경제적 이익을 추구함과 동시에 구강질환과 구강보건을 악화시킨다. 치의학계가 미국인의 구강보건에 긍정적인 기여를 하면서도, 치아치료사(dental therapist)의 활동과 치과위생사(dental hygienist) 직무를 규제함으로써 치과진료 접근성을 저해하기도 한다. 또한 미국 메디케이드에 약 70%의 내과 의사가 참여하고 있는 것에 비해(22), 치과의사는 39%만 메디케이드나 아동건강보험 프로그램(Children's Health Insurance Program: CHIP)에 참여하고 있다(21).

식품산업

2017년 2조 달러 규모의 미국 식품산업은 제품 광고를 위해 매년 약 300억 달러를 쓴다(23-24). 가공식품에 들어 있는 고농도의 설탕, 소금, 지방은 미국인의 구강건강은 물론 전신건강까지 해친다. 가공식품과 음료수의 설탕 첨가는 비만, 당뇨병, 고혈압, 구강질환의 위험을 증가시킨다(24). 충치를 경험한 미국 성인은 약 96%에 달했고, 과체중 혹은 비만 상태인 성인(70%)과 고등학생(30%)이 많다(12, 25).

미국에서 매년 평균적으로 약 129파운드의 설탕을 소비하는데, 그중 69파운드는(하루 20.5 티스푼) 식품에 첨가된다(26-28). 설탕 소비와 어린이 비만은 미국이 1위를 차지하고 있다(29). 2011년부터 2014년까지 하루에 적어도 한 개 이상의 설탕감미음료(sugar sweetened beverage: SSB)를 마신 어린이는 63%, 어른은 49%에 이른다(30, 31). 설탕감미음료는 12온스[2]당 10티스푼의 설탕이 들어 있다. 하루에 탄산음료 한 캔을 마시면 해마다 체중이 15파운드씩 늘어난다(32).

6~17세 어린이의 설탕감미음료 소비량이 37%(1977~1978년)에서 56%(1994~1998년)로 증가했다. 이 기간에 하루 평균 섭취량이 5온스에서 12온스³로 증가한 것이다(33). 미국의 탄산음료 판매량이 1990년대에 매년 약 3%씩 증가했다가, 설탕감미음료 소비 증가를 우려하는 시민들이 늘어나면서 2010년(0.5%)과 2011년(1%)에 감소했다(34).

2017년 미국의 8개 도시에서 설탕감미음료에 세금을 부과함으로써 900만 명이 그로 인한 영향을 받았다. 미국 최초로 세금 부과를 시작했던 도시인 캘리포니아주 버클리에서는 설탕감미음료 판매가 거의 10% 줄었다(35, 36). 버클리의 저소득 지역에서는 세금 부과 4개월 후 설탕감미음료 소비가 21% 줄었고, 물 소비는 63% 늘었다(37). 2018년 캘리포니아 주지사 제리 브라운(Jerry Brown)은 음료 산업에 매수되어서 탄산음료에 지방세 부과를 향후 12년간 금지한다는 법안에 서명했다. 애리조나와 미시간주도 이와 비슷한 금지법이 있다.

미국에서 1인당 연간 생수 소비량(39.3갤런)이 탄산음료 소비량(38.9갤런)을 처음으로 넘어선 것이 2016년이다(38). 이전의 설탕감미음료 소비 증가는 어린이를 대상으로 한 공격적인 마케팅 캠페인 때문이었다. 2013년 음료 회사들은 미디어를 통한 설탕감미음료와 에너지음료 광고에 8억 6,600만 달러를 들였는데, 이는 생과일주스와 물 광고의 4배에 달한다(39). 설탕감미음료와 에너지 음료 마케팅에 소셜 미디어와 모바일의 대화형 인터페이스를 이용하여 어린이와 청소년의 참여를 유도했다. 판매를 늘리기 위해서 따기 쉽고, 두었다가 먹기에 좋은 통에 담아, 사고 싶게끔 포장해서 팔았다. 이러한 방법으로 손쉽게 지속적인 구매를 촉진시킨 덕분에 최근 수십 년간 판매량이 3배 이상 늘었다(40).

2016년에 광고에 지출한 총액은 미국(1,910억 달러)이 1위였고, 중국(530억 달러)과 일본(340억 달러)이 그 뒤를 이었다(40). 미국 사람은 하루에 마케팅 메시지를 300~700개 정도 받는다(41). 어린이 식품 광고의 약 84%가 건강에 해로운 식품을 선전하는 광고이다(42). 2016년 한 해 동안 어린이들은 평균 2,614개의 광고 메시지를 받았는데, 하루에 7개 이상의 광고에 노출된 셈이다(43).

몇년 전, 청량음료 업계의 '매점 독점판매(buying schools)' 관행에 반대하는 학부모, 교직원, 보건의료 전문가들의 격렬한 항의가 있었다. 설탕감미음료 업계와 협약을 맺은 학군(school districts)이 16% 정도 되는데, 협약 내용은 학교가 학교 매점의 설탕감미음료 '판매 독점권'을 주는 대가로 업계가 학교에 돈을 주는 방식이었다. 대부분의 학교가 심각한 예산 삭

---

2 1온스(oz) =29.57353 밀리리터(ml).

3 148밀리리터(ml) 에서 355 밀리리터(ml).

감을 겪고 있었기 때문에, 이 협약으로 인해 생기는 총 2,000만 달러 이상의 보조금이 학교 자금을 보충해 주었다. 학생들이 학교에서 마신 음료로 부족한 학교 예산을 충당한 셈이다. 이 협약이 학생들의 음료 섭취에 지대한 영향을 끼쳤었다(44, 45). 2006~2007년 당시 학교에서 설탕감미음료를 마시는 학생이 54%였다가, 그나마 최근 2010~2011년에 25%로 감소했다(46). 그럼에도 여전히 과일주스, 커피, 스포츠음료와 같은 설탕감미음료를 학교에서 쉽게 접할 수 있고, 학교에서 그런 음료를 사서 마시는 고등학생은 83%, 중학생은 55%나 된다(46). 학군 및 지역 수준의 정책으로 학교에서 고지방 식품과 설탕감미음료 판매를 제한하는 것이 효과적일 수 있다. 아이들의 건강증진을 위해 이러한 정책을 추진해야 한다(47-49).

이제 설탕감미음료가 건강에 해롭다는 사실을 많은 사람이 알고 있다. 이 음료가 충치를 유발하고, 이 음료로 인해 미국 학령기 어린이의 30%가 비만과 과체중이 되었다(50)는 사실은 정책입안자가 필요한 조치를 취하도록 자극했다. 그 예로, 2012년 뉴욕시 보건국은 식당, 노점상 카트, 영화관에서 용량이 16온스 이상[4]인 설탕감미음료 판매를 금지하기로 했다(51). 그러나 이 금지령은 뉴욕 주 대법원 판사에 의해 발효되기 하루 전에 무효가 되었다. 뉴욕주는 2010년에도 소다 1온스당 1센트씩 세금을 부과할 것을 제안했지만, 이마저도 소다 산업이 주의회에 1300만 달러[5]나 들여 로비하는 바람에 무산되고 말았다(52).

공중보건 캠페인[뉴욕시의 "푸어 온 더 파운드(Pour on the Pounds)"[6]과 필라델피아의 "겟 헬시 필리(Get Healthy Philliy)"[7]는 어린이와 부모들에게 설탕감미음료가 건강에 해롭다는 사실을 알렸다. 그러나 이러한 캠페인은 음료 산업을 대표하는 거대 조직들로부터 압력을 받기도 했다. 2018년 펜실베이니아 대법원은 필라델피아에서 탄산음료와 설탕감미음료에 온스당 1.5센트의 세금을 부과하기로 확정했다(53).

2016년에 세계보건기구는 설탕감미음료에 20% 이상의 세금을 부과하는 제도를 지지했다. 2018년 세계아동치과기금(Global Child Dental Fund)과 세계공중보건협회(World Federation of Public Health Associations)는 설탕감미음료로 징수한 과세 수익의 20%를 구강질환 예방에 투자할 것을 촉구했다(54, 55).

제과업체들은 2015년 소매 판매 매출로 약 350억 달러를[8] 벌었다(56). 사탕은 학교에서 팀

---

4   약 500 밀리미터(ml).

5   한화 약 152억 원.

6   뉴욕 시민에게 과일 주스와 설탕 음료의 건강 위해를 알리기 위한 지하철 포스터와 30초짜리 광고 캠페인이다. "Are you pouring on the pounds?(체중을 더 늘리고 있습니까?)"라는 내용으로 설탕이 든 음료가 체중 증가로 이어질 수 있다는 사실을 시각적으로 경고하고 있다.

7   필라델피아 사람들이 건강한 먹거리와 활동적인 생활을 접하기에 수월한 정책, 시스템, 환경 구축을 비전으로 하는 프로그램이다.

유니폼, 레크리에이션 장비, 컴퓨터 구입 등에 필요한 기금을 마련할 명분으로 거래되는 인기 상품이다. 패스트푸드 식당 체인점들은 홍보를 위하여 어린이 텔레비전 프로그램에 종종 고지방 및 설탕 과다 식품을 내보낸다. 아이들이 이런 제품을 먹고 싶게 부추기는 것은 사회 불의이다. 왜냐하면 아이들은 아직 건강한 음식을 선택할 수 있는 지식이나 분별력이 없기 때문이다. 식품산업이 어린이를 대상으로 광고에 쓰는 돈은 어린이가 건강한 음식을 선택할 수 있게 필요한 지식과 내용을 교육하는 데 쓰는 공공자금보다 훨씬 많다. 당도가 높은 제품은 몸에 좋은 건강식품보다 저렴한 편이기 때문에, 이런 상황은 저소득 가정에 훨씬 더 불리하다. 2016년 미국 농무부(U.S. Department of Agriculture: USDA)는 학교급식 프로그램을 운영하는 모든 학교가 그동안 학생들에게 해왔던 건강위해 식품 마케팅을 2017년 7월 1일까지 바로잡아야 한다는 의무규정을 발표했다(57).

담배산업

담배는 여러 가지 면에서 구강건강에 해롭다. 흡연(궐련, 시가 또는 파이프), 무연담배(smokeless), 씹는담배(spit tobacco)로 인해 구강암(입술, 혀, 입과 목구멍까지 포함)이 생길 수 있다. 담배는 치주염, 잇몸 퇴축, 치아 손실, 백반증, 치아 착색, 구취, 미각 상실을 유발할 수 있다. 그리고 중독성이 강해서 끊기가 어렵다.

미국에서 매년 48만 명이 넘는 사람이 암과 담배 관련 질병으로 사망하는데, 이것이 사망 원인의 20% 정도에 해당하며, 하루에 1,300명꼴로 사망하는 셈이다(58). 흡연은 예방 가능한 사망 원인 중 하나이다. 어린이를 대상으로 담배 마케팅을 하는 이유는 흡연자의 약 88%가 18세 이전에 담배를 피우기 시작하기 때문이다(58). 담배회사가 흡연 촉진을 위해 투자하는 비용은 매년 94억 달러 이상으로,9 하루 약 2,600만 달러에 해당한다(59). 담배회사는 의회 로비를 위해 2016년에 약 2,100만 달러를 썼다(60). 흡연으로 매년 170억 달러가 의료비로 지출되고, 이로 인한 근로자의 생산성 저하로 156억 달러가 낭비되었다(58, 61)(15장 참조).

십대 청소년과 어린이가 담배를 피우는 것은 사회 불의이다. 담배를 피우는 고등학생이 20% 정도이고(62), 학교에 다니지 않는 청소년들은 이보다 훨씬 더 많이 담배를 피운다(62). 여전히 체육행사에 담배회사의 지원을 받는 학교가 있고, 학교 운동장에서 담배 피우는 것을 허용하는 학교도 있다. 코치와 교사 중에도 흡연자가 많은 편이다. 게다가 담배회사는 종종

---

8   한화 약 40조 8,000억 원 정도.
9   한화 약 11조 원.

교묘한 방식으로 십대 청소년들에게 직접 제품 홍보를 하기도 한다. 청소년들이 주로 보는 잡지에 광고 지면을 늘린 담배회사도 있다.

무연 담배는 흡연 금지(령)를 교묘하게 피하기 위한 수단으로 시작되었다. 2001년부터 2015년까지 무연 담배 사용이 23% 늘었고, 2015년부터 2016년까지 무연 담배 제조업체는 광고와 홍보를 11%나 늘렸다(63, 64). 무연 담배를 피우는 중고등학생은 2016년에 무려 8.3%였다(62). 사회경제적 약자들은 상대적으로 담배 유혹을 뿌리치기 어려운 편이다. 2009년 자료에 따르면, 대학원을 다녔던 사람 중에 흡연자는 4.5%였던 것에 반해, 고등학교 졸업이나 일반교육 인증(현재 고등학교 동등 졸업장이라고 함)을 받은 사람 중의 41%가 흡연자였다(65).

성인 흡연율이 1965년 42%에서 2005년에 25%, 2016년에 16%로 감소한 것은 공중보건이 이룬 성과이다(58, 65). 미국의 담배 사용 감소에도 불구하고 담배회사는 연간 약 930억 달러의 매출을 기록하는 성과를 누리고 있다. 미국에서 2016년 현재, 담배 한 갑 가격은 평균 6.36 달러이다(66, 67). 고소득 국가 중에서 담배 판매 세금은(42%) 미국이 가장 낮다. 반면에 영국의 담배 판매 세금은 82%이다(66). 담배는 가격에 민감하기 때문에 담뱃세를 올리면 담배 판매가 줄어든다.

전자담배('Vaping' with e-cigarettes)와 이와 유사한 도구의 사용도 안전하지 않다. 전자담배는 젊은이들이 사용하는 가장 흔한 니코틴 전달 제품이 되었다. 고등학생의 3~5%가 사용한 경험이 있고, 16%는 주기적으로 사용한다(68). 세련된 모양으로 포장된 전자담배는 중독성이 높은 니코틴을 제공하며, 많은 사람들이 전자담배를 시점으로 담배를 접하게 된다. 전자담배 회사는 마케팅을 위해 담배산업에서 사용하는 것과 동일한 광고 전술을 펼친다(68).

광범위하고 포괄적인 금연프로그램은 담배 사용을 감소시키지만, 이러한 프로그램 구현에 쓸 자금이 상대적으로 부족하다. 2018회계 연도에 주정부는 담배 소송 및 담배 소비세 수입으로 2,246억 달러를 벌어 들였지만, 이 금액의 3%(722억 2,700만 달러) 미만의 예산만 금연프로그램에 썼다(69). 2011년부터 2016년 사이에 흡연율이 매우 더디게 감소했던 이유는 금연 자금의 부적절한 배정, 특히 청소년 금연을 위한 미디어 캠페인이 줄어든 탓일 수 있다(62). 전국적으로 담배를 구매할 수 있는 최소 연령을 21세로 올리면 흡연율이 약 12% 줄어들고, 흡연 관련 사망자는 10% 감소한다(70). 2019년 1월 현재 미국 캘리포니아, 하와이, 메인, 매사추세츠, 뉴저지, 오리건 등 6개 주와 430개 지역에서 이와 같은 제도를 시행하고 있다(71).

치의학계와 치과진료 접근성

미국의 치의학계가 구강보건 개선에 많은 노력을 기울이기도 하지만, 수백만 명에 달하는 미국인의 치과진료 접근성을 제한하기도 한다. 1960년대 메디케어에 치과진료 서비스 보장을 반대함으로써 수백만 노인의 치과진료 접근을 어렵게 만들었다. 준전문가로서 치과진료 서비스 제공자인 치아치료사의 직무 활동과 치과위생사 및 치과조무사의 업무 범위의 확장을 지속적으로 반대함으로써 수백만 명의 치과진료 접근을 방해하고 있다.

예를 들어, 2006년 미국 치과의사협회와 알래스카 치과의사회는 알래스카 지역 원주민과 치아치료사 그리고 그들의 조직인, 알래스카 원주민 부족 건강 위원회(the Alaska Native Tribal Health Consortium)를 상대로 고소장을 제출했다. 치아치료사는 소정의 교육 과정을 이수하고 제대로 훈련 받은 전문가로서 다른 50개국에서도 치과진료 서비스 활동을 하고 있다. 이들은 주로 도로나 대중교통수단이 없거나, 치과의사가 없는 알래스카 시골(57만 제곱마일의 지역)에서 비영리로 활동해 왔다(72). 이 소송은 치아치료사 프로그램에 우호적이었던 알래스카 검찰 총장의 결정을 알래스카 고등 법원이 지지하면서 2007년에 해결되었다(72). 알래스카 차이치료사 교육과정(Alaska Dental Therapy Educational Programs)은 알래스카 외만 마을 거주민에게 필요한 구강관리 지도와 기본적인 치과진료 서비스를 제공하기 위한 프로그램이다.

2009년에 최초로 미네소타주에서 치아치료사들이 그들의 직무를 수행할 수 있는 법률을 제정했고, 주로 저소득층, 무보험, 소외된 환자에게 서비스를 제공하거나 치과의사가 부족한 지역에서만 활동할 수 있도록 한정했다. 메인과 버몬트에서도 비슷한 법이 통과되었다. 2019년 초 현재 적어도 11개 주에서 유사한 법률을 고려하고 있다(73).

치의학계는 더욱더 막중한 책임과 근거를 가지고 치과진료가 필요한 인구 집단을 위해 효과적으로 대응해야 한다. 전문 간호사와 수술 보조인과 같은 새로운 유형의 구강보건 전문가의 양성과 활동을 돕고 옹호해야 한다.

고위험 인구 집단

사회 불의는 고위험 인구 집단의 구강보건에 영향을 미친다. 고위험 인구는 어린이, 노인, 이주민, 이민자, 저소득층, 문해력이 낮은 사람, 교육수준이 낮은 사람, 발달장애가 있는 사람, 전신질환이 있는 사람, 거동이 불편해서 집에서만 생활해야 하는 사람, 노숙인, HIV에 감염된 사람, 빈곤한 도시 혹은 농촌에 거주하는 사람을 포함한다. 이들은 구강보건 요구와 필요가 더 높고, 예방 가능한 치과질환에 대한 이해도가 낮으며 이러한 요구 대응에 필요한 자원 접근성도 낮다. 구강보건에 관한 법, 규정, 정책, 관습, 마케팅 관행, 정보의 오인은 이러한 고위험 인구의 구강건강에 걸림돌이 되기도 한다.

미국의 구강보건 요구와 필요를 보여주는 근거는 다음과 같다.

표 20.1 21~64세 인구의 성별, 인종/민족, 연령, 빈곤 수준, 치과 보험, 고용 및 교육수준별 지난 1년간 치과방문율, 미국, 2015

	구분	2015년 치과 방문자율
성별	남자	40%
	여자	46%
인종	히스패닉	33%
	비히스패닉계 백인	49%
	비히스패닉계 흑인	30%
	비히스패닉계 기타	41%
연령 구분	21세 미만	48%
	21 - 64세	40%
	65세 이상	47%
빈곤 수준	빈곤(연방빈곤선 100% 미만)	28%
	낮음(연방빈곤선 100~199%)	32%
	중간(연방빈곤선 200~399%)	39%
	높음(연방빈곤선 400% 이상)	55%
치과보험	일부 사보험	56%
	공공보험 단독	33%
	둘 다 해당 없음	26%
고용상태	취업	44%
	미취업	39%
교육수준	12년 미만	25%
	12년	34%
	13년 이상	51%

자료: Agency for Healthcare Research and Quality, Household Component of the Medical Expenditure Panel Survey, 1996-2015. https://meps.ahra.govI.data files/publications/rf3 8/rf3 8.pdf. (검색일 2018.8.10)

- 어린이 미충족 의료의 대부분은 구강질병으로 인한 것으로 드러났다(74).
- 수돗물 불소화로 인한 건강 및 경제적 혜택을 누리지 못하는 미국인이 7200만 명 이상이다(75).
- 치과 문제로 인해 학교에 결석한 날은 저소득층 어린이가 고소득층 어린이보다 거의 14배 더 많다(76).
- 충치치료를 받지 못하는 어린이는 연방 최저 빈곤선 가정(7%)과 비교했을 때, 최저 빈곤선 이하 가정(19%)이 3배 이상 높은 수준이다(14).
- 구강암 사망률은 아프리카계 미국인(African American) 남성이 백인 남성보다 25% 높다(77).
- 예방 목적으로 실런트를 받은 미국인(12~19세)은 비히스패닉 백인(non-Hispanic

표 20.2 2~17세 어린이의 인종/민족, 소득 및 보험가입에 따른 치과방문율, 미국, 2011년

	구분	지난해 치과 방문자율
가족경제상태	빈곤	40%
	저소득	42%
	중간소득	53%
	고소득	64%
인종	백인, 비히스패닉	56%
	흑인, 비히스패닉	42%
	히스패닉	44%
치과보험 보장	사보험	57%
	공공보험	43%
	보험 없음	26%

자료: Soni, A. Children's dental care: Advice and visits, age 2-17, 2011. Statistical Brief #4 3 2. Rockville, MD: Agency for Healthcare Research and Quality, 2014. http://meps.ahrq.gov/mepsweb/datafiles/ publications/ st432/stat432.pdf. (검색일 2018.8.6).

whites)이 47%인 데 비해, 비히스패닉 아프리카계는 30%이다(78).

- 미충족 치과진료는 보험이 없는 어린이가 사보험을 가진 어린이보다 6배 더 많고, 메디케이드나 기타 공적 보장 혜택을 받는 어린이에 비해 4배 더 많다(79).
- 메디케이드 가입자가 치과 문제로 입원하여 지출한 치과진료 비용이 구강질병 예방에 소요되는 비용보다 약 10배 더 비싸다(80).
- 65세 이상 노인 중, 모든 치아를 상실한 비히스패닉 흑인은 29%인 데 비해, 비히스패닉 백인은 17%이다(15).

저조한 치과진료 이용과 열악한 구강건강 상태는 ① 낮은 교육수준, ② 저소득, ③ 유색인종, ④ 부족한 건강보험 보장과 밀접한 관련이 있다(표 20.1, 20.2 및 글상자 20.1). 예를 들어, 21~64세 중 전년도에 치과에 방문한 사람은, 12년 이상 교육을 받은 사람의 경우, 51%였던 것에 비해, 고등학교 졸업 이하의 경우는 25%에 불과했다(표 20.1). 지난 해 치과에 방문했던 어린이(2~7세)의 경우, 고소득층은 64%였던 것에 비해, 빈곤층은 40%에 불과했다(표 20.2). 21~64세의 히스패닉의 약 33%가 전년도에 치과에 방문한 적이 있다고 했는데, 이는 49%인 백인과 비교된다(표 20.1). 2000~2003년의 연구에 따르면 멕시코계 어린이와 성인은 다른 히스패닉보다 미충족 치과진료율이 높았고, 치과 보험이 없었으며, 치과 방문 횟수도 적었다 (81).

구강질환은 대부분 예방과 치료가 가능한데도 저·중소득 국가에서 특히 광범위하게 나타난다. 식품, 광고 및 담배회사가 종종 이들 국가에서 질병 유발 제품을 쉽게 홍보하고 판매할 수 있는데, 이는 저·중소득 국가에 이러한 제품과 마케팅 전략에 적용되는 규제나 법률이 없기 때문이다.

저·중소득 국가의 구강보건에 대한 사회 불의는 종종 미국의 취약한 사회경제 계층이 겪는 사회 불의와 유사하다. 관련 법률과 규제가 없는 상태에서, 담배나 설탕감미음료와 같은 제품에 현혹되기 쉬운 사람은 대부분 제대로 교육받지 못해서 건강 위해 제품에 대한 정보가 없는 사람들이다.

이를 뒷받침해 주는 근거는 다음과 같다

- 흡연자의 약 25%는 열 살이 되기 전에 생애 첫 흡연을 시도했다.
- 2015년 남성 중 약 35%가 담배를 피웠다.
- 담배 사용으로 인해 매년 약 700만 명의 사망자가 발생하며, 이는 전체 사망의 약 10%에 해당한다(1).

저·중소득 국가의 가난한 사람들은 치과 통증이나 감염 없이 살 수 있다는 사실조차 상상하지 못한다. 치과에 가거나 불소치약을 구입할 수 있는 사람은 드물다. 대다수가 구강건강을 중요하게 인식하지 못하고, 구강건강을 전체 건강의 일부로 여기지 못한다. 구강보건에 대한 그릇된 낭설이 파다하다.

지역 수돗물 불소화는 실현 가능성이 떨어진다. 하지만 중앙 급수가 부족한 국가에서 적절한 수준으로 불소 복용(systemic fluoride)을 보장할 수 있는 입증된 방법인 불소소금(fluoridated salt)은 활용할 만하다(2). 모든 사람은 소금을 먹기 때문에 불소소금 활용은 충치를 예방하는 데 효과적이며 형평한 접근법이다. 중미 및 남미 지역에서, 범미보건기구(Pan American Health Organization: PAHO)는 불소소금 활용을 촉진시켰으며, 비용도 일반적인 비불화소금과 동일한 수준이었다. 이런 국가에서는 불소치약 및 기타 불소 공급원을 구할 수 없거나 그 비용이 부담될 수 있다. 칫솔조차도 구할 수 없거나 너무 비싸다.

또한 대부분의 저·중소득 국가는 상대적으로 치과진료 자원이 부족하다. 이들 국가의 치과의사-인구 비율을 살펴보면, 미국의 치과의사-인구 비율(약 1 : 1,640)에 비해 잠비아는 1 : 52,631, 아프가니스탄은 1 : 250,000으로 천차만별이다(3).

미국 산업이 설탕이 들어간 식품, 특히 청량음료를 대량으로 수출한다. 이 식품들은 충치와 비만의 원인이 된다. 세계보건기구(WHO)가 비만 문제 해결을 돕기 위한 전략 계획을 선포했으나, 미국은 따르지 않았다. 그 이유는 그 제품을 계속 판매하려는 식품 및 설탕 회사의 압력이 있었기 때문이다(4). 2018년에 통과된 영유아용 조제 분유 대신 모유 수유를 장려하는 세계보건기구(WHO) 결의안에 미국은 반대했고, 설탕감미음료에 세금을 부과하는 WHO 결의안을 저지했다(5, 6). 많은 저·중소득 국가에서 어린이들이 영양실조에 걸리고, 구강위생이 불량한 아이들은 입과 얼굴을 파괴하는 괴저균(noma or cancrum oris)이 생기기 쉬운데, 환자 중 85%는 치료를 받지 못하고 사망한다. 이 질병은 예방이 가능하지만, 세계보건기구의 예산은 이러한 질병과 이 외에 기타 구강건강 장애를 예방하기에 턱없이 부족하다(7).

고소득 국가에서는 담배 사용이 줄고 있지만 저·중소득 국가에서는 담배 사용이 급증하고 있다. 담배로 유발되는 구강질환은 치주염과 구강 및 인두암이 포함되며, 이는 동남아시아에서 가장 흔한 5가지 암 중 하나로, 암 진단 사례의 50%를 차지한다(8). 임신 중에 담배를 피운 산모가 낳은 영아에게서 구순구개열 같은 선천적 결손이 나타나기도 한다.

2003년 세계보건기구는 담배 공급과 소비를 통제하는 조약에 합의했다(9). 미국에서 담배 사용에 대한 규제가 증가하고 있기 때문에, 다국적 담배회사는 규제가 거의 없는 다른 나라들을 점점 더 겨냥하고 있다. 대부분의 아시아 국가에서 어린이들은 담배 자판기에 쉽게 접근할 수 있고, 담배 위해에 대한 교육을 받지 못했다. 약 20%의 학생들이 담배 브랜드 로고가 있는 물건을 소유했고, 10%는 유명 담배회사가 제공하는 판촉물(무료 담배)을 받은 적이 있다(1). 최근 WHO 시책의 결과로 121개국의 47억 명(세계 인구의 약 63%)이 효과적인 담배 규제 조치로 어느 정도는 보호를 받고 있다(1).

다음과 같은 권고안을 이행하면 저·중소득 국가의 구강보건을 개선할 수 있다.

- 미국은 저·중소득 국가의 구강보건 및 공중보건 요구에 보다 신속하게 대응해야 하며 건강에 해로운 미국 제품의 수출이나 무분별한 광고를 허용해서는 안 된다.
- 저·중소득 국가는 구강보건에 우선순위를 두어야 하며, 지역 내 수돗물 불소화, 불소소금, 학교치과프로그램, 담배 및 설탕감미음료에 대한 세금 인상과 같은 지역사회 중심의 일차 예방프로그램을 시행해야 한다.
- 모든 국가, 특히 저·중소득 국가에서 구강보건 요구를 적극적으로 해결하기 위해 치과의사들이 공중보건 관련 현장경험과 훈련을 받도록 해야 한다.
- WHO와 PAHO는 구강보건의 우선순위를 지금보다 더 높이도록 힘써야 하며, 특히 저·중소득 국가를 우선 고려해야 한다.

참고문헌

1. WHO report on the global tobacco epidemic, 2017: Monitoring tobacco use and prevention policies. Geneva: World Health Organization, 2017. Available at: http://www.who.int/tobacco/global_report/en/ . Accessed August 6, 2018.
2. Estupinan-Day S. Promoting oral health: The use of salt fluoridation to prevent dental caries. Washington, DC. PAHO, 2005.
3. World Health Organization, Global Health Observatory (GHO) data, 2018. Density of dentistry personnel (total number per 1000 population, latest available year). Available at: http://www. who.int/gho/health_workforce/dentistry_density/en/. Accessed July 16, 2018.
4. Stein R. U.S. says it will contest WHO plan to fight obesity. Washington Post, 2004, p. A3.
5. Keaten J, Cheng M. U.S. blocks UN health panel from backing taxes on sugar drinks, The Chicago Tribune, June 1, 2018. Available at: http://www.chicagotribune.com/news/nationworld/ct-un-health-taxes-sugar-drinks-20180601-story.html. Accessed July 16, 2018.
6. Fouse D. U.S. opposition to UN breastfeeding resolution defies evidence and public health practice. American Public Health Association, July 9, 2018. Available at: https://apha.org/news-and-media/news-releases/apha-news-releases/2018/breastfeeding. Accessed July 16, 2018.
7. Srour ML, Marck K, Baratti-Mayer D. Noma: Overview of a neglected disease and human rights violation. American Journal of Tropical Medicine and Hygiene 2017; 96: 268-274.
8. Kimman M, Norman R, Jan S, et al. The burden of cancer in member countries of the Association of Southeast Asian Nations (ASEAN). Asian Pacific Journal of Cancer Prevention 2012; 13: 411-420.
9. Petersen PE. Tobacco and oral health—the role of the World Health Organization. Oral Health & Preventive Dentistry 2003; 1: 309-315.

건강 문해력과 사회 불평등

교육수준이 높을수록 일반적으로 더 나은 건강 상태를 누린다. 건강의 사회적 결정요인인 건강 문해력(health literacy)은 질병관리뿐만 아니라 예방과 의료 시스템 접근에 필요한 필수적인 지식과 능력을 의미한다(82, 83). 구강건강 문해력이 낮으면 구강보건 지식이 부족하고 (84), 치과에 덜 가며(85), 충치 진행이 더 심해지고(86), 치과진료 예약을 놓치며(87), 구강건강 관련 삶의 질도 떨어진다(88, 89). 구강건강 문해력이 향상되면 구강건강이 증진되며 구강건강 불평등도 줄일 수 있다.

어림잡아 8,000만 명 정도의 미국 성인은 건강과 관련된 의사결정을 하는 데 필요한 기본적인 건강정보를 얻고, 처리하고, 이해하는 데 어려움을 겪고 있다(90). 처방전과 처방전 없이 구입할 수 있는 의약품에 대한 지시 사항을 읽거나 이해하지 못할 수 있고, 치과진료 예약시간에 늦지 않도록 미리 버스 일정을 확인하지 못할 수 있고, 대부분의 구강질환을 예방할 수 있다는 사실을 이해하지 못할 수 있으며, 본인 또는 자녀의 치과 치료비를 보험으로 보장받을지를 결정하는 메디케이드 서류를 작성하는 데 어려움이 있을 수 있고, 의료진이 그들에게 말하는 내용을 이해하지 못할 수 있다(82).

한편, 의료진 대부분은 환자나 보호자에게 필요한 건강증진 방법을 이해시키기 위한 의사소통법을 훈련받지 못했다. 대부분은 치과의사와 치과위생사로부터 구강건강 정보를 얻지만, 이들로부터 얻은 정보를 일상적으로 활용하지는 못하고 있다(91-93). 의료 분야의 의사결정권자가 건강 문해력이 건강 결과에 미치는 중요한 영향력을 제대로 이해하지 못하면, 건강관리 효과도 떨어지고 비용도 더 많이 들게 된다.

충치 예방법과 치료법이 잘 확립되어 있는데도 불구하고, 일반적으로 사람들은 구강보건에 대해 잘 알지 못하며(94), 충치 예방법을 제대로 알지 못한다(6). 소득과 교육수준이 낮은 사람은 구강보건에 대한 공신력 있는 정보를 찾거나 치과진료 시스템을 이용하지 못한다(84, 86). 게다가, 지역 수돗물 불소화와 같이 이미 입증된 안전한 공중보건 조치에 대해서 인터넷과 소셜미디어에서 잘못된 정보가 쏟아진다. 질병통제예방센터(CDC)와 미국 치과의사협회와 같이 공신력 있는 정보처에서 불소에 대한 정보를 제공해야 한다(95).

국가적 현안

미국 연방 및 주정부 기관이 구강보건 요구에 적절하게 대응하기 위해 참고할 쟁점은 다음과 같다.

- 메디케어는 외상이나 암 이외에, 치과진료를 보장하지 않고 있다.
- 메디케이드 치과 프로그램(Medicaid dental programs)에 가입된 어린이 중에서 예방 서비스를 받은 어린이는 46%이고, 치과진료 서비스 혜택을 받은 어린이는 24%에 불과하다(96).
- 대부분의 주 메디케이드 프로그램으로 보장되는 성인의 치과진료 항목은 극히 한정되어 있다(97).
- 연방정부 기금으로 운영되는 지역 보건소와 이주자 보건소(migrant health centers)의 약 10%는 치과진료 서비스를 제공하지 않는다.
- 치과 전문 인력이 부족한 지역은 5,866개 이상이고, 이 지역의 약 6,300만 거주자에게 1만 1,000명의 치과의사 인력 충원이 필요하다(98).

연방 기관들은 '건강한 국민 2020(Healthy People 2020)' 계획에 구강보건 요구를 제시했고, 이 내용은 미국 의무감 보고서 구강보건 부분과 기타 간행물에 실렸다. 환자 보호 및 적정 부담 의료보험법(ACA)은 더 많은 어린이가 메디케이드로 치과진료를 보장 혜택을 받을 수 있도록 했으나, 성인을 위한 치과진료 보장 내용은 제외되었다.

미션 오프 머시(Missions of Mercy: MOM) 이벤트는 보험에 가입하지 못했거나 치료비를 낼 수 없는 사람들에게 긴급한 치과진료를 제공했다. 미션 오프 머시 이벤트는 치과의사, 치과위생사, 치과조무사, 치과기공사 등으로 구성된 자원봉사 활동이다(99). 그들은 매년 수천 명의 사람을 치료하지만, 거의 그 만큼의 사람을 치료하지 못하고 돌려보내야 했다. 치과계가 모든 국민을 위한 보편적 치과진료 접근성 확보에 실패했다는 사실이 이러한 무료 치과진료 봉사 같은 특별 행사에서 여실히 드러났다.

주 및 지역 현안

주 및 지방 정부 수준에서 추가로 해결해야 할 문제는 다음과 같다.

- 25만 명 이상을 담당하는 주 및 지방 보건 기관 중 공중보건 훈련을 받은 치과 전문가가 소속되어 있는 곳은 단 23%뿐이며, 이 기관들도 대부분은 재정과 인력이 턱없이 부족하다(100).
- 치과위생사, 치과조무사 및 치아치료사가 그들의 직무로 제공할 수 있는 치과진료 서비스 직무 범위를 엄격하게 규제하는 주가 많다.

- 대부분의 주 및 지역 보건위원회에 치과의사나 치과위생사가 포함되지 않았다.
- 수돗물 불소화는 구강건강 증진을 위한 가장 비용 효과적인 예방 조치임에도 불구하고 비불소화 지역에 있는 지역 보건위원회, 수도부(water departments) 및 기타 정부 기관의 대부분은 그들 지역에 수돗물 불소화를 시도조차 하지 않았다(수돗물 불소화는 CDC가 20세기의 10대 공중보건 성과 중 하나로 선정한 사업이다)(101).
- 치과 프로그램을 운영하거나, 훈련된 공중보건 치과의사 또는 치과위생사가 활동하고 있는 지역 보건부서는 단 몇 군데뿐이다.

학교 프로그램

미국의 학령기 아동은 대부분 무상급식 혜택을 받고 있다. 그러나 구강검진, 예방 및 일차 구강보건 서비스 혜택은 그렇지 못하다. 학교보건센터(school-based health centers)에서 보건교육뿐만 아니라 불소와 실란트와 같은 예방 조치가 포함된 치과진료 혜택을 학생에게 제공할 수 있다(102-103). 학교에서 이러한 서비스를 제공함으로써 구강건강 문제로 인해 발생하는 학생의 수업시간과 부모의 업무시간 손실을 줄일 수 있다. 학교프로그램은 더 큰 지역사회 기반의 구강보건 체계(community-based dental systems)의 일부로 그 지역사회 안에서 운영되어야 한다(103). 미국에는 2,315개 이상의 학교보건센터가 있는데, 그중 치과 의료진이 상주하는 곳은 18%에 지나지 않는다(104). 학교는 구강보건 서비스를 제공할 뿐만 아니라 구강건강 문해력을 키울 수 있는 적합한 곳 이다(105). 설탕감미음료 대신 더 건강한 먹거리로 대체한 학교도 많아졌지만, 일부 공립학교에서는 여전히 학생들이 설탕감미음료를 계속 사서 마실 수 있다(106). 국가의 노력에도 불구하고, 많은 주에서 학교 실란트 프로그램(school-based sealant programs)에 관한 엄격한 주 규제법(restrictive state practice laws)과 같은 불필요한 장벽을 고수하고 있어서, 실제로 저소득층 어린이가 이 혜택을 받는 데 지장을 받는다(107).

공중 구강보건 기반

미국의 2,800개 지역 보건부(local health departments) 대부분은 공중보건 교육을 받은 치과의사나 치과위생사가 없이 운영되고 있다. 대부분의 주 보건부에서는 공중보건 훈련을 받은 상근 치과의사나 치과위생사를 채용하고 있기는 하지만, 일반적으로 자금 조달이 매우 어려워 예산문제로 인해 실제 그 일에 종사하는 치과의사나 치과위생사가 거의 없는 실정이다.

미국의 약 19만 800명의 치과의사 중 미국 공중보건 치과의사 자격(American Board of

Dental Public Health) 인증을 받은 이는 71명뿐이다(108-109). 공중보건 치과의사는 지역 또는 국가 차원의 전략으로 지역사회와 인구 집단의 구강건강을 개선하고 보호하도록 훈련받았다. 어린이, 저소득층, 노숙인, 노인 및 기타 취약한 인구를 위한 공중보건 활동에 필요한 훈련을 받은 치과의사들은 치과나 개인 진료실에서 일하는 치과의사보다 인구 집단의 구강건강을 훨씬 더 개선시킬 수 있음에도, 우리 사회에서 그들은 적절한 대우와 인정을 받지 못하는 경우가 많다. 다른 치과의사들보다 공중보건 치과의사들이 더 많은 교육과 훈련을 받지만 개인 환자를 치료하지 않기 때문에 수입은 훨씬 적다.

치과 인력

치과 인력(dental workforce)은 미국의 인구 구조 분포를 반영하지 못하고 있다. 치과대학에 여자 지원자가 남자보다 더 많았던 것도 2016년에 처음 있는 일이었다(110). 아프리카계 미국인(African Americans)이 미국 인구의 12%를 차지하고 있지만, 치과의사 중에서 아프리카계 미국인은 3.8%에 불과하다(111). 이 현상은 향후 미래에도 나아질 것 같지는 않은데, 그 이유는 2016년 모든 치과대학 졸업생의 4.9%만이 아프리카계 미국인이기 때문이다(108). 또한 미국 전체 66개 치과대학 중 아프리카계 미국인 학생이 한 명도 없는 치과대학은 7개 학교였고, 11개 치과대학에는 한 명에 불과했다(112). 미국에서 히스패닉과 아메리카 원주민 치과의사도 필요하다.

무엇이 필요한가?

국가는 주도적인 계획과 전략으로 정책 입안자와 일반 대중의 구강보건 요구를 좌우할 수 있다. 미국 주요 보건지표를 담아 출간된 『건강한 국민 2020(Healthy People 2020)』은 의무감 보고서와 의무감 국가행동령(Surgeon General's National Call to Action)이 추구해야 할 방향을 제시해 주고 있다(113). 그러나 그 실행력과 영향력이 충분하다고 보기에는 아직 이르다.

건강한 국민 2020, 2030(Healthy People 2020 and 2030)

'건강한 국민'은 모든 미국인의 건강증진을 위한 10년 국가목표를 과학적으로 제시하고 있다. '건강한 국민 2020'은 2010~2020년 동안 42개의 주제 영역, 600개의 목표 및 1,200개의 측정 결과를 포함하고 있다. 구강보건은 이들 주제 영역 중 하나로서 17개 목표의 26개 성과지표를 포함한다.

구강보건 목표는 어린이와 성인에게 필요한 예방 서비스 접근, 중재, 감시 및 인프라 구축을 위한 것이다(100). 이러한 목표들은 지방, 주 및 국가 정부 기관과 비영리단체가 보건 계획을 수립할 때 목표와 방법을 전략적으로 조율할 수 있게 돕는 수단과 지침이 된다. '건강한 국민 2020'은 정보기술을 활용해서 지역사회가 예방을 위한 혁신적인 접근방식을 개발하고, 건강 결정요인 접근방식을 통해 불평등 감소를 위한 진행 상황을 모니터링할 수 있도록 도모했다. 그러나 국가, 주 또는 지방 정부 차원에서 이러한 목표 달성에 필요한 실질적인 자금을 확보하지는 못했다.

이 책이 2019년에 출판될 당시, '건강한 국민 2030'이 개발 중이었다. 구강보건학계가 장기적인 목표를 수립하고 보건 전문가 집단과 대중을 설득할 수 있는 또 다른 기회가 주어진 것이다.

주요 보건지표

구강보건은 12가지 주요 보건지표 중 하나로 '건강한 국민 2020'의 주요 건강 문제이다. 따라서 미국인의 구강보건을 위해 건강과 구강건강 상태를 평가하고 협업을 촉진하는 활동을 시작해야 한다. 이러한 조치들은 구강보건을 위한 국가 예방 프로그램의 궁극적인 개발과 구현으로 이어질 수 있다.

미국의 구강보건: 의무감 보고서

2000년에 발간된 미국 최초의 구강보건 보고서(Surgeon General's report on oral health)는 (6) "소리 없이 유행하는 구강질환"을 세상에 드러냈고, 건강과 웰빙에 필수적인 요소로서 구강건강의 중요성을 문서에 담아 근거로 남겼다. 보고서에 부자와 가난한 사람 간에 존재하는 엄청난 구강건강 불평등에 대해서도 다루고 있다. 또한 효과적인 지역사회 기반 예방프로그램과 강력한 공중구강보건 인프라의 중요성을 강조하고 있다. 그 주요 쟁점은 다음과 같다.

- 구강질환과 구강장애는 평생 건강과 웰빙에 영향을 준다.
- 충치와 치주질환을 예방하기 위한 안전하고 효과적인 방법이 있다.
- 일반인과 일반 의료진들은 충치 예방법을 잘 모른다.
- 담배, 알코올 남용 및 불량한 식습관과 같이 건강을 위협하는 생활습관은 구강건강에도 해롭다.
- 미국에는 뿌리 깊은 구강건강 불평등이 있다.
- 구강보건 개선을 위해 더 많은 정보가 필요하다.

- 구강 상태는 다른 건강 문제와 관련이 깊기 때문에, 건강과 웰빙 상태가 구강건강에 반영되어 나타난다.
- 얼굴, 입, 치아로 인해 생기는 장애 부담을 줄이기 위한 과학적 연구가 필요하다.

이 보고서는 유용하나 미충족 치과진료를 줄이기 위한 어떤 법이나 행정 명령, 또는 자금 조달로 직접 연결 짓지 못했다는 한계가 있다. 2012년, 데이비드 새쳐(David Satcher)는 미국에 여전히 구강질환이 만연하다고 언급했다(8). 2018년 제롬 애덤스(Jerome Adams)는 2000 의무감 보고서 이후의 경과가 '2020년 의무감의 구강보건 보고서'에 담길 것이라 예고했다.

환자 보호 및 적정 부담 의료보험 개혁법

미국 환자 보호 및 적정 부담 의료보험 개혁법(소위, 오바마케어)은 어린이의 치과진료 접근을 개선시켰다. 약 800만 명의 아이들이 주정부 계획을 통해 치과보험 보장 혜택을 받을 수 있게 되었고, 그 결과 약 4,300만 명이 치과진료를 받았으며(96), 이로 인해 치과진료 서비스 수요가 늘었다. 환자 보호 및 적정 부담 의료보험 개혁법에 따라 33개 주에서 메디케이드 적용 보장 범위를 확대하여, 해당 주의 성인들이 치과진료를 받을 수 있는 가능성을 높였다. 그러나 연방 빈곤 수준의 138% 이하인 성인을 위한 메디케이드 치과진료 서비스 혜택 확장 여부는 개별 주의 결정에 달렸다. 2019년 초 현재, 트럼프 행정부는 여전히 환자 보호 및 적정 부담 의료보험 개혁법의 미래를 위협하고 있는 것으로 보인다(114).

구강건강 증진을 위한 국가 행동 요청(A National Call to Action to Promote Oral Health)

2003년 미국 리처드 카모나(Richard Carmona)는 의무감 보고서의 구강보건 부문에서 구강건강 증진을 위한 국가 행동 요청(National Call to Action to Promote Oral Health)을 발표했다(113). 이는 "구강건강 증진과 구강질환 예방 프로그램 운영을 위한 사회 각층의 파트너십을 구축함으로써 모든 미국인의 전반적인 건강과 안녕"의 진보를 강조했다. 세 가지 목표는 구강건강 증진, 삶의 질 향상, 구강건강 격차를 없애는 것으로, 다음과 같은 실행 사항을 권했다.

- 구강건강에 대한 인식 변화.
- 효과적인 프로그램과 검증된 노력을 통한 장벽 극복.
- 과학적 기반을 구축하고 과학의 정책 반영을 가속화.
- 구강보건 인력의 다양성 확보, 역량과 유연성 향상.
- 보건의료 전문가 간의 협업 증대.

의무감은 미국 전역의 지역 및 주 수준의 이해관계자들이 실행계획(action plans)을 세울 때 '건강한 국민' 목표를 이용해서, 그들의 목표 설정과 요구 사정 및 성과 측정의 지침으로 삼기를 권했다.

그러나 의무감 보고서의 행동 요청은 일차적인 지침에 불과했기 때문에 특히 고위험 인구 집단의 삶에 변화를 줄 수 있는 프로그램을 위한 실질적인 자금이나 법률은 거론되지 못했다. 환자 보호 및 적정 부담 의료보험 개혁법 구현은 행동 요청의 일부 목표를 달성하는 데 도움이 될 수 있지만 그 이상의 성과를 기대하기는 아직 이르다(114).

결론

인구 집단, 특히 사회경제적으로 취약한 이들의 구강질환을 방치하는 것은 사회 불의이다. 지역사회 수돗물 불소화와 학교구강보건과 같은 비용효과적인 인구 집단 구강질병 예방 조치를 취하지 않았기 때문에 수많은 사람들이 겪지 않아도 될 구강질환을 겪고 있다. 더구나 식품, 담배, 광고 산업은 정치력으로 대중의 건강권을 무시했고 치의학계는 이를 외면했다.

정책 입안자, 보건 전문가 및 일반 시민뿐만 아니라 학계, 정부 및 비정부기관은 구강보건이 보건의 필수 요소라는 개념을 인식하고 널리 알려야 한다. 구강건강이 안 좋은 사람들은 구강보건 서비스에 접근할 수 없는 고위험 인구이다. 이들은 건강 문해력이 낮거나, 소득이 적고, 보험이 없고, 발달장애가 있고, 집에서만 생활해야 하거나, 노숙인, 전신질환자, 혹은 유색인종이다.

구강건강 불평등 해소 방안이 마련되어도, 재정 지원과 새로운 법률 개정 그리고 지역사회 리더십 없이 구강보건 향상을 기대하기 어렵다.

다음가 같은 시행 사항이 뒷받침되어야 한다.

- 미국 및 기타 국가에서 식품, 담배 및 광고업계가 대중 특히 어린이에게 질병 유발 제품 소비를 유도하는 기만적인 관행 금지.
- 정부 및 비정부기구가 구강보건의 우선순위를 높이고 모든 보건프로그램에 구강보건을 통합하도록 하여 구강질환 예방과 일차구강보건 서비스 강화.
- 주요 치과진료 서비스를 메디케어 보장 항목에 추가.
- 메디케이드에 치과의사 참여 증가.
- 효과적인 인구 집단 구강질병예방 프로그램 구축, 예를 들어 기본 구강보건사업으로서 수돗물 불소화와 학교구강보건사업 구축.

- 모든 공립학교에서 구강보건을 포함한 통합보건교육을 제공하고, 학교보건실에서 고위험 어린이를 위한 치과진료 보장.
- 일반 대중, 보건의료 제공자 및 정책입안자들의 구강건강 문해력 향상.
- 구강보건 요구, 특히 취약한 인구의 치과진료 요구 충족에 필요한 구강보건 인력의 다양성, 유연성, 민감성 및 전문성 발휘를 위한 주정부의 규제 완화(115).
- 연방, 주 및 지방정부 기관에서 일할 수 있는 공중보건 분야에 특화된 치과의사와 치과위생사 증원(116).

위에 열거한 권고안을 실행하고 그 영향력을 모니터링하는 일은 구강보건 향상과 사회정의 구현에 보탬이 될 수 있다.

참고문헌

1. Allukian M. The neglected American epidemic. Nation's Health 1990; May-June: 2.
2. Allukian M Jr. Oral diseases: The neglected epidemic. In: Scutchfield FD, Keck CW, eds. Principles of public health practice. 2nd ed. Albany, NY: Delmar Publishers, 2003, pp. 387-408.
3. The Dental Health Foundation. The oral health of California's children: A neglected epidemic. San Rafael, CA: Dental Health Foundation, 1997.
4. Gotsch AR. The neglected epidemic. The Nation's Health 1999; September: 2.
5. Allukian M Jr. The neglected epidemic and the Surgeon General's Report: A call to action for better oral health (editorial). American Journal of Public Health 2000; 90: 843-845.
6. U.S. Department of Health and Human Services. Oral health in America: A report of the Surgeon General. Rockville, MD: National Institute of Dental and Craniofacial Research, National Institutes of Health, 2000.
7. Krisberg K. Call to action issued on oral health diseases. Nation's Health 2003; 2: 19.
8. Morehouse School of Medicine. Former Surgeon General David Satcher says oral health epidemic persists; Calls For pursuing options to expand access—including midlevel providers, dental therapists. July 18, 2012. Available at: https://www.oralhealthgroup.com/oral-health/former-surgeon-general-david-satcher-says-oral-health-epidemic-persists-calls-for-pursuing-options-1001550398/. Accessed June 29, 2018.
9. Agency for Healthcare Research and Quality. Introduction to the Nationwide Emergency Department (NEDS) 2006 (Version 2). Available at: https://www.hcup-us.ahrq.gov/db/nation/neds/NEDS_2006v2_Introduction Revised.pdf. Accessed on June 29, 2018.
10. Wall T, Vujicic M. Emergency department use for dental conditions continues to increase. Health Policy Institute Research Brief. American Dental Association. April 2015. Available at: http://www.ada.org/~/media/ADA/Science%20and%20Research/HPI/Files/HPIBrief_0415_2.ashx. Accessed June 29, 2018.
11. Krisberg K. Open wide: Medical education with real teeth. Association of American Medical Colleges. July 3, 2018. Available at: https://news.aamc.org/medical-education/article/open-wide-medical-education-real-teeth/. Accessed July 9, 2018.
12. National Center for Health Statistics. Health, United States, 2016: With chartbook on long-term trends in health. Hyattsville, MD, 2017. Available at: https://www.cdc.gov/nchs/data/hus/hus16.pdf. Accessed August 3, 2018.
13. Otto M. Boy's death fuels drives to fund dental aid to poor. Washington Post, March 3, 2007. Available at: http://www.washingtonpost.com/wp-dyn/content/article/2007/03/02/AR2007030200827.html. Accessed June

29, 2018.

14. Dye BA, Mitnik GL, Iafolla TJ, Vargas CM. Trends in dental caries in children and adolescents according to poverty status in the United States from 1999 through 2004 and from 2011 through 2014. Journal of the American Dental Association 2017; 148: 550-565.

15. Dye BA, Thornton-Evans G, Li X, Iafolla TJ. Dental caries and tooth loss in adults in the United States, 2011-2012. NCHS data brief, No. 197. Hyattsville, MD: National Center for Health Statistics, 2015. Available at: https://www.cdc.gov/nchs/data/databriefs/db197.pdf. Accessed August 3, 2018.

16. Fleming E, Afful J. Prevalence of total and untreated dental caries among youth: United States, 2015-2016. NCHS Data Brief, No. 307. Hyattsville, MD: National Center for Health Statistics, April 2018. Available at: https://www.cdc.gov/nchs/data/databriefs/db307.pdf. Accessed August 3, 2018.

17. Eke PI, Thornton-Evans GO, Wei L, al. Periodontitis in U.S. Adults: National Health and Nutrition Examination Survey 2009-2014. Journal of the American Dental Association 2018; 149: 576-588.e6.

18. Siegel RL, Miller KD, Jemal A. Cancer statistics, 2018. CA: A Cancer Journal for Clinicians 2018; 68: 7-30.

19. American Cancer Society. Cancer Facts & Figures 2010. Atlanta: American Cancer Society, 2010. Available at: https://www.cancer.org/content/dam/cancer-org/research/cancer-facts-and-statistics/annual-cancer-facts-and-figures/2010/cancer-facts-and-figures-2010.pdf. Accessed July 6, 2018.

20. Habel MA, Leichliter JS, Dittus PJ, et al. Heterosexual anal and oral sex in adolescents and adults in the United States, 2011-2015. Sexually Transmitted Diseases 2018; doi: 10.1097/OLQ.0000000000000889. [Epub ahead of print].

21. American Dental Association. 39 percent of U.S. dentists participate in Medicaid or CHIP for child dental services. March 14, 2018. Available at: https://www.ada.org/en/publications/ada-news/2018-archive/march/more-than-a-third-of-all-us-dentists-participate-in-medicaid-or-chip-for-child-dental-services. Accessed August 31, 2018.

22. Robertson L. Medicaid's doctor participation rates. The Wire, March 29, 2017. Available at: https://www.factcheck.org/2017/03/medicaids-doctor-participation-rates/. Accessed August 31, 2018.

23. Plunkett JW. Plunkett's food industry almanac 2018: Food and beverages industry market research, statistics, trends & leading companies. Houston: Plunkett Research Ltd., 2018.

24. Kaiser Permanente. The weight of the nation: Community activation kit: Event planning guide. Available at: https://share.kaiserpermanente.org/static/weightofthenation/docs/tools/WOTN_CommAct_Moderator_Panelist_InfFo.pdf. Accessed June 29, 2018.

25. Kann L, McManus T, Harris WA, et al. Youth Risk Behavior Surveillance—United States, 2017. Morbidity and Mortality Weekly Report 2018; 67(No.SS-8): 1-114.

26. United States Department of Agriculture, Economic Research Service. Availability of refined sugars has been higher than corn sweeteners for the last five years. Available at: https://www.ers.usda.gov/data-products/chart-gallery/gallery/chart-detail/?chartId= 58332. Accessed July 27, 2018.

27. Bowman SA, Clemens JC, Martin CL, et al. Added sugars intake of Americans: What we eat in America, NHANES 2013-2014. Food Surveys Research Group. Dietary Data Brief No. 18. Available at: https://www.ars.usda.gov/ARSUserFiles/80400530/pdf/DBrief/18_Added_Sugars_Intake_of_Americans_2013-2014.pdf. Published May 2017. Accessed August 3, 2018.

28. United States Department of Agriculture, Economic Research Service. Sugars and sweeteners yearbook tables: Tables 51-53: U.S. consumption of caloric sweeteners. Available at: https://www.ers.usda.gov/data-products/sugar-and-sweeteners-yearbook-tables.aspx. Accessed July 30, 2018.

29. GBD 2015 Obesity Collaborators. Health effects of overweight and obesity in 195 countries over 25 years. New England Journal of Medicine 2017; 377: 13-27.

30. Rosinger A, Herrick K, Gahche J, Park S. Sugar-sweetened beverage consumption among U.S. youth, 2011-2014. NCHS data brief, No. 271. Hyattsville, MD: National Center for Health Statistics, 2017. Available at: https://www.cdc.gov/nchs/data/databriefs/db271.pdf. Accessed August 3, 2018.

31. Rosinger A, Herrick K, Gahche J, Park S. Sugar-sweetened beverage consumption among U.S. adults, 2011-2014. NCHS data brief, No. 270. Hyattsville, MD: National Center for Health Statistics, 2017. Available at: https://www.cdc.gov/nchs/data/databriefs/db270.pdf. Accessed August 3, 2018.

32. Apovian CM. Sugar-sweetened soft drinks, obesity, and type 2 diabetes. JAMA 2004; 292: 978-979.

33. French SA, Lin BH, Guthrie JF. National trends in soft drink consumption among children and adolescents age 6 to 17 years: Prevalence, amounts, and sources, 1977/1978 to 1994/1998. Journal of the American Dietetic Association 2003; 103: 1326-1331.

34. Berk CC. Drop in soda sales accelerates as healthier options grow. CNBC, March 20, 2012. Available at: https://www.cnbc.com/id/46796332. Accessed June 29, 2018.

35. Belluz J. The U.S. had no soda taxes in 2013. Now nearly 9 million Americans live with them. Vox, June 8, 2017. Available at: https://www.vox.com/science-and-health/2017/6/6/15745908/soda-tax-seattle-philadelphia-sugar-drinks. Accessed June 29, 2018.

36. Boseley S. First U.S. sugar tax sees soft drink sales fall by almost 10%, study shows. The Guardian, April 18, 2017. Available at: https://www.theguardian.com/society/2017/apr/18/first-us-sugar-tax-sees-soft-drink-sales-fall-by-almost-10-study-shows. Accessed June 29, 2018.

37. Falbe J, Thompson HR, Backer CM, et al. Impact of the Berkeley excise tax on sugar-sweetened beverage consumption. American Journal of Public Health 2016; 106: 1865-1871.

38. Maloney J. Soda loses its U.S. crown: Americans now drink more bottled water. Wall Street Journal, March 9, 2017. Available at: https://www.wsj.com/articles/soda-loses-its-u-s-crown-americans-now-drink-more-bottled-water-1489082500. Accessed June 29, 2018.

39. Sugary drink F.A.C.T.S.: Food advertising to children and teens score 2014. New Haven, CT: Rudd Center for Food Policy and Obesity, 2014. Available at: http://www.sugarydrinkfacts.org/resources/SugaryDrinkFACTS_ReportSummary.pdf. Accessed June 29, 2018.

40. Statista. Advertising spending in the United States in 2016, by medium (in billion U.S. dollars). Available at: https://www.statista.com/statistics/272315/advertising-spending-in-the-us-by-medium/. Accessed June 9, 2018.

41. Telesian. How many advertisements do we see each day? April 15, 2014. Available at: http://blog.telesian.com/how-many-advertisements-do-we-see-each-day/. Accessed June 9, 2018.

42. Powell LM, Schermbeck RM, Chaloupka FJ. Nutritional content of food and beverage products in television advertisements seen on children's programming. Child Obesity 2013; 9: 524-531.

43. Frazier WC III, Harris JL. Trends in television food advertising to young people: 2016 update. Rudd Brief, UCONN Rudd Center for Food Policy & Obesity, June 2017. Available at: http://uconnruddcenter.org/files/TVAdTrends2017.pdf. Accessed August 3, 2018.

44. Nestle M. Soft drink "pouring rights": Marketing empty calories to children. Public Health Reports 2000; 115: 308-319.

45. American Academy of Pediatrics. Policy statement: Soft drinks in schools. Pediatrics 2004; 113: 152-154.

46. Healy M. At-school sales of soda drop, but other sugary drinks remain. Los Angeles Times, August 6, 2012. Available at: http://articles.latimes.com/2012/aug/06/news/la-heb-soda-schools-20120806/. Accessed June 29, 2018.

47. Turner L, Chriqui JF, Chaloupka FJ. Food as a reward in the classroom: School district policies are associated with practices in U.S. elementary school practices. Journal of the Academy of Nutrition and Dietetics 2012; 112: 1436-1442.

48. Turner L, Chriqui JF, Chaloupka FJ. Healthier fundraising in U.S. elementary schools: Associations between policies at the state, district, and school levels. PLoS One 2012; 7: e49890.

49. Chriqui JF, Turner L, Taber D, Chaloupka F. Association between district and state policies and U.S. public elementary school competitive food and beverage environments. JAMA Pediatrics 2013; 167: 714-722.

50. Healthy Eating Research and Bridging the Gap. Influence of competitive food and beverage policies on children's diets and childhood obesity. July 2012. Available at: https://healthyeatingresearch.org/wp-content/uploads/2013/12/Competitive_Foods_Issue_Brief_HER_BTG_7-2012-WEB.pdf. Accessed August 3, 2018.

51. Grynbaum M. Health panel approves restriction on sale of large sugary drinks. New York Times, September 14, 2012. Available at: http://www.nytimes.com/2012/09/14/nyregion/health-board-approves-bloombergs-soda-ban.html. Accessed June 29, 2018.

52. Grynbaum M. Soda makers begin their push against New York ban. New York Times, July 1, 2012. Available at: http://www.nytimes.com/2012/07/02/nyregion/in-fight-against-nyc-soda-ban-industry-focuses-on-personal-choice.html?_r=1&pagewanted=all. Accessed June 29, 2018.

53. Scolforo M. Philadelphia's tax on soda upheld by state Supreme Court. AP News, July 19, 2018. Available at: https://apnews.com/49662b858c444d659e6b4aecf04dd29e. Accessed August 3, 2018.

54. World Health Report. WHO urges global action to curtail consumption and health impacts of sugary drinks. October 11, 2016. Available at: http://www.who.int/mediacentre/news/releases/2016/curtail-sugary-drinks/en/. Accessed July 1, 2018.

55. Bedi R. GCDF resolution on reinvestment of sugar-sweetened beverages taxation revenues into oral health. Global Child Dental Fund. April 2018. Available at: http://www.wfpha.org/images/Resolution_on_Reinvestment_of_Sugar_ML_2.pdf. Accessed July 1, 2018.

56. Statista. Confectionery sales in the United States in 2015 and 2020 (in billion U.S. dollars). Available at: https://www.statista.com/statistics/489021/us-confectionery-sales/. Accessed July 16, 2018.

57. United States Department of Agriculture, Food and Nutrition Service. USDA announces additional efforts to make school environments healthier. July 21, 2016. Available at: https://www.fns.usda.gov/pressrelease/2016/017216. Accessed July 16, 2018.

58. U.S. Department of Health and Human Services. The health consequences of smoking—50 years of progress: A report of the Surgeon General, 2014. Atlanta: U.S. Department of Health and Human Services, 2014. Available at: https://www.cdc.gov/tobacco/data_statistics/sgr/50th-anniversary/index.htm. Accessed June 8, 2018.

59. Campaign for Tobacco-Free Kids. Trends in tobacco industry marketing. April 10, 2018. Available at: https://www.tobaccofreekids.org/assets/factsheets/0156.pdf. Accessed July 30, 2018.

60. Tobacco. OpenSecrets, Center for Responsive Politics. May 18, 2018. Available at: https://www.opensecrets.org/industries/indus.php?ind=A02. Accessed June 8, 2018.

61. Xu X, Bishop EE, Kennedy SM, et al. Annual healthcare spending attributable to cigarette smoking: An update. American Journal of Preventive Medicine 2015; 48: 326-333.

62. Jamal A, Gentzke A, Hu SS, et al. Tobacco use among middle and high school students—United States, 2011-2016. Morbidity and Mortality Weekly Report 2017; 66: 597-603.

63. Wang TW, Kenemer B, Tynan MA, et al. Consumption of combustible and smokeless tobacco—United States, 2000-2015. Morbidity and Mortality Weekly Report 2016; 65: 1357-1363.

64. Federal Trade Commission. Federal Trade Commission smokeless tobacco report for 2016. Washington: Federal Trade Commission, 2018. Available at: https://www.ftc.gov/system/files/documents/reports/federal-trade-commission-cigarette-report-2016-federal-trade-commission-smokeless-tobacco-report/ftc_smokeless_tobacco_report_for_2016_0.pdf. Accessed August 3, 2018.

65. Jamal A, Phillips E, Gentzke AS, et al. Current cigarette smoking among adults—United States, 2016. Morbidity and Mortality Weekly Report 2018; 67: 53-59.

66. Maloney J, Chaudhuri S. Against all odds, the U.S. tobacco industry is rolling in money. Wall Street Journal, April 23, 2017. Available at: https://www.wsj.com/articles/u-s-tobacco-industry-rebounds-from-its-near-death-experience-1492968698. Accessed July 6, 2018.

67. Campaign for Tobacco-Free Kids. State excise and sales taxes per pack of cigarettes total amounts & state rankings. Available at: https://www.tobaccofreekids.org/assets/factsheets/0202.pdf. Accessed June 6, 2018.

68. U.S. Department of Health and Human Services. E-cigarette use among youth and young adults: A report of the Surgeon General—Executive Summary. Atlanta: U.S. Department of Health and Human Services, 2016. Available at: https://e-cigarettes.surgeongeneral.gov/documents/2016_sgr_full_report_non-508.pdf. Accessed August 3, 2018.

69. Campaign for Tobacco-Free Kids. Broken promises to our children: The 1998 state tobacco settlement 19 years later. Campaign for Tobacco Free Kids, 2017. Available at: https://www.tobaccofreekids.org/assets/images/content/2017_State_Report.pdf. Accessed June 29, 2018.

70. Committee on the Public Health Implications of Raising the Minimum Age for Purchasing Tobacco Products. Public health implication of raising the minimum age of legal access to tobacco products. Washington, DC: Institute of Medicine, National Academies Press, 2015. Available at: http://www.nationalacademies.org/hmd/~/media/Files/Report%20Files/2015/TobaccoMinAge/tobacco_minimum_age_report_brief.pdf. Accessed June 9, 2018.

71. Campaign for Tobacco-Free Kids. States and localities that have raised the minimum legal sale age foro tobacco products to 21. Available at: https://www.tobaccofreekids.org. Accessed January 28, 2019.

72. Alaska Superior Court. Alaska Dental Society et al. v. State of Alaska et al. Order Case No. 3AN-06-04797 CI, June 27, 2007.

73. Salsberg B. Massachusetts considers allowing 'dental therapists' to serve some patients. CBS Boston, February 16, 2017. Available at: https://boston.cbslocal.com/2017/02/16/dental-therapists-dentists-massachusetts-training-oral-health-teeth/. Accessed June 9, 2018.

74. Children's dental care access in Medicaid. The role of medical care use and dentist participation. Child Health Insurance Research Initiative (CHIRI) issue brief 2. Agency for Healthcare Research and Quality (AHRQ) Publication No. 03-0032, June 2003. Rockville, MD: Agency for Healthcare Research and Quality. Available at: https://archive.ahrq.gov/cpi/initiatives/chiri/briefs/brief2.pdf. Accessed August 3, 2018.

75. Centers of Disease Control and Prevention. Fluoridation statistics 2014. 2016. Available at: https://www.cdc.gov/fluoridation/statistics/2014stats.htm. Accessed July 23, 2018.

76. Adams PF, Hendershot GE, Marano MA. Current estimates from the National Health Interview Survey, 1996. Vital Health Statistics 1999; 10: 1-203.

77. Noone AM, Howlader N, Krapcho M, et al (eds.). SEER cancer statistics review, 1975-2015. Bethesda, MD: National Cancer Institute. Available at: https://seer.cancer.gov/csr/1975_2015/, based on November 2017 SEER data submission, posted to the SEER website, April 2018. Accessed July 6, 2018.

78. Dye BA, Thornton-Evans G, Li X, Iafolla TJ. Dental caries and sealant prevalence in children and adolescents in the United States, 2011-2012. NCHS Data Brief, no. 191. Hyattsville, MD: National Center for Health Statistics, 2015. Available at: https://www.cdc.gov/nchs/data/databriefs/db191.pdf. Accessed August 3, 2018.

79. Bloom B, Cohen RA, Freeman G. Summary health statistics for U.S. children: National Health Interview Survey, 2010. Vital Health Statistics 2011; 10: 1-80.

80. Pettinato E, Webb M, Seale SN. A comparison of Medicaid reimbursement for nondefinitive pediatric dental treatment in the emergency room versus periodic preventative care. Pediatric Dentistry 2000; 22: 463-468.

81. Scott G, Simile C. Access to dental care among Hispanic or Latino subgroups: United States 2000-2003. Hyattsville, MD: National Center for Health Statistics. 2005. Available at: https://www.cdc.gov/nchs/data/ad/ad354.pdf. Accessed August 30, 2018.

82. Rudd RE, Moeykens BA, Colton TC. Health and literacy: A review of medical and public health literature, Volume 1. National Center for the Study of Adult Learning and Literacy, 1999. Available at: http://www.ncsall.net/index.html@id=522.html. Accessed August 3, 2018.

83. Baur C, Martinez LM, Tchangalova N, Rubin D. A review and report of community-based health literacy interventions. Washington, DC: Roundtable on Health Literacy, 2017. Available at: https://drum.lib.umd.edu/handle/1903/20238. Accessed August 3, 2018.

84. Jones M, Lee JY, Rozier RG. Oral health literacy among adult patients seeking dental care. Journal of the American Dental Association 2007; 138: 199-208.

85. White S, Chen J, Atchinson R. Relationship of preventive health practices and health literacy: A national study. American Journal of Health Behavior 2008; 32: 227-242.

86. Miller E, Lee JY, DeWalt DA, Vann WF Jr. Impact of caregiver literacy on children's oral health outcomes. Pediatrics 2010; 126: 107-114.

87. Holtzman J, Gironda M, Atchison K. The relationship between patients' oral health literacy and failed appointments. Presentation at the National Oral Health Conference, Milwaukee, WI, April 29, 2012.

88. Lee JY, Rozier RG, Lee SY, et al. Development of a word recognition instrument to test health literacy in dentistry: The REALD-30—a brief communication. Journal of Public Health Dentistry 2007; 67: 94-98.

89. Richman JA, Lee JY, Rozier RG, et al. Evaluation of a word recognition instrument to test health literacy in dentistry: The REALD-99. Journal of Public Health Dentistry 2007; 67: 99-104.

90. Kutner M, Greenberg E, Jin Y, Paulsen C. The health literacy of America's adults: Results from the 2003 National Assessment of Adult literacy (NCES 2006-483). U.S. Department of Education. September 2006. Available at: http://nces.ed.gov/pubs2006/2006483.pdf. Accessed August 3, 2018.

91. Rozier RG, Horowitz AM, Podschun G. Dentist-patient communication techniques used in the United States: The results of a national survey. Journal of the American Dental Association 2011; 142: 518-530.

92. Horowitz AM, Clovis JC, Wang MQ, Kleinman DV. Use of recommended communication techniques by Maryland dental hygienists. Journal of Dental Hygiene 2013; 87: 212-223.

93. Maybury C, Horowitz AM, Wang MQ, Kleinman DV. Use of communication techniques by Maryland dentists. Journal of the American Dental Association 2013; 144: 1386-1396.

94. Horowitz AM: The public's oral health: The gaps between what we know and what we do. Advances in Dental Research 1995; 9: 91-95.

95. Alwafi A, Allukian M. Anti-fluoridation activities on the Internet and social media: A professional challenge. Journal of the Massachusetts Dental Society 2017; 66: 32-37.

96. Center for Medicare and Medicaid Services. Dental and oral health services in Medicaid and CHIP, February 2016. Available at: https://www.medicaid.gov/medicaid/benefits/downloads/2015-dental-and-oral-health-domain-specific-report.pdf. Accessed July 6, 2018.

97. Hinton E, Paradise J. Access to dental care in Medicaid: Spotlight on nonelderly adults. The Kaiser Commission on Medicaid and the Uninsured. March 17, 2016. Available at: http://files.kff.org/attachment/issue-brief-access-to-dental-care-in-medicaid-spotlight-on-nonelderly-adults. Accessed June 22, 2018.

98. Henry J. Kaiser Family Foundation. Dental care health professional shortage areas (HPSAs). Kaiser Family Foundation. December 31, 2017. Available at: https://www.kff.org/other/state-indicator/dental-care-health-professional-shortage-areas-hpsas/?currentTimeframe=0&sortModel=%7B%22colId%22:%22Location%22,%22sort%22:%22asc%22%7D. Accessed May 28, 2018.

99. Paramore JO, Herndon JB, Brown AB. Mission of Mercy patient characteristics and dental-related emergency department use. Journal of the American Dental Association 2018; 149: 336-347.E3.

100. U.S. Department of Health and Human Services, Office of Disease Prevention and Health Promotion. Healthy people 2020. Available at: http://www.healthypeople.gov/2020/faqs.aspx#g. Accessed July 31, 2018.

101. Centers for Disease Control and Prevention. Ten great public health achievements—United States, 1990-1999. Morbidity and Mortality Weekly Report 1999; 48: 241-243.

102. Horowitz AM, Harris NO. Creating effective, school-based oral health programs. In: Harris NO, Garcia-Godoy F, eds. Primary preventive dentistry. 6th ed. Upper Saddle River, NJ: Pearson Prentice-Hall, 2004, pp. 521-553.

103. Behrens D, Graham Lear J. Strengthening children's oral health: Views from the field. Health Affairs 2011; 30: 2208-2213.

104. School-based Health Alliance. 2013-2014 digital census report. Available at: http://censusreport.sbh4all.org. Accessed May 25, 2018.

105. Braun B, Horowitz AM, Kleinman DV, et al. Oral health literacy: At the intersection of K-12 education and public health. Journal of the California Dental Association 2012; 40: 323-330.

106. Turner L, Chaloupka F. Encouraging trends in student access to competitive beverages in U.S. public elementary schools, 2006-2007 to 2010-2011. Archives of Pediatric and Adolescent Medicine 2012; 166: 673-675.

107. The Pew Center on the States. The state of children's dental health: Making coverage matter. Exhibit D: Pew Center on the States analysis of eight key policy indicators, May 2011. Available at: http://www.pewtrusts.org/-/media/legacy/uploadedfiles/wwwpewtrustsorg/reports/state_policy/childrensdental50statereport2011pdf.pdf. Accessed August 3, 2018.

108. U.S. Department of Health and Human Services, Health Resources and Services Administration, National Center for Health Workforce Analysis. National and State-Level Projections of Dentists and Dental Hygienists in the U.S., 2012-2025. Rockville, MD, 2015. Available at: https://bhw.hrsa.gov/sites/default/files/bhw/nchwa/projections/nationalstatelevelprojectionsdentists.pdf. Accessed July 23, 2018.

109. American Board of Dental Public Health. Active diplomates of the American Board of Dental Public Health, 2017-2018. Available at: https://aaphd.memberclicks.net/assets/ABDPH/Active%20Diplomates%20of%20the%20American%20Board%20of%20Dental%20Public%20Health%202017-2018.pdf. Accessed July 30, 2018.

110. American Dental Education Association. U.S. dental schools applicants and enrollees, 2017 entering class. Available at: http://www.adea.org/publications-and-data/data-analysis-and-research/applicants-enrollees-and-graduates.aspx. Accessed July 30, 2018.

111. Health Policy Institute, American Dental Association. The dentist workforce—Key facts. Available at: https://www.ada.org/~/media/ADA/Science%20and%20Research/HPI/Files/HPIgraphic_0716_1.pdf?la=en. Accessed July 6, 2018.

112. Health Policy Institute, American Dental Association. 2016-17 Survey of Dental Education, Report 1—Academic programs, enrollment, and graduates. Available at: https://www.ada.org/en/science-research/health-policy-

institute/data-center/dental-education. Accessed August 3, 2018.

113. U.S. Department of Health and Human Services. A national call to action to promote oral health. Rockville, MD: U.S. Department of Health and Human Services, Public Health Service, National Institutes of Health, National Institute of Dental and Craniofacial Research. NIH publication no. 03-5303. Spring, 2003.

114. Leonhardt D. The new plot against health care. New York Times. July 5, 2018. Available at: https://www.nytimes.com/2018/07/05/opinion/trump-republicans-health-care-repeal.html. Accessed June 9, 2018.

115. The PEW Charitable Trusts. When regulations block access to oral health care, children at risk suffer. August 20, 2018. Available at: http://www.pewtrusts.org/en/research-and-analysis/issue-briefs/2018/08/when-regulations-block-access-to-oral-health-care-children-at-risk-suffer. Accessed August 20, 2018.

116. Kleinman DV, Abel SN, Mosca NG. Help wanted: Dental expertise to guide oral health integration into health care. Journal of the American Dental Association 2018; 149: 404-406.

21

국제 보건
International and Global Health

배리 S. 레비
번역 장효범

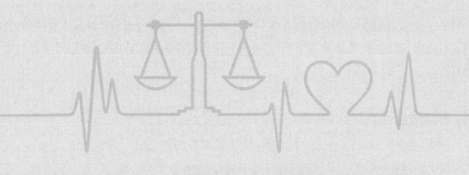

배리 S. 레비(BARRY S. LEVY)_ MD. MPH. 의사, 미국공중보건협회 회장 역임. 터프츠 의과대학(Tuft University School of Medicine) 공중보건과 지역사회의학과 겸임교수. 『전쟁과 공중보건(War and Public Health 2000)』, 『테러리즘과 공중보건(Terrorism and Public Health 2006)』, 『기후 변화와 공중보건 (Climate Change and Public Health2015)』 등 공저. blevy@igc.org

장효범_ MD. MPH. 세계보건기구 국가전략지원국 기술전문직원. 국민 국가와 국제기구 체제를 넘는 인류 보편 인권으로서의 건강권 실현을 고민하고 있다. jang.hyobum@gmail.com

서문

사회 불의는 그 어느 곳에 나타나든, 세상 모든 곳에 존재하는 사회 불의를 반영한다. 이 장에서는 중·저소득 국가에서의 사회 불의에 초점을 맞춘다. 중·저소득 국가의 사회 불의는 특정 인구 집단과 공중보건의 여러 측면에 영향을 끼치기에 이미 이 책의 앞선 장들에서 부분적으로 다뤄진 바 있다. 이 장에서는 특히 절대 빈곤, 인권 침해, 불충분한 대외 원조, 대외 부채, 부패, 세계화, 인신매매, 기아, 영양실조, 고소득 국가에서 중·저소득 국가로의 유해 물질 수출 문제에 대해 논의해 보려 한다. 또한 사회 불의가 이들 나라에서 보건에 끼치는 영향과 향후 과제에 대해서도 다루려 한다.

사회 불의가 만연하면 중·저소득 국가의 공중보건과 의료서비스가 불충분해지고 여러 내·외적 요인에도 영향을 미쳐 결국 질병 및 조기 사망률이 심각하게 올라가게 된다. 국내 요인에는 다음과 같은 것이 있다.

- 절대빈곤.
- 여성, 원주민, 소수 인종, 신체·정신장애인 및 모든 취약 집단에 대한 차별.
- 국민을 대표하지 않는 무책임한 정부와 부패의 만연.
- 인권 존중·보호·충족 실패.

국외 요인 상당수가 고소득 국가, 초국적 기업, 국제금융기구들의 권력구조와 정책에서 기인하며, 이에는 다음과 같은 것이 있다.

- 높은 대외 부채.
- 중·저소득 국가에서 고소득 국가로의 수출을 가로막는 무역 장벽.
- 공정성과 형평성이 결여된 해외 직접투자.
- 고소득 국가에서 중·저소득 국가로의 유해 물질 및 유해 산업의 수출.
- 중·저소득 국가에 대한 고소득 국가의 불충분한 대외 원조.
- 중·저소득 국가에서 고소득 국가로의 두뇌 유출.
- 총기와 재래식 무기의 국제 거래.

사회 불의가 중·저소득 국가의 삶에 미치는 영향

절대 빈곤

중·저소득 국가 다수가 높은 인구 증가율과 출산율, 낮은 1인당 소득, 높은 소득 불평등이라는 특징을 가지고 있다(표 21.1)(1-3). 2015년에 1일 소득이 1.9달러에도 못 미치는 사람은 전 세계적으로 7억 3600만 명에 달했고 이 중 대부분이 중·저소득 국가에 거주하고 있었다(4).

이들 중·저소득 국가에 거주하는 수많은 사람들이 의식주, 의료, 교육 등 기본적인 필요를 충족하지 못하고 있다. 여러 형태의 사회 불의에 의한 이 절대 빈곤은 영양 결핍, 의료·보건 서비스 이용 제한, 건강 및 안전 위험에 대한 노출 등의 경로로 건강에 큰 영향을 끼친다. 중·저소득 국가의 1인당 보건의료비 지출은 고소득 국가에 비해 현저히 낮다(표 21.2)(2).

대부분의 중·저소득 국가에서 교육과 취업 기회는 극도로 제한적이다. 초등학교 졸업률과 성인 문해력은 고소득 국가에 비해 아주 낮은 수준이다(표 21.3)(2). 불충분한 경제성장이 개인과 국가의 전체적인 기회를 제한하고 있다. 그 결과 의사, 간호사 등 고등교육을 받은 사람들이 모국을 떠나 고소득 국가에서 더 나은 교육과 취업 기회를 찾는 '두뇌 유출' 현상이 나타난다(5). 고소득 국가에서 이들 중·저소득 국가 출신 의료인을 많이 채용하기도 한다. 어떻게 보면 고소득 국가의 의료인력 수요를 중·저소득 국가에서 보조금을 줘 가며 지원해 주는 것

표 21.1 일부 중·저소득 국가 및 미국의 특징 비교

국가	인구 (백만, 2017)	연평균 인구 증가율 (2000~2017)	출산율 (여성 1인당 출생 수, 2016)	1인당 GNI (달러 환산 기준, 2017)	지니 계수[1]
아프가니스탄	36	3.4%	4.6	570	통계없음
과테말라	17	2.2%	3.0	4,060	48
아이티	11	1.5%	2.9	760	41
이라크	38	2.9%	4.4	4,770	30
케냐	50	2.7%	3.9	1,440	49
파키스탄	197	2.1%	35	1,580	31
페루	32	1.3%	2.4	5,970	44
시에라리온	8	3.0%	4.5	510	34
남아프리카공화국	57	1.3%	2.0	5,430	63
베트남	96	1.0%	2.0	2,170	35
미국	326	0.8%	1.8	58,270	42

주 1) 지니 계수는 한 국가 경제 내에서 개인 및 가계의 소득분포 (또는 소비지출)이 완전 평등한 분배 상태에서 멀어진 정도를 측정하는 지표로서, 완전 평등하다면 0, 완전 불평등일 때 100으로 표시한다.

자료: The World Bank. World development indicators. http://wdi.worldbank.org/tables. (검색일 2019.2.6).

표 21.2 일부 중·저소득 국가 및 미국의 보건의료비 지출 비교(2015년)

국가	1인당 연간 보건의료비(미국 달러 환산)	총의료비 중 공공 지출 비중
아프가니스탄	60	5%
과테말라	224	32%
아이티	54	11%
이라크	155	23%
케냐	70	33%
파키스탄	38	28%
페루	323	62%
시에라리온	107	9%
남아프리카공화국	471	54%
베트남	117	42%
미국	9,536	50%

자료: The World Bank. World development indicators. http://wdi.worldbank.org/tables. (검색일 2019.2.6).

표 21.3 일부 중·저소득 국가의 성별 초등학교 졸업률과 성인 문해력 비교

국가	초등학교 졸업률		성인 문해력	
	남	여	남	여
아프가니스탄	통계 없음	통계 없음	45%	18%
과테말라	79%	79%	87%	76%
아이티	통계 없음	통계 없음	통계 없음	통계 없음
이라크	통계 없음	통계 없음	53%	38%
케냐	102%*	102%*	84%	74%
파키스탄	78%	65%	69%	44%
페루	95%	95%	97%	91%
시에라리온	69%	67%	41%	25%
남아프리카공화국	81%	82%	95%	93%
베트남	105%*	105%*	96%	91%

* 계산 방법론으로 인해 일부 수치는 100%를 넘고 있다.

자료: The World Bank. World development indicators. http://wdi.worldbank.org/tables. (검색일 2019.2.6).

이나 마찬가지다. 일례로 2015년 미국에는 아프리카 국가에서 의대를 졸업하고 온 외국인 의사가 1만 3,584명이나 되었다(미국, 영국, 캐나다, 호주 4개국에서만 전체 외국인 의사와 간호사의 2/3가 활동하고 있다)(6). 중·저소득국 출신 의료인이 고소득 국가에 건너가서 전문성을 살리지 못하거나 일자리를 구하지 못하는 두뇌 낭비 현상 또한 일어난다.

인권 존중·보호·충족의 실패

많은 중·저소득 국가에서 인권의 보호란 제한적이거나 아예 존재하지 않는다. 대규모 핍

인신매매란 타인을 구속하여 착취하기 위한 목적으로 무력, 강제, 납치, 사기, 기만 등의 수단을 사용하거나, 권력관계나 취약성을 이용하거나, 몸값을 지불하거나 받아서 신병을 확보하고, 이동시키고, 이전하여 숨기고 건네 받는 것을 말한다(1).

히말라야 마을부터 동유럽 도시에 이르기까지, 특히 여성과 여아들을 비롯한 많은 사람들이 가정부, 식당 종업원, 공장 노동자 등 보수가 괜찮은 직종의 유혹을 받고 있다. 인신 매매업자들은 가짜 광고나 전단지, 혹은 대면 접촉을 통해 피해자들을 모집한다.

목적지에 도착하면 납치 피해자들은 매매업자들의 통제하에 배치되어 불법 수익을 창출하기 위한 노동에 착취당하게 된다. 피해자들은 물리적으로 감금 상태에 놓이고, 여행 서류나 신분증은 압수당하고, 피해자 자신 및 가족들도 순순히 따를 것을 협박당한다. 성노동자로 일하길 강요당한 여성과 아이들은 가족에게 알릴 것이라는 협박을 받는다. 인신매매 당한 아동들은 기본적인 의식주를 매매범들에게 의존할 수밖에 없다. 또한 인신매매범들은 피해자들이 도움을 요청할 경우 현지 경찰이나 당국에 의해 체포되거나 추방당할 거라는 공포를 이용한다. 아이러니하게도 인신매매 피해자들은 피해자가 아닌 이민, 노동, 성매매 관련법을 위반한 범죄자로 여겨지는 경우가 많다.

인신매매로 인해 많은 사람들이 성 착취 피해자가 되지만, 피해 숫자에 대한 믿을 만한 추정치는 없는 현실이다. 인신매매의 다른 형태로는 강제노동, 담보 노동, 강제 결혼, 노예 살이, 장기매매 등과 아동을 구걸이나 전쟁에 이용하는 착취 등이 있다(2-3).

사실상 모든 나라들이 인신매매의 출발지, 중간지점, 목적지라고 할 수 있다. 2014~2017년의 기간 동안 20건 이상의 대량 인신매매와 수백 건의 소규모 인신매매가 적발되었다(3). 거의 모든 피해자들이 성 착취나 물리적 폭력을 경험했다. 2016년 기준으로 적발된 인신매매 피해자의 59%가(이 중 68%는 여성이고 26%는 여아다) 성 착취를 당했고, 34%는 강제 노동을 당했다(3).

인신매매는 돈이 된다. 전 세계적으로 인신매매의 수익이 연간 수백조 달러에 이를 것으로 추정된다. 그러나 체포되어 유죄 선고를 받는 인신매매업자는 극히 소수에 불과하다. 여러 국가에서 인신매매 방지법이 제정된 역사가 길어지면서 기소와 유죄 판결 확률도 증가할 것으로 전망된다.

2016년 기준으로 적발된 인신매매 피해자들의 58%가 적발된 국가의 국민이었다(3). 출발지 국가의 조직범죄 수준이 인신매매의 위험을 증가시킨다. 무장 분쟁과 박해를 피해 탈출한 사람들은 특히 인신매매 피해자로 전락할 가능성이 크다.

인신매매 문제의 해결

억제 정책과 형사처벌이 중요한 요소이기는 하나 인신매매 수요와 공급을 유발하는 기저 요인을 해결하는 것 또한 필요하다. 정보 공개를 통해 효과적인 법안 제정을 위한 대중적 관심과 지지를 모으고, 주요 사법 당국 및 관계 당국의 경각심을 높이고, 인신매매 피해가 주로 발생하는 사회적 소외 계층에게 정보를 제공하여 인신매매범들에게 사기 피해를 당하는 일을 줄일 수 있을 것이다.

2003년에 발효된 인신매매의 방지, 퇴치, 처벌에 관한 의정서(1)는 인신매매를 예방하고 피해자를 지원하며 국제적 협력을 촉진하기 위해 제정되었다.

의정서가 발효된 이후로 인신매매 문제에 대한 관심과 지원이 크게 늘어났다. 2018년 8월 기준으로 전 세계 173개국이 조약에 비준하거나 가입한 상태이며, 168개국이 의정서와 대체로 일치하는 방향으로 인신매매를 불법으로 규정하는 법률을 갖고 있다(3).

이 같은 실천 덕분에 인신매매에 대한 기소와 유죄 판결 또한 크게 늘어났다.

인신매매 근절을 위한 유엔 계획은 인신매매 범죄조직의 행태를 밝히고 실효성 있는 형사 재판 대응법을 개발하는 것을 목표로 삼고 있다. 이 계획은 국가 차원에서는 인신매매 문제에 대한 인지도를 높이고, 검사, 판사 등 사법 당국을 교육하고, 관련법 제정에 조언하며, 인신매매 방지 프로그램을 지원하고, 피해자 및 목격자 지원 등의 활동을 벌이고 있다. 국제적으로는 여러 기구, 연구소, 정부 등이 인신매매 방지에 효과적인 프로그램 및 조치를 개발하는 것을 지원하고 있다(*4).

미국에서의 인신매매는 노예 무역과 함께 시작되었다. 인신매매를 불법으로 규정한 인신매매피해자 보호법은 미 연방 의회에서 2000년에 통과되어 2003년, 2005년에 개정되었다. 인신매매 행위를 수사하는 기관은 미 연방수사국과 이민세관단속국이다. 2017년도 회계연도에 따르면 연방수사국은 인신매매 사법으로 2,693건을 체포해 467건의 유죄 판결을 받아냈고, 이민세관단속국은 4,308건을 체포해 2,271건 유죄 판결을 받아냈다(5).

참고문헌

1. United Nations Office on Drugs and Crime. The protocol to prevent, suppress and punish trafficking in persons. In: United Nations Convention Against Transnational Organized Crime and the Protocols Thereto. 2004. Available at: http://www.unodc.org/documents/treaties/UNTOC/Publications/TOC%20Convention/TOCebook-e.pdf. Accessed December 19, 2012.
2. UN.GIFT—United Nations Global Initiative to Fight Human Trafficking. Human trafficking. Available at: http://www.unodc.org/lpo-brazil/en/trafico-de-pessoas/ungift.html. Accessed July 24, 2018.
3. United Nations Office on Drugs and Crime. Global report on trafficking in persons 2018. New York: United Nations, 2018. Available at: https://www.unodc.org/documents/data-and-analysis/ glotip/2018/GLOTiP_2018_BOOK_web_small.pdf. Accessed March 24, 2019.
4. Aronowitz AA. The United Nations Global Programme Against Trafficking in Human Beings: Research and lessons learned. International Journal of Comparative and Applied Criminal Justice 2002; 26: 257-275.
5. U.S. Department of Justice. Attorney General's annual report to Congress on U.S. Government activities to combat trafficking in persons, Fiscal Year 2017. Available at: https://www. justice.gov/humantrafficking/page/file/1103081/download. Accessed February 4, 2019.

박과 학살(7), 인종 청소(17장 참고), 고문(27장의 글상자 27.1 참고), 강제 이주(11장 참고) 등 대규모 인권 침해 사례가 인권을 위협하고 있다. 또 안전한 식량과 물, 의료, 안전, 안전한 일터와 건강한 가정환경 등의 기본권, 종교·언론·집회의 자유, 공권력의 자의적 행사로부터의 보호(22장 참고) 등 만성적이고 체계적인 문제 또한 인권에 대한 위협이다. 인권 문제에는 또 다음과 같은 것들이 있다.

• 젠더, 나이, 인종, 정치적 신념, 성적 지향, 건강·장애 상태에 의한 차별.

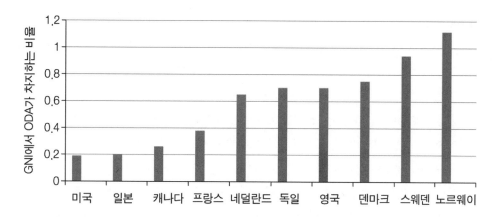

그림 21.1 2016년 기준 일부 선진국의 국민총소득(GNI) 대비 공적개발원조(ODA) 비율

자료: Organisation for Economic Co-operation and Development. Net ODA from Development Assistance Committee and OECD members in 2016. http://www.oecd.org/dac/financing-sustainable-development/development-finance-data. (검색일 2018.7.24).

- 아동 노동.
- 인신매매(글상자 21.1).
- 건강에 부정적인 영향을 끼치는 건강 정책.
- 무력 분쟁(17장의 글상자 17.1 참고)(8).

중·저소득 국가(특히 아프리카와 남미) 여성들은 집안을 이끌고, 식량을 재배하고, 의료서비스를 제공하는 등 많은 일을 하지만 여전히 광범위하게 차별을 받고 있다. 여성과 아동들은 위생시설을 이용할 수가 없어 노상방뇨를 하다가 성폭행의 위협을 받곤 한다. 이들 중 상당수는 첫 출산을 20세 이전에 하고, 산전 관리를 제대로 받지 못한 탓에 출산 합병증으로 사망한다(9). 중·저소득 국가의 모성 사망 평생 위험률은 150분의 1에 이른다. 많은 여성과 아동이 여전히 강제로 여성 할례를 받고 있다(4장 참고).

대외 원조의 감소

고소득 국가의 중·저소득 국가 대상 금융 원조와 기술 지원은 25년 전에 비해 줄어들었다. 이 감소의 원인에는 몇 가지 이유가 있는데, 그중 하나로 대외 원조 경쟁을 촉발했던 미국 대 소련의 냉전 종료가 있다. 유엔에서는 고소득 국가로 하여금 국민총소득(GNI)의 최소 0.7% 이상을 공적개발원조(ODA)로 기여하길 권고하고 있지만, 이 기준을 맞춘 것은 불과 몇 나라일 뿐이다. 미국은 1960년 초만 해도 국민총소득의 0.7% 이상을 공적개발원조로 지출했지만 현재 그 비율은 현저하게 줄어들어 2016년에는 고작 0.19%에 지나지 않았다(그림 21.1)(10).

대외 부채 부담과 국제금융기구의 정책

중·저소득 국가는 대외 부채로 인해 고통 받고 있다. 부채는 고소득 국가가 고금리, 불경기, 상품 가격 하락, 고유가를 겪던 1970~1980년대에 크게 증가하기 시작했다. 중·저소득 국가 국내 요인으로는 무역 및 재정 적자, 낮은 저축률, 공공 부문 관리 실패, 취약한 경제정책, 내전의 장기화 등이 꼽힌다(11). 2017년 기준으로 아프리카 36개 중·저소득 국가가 각각 10억 달러 이상, 총합 3,000억 달러 이상의 대외 부채를 지고 있다(12).

과거 수년간 세계은행과 국제통화기금(IMF)은 빚을 진 국가들이 신규 구제금융을 받거나 부채 상환에 지원을 받는 조건으로 구조조정 정책을 받아들일 것을 요구했다. 채무국은 구조조정 정책하에 자국 통화의 미국 달러 대비 평가절하, 수출입 규제 완화, 균형 예산 정책, 가격 규제 철회와 국가 보조금 삭감 등의 조치를 취해야 했다. 통화 평가절하로 이들 채무국의 수출 상품은 저렴해지고 다른 국가들에서 오는 수입 상품은 비싸졌다. IMF는 채무국이 균형예산 정책으로 공공 부문 지출을 줄일 것을 주장했고, 이는 교육, 보건, 복지 서비스 등에 심각한 부작용을 낳아 특히 가난한 계층에게 가장 큰 악영향을 끼쳤다(13-14).

1999년 세계은행과 IMF는 구조조정 정책을 대체하는 빈곤 감소 전략이라는 새로운 개발 정책을 채택했으나, 이후로도 중·저소득 국가의 절대 빈곤, 자산과 소득 격차는 계속 커져만 갔고, 구조조정 정책 시대의 방침이 변화했다는 증거는 찾아볼 수 없었다.

국민을 대표하지 않는 정부와 부패 문제

많은 중·저소득 국가에서 시민사회의 참여는 저조하고 대중은 정치와 경제 정책결정에 영향을 끼치기 어렵다. 또한 시민사회는 조직되어 있지 않고, 비정부기구(NGO)나 지역사회 풀뿌리 조직도 찾아보기 힘들며, 있다 해도 고소득 국가의 시민사회 단체처럼 정부 정책에 영향력을 갖고 있지 못하다. 부패는 만연하고 자원은 잘못 관리되고 있으며, 관료들은 부패방지 정책을 권력 유지 용도로 쓰거나 자금을 개인적으로 유용하기 위해서 사용한다. 공공 정책 의사결정에 대한 참여와 시민사회 참여가 저조한 이들 국가에서 부패가 통제되기란 힘들다.

보건 부문에서의 부패 행태로는 부정 계약과 조달, 좀도둑질, 인가나 직위의 매매 행위, 공적자금의 유실, 의사를 비롯한 의료인들의 직장(공공 의료기관) 무단결근, 무료로 제공되어야 할 서비스나 물품에 대한 비용 요구 등이 있다(15). 2003년에 발표된 세계은행의 인식 조사 결과에 의하면, 보건 부문은 중·저소득 국가 22개국 중 10개국에서 가장 부패한 부문 4위 이내에 들었다. 이 조사에 따르면 의료인의 결근율은 여러 국가에서 30%나 되었고, 병원 서비스를 이용하기 위해 뇌물을 줘야 하는 비율도 15%에서 65%나 되었다(15).

중·저소득 국가에서 인권 보호가 어려운 이유로는 나쁜 거버넌스, 공금 횡령, 가난과 저개

2017년, 유엔 식량농업기구(FAO)는 전 세계적으로 만성 영양결핍에 시달리는 인구를 8억 2,100만 명으로 추산했다. 이는 2016년의 8억 400만 명보다 증가한 것이지만 2000년의 9억 명보다는 많이 감소한 수치이다(1). 2005년과 2017년 사이 전 세계 발육 부진 아동 비율은 30%에서 22%로 감소했으나 여전히 1억 5100만 명의 아동이 발육 부진을 겪고 있다. 2017년에는 5세 이하 어린이의 7.5%인 5,100만 명이 저체중 상태였다. 아동 영양결핍과 성인 비만은 한 국가에서 동시에 나타나곤 한다. 게다가 아동 비만도 여러 국가에서 점차 늘어나고 있다. 2017년에는 전체 아동의 5.6% 정도인 3,800만 명의 어린이들이 비만이었다.

기아와 영양실조가 지속되는 데는 여러 요인이 작용한다. 식품 가격은 높고 가격 변동이 심하며, 인구는 증가하고, 사회안전망은 불충분하며, 어떤 지역에서는 가뭄과 홍수 등 기상 이변과 무장 분쟁도 발생한다. 여성에 대한 차별 또한 중요한 요인으로, 차별은 여성의 교육률과 문해력을 낮추고, 저소득 직종에 종사하게 만들며, 임신과 모유수유 기간 동안 영양실조에 시달리게 만든다. 전 세계에 일어나고 있는 기아의 근본적인 원인은 문제를 해결하고자 하는 정치적 의지의 부족이라고 할 수 있다.

에이즈 같은 건강 문제도 기아와 영양실조에 여러 가지로 영향을 끼친다. 인간면역결핍바이러스(HIV) 보균자는 생산적인 농업 노동자가 될 수 있을 청년기에 생을 마감하곤 한다. 남은 가족은 너무 어리거나 나이가 많아서 생존을 위해 필요한 식량을 생산할 만한 힘과 자원, 능력이 부족하다. 생존한 가족은 시골에서 도시로 이주하게 되며, 이 또한 이들의 에이즈 노출 확률을 높인다.

중·저소득 국가에서의 기아와 영양실조 문제를 해결할 방법들은 다음과 같다.

- 농업 부문에 장기적 투자를 통해 인권을 존중하고, 지역 공동체에 이익이 돌아가게 하며, 식량 안보와 환경 지속성을 증진하고, 국가들이 기후 변화의 영향에 적응하고 탄소가스를 절감하도록 돕는다.
- 사회안전망을 강화시켜 단기적인 식량 불안 사태와 그 영향을 차단한다.
- 관개를 비용 효과적으로 하고, 토지 관리를 개선하고, 더 좋은 종자를 개발한다.
- 여성을 위한 교육, 직업훈련, 취업기회를 확대하고 여성권리를 보호한다.
- 영양실조를 가진 모성 및 아동에게 보건의료서비스를 제공한다.
- 가장 중요한 것은 기아를 줄이고 궁극적으로는 퇴치하겠다는 정치적 의지이다.

유엔 영양 10개년 실천계획(2016-2025)과 2030 지속가능개발 의제에서는 모든 국가와 관계자들이 2030년까지 기아를 퇴치하고 모든 종류의 영양실조를 방지하도록 촉구하고 있다.

참고문헌
1. Food and Agriculture Organization, International Fund for Agricultural Development, United Nations Children's Fund, World Food Programme, and World Health Organization. The state of food security and nutrition in the world 2018: Building climate resilience for food security and nutrition. Rome: FAO, 2018. Available at: http://www.fao.org/3/i9553en/i9553en.pdf. Accessed March 25, 2019.

발, 외채, 법질서 혼란, 인권 보호를 원칙으로 하는 민주주의와 정통성 있는 합법적 정부의 부재 등이 있다(22장 참조)(16).

경제적 세계화

중·저소득국에서 경제적 세계화는 대개 다수의 희생을 바탕으로 특권층 소수만을 이롭게 했다. 외자 직접 유치는 유해 산업 직종에 종사하는 저임금 노동자들이 노조 활동의 제한이나 금지로 제대로 된 보호를 받지 못하는 결과를 낳았다(19장 글상자 19.1참조).

사회 불의가 중·저소득 국가의 공중보건에 미치는 영향

풍토병과 유행병

중·저소득 국가의 기대수명은 현저하게 낮다(표 21.4)(2). 호흡기질환, 설사질환, 결핵, 에이즈, 말라리아 등 감염성 질환이 여전히 주된 사망 원인이지만(13장 참조), 심뇌혈관질환도 10대 사망 원인에 들며 정신보건 문제도 만연해 있다(표 21.2, 15장, 16장 참조)(17). 결핵은 그 어떤 감염성 질환보다도 큰 사망 원인이다(2016년 전 세계에서 130만 명이 결핵으로 사망했다). 2016년 결핵 발생 수는 1,040만 건에 달했다. 전 세계 인구의 1/4이 결핵균 보유자다(18). 결핵은 가장 고전적인 빈곤 질환으로, 전 세계 어느 나라에나 있지만 특히 저소득층에서 가장 발병률이 높다. 에이즈의 재난적 위력도 특히 중·저소득 국가에서 지속되고 있다. 2017년 기준 사하라 이남 아프리카 인구 2570만 명이 에이즈 감염자로,

표 21.4 일부 중·저소득 국가 및 미국의 출생 시 기대수명 비교(2016년, 세계은행)

국가	기대수명
아프가니스탄	64세
과테말라	73세
아이티	63세
이라크	70세
케냐	67세
파키스탄	66세
페루	75세
시에라리온	52세
남아프리카공화국	63세
베트남	76세
미국	79세

자료: The World Bank. World development indicators. http://wdi.worldbank.org/tables. (검색일 2019.2.6).

이는 전 세계 에이즈 감염자의 70%에 달하는 수치였다(19). 같은 해 사하라 이남 아프리카에서 에이즈로 인한 사망자 수는 66만 명이었고, 이 또한 전 세계 에이즈 사망자 수의 70% 정도였다(19).

사회 불의는 아동 건강에 영양실조, 예방 가능한 질환, 조기 사망 등 심각한 악영향을 끼친다. 전체 아동 사망의 3/4가량이 신생아 질환, 하기도 질환, 설사, 말라리아, 홍역 등 예방 가능한 질환이 원인이다(20). 영양실조는 아동 사망률을 높이고, 어린이의 감염 저항력을 낮추

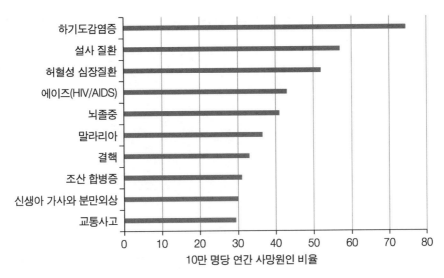

그림 21.2 저소득 국가 10대 사망 원인(2016년). 참고: 2016년 기준으로 저소득 국가에서는 에이즈의 일반 사망률이 결핵보다 높지만, 전 세계적으로는 결핵으로 인한 사망자수(130만)이 에이즈(100만)보다 높다.

자료: World Health Organization. Fact sheet: The top 10 causes of death. http://www.who.int/en/news-room/factsheets/detail/the-top-l 0-causes-of-death. (검색일 2018.7.24).

표 21.5. 일부 중·저소득 국가 및 미국의 영아 사망률(출생 1,000건당 영아 사망 수), 5세 미만 아동 사망률(아동 1,000명당 사망 수), 5세 미만 저체중 유병률 비교

국가	영아 사망률(2017)	5세 미만 아동 사망률(2017)	5세 미만 저체중 유병률(2008~2016)	
			남	여
아프가니스탄	52	68	통계 없음	통계 없음
과테말라	23	28	13%	12%
아이티	54	72	13%	11%
이라크	25	30	9%	7%
케냐	34	46	17%	16%
파키스탄	61	75	34%	29%
페루	12	15	3%	3%
시에라리온	82	111	19%	17%
남아프리카공화국	29	37	통계 없음	통계 없음
베트남	17	21	12%	12%
미국	6	7	0.5%	0.4%

자료: The World Bank. World development indicators. http://wdi.worldbank.org/tables. (검색일 2019.2.6).

며 신체적·정신적 발달을 저해한다(표 21.5, 글상자 21.2, 5장, 14장 참조)(21).

산전 태아 및 임산부 관리가 불충분하면 출산에 악영향을 끼쳐, 특히 주산기 요인으로 인한 영아 사망률과 모성 사망률이 증가한다(표 21.6, 5장의 그림 5.2 참조). 중·저소득 국가의 아동

표 21.6 일부 중·저소득 국가 및 미국의 영아 저체중률, 숙련된 의료인의 보조를 받는 출산 비율, 모성 사망률(출생 10만 건당 모성 사망 수) 비교

국가	영아 저체중률 (2007~2013)	숙련된 의료인의 보조를 받는 출산 비율(2008~2016)	모성 사망률 (2015)(추산치)
아프가니스탄	통계없음	51%	396
과테말라	11%	66%	88
아이티	23%	49%	359
이라크	13%	91%	50
케냐	8%	62%	510
파키스탄	32%	52%	178
페루	7%	92%	68
시에라리온	11%	60%	1,360
남아프리카공화국	통계없음	97%	138
베트남	5%	94%	54
미국	8%	99%	14

자료: The World Bank. World development indicators. http://wdi.worldbank.org/tables. (검색일 2019.2.6).

예방접종률은 올라가고 있지만 여전히 고소득 국가에 비해서는 낮다. 중·저소득 국가에서 홍역, 백일해, 파상풍은 여전히 수천 명 어린이의 목숨을 앗아가고 있다.

의료와 보건 서비스에 대한 충분한 접근성

중·저소득 국가 주민들은 의료와 보건 서비스를 충분히 이용하지 못하고 있다(22). 중·저소득 국가 정부들은 보건 부문에 충분한 재원을 배분하지 않고 있다. 시설, 장비, 물품 모두가 부족하다. 중·저소득 국가에서 일하는 의사, 간호사, 조산사, 치과의사, 약사의 숫자는 권고 수준보다 한참 아래다. 대다수의 아프리카 국가들은 인구 1,000명 당 0.5명도 안 되는 의사를 갖고 있다. 반면 미국의 의사 수는 인구 1,000명당 2.6명이다(23).

최빈곤층 여성과 아동이 가장 극심한 건강 위협을 겪고 있으며, 부유층에 비해 이들의 보건의료서비스 접근성은 크게 떨어진다.

- 가난한 여성일수록 더 많은 아이를 생애 더 초기에 가진다.
- 극빈층 청소년은 같은 나이대(15~19세) 부유층 청소년에 비해 출산율이 3배나 높다.
- 극빈층 아동은 부유층 아동에 비해 3배나 더 발육이 부진하고 사망률은 2배나 높다.
- 극빈층 여성은 영양실조에 빠질 위험이 2배이며, 피임약이나 기구를 사용할 확률은 1/4이며, 출산 시 의료인의 도움을 받을 확률이 1/5이다(24).

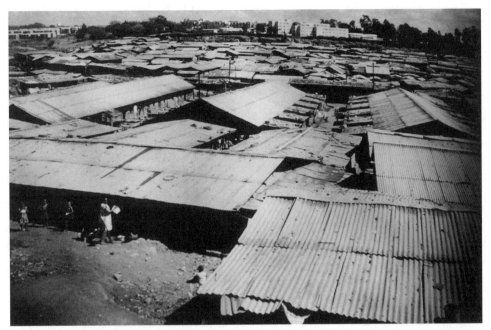

그림 21.3 1989년의 케냐 나이로비의 마타레 밸리 슬럼가. 2013년 현재 약 60만 명의 사람들이 이 7.8km²의 좁은 지역에 전기와 물 공급도 없이 밀집해 살고 있었다.

사진: Barry S. Levy.

- 중·저소득 국가 빈곤층은 건강, 영양, 의료서비스 이용에 대한 교육과 지식이 부족하며, 여성의 경우 저소득층 남성에 비해서도 더욱 불리한 위치에 있다. 극빈층 여성은 부유층 여성에 비해 5학년 이상의 교육을 받을 확률이 1/9밖에 되지 않는다(24).

환경보건문제

중·저소득 국가들은 다양한 종류의 환경보건 문제에 직면해 있다. 미생물과 농약 등 독성 화학물질에 의해 수질 오염이 빈번하게 일어난다. 대다수가 중·저소득 국가 사람들인 21억 명의 사람들이 깨끗한 식수를 이용하지 못하고, 45억 명이 깨끗한 화장실을 이용하지 못하고 있다(25). 미생물 수질오염은 설사 질환을 일으키고 이로 인해 매일 5세 미만 아동 1,400명가량이 설사질환으로 사망하고 있으며, 이 대부분이 중·저소득 국가에서 일어나는 일이다(25). 납 등 중금속에의 노출은 아동에게 심각한 환경 위험이다(27). 기후 변화는 모기매개 질환, 열사병 같은 열 관련 질환, 호흡기·알레르기 질환, 수인성 및 음식 매개 질환, 영양실조, 기상이변으로 인한 부상 등 광범위한 건강 문제를 일으킨다(28-29)(18장 참조).

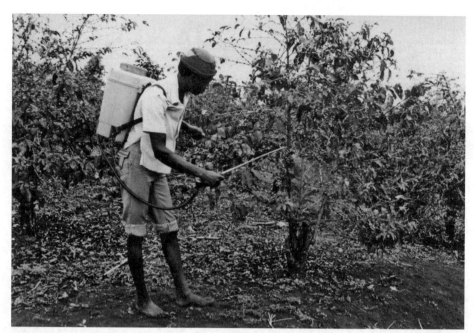

그림 21.4 케냐의 농약 분무원. 중·저소득 국가 노동자들은 생산국인 고소득 국가에서는 금지하거나 제한하고 있는 농약에 노출되곤 한다. 이 노동자는 흡입 및 피부 접촉으로 캡타폴(captafol)에 노출되었다. 캡타폴은 진균류 살균제로 생산국인 미국과 영국에서는 사용이 금지되었다.

사진: Barry S. Levy.

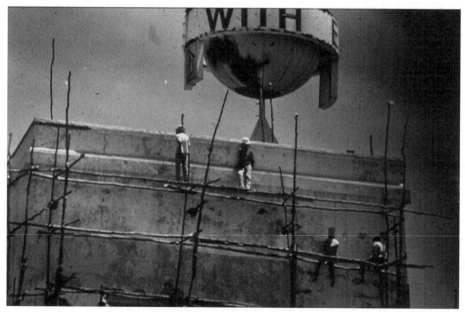

그림 21.5 케냐의 나이로비에서 보호장구 없이 대나무 발판 위에서 작업하고 있는 건설노동자들은 수많은 안전 위험에 노출되어 있다.

사진: Barry S. Levy.

생활환경

중·저소득 국가의 인구가 밀집된 도시 슬럼가나 가난한 농촌 지역에 사는 사람들은 주거가 불안정하다(그림 21.3). 청년들은 가족을 시골에 두고 도시나 다른 나라로 일자리를 찾아 떠나곤 한다. 도시 지역 슬럼가 주거 환경은 과포화되어 있고 깨끗한 물과 화장실이 없는 경우가 많다(30). 중·저소득 국가 인구 중 4,000만 명 정도가 무장 분쟁이나 기후 변화로 인한 국내 실향민으로, 이들은 기본적 필요조차도 충족하지 못하고 있다. 전 세계적으로 2,540만 명에 달하는 난민과 310만 명의 난민 신청자의 대부분이 중·저소득 국가 출신이다(11장 참조).

직업 안전 보건 문제

많은 중·저소득 국가들이 심각한 수준의 직업 안전 보건 문제를 겪고 있다(19장 참조)(31-32). 이는 낮은 산업 발전 단계와 고소득 국가로부터의 농약 등 유해 물질 수입 등과 관련이 있다(그림 21.4, 글상자 21.3). 중·저소득 국가는 경제발전과 외채를 상환할 현금에 목말라 있어서 유해산업 수입이나 현지화를 받아들이게 된다. 마찬가지로 중·저소득 국가의 노동자들도 일자리에 간절한 나머지 안전하지 못하고 위험한 일까지 하려 한다(그림 21.5). 게다가 이들 나라는 직업성 질환과 부상을 진단하고 치료하고 예방할 인프라가 부족하고, 작업장 안전보건 관련 법과 규제는 없거나 있어도 지켜지지 않는다(31).

폭력

많은 중·저소득 국가 사람들은 전쟁이나 무장 분쟁 등의 폭력으로 인해 고통 받고 있다(17장 참조)(33). 전쟁은 직접적으로 사망과 유병을 초래할 뿐만 아니라 장기적으로 생존자와 가족들에게 신체적·정신적 후유증을 남긴다. 전쟁은 건강을 뒷받침하는 인프라와 환경을 광범위하게 파괴한다. 전쟁으로 인해 사람들은 그들의 삶의 터전을 강제로 떠나야 한다. 전쟁은 인권을 침해한다. 전쟁과 전시 준비 태세로 인해 보건과 사회서비스에 쓰여야 할 경제적, 인적 자원이 줄어든다. 가정과 지역사회 폭력, 범죄, 부패, 무질서 상태가 큰 피해를 낳는다(17장의 글상자 17.1 참조). 합법적이든 불법적이든 무기가 수입되면 폭력은 증폭된다(17장의 글상자 17.2 참조).

무엇을 해야 하나?

지속가능개발목표에 도달하기 위한 수단의 개발과 실행

지속가능개발목표는 이 장에서 서술한 문제들을 해결할 프레임을 제시하고 있다(29장의 표

[글상자 21.3] 고소득 국가에서 중·저소득 국가로의 유해 물질 수출

고소득 국가에서 중·저소득 국가로의 유해 물질, 유해 폐기물, 유해 산업의 수출은 사회정의와 보건에 큰 위협이다. 담배와 농약이 이렇게 거래되는 대표적인 유해 물질이다.

담배

전 세계적으로 흡연자는 10억 명이 넘고, 이 중 80% 정도가 중·저소득 국가에 거주한다. 주로 미국과 영국에 기반을 둔 다국적 담배회사들이 이 중·저소득 국가에서 증가하는 흡연율에 책임이 있다. 담배 제조국 상위 10개국 중 9개가 중·저소득 국가이기 때문이다(1).

다국적 담배회사들은 여러 가지 방식으로 중·저소득 국가들을 착취하고 있다. 이들은 소농들에게 대출을 해줘 채무의 굴레에 빠뜨리곤 한다. 담배 생산은 삼림 벌채, 파괴, 사막화 등의 결과를 낳는다. 또한 다국적 담배회사들은 중·저소득 국가의 경제와 지역사회에 관여하는 방식으로 그들의 입지를 강화해 왔다. 학교나 병원을 지어주어 교육과 의료 분야 입지를 키우는 식이다. 이로써 중·저소득 국가 입장에서는 담배 업계가 호의적으로 보이게 된다(1).

2030년에는 담배가 전 세계 최대 사망 원인이 되어 연간 800만 건의 사망자 수를 낳으며, 이 중 80%가 중·저소득 국가에서 발생할 것으로 전망된다(1). 일부 국가에서는 담배 소비가 이미 빈곤층 가정 건강에 악영향을 끼치기 시작하여, 이들 빈곤층은 식품보다 담배에 돈을 더 많이 쓰기도 한다. 이 가난한 사람들이 담배를 끊는다면 자녀 1~2명에게 매일 500칼로리의 영양을 더 공급해줄 수 있을 것이다.

세계보건기구의 담배규제기본협약은 전 세계적인 담배 규제 운동에서 중요한 한 걸음이었다. 담배규제기본협약은 2003년 세계보건총회에서 채택되어 2005년 발효되었으며, 비준국은 181개로 이는 세계 인구의 90% 이상이다. 협약은 담배 광고·홍보, 농업 다각화, 밀수, 담뱃세, 보조금 등의 의제를 다루고 있다(2). 협약은 담배의 위험성을 알리고 흡연을 제한하기 위해 담배 생산, 판매, 유통, 광고, 세금 부과에 이르기까지 전 과정에 대한 규제에 초점을 두고 있다. 현재까지 전 세계 인구의 15%에 불과한 단 37개국만이 모든 종류의 담배 광고와 판촉, 후원 행위를 금지하고 있다(3)(15장, 20장 참조).

농약

미국 등 고소득 국가로부터 중·저소득 국가로 수출되는 금지·규제된 농약은 불필요한 질병과 사망을 일으키고 있다. 가장 최근 자료가 공개되어 있는 2001~2003년 동안, 미국은 총 85만 톤의 농약을 수출했다. 이중 1만 4,000톤이 미국에서는 금지된 제품이었고, 암을 유발할 수 있는 것으로 밝혀진 바 있는 농약이 25만 톤이 넘었다(4).

고소득 국가에서 중·저소득 국가로의 유해 농약 수출이 감소 추세이긴 하지만 여전히 계속되고 있다. 중·저소득 국가의 여성·아동 농업 노동자들은 이 농약에 노출되어 암과 임신·출산 부작용에 시달리고 있다(5). 2001년 채택되어 2004년 발효된 잔류성 유기오염 물질에 관한 스톡홀름협약 등 여러 국제적 조치가 유해성 농약의 수출을 줄여왔다(6). 현재 2019년 초 시점에는 183개 국가가 이 협약에 가입해 있다. 협약의 주목적은 잔류성 유기오염 물질의 생산과 사용을 아예 중단시키거나 제한하는 것이다. 이에 따라 협약은 고소득 국가들로 하여금 전 세계적으로 생산되는 잔류성 유기오염 물질을 중단하는 데 재정을 투입할 것, 의도치 않게 생산되는 잔류성 유기 오염 물질도 가능한 폐기할 것, 잔류성 유기 오염 물질 폐기물을 환경이 오염되지 않게 관리하고 처리할 것을 요구하고 있다. 협약은 알드린, 클로르단, 디엘드린, 엔드린,

헵타클로, 헥사클로로벤젠, 미렉스, 톡사펜, 폴리염화 바이페닐, DDT, 다이옥신, 폴리염화 디벤조푸란 등 12가지 화학물질을 지목했다. 허나 말라리아를 옮기는 모기 구충 용도로는 DDT의 사용을 허가하고 있다.

참고문헌

1. Action on Smoking and Health. Tobacco and the developing world, 2015. Available at: http://ash.org.uk/information-and-resources/fact-sheets/tobacco-and-the-developing-world/. Accessed July 25, 2018.
2. World Health Organization. WHO Framework Convention on Tobacco Control. 2003. Available at: http://www.who.int/tobacco/framework/WHO_FCTC_english.pdf. Accessed July 25, 2018.
3. World Health Organization. Tobacco fact sheet. Available at: http://www.who.int/news-room/fact-sheets/detail/tobacco. Accessed July 25, 2018.
4. Smith C, Kerr K, Sadripour A. Pesticide exports from U.S. ports, 2001-2003. International Journal of Occupational and Environment Health 2008; 14: 176-186.
5. Levy BS, Levin JL, Teitelbaum DT, eds. DBCP-induced sterility and reduced fertility among men in developing countries: A case study of the export of a known hazard. International Journal of Occupational and Environment Health 1999; 5: 115-153.
6. Stockholm Convention on Persistent Organic Pollutants. 2001. Available at: http://chm.pops.int. Accessed July 25, 2018.

29.1 참조). 지속가능개발목표에 도달하기 위해서는 보건의료인 및 관계자들이 중요하게 역할을 수행할 다부문적 접근이 필요하다.

빈곤층에 초점을 맞춘 접근

가용 자원은 가장 필요가 큰 분야에 집중되어야 한다. 빈곤층에 초점을 맞춘 조치에는 다음과 같은 것들이 있다.

* 성장과 발전의 과실이 빈곤층에게 돌아가게 할 교육, 노동, 일차보건의료 정책을 채택한다.
* 건강 불평등을 줄이기 위해 교육에 투자한다. 교육을 받은 사람들은 더 좋고 안전한 일자리를 잡을 수 있고, 건강 문해력도 높아져 예방에 신경을 쓸 수 있게 되고, 건강에 유해한 행동을 덜 하게 되며, 양질의 의료서비스를 요구할 수 있게 된다.
* 빈곤층의 건강 문제와 유해 환경 노출을 해결할 사업을 운영한다.
* 모든 사람에게 비용효과적인 기본 의료서비스를 제공한다.
* 일차의료기관과 서비스를 늘리고 개선한다.
* 정부와 시민단체가 협력해 나간다.
* 지역사회 보건요원을 훈련하고, 전통 민간 요법사들을 끌어들이고, 서비스가 지역 단

위에서 제공되게 하는 등 지역사회 가용 자원을 동원한다(24장의 글상자 24.1 참조).

- 조세나 납부자의 능력에 기반한 보험 등 의료 이용 사전 지불 체계를 만든다(34).

최빈곤층에게 소액 금융을 홍보하고 제공하는 것 또한 매우 중요하다. 소액 금융은 전통적인 은행 대출 자격이 되지 않는 가난한 기업가들에게 소규모 대출을 지원해 주는 것으로, 빈곤 퇴치에 효과적이고 널리 쓰이는 조치다. 소액 금융을 이용하는 사람들은 1억 명이 넘고 대출 규모는 250억 달러 이상이다.

1983년 방글라데시에서 설립된 그라민은행(Grameen Bank)은 현재까지 80억 달러 이상을 900만 명의 채무자에게 대출해 주었으며, 이 사람들은 97%가 여성이었다. 그라민은행은 8만 개 마을에 2,500개 이상의 지점을 갖고 있으며, 대출 상환율도 99%가 넘는다. 그라민은행은 신용이 인권이라는 신조를 주창하며, 담보 계약이 아닌 신뢰에 기반을 둔 대출을 해주고 있다. 대출금은 소규모 사업에만 쓰이는 것이 아니라 주택과 교육에도 쓰인다. 이로써 채무자들의 사회경제적 지위가 개선되고 절대 빈곤에서 탈출할 수 있게 된다. 그라민은행은 빈곤이 가난한 사람들이 아닌 제도와 정책 때문에 빚어지는 것이며, 빈곤 감소를 위해서는 현존하는 제도와 정책을 변화시켜 새로운 제도를 만들어 나가야 함을 신조로 삼고 있다(35).

인권 존중·보호·충족 및 차별 감소

모든 인권은 존중되고, 보호되고, 충족되어야 하며, 특히 원주민, 여성, 아동, 노인, 소외계층의 인권은 더욱 지켜져야 한다(36). 세계인권선언은(1장 부록 참조) 인권 보호에 강력한 근거를 제공하고 있다(37). 유엔과 그 부속 기관들은 글로벌 인권 협력 관계를 만들어 나가고, 인권 침해를 방지하고, 인권 위기에 대응하고, 민주주의와 발전을 평화의 원칙으로 삼아 인권을 증진하고, 유엔 인권 사업을 강화하는 역할을 하고 있다(38).

현재까지 아홉 개의 인권 협약이 존재하고 있다(협약과 각각의 감시 기구 목록은 22장의 표 22.1 참조). 유엔과 개별 국가의 인권 증진과 보호 활동은 각국 정부, 비정부기구, 시민단체, 학계 등의 역할에 달려 있다(22장 참조).

중·저소득 국가에서 인권을 존중, 보호, 충족하기 위한 정책 수단으로는 다음과 같은 것이 있다.

- 민주적 통치 제도와 법에 의한 통치를 강화한다.
- 인권을 대중과 정책결정자들에게 설명하기 위한 홍보 캠페인을 만들어 나간다.
- 인권의 진보가 빠르게 이뤄질 수 있는 분야를 찾아낸다.

- 선거와 관련된 인권 문제를 다루는 무료 법적 절차를 만든다.
- 개발원조를 늘리고 더 효율적으로 해나간다.
- 인권 보호를 위한 국내·국제적 수단을 강화한다.

여성에 대한 차별을 줄이고, 차별이 여성과 가족의 건강에 미치는 영향을 최소화하기 위한 노력도 필요하다. 세계은행은 다음 사항들을 권고한 바 있다.

- 원치 않은 임신을 예방하고 관리한다.
- 안전한 임신 및 출산 서비스를 제공한다.
- 성매개 질환을 예방하고 관리한다.
- 임신 미루기, 안전한 성관계, 충분한 영양 등 좋은 건강 습관 홍보를 위한 대중 교육과 개인 상담을 늘린다.
- 젠더 차별, 가정 폭력, 강간, 여성 할례 등 악습을 방지한다(39).

세계은행은 또한 포괄적 가족계획이 제공될 것, 가임기 전후 여성에게 영양 지원을 할 것, 자궁경부암과 유방암 검진과 치료를 시행할 것, 가임기 이후 여성의 건강에게 더 신경을 쓸 것을 권고한 바 있다(39).

의료체계강화

중·저소득 국가의 의료체계는 사회 불의와 그 건강 영향을 최소화하는 데 대단히 중요하다. 의료 접근성을 넓히기 위해서는 새로운 시설이 지어질 필요가 있다.

의사, 간호사, 전문간호사, 조산사, 지역사회 건강요원 등 더 많은 보건의료 인력이 길러지고 배출되어야 한다. 이들 의료인력이 이들을 가장 필요로 하는 곳에서 일하게 하기 위한 유인책이 필요하다. 해외에서 교육받은 의료인들이 모국으로 돌아오도록 지원하는 정책도 필요하다. 모든 사람들이 공평하게 의료서비스를 받을 수 있도록 차별이 철폐되어야 한다. 임상이든 지역사회 공중보건 서비스이든 예방이 보다 우선순위가 되어야 한다. 에이즈 치료약인 항바이러스제 등 필수 의약품 생산 능력도 길러져야 한다.

교육 및 건강 문해력 증진

문해력과 교육 성취도는 (특히 여성에게) 건강 상태와 관련이 크다. 따라서 교육의 접근성과 질이 개선될 필요가 있다. 사람들이 적절한 건강 결정을 내릴 수 있도록 기본적인 건강 정보와 서비스에 대해 알아내고 이해하는 '건강 문해력'도 높아져야 한다(40). 건강 문해력이 낮은 사람들은 질병과 의료에 대한 지식이 부족하고, 예방 조치를 제대로 이해하고 이용하지 못해 결과적으로 건강이 나빠진다(41). 건강 문해력을 높이려면 건강 교육 자료와 의료 정보를 이해하기 쉽도록 만들고 의료인들도 제대로 설명을 하는 훈련을 받아야 한다.

대외 원조 증가

고소득 국가의 대외 원조를 늘리면 중·저소득 국가의 사회 불의를 줄이고 건강을 향상시키는 데 필요한 재정적, 인적 자원을 공급할 수 있게 된다. 대외 원조는 지속가능한 정책과 사업을 지원해야 하고, 이는 또한 현지 자원을 이용하고, 문화적으로, 정치적으로, 사회경제적으로 적절해야 한다. 고소득 국가의 의료인들과 관계자들은 중·저소득 국가를 적절히 지원하는 것이 이들의 계몽적 자기 이익을 실현하는 것이라는 걸 정부와 국민이 이해하도록 도와야 한다.

고소득 국가에서 중·저소득 국가로의 유해 물질 수출 감소

국제 조약 및 협약을 만들고 강제시킴으로써 유해 물질과 폐기물, 유해 산업의 수출입을 막도록 할 수 있다. 담배와 잔류성 유기 오염 물질에 대한 국제 협약(42-43)은 고소득 국가로부터 중·저소득 국가로 유해 물질이 수출되지 못하게 규제한 좋은 사례를 보여주고 있다(글상자 21.3 참조).

전쟁과 폭력 예방

전쟁과 폭력을 최소화하기 위해서는 국제적 무기 거래를 감소시키고, 비폭력적인 분쟁 해결을 촉진해야 하며, 대인지뢰·핵무기·생화학무기의 사용을 금지하는 국제 조약과 협약을 강화하고(44), 평화를 증진해야 한다. 전쟁 가능성이 낮아지면 군사비 지출도 줄어들어 재정 및 인력 자원이 다른 분야에 쓰일 수 있게 된다(17장의 글상자 17.1, 17.2 참조).

정부의 대표성 증진과 부패 감소

국민을 대표하고 책임성을 갖는 정부를 보장하기 위한 정책과 사업이 중·저소득 국가에서 필요하다. 유엔개발계획은 민주적 거버넌스를 옹호하기 위한 활동을 펼치는데, 이를 위해 의회의 감시 기능, 대표성, 법안 발의 기능, 선거 제도와 과정, 사법절차와 변호, 정보 접근권, 지방정부, 공공기관 행정과 민원 서비스 등을 지원하고 있다(45). 비정부기구도 강화되어서 중앙부터 지방까지 정부의 모든 단계에서 이뤄지는 결정에 영향을 미치고 부패를 줄이는 일을 해야 한다.

중·저소득 국가의 부패 문제와 건강에 미치는 악영향을 줄이기 위한 해결책이 여러 가지로 제시된 바 있다. 여기에는 부패 방지 정책을 실행하고, 공공 서비스 문화를 만들어나가며, 조달 및 계약 관련 규정을 채택하고 시행하고, 공무원 행동 강령과 감사를 도입하며, 공공 보건의료 관리를 개선하고, 보건의료 인력의 업무에 대한 적절한 보상을 해 주는 등의 방법이 있다. 불법적인 행태에 대해서는 징계를 확실히 내리는 등 재정 감독도 나아져야 한다(15).

국제 경제 정책 변화

국제금융기구는 지속가능한 인간 개발 추구를 저해하는 중·저소득 국가의 부채를 계속 탕감해 나가야 한다(46). 외채 부담이 줄어든 국가들은 필수 보건의료서비스를 지원할 예산이 늘어날 것이다.

고소득 국가는 중·저소득 국가의 농부들이 작물을 미국 등 고소득 국가에 팔기 어렵게 만드는 수입 관세를 줄여야 한다. 이 관세는 중·저소득 국가에게는 세계 시장에서 공정한 경쟁조차 할 수 없게 만드는 재앙과도 같았다. 관세를 내리면 중·저소득 국가의 빈곤이 줄어들고 보건을 향상될 것이다. (2019년 초 현재 미국 트럼프 행정부는 정확히 반대로 새로운 관세를 부과하고 많은 나라들과 '무역 전쟁'을 벌였다).

지속가능한 발전 추구

중·저소득 국가에서 사회 불의를 줄이고 건강을 증진시키기 위해서는 경제 성장과 발전이 공평하게 되어 사회의 모든 구성원들이 혜택을 누릴 수 있어야 한다(29장). 지속가능한 발전이 이뤄지려면 환경과 사회적 문제에 대한 관심이 필요하다. 세계은행의 세계개발보고서 『역동적인 세계 속 지속가능한 발전: 제도, 성장, 삶의 질의 전환』은 다음과 같이 밝히고 있다.

> … 인구 다수가 자산과 기회를 갖지 못하고 효과적으로 여론을 전달할 수 없으면 복지 정책 논의는 어려워지고, 성장이 저해되며, 긍정적 사회변화의 가능성이 떨어진다. 이는 일국 수준에서는 사회에서 버려진 이들의 재능이 박탈됨을 뜻하며, 세계 수준에서는 보다 공정하고 지속가능한 미래를 만들어가는 데 빈곤국이 기여할 수 있는 부분이 없어짐을 뜻한다. 더 지속가능한 발전을 향한 길에는 더 높은 수준의 사회적 포용성이 필요하다. 이를 통해 사회 전환이 가능해지고 사회 공통의 문제를 해결해 나갈 수 있다. 지금 이 순간, 그리고 앞으로 우리의 과제는 인류의 삶과 안녕을 지지할 용기와 의지를 모으는 것이다. 또한 환경을 개선하고 사회조직을 강화하며 사람들의 삶의 질을 높일 대전환을 마련해야만 한다(47).

결론

중·저소득 국가 사람들에게 사회정의를 보장하기 위해 해야 할 일이 태산 같다. 고소득 국가와 중·저소득 국가의 보건의료인들이 교육과 훈련에 중요한 역할을 해야 한다. 사회정의를 증진해 나가고 인권을 보호하기 위한 국내·국제적 정책을 옹호해야 하며, 사회 불의가 건강에 미치는 영향을 최소화할 논의와 기술적 지원을 해나가야 한다. 사회정의는 중·저소득 국가에서 실현하기 전까지는 고소득 국가에서도 실현할 수 없다.

참고문헌

1. World Health Organization. Global Health Observatory (GHO) data. Geneva: WHO. Available at: https://www.who.int/gho/en/ Accessed February 4, 2019.
2. The World Bank. World development indicators. Washington, DC: The World Bank. Available at: wdi.worldbank.org/tables. Accessed July 24, 2018.
3. Sarin R. Rich-poor divide growing. In: Renner M, Sheehan MO, eds. The Worldwatch Institute. Vital signs 2003: The trends that are shaping our future. New York: W.W. Norton & Company, 2003, pp. 88-89.
4. The World Bank. Poverty & equity data portal. Washington, DC: The World Bank. Available at: http://povertydata.worldbank.org/poverty/home/. Accessed February 4, 2019.
5. Physicians for Human Rights. An action plan to prevent brain drain: Building equitable health systems in Africa (a report by Physicians for Human Rights). Boston: Physicians for Human Rights, 2004.
6. Duvivier RJ, Burch VC, Boulet JR. A comparison of physician emigration from Africa to the United States of America between 2005 and 2015. Human Resources for Health 2017; 15: 41.
7. Power S. "A problem from hell": America and the age of genocide. New York: Basic Books, 2002.
8. Mann JM, Gruskin S, Grodin MA, Annas GJ, eds. Health and human rights: A reader. New York: Routledge, 1999.
9. World Health Organization. Maternal mortality. 2018. Available at: http://www.who.int/news-room/fact-sheets/detail/maternal-mortality. Accessed July 24, 2018.
10. Organisation for Economic Co-operation and Development. Net official development assistance from DAC and other OECD members in 2011: Preliminary data for 2011. Available at: http://www.oecd.org/dac/aidstatistics/50060310.pdf. Accessed July 24, 2018.
11. International Monetary Fund Staff. The logic of debt relief for the poorest countries. 2000. Available at: http://www.imf.org/external/np/exr/ib/2000/092300.htm. Accessed July 24, 2018.
12. U.S. Central Intelligence Agency. The World Factbook. Available at: https://www.cia.gov/library/publications/the-world-factbook/rankorder/2079rank.html. Accessed July 24, 2018.
13. The Whirled Bank Group. Structural adjustment program. 2003 Available at: http://www.whirledbank.org/development/sap.html. Accessed July 24, 2018.
14. Shah A. Structural adjustment: A major cause of poverty, November 28, 2010. Available at: http://www.globalissues.org/article/3/structural-adjustment-a-major-cause-of-poverty. Accessed July 24, 2018.
15. Lewis M. Corruption and health in developing and transition economies. Eleventh International Anticorruption Conference, Seoul, Republic of Korea, May 25-28, 2003.
16. Kobila JM. Comparative practice on human rights: North-South. In: Coicaud JM, Doyle MW, Gardner AM, eds. The globalization of human rights. Tokyo, Japan: United Nations University Press, 2003, pp. 89-115.
17. World Health Organization. Fact sheet: The top ten causes of death. 2011. Available at: http://www.who.int/

mediacentre/factsheets/fs310_2008.pdf. Accessed July 24, 2018.

18. Centers for Disease Control and Prevention. Tuberculosis: Data and statistics. Available at: https://www.cdc.gov/tb/statistics/default.htm. Accessed September 3, 2018.

19. UNAIDS. HIV/AIDS: Fact sheet—July 2018. Available at: http://www.unaids.org/en/resources/documents/2018/UNAIDS_FactSheet. Accessed July 24, 2018.

20. World Health Organization. Child health epidemiology. 2018. Available at: http://www.who.int/gho/child_health/en/. Accessed July 24, 2018.

21. West KP Jr, Caballero B, Black RE. Nutrition. In: Merson MH, Black RE, Mills AJ, eds. International public health: Diseases, programs, systems, and policies. Gaithersburg, MD: Aspen Publishers, 2001, pp. 207-291.

22. Mills AJ, Ranson MK. The design of health systems. In: Merson MH, Black RE, Mills AJ, eds. International public health: Diseases, programs, systems, and policies. Gaithersburg, MD: Aspen Publishers, 2001, pp. 515-557.

23. World Bank. World Development Indicators. Table 2.12: Health indicators. Available at: http://wdi.worldbank.org/table/2.12. Accessed July 24, 2018.

24. Population Reference Bureau. The wealth gap in health: Data on women and children in 53 LMICs. Washington, DC: Population Reference Bureau, 2004.

25. UN Water. Water, sanitation, and hygiene. Available at: http://www.unwater.org/water-facts/water-sanitation-and-hygiene/. Accessed July 24, 2018.

26. World Health Organization. Diarrhoeal disease. 2017. Available at: http://www.who.int/news-room/fact-sheets/detail/diarrhoeal-disease. Accessed July 24, 2018.

27. Meyer PA, McGeehin MA, Falk H. A global approach to childhood lead poisoning prevention. International Journal of Hygiene and Environmental Health 2003; 206: 363-369.

28. McMichael AJ, Campbell-Lendrum DH, Corvalan CF, et al., eds. Climate change and human health: Risks and responses. Geneva: World Health Organization, 2003.

29. Levy BS, Patz JA. Climate change and public health. New York: Oxford University Press, 2015.

30. Birn A, Pillay Y, Holtz TH. Textbook of global health. 4th ed. New York: Oxford University Press, 2017.

31. Heymann J, ed. Global inequalities at work: Work's impact on the health of individuals, families, and societies. New York: Oxford University Press, 2003.

32. Levy BS, Wegman DH, Baron SL, Sokas RK. Occupational and environmental health: Recognizing and preventing disease and injury. 7th ed. New York: Oxford University Press, 2018.

33. Levy BS, Sidel VW, eds. War and public health. 2nd ed. New York: Oxford University Press, 2008.

34. Carr D. Improving the health of the world's poorest people (Health bulletin 1). Washington, DC: Population Reference Bureau, 2004.

35. Grameen Bank. Banking for the poor. 2011. Available at: http://www.grameen-info.org/?option=com_content&task=view&id=177&Itemid=503. Accessed July 24, 2018.

36. Kim JY, Millen JV, Irwin A, et al., eds. Dying for growth: Global inequality and the health of the poor. Monroe, ME: Common Courage Press, 2000.

37. General Assembly, United Nations. The Universal Declaration of Human Rights. New York: United Nations, December 10, 1948.

38. United Nations Population Fund. Core international human rights treaties. Available at: https://www.unfpa.org/resources/core-international-human-rights-instruments. Accessed July 24, 2018.

39. The World Bank. A new agenda for women's health and nutrition. Washington, DC: The World Bank, 1994.

40. Centers for Disease Control and Prevention. What is health literacy? Available at: http://www.cdc.gov/healthliteracy/Learn/. Accessed July 24, 2018.

41. Sorensen K, Van den Broucke S, Fullam J, et al. Health literacy and public health: A systematic review and integration of definitions and models. BMC Public Health 2012; 12: 80.

42. World Health Organization. WHO Framework Convention on Tobacco Control. Geneva: WHO, 2003. Available at: http://www.who.int/fctc/en/. Accessed July 24, 2018.

43. Stockholm Convention on Persistent Organic Pollutants. 2001. Available at: http://chm.pops.int/. Accessed July 25, 2018.

44. Levy BS, Sidel VW, eds. Terrorism and public health: A balanced approach to strengthening systems and protecting people. 2nd ed. New York: Oxford University Press, 2012.

45. United Nations Development Programme. Democratic governance and peacebuilding. Available at: http://www.undp.org/content/undp/en/home/democratic-governance-and-peacebuilding.html. Accessed July 24, 2018.

46. The World Bank. Global development finance: External debt of developing countries, 2012. Available at: http://documents.worldbank.org/curated/en/221331468332948270/Global-develop   ment-finance-external-debt-of-developing-countries. Accessed July 24, 2018.

47. The World Bank. World Development Report 2003: Sustainable development in a dynamic world: Transforming institutions, growth, and quality of life. New York: Oxford University Press, 2003

4부

행동을 위한 어젠다

22

사회정의와 인권

Addressing Social Injustice in a Human Rights

소피아 그러스킨·폴라 브레이브먼
번역 서현수

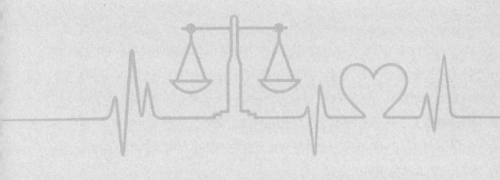

소피아 그러스킨(SOFIA GRUSKIN)_ JD. MIA. 켁 의과대학 예방의학 교수, 굴드 법학대학원 예방의학 및 법 교수, 서던캘리포니아 대학교 글로벌건강불평등연구센터 및 글로벌 건강과 인권 프로그램 감독 겸임, Sofia.Gruskin@med.usc.edu

폴라 브레이브먼(PAULA BRAVEMAN)_ MD. MPH. 샌프란시스코 캘리포니아 대학교, 가정 및 지역사회의학 교수. 건강형평성센터 감독 겸임, Paula.Braveman@ucsf.edu

서현수_ 한국교원대학교 교육정책전문대학원 교수. 현 한국인권학회 연구위원장. 후기 근대 사회로의 전환기 적 조건 속에서 지속가능한 민주주의와 시민권 모델을 연구하며, 인권과 사회정책의 관계에 대해서도 깊은 관심을 갖고 있다.

들어가며

인권의 침해나 방치는 신체적, 정신적, 사회적 복리(well-being)에 간섭함으로써 건강을 위험에 빠뜨린다. 인권의 보호는 건강 서비스의 전달과 이용을 개선할 수 있다(1). 이 장에서 우리는 세 가지 주요 영역에서 인권과 공중보건의 연관성을 검토한다. ① 법적 기준과 정부의 의무로서의 인권, ② 분석과 옹호를 위한 개념적 틀로서의 인권, ③ 정책 및 프로그램을 디자인하고 실행하기 위한 지도적 원칙으로서의 인권.

핵심 개념

인권은 모든 사람에게 평등하게 적용되며 개인과 집단에 대한 정부의 의무를 규정하는 국제적 규범과 기준들을 일컫는다. 국제인권법은 이들 권리를 증진하고 보호할 목적으로 정부들이 동의한 법적 합의들에 기반을 둔다. 인권 조약들의 서명 주체로서 정부들은 모든 인권의 완전한 실현을 향해 목표를 설정하고 선한 신념에 기반을 두고 노력할 책임이 있다. 서명 당사국들은 관련 국제 모니터링 기구들에 자신들이 인권 조약들을 어떻게 준수하고 있는지에 대하여 정기적으로 보고할 책임이 있다.

국제인권법은 권리의 직접적 침해를 금지할 뿐만 아니라 정부들로 하여금 개인들이 자신의 인권을 최대한 실현할 수 있게 하는 조건들을 적극 보장할 책임을 지우고 있다. 정부들은 개인이 자신의 모든 권리를 성취하는 데 방해되는 걸림돌을 적극적으로 제거할 책임이 있으며, 가난하고 주변화되며 배제된 사람들처럼 자신의 권리를 실현하는 데 더 많은 걸림돌을 가진 개인이나 집단에 대해서는 더욱 각별한 관심을 가져야 한다(1, 2).

인권(human rights)이라는 용어는 미국 내에서 일반적으로 연설, 집회, 종교의 자유 및 고문 또는 자의적 체포로부터의 자유와 같은 시민적, 정치적 권리를 일컫는 데 사용된다. 그러나 인권 규범과 협약들은 경제적, 사회적, 문화적 성격의 권리들까지 포함한다. 이러한 넓은 범주의 인권은 사회정의를 위해 노력하는 이들에게 엄청나게 중요한 함의를 지닌다(3).

권리의 다양한 범주들을 식별하는 것이 가능하지만 모든 권리는 상호 의존적이고 상호 연관되어 있다는 점, 그리고 개인들이 고립된 하나의 권리 침해나 방기로 인해 고통 받는 경우는 거의 드물다는 점을 인식하는 것은 권리 담론과 행동에 있어 매우 중요하다. 인권 문서들에서 묘사되는 권리들은 두 범주로 나뉜다. ① 신체적 자유, 개인의 안전, 이동의 자유, 투표할 자유에 대한 권리들을 포함하는 시민적·정치적 권리, 그리고 ② 달성 가능한 가장 높은 수준의 건강, 일, 사회보장, 충분한 식량, 물, 의복, 주거, 교육, 그리고 과학적 진보와 그 적용의 혜택을 향유하는 것에 대한 권리들을 포함하는 경제적·사회적·문화적 권리, 차별 금지에 대한 권리는 양자를 포괄한다(27장을 함께 보라).

세계인권선언(1948년)(4)은 이들 두 범주의 권리를 모두 포함한다(1장의 부록 참조). 그러나 이들 권리는 시민적·정치적 권리를 중시한 미국과 경제적·사회적·문화적 권리를 중시한 소련이 주도한 냉전 정치에 의해 인위적으로 두 개 국제조약으로 분리되었다. 냉전의 종식 이래 권리의 분리 불가능성(indivisibility)과 상호 의존성(interdependence)이 재승인되었다. 냉전 종식 이래 서명이 이루어진 첫 인권 조약인 아동권리협약(1989년)(5)은 시민적·정치적 권리와 경제적·사회적·문화적 권리에 대한 고려를 모두 포함하며, 이는 하나의 조약 내에서뿐만 아니라 하나의 권리 내에서도 그러하다(미국은 아동권리협약을 비준하지 않은 유일한 나라이다).

아마도 사회적 정의와 공중보건에 가장 많은 연관성을 지닌 권리는 건강권(the right to health), 곧 최고로 달성 가능한 수준의 건강에 대한 권리로 정의되는 권리일 것이다(6-8). 우리는 다른 곳에서 최고로 달성 가능한 수준의 건강은 한 사회에서 가장 특권적인 사회 계층의 건강에 구체적으로 투영된다고 주장했다(9). 건강권은 질병의 예방, 치료, 통제, 그리고 건강에 본질적으로 중요한 의료 시설, 재화, 서비스에 대한 접근을 보장하기 위해 필요한 조건의 창출을 위한 정부의 책임을 더욱 강화시킨다(10, 11).

그러나 건강권, 그리고 개인 및 인구 집단의 건강을 보장하는 것과 더불어 물, 식량, 거처, 안전한 노동 환경, 교육, 정보, 사회적·경제적·정치적 삶에 대한 참여, 과학적 진보의 혜택을 향유하는 것에 대한 인권도 똑같이 중요하다. 인권 원칙은 모든 권리들, 곧 경제적·사회적·문화적·시민적·정치적 권리들이 상호의존적이며 분리 불가능하다는 점을 천명하고 있기 때문에 정부들은 건강권의 실현뿐만 아니라 다른 권리의 실현을 직접적으로 저해할 수 있는 조건들을 적극 해소할 책임이 있다(12). 모든 국가는 현재 건강권에 관한 최소 하나 이상의 협약들에 대하여 서명 당사국 지위에 있다(13, 14).

모든 권리를 가로지르는 포괄적 원칙인 차별 금지의 원칙은 사회정의와 커다란 연관성을 갖고 있다. 원칙은 명백하거나 직접적인 차별뿐만 아니라 구조적 차별(종종 미묘하게, 그러나 늘 체계적으로, 어떤 집단을 불리하게 만드는 사회 구조와 제도들에 내재된 차별)을 포괄한다. 정부들은 언어적, 문화적 걸림돌처럼 ① 역사적으로 차별을 경험한 집단이 적절한 의료서비스를 이용하거나 필요한 교육을 받는 것을 가로막거나, ② 건강에 해로운 직업이나 지역으로 주변부 집단을 밀어 넣을 수 있는 장벽들을 제거할 의무가 있다.

법적 기준과 정부의 의무로서의 인권

인권과 건강에 관한 윤리적 원칙들은 상당히 일치되며 상호 강화적이다. 건강하게 살 평등한 기회(분배적 정의)와 개인 및 집단이 자신의 건강권을 실현할 수 있도록 장벽을 제거할 인권 의무는 특히 밀접하게 연관된 것으로 보인다. 인권 도구들은 윤리, 자선, 연대 등 대체로 자발적인 영역으로부터 법과 자격 등 의무적 영역에 이르기까지 사회적 약자 집단들의 건강을 향상하는 데 대한 염려들을 제거함으로써 공중보건에서의 사회정의를 실현하기 위한 고유하고 강력한 기여를 제공한다.

유감스럽게도 자격들(entitlements)과 법률들이 존재한다고 해서 그 실현까지 충분히 보장되는 것은 아니다. 사회정의와 관련된 인권 기준과 법적 의무들은 어느 곳에서도 충분히 실현되지 않는다. 하지만 만약 이들이 공중보건 및 다른 개발 분야 그리고 사회정의 관련 사회 분야들의 지도자들에 의해 일상적으로 활용된다면 인권의 이행, 인권 보장을 위한 책임성 기제들의 효과성은 크게 강화될 수 있을 것이다. 이런 측면에서, 나중에 언급하겠지만, 특히 여성과 아동 건강의 영역에서 새로운 중요한 이니셔티브들이 전개되고 있다(15).

국제적, 지역적(regional) 인권 규범들과 기준들에 대한 일치 여부를 감독하기 위하여 현재 공식, 비공식 기제들이 존재한다. 국제적 수준에서 보자면, 인권 조약을 비준한 정부들은 해당 조약들하에서의 정부 행위를 감독할 책임이 있는 특정 기구들에 몇 년에 한 번씩 보고할 의무가 있다. 정부들은 자신들이 어떻게 조약 규정들을 준수하는지 혹은 그렇지 않은지를 드러낼 책임이 있다. 정부들은 특정 권리들을 존중하고, 보호하고, 이행하는 데 있어 자신들이 이룬 진보(또는 결핍)에 관한 보고서들을 공중이 이용할 수 있도록 하면서 끊임없는 향상을 보여줄 것이 기대된다(16). 개별 조약 기구들은 제출된 정부 보고서들을 평가하기 위하여 매년 수차례 모임을 갖는다. 5년 주기의 개별 국가에 대한 평가 절차가 종료될 때 조약 기구들은 어떤 개선이 필요한가에 관한 의견과 관찰 결과를 제시한다. 인권 조약들을 감독하는 아홉 개의 국제기구들이 있으며, 각각의 기구는 주요 인권 조약에 상응한다(표 22.1)(16). 이에 더해, 유엔총회와 같은 유엔의 국제정치적 기구들은 '지속가능개발목표(Sustainable Development Goals)'처럼 주요 정상회의에서 이루어진 협약들에 관해 후속 조치를 취할 책임이 있다(29장).

이 기구들은 모두 건강, 그리고 에이즈·장애·의료체계·비전염성 질환·재생산 및 성 건강 등 구체적 이슈들에 관하여 조약하에서의 정부 의무를 탐색하는 데 헌신할 것임을 밝혔다. 세계보건기구, 유엔에이즈계획, 유니세프 등 유엔의 건강 관련 기구들은 평가 대상 국가들의 보건 상태와 의료체계의 성과에 대한 정보를 제공하도록 요청된다. 비정부기구들(NGOs) 또한 추가 정보를 제공하고 특정 상황과 이슈들에 대한 자신들의 견해를 진술한 비공식 보고서[종

표 22.1 인권 조약(채택연도)과 모니터링 기구

조약	모니터링 기구
인종차별철폐협약(1965)	인종차별철폐위원회
경제적·사회적 및 문화적 권리에 관한 국제규약(1966)	경제적, 사회적, 문화적 권리위원회
시민적 및 정치적 권리에 관한 국제규약(1966)	시민적, 정치적 권리위원회
여성차별철폐협약(1979)	여성차별철폐위원회
고문방지협약(1984)	고문방지위원회
아동권리협약(1989)	아동권리위원회
이주노동자와 그 가족의 권리 보호에 관한 국제협약(1990)	이주노동자와 그 가족의 권리 보호위원회
장애인권리협약(2006)	장애인권리위원회
강제실종협약(강제실종으로부터 모든 사람을 보호하기 위한 국제협약, 2006)	강제실종위원회

종 '그림자 보고서(shadow reports)'로 불린다를 제출할 수 있다. 국제사면기구(Amnesty International), 옥스팜(Oxfam), 재생산권리센터, 인권을 위한 의사들 같은 비정부기구들은 또한 공공 성명 발표와 뉴스 미디어를 통해 인권 규범과 협약들에 대한 일치 여부를 감독하는 데 있어 비공식적이나 중요한 역할을 수행한다.

이러한 공식적 기제들(과 그 결과의 활용)이 강화될 필요가 있다. 사회정의에 관여하는 보건 의료 부문 노동자들은 ① 사회정의와 인권 관점에서 건강과 의료 관련 데이터를 평가하는 일상적 프로세스를 제도화하고, 이 과정에서 자신들의 분석을 안내하는 감독 기구들의 결론적 의견과 관찰을 활용함으로써, 그리고 ② 공적 논쟁 및 국가 인권 기구의 검토를 촉진하고 정부 행위가 건강과 인권에 대한 함의를 일깨우는 데 이러한 평가 프로세스의 결과를 활용함으로써 중요한 역할을 할 수 있다.

인권 규범들을 자격들과 법적 기준들로 승인하는 것은 국가 정책에 영향을 미칠 수 있는 강력한 도구가 될 수 있다. 예컨대, (유색인과 여성처럼 역사적으로 불리한 대우를 받거나 권리에서 배제된 집단들에게 유리하도록 선호된 행위와 같은) 적극적 차별시정 조치(affirmative action)는 사회정의를 위해 잠재적으로 중요한 도구가 되어왔다. 다양한 보건 인력이 약자 계층을 위해 서비스를 제공하도록 보장하고 건강 불평등을 줄이는 데 관심과 자원을 집중하도록 하는 것과 같은 방식으로, 적극적 조치는 건강에 관한 중요한 함의를 가졌다. 미국에서 적극적 조치는 지속적으로 많은 법률적, 비법률적 도전들에 직면해 왔다. 인권 원칙을 참고하는 것은 적극적 조치의 정당성을 위한 합의 형성에 도움이 될 수 있다. 특히, ① 차별 금지라는 횡단적(cross-cutting) 인권 원칙과 ② 여성, 그리고 원주민 등 소외된 집단들을 가로막는 장벽들을 제거하기 위해 정부가 협력적 행위(concerted action)를 취할 것을 촉구하는 인권 협약들이 큰 연관성을 갖고 있다.

분석과 옹호를 위한 개념적 틀로서의 인권

인권 원칙들은 건강과 사회정의 이슈들을 분석하고 공중보건에서 사회정의를 효과적으로 옹호하기 위한 유용한 체계적 틀을 제공할 수 있다. 이 틀은 어떻게 인권에 대한 침해 또는 주의 결핍이 심각한 건강 문제들을 야기할 수 있는지, 그리고 어떻게 건강정책, 프로그램, 실천의 디자인 또는 실행이 권리를 증진하거나 침해할 수 있는지로 초점을 모을 수 있다. 인권에 초점을 모음으로써 건강 관련 개입의 기술적, 운영적 측면만이 아니라 시민적, 정치적, 경제적, 사회적, 문화적 맥락들을 다루는 데 무엇이 필요한가에도 관심을 기울일 수 있다(17). 공중보건에서 사회정의를 성취하기 위한 전략들과 관련하여 인권 원칙과 기준들은 ① 누가 약자들로 고려되어야 하는지, ② 건강의 의료적 결정요인들과 함께 비의료적 요인들을 다루는 것의 중요성에 대한 지침을 제공한다. 인권 규범은 모든 건강 분야 조치들에 관하여 사회정의 관점의 제도화를 위한 하나의 틀을 제공하며, 관련 포럼들을 제안한다.

누가 약자들인가? 인권 규범에 따르면, 약자들은 자신들의 모든 권리를 실현하기 위한 역량 발휘를 가로막는 장벽들을 지닌 사람들이다. 인권 관점은 이와 같이 사회정의에 관한 우려들을 확인하기 위한 보편적 준거틀을 제공한다. 예컨대, 주어진 불평등이 부정의를 구성하는가가 하나의 논쟁 사안일 수 있다. 특권 집단들은 예컨대 권리를 박탈당한 인종 집단(ethnic groups)의 건강에 부정적 영향을 미치는 건강 불평등이 단지 다른 '문화' 또는 '삶의 양식'을 반영할 뿐이라고 때때로 주장해 왔다. 특권 집단은 가난한 사람들이 더 열악한 건강을 지니는 것은 그들이 담배를 피우고 영양이 부족한 음식을 먹는 등 건강에 해로운 행동을 하기 때문이라고 주장해 왔다. 특권 집단은 암묵적으로 그러한 행동들이 약자 집단들이 살아가는 제약된 조건에 의해 형성된 것이라기보다 자유롭게 선택한 것이라고 생각한다. 그러한 견해는 건강에 해로운 행동들을 부추기는 약자 공동체의 조건을 해결하는 방향으로 공공 자원을 투여하지 않을 명분을 제공한다.

거꾸로 인권 규범들은 모든 사람을 위한 최적의 건강을 이루는 데 필요한 생활수준에 대한 권리를 강조하며, 젠더, 인종 및 민족 집단, 출신국, 종교, 장애, 성적 지향, 성 정체성 등의 요소에 근거한 차별을 금지한다. 특히, 여성과 권리가 박탈된 인종 및 민족 집단들과 같은 특정 집단들이 의사결정으로부터 체계적으로 배제되는 곳에서 인권 기준들은 건강 불평등의 존재와 그 감소 필요성에 대한 합의를 강화함으로써 행동 의제를 설정하는 데 매우 중요한 역할을 할 수 있다. 예컨대, 일부 서유럽 국가에서 지난 30년 동안 건강 관련 사회경제적 불평등에 대

카르멘 리타 네바레즈(Carmen Rita Nevarez)

미국의 역사는 이민자들에 기반을 두고 건설된 역사이다. 최초 개척자들만이 북미에 거주했던 수세기가 지난 뒤 이민자들의 첫 번째 물결이 유럽, 라틴아메리카, 그리고 아시아로부터 밀려왔다. 많은 이민자들이 무력 분쟁, 전제 정부, 극한의 빈곤, 그리고 인권 보호의 부재로 인해 삶을 견딜 수 없는 나라들로부터 왔다.

이민은 지속적으로 미국의 경제적, 사회적 성장을 추동해 왔다. 2차 이민 물결의 결과, 2010년 미국 인구의 거의 40%가 다른 나라에서 태어난 사람들이었다(1). 그들 중 44%가 귀화한 시민, 24%가 합법적 영주권자, 29%가 미등록 이민자, 그리고 3%가 임시 합법 거주자였다(2). 현재까지 가장 많은 수의 이민자들(1,200만 명)이 멕시코에서 왔다. 비록 최근 몇 년 동안은 멕시코에서 미국으로보다 미국에서 멕시코로 이주한 사람들이 더 많았을지 모르지만 말이다(3).

이민자들은 미국으로 일을 하러 온다. 예컨대, 1,120만 명에 달하는 멕시코 이민자 남성들 가운데 94%가 일을 한다. 최근 도착한 이민자들은 주로 낮은 임금의 위험한 직업(대부분 서비스, 건설, 농업 분야)에 종사하는 경향이 높다. 미국에서 그릇 닦는 사람의 40%, 지붕 수리공의 36%, 정원사의 35%가 멕시코 남성 이민자들이다(4). 이에 더해 이민자들은 비즈니스에 심원한 영향을 미친다. 예컨대, 2007년부터 2012년 사이에 히스패닉계 사람들이 소유한 기업들은 46% 증가해 330만 개에 이르렀다(5).

이민자들은 당연하게도 정부와의 마찰을 두려워한다. 주정부들은 점점 더 이민자들과 그 자손들의 시민권을 침해하는 법을 제정하거나 강화하려는 시도를 하고 있다. 애리조나의 SB1070법은 경찰 당국이 누구든 멈춰 세운 뒤 시민권이나 이민 자격 서류를 요구하고 미국에 비합법적으로 거주하는지 여부를 수색할 수 있도록 하는 권한을 부여함으로써 히스패닉과 아시안 미국인들 그리고 나머지 '외국인'으로 보이는 사람들에 대한 인종 프로파일링을 노골적으로 불러들였다. 앨라배마, 조지아, 인디애나, 사우스캐롤라이나, 유타주도 비슷한 법률들을 통과시켰다. 비록 법원이 많은 요소들에서 위헌성을 찾아냈지만, 그럼에도 이들 법률은 이민자들과 그들의 공동체에 매우 부정적인 영향을 미쳤다. 이러한 유형의 입법은 이민자들에 대하여만 불공정하고 부당한 것이 아니라 이민자로 '보이는' 사람들, 그러나 자신의 외모 때문에 조사받고 싶지 않은 사람들의 합법적 활동까지 억압한다.

최근 트럼프 행정부의 (성경 구절들로 정당화되어 온) 가족 분리 정책들과 미국-멕시코 국경 근처에서 태어났다는 이유로 미국 시민권자들에게서 생득권을 박탈하는 등 정치적 동기에 의해 이루어진 조치들은 이민자들에게서 정부에 대해 마지막 남은 신뢰까지 제거하고 있다.

미국 내 고령화되는 1차 물결 이민자들은 2차 물결 이민자들의 지식과 생산성, 그리고 사회적 기여들에 의존한다. 지역, 주, 국가 수준에서 이들 2차 물결 이민자들은 불공정한 정책들에 의해 부정적인 영향을 받고 있다. 예컨대, 그들은 공립학교의 질을 낮추는 재정 정책들로 인해 고통 받는다. 그들은 종종 "투표자 ID" 법률들의 협박에 의해 투표할 권리를 부정당한다. 나아가, 그들은 종종 '환자 보호 및 적정 부담 보험법'의 혜택들을 거부당한다. 이러한 정책들을 통해 미합중국은 노인들이 의존하는 젊은 사람들의 건강과 복리에 부정적 영향을 미치며, 다수 노인들의 건강과 복리 또한 증가하는 위험에 처할 수 있다.

공중보건 노동자들은 이민자들에게 전도된 영향을 미치는 퇴행적 정책들을 이해하고 그에 대응할 필요가 있다. 2001년 미 상원에서 처음 발의된 'DREAM 법(외국인 소수자들의 계발, 구제, 교육법,

Development, Relief, and Education for Alien Minors Act)'을 지원하는 것과 같은 방식으로 말이다. 만약 통과되었다면, 이 법은 좋은 도덕성을 지닌 일부 미등록 주민들에게 조건부 영주권을 부여했을 것이다. 대상자는 미국에 소수자로 도착한 뒤 고등학교를 졸업하고 법 통과 이전에 최소 5년 이상 지속적으로 미국에 거주한 사람들이다. 합법적 지위 없이 미국으로 데려와 진 이민자 자녀들이 부모의 행위에 대하여 책임지도록 해서는 안 된다. 우수한 성취를 거둔 이민자 학생들은 시민권을 획득할 수 있는 기회가 주어져야 하며 고등교육을 받을 수 있도록 지원받아야 한다. 나아가, 공중보건 노동자들은 환자 보호 및 적정 부담 보험법의 적용을 받는 이민자들을 지원해야 한다.

이민자들의 미등록 상태는 그들의 구직 기회를 제약하고, 나아가 질 낮은 주거 및 음식 불안정 등 가난한 삶으로 이어질 수 있다. 처벌적 사회정책은 이민자들을 시야에서 몰아내며, 그들의 삶을 형성하는 조건들이 보고되지 못하게끔 한다.

이민자들의 미등록 상태는 아래 두 사례에서 묘사되는 것처럼 여러 다양한 방식들로 자신들의 건강과 (전체) 인구의 건강에 부정적 영향을 미칠 수 있다.

- 육류 포장 공장에서 일한 이민자들이 열악한 노동 조건을 경험하거나 열악한 위생 상태를 목격했지만, 강제 추방이 두려워 정부 당국에 이러한 문제에 대해 진정을 제기하거나 보고하지 않았다.
- 마구간에서 일하는 이민 노동자들이 광견병에 걸린 말들과 신체적으로 접촉했지만, 강제 추방이 두려워 이러한 노출을 보고하거나 광견병 예방을 위한 무료 백신 접종을 받지 않았다.

미등록 이민자들은 많은 상황에서 자신의 신분을 감추어야 하기 때문에 자신의 건강을 보호할 기회를 마다하며, 그렇게 함으로써 타인의 건강을 위험한다. 공중보건 노동자들은 높은 수준의 돌봄, 민감성, 헌신을 통해 이러한 상황들에 접근해야 한다. 그들은 갑자기 가족과 친구들로부터 뿌리뽑혀질 위험을 매일 마주치는 조건 속에서 생활하고 일하는 이민자들의 용기를 인정해야 한다.

이민자들의 건강 위험을 다룰 때 공중보건 노동자들은 이민자들에게 자신들의 목표가 오직 이민자와 타인들의 건강을 보호하는 것임을 주지시켜야 하며, 때때로 존중받는 공동체 구성원들, 친구들, 기관들의 지원을 열거할 필요가 있다. 그들의 임무는 삶(생명)과 그 도전들이 진화하는 문화적 맥락을 이해하고 존중하는 것이다. 다제내성(multidrug-resistance) 종양이 있는 고집불통 환자를 처치하는 것처럼 법적 조치가 필요할 수 있는 상황에서, 공중보건 노동자들은 이민 문제에 공감하는 법률가와 전문가의 조언을 구해야 한다.

공중보건 노동자로서 우리는 모든 사람이 건강할 수 있는 조건을 보장하는 데 헌신한다. 그러므로 우리에게는 이민자들이 사회에 기여하고 온전하게 참여할 수 있도록 하는 정책과 프로그램들을 지원할 시민적, 도덕적 의무가 있다. 만약 우리가 이러한 공헌을 하는 데 실패하고, 존중과 포용의 완전한 가치를 지닌 사람들을 음지로 더욱 내몬다면, 그것은 부끄러운 일이다.

참고문헌

1. Grieco E, Acosta YD, de la Cruz GP, et al. The foreign-born population in the United States: 2010. United States Census Bureau, May 2012. Available at: https://www.census.gov/library/publications/2012/acs/acs-19.html. Accessed August 31, 2018.
2. Motel S. 2010, Hispanics in the United States Statistical Portrait. Pew Research Center, February 21, 2012. Available at: http://www.pewhispanic.org/2012/02/21/2010-statistical-information-on-hispanics-in-united-states/. Accessed August 31, 2018.

3. Passal J, Cohn D, Gonzalez-Barrera A. Net migration from Mexico falls to zero—and perhaps less. Pew Research Center, May 3, 2012. Available at: http://www.pewhispanic.org/2012/04/23/net-migration-from-mexico-falls-to-zero-and-perhaps-less/. Accessed August 31, 2018.
4. Health Initiative of the Americas, the University of California, and the California Endowment. Migration work and health, the facts behind the myths. Los Angeles: University of California, Berkeley, 2007. Available at: http://www.ailadownloads.org/advo/UniversityOfCalifornia-Migration Health.pdf. Accessed August 31, 2018.
5. Bernstein R. Hispanic-owned businesses on the upswing. United States Census Bureau. December 1, 2016. Available at: https://www.census.gov/newsroom/blogs/random-samplings/2016/12/hispanic-owned_busin.html. Accessed August 31, 2018.

해 이루어진 체계적 모니터링과 공적 토론이 사회의 유리한 계층 사람들 사이에서 건강 불평등을 다룰 필요성에 대한 합의를 구축하는 데 중요한 역할을 해왔다.

또 다른 사례로, 최근 미국 역사상 가장 광범위하고 엄격한 반이민 조치들 가운데 하나인 2010년 애리조나 상원 법안 1070은 인종 프로파일링(racial profiling)과 반헌법적 구금에 관한 염려로 인해 많은 논쟁을 불러일으켰다. 이들 조치는 사람들을 건강 서비스로부터 몰아내고 많은 다른 인권들을 침해할 잠재력을 지니고 있었다. 법안은 결국 미국 연방대법원에 제소되었는데, 이는 부분적으로 법률 이행 공무원들이 그들 눈에 불법체류자로 의심되는 모든 사람에게 이민 서류를 요구할 수 있게 허용하는 조항 때문이었다(2012년 6월, 대법원은 애리조나 대 미합중국 사건에 대해 이민 자격을 요구하는 조항은 유지하되 다른 세 조항들을 폐지하도록 하는 판결을 내렸다). 인권 관점들이 이 법안의 해로운 조항들에 관심을 불러일으킬 수 있도록 분명하게 제기되지 않았다. 도널드 트럼프 정부의 조치들을 고려할 때 우리는 이러한 상황이 오직 더 나빠질 것이며, 비슷한 이슈들에 대한 미래의 작업은 인권 원칙들에 분명히 의거함으로써 (그리고 이러한 원칙들 및 그 적용에 대한 시민 교육에 의해) 강화될 것이라고 믿는다(글상자 22.1을 보라).

가난과 교육의 결핍 등 건강을 결정하는 비의료적 요인들이 사회정의를 고민하는 보건의료부문 노동자들을 위한 적절한 염려 사항일까? 사회정의 원칙과 인권 원칙은 모두 차별과 사회적 소외를 경험해 온 집단의 평등한 건강권을 위해 노력할 것을 지시한다. 사회의 모든 집단을 위한 평등한 건강 기회를 실현하는 것은 건강 서비스를 제공함으로써 빈곤과 소외가 건강에 미치는 해로운 효과의 방지를 수반한다. 그것은 또한 깨끗한 물과 위생, 영양가 있는 음식, 충분한 주거공간, 교육, 건강하고 안전한 환경에 대한 접근 등 건강에 필요한 주요 조건들에 관하여 집단 간 불평등 감소를 포함한다. 이러한 건강과 의료의 핵심 요소들을 다루는 것은 사회정의 원칙과 인권 원칙 양자에 관심을 요구한다. 인권은 특히 정부의 책임성에 관한 필수적 이유를 제공한다. 곧, 정부는 의료서비스를 제공할 뿐만 아니라 경제적 빈곤, 사회경제적 결핍 그리고 주변화 또는 사회적 배제를 창출하고, 증폭시키며, 관통하는 조건들을 변화시킬 책임이 있다.

(연관된 사회적 불리함 여부와 관계없이) 경제적 빈곤은 불건강(ill health)을 생산하고, 증폭시키며, 관통하는 데 중심적 역할을 한다. 절대적 결핍의 부재 속에서조차 경제 자원의 상대적 불평등은 (가장 혜택 받은 사람들을 포함하여) 모든 사회 구성원의 건강에 해로운 효과를 미칠 수 있다(18-22).

비록 가난이 그 자체로 인권 침해는 아니지만 가난으로 이끄는 정부 행위 또는 비행위(무작위), 그리고 가난과 소외를 생산하고, 증폭시키며, 관통하는 조건들을 적절하게 다루지 못하는 정부 실패는 종종 인권의 침해 또는 거부를 반영한다(또는 인권 침해와 긴밀히 연관돼 있다)(23). 예컨대, 교육, 특히 초등교육에 대한 접근의 결여는 그 자체로 권리의 부정이며, 빈곤 및 불건강과 서로 분리할 수 없이 연결된 것으로 이해될 수 있다. 교육은 역량강화(empowerment), 건강 관련 행동의 숙고된 결정에 참여하는 것을 촉진하며, 빈곤-불건강의 순환 고리를 깨뜨리는 데 결정적으로 중요하다. 보건의료 부문 노동자들은 교육을 증진하고 가난을 제거하기 위한 정책들이 건강 증진에 미치는 함의를 다룸으로써 이러한 정책의 옹호에 중요한 역할을 할 수 있다.

모든 건강 분야 조치에서 사회정의 원칙과 인권 관점을 제도화하기

대부분의 공중보건 활동은 전체 인구를 이롭게 하는 것을 목표로 한다. 종종 사회적 약자들에게 혜택을 주는 것을 특별히 의도하는 수가 있지만, 심지어 최상의 의도를 지닌 활동들에서조차 가난하거나 주변화된 사람들이 너무 적게 혜택을 보는 경향을 극복하기 위해서는 하나의 전략적 접근이 요청된다(22-24). 사회정의와 인권에 관한 활동이 모든 건강 분야 조치들에서 (하나의 사후적 고려사항이 아니라) 체계적이고, 명백하며, 현재성 높은 우선순위로서 통합되어야 한다. 이 접근은 보건의료 부문 노동자들이 자신들의 활동에 유용하다고 인식하는 단순하며 실천적인 도구들의 활용을 요구하며, 나아가 영향을 받는 공동체들의 적극적 참여와 관여, 훈련과 현재적 지원을 요구할 것이다(25-26).

사회정의 원칙을 인권의 틀 속에서 제시하는 것은 사회정의 원칙의 중요성을 강화할 수 있으며, 이는 부분적으로 사회정의 원칙이 폭넓은 전 지구적 합의를 반영하고 있음을 보여줌으로써 그러하다. 사회정의 원칙과 인권 규범은 건강 불평등의 평가에 관한 토론을 틀 짓기 위해 정례적으로 이용되어야 한다. 나아가, 이들 평가가 또한 인권을 모니터링하기 위한 포럼들에서 발표되어야 한다.

모든 건강 관련 분야 정책들이 사회정의와 인권에 미치는 함의의 모니터링

인권 규범을 활용하면서 다양한 사회 계층의 사람들에 대한 잠재적 건강 함의를 정례적으로 평가하는 것은 건강 분야 안의 정책들만이 아니라 건강에 영향을 미칠 수 있다고 여겨지는 모든 발전 정책들의 디자인, 실행, 평가에 있어 표준적 실천이 되어야 한다(27). 사회정의와 인권 원칙은 주기적으로 수집된 건강 관련 인구 데이터(그리고 의료 및 건강에 관한 다른 결정요소들)는 사회적 유불리 수준에 따라 재분류되어야 한다고 제안한다. 예컨대, 관련 데이터가 젠더, 인종, 민족, 소득, 교육, 상대적인 사회적 지위에 영향을 미치는 요소들(곧, 사회적 유리함과 불리함)에 따라 분석되어야 한다. 모니터링 없이는 사회적 불리함의 정도가 다른 인구 집단들에 대하여 정책들이 갖는 잠재적으로 다양한 효과에 대한 설명 책임성(accountability)이 있을 수 없다(9, 28, 29). 대부분의 사회가 부의 불평등이나 다른 사회적 특권보다 건강에서의 사회적 불평등에 훨씬 덜 관용적이라는 사실은 보건의료 부문 노동자들에게 공공 의견에 영향을 미치고 공적 행위를 조직하기 위한 기회를 제공할 수 있다(30).

공평한 의료 재정을 실현하기 위한 주장의 강화 및 공적 합의의 구축

공평한 재정(equitable financing)이란 절대적 기준에서든, 전체 자원의 비율로서든 가장 적은 자원을 가진 사람들이 가장 덜 지불하는 것을 의미한다. 그것은 또한 개인적 자원의 결여 탓에 개인이 널리 확산된 규범과 과학적 지식에 근거하여 권유되는 서비스 이용에 제약을 받지 않는다는 것을 의미한다. 공평한 재정은 의료에 대한 접근을 증가시킬 것이며, 만약 의료 서비스가 효과적이라면 이는 사람들의 건강을 증진하고 이를 통해 생계 부양 능력을 향상하게 될 것이다. 양자(건강과 생계 능력)는 많은 권리들을 실현하는 데 본질적으로 중요하다. 공평한 의료 재정은 또한 의료 시술로 인해 초래되는 빈곤으로부터 가장 취약한 사람들을 보호함으로써 가장 직접적으로 가난을 줄일 수 있다. 공평한 재정은 리스크-풀링(risk-pooling)[1] (31)과 같은 조치들과 더불어 충분히 지속가능할 수 있다. 이러한 전략의 실행은 사회정의의 구현에 관한 공적 합의의 구축을 요구하며, 이는 정부의 인권 의무에 대한 연결 고리들을 드러냄으로써 강화될 수 있다.

---

[1] 리스크-풀링이란 보험 등에서 위험 요소를 한 데 모아 관리하는 기법을 말한다.

정책과 프로그램의 디자인·실행을 위한 지도적 원칙으로서의 인권

인권 원칙은 보건의료부문 노동자들(그리고 그들의 기구와 조직들)이 정책과 프로그램들의 디자인과 실행이 사회적 주변화, 불리함, 취약성, 또는 차별에 어떻게 영향을 미칠 수 있는지를 체계적으로 숙고할 것을 요구한다. 예컨대, 건강 서비스의 지리적, 재정적 접근성을 향상하는 것은 같거나 더 커다란 필요에도 불구하고 가장 덜 이용하는 편인 집단들을 위한 적극적인 다가가기(outreach)와 지원 없이는 건강 서비스 이용의 불균형을 줄이기 어려울 수 있다(23, 32). 보건의료 부문 노동자들은 사회적 약자들이 건강 이니셔티브의 온전한 혜택을 누리지 못하게 하는 걸림돌들을 식별하고 대처할 필요가 있다. 그러한 걸림돌에는 언어, 문화적 신념, 인종주의, 성차별, 외국인 혐오 등 무의식적이고 실제적인(de facto) 차별들이 포함된다. 빈곤을 줄이고 가난한 사람들의 건강을 향상하기 위한 많은 정책과 프로그램들이 주기적으로 이러한 우려들을 검토하고, 대응하지만 여전히 많은 정책과 프로그램들은 그러하지 않다(24). 인권적 접근을 명확히 채택하는 것은 건강 정책과 프로그램들에서 사회적 불리함, 취약성, 차별에 대한 체계적 관심을 기울이도록 하는 데 도움이 될 수 있다(31, 33).

인권 원칙은 의료서비스들이 사회적 약자들에게서 예방 가능한 불건강과 그에 관련된 빈곤화의 주요 원인들을 효과적으로 다루도록 공중보건 기구들이 보장할 것을 요구한다. 이러한 접근은 인프라를 건설하고, 낮은 사회적 지위에 자주 수반되는 복합적 의료 접근 장벽들을 극복하며, 포괄적이고 우수한 보편적 서비스를 실현하기 위한 체계적이고 지속적인 노력을 요구한다(34). 접근성과 질은 분리할 수 없다. (의료서비스의) 인지된 낮은 질은 사회적 약자들이 가능한 서비스들을 이용하지 못하게 하는 흔한 장벽이다(35).

특히 저소득 국가들에서 건강 프로그램을 지원하는 기구들 사이에서 자원의 제약은 때때로 말라리아, 종양, 에이즈, 모성 질환과 모성 사망처럼 가난한 사람들에게 불균형적으로 영향을 미치는 몇몇 조건들에 초점을 맞춰야 할 이유로 때때로 거론된다. 재정 제약은 종종 장기 해법들보다 빠른 처방에 대한 요구로 귀결되며, 장기 해법들은 단기간에는 더 많은 비용이 드는 것처럼 보일 수 있다(실제로 그럴 수 있다). 모든 권리의 '진보적 실현'을 향한 인권적 관여는 그와 같이 협소한 초점이 단지 일시적일 것을 요구한다. 전체 인구의 건강 요구와 관련하여 지속적이고, 포괄적이며, 고품질의 서비스들이 제공되도록 보장하기 위해서는 목표가 장기간의 계획 속에서 설정되어야 한다(31).

건강의 사회적 결정요인들을 다루는 공중보건 기능들을 강화하고 확장하기

건강 분야는 건강을 실현하고 가난과 불건강 사이의 악순환에서 벗어나기 위해 필요한 기본적 조건들을 다루는 공중보건의 핵심적 기능들을 (의료서비스를 넘어) 강화, 확장함으로써 사회정의와 인권에 관한 염려를 해소하는 데 중요한 기여를 이룰 수 있다. 이러한 기능들에는 물과 위생, 음식과 의약품 안전, 담배의 통제, 아동 돌봄, 노동, 주거, 환경적 조건에 관한 표준들을 정립하고 강화하는 것이 포함된다. 이 기능들은 사회 전체를 이롭게 하며 특히 사회적 약자들에게 혜택을 제공한다.

그러나 건강 분야는 건강에 필요한 주요 조건들의 대부분에 대한 직접적 통제권을 거의 또는 전혀 갖고 있지 않다. 그러므로 사회정의와 인권에 관한 염려의 차원에서 이들 조건을 다루기 위한 전략적 계획들을 발전시키기 위해서는 다른 분야들과의 협력을 통해 전통적인 공중보건 기능들이 확장될 필요가 있다. 인권 규범들을 반영하여 확대된 공중보건 기능들에는 다음 사항들이 포함된다.

- 충분한 물 공급의 증진.
- 완전한 경제적, 사회적, 그리고 정치적 참여를 가능하게 하는 교육.
- 건강을 증진하는 주거와 근린 환경.
- 존엄하고 안전한 고용(6-8).

그러한 조치들은 경제, 사회, 정치, 교육, 환경, 일반적 발전(개발) 행위들을 다루는 분야들처럼 전통적으로 건강 분야와 협력하지 않았던 넓은 범위의 분야들과의 협력을 요구한다. 이처럼 확장된 공중보건 기능들은 건강 분야가 (사회정의와 인권의 틀 속에서) 공공정책의 형성에 일조할 수 있도록 할 것이다.

결론

보건의료 부문 노동자들은 인권 원칙, 규범, 기준, 법률, 책임성 기제 들이 건강 영역에서 사회정의를 실현하는 데 도움을 주는 관련 도구들이라는 점을 인식해야 한다. 인권 조약들과 다른 협약들은 건강 영역에서의 사회정의에 관한 정부 책임성을 강화하는 데 중요한 기제들을 제공할 수 있다. 보건의료 부문 노동자들이 이 기제들을 더 많이 활용함으로써 이러한 목표를 향한 중요한 발걸음을 디딜 수 있다. 또한, 인권 원칙과 규범들은 건강 영역에서의 사회

정의를 위한 옹호 활동을 강화할 수 있으며, 이는 부분적으로 ① 젠더, 장애, 인종/민족에 따른 차별을 철폐할 필요와 같은 핵심 이슈들, 그리고 ② 건강권과 물, 식량, 주거(쉼터), 정보, 교육, 과학 진보의 혜택에 대한 권리에 대한 국제적 합의를 강조함으로써 이루어진다. 또한, 인권 원칙과 도구들은 사회정의 실현 전략들을 발전시키기 위한 분석틀, 특히 건강의 사회적 (비의료적) 결정요인들을 다루는 데 이용되는 분석틀을 강화할 수 있다. 마지막으로, 인권 원칙과 규범들은 (차별 금지의 인권 원칙에 대한 명확한 인식과 더불어) 건강권 및 관련 권리들의 성취를 막는 걸림돌들을 줄이기 위한 건강 프로그램들을 어떻게 디자인할 것인가에 관한 지침을 제공할 수 있다. 차별 금지 원칙은 건강에서의 사회정의를 실현하기 위한 핵심적 틀을 제공한다.

인권 원칙과 기준들은 정부들이 직접적으로 인권을 침해하지 않으며, 나아가 개인과 집단들이 그들의 모든 권리를 성취하도록 하는 데 필요한 조건들의 실현을 증진하고 보장한다는 것을 확인하는 데 활용될 수 있다. 보건의료 분야 노동자들은 정부들이 보건의료서비스를 제공함으로써 단지 건강에 해로운 영향들을 완화하는 것이 아니라 그 바탕에 있는 부당한 사회적 조건과 구조들을 해소할 것을 주장할 필요가 있다. 인권 원칙들은 건강에서의 사회정의를 실현하는 데 있어 보건의료 노동자들과 다른 이들을 인도하는 하나의 틀을 제공할 수 있다.

감사의 글

저자들은 건강과 관련하여 인권과 사회정의 사이의 연계를 다루는 아이디어를 발전시켜 준 세계보건기구의 에바 월스탐(Eva Wallstam)과 유지니오 빌라 몬테시노스(Eugenio Vilar Montesinio)에게 감사를 표한다. 그러나 이 장에서 표현된 의견과 관점들에 대해서는 오로지 저자들에게 책임이 있다.

참고문헌

1. Gruskin S, Mills EJ, Tarantola D. History, principles, and practice of health and human rights. Lancet 2007; 370: 449-455.
2. Gruskin S, Tarantola D. What does bringing human rights into public health work actually mean in practice? In: Heggengougen K, Quah S, eds. International encyclopedia of public health (Vol. 3). San Diego: Academic Press; 2008, pp. 137-146.
3. Buchbinder M, Rivkin-Fish M, Walker R, eds. Understanding health inequalities and justice. Chapel Hill: University of North Carolina Press, 2016.
4. United Nations. Universal Declaration of Human Rights, General Assembly Resolution 217A (III), United Nations

Document A/810 at 71, 1948. Available at: http://www.un.org/en/universal-declaration-human-rights/. Accessed July 19, 2018.

5. United Nations. Convention on the Rights of the Child. United Nations General Assembly Document A/RES/44/25, 1989. Available at: http://www.un.org/documents/ga/res/44/a44r025. htm. Accessed July 19, 2018.

6. World Health Organization. Constitution of the World Health Organization, as adopted by the International Health Conference, New York, June 19-22, 1946. Available at: http://whqlibdoc. who.int/hist/official_records/constitution.pdf. Accessed July 19, 2018.

7. United Nations. International Covenant on Economic, Social and Cultural Rights, General Assembly Resolution 2200 (XXI), United Nations Document A/6316, 1966. Available at: http://www1.umn.edu/humanrts/instree/b2esc.htm. Accessed July 19, 2018.

8. United Nations Committee on Economic, Social and Cultural Rights. The right to the highest attainable standard of health. Geneva: United Nations, 2000. Available at: http://www. refworld.org/pdfid/4538838d0.pdf. Accessed July 19, 2018.

9. Braveman P, Gruskin S. Defining equity in health. Journal of Epidemiology and Community Health 2003; 57: 254-258.

10. Yamin AE. Will we take suffering seriously? Reflections on what applying a human rights framework to health means and why we should care. Health and Human Rights 2008; 10: 45-63.

11. Gostin LO, Magnusson RS, Krech R, et al. Advancing the right to health: The vital role of law. American Journal of Public Health; 2017; 107: 1755-1756.

12. Eide A. Economic, social and cultural rights as human rights. In: Eide A, Krause C, Rosas A, eds. Economic, social and cultural rights: A textbook. Dordrecht, the Netherlands: Martinus Nijhoff, 1995.

13. Tomasevski, K. Health rights. In: Eide A, Krause C, Rosas A, eds. Economic, social and cultural rights: A textbook. Dordrecht, the Netherlands: Martinus Nijhoff, 1995.

14. United Nations. Manual on human rights reporting. Geneva: United Nations Center for Human Rights, 1996 (UN document no. HR/PUB/96/1).

15. Independent Accountability Panel for Every Woman, Every Child, Every Adolescent. Available at: https://iapewec.org/about/. Accessed July 19, 2018.

16. United Nations Office of the High Commissioner. Human rights bodies. Available at: https://www.ohchr.org/EN/HRBodies/Pages/HumanRightsBodies.aspx. Accessed July 19, 2018.

17. Tarantola D, Gruskin S. Human rights approaches to public health policy. In: Heggenhougen K, Quah S, eds. International encyclopedia of public health (vol. 3). San Diego: Academic Press, 2008, pp. 477-486.

18. Wilkinson R, Pickett KE. The spirit level. London: Allen Lane/Penguin, 2009.

19. Wilkinson RG, Pickett KE. Income inequality and population health: A review and explanation of the evidence. Social Science & Medicine 2006; 62: 1768-1784.

20. Lynch JW, Kaplan GA. Understanding how inequality in the distribution of income affects health. Journal of Health Psychology 1997; 2: 297-314.

21. Kawachi I, Kennedy BP. Health and social cohesion: Why care about income inequality? British Medical Journal 1997; 314: 1037-1040.

22. Lynch J, Smith GD, Harper S, Hillemeier M. Is income inequality a determinant of population health? Part 2: U.S. national and regional trends in income inequality and age- and cause-specific mortality. Milbank Quarterly 2004; 82: 355-400.

23. Hart JT. The inverse care law. Lancet 1971; 1: 405-412.

24. Gwatkin DR. How well do health programmes reach the poor? Lancet 2003; 361: 540-541.

25. Cottingham J, Kismodi E, Hillber AM, et al. Using human rights for sexual and reproductive health: Improving legal and regulatory frameworks. Bulletin of the World Health Organization 2010; 88: 7.

26. Gender, Human Rights and Culture Branch of the UNFPA, Harvard School of Public Health Program on International Health and Human Rights. A human rights-based approach to programming: Practical implementation manual and training materials. New York: UNFPA, 2010.

27. Gruskin S, Ferguson L. Using indicators to determine the contribution of human rights to public health efforts: Why? What? And how? Bulletin of the World Health Organization 2009; 87: 714-719.

28. Braveman P. Monitoring equity in health and healthcare: a conceptual framework. Journal of Health, Population

and Nutrition 2003; 21: 273-287.

29. Braveman PA, Tarimo E. Social inequalities in health within countries: Not only an issue for affluent nations. Social Science & Medicine 2002; 54: 1621-1635.

30. Whitehead M, Dahlgren G. Concepts and principles for tackling social inequities in health: Levelling up (Part 1). Copenhagen: WHO Regional Office for Europe, 2006.

31. Davies P, Carrin G. Risk-pooling—necessary but not sufficient. Bulletin of the World Health Organization 2001; 79: 587.

32. Aday LA, Andersen RM. Equity of access to medical care: A conceptual and empirical overview. Medical Care 1981; 19: 4-27.

33. Gruskin S, Bogecho D, Ferguson L. Rights-based approaches to health policies and programs: Articulations, ambiguities, and assessments. Journal of Public Health Policy 2010; 31: 129-145.

34. Gruskin S, Ahmed S, Bogecho D, et al. Human rights in health systems frameworks: What is there, what is missing and why does it matter? Global Public Health 2012; 7: 337-351.

35. Haddad S, Fournier P, Machouf N, Fassinet Y. What does quality mean to lay people? Community perceptions of primary healthcare services in Guinea. Social Science & Medicine 1998; 47: 381-394.

공중보건사업을 통한 사회정의의 증진

Promoting Social Justice Through Public Health Practice

알론조 L. 플라우·프리야 간디
번역 송은철

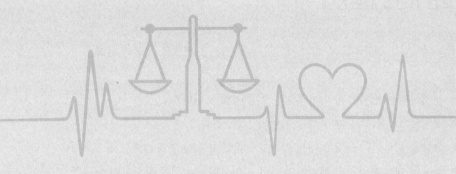

알론조 L. 플라우(ALONZO L. PLOUGH)_ PhD. MPH. 로버트 우드 존슨 재단(Robert Wood Johnson Foundation) 연구-평가-교육 부서 최고위 과학 책임자 및 부대표. 『건강 문화 시리즈(2017-2021)』, 『국가 건강 문화 구축(2016)』 등 공저. aplough@rwjf.org

프리야 간디(PRIYA GANDHI)_ MS. 로버트 우드 존슨 재단, 연구-평가-교육 부서 공동연구원, pgandhi@rwjf.org

송은철_ 서울특별시청 시민건강국 감염병관리과장. 예방의학을 전공하였으며, 보건정책을 공부하고 지역사회보건 영역에서 활동하고 있다. likegray@seoul.go.kr

서론

공중보건의 정책, 프로그램, 서비스들을 통칭하는 공중보건사업(public health practice)은 미국에서 지난 25년간 공중보건에 대한 정부의 역할만을 강조하는 것에서, 건강의 사회적 결정요인을 다루기 위해 정부의 공중보건을 넘어 다양한 부문들의 역할에 대한 보다 폭넓은 인식으로 변화하고 있다(1). 이 기간 동안 자선 활동을 포함한 비정부기구의 새로운 역할에 대한 인식이 높아졌다(2).

공중보건 기관과 사회정의

공중보건사업은 전통적으로 10가지 필수 공중보건 서비스를 제공해 왔다.

- 지역사회의 문제를 파악하기 위한 건강 상태 모니터링.
- 지역사회의 건강 문제와 건강 위험의 진단, 조사.
- 사람들에게 건강 문제에 대해 알리고 교육하고 역량을 강화함.
- 건강 문제를 파악하고 해결하기 위한 지역사회 파트너십과 활동의 동원.
- 개인과 지역사회의 건강 활동을 지원하는 정책, 계획 개발.
- 건강을 보호하고 안전을 보장하는 법률, 규정 시행.
- 필요한 개인 건강 서비스에 사람들을 연결하고, 달리 이용할 수 없는 경우 보건의료서비스 제공을 보장.
- 유능한 공중보건, 개인 보건의료 인력 확보.
- 개인과 인구 대상 건강 서비스의 효과성, 접근성, 질 평가.
- 건강 문제에 대한 새로운 통찰력과 혁신적인 해결책을 찾는 연구.

공중보건사업은 공중보건 문제의 크기와 공중보건 시스템에 투자된 자원 사이의 격차로 인한 어려움을 지속적으로 겪어왔다(3).

미국 보건복지부의 이니셔티브인 '공중보건 3.0(Public Health 3.0)'은 지역 공중보건 부서가 직면하고 있는 새로운 도전을 인식하고, 공중보건 1.0과 공중보건 2.0의 성공에 기반을 두고 모든 수준에서 중요한 정부 기능으로서 공중보건의 역할, 진화, 현대화에 초점을 맞추고 있다. 공중보건 3.0은 지역 공중보건 부서가 건강의 사회적 결정요인을 다루기 위해 다음과 같은 활동을 수행하도록 권고하고 있다.

- 최고 보건 전략가의 역할을 포함하여 강력한 리더십과 인력을 확인하고, 투자하고, 향상시킴.
- 지역사회 이해관계자 참여와 강력한 부문 간 파트너십 개발.
- 미국의 모든 보건부서가 인증을 받기 위해 공중보건 3.0의 목적을 반영하도록 공중보건 인증위원회(Public Health Accreditation Board) 기준을 개정.
- 형평성 달성과 건강의 사회적 결정요인을 다루는 데 초점을 둔 프로그램과 사업의 영향을 평가하기 위한 명확한 조치를 통해 모든 지역사회가 적시에 세분화된 데이터에 접근할 수 있도록 함.
- 자금 조달 강화와 혁신적인 자금 조달 모델 탐색.

공중보건 부서는 건강과 안녕에 중대한 영향을 미치는 사회적 환경을 개선하는 데 참여하기 시작했다. 지역사회 참여와 관련된 공중보건사업의 구성요소는 건강의 사회적 결정요인, 지역사회 기반 공중보건, 지역사회 기반 참여 연구와 사회적, 물리적, 유전적 요인이 건강 상태에 어떻게 영향을 미치는지를 설명하는 사회·생태학적 모델을 포함한다. 이 모델은 사회·지역사회 네트워크, 생활·노동 조건, 제도적 영향과 정치·경제 정책과 같은 건강에 대한 맥락적, 관계적 영향을 포함하며, 이 모든 것은 상호 작용하며 인구 집단과 개인의 건강을 형성한다. 그러나 사회적 결정요인에 초점을 맞춘다고 해서 반드시 사회정의를 개선하기 위한 분석과 행동으로 이어지지는 않는다. 또한, 국가 표준과 성과 측정법의 진화에 따라 지역사회 참여가 다루어지지만, 공중보건사업의 핵심 역량으로서 사회정의의 명시적 증진을 다루지는 않는 경우가 종종 있다.

사회정의를 공중보건사업의 목적으로 만들기 위해서는 공중보건사업이 정부의 활동, 특히 서비스의 조직, 재정, 전달 방식과 관련되어 있음을 인식해야 한다. 정부의 공중보건사업은 공중보건 관련 노력, 특히 사회 불의를 다루는 노력을 지원하기 위한 자금의 배분에 대한 여러 정부 부처의 영향을 포함한 많은 도전에 직면하고 있다. 보건 부서가 사회 불의를 해결하기 위해 어떻게 할 것인가는 다음 사항에 달려 있다.

- 기관이 위치한 정부, 연방, 주, 지방의 수준.
- 부서를 관장하는 선출직 공무원들의 정치적 이념.
- 공중보건 공무원의 역량과 헌신.
- 함께 노력하는 지역사회 주민과 다른 부문들을 의미 있게 참여하도록 할 수 있는 직원의 능력.

- 비상 대비 계획, 질병 발생, 서비스 전달 임무와 같은 공중보건의 경쟁 과제들.

빈곤, 소득과 부의 불평등, 인종차별과 같은 불건강의 근본 원인들에 대응하기 위해서는 인구 집단 불건강의 사회적 맥락과 근본 원인을 이해하면서 동시에 공중보건사업의 긴급한 요구를 관리하는 공중보건 역량이 필요하다.

연방 기관

공중보건사업에서 사회 불의를 다룰 수 있는 역량 또는 그것을 개발할 수 있는 능력은 보건기관을 운영하는 정부의 수준에 따라 다르다. 질병통제예방센터(CDC), 보건자원서비스국(Health Resources and Services Administration: HRSA)과 같은 연방 기관은 국가 범위에서 운영되며 많은 보조금과 도급을 지원하며 내부 연구를 수행한다. 빌 클린턴 행정부 시기 HRSA의 100% 접근과 제로 격차(100% Access and Zero Disparities) 이니셔티브와 CDC의 국립환경보건센터(National Center for Environmental Health)가 집중한 환경 정의처럼 사회 불의에 초점을 맞춘 때에도 자금은 제한적이었고 프로그램 개발도 항상 충분하지는 않았다. 최근 몇십 년 동안 행정부 전반에 걸친 정책과 프로그램의 연속성 부족은 사회정의의 지속적인 증진을 조성하는 데 불리했다.

주 보건 부서

주 차원의 공중보건사업도 리더십의 빈번한 변화와 사회 불의를 해결하기 위한 공중보건 이니셔티브에 대한 일관된 정치적 지원이 없는 유사한 문제에 직면해 왔다. 1980년에서 2018년 사이의 주 보건 공무원들의 평균 재직 기간은 2.9년이었다(4). 그리고 대부분의 주 보건 부서는 지역사회 기반 공중보건사업과 상호작용하지 않는다. 주 차원의 공중보건사업은 연방 기금의 지방 보건기관과 조직에 대한 교부, 주 전체 정책의 총괄적 개발과 규제 활동을 포함한다. 사회 불의를 다루기 위한 정책에 필수적인 공중보건 공무원의 옹호와 행동주의는 제한되어 있다.

그러나 주·준주보건공무원협회(Association of State and Territorial Health Officials: ASTHO)의 웹사이트에서 볼 수 있듯이, 주 보건 부서에서 건강 형평성과 건강의 사회적 결정요인에 대한 관심이 높아지고 있다(5). 사회정의 전략은 건강 격차를 정치·경제적 근본 원인과 연결하고 이러한 근본 원인의 근본적인 변화를 일으키기 위한 정책 변화와 사회적 행동을 제안한다. 건강 형평성과 건강 격차에 초점을 맞춘 주 보건 부서의 정책 전략은 많은 경우에 프로그램과 활동의 초점을 격차의 근접 원인에 대한 데이터 분석과 기존 공중보건 서비스를 통해 불평등을 해결하기 위한 서비스로 제한되어 왔다.

연방과 주 공중보건 기관은 교육, 주택, 교통과 같은 분야에서 다른 주 기관의 주요 정책 개발과 시행에 영향을 미침으로써 사회 불의를 간접적으로 해결할 수 있다. 공중보건 공무원들은 광범위한 주 정책 전반에 걸쳐 건강을 증진시킬 기회를 이용하기 위해 '모든 정책에서 건강(health-in-all-policies)' 접근법이라고 불리는 이 전략을 수용하기 시작했다(6). 실제로 ASTHO의 2016년 회장의 도전(President's Challenge)[1]은 다른 전략들 중에서도 모든 정책에서 건강 접근법을 채택함으로써 건강 형평성을 개선하고 최선의 건강을 달성하는 데 도움을 주었다(7). 그러나 정부 관료체제의 규모와 복잡성, 정부 기관 전반에 걸친 기존 '사일로'[2]는 이런 형태의 협력을 어렵게 만들 수 있다.

그럼에도 불구하고 연방과 주 공중보건 기관은 건강의 사회적 결정요인에 근거한 지역사회 주도적 예방 조치에 충분히 융통성 있는 자금 조달을 함으로써 지역 수준에서 사회 불의에 대응하는 것을 도울 수 있다. 예를 들어, CDC의 지역사회 건강에 대한 인종·민족적 접근(Racial and Ethnic Approaches to Community Health: REACH) 보조금 프로그램은 불건강의 근본 원인을 다루는 사회정의 프레임워크에서 근거 기반, 지역사회 수준의 중재의 구현을 포함해 인종·민족적 건강 격차를 줄이기 위해 정부 기관과 비정부기구에 자금을 지원했다(8).

미국 보건복지부는 만성질환의 원인을 다루기 위한 지역사회 수준의 프로그램을 설계하고 시행하기 위해 지역사회 혁신 보조금(Community Transformation Grants: CTG) 프로그램(환자 보호 및 적정 부담 보험법의 구성 요소)을 통해 2011년부터 2014년 사이에 1억 300만 달러 이상을 정부 기관과 비정부기구에 지원했다(9). 2012년 CTG 프로그램에 추가된 작은 지역사회 프로그램(Small Communities Program)은 인구 50만 명 미만의 40개 지역사회에 7,000만 달러 이상을 지원했다(10).

지역 보건 부서

공중보건사업으로 사회 불의를 명시적으로 다루기에는 지역 차원이 가장 적합하다. 지역 보건 부서는 정부 공중보건 체계의 중추다. 그러나 과거 공중보건사업의 실태에 대한 연구와 보고에서는 잘 드러나지 않았다. 1988년과 2002년에 발표한 미국 의학원(Institute of

---

[1] ASTHO의 '회장의 도전'은 주, 준주 보건 공무원과 그 기관의 리더십을 통해 사람들의 건강을 개선하고자 ASTHO에서 매년 진행하는 이니셔티브이다. 2016년의 도전은 '건강 형평성 개선과 모든 이에게 최선의 건강을(Advance Health Equity and Optimal Health for All)'이었다.

[2] 큰 탑 모양의 곡식저장 창고인 사일로(silo)에서 유래했다. 사일로 효과 등으로 사용하며 부서 간 장벽, 부서 간 이기주의를 뜻한다.

Medicine)[3]의 보고서는 공중보건 체계가 기존의 표준과 기술적 역량 면에서 모두 혼란에 빠졌다고 평가했다. 2002년 보고서는 인구 집단 건강에 대한 불완전한 자금 지원에 적절히 초점을 맞추어 공중보건사업은 조직적으로 분열되었다고 기술했다(11).

그러나 이 지역 공중보건 역량 분석에는 몇 가지 결함이 있었다(12). 미국 인구의 70%를 차지하며 인종, 민족, 사회경제적 상태에 따른 건강 격차가 특징이었던 거의 모든 대도시 지역은 시 또는 카운티 보건 부서가 효과적인 정책, 프로그램, 서비스를 제공했다. 그들이 종사하는 지역사회와 밀접한 관계를 유지한 이 보건 부서들은 사회 불의를 명시적으로 다루었다.

공중보건사업에서 사회정의에 대한 표방의 가장 좋은 예는 전국 카운티·시보건공무원협회(National Association of County and City Health Officials: NACCHO)의 사회정의에 대한 정책 표방이다. 지역 공중보건 실무자들의 기술 자원 역할을 하는 전국 카운티·시보건공무원협회 웹사이트는 건강 형평성과 사회정의 정책의 2018년 업데이트를 포함한 수많은 사회정의에 대한 참고자료를 보유하고 있다(13). 2018~2021년 전략적 우선순위 계획은 "전국 카운티·시보건공무원협회는 사회정의와 질환, 질병의 분포에서 예방 가능하고 체계적인 차이를 초래하는 조건들의 제거에 중점을 두고 우리가 하는 모든 일에서 형평성을 중시한다"고 명시하고 있다(14). 또한, 전국 카운티·시보건공무원협회는 건강 형평성과 사회정의(Health Equity and Social Justice) 프로그램을 통해 지역 보건 부서에 건강 격차의 원인을 조사하고 이를 줄이기 위한 전략을 개발할 수 있는 자원을 제공한다. 이러한 이니셔티브는 다음을 포함한다(15).

- 공중보건 인력 대상의 웹 기반 과정인 건강 불평등의 근본 원인(Roots of Health Inequity)은 보건 부서 직원이 사회 불의와 일상적인 공중보건사업의 관계를 이해할 수 있도록 한다.
- 빌딩 네트워크 프로젝트(Building Networks Project)는 공중보건 리더와 지역사회 조직자를 연계하여 중서부의 5개 주에서 주 전체의 팀 개발을 촉진하여 열악한 생활과 노동 조건을 변화시킨다.
- 건강 형평성과 사회정의 툴키트(Health Equity and Social Justice Toolkit)는 전국 카운티·시보건공무원협회의 '툴박스'에서 이용 가능한 자원을 검색할 수 있는 데이터베이스이다.

전국 카운티·시보건공무원협회는 공중보건사업의 핵심 측면으로서의 사회정의에 대한 명

---

3 현재의 국립의학한림원(National Academy of Medicine).

시적 지원과 지역 공중보건 실무자에 대한 도구, 훈련, 워크숍, 기타 기술 지원을 제공함으로써 지대한 영향을 미쳤다. 전국 카운티·시보건공무원협회는 미국 전역의 많은 지역사회에 전략적 행동을 구축하기 위한 보조금과 기타 자원을 제공했다. 전국 카운티·시보건공무원협회가 제공하는 공중보건사업의 프레임워크는 지역 수준의 옹호 활동에 대한 정당성을 제공한다. 지역 보건위원회의 위원이나 시 공무원이 보건 부서가 부문 간 문제에 관여하는 이유에 대해 의문을 가질 때, 보건 부서 공무원은 전국 카운티·시보건공무원협회의 전략적 우선순위, 가치, 실무 지침을 인용하여 이러한 유형의 참여가 공중보건사업의 국가 표준과 일치함을 증명할 수 있다.

특정 지역사회에 기반을 둔 지역 공중보건사업은 지역의 지리적, 정치적 맥락을 공유하는 지역사회 기반 조직, 정부 기관, 민간 부문 기관의 지역 네트워크의 일부이다. 실업과 빈곤 같이 건강 결과에 부정적인 영향을 미치는 사회적 조건은 지역 공중보건사업에서 일상적인 직접성을 가지고 있다.

지역 공중보건 부서는 사회 불의에 도전하는 지역사회와의 협력에 대한 리더십과 표방으로 역학, 건강 평가의 기술적 도구와 옹호 기술, 지역사회 파트너십을 결합한 사회적 기업이 될 수 있다. 지역 공중보건 공무원의 비교적 긴 재직 기간은 그들이 사회정의를 다루는 지속적인 정책과 프로그램에서 오랫동안 리더가 될 수 있게 한다. 지역 보건 부서 직원은 그들이 종사하는 지역사회의 구성원이기 때문에 사회 불의와 관련된 건강 문제를 겪고 있는 다른 지역사회 구성원을 부서의 프로그램과 서비스에 연결하고 그들의 부서가 이러한 지역사회에 더 많은 책임성을 가지도록 도울 수 있다.

지역 보건 부서를 포함한 정부 공중보건 기관은 진정한 지역사회 파트너십 구축에 어려움을 겪고 있다. 공중보건 기관이 사회 불의를 다루기 위한 지역사회 연계 접근법에 효과적이기 위해서는, 공중보건사업에 대한 기존의 전문가 주도 접근법을 훨씬 넘어서는 새로운 접근법을 협업에 통합할 필요가 있다(16). 지역사회와 공중보건 기관 간의 효과적인 협력은 역량 강화, 지역사회 구축(사회적 관계의 연결), 지역사회 참여가 필요하며, 이 모든 것이 공중보건사업의 필수적인 활동이다. 공중보건 기관들은 자주 '건강에 대한 사회적 결정요인'이라는 말을 사용하고 '건강 격차 감소'가 필요하다고 하지만, 동시에 그들은 사회 불의를 다루기 위해 내부적으로 변하지는 않았다.

공중보건사업의 주요 과제는 사회 불의가 공중보건에 미치는 영향에 대한 지식을 정책과 사업의 지속가능한 변화로 전환하는 것이다. 이러한 변화는 지역사회 파트너십 개발을 위해 직원에게 지원과 교육을 제공하고, 건강에 영향을 미치는 다양한 분야에서의 이니셔티브와 파트너십을 개발하기 위해 공중보건사업을 확장하는 것을 포함한다.

지역 공중보건 실무자들은 기존 데이터를 활용하고, 새로운 데이터를 생성하며, 특정 사회 경제적 요인들이 건강에 미치는 영향에 대한 지역적 데이터를 전달함으로써 사회 불의가 지역사회 건강에 미치는 영향에 대한 대중의 인식을 넓힐 수 있다. 지역 매체의 효과적인 사용은 공중보건사업의 필수적인 수단이다. 지역 선출직 공무원과 보건위원회 위원을 대상으로 한 근거 기반의 발표는 사회 불의를 다루는 공중보건사업의 필수적인 요소다.

사회 불의의 근본 원인은 종종 노동과 고용, 과세, 환경 조건, 주택, 토지 이용, 아동 발달·지원에 관한 정책에 초점을 둠으로써 가장 잘 해결된다. 사회 불의를 다루기 위해 공중보건사업은 개인의 행태나 소수의 질병에 근거한 정책, 프로그램, 중재로 한정하지 않고 인과관계의 더 넓은 맥락을 인식할 필요가 있다.

사례 연구: 시애틀, 킹 카운티 공중보건부

이 사례 연구는 공중보건사업이 어떻게 사회 불의와 공중의 건강 사이의 관계를 강조할 수 있는지에 대한 예를 살펴본다. 이 연구는 어떻게 지역사회 파트너십을 활용하여 불건강의 근본 원인에 대한 지식을 강화하고, 정치와 지역사회 리더십을 동원하고 활성화하며, 초기 노력을 지속가능하게 할 수 있는지에 대한 몇 가지 실용적인 통찰력을 제공한다. 이 연구는 주요한 사회적 결정요인을 가지며, 지역사회 수준에서 공중보건 부서와 그 지역사회 파트너들이 광범위한 사회정의 문제와 건강 개선에 대한 구체적인 접근법을 연결하기 위한 전략을 사용하는 건강 관련 문제에 초점을 맞추고 있다. 그리고 주로 정부에 기반을 둔 공중보건사업과 정책을 통해 사회 불의를 다루는 것의 복잡성을 강조한다.

약 200만 명의 사람들에게 서비스를 제공하는 대도시 보건 부서인 시애틀, 킹 카운티 공중보건부(Public Health-Seattle & King County)는 미션, 가치 선언, 조직 구조에 반영한 바와 같이 오랫동안 공중보건사업에서 사회정의가 매우 중요함을 인식해 왔다. 건강의 사회적 결정요인에 대한 깊은 이해를 바탕으로 지역사회 주도형 활동을 전개하기 위해 학제 간 기구인 지역사회 기반 공중보건사업(Community-Based Public Health Practice: CBPHP)을 설립했다(17). CBPHP의 주요 관심사는 유색인 지역사회의 열악한 건강 상태를 개선하는 것이었다.

이 부서는 경제적으로 소외된 인종·민족 집단과 킹 카운티의 다른 인구 집단 사이의 증가하는 격차를 기록한 조사와 연구를 시작했다. 영아 사망률, 10대 임신, 당뇨병과 기타 건강 결과의 격차에 대한 조사는 이러한 격차의 근본 원인을 분석하게 했다(18). 이 연구의 결과를 쉽게 접근할 수 있는 형태로 발표했고, 온라인과 다양한 소통 채널을 통해 널리 이용 가능하게 했다. 보건 부서 직원들은 이러한 문제에 대한 지역사회의 인식을 높이고 열악한 건강 결과를 초래한 근본적인 사회경제적 요인들을 개선하기 위한 전략에 지역사회 구성원들을 참여시키기 위해 옹호자들과 긴밀히 협력했다. 이 연구는 아메리카 인디언과 알래스카 원주민, 아프리카계 미국인, 아시아 태평양 지역 그룹(Asian and Pacific Island group), 히스패닉 등 특정 그룹의 중요한 사회적 맥락을 조사하는 것뿐만 아니라 지역사회 주도의 건강 평가도 포함했다.

킹 카운티 민족, 건강조사(King County Ethnicity and Health Survey)는 차별이 모든 건강 격차의 발생에 영향을 미친다는 것을 밝혔다. 부서의 리더들은 효과적인 옹호와 변화를 위해서는 보다 광범위한 전략이 필요하다고 믿었다. 지역사회 파트너들과 부서 직원들은 인종차별이 건강 격차의 근본 원인이며, 인종차별이 특정 소수 인구 집단의 건강 상태와 건강 추구 행태에 어떤 영향을 미치는지 다루어야 한다는 것을 인식했다. 임상 환경에서 차별에 대한 인식은 건강 추구 행태와 건강 상태에 강력하게 영향을 미칠 수 있다. 임상 환경에서 인종차별을 경험한 개인들에게 목소리를 낼 수 있도록 하면 그 문제를 생생하게 볼 수 있다. 그 보고서는 사람의 말로 문제를 제시함으로써 통계 자료를 제시함으로써 달성할 수 있었던 것보다 훨씬 극적이고 설득력 있는 감각으로 그 문제를 제시했다. 결과적으로, 이 전략은 차별이 발생한 기관에서 임상의의 행태를 개선할 수 있을 것으로 보였다.

보건 부서는 지역사회 기반 단체와 계약을 맺고 보건의료 인터뷰에서 인종차별 프로젝트(Racial Discrimination in Healthcare Interview Project)를 개발하고 시행했다(19). 그 결과를 담은 공중보건 보고서를 보건의료 제공자와 그 기관들, 그리고 정치·지역사회 리더 등 지역사회에 널리 배포했다. 이 보고서는 인터뷰 대상자들이 경험한 차별의 광범위한 범위와 빈도를 강조했다. 킹 카운티 전역의 거의 30개의 공공·민간 보건의료 시설에서 발생한 차별 사건에는 인종 비방, 무례한 행태, 차별적 대우의 노골적인 예들이 있었다. 이 보고서에서 밝혔듯이, 대부분의 인터뷰 대상자들은 그들이 경험한 차별의 결과로 그들의 행태가 변화되었다고 보고했다. 일부는 이러한 차별과 치료 받을 다른 곳을 알지 못함으로 인해 치료가 지연되었다고 보고했다.

이 조사의 기술적이고 경험에 근거한 사례들을 카운티 간부와의 기자회견, 지역사회 회의, 보건 전문가 협회 회의, 보건위원회 회의 등 수많은 공개 석상에서 발표했다. 이는 언론의 많은 관심을 불러일으켰다. 이 연구의 결과를 지역 주요 병원과 보건계획의 최고 관리자에게 제시했다. 이러한 모든 곳에 행동에 대한 요청을 전달했으며, 보건의료 제공자 교육, 차별 예방을 위한 단일한 제도적 정책 수립, 환자 만족도 조사에 차별에 관한 질문을 포함한 데이터 수집과 모니터링을 포함하여 보고서의 권고 사항을 채택하기 위한 광범위한 지역사회 합의를 모색했다. 많은 권고 사항들을 지역 기관들이 시행했다.

차별을 없애기 위한 노력은 계속되었다. 보건 부서는 지역사회에서 그리고 내부적으로 격차를 방지하고 건강 형평성을 보장하는 정책을 수립하기 위해 더 많은 프로그램을 수립했다. 이 노력은 만성질환과 영아 사망을 예방하고 좋은 영양과 건강한 생활을 증진하는 프로그램을 포함했다. 2008년 이 부서는 공중보건 정책, 프로그램, 계획, 전략이 사회정의에 의해 추진되는 프레임워크를 제공하는 공중보건에 대한 형평, 사회정의 이니셔티브 계획(Equity and Social Justice Initiative Plan for Public Health)을 수립했다. 이 이니셔티브는 보건의료 접근성과 안전한 마을과 같은 건강 관련 문제뿐만 아니라 저렴한 주택, 양질의 교육, 많은 소수 민족과 저소득층 지역사회가 직면한 다양한 과제에도 중점을 두어 킹 카운티 전역의 불평등을 다루었다. 2010년 킹 카운티는 2010~2014년 카운티 전체의 전략 계획에 이 이니셔티브를 포함했으며(20), '공정과 정의' 원칙을 카운티 정부에 광범위하게 통합하는 조례에 포함시켰다(21). 현재 이 이니셔티브의 2016~2022 전략 계획은 상향식이며 가장 필요한 곳에 대한 투자, 지역사회 파트너십, 책임감 있고 투명한 리더십을 갖춘 직원에 중점을 두고 있다(22).

사회 불의를 다루는 공중보건사업의 추가 사례

이 사례 연구는 공중보건사업이 정책과 서비스에 영향을 미치는 사회정의 프레임워크를 어떻게 통합할 수 있는지에 대한 좋은 예를 제공한다. 정부 기반의 공중보건사업, 특히 지역 수준에서 사회정의를 다룰 수 있는 다른 많은 방법이 있다. 한 가지 예는 공중보건 감시 데이터를 지속적으로 사용하여 사회 불의가 건강에 미치는 악영향을 확인하는 것이다. 공중보건 기관은 빈곤, 소득 불평등, 주거비, 실업, 그리고 어린 아이들에게 책을 읽어주는 부모들의 수와 같은 건강과 인간 발달과 밀접한 관련이 있는 일련의 사회적 지표를 면밀히 감시할 수 있다. 이러한 유형의 사회적 지표를 전통적인 필수 통계와 건강 상태 측정과 연계하고 센서스 구역과 우편번호를 사회통계학적 분석 단위로 사용하는 것이 점점 더 중요해지고 있다. 이 접근법을 사용하여 공중보건 부서는 지역사회가 건강 격차의 근간을 이루는 사회경제적 조건 개선을 옹호하는 데 도움이 될 수 있는 마을 중심의 평가를 지역사회 파트너와 함께 개발할 수 있다. 모니터링은 또한 지역사회와 공중보건 클리닉의 저소득 여성을 위한 산전 관리와 같은 예방 서비스에 초점을 맞출 수 있다.

부적절한 주거 조건, 적절한 임금의 일자리 부족, 안전하지 않은 작업장, 환경 위험에 대한 지역사회의 노출과 같은 요인을 다루는 것이 전통적인 고객 중심의 공중보건 서비스를 제공하는 것보다 더 중요할 수 있다. 공중보건 서비스에 대한 자금 지원이 불충분하고 일관되지 않기 때문에, 공중보건 기관이 모든 적절한 서비스가 항상 이용 가능하고 접근 가능하다는 것을 직접 보장할 수 없다. 그러나 그들은 자금을 지원한 서비스를 가장 큰 수요를 가진 인구 집단에 맞추고 예방 서비스에 대한 접근의 중요한 격차에 대한 정치적, 사회적 맥락을 적극적으로 제시할 수 있다.

자선과 사회정의

비정부기구들이 국가와 지역사회의 맥락에서 사회 불의를 해결할 수 있는 능력을 가지고 있다는 인식이 점점 더 높아지고 있다. 특히 자선 단체는 다양한 이해관계자들을 참여시킬 수 있고, 다부문 협력자들이 불평등의 근본 원인을 이해하고, 형평성을 달성할 수 있는 강력한 해결책을 개발하고, 구현하도록 촉진할 수 있다.

예를 들어, 크레스지 재단(Kresge Foundation)은 저소득층에게 경제적 안정을 얻을 수 있는 기회를 확대하기 위해 노력한다. 재단의 사회 투자 사업은 그들의 프로그램 영역에 부합하는 조직과 이니셔티브들을 지원하고 미국 전역의 지역사회를 강화하기 위한 자본을 제공한다. 재단은 2020년까지 쓰일 사회 투자 자금 3억 5,000만 달러를 기탁했다(23). 마찬가지로 포드 재단(Ford Foundation)은 기술과 예술에 대한 접근을 포함하는 광범위한 시각을 통해 불평등을 다루기 위한 프로그램을 구성했다. 예를 들어, 재단은 공평한 주택과 토지 이용을 촉진하고, 견고하고 조화로운 시민사회를 육성하며, 진전된 형평성을 만들어낼 기회를 창출함으로써 디트로이트를 지원하고 있다(24).

건강만을 위한 미국 최대의 자선 단체인 로버트 우드 존슨 재단(Robert Wood Johnson Foundation: RWJF)은 2014년 모든 사람이 가능한 한 가장 건강한 삶을 살 수 있는 공정하고 정당한 기회를 갖는 국가 건강 문화(Culture of Health)에 대한 비전을 발표했다. 랜드 연구소(RAND Corporation)와 협력하여 건강과 안녕에서 측정 가능하고 지속가능한 개선을 추진하기 위한 핵심 우선순위를 제공하는 건강 문화 행동 프레임워크(Culture of Health Action Framework)를 개발했다(25).

건강 문화에 대한 비전이 내재한 것은 건강 형평성의 추구다. 건강 형평성 달성을 위해서는 "빈곤, 차별과 그 결과인 공정한 임금의 좋은 일자리, 양질의 교육과 주거, 안전한 환경, 보건의료에 대한 무력감과 접근성 부족을 포함한 건강에 대한 장애물을 제거해야 한다(26)". 건강 문화는 건강 형평성을 달성하기 위한 다음과 같은 단계들을 포함한다.

- 중요한 건강 격차의 확인과 이해.
- 건강 불평등을 보다 잘 다루기 위한 정책, 프로그램, 사업, 체계의 개선과 시행.
- 단기, 장기 조치를 사용한 불평등을 줄이기 위한 노력의 평가.

- 과정과 결과에 대한 잠정적인 지식을 기반으로 전략을 세분화하고 불평등의 영향을 가장 많이 받는 사람들과 협력하여 다음 단계를 계획(26).

로버트 우드 존슨 재단은 공중보건 전략과 프로그램을 유도하기 위해 엄격한 연구와 평가를 통해 자금을 지원한 오랜 역사를 가지고 있다. 최근 하버드 보건대학원(Harvard T.H. Chan School of Public Health), 내셔널 퍼블릭 라디오(National Public Radio), 로버트 우드 존슨 재단은 차별이 미국인들의 삶과 경험에 어떠한 영향을 미치는지 이해하기 위해 성인 대상 조사를 실시했다(27). 조사는 거의 모든 인종과 민족 집단에서 사람들이 그들의 집단에 대한 차별이 일반적으로 존재한다고 믿는다는 것을 발견했다(28). 개인 경험과 차별에 대한 태도에는 집단들 간에 많은 차이가 있었지만, 이 조사는 미국 전역의 사회 불의를 다루는 것이 신속히 필요함을 보여주었다.

사회정의를 증진하는 자선 투자 사례

다음은 건강과 안녕을 개선하기 위해 불평등을 다루고 사회정의를 증진하는 로버트 우드 존슨 재단 투자의 한 예다.

포워드 프로미스(Forward Promise)는 트라우마 영향 극복, 치유, 성장, 번영을 도움으로써 유색인 소년과 청년의 건강과 안녕을 증진하려 한다(29). 포워드 프로미스 역량강화 프로젝트(Forward Promise Empowerment Projects)는 '유색인 소년과 청년들을 위한 프로그램 제공 능력 강화, 데이터 사용과 연구 능력 향상, 문화적 고려에 입각하고, 트라우마에 근거하고, 치유를 촉진하는 유색인 소년과 청년들을 위한 정책과 사업에 대한 영향력 향상'을 위해 미국 전역의 9개 조직을 지원한다(30). 이 프로그램은 최근에 세대 간에, 청소년의 참여하에, 지역사회 리더들을 모아 그들 개별 지역에서 문화적 고려에 입각한 치유 사업의 활용을 장려하는 리더를 위한 포워드 프로미스 펠로십(Forward Promise Fellowship for Leaders)을 시작했다(31).

무엇이 필요한가?

비록 공중보건사업과 자선이 점점 더 사회정의를 증진하고는 있지만, 훨씬 더 많은 일들이 필요하다. 현재 핵심(또는 필수) 공중보건 기능으로 간주되는 것의 근본적인 변화가 지속적으로 필요하다. 미국의 공중보건사업에 대한 지역, 주, 국가 표준의 발전은 다부문 협력을 장려하는 방향으로 성장했다. 그러나 지역사회의 참여와 연대는 여전히 건강한 식단을 먹고 규칙적으로 운동하는 것과 같은 질병의 주요 위험 요소를 줄이기 위한 개인의 행태 변화에 초점을 맞추고 있다.

사회 불의가 건강에 미치는 영향을 다루는 공중보건사업은 개인의 행태 변화와 보건 서비스의 효과 향상을 넘어서는 것이다. 이것은 건강의 사회적 결정요인과 인종, 계급, 성별 등 다양한 요인에 의한 차별의 건강 결과에 중점을 둔다. 이러한 유형의 공중보건사업은 공중보건 종사자들이 불평등의 근본 원인에 직면하고, 이러한 근본 원인을 다루는 능력을 제한하는 재정적, 정치적, 기타 다양한 장벽들에 대응할 것을 요구한다.

자선 단체는 공중의 건강에 여러 가지 방법으로 투자함으로써 사회 불의를 다루는 데 도움을 줄 수 있다. 자선 단체는 건강의 사회적 결정요인과 지속적인 건강 불평등을 다루기 위해 다른 공중보건 실무자들에게 정보를 제공하고 협력할 수 있다. 자선 단체와 공중보건 종사자들은 함께 사회정의를 달성하기 위한 다부문 해결책을 개발할 수 있다.

참고문헌

1. DeSalvo KB, Wang YC, Harris A, et al. Public Health 3.0: A call to action for public health to meet the challenges of the 21st century. Preventing Chronic Disease 2017; 14: 170017.
2. Grant Makers in Health. Knowledge to action: Critical health issues and the work of health philanthropy over 25 years, 2007, pp. 7-22. Available at: https://www.gih.org/files/usrdoc/Knowledge_to_Action_-_The_Field_of_Health_Philanthropy.pdf. Accessed August 1, 2018.
3. Mays GP, Miller CA, Halverson PK (eds.). Local public health practice: Trends and models. Washington, DC: American Public Health Association, 2000.
4. Halverson PK, Lumpkin JR, Yeager VA, et al. High turnover among state health officials/public health directors. Journal of Public Health Management and Practice 2017; 23: 537-542.
5. Association of State and Territorial Health Officials. Health equity and social determinants of health. Available at: http://www.astho.org/programs/health-equity. Accessed September 3, 2018.
6. Wyss K, Dolan K, Goff N. Health in all policies: A framework for state health leadership. Available at: http://www.astho.org/HiAP/Framework/. Accessed August 1, 2018.
7. Association of State and Territorial Health Officials. 2016 Presidents Challenge: Advance health equity and optimal health for all. 2016. Available at: http://www.astho.org/Health-Equity/2016-Challenge/. Accessed August 1, 2018.
8. Centers for Disease Control and Prevention. Racial and ethnic approaches to community health. December 11, 2017. Available at: https://www.cdc.gov/nccdphp/dnpao/state-local-programs/reach/index.htm. Accessed August 01, 2018.
9. Center for Disease Control and Prevention—Division of Community Health. Community Transformation Grants (CTGs). Available at: http://www.cdc.gov/communitytransformation. Accessed September 13, 2012.
10. Centers for Disease Control and Prevention. Community Transformation Grant Program FY2013 highlights. 2016. Available at: https://www.cdc.gov/nccdphp/dch/programs/communitytransfor mation/pdf/ctg-highlights.pdf. Accessed September 3, 2018.
11. Institute of Medicine Committee on Assuring the Health of the Public in the 21st Century. The future of the public's health in the 21st century. Washington, DC: National Academies Press, 2002.
12. Plough AL. Understanding the financing and functions of metropolitan health departments: A key to improved public health response. Journal of Public Health Management and Practice 2004; 10: 421-427.

13. National Association of County & City Health Officials. Statement of policy: Health equity and social justice. July 2018. Available at: https://www.naccho.org/uploads/downloadable-resources/ 05-02-Health-equity-social-justice.pdf. Accessed August 1, 2018.

14. National Association of County & City Health Officials. Strategic priorities 2018-2021. 2018. Available at: https:// www.naccho.org/uploads/downloadable-resources/2018-strategic-plan.pdf. Accessed August 1, 2018.

15. National Association of County & City Health Officials. Health equity and social justice. Available at: https:// www.naccho.org/programs/public-health-infrastructure/health-equity. Accessed August 1, 2018.

16. Plough AL. Common discourse but divergent actions: Bridging the promise of community health governance and public health practice. Journal of Urban Health 2003; 80: 53-57.

17. Public Health-Seattle and King County. City of Seattle 2002 Adopted Budget. 2002. Available at: https:// www.seattle.gov/financedepartment/02adopted/health.pdf. Accessed January 28, 2019. Public Health-Seattle and King County. Strategic direction: A guide to public health programs over the next 5 years. September 1999.

18. Public Health-Seattle and King County. Data watch: Racial disparities in infant mortality 1980-1998. August 2000. Available at: https://www.kingcounty.gov/depts/health/data/~/media/depts/health/data/documents/racial-disparities-in-infant-mortality-august-2000.ashx. Accessed September 3, 2018.

19. Hobson WD. Racial Discrimination in Healthcare Interview Project. Public Health-Seattle and King County. January 2001. Available at: http://citeseerx.ist.psu.edu/viewdoc/download? doi=10.1.1.696.5295&rep=rep1& type=pdf. Accessed September 3, 2018.

20. King County. Strategic plan 2010-2014. Available at: https://www.kingcounty.gov/~/media/depts/executive/performance-strategy-budget/documents/pdf/2014/2010-2014-KCStratPlan.ashx?la=en. Accessed September 3, 2018.

21. King County Equity and Social Justice. Ordinance 16948. October 11, 2010. Available at: http://aqua.kingcounty.gov/council/clerk/OldOrdsMotions/Ordinance%2016948.pdf. Accessed September 3, 2018.

22. King County. Equity and Social Justice Strategic Plan, 2016-2022. September 2016. Available at: https:// www.kingcounty.gov/elected/executive/equity-social-justice/strategic-plan.aspx. Accessed September 3, 2018.

23. The Kresge Foundation. Social Investment Practice. May 01, 2018. Available at: https://kresge.org/programs/social-investing. Accessed August 1, 2018.

24. Ford Foundation. Our work in Detroit: Strategy. April 06, 2018. Available at: https://www.fordfoundation.org/work/our-grants/our-work-in-detroit/strategy/. Accessed August 1, 2018.

25. Plough AL, Chandra A. From vision to action: A framework and measures to mobilize a culture of health. 2015. Available at: https://www.rwjf.org/content/dam/COH/RWJ000_COH-Update_CoH_Report_1b.pdf. Accessed July 1, 2018.

26. Braveman P, Arkin E, Orleans T, et al. What is health equity? And what difference does a definition make? Princeton, NJ: Robert Wood Johnson Foundation, 2017. Available at: https://www.rwjf.org/content/dam/farm/reports/issue_briefs/2017/rwjf437393. Accessed August 1, 2018.

27. Robert Wood Johnson Foundation. Discrimination in America. February 14, 2018. Available at: https:// www.rwjf.org/en/library/research/2017/10/discrimination-in-america--experiences-and-views.html. Accessed August 1, 2018.

28. Discrimination in America: Final summary. January 2018. Available at: https://www.rwjf.org/content/dam/farm/reports/surveys_and_polls/2018/rwjf443620. Accessed August 1, 2018.

29. Stevenson HC. Villages as healing roots for agonizing seeds: For the health of boys and young men of color. April 1, 2017. Available at: https://forwardpromise.org/blog/villages-as-healing-roots-for-agonizing-seeds-for-the-health-of-boys-and-young-men-of-color/. Accessed August 1, 2018.

30. Forward Promise. About our grantmaking. Available at: https://forwardpromise.org/grant/. Accessed February 4, 2019.

31. Forward Promise. The Forward Promise Fellowship for Leaders. Available at: https://forwardpromise.org/fellowship/. Accessed February 4, 2019.

24

지역사회와 개인의 역할 강화

Strengthening Communities and the Roles of Individuals
in Building Community Life

로버트 E. 애런슨·케이 러브레이스·존 W. 해치·토니 L. 화이트헤드
번역 김정회

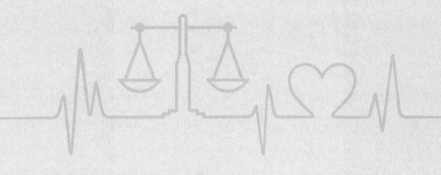

로버트 E. 애런슨(ROBERT E. ARONSON)_ DrPH. MPH. 교수. 테일러 대학교 공중보건 프로그램 이사 겸임,
bob_aronson@taylor.edu

케이 러브레이스(KAY LOVELACE)_ PhD. MPH. 노스캐롤라이나 대학교 그린즈버러(The University of
North Carolina at Greensboro) 보건인문대학 보건교육과 부교수, kalovela@uncg.edu

존 W. 해치(JOHN W. HATCH)_ PhD. 노스캐롤라니아 대학교 건강행동학부 명예교수, jhatch5
505@yahoo.com

토니 L. 화이트헤드(TONY L. WHITEHEAD)_ PhD. MSHyg. 메릴랜드 대학교 인류학 명예교수, tony
whitehead1122@gmail.com

김정회_ 국민건강보험공단 건강보험연구원 연구위원. 건강보험 정책과 관련된 연구를 주로 하고 있으며, 모든
국민에게 보편적인 의료보장을 제공하는 데 기여하고자 노력하는 연구자이다. hoe0915@gmail.com

들어가며

지역사회 생활을 구축하는 데 있어 지역사회와 개인의 역할 강화를 통해 질병과 장애를 예방하고 사회정의를 증진하기 위한 자원을 확대할 수 있다. 이 장에서 우리는 지리적으로 정의된 지역사회 거주자들이 경험하는 인종과 사회 경제적 격차를 다루는 데 초점이 있다. '지역사회'는 여러 형태가 있을 수 있고, 모두가 위치와 연관된 것도 아니며, 지역사회의 유형에 따라 다른 전략이 필요하다는 것을 알고 있다. 지역사회는 그들의 문제를 확인하고 해결하는 데 필요한 개인 구성원, 사회 네트워크(social networks), 사회자본(social capital)과 같은 장점을 가지고 있다. 또한 지역사회는 잠재적인 위해 요소도 가지고 있다. 즉 억압적인 사회 통제, 더 넓은 사회에서 사회자원 연결이 제한되는 것, 위험한 물리적, 사회적 환경요소가 있다. 지역사회를 구축하는 공중보건 실천과 그 지역사회를 구축하고 유지하는 개인의 역할에 있어, 지역사회를 보호하고 잠재적으로 위해한 요소를 이해하는 것은 매우 중요하다.

개인은 지역사회 생활에 필수적이고, 집단적으로 참여할 때 지역사회 변화와 사회 변화의 원동력이 될 수 있다(1). 따라서 우리는 개인주의가 아니라 상호 의존성을 인식하고 참여하는 개인에 초점을 둔다. 사회 네트워크(social networks)는 사람들 간의 사회적 연결 집합이다. 이러한 사회 네트워크의 특징은 크기, 구성원 간의 유대 정도, 구성원의 특성으로 이루어진다. 지난 수십 년간의 연구에서 행동, 심리적, 생리적 경로를 통해 건강 결과에 사회 네트워크가 어떻게 영향을 미치는가를 보여주고 있다(2).

사회 네트워크는 감정적, 정보적, 도구적, 평가적 지지[1]를 제공함으로써 건강에 영향을 줄 수 있다. 정서적 지지는 사람들이 경험하는 사랑과 돌봄을 통해 건강에 영향을 줄 수 있다. 정보적, 도구적, 평가적 지지는 물품, 자원과 서비스에 대한 접근성을 향상시켜 개인의 건강에 도움을 줄 수 있다. 네트워크는 한 사람이 다른 사람에게 미치는 영향과 건강에 대해 공유하는 규범의 영향을 통해 사회적 영향의 근원이 된다. 네트워크는 사회적 참여와 관여를 촉진시켜, 동료애에 대한 기회를 제공할 뿐만 아니라 사회 역할을 정의하고 강화하게 된다. 네트워크는 또한 전염병에 대한 노출을 제공하거나 예방함으로써 건강에 영향을 미친다. 건강에 직접적인 영향을 미칠 뿐만 아니라, 네트워크는 그들의 연계 패턴을 통해 개인이 함께 협력하여 문제를 해결하고 조치를 취할 수 있는 기회를 제공 할 수 있다. 그러므로 사회 네트워크는 변화를 위한 많은 공동체 역량이 달성되는 메커니즘일 수 있다.

사회자본은 네트워크 또는 그룹과의 연결로 인해 개인과 그룹이 이용할 수 있는 자원이다.

---

[1] House(1981)는 사회적 지지를 정서적 지지, 평가적 지지, 도구적 지지, 정보적 지지로 구분함.

이러한 자원은 상호주의의 규범, 시민 참여, 사회적 신뢰, 시민 행동을 동원할 수 있는 사회관계 네트워크와 같은 행동을 촉진시키는(3) 사회 구조 측면으로부터 나오게 된다(4). 사회자본과 건강을 연결하는 연구는 많으며, 사회자본을 물리적 건강, 정신건강과 건강 행태와 연결하는 체계적 문헌고찰이 있다(5~8). 남은 문제는 연구에서 사용되는 방법과 그것을 어떤 수준에서 측정할 것인가를 포함한 사회자본의 조작적 정의에 대한 합의가 부족하다는 것이다(5).

사회자본의 한 측면인 사회 통합(social cohesion)과 건강 결과와 관계를 강조하는 것은 소득 불평등, 차별과 제도적 인종차별과 같은 건강의 구조적 결정으로부터의 관심을 돌린다는 비판을 받아오고 있다(9, 10). 또 다른 비판은 사회자본을 사회통합으로 정의할 때, 부정적·긍정적 효과를 모두 가질 수 있다는 것이다(5). 예를 들어, 백인 우월주의 조직, 미국의 민병대 운동과 이웃 갱단과 같은 반사회적 그룹 내에서 사회자본은 상당히 강할 수 있다.

지역사회 역량(community capacity)은 "지역사회 구축과 지역사회 건강 향상을 위해 가져올 수 있는 역동적인 지역사회 특성, 자원과 연계된 패턴의 조합"으로 구성된다(11). 따라서 지역사회 역량은 구조적 네트워크와 개인의 인식, 기술과 자원 모두를 포함하고 있다. 지역사회 역량의 다양한 차원에 대해 밝힌 연구가 많이 있다. 이러한 차원 중 일부는 이론적·경험적으로 모두 건강 결과와 개선된 프로그램 실행과 연관이 있다(11~13). 지역사회 수준의 특성, 리더십, 자원과 연계 패턴을 확인하고 활용하여 지역사회 문제를 해결하고 지역사회 건강 향상에 기여할 수 있다(11~14). 문제를 확인하고 해결하기 위해 지역사회 역량을 동원하는 것은 억압적인 사회 구조와 의미의 패턴을 변화시키는 근본적인 요소이다. 참여하고 동원되는 시민 없이는 변혁적 변화를 유지할 수 없다.

리더십은 개인의 역량을 구축하는 데 특히 중요하며, 이는 지역사회 역량을 구축하는 데 기여하게 된다(11). 지도자들은 다음과 같은 기술이 필요하다. 즉 시민 참여를 조성하고, 비판적으로 반영하고, 지역사회 변화에 있어 다른 사람들을 육성, 지지하는 것, 집단으로 일하기, 경험을 분석하기, 질문하고 민주주의를 구축하는 것이다(1, 15). 지역사회가 점점 연령, 성별, 인종/민족 측면에서 다양해지기 때문에 지역사회의 새로운 인구 집단을 반영하는 지도자를 양성하는 것은 중요하다. 특히, 젊은 지역사회 주민들은 시민운동과 관련이 있고 기술을 사용하여 조직하는 데 있어 독특한 역량을 가지고 있을 수 있다(16).

낙관주의는 만성적인 스트레스 요인으로부터 개인과 지역사회를 보호하는 데 중요한 역할을 한다. 개인 수준에서의 희망과 낙관주의는 건강에 긍정적인 영향을 미치고 스트레스의 영향으로부터 보호한다(17, 18). 반대로, 절망은 건강을 약화시키는 것으로 생각된다(19). 미국 철학자이자 사회운동가, 그리고 인종 문제와 기타 도서의 저자인 코넬 웨스트(Cornel West)는 '미국 흑인의 허무주의(Nihilism in Black America)'라는 에세이에서 흑인 미국의 절망 문제와 문화와 사회에 미치는 뿌리 깊은 영향에 대해 얘기하고 있다(20). 정부 기관이나 시장 세력이 제공하는 자원을 통해 충족되는 요구와 별개로, 교회와 지역사회 협회와 같은 매개 구조(mediating structures)는 리더십을 발휘하고 싶은 요구를 충족시켜 줌으로써 억압된 지역사회가 희망과 낙관을 구축할 수 있는 수단을 제공할 수 있다. 지역사회를 조직하는 것은 지역사회와 함께함으로써 희망과 낙관주의를 이룰 수 있다. 즉, 개인 역량을 개발하고, 지역사회가 통제하는 조직과 제도를 강화하고, 사회 변화가 어렵고 시간이 걸린다는 것을 인정하고, 사회 운동을 지원하며, 가부장주의를 피하는 방식으로 지역사회의 힘을 이끌어낼 수 있다.

지역사회 생활의 보호 측면은 지역사회 건강에 유익하며, 지역사회를 조직하고 구축하는 전략을 통해 향상될 수 있다(21). 지역사회 구성원들과 함께 일하는 보건 부문 인력들[2]과 지역사회 개발 전문요원은 영아 사망률, 범죄, 폭력, 십대 임신, 갱 관련 활동과 같은 문제를 성공적으로 다루어오고 있다. 이러한 지역사회 구축 참여 방식은 지역사회의 근본적인 원인뿐만 아니라 여러 가지 문제를 다룰 수 있는 지역사회의 역량을 강화하는 것으로 목표로 한다(21). 지역사회 위험에만 집중하는 것과 반대로, 지역사회 자원을 확인하고 강화하는 것은 건강 결과를 향상에 필요한 지역사회 기반의 변화를 가져오는 데 필수적이다(21, 22).

지역사회 변화를 통한 사회 불의 다루기

사회적 불평등과 사회 불의로부터 나오는 결과를 바로 잡고 이러한 문제가 사회적으로 지속되는 것을 막기 위해서는 다수준 전략이 필요하다. 보건 부문 인력으로서, 우리는 개인과 지역사회가 그들 자신의 건강 격차와 근본 원인을 해결하기 위해 개인과 지역사회를 도울 수 있는 전략이 필요하다. 또한 우리는 공공 보건 프로그램을 포함한 질 좋은 시설과 서비스의 접근성을 향상시키기 위한 전략과 거시 경제적, 정치적, 문화적 변화를 촉진하고 지지하기 위한 전략도 필요하다(23).

지난 수십 년 동안 공중보건은 인구의 질병 부담을 줄이기 위한 특히 1차 예방[3]과 같은 효과적인 접근 방법을 개발하고 실행하는 데 중점을 두었다. 1차 예방 전략은 개인과 지역사회에게 정책이나 프로그램을 실시하는 전략을 사용하여 개인의 위험 행위 요소에 영향을 미치는 데 모든 초점을 맞추고 있다.

---

[2] 지역 의료 보건 인력(community health workers)은 지역사회 구성원으로서 자신이 속한 지역사회의 보건 문제에 간단한 기여를 할 수 있도록 교육받은 사람들이다(WHO, community health workers: what do we know about them, 2017).

[3] 질병이나 상해가 발생하기 전에 예방하는 것을 목적으로 함.

건강 불평등이 사회적 산물이라는 것을 살펴볼 때, "우리는 어떻게 이러한 사회 불의를 막을 수 있는가?"를 질문해야 한다. 우리는 그 해답이 지역사회와 사회 변화에 있다고 믿는다.

현대 사회에 대한 총체적 시각으로 유명한 영국의 사회학자 앤서니 기든스(Anthony Giddens)가(24) 제시한 것처럼 우리는 개인과 사회의 관계에 대한 이해를 바탕으로 개인과 지역사회가 사회 조직과 의미의 일상적인 패턴을 바꿀 때 사회가 변화한다고 믿는다. 건강 불평등을 없애기 위해, 개인과 지역사회가 함께 모여 사회적 불평등을 유지하는 권력 구조를 변화시키는 방식으로 이러한 패턴을 변화시켜야 한다. 이 접근법은 새로운 것이 아니며, 이는 오랫동안 지역사회 발전, 건강을 위해 지역사회를 조직하는 것, 심지어 포괄적인 지역사회 중심의 일차 의료 분야의 형태의 전문가 실천의 일부이다.

지역사회와 인구 집단의 건강에 미치는 사회 불의와 그 영향을 다루기 위해, 지역사회 보건 부문 인력들은 지역사회와 풀뿌리 지도자와 협력을 하고, 지역사회의 강점을 인식하고 구축하며, 잠재적 위험에 대해 주의하면서 건강 불평등의 근본 원인을 해결하는 공중보건학적 접근법을 사용해야 한다. 우리는 미시시피 삼각주, 보스턴, 노스캐롤라이나에서 거의 50년 동안 저자 중 한 명인 존 W. 해치(JOHN W. HATCH)의 작업을 바탕으로 다음과 같은 원칙을 제안한다. 그의 멘토링을 기반으로, 존 W. 해치와 나머지 세 명은 메릴랜드주 볼티모어, 워싱턴 DC, 노스캐롤라이나에서 이러한 원칙을 적용시켰다.

지역사회와 어떻게 관계를 맺을 것인가?

특히 현대 시민운동이 전문가의 조직적인 노력보다 사회 변화에 훨씬 더 기여하기 때문에 전문가의 겸손과 현실주의가 정당하게 된다. 흑인 인권 운동(Black Lives Matter),[4] 여성 동원, 페미니스트 행진(Women's March), 올바른 월요일(Moral Mondays), 빈민 캠페인[윌리엄 바버 2세(William J. Barber, II)가 주도한 캠페인], 스탠딩 록(Standing Rock), 미투(Me Too) 운동, 마치 포 아워 라이브스(March for Our Lives)와 같은 최근 운동은 인종적, 경제적, 성적인 불의, 원주민과 그들의 땅에 대한 처우, 성폭행, 학교 총격과 총기 관련법과 같은 문제를 변화시키고 저항하고자 하는 수백만의 대중 시위를 이끌었다(20). 이러한 집단행동으로 인해 몇 가지 실질적이고 가시적인 변화를 보여주고 있다.

여전히 해야 할 일이 훨씬 더 많다. 공중보건 전문가들은 비슷한 목표를 달성하기 위해 이

---

4   미국에서 2012년 트레이본 마틴(Trayvon Martin) 살인사건 후로 시작된 사회운동. 흑인에 대한 미국 정부와 경찰의 공권력 남용에 대한 항의로서 시작된 흑인 민권 운동.

러한 운동과 상호 작용하는 방법을 결정해야 한다. 참여 유형에는 전문지식을 통한 지원 제공, 이러한 움직임을 자원과 연결하는 것, 그리고 진정한 동반 관계를 만들어가는 것 등이 있다. 이러한 일을 효과적으로 수행하기 위해서는 공동의 소유권 전략을 찾고, 다른 사람들이 이끌 수 있도록 소유권과 통제 개념을 버려야 한다. 필요한 경우 '전문가 역할(professional hats)'을 '헌신적인 지역사회 회원 역할(committed community member hats)'로 바꿔야 한다. 이러한 다양한 역할에 대한 참여의 경계를 결정하는 것은 도전적이고 중요하다.

지역사회와 진정한 제휴

건강 불평등과 이러한 불평등을 만들고 지속시키는 사회 불의를 해결하고자 하는 이타적 동기와 열정은 종종 가부장적인 해결책을 초래하게 된다. 열악한 지역사회에서는 문제를 정의하고 해결 방안을 확인하고, 프로그램을 실행하고, 성과 여부를 평가하는 등의 의사 결정 권한과 통제를 가지게 된다. 삶에 영향을 미치는 중요한 결정을 할 권한이 없다면, 지역사회 구성원들에게 남아 있는 유일한 선택은 제공되는 서비스를 이용할지 여부이다.

공공 보건 프로그램만이 지역사회에서 힘을 끌어내는 것은 아니다. 언론 조직, 종교기관, 자선단체, 민간 재단뿐만 아니라 교육, 법 집행, 사회 서비스, 보건의료, 도시계획, 주택, 오락과 기타 분야의 거의 모든 정부와 비정부기관도 마찬가지이다. 우리는 사람들이 자신의 삶에 영향을 미치는 결정을 통제하고 싶은 욕구를 존중하는 새로운 접근법을 사용해야 한다. 새로운 접근 방식을 시행하기 위해 지역사회와 협력할 때, 보건 전문가로서 지역사회 리더십, 비판적 사고와 의사 결정 기술을 성장시키기 위한 공간과 지지를 제공하는 것이 중요하다(25).

지역사회 주민들이 있는 곳에서 시작

보건 부문 인력들과 그들의 조직은 지역사회와 함께 문제를 해결함으로써 사회 불의와 건강 문제를 해결할 수 있다. 이렇게 하기 위해서, 지역사회 보건 부문 인력들은 '주민들이 있는 곳'에서 시작해야 한다(26). 이러한 원칙은 윤리와 현실적 관점 모두에서 중요하다. 윤리적인 관점에서 '주민들이 있는 곳'에서 시작하면 지역사회 구성원의 가치에 기반을 둔 자기 결정, 자유와 행동에 대한 지역사회의 권리를 인정하는 것이다. 현실적인 관점에서는, 외부 전문가 또는 보건 부문 인력들에 의해 정의된 문제와 해결책은 오랫동안 실패해 왔으며 지역사회의 동기와 우려와 맞지 않았다.

보건 부문 인력들은 인구학적 관점에서 심혈관 질환, 당뇨병 또는 영아 사망률과 같은 중요한 건강 문제에 대응할 수 있지만, 이러한 우려는 지역사회 구성원과 거의 일치하지 않는다. 따라서 보건 부문 인력들이 자료로 제기된 문제나 관심사에만 초점을 맞추면 지역사회 구성원을 참여시키기 어렵다. 반대로, 보건 부문 인력들이 지역사회의 문제를 해결하기 위해 지역사회 구성원들과 함께할 때, 공동체의 우려와 궁극적으로 보건 부문 인력들 또는 기금 지원 기관의 우려를 해결하는 것이 종종 가능하다.

지역사회의 상황에 대한 이해와 경청

지역사회 구성원의 삶과 건강에서 지역적 맥락의 역할을 이해하기 위해서는 지역사회 구성원의 이야기와 경험을 통해 수치나 비율 그 이상을 봐야 한다. 효과적으로 하기 위해서는 지역사회 역사, 지역사회 내 관계와 어떤 특정 조치가 기존의 인종, 계급, 권력 분립에 어떤 영향을 미치는지에 대해 배워야 한다(25). 그러나 이러한 이야기를 들을 수 있기 위해서는 지역사회 사람들과 기관과 진정으로 관계를 맺어야 한다. 우리가 선거권이 박탈된 집단의 관심사에 대해 배우지 않고 다루지 않는다면, 그것은 우리가 신뢰하지 않거나 듣지 않기 때문일 수 있다.

우리가 지역사회에 참여하지 않고, 우리가 함께하는 사람들과 의미 있는 방식으로 상호 작용하지 않으면 어떻게 들을 수 있는가?(27) 우리가 함께하는 사람들의 목소리를 듣고 경청함으로써 보건 연구자와 실무자들은 그들의 삶과 건강에 가장 큰 영향을 미치는 사회적 문제를 더 잘 이해할 수 있다. 예를 들어, 저자 중 한 명인 로버트 E. 애런슨(ROBERT E. ARONSON)은 포커스 그룹을 통해 지역사회를 여성과 어린이가 살기 좋은 장소로 만드는 것에 대한 지역사회의 걱정과 생각에 대해 조사를 했다. 그림 24.1은 영아 사망률을 예방하기 위한 지역사회 주민들이 제기한 광범위한 우려와 전형적인 프로그램에서 파악한 좁은 관점의 차이를 보여주고 있다.

낙관과 희망의 감각을 키우기

존엄성, 자존감, 사회에서 도움이 되는 역할의 침식으로 많은 사람들이 자신의 삶과 지역사회가 결코 개선되지 않을 것이라고 믿게 되었다. 지역사회 그룹에 속한 일부 사람들이 다른 사람들이나 그룹으로부터 도움을 받을 수 없다고 믿는 경우에도 절망감을 느낄 수 있다. 이러한 희망의 상실은 아프리카계 미국인들 사이에서 도덕과 공동체의 존립에 위협이 될 수 있다 (20, 21).

브라질의 교육자이자 철학자인 파울루 프레이리(Paulo Freire)는 억압과 사회 불의의 결과로 발생하는 비인간화와 비인간화가 자존감에 미치는 영향에 대해 설명했다.

자기비하는 억압된 자들의 또 다른 특징으로, 억압하는 자들이 가지고 있는 의견에 대한 내

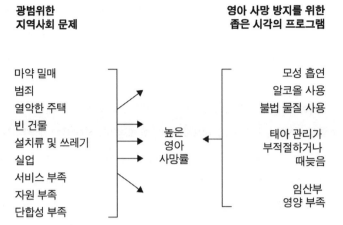

광범위한 지역사회 문제	높은 영아 사망률	영아 사망 방지를 위한 좁은 시각의 프로그램
마약 밀매 범죄 열악한 주택 빈 건물 설치류 및 쓰레기 실업 서비스 부족 자원 부족 단합성 부족	높은 영아 사망률	모성 흡연 알코올 사용 불법 물질 사용 태아 관리가 부적절하거나 때늦음 임산부 영양 부족

그림 24.1 영아 사망률 예방을 위한 좁은 시각의 프로그램과 지역사회에서 제기한 광범위한 문제 비교

면화에서 비롯된다. 그들은 종종 자신이 아무것도 아니고, 아무것도 모르고, 아프거나 게으르고 비생산적이어서 배울 수 있는 능력이 없다는 말을 자주 듣게 된다. 결국 그들은 자신이 부적당하다고 확신하게 된다.

파울루 프레이리에 따르면, 억압을 극복하기 위한 첫 번째 단계는 그 원인을 비판적으로 인식하는 것이다. 우리는 지역사회 구성원들과 협력하여 억압의 개인적 원인이 아닌 구조적 원인을 비판적으로 조사할 때, 그들 자신과 인간애를 더 잘 볼 수 있다. 그들은 억압에 도전하고 종식시킬 수 있는 잠재력을 가진 행위자로 자신들을 보기 시작할 수 있다. 존엄성, 자존심, 타인에 대한 배려를 회복하기 위한 공중보건 전략은 사회적 억압으로부터 야기된 상처를 회복시키는 것이다.

우리가 희망을 키우기 위해, 순진한 희망과 비판적 희망을 구분하는 것이 중요하다. 순진한 희망은 변화는 될 것이지만 그 변화를 이루게 하는 것이 얼마나 어려운 것인가를 인정하지 않는 것이다. 그리고 "희망이 없는 것이 얼마나 파괴적인지를 인정하는 … 비판적 희망은 사회정의에 대한 희망이 얼마나 복잡하고 다면적인지를 깊이 이해하고 있다"(1, p171). 코넬 웨스트는 이러한 유형의 희망을 다음과 같이 설명한다.

나는 희망에 대해 이야기하기보다는 희망이 되는 것을 선호한다. 희망이 되는 것은 선(line) 위에서 몸과 함께 움직이고, 자유를 향한 마음, 용기로 가득 찬 영혼, 사랑으로 가득한 마음으로 움직이는 것이다. 희망이 되는 것은 도덕적, 영적 강인함을 기르고, 지적 갑옷을 입으며, 세상의 비참한 사람들의 역량강화를 위해 기꺼이 살고 죽는 것이다(20, p.xxiv).

지역사회 장점을 인식하고 구축하기

지역사회는 문제가 아닌 장점과 자산을 기반으로 한다(22). 건강 문제가 발생하는 지역사회 맥락을 이해하는 것은 문제를 해결하기 위해 지역사회 자산들을 이전에 어떻게 사용했었는지에 대한 평가가 포함되어야 한다. 대부분 지역사회에서 보건 부문 인력들은 건강에 대한 정보나 조언에 대한 기본 자원이 아니다. 지역 여론주도층, 신뢰할 수 있는 지역사회 구성원과 자발적인 원조사(natural helpers)[5]가 이러한 역할을 수행하는 경향이 있다. 아프리카계 미국인 사회에서는, 더 광범위한 사회와 유사한 기관들이 소속, 자존감, 리더십 개발과 사회운동의 기반이 되고 있다(30). 아프리카계 미국인은 종종 더 광범위한 사회 기관에 접근할 수 없거나 접근했던 경우에도 백인과 같이 동등하게 대우받지 못했기 때문에 다음과 같은 유사한 기관(31)을 개발하고 육성하게 되었다. 공제회·클럽과 비밀 조직, 역사적으로 흑인 대학과 대학교와 같은 경제기관이나 교육 기관, 무엇보다 가장 중요하게는 흑인 교회 등과 같은 기관이다(32). 이러한 유사 기관들은 아프리카계 미국인의 생존을 촉진하고 시민권 운동을 주도하며 개인과 지역사회 역량을 키웠다.

건강 불평등을 감소시키기 위해 아프리카계 미국인 교회와 자발적 원조사의 자산을 기반으로 한 일반인 상담자 프로그램(lay health advisor program)을 만들었다(32~34). 또한 이발소와 미용실과 같은 아프리카계 미국인이 소유한 다른 기관에도 자발적 원조사가 있다(35). 아프리카계 미국인 교회, 이발소, 미용실과 함께 자발적 원조사와 건강지도자들이 실시하는 프로젝트는 건강 불평등을 감소시키는 데 목표를 두고 있다(36). 이러한 프로젝트는 영양(37, 38), 유방 건강(39), 전립선 암(40), 당뇨병(41), 신체활동(42)에 중점을 두었다.

지역 기관, 네트워크와 지역사회 그룹의 역량강화

지역 기관, 네트워크와 지역사회 그룹을 통한 건강 문제 해결은 사람들이 지역사회에서 건강한 삶을 살도록 돕는 중요한 전략이다. 최근 사설에서 건강의 사회적 결정요인을 해결하기 위한 다양한 파트너와 보다 효과적으로 협력함으로써 공중보건 3.0(Public Health 3.0)[6]을 개

---

5 자발적 원조사는 보통 가족이나 친구, 이웃 등이며, 자연스럽게 조언, 지원 및 실질적인 도움을 줄 수 있는 사람을 말함.

6 Public Health 1.0은 19세기 말부터 20세기 대부분의 기간 동안 현대 공중보건이 전문화된 연방, 주, 지방 및 부족 공중보건 기관과 함께 필수적인 정부 기능이 수립된 시기로, 이 기간 동안 공중보건은 위생을 체계화하고, 음식과 물의 안전을 개선하고, 질병에 대한 이해를 넓히고, 백신과 항생제와 같은 강력한 예방 및 치료 도구를 개발하고, 역학 및 실험실 과학의 역량을 확장했음. Public Health 2.0은 20세기 후반에 등장했으며 1988년 IOM 보고서인 'The Future of Public Health'에서 만성질환 증가로 인한 부담과 HIV/AIDS 전염병과 같은 새로운 위협에 대처할 준비가 되어 있지 않다고 지적하면서, 공중보건의 핵심 기능 세트를 정의하고 모든 수준에서 정부 공중보건 기관을 위한 목표 역량과 성과 표준을 개발하고 구현하게 되었고, 정부의 공중보건 기관은 점점 전문화되었음. Public Health 3.0은 기존의 공공 부서의 기능과 프로그램을 뛰어 넘는 광범위하고 향상된 공중보건의 새로운 시대를 의미함. 여러 부문과 지역사회 파트너

선할 것을 요구했다(43). "역설적으로, 공중보건 3.0을 개선하는 것은 보건공무원들이 정책과 환경 변화를 위해 직접 옹호하고, 지역사회가 건강 향상을 위해 협력적으로 참여하던 공중보건 실천의 초기로 돌아가는 것이다"(44: p.550)(23장 참조).

공식적인 보건 기관에는 자원과 지원이 필요하지만, 함께 참여하는 지역사회 기반 기관은 훨씬 더 큰 요구가 있을 수 있다. 보건 전문가는 지역사회 기반 기관과 협력할 때, 이러한 기관의 역량을 구축하기 위해 더 광범위한 공중보건 시스템으로부터 자원을 제공해야 한다. 역량 강화에 대한 요구는 예산 책정과 제안서 작성, 리더십, 재무와 인적 자원과 같은 기본 기술에 대한 개발을 포함한다. 지역 기관, 네트워크과 지역사회 그룹을 강화하는 것은 건강 격차를 해결하기 위한 작업이 지속될 가능성이 높아진다. 과거 지역사회 구축의 중요한 성과는 추가적인 훈련과 교육을 받은 후에 지역사회를 위해 일하기 위해 복귀하는 개인의 개발이었다.

지역사회와 지역사회를 넘어선 사회 네트워크 강화와 확대

사회 네트워크는 긍정적이고 부정적인 방식으로 개인의 건강에 영향을 미친다(5). 사회적 통제를 통해 그들은 행동 옵션을 줄여 결국 건강에 해로운 위험한 행동을 유발할 수 있다. 사회 네트워크는 교육, 직업과 사회 계급 측면에서 네트워크 구성원이 비교적 동질적인 경우 더 광범위한 사회의 재화나 서비스에 대한 접근이 적은 중복된 유형의 사회적 지지를 제공할 수 있다(45). 지역사회 구성원들이 서로 상호작용하고 그렇게 함으로써 지역사회의 기존 동질적인 사회 네트워크를 강화하는 것을 단순히 권고하지는 않는다. 오히려, 우리는 지역사회와 사회적 변화를 지원하고 사회의 재화와 서비스에 더 많이 접근할 수 있는 네트워크를 구축하는 전략을 권장한다. 이러한 전략은 많은 건강지도자 프로그램에서 사용하는 방법인 네트워크를 통한 유대 강화가 필요할 수 있다.

노스캐롤라이나 동부의 13개 카운티 지역에서 우리 중 2명(로버트 E. 애런슨과 존 W. 해치)은 주요 아프리카계 교파에서 105개 교회 네트워크와 함께 일했다. 회원들 사이에서 건강을 증진시키는 데 있어 교회 역할을 발전시키기 위해 교회 내의 기존 네트워크는 교회의 벽 밖에서 공동체로 확장할 필요가 있었다. 일반보건 교육자들 교육은 ① 지역사회 보건 문제의 본질에 대해 나누고 문제를 제기하는 워크숍 ② 공공보건 부서, 보건 협회, 기타 지역사회 기관의 현지 대표가 이끄는 강의가 포함되었다. 교회 밖에서 온 전문가들은 교회와 전문가들 사이를 연

를 참여시켜 집단적 영향력을 창출하고, 건강의 사회적 결정요인을 향상시키는 데 중점을 두고 있음(DeSalvo KB, Wang YC, Harris A, Auerbach J, Koo D, O'Carroll P. Public Health 3.0: A Call to Action for Public Health to Meet the Challenges of the 21st Century. Prev Chronic Dis 2017;14:170017. DOI: http://dx.doi.org/10.5888/pcd14.170017).

결하는 데 도움을 주었다. 교회 네트워크는 일상적으로 이용할 수 없는 재화와 서비스에 접근할 수 있는 서비스 제공자를 포함하도록 확장되었다. 네트워크 연결은 서로 유익했다. 교회 네트워크는 중요한 지역사회 문제에 대한 지원을 위해 더 큰 리소스 풀을 개발했다. 주 보건부, 의료서비스 제공자와 비영리 단체(예를 들어, 미국 심장협회와 미국 적십자사)를 포함한 서비스 제공자 간의 네트워크는 그들이 봉사하고자 하는 인구에 더 많이 접근 할 수 있었다.

상류(upstream)와 하류(downstream) 원인을 해결하는 방식 사용

2000년에 알린 제로니무스(Arline Geronimus)는 불평등과 건강 불형평의 체계적인 원인을 제거하기 위해 개선하는 접근법과 근본적인 접근법을 구별했다(46). 개선하는 접근법은 주어진 지역사회 상황에서 건강 결과와 관련된 특정 위험 요소를 목표로 하는 것이며, 개인, 지역사회와 더 많은 인구 집단의 건강을 향상시키기 위한 보호 요소의 개발을 촉진하는 것이다(46). 반대로 근본적인 접근법은 불평등과 건강 불형평을 일으키는 사회 요소를 변화시키려고 하는 것이다. 우리는 개인, 지역사회와 사회 차원에서 이 두 가지 접근 방식을 모두 사용해야 한다.

근본적인 문제에 장기적 관점 유지

즉각적인 요구를 해결하면서 장기적인 비전을 유지함으로써 보건 부문 인력들과 지역사회는 건강 악화에 기여하는 사회 불의를 줄이는 데 기여할 수 있다. 지역 공중보건사업이 지역사회 리더십을 강화하고 사회 네트워크를 확대하며 지역사회 문제 해결을 시도할 때 지역사회는 변화를 더 잘 옹호하고 요구할 수 있다. 미시시피 삼각주에서의 그의 작업을 반영한 우리 중 한 명(존 W. 해치)은 이러한 대치되지 않는 방식으로 즉각적인 요구를 처리할 때도, 장기적인 사회변화에 대한 관점이 어떻게 그의 체계의 일부였는지 설명했다(47, 48).

식품의 재배와 처방, 우물 파기, 야외 위생 화장실 건설, 지역 환경의 건강 위험을 감소시키는 것과 같은 실질적인 관심사에 중점을 두었다. 작은 성공은 집단행동을 통해 변화가 가능하다는 믿음을 키웠다. 긍정적인 변화의 가능성을 의심한 많은 사람들은 보건위원회와 농장 협동조합과 관련된 회의에 참석하기 시작했다. 많은 사람들에게 이것은 정치적 각성이었다. 이 조직과 관련된 사람들은 델타 내각과 미시시피 민주 자유당과 같은 시민권 단체에 채용되어 유권자 등록 캠페인을 이끄는 데 큰 역할을 했다. 농장 협동조합에서 사람들을 교육하고, 모집과 참여에 사용되는 조직 전략으로 조직자들은 정치적 행동에 필요한 기술과 유사한 기술을 개발할 수 있다(49).

조정(building bridges)

유명한 사회학자인 윌리엄 줄리어스 윌슨(William Julius Wilson)은 미국이 직면한 사회적 문제 중 일부를 해결하기 위해 필요한 정치적 영향력은 대부분의 미국인들에게 중요한 문제에 초점을 맞춘 상호 의존성을 강조하는 광범위한 다민족 연합이 없으면 달성할 수 없다고 주장한다. 이러한 문제 중에는 취약한 가정을 지원하기 위한 정부 정책, 고용 기회를 줄이지 않는 교역 정책, 근로자를 대체하지 않는 통화 정책, 완전 고용을 촉진하는 통화 정책, 생계 가능한 임금 정책과 미국 도시 복원 정책이 있다.

아프리카계 미국인에게 불균형적으로 영향을 미치는 많은 경제 요인은 비인종적 세계 경제 요인에서 비롯되었다. 예를 들어, 북미자유무역협정과 같은 무역 정책으로 인해 미국의 저숙련 저임금 일자리가 감소했다. 교육 수준이 낮은 흑인 중 최근 일자리 손실의 거의 절반이 제조업 손실로 인해 발생했다(51).

미국 시민과 다른 국가의 사람들 사이에 조정을 하는 것은 환경 문제와 무역 협정에 특히 중요하다. 자유 무역과 투자 협정은 사회적 불평등을 증가시키고 천연자원을 고갈시키며 환경오염을 증가시킴으로써 공중보건을 약화시켰다(51). 담배 규제 운동에서 다른 국가의 활동가들과 조정하는 것의 중요성이 입증되었다(52). 미국의 엄격한 담배 규제법으로 인해 담배 규제 제품에 대한 더욱 공격적인 국제 마케팅이 생기게 되었다. 여러 국가의 담배 규제 조직 간의 파트너십은 그룹이 국제적 상황에서 담배 문제를 해결하고 국경을 넘어 정보, 조언과 자원을 제공하는 데 도움이 되었다. 또한, 다른 국가의 담배 회사에 의한 엄청난 행동의 예는 때때로 미국에서의 행동을 다루기 위해 사용될 수 있다(21장 글상자 21.3 참조).

참여 민주주의와 시민 참여를 개발하는 지원 활동

공중보건 문제를 해결하기 위한 지역사회 기반 전략은 주민이 동원되고 문제를 확인하고 해결책을 개발하는 데 참여할 때 가장 효과적이다. 기존의 지역사회 기반 단체, 기관, 협회와 관련 시민들의 광범위한 연합을 개발하는 것은 지역사회를 동원하고 참여시키는 강력한 방법이 될 수 있다(11)(저소득층 국가의 지역사회 강화를 다루는 글상자 24.1 참조).

민주주의와 같은 공중보건은 공익을 제공해야 한다는 원칙에 기반을 두고 있다. 민주주의 세력이 공익을 제공해야 하지만, 미국 민주주의는 특히 대법원의 시티즌스 유나이티드(Citizens United) 결정7 이후 공직에 대한 접근권을 매수하는 기업과 부유한 사람들이 위협이

---

7   미국 몬태나 주정부에서 기업의 무제한 정치자금 지출을 허용한 연방대법원 판결에 반대하는 주민투표 실시 결정한 것임(2012.07). 기업의 무제한 정치자금 지출을 허용하는 연방대법원의 판결(Citizens United Ruling)로 몬태나주의 부패선거방지법이 위헌 판결을 받은 바 있음.

게일 스네트로(Gail Snetro), 앤절라 M. 브라싱턴(Angela M . Brasington)

지역사회 역량은 지역사회가 문제를 해결하고 구성원과 지역사의 복지를 향상시키는 능력을 말한다. 지역사회 역량 강화는 건강과 사회 변화에 더 나은 결과를 가져올 수 있다. 건강과 개발 프로그램 참여는 일반 시민의 목소리를 강화하고 자신의 삶과 지역사회의 삶에 영향을 미치는 결정에 참여할 수 있다. 지역사회 구성원의 참여는 건강과 개발 프로그램의 영향을 증가시키고 장기적으로 지속가능하게 된다. 적극적으로 참여하는 개인과 그룹은 자신의 건강과 생활 여건을 향상시키게 되고 점점 더 할 수 있다고 느끼게 된다.

지역사회 행동(Community Action Cycle: CAC)(1)은 집단행동을 위해 지역사회 역량을 강화하고 지역사회를 동원하는 일반적인 방법이다. 지역사회 행동의 사용을 통해 문제의 영향을 가장 많이 받는 사람들이 건강과 개발의 개선된 결과를 위해 공동으로 조직하고, 탐색하고, 우선순위를 정하고, 계획하고 행동함으로써 지역사회가 주도하는 과정이 발전하게 된다. 지역사회 행동은 다음과 같은 원칙에 기초한 개인과 사회적 변화에 대한 사회시스템 접근 방식에 근거하고 있다.

- 개인과 지역사회가 '자신들만의' 의사소통 과정과 내용에 영향을 친다면 사회 변화의 지속가능성이 더 높아진다.
- 지역사회는 자신의 변화를 주도해야 한다.
- 외부 기술 전문가가 정보를 설득하거나 일방적으로 전달하는 것은 지역사회 구성원 간의 대화, 토론과 협상으로 대체되어야 한다.
- 개발 성과를 개선하는 것은 특히 사회적 규범, 문화, 정책과 지원 환경 개선에 중점을 두어야 한다. 특히 문화적 성적 규범이 강하여 개인의 의사결정 권한이 제한되는 경우에는 더욱 그러하다.
- 이전에 조용하고 활동이 없었던 지역사회 구성원은 발언권을 주고 참여하도록 장려해야 한다.

그들의 삶에 영향을 미치고 자립을 증진시키는 결정에 사람들을 참여시켜야 한다. 건강과 개발 프로그램 맥락에서, 자립이란 공동체와 정부, 서비스 제공자 또는 기타 외부 기관 간에 적절한 상호 의존성을 형성하고 강화하는 것을 의미한다.

참여 수준과 자립에는 연속된 단계가 있다. 예를 들어, 의견을 표현하지 않고 회의에 참석하는 것은 특히 목소리를 내지 않는 사람들에게는 중요한 첫 단계가 될 수 있다. 나중에 이 사람들은 더 적극적으로 참여할 수 있다. 어떤 경우 프로젝트 초기에는 가장 소외된 사람들의 참여가 불가능하다. 그들을 참여시키려면 그들이 참여할 수 있다고 믿도록 하기 위한 추가 작업이 필요할 수 있다. 개발 프로그램에 참여하기를 꺼려하거나 외부 개입을 불신하는 개인과 그룹에게는 참여에 대한 단계별 접근 방식이 더 적합할 수 있다.

다음의 예는 120개가 넘는 저·중소득 국가의 지역사회 역량을 강화하기 위해 노력하는 비영리 단체인 세이브더칠드런(Save the Children)에서 설계하고 지원하는 프로젝트에 이러한 원칙을 적용한 예이다. 이 프로젝트는 4,900만 명의 아이들에게 봉사하고 있다.

에티오피아에서는 모성과 신생아 실천을 개선하고 적절한 돌봄을 찾는 데 장애를 해결하기 위해 지역사회를 강화하고 수요를 창출하는 전략을 대규모로 실시했다. 4개 지역의 244개 지역에서 사회 규범과 행동 변화를 다루기 위해 신앙 기반 단체를 포함한 다양한 수준과 지역사회 플랫폼의 보건의료제도를 강화시켰다.

잠비아에서는 지역사회 강화 전략으로 모성과 아동 건강을 증진하고 말라리아와 HIV/AIDS를 예방하기 위해 집단적으로 협력하는 안전한 모성 활동 그룹(Safe Motherhood Action Groups)과 주민 보건위원회(Neighborhood Health Committees)의 역할과 기능을 강화했다.

남아프리카공화국에서는 의료서비스를 충분히 활용하지 못하는 지역과 의료서비스 제공자와 지역사회 구성원 간에 광범위한 사회문화적 격차가 존재하는 지역에서, 이 두 그룹은 '치료의 질'을 공동으로 정의하고 그에 맞춰 의료서비스를 개선하는 데 함께 협력했다.

방글라데시에서는 소외된 지역의 지역사회 지도자들이 임산부와 신생아 지원과 돌봄을 개선하기 위한 방법을 개발할 수 있도록 여성과 남성의 그룹을 조직하고 강화하고 있다.

지역사회 역량을 강화함으로써 지역사회는 ① 서비스의 질을 향상시키기 위해 정치적 압박을 가하는 방법을 배우고, ② 보건의료제도가 이전에 이용할 수 없었던 추가적인 자원을 생성, 제공하게 되고, ③ 가장 필요한 사람들에게 정보와 서비스 접근을 향상시키기 위한 사회 전략, 구조와 규범의 변화를 촉진시키고, ④ 예우를 주장할 수 있는 능력을 강화하게 된다. 그렇게 함으로써 지역사회 구성원들은 빈곤과 차별과 같은 건강 문제의 많은 근본 원인을 해결하는 능력을 향상시킨다.

참고문헌

1. Howard-Grabman L, Snetro G. How to mobilize communities for health and social change: A health communication partnership field guide. Baltimore, MD: Health Communication Partnership, Johns Hopkins Bloomberg School of Public Health, 2003.
2. Maternal and Child Survival Program (MCSP). Community Based Newborn Care (CBNC)/Newborns in Ethiopia Gaining Attention (NEGA) Project: Implementing a demand creation strategy for improved maternal, newborn, and child health outcomes. 2017. Available at: https://www. mcsprogram.org/resource/assessing-knowledge-practice-coverage-newborn-care-services-ethiopia/. Accessed September 7, 2018.
3. Underwood C, Boulay M, Snetro-Plewman G, et al. Community capacity as means to improved health practices and an end in itself: Evidence from a multi-stage study. International Quarterly of Community Health Education 2013; 33: 105-127.

되고 있다. 보건의료 전문가들은 소외 계층 지역사회와 협력하여 건강 격차를 해결하기 위해 일할 때, 개인과 지역사회의 학습, 비판적 사고, 권한 부여, 시민 참여와 동원 가능성을 극대화하는 참여 전략을 사용해야 한다. 이러한 전략을 통해 배운 교훈과 권력은 지역사회에 배가되어 민주주의를 강화하고 사회 불의를 다루는 데 도움이 될 수 있다. 건강 문제 해결에 참여율이 높은 지역사회는 다른 지역사회 문제를 해결할 가능성이 높다(13).

대중의 건강 문제를 해결하기 위해 다른 조직과 협력

건강이 주로 어떻게 사회, 문화와 물리적 환경의 산물이 되는가에 대해 인식이 높아지면서 보건 전문가는 사람들의 삶의 상황을 개선하기 한 포괄적인 접근 방식을 수용해야 한다

(53~55). 이는 우리가 정부 공중보건 조직의 영역에서 일반적으로 볼 수 없는 문제에 관여하게 됨을 의미할 수 있다. 이는 사람들의 삶의 맥락을 개선하고자 하는 다른 조직의 파트너를 포함시키기 위해 일련의 파트너를 확장해야 함을 의미한다. 보건의료체계는 지역사회 건강을 개선하기 위해 항상 지역 활동의 선두일 필요는 없다. 건강의 사회적 결정요인을 다루기 위해서는 다른 기관과/또는 지역사회가 주도해야 할 수도 있다.

또한, 건강 불평등을 상승시키는 원인은 지역 공중보건기관을 떠나 지역사회 조직이 해결하므로, 주민의 건강과 관련된 모든 사람의 행동이 필요하다(56). 예를 들어 공공 조직, 기업 조직, 정부 기관과 지역사회는 인공적인 환경으로 인한 건강 불평등을 해결하기 위해 유익한 파트너십을 개발할 수 있다. 이와 함께, 환경 보건, 지역사회 계획, 경제 개발, 주택, 교통, 사회 서비스, 공중보건, 정의와 지역사회 건강을 대표하는 초학문적 그룹은 저소득층 이웃과 관련된 문제를 함께 다룰 수 있다. 파트너에는 지역 건축가, 개발자, 해비타트 포 휴매니티 (Habitat for Humanity)[8]와 같은 비영리조직이 포함될 수 있다. 공원과 보도와 같은 신체활동을 강조하는 인공적 환경은 사회적 연결을 보다 쉽게 만들어 지역사회 생활을 강화할 수 있다. 공원은 다른 사람들과 건강을 증진시키는 환경의 자연과 접촉하게 한다(57).

지역사회 구축을 강조하는 공중보건 실천과 지역사회 기반 연구기금 조성

주민 건강 상황의 중요성에 대한 관심이 높아짐에 따라 사람들의 삶을 향상하기 위해 연구와 공중보건 실천을 위한 재정 지원이 되어야 한다. 기금을 제공하는 사람들은 지역사회 기반 참여 연구와 같은 참여 연구 접근 방식에 더 중점을 두어야 한다. 이를 통해 지역사회가 연구 우선순위를 정의하고 연구 전략을 개발하는 데 참여할 수 있다. 지역사회가 어떻게 일을 처리해 가는지에 대한 지식과 관심뿐만 아니라 전반적인 맥락을 이해하게 된다. 지역사회 구성원의 참여는 보건의료제도에 대한 신뢰를 회복하고 참여 시민들에 중요한 기술과 지역사회 역량을 구축하는 데 도움이 된다. 마찬가지로 공중보건 프로그램에 대한 기금 지원은 주민들의 거주환경을 개선하기 위한 포괄적인 지역사회 구축 전략을 강조해야 한다. 상황을 바꾸지 않고 행동을 바꾸는 것은 지속될 가능성이 적다. 주와 국가 자금 지원 기관은 연구 직원과 프로젝트 직원이 지역사회 기반 연구 윤리에 대한 오리엔테이션을 수료하고 인간 대상 연구에 필요한 온라인 교육과 유사한 실습을 완료하도록 요구해야 한다(지역사회 기반 재단이 사회 불의의 건강 결과를 다루는 방법에 대해서는 글상자 24.2 참조).

---

8   집 없는 사람들에게 거주 시설을 제공하는 비영리기관

마틴 D. 코헨(Martin D. Cohen)

1999년에 설립된 메트로 웨스트 건강 재단(Metro West Health Foundation)은 비영리 지역사회 병원, 건강 증진계획과 기타 기관의 자산을 영리 단체로 전환했을 때 만든 약 300개의 전환 재단 중 하나입니다 (1). 재단의 임무는 "많이 알고 혁신적인 리더십을 통해 지역사회, 개인과 가족의 건강 상태를 개선하는 것"이다. 재단은 4명의 상근 직원과 수십 명의 자원봉사 이사회와 위원회 회원을 보유하고 있으며, 보스턴 서쪽 메트로 웨스트 지역의 25개 교외 지역사회에 서비스를 제공한다. 보조금 조성자, 주최자와 조력자들은 지역사회 변화를 위한 자원, 정보, 아이디어와 지지를 제공하기 하는 일을 한다. 지난 20년간 일차 의료, 정신건강 서비스, 치과진료와 같은 지역 내 소외 계층의 건강 관련 요구를 해결하기 위해 지역사회 기반 프로그램과 프로젝트에 자금을 지원하기 위해 6,000만 달러를 제공해 오고 있다.

재단의 주요 특징은 재단이 봉사하는 지역사회에 기반을 둔다는 것이다. 재단의 사명과 일치하는 특정한 프로젝트의 제안에 많은 자금을 제공하지만, 더 중요한 것은 지역사회 건강 요구를 더 잘 이해할 수 있도록 지역사회 활동과 토론에 참여하는 것이다. 이러한 참여를 통해 이러한 요구를 해결하는 보건과 사회 복지 서비스 제공자, 지방자치단체 등이 참여하는 협력 프로그램을 적극적으로 이용할 수 있게 한다.

이 재단의 두 번째 주요 특징은 운영, 관리와 기타 의사 결정 영역의 투명성이다. 자금 제공 결정은 봉사하는 지역사회의 횡단면과 광범위한 관심사를 대표하는 20명 이상의 분배 위원회와 보조금 패널에서 결정하게 된다.

세 번째 주요 특징은 우선순위를 결정하고 프로그램과 프로젝트를 평가할 때 데이터에 근거한다는 점이다. 다양한 출처에서 정량적 데이터를 도출하여 매년 건강자료집을 발행하고 널리 배포한다. 이 자료집에는 주 전체의 비교를 포함하여 25개 지역사회의 위험 요소, 이환율과 사망률에 대한 자세한 정보가 포함되어 있다. 또한 2년마다 4만 명 이상의 중학생과 고등학생 대상으로 청소년 위험 행동에 대한 설문조사 후원을 포함하여 지역사회 단체와 거주민과의 많은 소통을 통해 지역사회 요구에 대한 질적 정보를 얻는다. 또한 보조금이 지원되는 프로젝트와 사전예방 프로그램에는 각각 프로세스와 결과를 평가하는 방법과 조치가 포함된다.

재단 설립 이후 20년 동안 재단은 아래에 설명된 것과 같은 주요 공중보건과 사회정의 문제를 능동적으로 해결해 왔다.

- 일부 학교에서 '밀입국' 이민자 가족의 학생들이 자신과 부모의 상황에 대해 너무 염려하여 학교에 다니는 것을 두려워한다는 사실을 알게 되었을 때, 이민 변호사는 이민자의 권리에 대해 교사, 부모와 학생들에게 교육하고, 이민 상태 학생들을 돕는 지역사회 법률 서비스를 제공한다.
- 매사추세츠의 보편적인 의료서비스가 있음에도 불구하고, 건강보험 혜택을 받지 못하는 많은 히스패닉 이민자와 다른 사람들이 있다는 것을 알았을 때, 건강보험에 등록하는 것을 돕고 등록할 만한 정부 프로그램에 대해 알려주는 지역사회 기관에 보조금을 제공했다.
- 건강 평등을 개선하고 건강 불균형을 해결하기 위해 민족과 인종의 불평등 단체를 설립했다. 이 그룹은 의료와 사회 복지사 회의를 소집하여 다양한 접근 방식과 특정 프로그램의 성공과 실패에 대한 정보를 교환한다. 이 과정을 통해 지역사회 기관은 더 많은 유색인을 고용하고 여러 언어로 서비스를 제공함으로써

해당 기관의 직원이 지역사회를 대표하고 이에 대응할 수 있게 되었다.

- 재단의 혁신적인 프로그램 중 일부는 메트로 웨스트 지역과 매사추세츠의 여러 지역사회에서 재생산되었다.
- 정신건강이 필요한 사람들을 교도소에서 치료 프로그램으로 전환시키기 위해 프레이밍햄 경찰서에 사회복지사를 배치.
- 약물 남용 방지를 위해 근거 중심 접근방법에 대해 교사, 학교 보건교사와 기타 교육 근로자를 교육하는 프로그램.
- 위탁보호제도 또는 형사사법체계에서 전환하는 청년들을 위한 센터 설립: 교육과 고용 기회를 탐색하고 상담을 받고 이용 가능한 건강과 사회 서비스에 대한 정보를 얻을 수 있는 안전하고 지지적인 환경 제공.

재단은 의료 제공자, 자금 지원자와 기타 이해 관계자들을 한데 모아 두 곳의 지역사회 보건 센터를 설립했고, 이 센터에서는 주로 의료서비스 이용이 제한적이거나 불가능했던 이민자들을 위해 광범위한 의료, 치과진료와 약국 서비스를 제공한다. 이 센터는 주치의와 정신 보건 전문가 사이의 연결을 쉽게 해주었다. 그들은 지역사회 보건 부문 인력들을 활용하는데, 그중 무엇보다도 복잡한 요구가 있는 가족을 사회복지 기관과 연결하는 데 도움을 준다. 그리고 그들은 지역사회 법률 서비스와 협력하여 일한다.

요약하면, 메트로 웨스트 건강재단은 많은 충족되지 못한 요구를 해결하는 지역사회 기반 전환 재단의 예이다. 지역사회 요구를 평가하고 우선순위를 설정하는 데 자료 중심 접근 방식을 사용한다. 또한 이 재단은 공공보건과 사회정의를 지원하기 위한 혁신적인 프로그램을 만들기 위해 다양한 서비스 제공자, 자금제공자와 기타 이해 관계자 간의 협력을 용이하게 했다.

참고문헌
1. Niggel SJ, Brandon WP. Health legacy foundations: A new census. Health Affairs 2014; 33: 172-177.
2. MetroWest Health Foundation. Available at: http://www.mwhealth.org. Accessed September 22, 2018.

지역사회 외부로부터 지속적인 압력

사회 불의와 건강 불평등의 문제는 세계적이다. 따라서 사회 불의와 건강 불평등 문제를 해결하려면 거버넌스뿐만 아니라 환경 파괴, 온실가스 배출, 생물 다양성 손실, 물 부족, 어업 감소, 빈곤, 재정 불안정, 과세제도, 식량 불안정, 건강에 해로운 제품 무역과 무력 충돌과 같은 문제에 대한 전 세계 조정이 필요하다(48). 우리 지역사회에서 일어나는 일이 세계적으로 영향을 미치고, 전 세계적으로 일어나는 일이 지역적으로 영향을 미친다. 예를 들어, 세계 무역기구(World Trade Organization) 정책들이 소규모 가족 기반의 지속가능한 농업에 대한 투자를 중단시켜 식량 안보를 감소시킨다(51). 이러한 문제를 효과적으로 해결하려면 지역사회 내외 그리고 지역사회 기반 단체, 학술, 과학 기관과 정부 기관의 경계를 넘어 공동으로 조치를 취해야 한다.

몇 가지 주의 사항

보건 부문 인력들이 종종 우리가 일하는 지역사회에 살지 않는 경우가 있다. 따라서 이러한 지역사회 문화에 대한 이해는 우리의 문화 렌즈에 의해 오염될 수 있다. 또한, 조직화하는 노력이 잘못되더라도, 우리는 이 공동체를 떠나 우리의 행동으로 인한 많은 물리적, 사회적 결과를 피할 수 있다. 따라서 다음이 매우 중요하다.

- 우리가 일하는 지역사회와 자신 그리고 권력과 자신과의 관계를 성찰하고 이해해야 한다.
- 억압받는 사람들 사이에서 조직하는 것의 위험성을 인식해야 한다.
- 사회 불의를 다루기 위한 과제가 개인으로서 능력을 넘어서 때를 알아야 한다.

사회 불의를 없애기 위해 빈곤한 지역사회와 협력하려면 보건 부문 인력들로서 건강 증진에 있어 지역사회에 대한 우리 자신의 관점, 특권과 다른 역할을 가진 자신의 안락함 수준을 반영하여 생각해야 한다(58). 이러한 성찰은 우리와 다른 공동체를 조직하거나 협력할 때 중요하다. 이렇게 하지 않는다면, 개인적으로 중재된 인종차별주의를 보여줄 수 있다(59). 예를 들어, 개인적인 중재된 인종차별주의의 형태인, 인종에 근거한 개인의 평가절하는 누군가의 능력에 놀라움을 표하거나 사람의 열망을 억압하려는 시도로 나타날 수 있다. 이것은 우리가 공동체를 '반이 차 있는' 것이 아니라 '반이 비어 있는' 것으로 볼 때 발생한다. 순진하고 좋은 의도로 행동함으로써, 우리는 필요 이상으로 공동체를 위해 많은 것을 하게 되면서 공동체 구성원의 의존성을 줄이는 대신 오히려 늘릴 수 있다.

지역사회는 생명력과 외부인으로서 명백하지 않은 일을 하는 방법을 가지고 있다. 시간이 지남에 따라 지역사회에서 일이 작동하는 방식과 지역사회가 일을 수행하는 방법을 알아내기 위해 집중적이고 지속적으로 경청해야 한다. 교육과 훈련이 주어질 때, 우리는 지역사회가 제공해야 하는 것에 대한 우리 자신의 견해에 도전하지 않을 수 있고, 우리가 일하는 방식이 더 정보에 입각하여 더 효과적이라고 믿을 수 있다. 이러한 모든 조치는 지역사회 일원이 할 수 있는 일을 평가 절하하게 된다.

우리는 전문적인 훈련을 받은 보건 부문 인력들로서, 우리와 함께 일하는 가난한 지역사회의 일원보다 더 큰 권력을 가지고 있다. 권력과의 관계를 조사하면 아무생각 없이 현 상태를 유지하지 않도록 하는 데 도움이 된다. 우리는 불평등이 지속될 수 있는 조건에 대한 구조적 분석을 수행하기 위해 지역사회 파트너와 협력할 수 있는 능력과 편안함을 개발해야 한다. 우리가 일하는 영향력이 있는 사람과 기관이 그러한 분석에 도전을 받을 수 있다. 그러나 이 분석이 없으면 함께 일하는 지역사회 구성원이 권한을 갖지 못하는 방식을 보지 못할 수 있다. 자기 지식이 부족하면 지역사회와 협력하여 일할 수 있는 능력이 제한될 수 있다.

건강 불평등을 제거하기 위해 지역사회와 사회적 변화를 사용하는 것은 일상적인 권력 패턴을 뒤집고 변화시켜야 하기 때문에 대개 갈등을 수반하게 된다. 소득과 부의 불평등, 인종 차별, 성 차별과 같은 건강 불평등의 근본 원인은 강력한 이익으로 인해 지속되며, 의미 있는 변화가 발생하면 어느 정도 권력을 포기해야 한다. 보건 부문 인력들과 조직자로서 우리는 몇 가지 딜레마에 직면하게 된다. 조직화하는 것은 종종 위험하고, 반발을 불러일으키기도 하고 착취적이고 억압이 있을 수 있다. 역사적으로, 시민권 운동에서, 외부 조직자들이 떠난 후 지역 지도자들이 때때로 구타, 투옥 또는 추방되었다. 다른 때는 지역 지도자와 조직자가 사망하기도 했다.

조직화의 위험을 어떻게 다루어야 하는지에 대한 다른 견해가 있다. 한 가지 접근방식은 지역사회가 대립 기반 전술을 어느 범위까지 취할지 결정하게 하여 사회적 행동주의를 완화시키는 것이다. 왜냐하면 지역사회는 전술로 인한 좋지 못한 결과도 해결해야 하기 때문이다. 불의와 그것을 유지하는 힘의 근본적인 원인에 대한 분석을 바탕으로 우리는 눈을 뜨고 상황에 개입하고 잠재적인 반발을 예상할 수 있어야 한다.

모든 사람이 이러한 유형의 일에 익숙하지는 않다. 사람과 보건 부문 인력들로 성장하려면 우리 자신과 우리의 일을 더 잘 이해해야 한다. 때때로 우리는 이 사업을 할 수 있는 능력이 없거나 다른 상황으로 인해 지역사회와 더 간접적으로 일을 해야 함을 인식하게 된다. 이러한 역할에서 우리는 여전히 지역사회와 보건 부문 인력들과 지지적인 협력자가 되도록 선택할 수 있다. 예를 들어, 지역사회 사업, 협회와 문화 활동을 지원할 수 있다. 우리는 우리가 일하는 조직에서 지역사회의 권리와 관점에 대해 말할 수 있다. 우리는 이러한 지역사회를 훼손하는 조직 또는 개인의 지원 또는 승인을 거부할 수 있다.

결론

빈곤층과 유색 인종들이 겪는 건강 불평등은 사회적으로 생산된다. 건강 불평등은 현재와 과거의 사회 불의로부터 발생한다. 이러한 불평등을 해결하려면 현재 문제와 근본 원인을 모두 해결하기 위한 개혁적이고 근본적인 접근이 필요하다. (구체적으로) 사회 생태, 즉 개인, 가족, 지역사회, 조직, 기관과 더 넓은 사회의 광범위한 영역에서 작동하는 포괄적인 접근 방식이 필요하다. 지역사회는 그들이 직면한 건강 문제를 해결하는 데 사용할 수 있는 장점과 자산을 가지고 있다. 지역사회는 현재 건강 문제와 이러한 문제의 근본 원인을 해결하는 능력을 강화할 수 있다. 지역사회에서 공중보건 연구와 중재는 지역사회 역량과 개인의 기술이 지역사회 문제 해결에 기여할 수 있는 방식으로 설계되고 실현되어야 한다. 사회 변화를 위한 노력을 유지하려면 참여적이고 비판적인 의식을 가진 사람들이 필요하다.

보건 부문 인력들은 지역사회가 직면한 문제를 해결할 수 있도록 새로운 기술과 중재 전략이 필요하다. 건강에 미치는 상황의 영향에 대한 이해는 이러한 상황에 사는 사람들이 건강 문제를 경험하는 방법에 대한 통찰력을 포함해야 한다. 이러한 이해는 지역사회와 협력하여 사람들의 삶의 상황을 개선하기 위한 더 광범위한 접근 방식을 고려할 수 있도록 한다.

참고문헌

1. Preskill S, Brookfield SD. Learning as a way of leading: Lessons from the struggle for social justice. Learning Collective Leadership. San Francisco: Jossey Bass, 2009.
2. Berkman L, Krishna A. Social network epidemiology. In: Berkman LF, Kawachi I, Glymour MM, eds. Social epidemiology. Second ed. New York: Oxford University Press, 2014; pp. 234-289.
3. Coleman J. Social capital in the creation of human capital. American Journal of Sociology 1988; 94: S95-S120.
4. Putnam R. The strange disappearance of civic America. American Prospect 1996; 24: 34-48.
5. Kawachi I, Berkman LF. Social capital, social cohesion and health. In: Berkman LF, Kawachi I, Glymour MM, eds. Social epidemiology (second edition). New York: Oxford University Press, 2014; pp. 290-319.
6. Kim D, Subramanian S, Kawachi I. Social capital and physical health: A systematic review of the literature. In: Kawachi I, Subramanian S, Kim D, eds. Social capital and health. New York: Springer, 2008; pp. 139-190.
7. Almedom A, Glandon D. Social capital and mental health: An updated interdisciplinary review of primary evidence. In: Kawachi I, Subramanian S, Kim D, eds. Social capital and health. New York: Springer, 2008; pp. 191-214.
8. Lindstrom M. Social capital and health-related behaviors. In: Kawachi I, Subramanian S, Kim D, eds. Social capital and health. New York: Springer, 2008; pp. 215-238.
9. Lynch J. Income inequality and health: Expanding the debate. Social Science & Medicine 2000; 51: 1001-1005.
10. Muntaner C, Lynch J, Smith GD. Social capital, disorganized communities, and the third way: Understanding the retreat from structural inequalities in epidemiology and public health. International Journal of Health Services 2001; 31: 213-237.
11. Wendel ML, Burdine JN, McLeory KR, et al. Community capacity: Theory and application. In: DiClemente R, Crosby RA, Kegler MC, eds. Emerging theories in health promotion practice and research. Second ed. San Francisco: Jossey-Bass, 2009; pp. 277-302.
12. Goodman R, Speers M, McLeroy K, et al. An initial attempt at identifying and defining the dimensions of community capacity to provide a basis for measurement. Health Education and Behavior 1998; 25: 258-278.
13. Eng E, Briscoe J, Cunningham A. Participation effect from water projects on EPI. Social Science & Medicine 1990; 30: 1349-1358.
14. Yancey AK. Building capacity to prevent and control chronic disease in underserved communities: Expanding the wisdom of WISEWOMAN in intervening at the environmental level. Journal of Women's Health 2004; 13: 644-649.
15. Human Resources and Social Development Canada. A community capacity building toolkit for Quebec's English-speaking communities. Available at: https://ccednet-rcdec.ca/en/toolbox/community-capacity-building-toolkit-

quebecs-english-speaking. Accessed May 31, 2018.

16. Boufides CH, Corcoran E. Looking to the future—engaging the millennial workforce as public health messengers. Chapel Hill, NC: Crafting Richer Messengers: The Public Health Advantage workshop, The Gillings School of Global Public Health and The North Carolina Institute for Public Health, 2018.

17. Scheier M, Carver CS. Optimism, coping, and health: Assessment and implications of generalized outcome expectancies. Health Psychology 1985; 4: 219-247.

18. Snyder C, Harris C, Anderson JR, et al. The will and the ways: Development and validation of an individual-differences measure of hope. Journal of Personality and Social Psychology 1991; 60: 570-585.

19. Scheier M, Carver CS. Effects of optimism on psychological and physical well-being: Theoretical overview and empirical update. Cognitive Therapy and Research 1992; 16: 201-228.

20. West C. Race matters, 25th anniversary edition with a new introduction. Boston, MA: Beacon Press, 2017.

21. Minkler M, Wallerstein N. Improving health through community organization and community building: Perspectives from health education and social work. In: Minkler M, ed. Community organizing and community building for health and welfare. Third ed. New Brunswick, NJ: Rutgers University, 2012; pp. 37-58.

22. McKnight J, Kretzmann J. Mapping community capacity. In: Minkler M, ed. Community organizing and community building for health and welfare. Third ed. New Brunswick, NJ: Rutgers University, 2012; pp. 171-186.

23. Benezeval M, Judge K, Whitehead M. Tackling inequalities in health: An agenda for action. London: King's Fund, 1995.

24. Giddens A. The constitution of society. Los Angeles: The University of California Press, 1984.

25. Trickett DJ, Beehler MA, Deutsch C, et al. Advancing the science of community-level interventions. American Journal of Public Health 2011; 101: 1410-1419.

26. Nyswander D. Education for health: Some principles and their applications. Health Education Monographs 1956; 14: 65-70.

27. Gutierrez LM, Lewis EA. Education, participation, and capacity building in community organizing with women of color. In: Minkler M, ed. Community organizing and community building for health and welfare. Third ed. New Brunswick, NJ: Rutgers University Press, 2012; pp. 215-228.

28. Aronson R. The influence of residential context on pregnancy outcomes: A multi-method and multi-level study. Baltimore: Department of International Health, Johns Hopkins School of Public Health, 1997.

29. Friere P. Pedagogy of the oppressed: New revised 20th-anniversary edition. New York: The Continuum Publishing Company, 1993.

30. Hatch J, Lovelace K. Involving the southern rural church and students of the health professions in health education. Public Health Reports 1980; 95: 23-26.

31. Whitehead TL. Health disparities among African Americans: A history of social injustice and processes of environmental stress and adaptation. Working Document of the Cultural Systems Analysis Group, University of Maryland, College Park, MD, 2003.

32. Brand DJ. The African American church: A change agent for health. ABNF Journal 2017; 28: 109-113.

33. Eng E, Hatch J, Callan A. Institutionalizing social support through the church and into the community. Health Education Quarterly 1985; 12: 81-92.

34. Eng E, Rhodes SD, Parker E. Natural helper models to enhance a community's health and competence. In: DiClemente R, Crosby RA, Kegler MC, eds. Emerging theories in health promotion practice and research. Second ed. San Francisco: Jossey-Bass, 2009; pp. 303-330.

35. Linnan LA, D'Angelo H, Harrington C. A literature synthesis of health promotion research in salons and barbershops. American Journal of Preventive Medicine 2014; 47: 77-85.

36. Santos S, Tagai E, Scheirer M, et al. Adoption, reach, and implementation of a cancer education intervention in African American churches. Implementation Science 2017; 12: 1-11.

37. Ammerman A, Washington C, Jackson B, et al. The PRAISE! project: A church-based nutrition intervention designed for cultural appropriateness, sustainability, and diffusion. Health Promotion Practice 2002; 3: 286-301.

38. Resnicow K, Jackson A, Wang T, et al. A motivational interviewing intervention to increase fruit and vegetable intake through black churches: Results of the Eat for Life Trial. American Journal of Public Health 2001; 91: 1686-1693.

39. Derose KP, Fox SA, Reigadas E, et al. Church-based telephone mammography counseling with peer counselors. Journal of Health Communication 2000; 5: 175-188.

40. Holt CL, Le D, Slade J, et al. Can women facilitate men's prostate cancer screening informed decision-making? The M-PACT Trial. Journal of Health Communication 2017; 22: 964-973.

41. Johnson P, Thorman Hartig M, Frazier R, et al. Engaging faith-based resources to initiate and support diabetes self-management among African Americans: A collaboration of informal and formal systems of care. Health Promotion Practice 2014; 15: 71S-82S.

42. Hatch J, Cunningham A, Woods W, et al. The Fitness Through Churches project: Description of a community-based cardiovascular health promotion intervention. Hygiene 1986; 5: 9-12.

43. DeSalvo K, O'Carroll PW, Koo D, et al. Public health 3.0: Time for an upgrade. American Journal of Public Health 2016; 106: 621-622.

44. Fraser M, Castrucci BC. Beyond the status quo: 5 strategic moves to position state and territorial public health agencies for an uncertain future. Journal of Public Health Management and Practice 2017; 23: 543-551.

45. Granovetter M. The strength of weak ties. American Journal of Sociology 1973; 78: 1360-1379.

46. Geronimus A. To mitigate, resist, or undo: Addressing structural influences on the health of urban populations. American Journal of Public Health 2000; 90: 867-872.

47. Black H. People and plows against hunger: Self-help experiment in a rural community. Boston, MA: Marlborough House, 1975.

48. Reynolds S. Hungry in the Mississippi Delta. Available at: https://www.southernfoodways.org/gravy/hungry-in-the-mississippi-delta-2/. Accessed May 28, 2018.

49. Ward TJ Jr, Geiger HJ. Out in the rural: A Mississippi health center and its war on poverty. New York: Oxford University Press, 2017.

50. Wilson WJ. The bridge over the racial divide: Rising inequalities and coalition politics. Berkeley, CA: University of California Press, 1999.

51. Labonte R. International governance and World Trade Organization (WTO) reform. Critical Public Health 2002; 12: 65-86.

52. White A. Global partnerships for tobacco control. Boston, MA: 2003 National Conference on Tobacco and Health, 2003.

53. Teutsch SM, Fielding JE. Rediscovering the core of public health. Annual Review of Public Health 2013; 34: 287-299.

54. Erwin PC, Brownson RC. Macro trends and the future of public health practice. Annual Review of Public Health 2017; 38: 393-412.

55. de Leeuw E. Engagement of sectors other than health in integrated health governance, policy and action. Annual Review of Public Health 2017; 38: 329-349.

56. Halverson PK. Embracing the strength of the public health system: Why strong government public health agencies are vitally necessary but insufficient. Journal of Public Health Management and Practice 2002; 8: 98-100.

57. Frumkin H. Healthy places: Exploring the evidence. American Journal of Public Health 2003; 93: 1451-1456.

58. Hyde C. Challenging ourselves: Critical self-reflection on power and privilege. In: Minkler M, ed. Community organizing and community building for health and welfare. Third ed. New Brunswick, NJ: Rutgers University Press, 2012; pp. 428-436.

59. Jones C. Levels of racism: A theoretic framework and a gardener's tale. American Journal of Public Health 2000; 90: 1212-1215.

공중보건 교육을 통한 사회정의 증진

Promoting Social Justice Through Education in Public Health

로버트 S. 로런스

번역 이은영

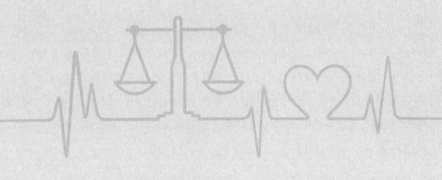

로버트 S. 로런스(Roberts S. Lawrence)_ MD. 존스홉킨스 블룸버그 공중보건대학(Johns Hopkins
Bloomberg School of Public Health), 살기 좋은 미래를 위한 센터(Center for a Livable Future) 명예교수,
rlawren1@jhu.edu

이은영_ 가톨릭꽃동네대학교 간호학과 조교수. 모든 아동청소년이 미래를 꿈꾸는 사회를 만들기 위하여 연구
하고 교육하고 있다. eylee@kkot.ac.kr

서문

　이 장에서는 공중보건, 지역사회의학, 예방의학 등의 교육 프로그램을 통해 사회정의를 증진할 수 있는 기회를 살펴보고자 한다. 또한 어떻게 교육이 공중보건 실무자, 연구자, 교육자들의 미래 활동을 안내할 사회정의에 대한 견해를 갖추도록 할 수 있는가에 대하여 검토하고자 한다.

　지난 70년 동안 두 가지 주요 발달은 사회정의 교육과정 개발과 수행을 위한 중요한 정보와 가치를 제공한다. 첫째, 제2차 세계대전 종식 이후에 인권법의 발전과 건강과 인권 운동의 출현은 건강에 대한 권리라는 새로운 사고방식을 제공했으며, 인구 집단의 건강과 인권의 상호의존성, 즉 시민·정치적 권리(자유권)와 경제·사회·문화적 권리(사회권)를 고려하기 위한 윤리적 기틀의 확장을 제공했다(22장, 27장 참고). 둘째, 건강의 사회적 결정요인, 불평등, 불의가 어떻게 조기 이환율과 사망률의 가장 강력한 결정요인이 되는가에 대한 양적·질적 분석에서 큰 진전이 있었다(2장 참고). 동시에, 건강에 대한 권리와 건강의 사회적 결정요인에 대한 더 풍부하고 더 깊은 성찰은 공중보건 교육과정의 핵심에 사회정의를 증진하기 위한 교육을 배치할 수 있는 소재를 제공한다.

공중보건에서 사회정의와 교육의 원칙들

　인구 내 하위집단에 대한 부당한 대우로 인하여 발생한 조기 이환율과 사망률의 위험 요인을 사회정의 문제로 구성함으로써, 공중보건 실무자들은 역학, 생물통계학, 사회와 행동과학, 환경과 직업 건강, 정책분석에서 핵심 인구 집단 건강 도구를 적용하여 ① 위험의 주요 결정요인을 파악하고, ② 위험을 낮추기 위한 정책과 중재의 우선순위를 정하고, ③ 그 결과를 평가하고 의사소통할 수 있다. 인종/민족, 성별, 성적 취향, 종교적 신념과 관행, 출신 국가, 보험과 고용 상태, 사회경제적 상태, 또는 계층에 따라 구분된 인구 집단별로 건강 상태를 분석하는 것은 종종 중요한 차이를 나타낸다. 이러한 차이는 일반적으로 ① 더 나은 주거, 더 안전한 작업장, 좋은 학교, 더 건강한 식품에 접근과 같은 물리적 혜택의 형태에서 또는 ② 자신의 삶을 통제할 수 있는 정도와 사회 참여, 관용, 존중과 잠재력을 최대한 발휘할 수 있는 기회에서 사회 자원의 불공평한 분배를 반영한다.

　많은 사람들이 20세기 후반의 가장 중요한 정치철학자로 여기는 존 롤스(John Rawls)는 분배 정의(distributive justice) 개념을 도입하기 위하여 사회적 계약의 전통적인 아이디어인 공정성(fairness)을 그의 정의 이론에서 더 발전시켰다(1). 분배 정의는 이론적 사회에서 우리가

건강권에 대한 국제선언

우리는 세상의 건강 개선에 관심 있는 사람으로서 모든 인류의 건강권을 증진시키기 위한 옹호와 행동에 전념한다.

가장 높은 수준의 건강을 누리는 것은 모든 인간의 기본 권리 중 하나이다. 그것은 권력, 돈, 또는 사회적 지위를 가진 사람들을 위한 특권이 아니다.

건강은 질병의 부재를 넘어, 질병 예방, 개인의 잠재력 발달, 신체적, 정신적, 사회적 안녕에 대한 긍정적인 인식을 포함한다.

건강관리는 시민, 전문가, 지역사회, 정책 입안자 간의 대화와 협력에 기초해야 한다. 건강 서비스는 지불 가능하고, 접근 가능하고, 효과적이며, 효율적이고, 편리해야 한다.

건강은 아동의 건강한 발달과 긍정적인 가정환경에서 시작된다. 건강과 발달에 있어 남성과 여성의 적극적인 역할에 의해 건강이 유지되어야 한다. 여성의 역할과 그들의 복지에 대해 인식하고 다루어야 한다.

노인을 위한 건강관리는 단순히 삶을 연장시키는 것이 아니라 삶의 질을 위한 존엄, 존경, 관심을 보존해야 한다.

건강은 균형 잡힌 인구 성장과 문화적 다양성의 보존과 함께 지속가능한 환경이 요구된다.

건강은 음식, 안전한 물, 주거, 교육, 생산적인 고용, 공해로부터 보호, 사회적 소외의 예방과 같은 기본적인 필수품을 모든 사람이 이용할 수 있는가에 달려 있다.

건강은 인종, 종교, 정치적 신념, 경제적 또는 사회적 조건을 구분하지 않고 착취로부터 보호하는 것에 달려 있다.

건강은 모든 사람의 평화롭고 공평한 발전과 협력을 요구한다.

자료: Johns Hopkins Bloomberg School of Public Health. The International Declaration of Health Rights. 1992. https://www.jhsph.edu/about/school-at-a-glance/international-declaration-of-health-rights (검색일 2021.7.4)

어떤 지위를 가질 수 있는지에 대한 "무지의 장막(veil of ignorance)" 뒤에 "원초적 입장 (original position)", 즉 우리가 사회의 최빈층 중 하나라면 기꺼이 받아들일 수 있는 상황을 확립했을 때 나타난다. 과학이 건강의 사회적 결정요인에 대한 우리의 이해를 발전시키면서, 유엔헌장, 세계인권선언, 경제·사회·문화적 권리(사회권)에 대한 국제 규약에서 발견된 건강에 대한 권리에 어원을 둔 좀 더 일반적인 진술들을 상세하게 강화함으로써 인구 집단 건강 관점에서 "원초적 입장"의 필수 요소들이 좀 더 명확하게 드러났다(2).

1992년 존스홉킨스 대학교의 위생 및 공중보건 설립 75주년 기념식에서 교수들과 학생들이 건강권에 대한 국제 선언에 사회정의와 건강에 대한 권리 개념을 포함시켰다(글상자 25.1)(3). 유니세프의 제임스 그랜트(James Grant) 상임이사, 세계보건기구의 히로시 나카지마(Hiroshi Nakajima) 사무총장, 알프레드 서머(Alfred Sommer) 학장 그리고 수백 명의 참석자들이 그 선언에 서명했으며, 이 후 매년 학위수여식 때 졸업생들은 그 선언을 낭독하고 있다.

여러 다른 공중보건대학들이 건강권에 대한 국제선언을 졸업식에 사용하기 위해 채택했으며, 건강에 대한 권리를 옹호하기 위한 유사한 서약들을 공중보건대학의 강령에 포함했다. 이러한 고무적인 발전은 공중보건 교육 프로그램 안에 사회정의 문제를 포함시키기 위한 조건들 중 하나이다. 전문직에서 학생들의 도덕성 발달은 그들이 주변 사람들의 가치와 규범에 근거하여 행동하는 단계를 넘어, "개인의 도덕적 가치를 확인하고 그에 따라 살려고 노력하는 보다 원칙적인 단계"로 이동할 때 발생한다(4). 공중보건 교육자는 공중보건의 이상(ideals)에 사회정의를 중심에 둔 말과 행동의 본보기가 됨으로써 이러한 완전한 변화를 도울 의무가 있다.

사회정의를 위한 도덕적·윤리적 사유에 추가된 과학적 논리

최근 역학, 사회와 행동과학, 경제학, 인권 연구는 건강과 안녕의 관계에 대한 과학적 근거를 강화하고 분명하게 하는 데 기여했다. 과거에, 사회정의에 대한 옹호는 차별과 편견의 배제와 시민·정치적 권리 이행 사이의 연계를 전제로 했다. 공중보건 전문가들은 인권 실현과 건강 개선을 위한 여건을 조성하는 사회·경제적 힘을 형성하는 능력과 인권 실현을 연결시킨 최초의 사람들이었다. 이제 증가하는 경험적 자료는 더 큰 사회정의를 요구하는 도덕적 윤리적 사유에 과학적 논리를 추가한다(5-8).

인권과 공중보건의 통합은 공중보건 전문가 교육의 완전한 변화를 위한 필수 구성요소를 제공한다. 건강에 대한 권리의 원칙과 사회적 격차에 대한 지식에 대한 가치를 명료화하고 헌신하는 것은 졸업생들이 질병의 근원을 다루는 데 있어 전문가의 의무를 충실하게 이행하도록 도울 것이다. 이러한 근본 원인에는 사회 불의를 포함하는데, 이는 사회에서 소외된 집단들 사이에서 발생한 예방 가능한 이환율과 조기 사망률의 부담에 있어 많은 부분을 결정하고 모든 국가에 존재하는 건강 격차를 초래한다.

역사적 맥락

영국의 굴뚝 청소부들의 음낭암에 대한 역학 연구는 사회경제적 지위, 직업적 노출과 건강 간의 관계를 서양에서 가장 초기에 관찰한 연구 중 하나이다. 런던의 의사인 퍼시벌 포트(Percival Pott)는 1776년에 어린 굴뚝 청소부들에서 음낭암 발생을 보고했는데, 이들은 보통 영양학적으로 발육이 저해된 고아나 버려진 아이들로서 체격이 매우 작고, 어떤 종류의 고용도 절실히 필요한 상황이었다. 1864년에 아동 옹호자들이 수년간 캠페인을 한 후에, 상원에서 어린이들의 굴뚝 내 작업을 금지하는 법령을 제정했다. 문제에 대한 과학적 관찰과 어린이를 보호하기 위한 정책의 이행 간에 거의 90년의 시간이 소요되었고, 이는 불의를 바로 잡기 위한 충분한 정치적 의지를 구축하는 데 있어서 익숙한 패턴이 되었다. 산업시대(약 1760년부터 약 1830년까지)에는 공공 부문 규제의 대상인 건강과 노동과 삶의 조건 사이의 연계에 대한 인식이 성장했다. 1848년에 의회는 열악한 노동 조건을 해결하기 위해 공중보건법을 통과시켰고, 그 후 50년 동안, 작업장 안에서의 위험으로부터 공중을 보호하기 위한 추가적 법을 채택했다.

20세기 전반에 건강의 사회적 결정요인에 대한 일관된 견해를 발전시키는 데 시간이 오래 걸렸다. 미국 내 공중의 건강을 지키기 위한 대부분의 규정들은 작업장 내 안전, 백신과 검역에 의한 전염병 통제, 깨끗한 음식과 물 공급에 중점을 두었다. 개인의 문제뿐만 아니라 공중의 문제로 건강의 정의가 확대되어 1902년에 범미보건기구, 1907년에 국제공공위생사무소(Office International d'hygiène Publique), 1919년에 국제노동기구, 그리고 1946년에 세계보건기구가 설립되었다(9). 세계보건기구는 건강 개념을 "질병이나 질환이 없는 상태일 뿐만 아니라 완전한 신체적, 정신적, 사회적 안녕 상태"로 발전시켰다(10). 건강에 대한 이러한 광범위한 정의에는 건강을 성취하기 위해 필수적인 조건을 만드는 물리적, 사회적 환경에 의존하는 안녕 개념이 포함되었다.

세계보건기구는 제2차 세계대전 후 국가 간의 갈등을 해결하기 위한 수단으로써 전쟁과 폭력의 단절에 근거를 둔 여러 유엔기구 중 하나이다. 유엔헌장 서문에는 1945년 유엔 설립의 목적에 다음과 같은 내용을 포함하고 있다(11):

기본적인 인권, 인간 개인에 대한 존엄과 가치, 남녀와 크고 작은 국가 간의 평등권에 대한 신념을 재확인하기 위하여, 그리고 조약과 기타 국제법의 원천에서 발생하는 의무에 대한 정의와 존중이 유지될 수 있는 조건을 설립하기 위하여 그리고 더 큰 자유 안에서 사회 발전과 더 나은 삶의 표준을 향상시킬 것

1948년 세계인권선언은 제25조에 다음과 같이 선언했다(12):

모든 사람은 먹을거리, 입을 옷, 주택, 의료, 사회서비스 등을 포함해 가족의 건강과 행복에 적합한 생활수준을 누릴 권리가 있다. 이것은 실업, 질병, 장애, 배우자 사망, 노년 또는 기타 생계 곤란 등과 같은 그가 통제할 수 없는 상황에서도 보장되어야 한다.

유사한 표현이 이후 1976년 발효된 경제·사회·문화적 권리(사회권)에 대한 국제규약에 등장했다(13). (2019년 초에, 193개 유엔 회원국 중 169개국이 협약의 주 당사국이었다. 미국은 이미 그 조약에 서명했지만 비준되지는 않았다). 건강에 대한 권리와 다른 경제·사회·문화적 권리(사회권)는 시민·정치적 권리(자유권)에 대한 국제규약에 명시되어 있는 권리와는 달리 적극적, 지향적이며, 법원의 판단이 필요치 않은 권리의 범주 안에 있다. 국가는 "권리의 완전한 실현을 점진적으로 달성할 수 있도록 가용 자원을 최대한 활용하여" 이러한 경제·사회적 권리를 존중하고 보호하고 이행해야 한다(13).

일부에서는 이 같은 권리가 법률적 대응력 없이는 진정한 의미가 없으며, 시민적, 정치적 권리(자유권)에 좀 더 집중하는 것이 사회정의를 보장하고 결과적으로 안녕을 증진할 수 있을 것이라고 주장해 왔다. 그러나 건강에 대한 권리에 대한 선언은 많은 나라에서 공감을 불러일으켰으며, 1978년 일차보건의료에 대한 국제회의에서 채택된 알마아타 선언에 대한 광범위한 지지로 이어졌다. 이 선언에서는 2000년까지 모든 사람이 "사회적 경제적으로 생산적인 삶을 영위할 수 있는, 즉 모두를 위한 건강(Health for All)" 수준에 이르도록 하겠다는 목표를 설정했다(14).

1974년에 「캐나다인의 건강에 대한 새로운 견해」, 즉 「라론드 보고서」의 서문에서 사회정의와 건강의 밀접한 연관성에 대하여 다루었다. 즉 "좋은 건강은 사회적 진보가 구축되는 기반이다. 건강한 시민의 국가는 삶을 가치 있게 만드는 일들을 할 수 있고, 건강의 수준이 높아짐에 따라 행복의 잠재력도 그만큼 커진다(15)". 보고서가 나오기 몇 년 전에 캐나다 총리 피에르 트뤼도(Pierre Trudeau)는 인종/민족 집단 간의 건강 격차가 사회정의를 증진하기 위하여 전념하는 그의 새로운 행정부가 다루어야 할 중요한 문제라는 것을 인지했다. 그는 건강 결정요인을 검토하고 건강을 증진하고 격차를 감소하기 위한 조치와 정책에 대한 권고안을 준비하는 위원회의 의장으로 캐나다 국가 보건복지부 장관인 마크 라론드(Marc Lalonde)를 임명했다.

위원회는 건강의 결정요인을 네 분야, 즉 인간 생물학, 환경, 생활습관, 보건의료기관으로 분류했다. 그들의 초기 가정과 달리, 위원회 구성원은 ① 보건의료기관은 캐나다인의 건강에 단지 보통으로 기여한다 그리고 ② 건강 격차 감소를 위해서는 환경적 생활습관적 요인에 더 많은 주위를 기울일 필요가 있다라고 결론을 내렸다. 교육 부족, 표준 이하의 주택, 불충분한 환경적 보호, 식품 불안전성, 가난과 같은 주요한 인구학적 요인들이 캐나다 원주민들과 기타 소외된 집단에서 조기 이환율과 사망률에 있어서 격차를 이끄는 중요한 요인으로 나타났다(16). 건강 상태를 개선하기 위한 명시적 도구로서 사회 정책을 사용하자는 생각은 격차를 감소시키기 위한 캐나다 보건부(국가 공중보건을 담당하는 정부 부서)의 전략의 일부가 되었다.

1973년부터 1977년까지 영국 보건국의 수석 과학자인 더글러스 블랙(Douglas Black)은 노동당 정부가 의뢰한 1977년 보고서에서 "건강 상태에서 격차" 개념과 1980년 후반에 기술된 주요 인구학적 요인 간의 관계를 기술했다. 이 보고서는 막 권력을 얻은 마거릿 대처(Margaret Thatcher)의 보수당에 의해 발표가 금지되었다(17). 단지 몇 백 권의 사본만이 배포되었으나, 그 보고서는 정치 사상에 큰 영향을 주었다. 세계보건기구와 경제협력개발기구에서는 13개 국에서 건강 불평등을 조사하기 위해 이 새로운 개념을 사용했다. 이 보고서는 영국에서 가장 가난한 사람들이 건강이 나쁘고 조기 사망이 가장 높다는 것을 보여주는 강력한 데이터를 제공했다. 블랙 박사는 수입, 교육, 생활습관으로만 이 같은 격차를 설명할 수 없다고 주장했다. 그는 (이 격차가) 좀 더 공정한 서비스, 건강 목적, 혜택, 담배에 대한 규제를 제공하는 조정된 정책의 부재에서 기인한다고 강조했다.

1988년에 미국 의학연구소에서는 「공중보건의 미래」라는 제목의 보고서를 발표했는데, 이 보고서에서 공중보건의 사명은 "시민들이 건강해질 수 있는 조건을 보장하는 데 사회적 관심을 환기하는 것"이라고 서술했다(18). 이 보고서는 또한 공중보건의 세 가지 기능인 평가, 정책 형성, 보장을 서술했는데, 이는 공중보건 교육의 중요한 구성 원칙이 되었다.

2002년에 미국 의학연구소는 「21세기 공중의 건강의 미래」를 출판하여 이전 보고서에서 다룬 많은 주제를 다시 다루었다. 그러나 건강에 대한 권리 담론의 영향을 받아 새로운 언어가 등장했다. 그 보고서에서는 정부와 사회 전반에 "공중보건체계로서 효과적으로 협력하고, 개별적으로 미국 시민들이 그들이 할 수 있는 만큼 건강할 수 있는 조건을 조성할 것을 요청했다. 이런 약속은 아직 동원되지 않은 정치적 의지가 필요할 것이다"라고 밝혔다. 사회정의를 옹호하는 미래의 공중보건 전문가를 위한 교육은 그러한 정치적 의지를 창출하는 데 있어 중요한 부분이다.

사회정의 증진을 위하여 공중보건에서 교육 활용

비록 최근에는 공중보건 프로그램 또는 전공 학부생들이 증가하는 경향이지만, 이 장에서는 대학원 교육에 초점을 두고자 한다. 미국(그리고 푸에르토리코)에서 공중보건 교육은 주로 대학원 과정에서 이루어지며, 공중보건 대학 및 프로그램 연합(Association of Schools and Programs of Public Health: ASPPH)의 회원인 66개의 공중보건대학과 공중보건 교육위원회에 의해 인증된 공중보건 석사학위(Master of Public Health: MPH)를 제공하는 121개의 의과대학과 건강과학대학이 있다(20). 2016~2017년 학기에, 2만 2,169명의 학생이 공중보건 대학 및 프로그램 연합(ASPPH)의 회원 기관으로부터 학위를 받았다.

모든 대학 졸업생들을 비교했을 때, 학부 공중보건 프로그램과 대학원 공중보건 학위 프로그램의 코호트에는 유색인종 학생, 특히 아프리카계 미국인이 상당히 많았다. 공중보건에서 학생들 간의 다양성은 학생들이 사회정의를 위해 효과적으로 일할 수 있도록 준비시키는 교육환경의 필수 구성요소이다(24). 1970년대 초에서부터 1990년대 초까지, 미국 대학에서 수학한 4만 5,000명의 학생들에 대한 초기 연구에서, 인종에 대해 민감한 입학은 소수와 다수의 학생들이 다른 인종들과 함께 살고 일하고 그리고 더 성공적인 경력을 갖는 능력을 향상시키는 학습 환경을 만들었다는 것을 밝혀냈다(22).

공중보건 교육위원회가 공중보건 학교와 프로그램의 인증 기준을 변경했을 때, 공중보건 교육에서 사회정의 문제를 강조하기 위한 새로운 기회가 만들어졌다. 역학, 생물 통계학, 환경 보건과 같은 공중보건의 핵심 분야에 중점을 둔 과거의 기준은 공중보건의 전문성과 과학 그리고 공중보건과 관련된 요인들을 학습하기 위한 12가지 교육목표로 대체되었다. 목표 10은 다음과 같이 서술된다. "건강의 사회적, 정치적, 경제적 결정요인과 그들이 어떻게 인구 집단 건강과 건강 불의에 기여하는지를 설명한다(23)." 이 학습목표를 충족하기 위해 설계된 교육과정에는 사회경제적 상태에 따른 건강 격차, 불의, 불평등 간의 중요한 관계를 증명하기 위하여 사회정의 관점을 가진 사례연구와 문제 상황을 충분하게 포함해야 했다.

예를 들어, 블룸버그 공중보건 대학에 핵심 과정인 공중보건 문제 해결에서 사례 연구는 건강의 사회적 격차 관점에서 건강의 주요 결정요인(생물학, 사회경제, 환경, 행동, 건강관리)에 대한 분석을 활발하게 하고자 사용된다. 교수진은 5분위 확산 개념, 불평등을 측정하기 위하여 사용되는 지니계수(Gini index), 상품과 서비스의 분배에서의 공정과 정의를 소개한다. 학생들은 소집단으로 나누어 중요한 공중보건 문제를 검증한다. 즉, 학생들은 단계적 방법론을 사용하여 문제 정의, 문제의 크기, 주요 결정요인, 정책과 개입 선택, 우선순위 설정, 구현, 평가, 의사소통을 하며, 서면보고서를 준비하고 입법부에 간략하게 설명하기 위하여 프레젠테이션을 한다. 서면보고서에는 로런스 고스틴(Lawrence Gostin)과 조나단 만(Jonathan Mann)이 개발한 방법론을 사용하여, 구현된 정책이나 프로그램이 인권에 미치는 영향에 대한 분석을 포함한다(24). 이 분석의 사용은 공중보건 학생들에게 ① 인권의 관점에서 '가장 덜 제한적인 정책'과 ② 불평등을 악화시키거나 인권을 훼손할 수 있는 의도하지 않은 정책 결과에 대한 보호와 사회정의의 증진 간의 연계에 대하여 교육하기 위한 훌륭한 교육학적 방법을 제공한다.

건강과 인권에 대한 한 세미나에서, 대학의 교수진은 독서, 토론, 사례 연구를 사용하여 구조적 폭력, 갈등의 건강 영향, 인권침해(시민·정치적 권리와 경제·사회·문화적 권리)와 건강에 미치는 영향, 복잡한 인도주의적 비상사태, 성폭력, 난민 건강, 환경 정의, 인간빈곤지수, 소외된 인구 집단의 건강 증진에 대한 옹호의 역할에 대한 주제를 탐구했다. 그 세미나는 1996년부터 이 대학에서 제공되어 온 건강과 인권에 대한 수료증을 위하여 요구되는 부분이다. 수료 자격을 갖춘 보건대학원 석사과정 학생들을 위한 캡스톤 프로젝트(Capston projects)[1]에는 우 간다에서 수단 난민들에 대한 성폭력과 볼티모어에서 사용된 사회 불의의 새로운 지표 개발 과 같은 사회정의와 인권 문제를 다루는 광범위한 주제가 포함되어 있다.

공중보건 교육위원회는 캡스톤이나 실습 경험을 요구하는데, 이는 취약한 집단에 대한 서 비스를 통하여 사회정의를 증진하기 위해 일하는 단체와의 연계를 활발하게 하기 위함이다. 알베르트 슈바이처 장학금은 미국의 14개 도시나 지역의 보건 전문직과 법률 분야의 대학원 생들에게 서비스 학습 기회를 제공한다. 알베르트 슈바이처 장학생들은 미국에서 가장 가난 한 지역의 안전망 단체들과 함께 일하며, 사회 불의와 불건강 간의 밀접한 관계에 대한 교훈 을 직접 배운다. 장학생 기간 동안에 200시간의 서비스 제공은 학생들이 완전히 변화하는 경 험이 된다. 즉, 장학생들이 사회정의를 옹호하기 위한 전문적인 훈련에 전념하는 시간이다(글 상자 25.2 건강 형평 교육에 중점을 둔 지역사회 참여 공중보건 석사 프로그램 참조).

연구 참여는 학생들에게 사회적 기울기에 대한 지식을 넓히고, 취약한 인구 집단의 건강 위 험을 줄이기 위한 프로그램을 기획하고 구현하고, 정책에 영향을 줄 수 있는 기술과 방법을 습득하는 기회를 제공한다. 미국 대부분의 공중보건대학 박사과정 학생들은 건강 격차에 대 한 학위논문을 수행하고 있다.

학생들은 인권을 위한 의사회의 학생회와 미국의대학생회와 같은 단체를 통하여 지역 또 는 지방 차원에서 사회적 변화를 위한 옹호에 참여할 수 있다. 미국공중보건협회, 사회적 책 임을 위한 의사회, 국가 건강 프로그램을 위한 의사회, 기타 전문 기관들은 학생들이 사회정 의를 위한 옹호에 대해 배우고 참여할 수 있는 훌륭한 기회를 제공하다.

행동을 위한 의제설정

궁극적인 목표는 공중보건의 모든 직업 교육과 훈련 프로그램에 인권에 대한 견해와 건강 의 사회적 결정요인을 포함하는 데 있다. 사회정의는 공중보건 교육 임무의 중심이 되어야 한 다. 성공 가능성이 높은 전략은 공중보건 교육위원회에서 사용한 새로운 인증 기준의 구현에 영향을 주는 것이다. 사회정의가 공중보건 교육위원회 외에 다른 기관에 의해 인증을 받는 의 과대학이나 건강과학대학의 모든 공중보건석사 프로그램과 모든 공중보건대학의 교육과정

---

[1] 캡스톤 프로젝트: 학생들이 스스로 주제를 선정하여 조사 계획을 세운 뒤 연구, 조사하고 해결책을 모색하여 발표하는 교육 방법.

셸리 K. 화이트(Shelley K. White)

건강 형평은 모든 인구 집단이 건강할 수 있는 공정한 기회를 보장하는 데 중점을 둔다(1). 건강 불의는 체계적이고, 피할 수 있고, 불필요하고, 부당하고, 불공평한 건강 결과의 불균형으로 나타난다(2). 건강 불의를 형성하는 사회적·제도적인 장벽은 건강 불의의 본질적인 정치적 본성을 강조하면서 '종종 의도적으로 배치'된다(3).

2017년에 설립된 시몬스 대학교(Simmons University)에 건강 형평 프로그램 안에 공중보건 석사과정은 '상류흐름(upstream)' 접근을 통하여 사회적으로 고착화된 건강 불의의 구조적 결정요인을 해결하기 위해 미래의 공중보건 실무자들을 준비시키는 것을 목표로 한다(4). 교육과정은 인종차별과 기타 억압 시스템에 중점을 두며, 학생들은 건강에 대한 비판적, 역사적, 정치경제적 분석에 참여한다. 온라인 과정을 통하여 학생들은 이러한 맥락에서 불평등을 분석하고 해결한다.

교육과정은 건강을 본질적으로 정치적인 것으로 표현하고, 건강 형평을 발전시키기 위한 정치적 옹호에 참여하기 위한 도구를 학생들에게 준비시키기 위해 고안되었다. 이러한 교육과정의 설계는 보건 전문가들과 보건 분야 교수진이 일반적으로 정치와 옹호에 대해 불편해한다는 것을 보여주는 연구에 대한 반응이다. 이 교육과정은 공중보건 교육위원회에서 제시한 공중보건학석사의 22개 핵심 역량과 일치하며, 그중 4개는 특히, 건강 형평, 구조적 결정요인, 옹호에 중점을 둔다(5).

건강 형평과 사회정의 과정은 학생들에게 프로그램의 핵심 개념들과 사회정의, 지역사회 파트너십, 과학적 엄격함과 성실함, 비판적 체계 사고, 혁신적인 리더십의 가치를 지도한다(6). 모든 학생들은 건강형평을 위한 지역사회 기반 연구를 수강하여 참여연구와 지역사회에 내재된 실무의 원칙을 배운다. 학생들은 건강 옹호, 지역사회 조직, 혁신 교과목에서 서비스-학습 현장실습을 완료하는데, 이 과정에서 사회운동과 조직 전략, 전술, 행동에 대해 그들이 배운 것을 '실제' 맥락에 적용한다.

이러한 과정에서, 학생들은 그들 자신의 정체성, 지위, 편견뿐만 아니라 공중보건 분야에서 직업 선택의 동기에 대해서 면밀히 조사할 것으로 예상된다. 주요 과제들은 학생들이 지역사회 변화의 일부 모델을 알려주는 '구조자(savior)'와 '서비스(service)' 프레임의 단점을 고려하게 한다. 세 가지 핵심 과정에서, 학생들은 파울루 프레이리(Paulo Freire)의 억압의 교육학(7)을 사용하여 '억압하는 사람'과 '억압당하는 사람' 간의 관계, 권력과 특권의 상호작용, 지역사회 참여의 윤리를 탐구한다. 학생들이 건강 불의의 구조적 결정요인과 잠재적 중재 기회를 고려하는 동안에, 그들은 모든 정책에 건강(Health in All Policies) 기틀(8)뿐만 아니라 정책 결정 과정과 옹호적 접근에 대해 접하게 된다.

이 프로그램은 몇 가지 지역사회 참여 경험을 포함한다. 학생들은 다음의 두 가지 몰입 프로그램을 이수한다: ① 주말 동안 인종차별, 억압, 건강 교과목에서 학생들은 이성과 감성 기반 학습에 참여하여 인종차별과 억압의 다른 교차 시스템에 대하여 학문적 개인적 자료를 면밀하게 조사하고, ② 일주일 동안 지속되는 두 가지 여행 과정 중 하나를 선택한다:

1. 남부 애리조나(Southern Arizona): 보더랜드의 이민, 건강, 회복 과정에서는 학생들이 미국과 멕시코 국경을 형성하는 역사, 정치, 정책을 검토하고 이민이 건강에 미치는 영향을 탐구하며 채취 산업, 사막화,

국제무역의 효과를 분석 한다.

2. 에콰도르(Ecuador): 국제보건, 개발, 원주민 권리 과정에서 학생들은 원주민의 역사적인 소외화와 음식, 물, 건강 관리에 대한 그들의 도전에 대해 배우게 된다. 학생들은 원주민과 환경 정의 단체뿐만 아니라 여성단체의 대표들을 만난다.

각 여행 몰입 프로그램에서, 학생들은 사회정의 모델들과 지역사회 주도의 사회 변화에 대해 학습한다. 그런 다음 학생들은 실용적이고 통합적인 학습 경험으로 궁극적으로 건강 형평 변화 프로젝트를 완성한다. 주최자로서의 지역 조직과 함께, 각 학생은 건강 형평을 향상시키기 위한 사업을 설계, 구현, 평가한다. 지역사회 참여 실습 경험으로 교육과정을 완성하고 교육과정 전반에 걸쳐 건강에 대한 비판적, 구조적, 역사적, 정치적, 경제적 분석을 다룸으로써, 학생들은 전통적인 행동 변화 패러다임이 아닌, 사회정의를 성취하기 위한 상류흐름(upstream) 행동을 지향하는 기틀에서 그들의 공중보건 지식과 기술을 실무에 투입하도록 훈련받는다.

참고문헌

1. Braveman P, Arkin E, Orleans T, et al What is health equity? And what difference does a definition make? Princeton, NJ: Robert Wood Johnson Foundation, 2017. Available at: https://www.rwjf.org/content/dam/farm/reports/issue briefs/2017 /rwjf43 7393. Accessed September 3, 2018

2. Peter F. Health equity and social justice. In: Hofrichter R, Bhatia R, eds. Tackling health inequities through public health practice. New York: Oxford University Press, 2010, pp. 71-85.

3. Quade T. Presidential address. American Public Health Association Annual Meeting, Atlanta, GA, November 5, 2017.

4. McKinlay JB. A case for refocusing upstream: The political economy of illness. In: Conraad P, ed. Sociology of health and illness, 8th ed. New York: Worth Publishers, 2009, pp. 578-591.

5. Council on Education for Public Health. Accreditation criteria: Schools of public health and public health programs, 2016. Available at: https://ceph.org/about/org-info/criteria-procedures-documents/criteria-procedures/. Accessed September 3, 2018.

6. Simmons' MPH program values and other program information. Available at: https://online.simmons.edu/mph/. Accessed September 3, 2018.

7. Freire P. Pedagogy of the oppressed, 30th anniversary ed. New York: The Continuum International Publishing Group, 2005.

8. Rudolph L, Caplan J, Ben-Moshe K, Dillon L. Health in all policies: A guide for state and local governments. Oakland, CA: American Public Health Association and Public Health Institute, 2013.

에 포함되어야 한다는 명백한 요건은 새로운 과정의 개발과 기존 과정의 개선을 촉진할 것이다. 다음의 구체적인 목표가 포함될 수 있다.

- 감염병과 비감염병 역학, 환경 보건, 건강 정책, 모자 보건, 영양, 정신건강, 국제 보건에서 사회 불의와 불건강 간의 연관성을 보여주는 교육과정 자료 및 교육 모듈 개발과 공유.
- 건강 상태에 개선을 위한 사회정의의 중요성에 대한 이해 증진을 위하여 연구와 분석

방법론 과정 설계(사회정의 증진에서, 이를 적절히 다룰 수 있도록 격차에 대한 대중의 관심을 이끄는 것이 중요하다)(25).

- 공중보건 대학 및 프로그램 연합을 움직여 교육위원회, 소수자 건강위원회(Council of Minority Health), 기타 부서들을 통하여 사회정의의 교육과정에 대한 활동을 후원하고 지원.

- 지역, 주, 연방 수준의 정책입안자들과 건강의 사회적 기울기에 대한 지식의 발달에 대하여 의사소통하기 위하여 옹호 기술에 대한 훈련을 위한 워크숍 지원(장기적인 목표는 사회정의를 이루기 위하여 구조적 장벽을 해결하고자 정치적 지원을 얻기 위해 사회적 정치적 의지를 높이는 것이다).

- 건강 불평등의 결정요인 분석에 참여하는 다른 민간단체나 정부 기관과 협력하여 인턴십, 실습 경험 또는 기타 교육과 훈련을 위한 기회 제공(예를 들면, 건강관리 연구와 품질기관의 건강 격차에 대한 사업 참여, 격차를 다루는 국민건강증진 종합계획의 목표에 대한 진척도 평가, 동등한 치료에 대한 권리에 명시된 목표에 대한 인권을 위한 의사회의 지속적인 모니터링이 포함된다)(26).

결론

1848년 독일 혁명에서 민주당 편에서 싸운 위대한 독일의 병리학자 루돌프 피르호(Rudolf Virchow)는 사회정의에 대한 열정과 과학적 엄격함을 결합시켰다. 혁명 이후에, 그는 ≪의학개혁≫ 저널을 창간하고 편집했다. 초기 간행물에서, 그는 공중보건과 공중보건의료라는 용어를 과학 문헌에 소개했고 공중을 위해 건강한 조건을 만들고 공중보건서비스를 제공하는 것이 국가의 책임이라고 주장했다. 그는 다음과 같이 기록했다.

의학의 위대한 목표를 달성하려면, 우리 시대의 더 큰 정치적, 사회적 삶 안으로 들어가야 한다. 인생 주기의 정상적인 완성을 방해하는 장벽을 보여주고 제거해야 한다. 만일 이것이 실현된다면, 의학은 그 후에 그것이 무엇이 되든 간에 모두를 위한 공동의 이익이 될 것이다. 그것은 의학이 되지 않을 것이고 권력으로 식별되는 일반적인 지식체 안으로 흡수될 것이다(27).

"인생 주기의 정상적인 완성"을 방해하는 장벽들은 공중보건 분야의 우리들 중 누구에게는 매우 중대하게 여겨진다. 알베르트 슈바이처(Albert Schweitzer)처럼, 우리는 우리의 "지식은 비관적이지만, 내 의지와 희망은 낙관적이다"라고 생각하고 느낄 수 있다(28). 그의 비관론은

"세계적 사건들의 과정에서 우리가 목적이 없다고 생각하는 것에 대해 전적인 부담"을 느끼는 데서 비롯되었다. 그의 낙관론은 "진리에 의해 생성된 정신은 상황의 영향력보다 강하다"는 그의 확신에서 비롯되었다.

다음 세대 공중보건 전문가들을 위한 우리의 임무는 학생들과 젊은 동료들에게 사회정의와 건강의 사회적 결정요인에 대한 진실을 배울 수 있는 충분한 기회를 제공하여 그들이 건강에 있어서 형평을 위한 장벽을 극복할 수 있도록 돕는 것이다. 공중보건에서 교육자들의 과제는 학생들이 그들의 이상(ideals)으로 성장할 수 있는 교육 환경을 지원하는 교과과정과 실습 경험을 제공하는 것이다.

참고문헌

1. Rawls J. A theory of justice. Cambridge, MA: Belknap Press, Harvard University Press, 1971.
2. Office of the High Commissioner on Human Rights. The International Bill of Human Rights. December 1948. Available at: https://www.ohchr.org/documents/publications/compilation1.1en.pdf. Accessed July 24, 2018.
3. Johns Hopkins Bloomberg School of Public Health. The International Declaration of Health Rights. 1992. Available at: http://www.jhsph.edu/about/school-at-a-glance/international-declaration-of-health-rights/. Accessed July 24, 2018.
4. Branch WT Jr. Supporting the moral development of medical students. Journal of General Internal Medicine 2000; 15: 503-508.
5. Adler NE, Boyce T, Chesney M, et al. Socioeconomic status and health: The challenge of the gradient. American Psychologist 1994; 49: 15-24.
6. Marmot M. Inequalities in health. New England Journal of Med 2001; 345: 134-136.
7. Marmot M. Economic and social determinants of disease. Bulletin of the World Health Organization 2001; 79: 988-989.
8. Adler NE. Looking beyond the borders of the health sector: The socioeconomic determinants of health. In: Rubin ER, Schappert SL, eds. Meeting health needs in the 21st century. Washington, DC: Association of Academic Health Centers, 2003, pp. 14-27.
9. University of Minnesota Human Rights Library. The Right to Health. Available at: http://hrlibrary.umn.edu/links/health.html. Accessed July 24, 2018.
10. World Health Organization. WHO definition of health, 1948. Available at: http://www.who.int/about/definition/en/. Accessed July 24, 2018.
11. United Nations. Charter of the United Nations, 1945. Available at: http://www.un.org/en/charter-united-nations/index.html. Accessed July 24, 2018.
12. United Nations. Universal Declaration of Human Rights, 1948. Available at: http://www.un.org/en/universal-declaration-human-rights/index.html. Accessed July 24, 2018.
13. International Covenant on Economic, Social and Cultural Rights, 1966. Available at: https://www.ohchr.org/en/professionalinterest/pages/cescr.aspx. Accessed July 24, 2018.
14. Declaration of Alma-Ata, 1978. Available at: http://www.euro.who.int/en/publications/policy-documents/declaration-of-alma-ata,-1978. Accessed July 24, 2018.
15. Lalonde M. A new perspective on the health of Canadians: A working document. Ottawa: Health Canada, 1974.
16. Frohlich KL, Potvin L. Transcending the known in public health practice. The inequality paradox: The

population approach and vulnerable populations. American Journal of Public Health 2008; 98: 216-221.

17. Gray AM. Inequalities in health: The Black Report: A summary and comment. International Journal of Health Services 1982; 12: 349-380.

18. Committee for the Study of the Future of Public Health, Institute of Medicine. The future of public health. Washington, DC: National Academies Press, 1988.

19. Institute of Medicine. The future of the public's health in the 21st century. Washington, DC: National Academies Press, 2002.

20. Council on Education for Public Health. Accredited schools and programs, 2018. Available at: http://ceph.org/accredited/. Accessed July 24, 2018.

21. Association of Schools and Programs of Public Health. Available at: https://www.aspph.org/connect/data-center/resources/. Accessed July 17, 2018.

22. Bowen WG, Bok D. The shape of the river: Long-term consequences of considering race in college and university admissions. Princeton, NJ: Princeton University Press, 1998.

23. Council on Education for Public Health. Accreditation criteria for Schools of Public Health & Public Health Programs, amended October 2016. Available at: https://ceph.org/assets/2016.Criteria.redline.3-16-18.pdf. Accessed August 7, 2018.

24. Gostin LO, Mann J. Towards the development of a human rights impact assessment for the formulation and evaluation of public health policies. Journal of Health and Human Rights 1994; 1: 59-80.

25. Healton C, Nelson K. Reversal of misfortune: Viewing tobacco as a social justice issue. American Journal of Public Health 2004; 94: 186-191.

26. Physicians for Human Rights. The right to equal treatment: A report by the Panel on Racial and Ethnic Disparities in Medical Care. Boston, MA: Physicians for Human Rights, 2003. Available at: http://physiciansforhumanrights.org/assets/multimedia/phr_righttoequaltreatment.pdf. Accessed July 24, 2018.

27. Virchow R. De Einheitsbestrebunger in der Wissenschaftlichen, quoted in Strauss MB. Familiar medical quotations. Boston, MA: Little, Brown and Company, 1968.

28. Schweitzer A. Out of my life and thought. Baltimore, MD: Johns Hopkins University Press, 1998.

생태사회이론

사회정의와 공공보건의 비판적 연구의제

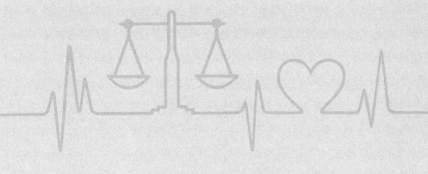

A Critical Research Agenda for Social Justice and Public Health

낸시 크리거
번역 김유미

낸시 크리거(NANCY KRIEGER)_ PhD. 하버드 대학교 보건대학 사회와 행동과학부 사회역학 교수. 2019년 공중보건과 역학분야에서 상위 1% 연구자 선정, *Social Epidemiology*(2014) 공저, 『낸시 크리거의 역학 이론과 맥락』(2018). nkrieger@hsph.harvard.edu

김유미_ MD. MPH. PhD. 한양대학교 의과대학 및 보건대학원 부교수. 인구 집단의 건강과 질병의 분포와 결정 요인을 연구하고 교육하고 있다. kimyumi@hanyang.ac.kr

가난한 이에게 음식을 줄 때는 성자라고 불린다.
왜 가난한 이들이 음식이 없는지 묻는다면 공산주의자로 불린다.
- 돔 헬더 카마라(Dorm Helder Camara, 1909~1999, 브라질 레시페 대주교)(1)

서론

불의(injustice)의 존재에 대해 의문을 가지는 것이 사회정의를 위한 작업의 핵심이다. 무엇이 항상 그대로여야 하는 것이 아니므로, 사람들의 건강을 포함하여 불의의 원인과 결과에 대해 의문을 가지는 것은 실용적으로 불가피할 뿐만 아니라 동시에 상상력과 희망을 위해서도 필수적 행위이다. 질문을 하게 된다면 비판적이고 창의적인 작업을 통해 왜 불의가 존재하고, 왜 누구는 잃고 누구는 얻으며, (불의가) 어떤 문제를 일으키는지 알 수 있으며, 공정하고 지속 가능한 해결을 만들고 위해를 바로잡는 데 유용한 지식을 생산할 수 있게 된다. 건강 불형평, 즉 공평하지 않고, 불필요하며 이론적으로 예방 가능한 사회집단 간 차이를(2-4) 막기 위해서는 무엇이 공평하지 않고, 무엇이 불필요하며, 무엇을 예방할 수 있는지 규명하는 연구가 필요하다.

우리가 살아가는 사회적이고 생태적인 세계를 이해하고 탐구하며 변화시키기 위해 사람들이 고안하고 사용하는 개념적 프레임워크(framework)와 이 프레임워크의 가능성과 한계가 이 핵심 질문을 해결하는 열쇠이다(5-7). 사람들이 감당할 수 있는 정도가 특혜로 형성되기 때문에 특혜, 억압, 착취에 대항하는 것이 매우 중요하다(8).

일례로 부유한 혹은 적어도 경제적으로 편안한 사람은 경제적 박탈의 어려운 현실로부터 보호받고 있다. 마치 유색인이 경험하는 매일의 인종차별에서 백인이 보호되는 것과 같다. 여성이 경험하고 있는 젠더 차별에서 남성이 보호받는 것과 마찬가지다. 이성애자 시스젠더(cis-gender)[1]가 동성애와 트랜스젠더 배척이라는 차별에서 보호받는 것도 마찬가지다. '자국에서 태어난' 사람이 반이주 차별에서 보호받는 것도 마찬가지다. 측은지심, 호기심, 배움에 대한 헌신과 결합한 비판적 사고를 통해 마음과 문을 열 수 있으며 비판적 연구자가 연대한 지역사회를 만들 수 있다. 이 주제와 관련된 모든 사람이 불의의 체계와 구조에 도전할 수 있

---

[1] 분자식이 같지만 원자의 배열 방식이 달라 물리적, 화학적으로 다른 성질을 가지는 화합물을 이성질체라고 하며 순방향의 위치를 시스(cis-), 역방향인 경우 트랜스(trans-)라는 접두어로 표현한다. 시스젠더(cis-gender)란 자신이 정체감을 가지고 있는 젠더가 자신의 사회적 젠더와 같은 위치로 일치하는 경우라고 할 수 있다.

도록, 지식을 알고 적용할 수 있도록 하는 것이 핵심 목표이며, 이는 불의가 어떻게 사람들의 건강에 해를 끼칠 수 있는지도 포함한다(5, 9-11).

건강 형평을 지지하는 핵심 연구 질문이 사회정의와 공공보건 문제로 전환할 때 두 가지 문제에 집중하게 된다.

- 사회 불의가 건강에 해를 끼친다는 근거는 무엇인가?
- 이 위해를 예방하기 위해 무엇을 할 수 있고, 누가 할 수 있는가?

이 질문은 2006년 이 책의 초판에서(8) 처음 제기했을 때, 2013년 2판에서 이 문제를 확장했을 때와(12) 마찬가지로 2019년인 현재도 여전히 유효하다. 이 질문은 각자와 모든 세대가 물어야 할 것이다. 업데이트한 이 장에서 서술하고 있는 바, 사회경제적 분리와 불의의 속성, 정도, 원인의 대립이 명백하게 세계적으로 확대되고 있으며 기후 변화도 그러하다. 대중 감시 체계(mass surveillance)를 포함하여, 거짓과 선동을 만들고 유포하는 새로운 디지털 기술과 결합한 반자유적 권위주의, 자국민보호주의, 군국주의가 부상하고 있다. 그리고 물론 이런 억압적 정책에 대항하며 좀 더 인도적, 형평적, 지속가능한 세계를 위한 지역, 국가, 세계 수준의 조직적 움직임도 있다(5-7, 10, 13-15). '대안적 사실(alternative facts)'이 널려 있는 현재의 세계에서 독립적 과학자들의 탐구와 검정을 통해 강고하게 도출한 비판적인 과학적 근거는 사실의 확인과 사람들의 건강을 위한 활동의 안내를 위해 더욱 필요성이 커지고 있다(5, 11).

비판적 사고와 연구를 함께 품는 것은 복잡성과의 연계를 요구하는데, 이 도전이 압도적이기 때문에 저항감이 들 수 있다(5, 7, 9, 10). 복잡성을 통해 좀 더 가능성 있는 많은 지렛대 점(leverage point)을 알 수 있다고 생각하는 것도 하나의 방법이다(5-7, 9-11, 13, 14). 게다가 '행동하지 않음'은 필연적으로 현상유지가 되기 때문에 '복잡성'을 제기하면 행동하지 않음에 대한 변명을 할 수 있기도 하다. 대신 도전을 통해 공공보건의 사회정의를 위한 유용한 연구 어젠다를 고안할 수 있다. 그런 어젠다를 개발해야 하는 네 가지 핵심 이유는 아래와 같다.

1. **무시는 행동을 가로막는다.** '자료 없이는 문제도 없다'는 빛바랜 속담을 대신하여 '묻지 않으면 알지 못한다', '알지 못하면 행동할 수 없다'는 두 격언이면 충분하다(16).
2. **'사실'은 '그 자체로 이야기하지' 않는다.** 대신 연구 결과는 연구자가 활용한, 또는 활용하지 않은 이론 프레임워크에 따라서 비판적으로 평가되어야 한다. 연구자와 연구를 활용하는 사람 모두가 적절한 내용과 자료를 얼마나 철저하게 개념화하고, 운용하고, 분석하며 해석했는지에 따라 평가되어야 한다. 어떤 주어진 연구나 도달한 결론

의 함의에서 있을 법한 제한점을 면밀하게 확인하는 데 집중하는 것을 의미하는 지적 정직성에 따라 평가되어야 한다(5, 9-11, 17, 18).

3. 특이성(specificity) 문제. 사회 불의가 건강에 해를 입힌다는 중요 가설은 개별 혹은 모든 불의가 인과적으로 건강 결과 각각이나 모든 유형에 관련되거나 이런 관련이 고정된 것임을 의미하지는 않는다(5, 17). 그러나 산업화된 국가에서 20세기에 걸쳐 나타난 흡연의 뚜렷한 계급 이동을 생각해 보라. 보다 풍족한 인구 집단에 주로 흡연율이 집중되었다가 점차 보다 곤궁한 집단에서 흡연율이 높게 되었다(19, 20). 건강 불형평을 포함하여 인구 집단의 질병 분포 실제 현황과 변화를 설명하기 위해서는 인과적 가설과 함께 공공보건을 향상하기 위한 정책과 중재의 효능에 대한 평가를 핵심으로 구성해야 한다(5, 17, 21-24).

4. 연구는 건강 불형평을 줄이기보다는 악화시키거나 양산할 수도 있다. 이 유감스러운 문장은 이미 과학적 인종주의와 우생학이라는 뻔뻔한 사례를 통해 잘 드러난다(5, 21, 25-29). 이런 우려는 박탈된 사람들의 맥락이 아니라 특성에 주안점을 두는 연구와 같은 사례에서 좀 더 미묘하고 교묘하게 존재한다. 일례로 노숙인과 건강에 대한 연구가 주택 시장의 특성을 고려하지 않고 노숙인의 특성으로써 집이 없는 것의 원인을 찾으려고 한다고 생각해 보라(30, 31).

공공보건 연구의 문제적 유산과 비판적 잠재성 모두가 건강 불형평의 원인과 결과, 해결 방안에 대한 주장에 대한 검정을 필요로 한다.

이 장에서는 이론, 모니터링, 인과론, 예방이라는 네 가지 구성으로 사회정의와 공공보건 연구의 의제를 제안하고자 한다. 후술할 생태사회이론(ecosocial theory)에 의거하여(5, 21-24) 사회정의는 공공보건의 토대라는 것이 핵심 제안이다(32).

이론: 아이디어, 분석, 설명을 갈고 닦는 연구

왜 이론인가? 왜냐하면 이론은 사회 불의와 건강 간의 연관성을 포함하여 현상의 특정한 범위와 가설적 관련이 정말 존재하는지 검정할 수 있는 방법을 보여줌으로써, 세계(와 우주)의 작동에 대한 우리의 아이디어에 통찰을 주고 이를 검증하도록 촉진하기 때문이다(5, 6, 9-11, 21-24). 이론은 또한 이미 보고된 것에서만 생각하기보다는 (알려진 것과 아닌 것의) 간극을 알려준다(5, 9-11, 21-24). 이론에 대한 명백함이 중요한 사례로써 인구 집단 건강에 대해 상반된 두 가지 설명을 생각해 보자. 하나는 우세를 점하고 있는 질병 분포에 대한 탈맥락화된 생의

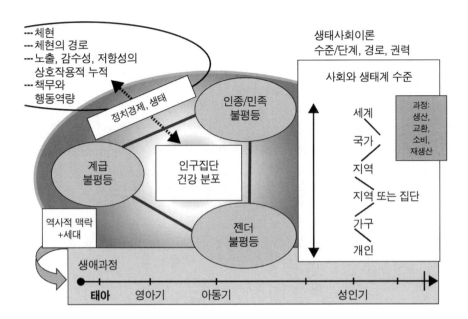

그림 26.1 생태사회이론과 불평등 체현의 핵심구조

학과 생활습관 이론이다. 이는 일차적으로 개인의 타고난 생물학과 행동에서 원인을 찾는다. 이와는 반대로 질병 분포에 대한 다양한 사회역학 이론이 있다. 이 이론들은 사람이 태어나 살고 일하고 사랑하고 나이 들고 아프며 죽게 되는 사회적으로 형성된 맥락에서 원인을 찾는다(4, 5, 18, 21-24, 33-36).

　질병 분포의 생태사회이론은 내가 1994년 개진했는데(5, 21-24) 인구 집단의 건강과 건강 불형평을 권력, 계층, 생애과정, 역학, 생물학과의 관련 속에서 비판적으로 이론화한 것이다(그림 26.1). 과거와 현재에서 사회불평등의 생물학적 표현으로 건강의 사회 불의를 개념화하는 것을 목표로 이 이론은 인구 집단 건강을 분석하기 위한 안내로서 네 가지 핵심 구성요소를 제안한다(5, 21-24).

1. **체현**(embodiment): 말 그대로 우리가 살고 있는 물질세계와 사회적 세계를 생물적으로 어떻게 통합하는가를 일컫는다.
2. **체현의 경로**: 권력과 자산의 사회적 배치의 역사와, 단지 유전 빈도가 아니라 우리의 유전 발현을 포함한 진화된 생물학의 한계와 가능성에 의해 동시에 형성되는 체현의 과정을 일컫는다.
3. **생애과정에 걸친 노출, 감수성, 저항력의 누적적 상호작용**: 타이밍의 중요성, 그리고

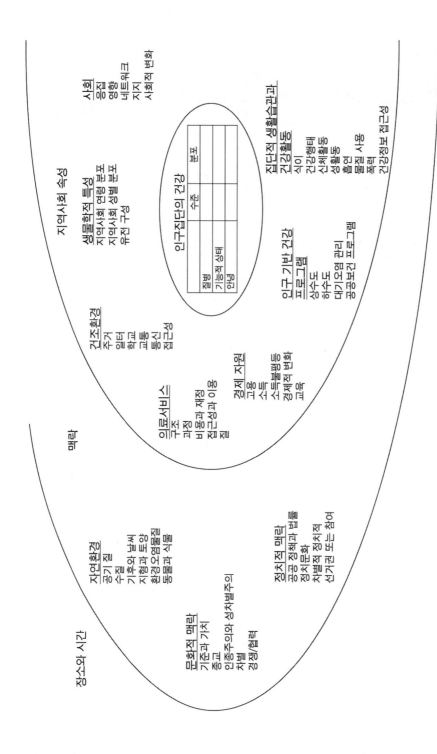

그림 26.2 인구 집단 건강의 개념 모형

자료: U.S. Department of Health and Human Services Data Council, Centers for Disease Control and Prevention, National Committee on Vital and Health Statistics, National Center for Health Statistics, Shaping a health statistics vision for the 21st century: Final report, Washington, DC: National Center for Health Statistics, 2003.

개인이 출생한 역사적 세대와 함께 개인 생애과정의 사회적 생물학적 발달을 야기하는 체현된 노출의 축적과 반응을 일컫는다.

4. **책무성과 작인**(agency): 건강 불형평을 생산하거나 영속하게 하는 제도적이고 개인적인 책임뿐만 아니라 이 불형평을 설명하거나 무시하는 데 동원되는 공공보건 연구자의 이론도 포함한다.

생태사회이론을 활용함으로써 그림 26.1에서 제시한 체현의 경로로 구조화된 근거와 근거의 틈새를 체계적으로 평가할 수 있게 되며 건강 불형평의 양상과 원인에 대한 필요한 추가적 연구를 파악할 수 있다.

인구 집단건강과 건강 불형평을 분석하는 데 개념적 프레임이라는 이론적 바탕이 필요하다는 인식이 증가하는 것은 학문적 문헌에서만이 아니라 핵심 정부 보고서와 기관에서도 점차 21세기적 특징이 되고 있다(4-7, 17, 33-38). 이런 추세를 설명하는 맥락에 기반한 사례는 ① 미국연방정부의 2003년 『21세기를 위한 건강통계의 비전 만들기(Shaping a Health Statistics Vision for the 21st Century)』보고서(그림 26.2)(37), ② 세계보건기구의 2008년 건강의 사회적 결정요인 위원회 보고서(그림 26.3)(4, 33), ③ 미국 국립보건원(National Institutes of Health: NIH)에서 2010년 새로 수립한 미국 소수자 건강과 건강 격차 기구(U.S. National Institute of Minority Health and Health Disparities)에서 고안한 2017년 「연구 프레임워크(Research Framework)」보고서(그림 26.4)(39) 등이 있다.

그러나 사회 불의와 건강에 대한 연구에 명시적이거나 암시적인, 서로 다른 종류의 최근 이론들이 어떻게 유사하고, 다르며, 부족한 부분이 무엇인지에 대한 체계적 연구는 현재까지 맹아기에 있다(5, 21-24, 33, 34). 인구 집단 건강 과학에서 이런 이론은 다음과 같다(명칭이 있는 이론에 대한 자세한 논의는 참고문헌 22, 23, 33-35를 살펴보라).

- **질병분포에 대한 사회역학이론**: 일부는 건강의 정치경제학, 건강의 사회적 형성, 라틴 아메리카 사회의학, 비판적 역학, 집합적 건강, 건강과 인권 등 사회정치 이론을 포함한다. 이 모두는 사회적 결정요인을 강조하지만 생물학적 부분에서 상대적으로 모호하다(5, 21-24, 33, 34, 40-43).
- 좀 더 **생물학 혹은 심리학에 바탕을 둔 이론**: 본래 사회 불의에 초점을 두지는 않으나 생애과정 프레임워크, 인간과 사회생태학, 사회심리학, 사회적 맥락으로 형성되는 건강행태에 초점을 둔 다양한 심리사회이론 등은 건강 불형평을 다루는 연구에 적용된다(5, 21-24, 36, 44-46).

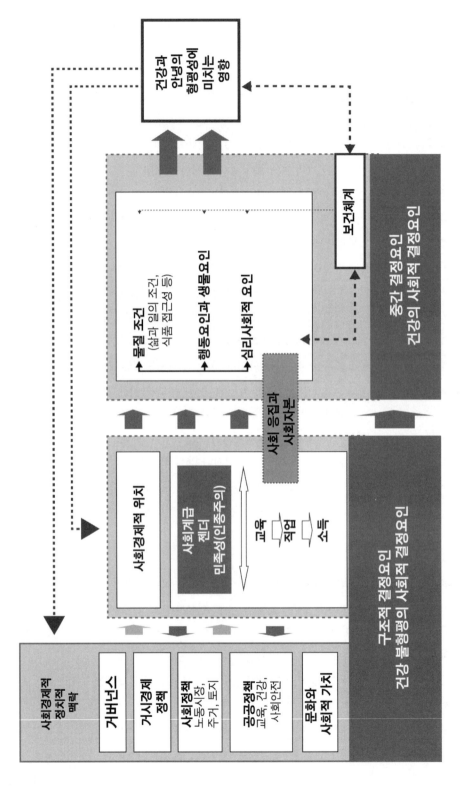

그림 26.3 2008년 세계보건기구 건강의 사회적 결정요인 위원회 모형

건강과 안녕의 형평성에 미치는 영향

보건체계

중간 결정요인 건강의 사회적 결정요인

물질 조건
(삶과 일의 조건, 식품 접근성 등)

행동요인과 생물요인

심리사회적 요인

사회 응집과 사회자본

사회경제적 위치

사회계급
젠더
민족성(인종주의)

교육
직업
소득

구조적 결정요인
건강 불형평성의 사회적 결정요인

사회경제적 정치적 맥락

거버넌스

거시경제 정책

사회정책
노동시장, 주거, 토지

공공정책
교육, 건강, 사회안전

문화와 사회적 가치

영향력 수준

영향력 영역	개인	개인 간	지역사회	사회
생물학	생물학적 취약성과 메커니즘	돌봄제공자-아동 상호관계 가족 미생물	지역사회 질병 노출 집단면역	위생 면역 병원균 노출
행태	건강행태 극복 전략	가구 기능 학교/직장 기능	지역사회 기능	정책과 법
물리적/건조 환경	개인 환경	가구환경 학교/직장 환경	지역사회 환경 지역사회 자원	사회구조
사회문화적 환경	사회인구 특성 제한된 영어/문화 정체성 차별에 대한 반응	사회 네트워크 가족/또래 기준 개인 간 차별	지역사회 기준 지역 구조 차별	사회적 기준 사회구조 차별
건강돌봄 체계	보험 건강 문해력 치료 선호	환자-의사 관계 의학적 결정과정	서비스 접근성 서비스 안전망	돌봄의 질 건강돌봄 정책
건강결과	개인의 건강	가족 집단의 건강	지역사회 건강	인구집단 건강

생애과정에 걸쳐

그림 26.4 미국 소수자 건강과 건강 격차 기구(U.S. National Institute of Minority Health and Health Disparities)의 연구 프레임워크(2017).

물론 사회정의와 사회 변화를 명시적으로 다루는 개념틀이지만 건강을 본래 다루지 않는 정치사회학, 상호교차성 프레임워크, 페미니즘, 반인종주의 이론, 포스트식민주의, 포스트구조주의, 마르크스주의 이론, 정의와 관련한 이론들이 있다(5, 6, 10, 47-53). 이런 이론에서 제기되는 핵심 문제는 '사회정의', '사회 불의', '형평', '불형평'에 대한(2-6, 42, 43, 50-53) 정의나 정의에 대한 논쟁을 포함한다. 이상의 이론들은 모두 건강에 사회 불의가 존재하며 사회정의가 공공보건의 토대라는 주장을 잘 뒷받침한다(1장을 보라)(4, 5, 32, 35). 이런 다양한 개념은 이 장이 다루는 범위를 벗어난 것이지만 ① 분배와 과정의 정의, ② 인권 프레임워크의 핵심인 사회적, 경제적, 정치적, 시민적, 문화적 불가분의 권리, ③ 국가 그리고 사적 혹은 공공 기관이 착취에 대해 반대하는지 혹은 너그러운지, 인권을 보호하는지 향상하는지 또는 침해하는지 등이 핵심적으로 중요한 문제이다(22장 참고)(6, 42, 43, 50-53).

구조적, 제도적, 지역사회와 개인 간 수준에서 불형평의 다양한 형태를 포함하여 원인과 결과의 역동적 경로와 이들이 육체와 정신건강에 영향을 주도록 체현되는 다양한 방식에서 이론적 명확성이 중요하다. 생의학이나 생활습관 이론과 같은 우세한 이론의 '비정치적' 입장 때문에 대다수 공공보건 연구자는 정의에 대한 이론은 고사하고 질병 분포의 정의 이론에 대해 훈련받지 못했다(2, 18, 21-24, 33-35, 54). 그러나 과학적 이해는 새로운 발견 그 자체보다는 개념과 생각의 방식이 바뀌고 정교해짐으로써 향상될 수 있다(5, 11, 26, 55). 사회정의와 공공보건 이론의 특성에 대한 연구나 향상을 위한 연구는 명시적으로 자금이 지원되는 일이 드물기 때문에 정당성이 있으며 꼭 필요하다.

모니터링: 건강 불형평의 정도와 추세를 기록하기 위한 연구

건강 불형평 모니터링을 향상하기 위한 연구도 시급하게 필요하다(4, 5, 37, 56, 57). 공공보건에서 이런 불의가 시간이 지남에 따라 악화하거나 감소하는지, 추정한 사회적 결정요인과의 관련성이 변화하는지에 대한 정도를 평가하기 위한 일상적 모니터링이 필요하다. 추세에 대한 자료를 이용하면 '고정'되거나 타고난 생물학적 특성에 초점을 둔 설명에 요긴하게 도전할 수 있다. 왜냐면 인구 집단 내에서 시간과 장소에 따라 비율(rates)이 변화한다면 이런 변화를 추동하는 것은 사람이 살고 있는 다양하고 변화하는 맥락에 존재해야 하기 때문이다(5, 21-24).

공공보건 모니터링 기반은 건강 불형평과 그 결정요인을 찾기 위한 전제 조건이다(4, 5, 16, 35, 37, 57). 이에는 ① 발생 또는 유병 사례에 대한 정확하고 완전한 기록(그리고 이 정보의 기밀성 보장), ② 희망하는 비율을 산출할 수 있는 적절한 분모 자료에 대한 접근(예를 들어 인구주택

총조사)을 포함한다. 또한 적절한 건강의 사회적 결정요인에 연계할 수 있는 능력도 중요하다 (5, 33, 37, 38, 57). 이런 활동의 수행은 어려운 일이며 자금이 부족할 때는 더욱 어렵다. 건강 불의는 건강의 사회적 격차를 생산하면서도 인구 집단 건강의 사회적 격차에 따른 악영향을 모니터링하는 데 필요한 자원을 줄임으로써 문제를 더욱 어렵게 한다(4, 5, 16).

건강의 사회 불의와 모니터링에 관련한 세 종류의 연구가 필요하다.

1. 건강 불형평을 정의하는 데 핵심적이지만 정의됨으로써 해를 입을지 모를 사회적 집단을 정량화하고 범주화하는 방법에 대한 연구(예: 계급, 인종/민족, 선주민, 젠더, 섹슈얼리티, 국적, 이민자 지위, 장애 등). 어떻게 이런 범주가 개념화되고 작동하는지, 어느 정도 잘못 분류되고 편향되는지가 문제가 된다(4, 5, 35, 53). 이런 연구의 가치를 보여주는 한 예는 오분류와 과소 집계가 미국에서 1980년대 백인 미국인에 비해 아메리카 인디언, 아시아 및 태평양 섬주민의 사망을 심각하게 과소평가하게 만든 것을 보여준 연구이다(58). 30년이 경과했지만 이 문제는 계속해서 자료의 정확성을 저해하고 사망률과 유병률의 불형평한 부담에 대한 우리의 이해를 왜곡한다(58-61). 정부 센서스나 조사에서 정확한 LGBT가 추산되는지, 성정체성이나 성적 지향에 대한 문항이 설문조사에 포함되는지는 미국과 여러 국가에서 논쟁적이다(62, 63).

2. 개인 수준에서 수집한 공공보건 모니터링 자료를 개인 수준 특징으로 환원할 수 없는 자료와 연계하기 위한 환경과 맥락에 대한 자료에 대한 연구. 일례로 2000년대 중반 미국 공중보건 불형평성 지오코딩 프로젝트(the U.S. Public Health Disparities Geo-coding Project)의 방법론적 연구는 지역사회에 기반한 사회경제적 측정의 선택과 수준이 중요한 것을 보여주었다. 센서스 지역 구분은 건강의 사회경제적 격차에 가장 민감하였으나, 흔히 사용하는 우편번호 수준 측정은 누락이 많고 더러 역전된 양상을 보였다(64, 65). 인종의 경제적 분리 등 새롭게 떠오르는 사회적 공간 양극화를 측정하는 가장 좋은 측정이 무엇인지에 대한 연구 등은 맥락화된 지역 기반 측정에 대한 지속적 연구의 필요성을 제기한다(56-70).

3. 건강을 사회적 집단에 따라 비교하는 측정에 대한 연구. ① [장애보정생존년수(DALY) 등 총합지표 활용에 대한 오랜 논쟁과 같은] 건강 결과의 선택(35, 71, 72), ② (비교위험과 절대위험도, 자료의 극단과 전체 분포 등의 오랜 논쟁과 같은) 비교의 문제를 고려하여(4, 56, 57, 73) 건강을 사회적 집단에 따라 비교하는 측정에 대한 연구. 일례로 여성은 평균적으로 남성에 비해 기대수명이 길지만 건강기대수명은 더 낮으며(74), 여성에서 건강의 사회경제적 불평등의 정도는 절대위험에서는 작지만 상대위험으로 비교할 때

비슷한 것은(75) 이런 연구의 필요성을 보여준다.

이런 상이한 사례들은 다른 방법을 사용함으로써 누가 불균등하게 불건강의 부담을 지는지에 대한 이해가 달라질 수 있음을 보여준다. 건강에 불의가 미치는 영향을 정확하게 평가하기 위해서 건강 불형평을 모니터링하기 위한 다양한 접근방법에 대한 맥락별 연구가 필수적이다.

인과론: 건강과 건강돌봄의 불형평에서 사회적 결정요인과 억제 요인을 탐구

건강 불형평을 포함하여 사회 내, 사회 간 실제 건강의 인구 집단 분포를 설명하기 위해 이론에 입각한 인과적 연구가 필요하며, 건강 불형평의 추세에 대한 인식이 필요하다(5). 빈곤과 질병이 개인의 실패 때문이 아니라 구조적 불평등으로 부과된 제약으로 인해 인과적으로 연결된 것임을 보여주기 위해서는(5, 18, 35, 40, 41, 76) 단순히 이데올로기적 논쟁만이 아니라 인과적으로 명징한 근거가 필요하다. 이 설명은 사회정의 설명과 피해자 탓하기 설명의 대립이기도 하다.

책무성과 작인 이슈를 명시적으로 표현하는 데 유용한 세 가지 주요 이론적 질문은 사회 불의와 건강 간의 인과적 연구를 안내하는 데 유용할 수 있다. 이 질문을 보다 더 자세히 연구하고 있지만 아직 답은 알려지지 않았다(4-7, 35, 41-43, 77, 78). 이 질문은 다음과 같다.

1. 인간의 필요와 생태계의 지속가능성보다 자본 축적을 우선하는 것은 건강과 건강 돌봄에 어떤 영향을 미치는가? 신자유주의 경제정책, 직업적 위험물질 노출과 위해한 직장 조직, 부적절한 급여, 환경오염, 열악한 주거, 건강 돌봄의 민영화, 값비싼 의약품, 대다수 인간 활동, 필요, 욕망의 걷잡을 수 없는 상품화 등이 문제이다.

2. 이런 우선순위에 영향을 미치는 국가 단위 정책이 공공보건 정책에 미치는 영향은 무엇인가? ① 기업, 부동산업, 보험업 및 금리의 규제 또는 규제 완화, ② 조세법, 무역 협정, 노동법, 환경법의 제정 또는 폐지 (또는 집행 또는 방치) ③ 교도소나 군대와 비교하여 사회 및 보건 프로그램의 절대적 및 상대적 지출 수준, ④ 다른 나라와의 외교 관계, 경제적 지배, 심지어는 침략 등을 관장하는 정책이 포함된다.

3. 백인우월주의, 식민주의의 유산, 반이민 정책, 경제적, 사회적, 정치적, 시민적, 문화적 권리의 빈곤과 침해가 단독 혹은 결합하여 인구 집단의 건강 분포에 미치는 영향은 무엇인가? 일례로 인종, 반이민자, 종교에 관련하여 경제적이거나 비경제적 유형의

차별 경험이 건강에 미치는 영향은 무엇인가? 가족이나 친밀한 파트너에 의해 성적 또는 신체적으로 학대를 당하거나, 성 또는 젠더 소수자에 속하기 때문에 성적으로 신체적으로 학대를 당하는 것의 건강 영향은 무엇인가?

이런 일반적 문제를 특정한 연구 질문으로 전환하려면 엄격하게 정교한 타당한 가설, 타당한 연구 설계, 적합한 측정과 분석 방법을 선택하거나 필요하다면 개발해야 한다(5, 6, 11). 모든 경우에서 다음과 같은 이슈에 대해 섬세한 주의가 필요하다(5, 21-24, 37, 38).

- 인과적 기간(노출에서부터 결과가 발현될 때까지 시간).
- 노출, 결과, 다른 공변수 측정에 대한 종류, 수준, 시기.
- 노출과 결과 간 관련성의 특이성(또는 비특이성).
- 노출과 결과 발생의 역사적 추세.

나아가 인구 집단 건강과 건강 불형평의 현재와 변화하는 양상을 설명해야 한다면 단순히 '불평등'이 아니라 변화하는 노출의 특이성에 대해 집중할 필요가 있다(5, 17, 22, 79).

개념적, 조작적 명확성이 왜 중요한지 강조하는 사례는 타당한 사회 집단과 노출을 잘못 분류했을 때 어떤 일이 일어나는지 보여주는 연구들이다. 익히 알려져 있듯이 누군가 사회계급을 단지 가구 수준보다는 개인 수준에서만 측정했다면 여성 건강의 불형평은 놓치게 된다(80, 81). 아동기가 아니라 성인기 경제적 자원만을 측정하면 경제적 박탈의 누적적 영향은 보이지 않게 된다(44, 79, 80). 가구 자원만 측정하고 이웃이나 지역의 경제적 조건을 무시한다면 중요한 맥락적 결정요인이 누락될 것이다(5, 6, 64-70, 82). 인종/민족적 정체성을 측정하는 데 인종차별의 직간접적 측정을 무시한다면 건강에 인종주의가 미치는 영향은 알 수 없다(82-87). 성, 젠더, 섹슈얼리티에 대해 측정했지만 성적 혹은 젠더화된 폭력의 현재와 과거 기록을 누락한다면 육체와 정신의 건강에 대한 설명은 불완전할 것이다(63, 83, 88-90).

어떤 하나의 연구가 그림 26.1, 26.2, 26.3, 26.4에서 제안한 다양한 경로를 현실적으로 다룰 수 없다는 것은 분명히 맞다. 불의에 초점을 둔다는 것은 조사가 '모든 것'을 측정해야 한다는 것을 의미하지 않는다. 그것은 비현실적이고 어리석은 일이다(5, 11, 91). 대신 건강 불형평과 관련된 이론을 사용하여 가설, 연구 설계, 측정 변수, 중요할 가능성이 있는 측정되지 않은 공변량과 잠재적 혼란변수, 선택 바이어스의 가능성을 체계적으로 고려하는 것이 목표여야 한다(5, 11, 91). 마찬가지로 이런 질문을 골라내는 데 어떤 종류의 정보가 도움이 될 것인지 식별하는 것이 핵심이다. 연구 가설과 자료원에 따라 학계 연구자, 공공 보건 실무자, 정책 입안자, 불평등을 겪은 사람을 포함하여 세계, 국가, 지역사회 기반의 옹호 단체로부터 귀중한 정보를 얻을 수 있다(4, 5, 18, 41, 49). 어떤 주어진 조사의 수행과 지식을 광범위한 사회적 맥락에 위치시킴으로써(5, 22, 55) 연구자는 연구 결과의 의미와 한계를 이해하고 전달하는 데 더 유리한 위치에 있을 수 있다.

사례: 미국 흑인과 백인의 유방암 에스트로겐 수용체 상태의 불형평

유방암은 건강 불형평이 질병의 다양한 측면에서 다르게 나타나는 흥미로운 사례이다(92, 93). 유방암 발생률은 일반적으로 풍요로움에 따라 증가하는 반면, 유방암 진단을 받은 이후 질병 양상에서는 그렇지 않다. 경제적 박탈과 인종차별에 노출된 사회 집단 구성원에게서 더 나쁜 종양 특성, 낮은 생존율, 높은 사망률이 발생한다(92, 93). 유방암 아형 중에서 더 치명적인 에스트로겐 수용체 음성(ER-) 유방암은 백인 미국 여성보다 흑인에게서, 경제적 여건이 좋은 여성보다 나쁜 여성에게서 더 흔하다(92-95). 인과적 연구 질문을 형성하는 데 이론이 어떻게 도움을 주는지 설명하기 위해 그림 26.1에 설명한 바 있는 생태 사회이론의 핵심 구성 요소와 이것이 제기하는 4가지 핵심 질문을 도출했다(92).

1. **사회적 역사:** 체현된 바이오 마커(bio-marker)나 건강 결과에서 평균적 인구 집단의 비율 또는 건강 불형평의 역사적 추세를 설명하는 자료는 무엇인가? 일례로 지정학적으로 혹은 사회경제적 위치, 인종/민족, 선주민, 젠더, 섹슈얼리티, 장애, 국적, 이주 상태 등을 포함하여 재산, 권력, 자원, 차별과 관련한 사회적 분화에 따른 국가나 지역사회 내, 국가와 지역사회 간 차이를 보여주는 자료가 있는가?
2. **개인의(생애과정) 역사:** 한 인간의 생애과정을 가로질러 체현된 바이오 마커나 건강 결과의 '자연적' 그리고 '비자연적' 역사는 무엇인가? 주어진 질병 과정이나 반복되는 질병에 대해 시간의 경과에 따라 그 표현은 변화하는가? 질문 1에서 고려한 사회적 집단에 따라 그 표현은 변화하는가? 즉 건강 불형평이 나타나는가?
3. **병리적/세포적 역사:** 관련된 조직(tissue) 수준에서 체현된 바이오 마커의 '자연적' 그리고 '비자연적' 역사는 무엇인가? 질병 경과에 따라 그 표현은 변화하는가? 질문 1에서 고려한 사회적 집단에 따라 그 표현은 변화하는가? 즉 건강 불형평이 나타나는가?
4. **진화적 역사:** 체현된 바이오 마커나 건강 결과에서 진화적 역사에 대해 발견한 것은 무엇이고, 여전히 논란인 것은 무엇인가? 표현의 역동성을 고려하여 이 역사가 개인, 역사적 세대, 사회적 집단 내와 사이에서 제공하는 통찰은 무엇인가?

이러한 질문에 의해 촉발된 연구를 통해 타고난 '인종적' '흑인'(또는 '아프리카') 대 '백인'(또는 '유럽인' 또는 '유럽-미국') 차이에 대해 잘못되고 우세한 생의학적 가정을 짚어낼 수 있다(96, 97). 미국 내에서 유방암 ER 상태의 흑인과 백인 사이 불평등은 역사적 시기와 출생지[법적 인종(짐 크로)차별이 있는 주인가, 사회경제적 위치, 의료서비스]에 따라 달랐다(93-95, 98, 99). 추가적으로 일부 아프리카 국가에서 이 바이오 마커의 인구 분포에 대한 소수의 자료는 ER 양성 및 ER 음성 종양의 매우 다양한 유병률을 보여주었다(100). ER의 진화 역사는 그 발현이 호르몬 약물과 같은 세포 외 신호에 매우 민감하거나 기근과 극심한 결핍 기간에 대한 노출에 매우 민감함을 시사한다(92, 99). 이론은 '차이'가 고정된 것인지 수정할 수 있는 불형평으로 볼 것인지에서부터, 유방암 ER 불형평의 현재와 변화하는 양상에 대한 가설을 검정하는 특정 연구의 가능성을 여는 것에 이르기까지 차이를 만든다. 따라서 예방을 위한 잠재적 공간을 제공하는 것이다.

예방: 프로그램과 정책의 건강형평 영향을 사정하는 방법을 개발, 평가, 개선하는 연구

예방 연구를 위한 연구 질문의 내용은 인과성 연구의 질문과 다르지만, 불의와 건강 사이의 연관성을 해결하기 위한 몇 가지 공통 원칙이 적용된다. 이러한 원칙에는 타당한 시간과 장소를 고려한 여러 수준에서 관련 경로를 개념화하는 것뿐만 아니라 사회 불의로 인해 누가 이익을 얻고 누가 피해를 받는지 묻는 것도 포함된다(5, 18, 35, 40, 41, 76-78). 사회 불의가 단순히 무지의 문제라면 지식을 늘리는 것만으로도 세상을 보다 평등하게 만드는 데 충분할 것이다. 그러나 권력과 특권을 잡고 있는 많은 사람들은 고등 교육을 받은 사람이다. 특권에 도전하고 사회 불의를 바로잡는 것이 쉬운 일이었다면 세상은 이미 매우 다른 곳이 되었을 것이다.

건강 불형평 예방 연구와 건강 형평성 증진 연구는 ① 건강을 명시하는 예방, 건강 증진, 옹호 활동이 미치는 영향을 보는 영역과 ② 공공보건 외부에서 비롯된 정책과 프로그램이 건강과 건강 형평성에 미치는 영향을 보는 두 가지 영역이 있다(4, 35). 일반적으로 건강기반 중재의 설계, 실행, 평가에 대한 연구는 직장, 학교, 지역사회와 같은 보다 광범위한 사회 불형평을 반영(및 생성)하는 물리, 사회적 조건을 가진 사회 단위를 중심으로 구성된다(4-6, 41, 46, 49). 예를 들어 직업적 위험과 건강 행동을 동시에 해결하고, 깨끗한 물에 대한 접근성을 높이고, 주변과 실내 대기 오염 물질 (담배 연기 포함)에 대한 노출을 줄이고, 더 안전한 성관계 및 콘돔 사용을 늘리고, 불법 행위와 관련된 위해를 줄임으로써 노동자의 건강을 증진하는 연구를 들 수 있다(4, 35, 49).

또한 전 세계적으로 빈곤층에 불균형하게 영향을 미치는 수많은 감염성과 기생충 질병을 예방하고 치료 제제를 개발하는 연구도 관련이 있다(101-103). 성매개감염병 확산을 줄이기 위해 장벽 보호방법을 포함하여(주: 콘돔과 같은 장벽 보호장치) 안전하고 효과적이며 저렴하며 사용자 친화적인 피임약(외과적 방법이 아닌 약물을 이용한 내과적 임신중지를 포함하여)을 위한 더 많은 선택지를 개발하는 연구도 필요하다(104-106). 이런 유형의 연구를 권고하는 것은, 기술의 '마법 총알'이나 개선된 건강 돌봄, 공공건강 프로그램이 건강의 사회적 격차를 일으킬 수 있는 사회 불의를 해소하지 않고도 그 자체가 건강을 향상할 수 있다는 흔하고 자주 과장된 주장과 일단 배치되지 않기 때문이다(4, 5, 35). 그럼에도 불구하고 역사적 기록과 현대의 연구를 통해 분명해졌듯이 잠재적으로 생명을 구할 수 있는 기술, 치료, 건강 중재의 개발은 사회정의와 공공보건을 위한 중요한 연구 어젠다 중 하나이다. 이러한 고려를 무시한다면 '공공보건 허무주의'(107)로 이어질 수도 있으며, 건강에서 사회 불의를 겪고 있는 사람들에게 특히 영향을 미치는 이른바 '수익성 없는' 질병을 오랫동안 무시해 온 엘리트 연구 프로그램이 낳은 격차를 줄이는 데 실패할 것이다(101).

나아가 다양한 종류의 공공보건 중재가 지정된 지역사회 구성원 사이와 안에서 무작위로 배정되는 것은 윤리적일 수 있지만, 그렇지 않은 경우도 있다. 일례로 깨끗한 식수의 공급과 같은 사례가 그렇다. 하나의 시사점은 무작위 대조임상시험(Randomized Clinical Trial: RCT) 패러다임이 건강의 사회적 격차를 해결하기 위해 무엇이 영향을 주는지에 대한 근거를 만드는 데 유일한 표준이 될 수는 없다는 것이다. 무작위 대조임상시험으로는, 무작위 배정을 할 수는 없지만 변화시킬 수 있는 핵심적 결정요인을 다룰 수 없기 때문이다(108). 이러한 이유로 다음이 매우 중요하다.

- 근거의 삼각법(Triangulation of evidence).
- (비실험적 대조에 대한 비교 분석을 포함하여) 인과추론에 적절한(그러나 인위적으로 너무 협소하지는 않은) 접근 방법.
- '연구'를 위해서가 아니라 사람들의 건강을 향상하기 위해 설계된 옹호 활동의 실패와 성공에 대한 평가 연구(4-6, 41, 49, 108-111).

또한 건강에 영향을 미치지만 공공보건과 명시적으로 구상되지 않았거나 실행되지 않은 정책과 프로그램의 영향에 대한 예방 기반 연구가 필요하다. 일례로 조세, 무역, 노동, 이주, 교통, 도시개발, 교육, 주거, 빈곤 퇴치 프로그램 등이 있다. 이러한 '비건강' 정책이 인구 집단 건강에 미치는 영향에 대한 우려는 새로운 것은 아니지만, 건강 불형평의 예방에 이러한 주제가 담보하는 전망에 대한 새로운 관심이 건강 영향 평가(Health Impact Assessment: HIA)나 건강 형평성 평가 평가틀에 모이고 있다(4-7, 41, 112-117). 이러한 영향 평가는 ① 건강의 사회적 결정요인과 건강에 대한 부문의 책무성에 대한 인식을 향상하고, ② '비건강' 정책이나 프로그램이 건강 불형평을 줄이거나 악화하는 데 어떤 잠재력을 가지는지 관심을 환기한다(4-7, 41, 112-117). 사회정의와 건강 간의 연결을 촉진할 수 있는 예방연구의 유망한 공간을 HIA가 보여준다 하더라도, 건강과 건강 형평성에 가능한 영향을 타당하게 추정하는 실행 가능성이나 비용 등 과정과 한계에 대한 중요한 질문이 여전히 남아 있다(113, 115, 117).

결론

사회 불의와 건강 사이의 연관에 대해 많은 연구 질문이 남아 있다. 이러한 연구를 수행해야 하는지, 어떤 질문이 우선순위여야 하는지를 결정하기 위해서 사회정의와 인권의 원칙에 주의를 기울일 필요가 있다. 연구팀 구성, 연구 설계, 자금 조달, 자료 수집, 가설 검정, 결과 해석과 전파에 이르기까지 이 원칙에 대한 고려가 필수적이다. 마찬가지로 공공과 민간 스폰서 모두가 사회 불의와 건강에 대한 연구를 후원할 수 있도록 장기적 시각의 집단적 전략 수립이 필요하다.

미국 국립보건원(NIH)가 건강 불형평 연구를 지원하기 위해 필요했던 무수한 노력을 생각해 보라. 국립보건원 소수자담당국(NIH the Office of Minority Programs)이 1990년 설립된 후 자체 연구 지원을 할 수 있는 국립소수자 건강과 건강 격차 연구소(the National Institute on Minority Health and Health Disparities)로 전환하는 데 20년이나 걸렸다(39). 그러나 건강 불형평에 대한 연구는 여전히 국립보건원 연구 포트폴리오와 국립 의학도서관 PubMed 데이터베이스의 건강 연구 중 극히 일부분에 지나지 않는다(23, 118).

엄격한 과학과 지지/옹호가 양립할 수 없다는 보수적 주장을 배격하기 위해 사회정의와 공공보건을 연결하는 연구는 개념적, 방법론적 엄격성을 요구받으며 발전해 왔다(119, 120). 그러나 (다루고 있는 문제의) 시급성을 생각할 때, 건강 불형평을 다루는 연구는 이용 가능한 최상의 지식, 이론, 방법을 사용해야 할 책임이 있다(4-7, 31, 41, 108, 109). 보다 공정하고 배려하며 지속가능한 세상을 만들기 위해 노력하는 많은 사람들 중에서 공공보건 연구자들은 건강 불형평의 결정요인과 해결 방법을 찾기 위해 헌신적이고 선도적인 노력을 통해 확보한, 어렵게 얻은 지식을 이용함으로써 특별히 중요한 기여를 할 수 있다.

참고문헌

1. Lecumberri B. Brazil's Helder Camara, champion of poor, dies at 90. Agence France Presse, August 28, 1999. Available at: http://www.hartford-hwp.com/archives/42/084.html. Accessed May 31, 2018.
2. Whitehead M. The concepts and principles of equity and health. Health Promotion International 1991; 6: 217-228.
3. Braveman P, Gruskin S. Defining equity in health. Journal of Epidemiology and Community Health 2003; 57: 539-545.
4. Committee on Social Determinants of Health. Closing the gap in a generation: Health equity through action on the social determinants of health. Final report of the Commission on Social Determinants of Health. Geneva: World Health Organization, 2008. Available at: http://www.who.int/social_determinants/thecommission/finalreport/en/index.html. Accessed May 31, 2018.
5. Krieger N. Epidemiology and the people's health: Theory and context. New York: Oxford University Press, 2011.
6. Beckfield J. Political sociology and the people's health. Foreword by Nancy Krieger. New York: Oxford University Press, 2018.
7. Friel S. Climate change and the people's health. Foreword by Nancy Krieger. New York: Oxford University Press, 2019.
8. Krieger N. Researching critical questions on social justice and public health: An ecosocial perspective. In: Levy BS, Sidel VW, eds. Social injustice and public health. New York: Oxford University Press; 2006, pp. 460-479.
9. Haraway DJ. Situated knowledge: The science question in feminism and the privilege of partial perspective. In: Haraway DJ. Simians, cyborgs and women: The reinvention of nature. New York: Routledge Press, 1991, pp. 183-201.
10. Hill Collins P, Bilge S. Intersectionality. Cambridge, UK: Polity Press, 2016.
11. Ziman J. Real science: What it is and what it means. Cambridge, UK: Cambridge University Press, 2002.
12. Krieger N. Researching critical questions on social justice and public health: An ecosocial perspective. In: Levy BS, Sidel VW, eds. Social injustice and health (Second edition). New York: Oxford University Press, 2013, pp. 465-484.
13. Klein N. No is not enough: Resisting Trump's shock politics and winning the world we need. Chicago, IL: Haymarket Books, 2017.
14. Solnit R. Hope in the dark: Untold histories, wild possibilities. 3rd ed. Chicago, IL: Haymarket Books, 2016.
15. O'Neil C. Weapons of math destruction: How big data increases inequality and threatens democracy. New York: Crown, 2016.
16. Krieger N. The making of public health data: Paradigms, politics, and policy. Journal of Public Health Policy 1992; 13: 412-427.
17. Kunitz SJ. The health of populations: General theories and particular realities. New York: Oxford University Press, 2006.
18. Tesh SN. Hidden arguments: Political ideology and disease prevention policy. New Brunswick, NJ: Rutgers University Press, 1988.
19. Kluger R. Ashes to ashes: America's hundred-year cigarette war, the public health, and the unabashed triumph of Philip Morris. New York: Alfred A. Knopf, 1996.
20. Brandt AM. The cigarette century: The rise, fall, and deadly persistence of the product that defined America. New York: Basic Books, 2007.
21. Krieger N. Epidemiology and the web of causation: Has anyone seen the spider? Social Science & Medicine 1994; 39: 887-903.
22. Krieger N. Theories for social epidemiology in the 21st century: An ecosocial perspective. International Journal of Epidemiology 2001; 30: 668-677.
23. Krieger N. Got theory?—On the 21st c. CE rise of explicit use of epidemiologic theories of disease distribution: a review and ecosocial analysis. Current Epidemiology Reviews 2014; 1: 45-56.
24. Krieger N. Theoretical frameworks and cancer inequities. In: Straif K, Saracci R, Loomis D, et al., eds. Social

inequalities in cancer. Lyons, France: International Agency on Cancer Research, in press.

25. Chase A. The Legacy of Malthus: The social costs of the new scientific racism. New York: Alfred A. Knopf, 1980.

26. Hammonds EM, Herzig RM, eds. The nature of difference: Sciences of race in the United States from Jefferson to genomics. Cambridge, MA: MIT Press, 2008.

27. Kevles DJ. In the name of eugenics: Genetics and the uses of human heredity. Cambridge, MA: Harvard University Press, 1995.

28. Bashford A, Levine P, eds. The Oxford handbook of the history of eugenics. New York: Oxford University Press, 2010.

29. Leonard TC. Illiberal reformers: Race, eugenics & American economics in the Progressive Era. Princeton, NJ: Princeton University Press, 2016.

30. Sclar ED. Homelessness and housing policy: A game of musical chairs. American Journal of Public Health 1990; 80: 1039-1040.

31. Schwartz S, Carpenter KM. The right answer to the wrong question: Consequences of type III error for public health research. American Journal of Public Health 1999; 89: 1175-1180.

32. Krieger N, Birn AE. A vision of social justice as the foundation of public health: Commemorating 150 years of the spirit of 1848. American Journal of Public Health 1998; 88: 1603-1606.

33. Solar O, Irwin I. A conceptual framework for action on the social determinants of health. Social Determinants Health Discussion Paper 2 (Policy and Practice). Geneva: World Health Organization, 2010.

34. Wemrell M, Merlo J, Mulinari S, Homborg A-C. Contemporary epidemiology: A review of critical discussions within the discipline and a call for further dialogue with social theory. Sociology Compass 2016; 10: 153-171.

35. Birn AE, Pillay Y, Holtz T. Textbook of global health. New York: Oxford University Press, 2017.

36. Solomon M, Simon JR, Kincaid H, eds. The Routledge companion to philosophy of medicine. New York: Routledge-Taylor & Francis, 2017.

37. U.S. Department of Health and Human Services Data Council, Centers for Disease Control and Prevention, National Center for Health Statistics, and National Committee on Vital and Health Statistics. Shaping a health statistics vision for the 21st century: Final report. Washington, DC: National Center for Health Statistics, 2003.

38. National Institute of Minority Health and Health Disparities. NIMHD research framework. Available at: https://nimhd.nih.gov/about/overview/research-framework.html. Accessed May 31, 2018.

39. National Institute of Minority Health and Health Disparities. History. Available at: https://nimhd.nih.gov/about/overview/history/. Accessed May 31, 2018.

40. Navarro V, ed. The political economy of social inequalities: Consequences for health and quality of life. Amityville, NY: Baywood Publishing Company, 2002.

41. Hofrichter R, Bhatia R, eds. Tackling health inequities through public health practice: Theory to action. 2nd ed. New York: Oxford University Press, 2010.

42. Gruskin S, Mills EJ, Tarantola D. Health and human rights 1: History, principles, and practice of health and human rights. Lancet 2007; 370: 449-455.

43. Gruskin S, Tarantola D. Health and human rights: Overview. In: Quah SR, Cockerham W, eds. International encyclopedia of public health. Elsevier 2017: 385-392.

44. Kuh DH, Ben-Shlomo Y, eds. A lifecourse approach to chronic disease epidemiology. 2nd ed. Oxford, UK: Oxford University Press, 2004.

45. Ben-Shlomo Y, Cooper R, Kuh D. The last two decades of life course epidemiology, and its relevance for healthy aging. International Journal of Epidemiology 2016; 45: 973-988.

46. Schneiderman N, Speers MA, Silva JM, et al., eds. Integrating behavioral and social sciences with public health. Washington, DC: American Psychological Association, 2001.

47. Hancock A-M. Intersectionality: An intellectual history. New York: Oxford University Press, 2016.

48. Carbado DW, Crenshaw KW, Mays VM, Tomlinson B. Intersectionality: Mapping the movements of a theory. Du Bois Review 2013; 10: 30-312.

49. Wallerstein N, Duran B. Theoretical, historical, and practice roots of CBPR. In: Wallerstein N, Duran B, Oetzel JG, Minkler M, eds. Community-based participatory research for health: Advancing social and health equity. 3rd ed. San Francisco, CA: Jossey-Bass, 2018, pp. 17-30.

50. Watene K, Drydyk J, eds. Theorizing justice: Critical insights and future directions. London: Rowman & Littlefield International, 2016.

51. Miller D. Principles of social justice. Cambridge, MA: Harvard University Press, 1999.

52. Venkatapuram S. Health justice. Cambridge, UK: Polity Press, 2011.

53. Grusky DB, Hill J, eds. Inequality in the 21st century: A reader. Boulder, CO: Westview Press, 2018.

54. Lock M, Gordon D, eds. Biomedicine examined. Dordrecht, the Netherlands: Kluwer Academic Publishers, 1988.

55. Rosenberg CE, Golden J, eds. Framing disease: Studies in cultural history. New Brunswick, NJ: Rutgers University Press, 1992.

56. Harper S, Lynch J. Measuring health inequalities. In: Oakes JM, Kaufman JS, eds. Methods in social epidemiology. San Francisco, CA: Jossey-Bass, 2006, pp. 134-168.

57. World Health Organization. National health inequality monitoring: A step-by-step manual. Geneva: WHO, 2017. Available at: http://apps.who.int/iris/bitstream/10665/255652/1/9789241512183-eng.pdf?ua=1. Accessed May 31, 2018.

58. Rosenberg HM, Maurer JD, Sorlie PD, et al. Quality of death rates by race and Hispanic origin: A summary of current research, 1999. National Center for Health Statistics: Vital and Health Statistics, Series 2, 1999.

59. Arias E, Heron M, Hakes J. The validity of race and Hispanic-origin reporting on death certificates in the United States: An update. Vital Health Statistics 2016; 172: 1-21.

60. Espey DK, Jim MA, Richards TB, et al. Methods for improving the quality and completeness of mortality data for American Indians and Alaska Natives. American Journal of Public Health 2014; 104(Suppl 3): S286-S294.

61. Atekruse SF, Cosgrove C, Kronin C, Yu M. Comparing cancer registry abstracted and self-reported data on race and ethnicity. Journal of Registry Management 2017; 44: 30-33.

62. Cahill SR, Makadon HJ. If they don't count us, we don't count: Trump administration rolls back sexual orientation and gender identity data collection. LGBT Health 2017; 4: 171-173.

63. Patterson JG, Jabson JM, Bowen JD. Measuring sexual and gender minority populations in health surveillance. LGBT Health 2017; 4: 82-105.

64. Krieger N, Chen JT, Waterman PD, et al. Painting a truer picture of U.S. socioeconomic and racial/ethnic health inequalities: The Public Health Disparities Geocoding Project. American Journal of Public Health 2005; 95: 312-323.

65. Krieger N, Waterman PD, Chen JT, et al. The Public Health Disparities Geocoding Project Monograph. Initially launched 2004, with materials added subsequently. Available at: http://www.hsph.harvard.edu/thegeocodingproject. Accessed May 31, 2018.

66. Krieger N, Waterman PD, Spasojevic J, et al. Public Health monitoring of privilege and deprivation using the Index of Concentration at the Extremes (ICE). American Journal of Public Health 2016; 106: 256-263.

67. Krieger N, Waterman PD, Batra N, et al. Measures of local segregation for monitoring health inequities by local health departments. American Journal of Public Health 2017; 107: 903-906.

68. Krieger N, Kim R, Feldman J, Waterman PD. Using the Index of Concentration at the Extremes at multiple geographic levels to monitor health inequities in an era of growing spatial social polarization: Massachusetts, USA (2010-2014). International Journal of Epidemiology 2018; 47: 788-819.

69. Galster G, Sharkey P. Spatial foundations of inequality: A conceptual model and empirical overview. RSF: The Russell Sage Foundation Journal of the Social Sciences 2017; 3: 1-33.

70. Jones K, Johnston R, Manley D, et al. Ethnic residential segregation: A multilevel, multigroup, multiscale approach exemplified by London on 2011. Demography 2015; 52: 1995-2019.

71. Ezzati M, Lopez AD, Rodgers A, et al. Selected major risk factors and global and regional burden of disease. Lancet 2002; 360: 1347-1360.

72. Reidpath DD, Allotey PA, Kouame A, et al. Measuring health in a vacuum: Examining the disability weight of the DALY. Health Policy and Planning 2003; 18: 351-356.

73. Wagstaff A, Paci P, van Doorslaer E. On the measurement of inequalities in health. Social Science & Medicine 1991; 33: 545-557.

74. Mathers CD, Murray CJL, Lopez AD, et al. Global patterns of health life expectancy for older women. Journal of Women's Aging 2002; 14: 99-117.

75. Mustard CA, Etches J. Gender differences in socioeconomic inequality in mortality. Journal of Epidemiology and Community Health 2003; 57: 974-980.

76. Crawford R. You are dangerous to your health: The ideology and politics of victim blaming. International Journal of Health Services 1977; 7: 663-680.

77. Beckfield J, Krieger N. Epi + demos + cracy: A critical review of empirical research linking political systems and priorities to the magnitude of health inequities. Epidemiologic Reviews 2009; 31: 152-177.

78. Krieger N, Alegría M, Almeida-Filho N, et al. Who, and what, causes health inequities? Reflections on emerging debates from an exploratory Latin American/North American workshop. Journal of Epidemiology and Community Health 2010; 64: 747-749.

79. Davey Smith G, ed. Health inequalities: Lifecourse approaches. Bristol, UK: University of Bristol Policy Press, 2003.

80. Krieger N, Williams D, Moss N. Measuring social class in U.S. public health research: Concepts, methodologies and guidelines. Annual Review of Public Health 1997; 18: 341-378.

81. Cooper H. Investigating socio-economic explanations for gender and ethnic inequalities in health. Social Science & Medicine 2002; 54: 693-706.

82. Bailey ZD, Krieger N, Agénor M, et al. Structural racism and health inequities: Evidence and interventions. Lancet 2017; 389: 1453-1463.

83. Krieger N. Methods for the scientific study of discrimination and health: From societal injustice to embodied inequality—an ecosocial approach. American Journal of Public Health 2012; 102: 936-945.

84. Krieger N. Discrimination and health inequities. In: Berkman LF, Kawachi I, Glymour M, eds. Social epidemiology. 2nd ed. New York: Oxford University Press, 2014, pp. 63-125.

85. Paradies Y, Ben J, Denson N, et al. Racism as a determinant of health: A systematic review and meta-analysis. PLoS One 2015; 10: e0138511. doi:10.1371/journal.pone.0138511.

86. Gee GC, Ford, CL. Structural racism and health inequities: Old issues, new directions. Du Bois Review 2011; 8: 115-132.

87. Williams DR, Mohammed SA. Discrimination and racial disparities in health: Evidence and needed research. Journal of Behavioral Medicine 2009; 32: 20-47.

88. Shankle MD, ed. The handbook of lesbian, gay, bisexual and transgender public health: A practitioner's guide to service. New York: Harrington Park Press, 2006.

89. Krug E, Dahlberg L, Mercy J, et al., eds. World report on violence and health. Geneva: World Health Organization, 2002.

90. Doyal L. What makes women sick? Gender and the political economy of health. New Brunswick, NJ: Rutgers University Press, 1995.

91. Sydenstricker E. Health and environment. New York, NY: McGraw Hill, 1933.

92. Krieger N. History, biology, and health inequities: Emergent embodied phenotypes and the illustrative case of the breast cancer estrogen receptor. American Journal of Public Health 2013; 103: 22-27.

93. Kohler BA, Sherman RL, Howlader N, et al. Annual report to the nation on the status of cancer, 1975-2011, featuring incidence of breast cancer subtypes by race/ethnicity, poverty and state. Journal of the National Cancer Institute 2015; 107: djv048.

94. Dietze EC, Sistrunk C, Miranda-Carboni G, et al. Triple-negative breast cancer in African-American women: Disparities versus biology. Nature Reviews Cancer 2015; 15: 248-254.

95. Rauscher GH, Campbell RT, Wiley EL, et al. Mediation of racial and ethnic disparities in estrogen/progesterone receptor-negative breast cancer by socioeconomic position and reproductive factors. American Journal of Epidemiology 2016; 183: 884-893.

96. Newman LA. Disparities in breast cancer and African ancestry: A global perspective. Breast Journal 2015; 21: 133-139.

97. Iqbal J, Ginsburg O, Rochon PA, et al. Differences in breast cancer stage at diagnosis and cancer-specific survival by race and ethnicity in the United States. JAMA 2015; 313: 165-173.

98. Krieger N, Jahn JL, Waterman PD. Jim Crow and estrogen-receptor-negative breast cancer: U.S.-born black and white non-Hispanic women, 1992-2012. Cancer Causes and Control 2017; 28: 49-59.

99. Krieger N, Jahn JL, Waterman PD, Chen JT. Breast cancer estrogen receptor by biological generation: U.S. Black

and White women, born 1915-1979. American Journal of Epidemiology 2018; 187: 960-970.

100. Eng A, McCormack V, dos-Santos-Silva I. Receptor-defined subtypes of breast cancer in indigenous populations in Africa: A systematic review and meta-analysis. PLoS Medicine 2014; 11:e1001720.

101. Hoetz PJ. Forgotten people, forgotten diseases: The neglected tropical diseases and their impact on global health and development. 2nd ed. Washington, DC: ASM Press, 2013.

102. Jain N, Hwang T, Franklin JM, Kesselheim AS. Association of the priority review voucher with neglected tropical disease drug and vaccine development. JAMA 2017; 318: 388-389.

103. World Health Organization on behalf of the Special Programme for Research and Training in Tropical Diseases (TDR). Global report for research on infectious diseases of poverty. Geneva, Switzerland: World Health Organization, 2012. Available at: http://www.who.int/tdr/steward ship/global_report/en/. Accessed May 31, 2018.

104. Armstrong AYY. Contraception: Unmet needs, existing options, and new technologies. Hauppauge, NY: Nova Science Publishers, 2015.

105. Soon JA, Costescu D, Guilbert E. Medications used in evidence-based regimens for medical abortion: An overview. Journal of Obstetrics and Gynaecology Canada 2016; 38: 636-645.

106. Aral SO, Fenton KA, Lipshutz JA, eds. The new public health and STD/HIV prevention: Personal, public, and health systems approaches. New York: Springer, 2013.

107. Fairchild A, Oppenheimer G. Public health nihilism vs. pragmatism: History, politics, and the control of tuberculosis. American Journal of Public Health 1998; 88: 1105-1117.

108. Davey Smith G, Ebrahim S, Frankel S. How policy informs the evidence: "Evidence based" thinking can lead to debased policy making. British Medical Journal 2001; 322: 184-185.

109. Krieger N, Davey Smith G. The tale wagged by the DAG: Broadening the scope of causal inference and explanation for epidemiology. International Journal of Epidemiology 2016; 45: 1787-1808.

110. Cartwright N, Hardie J. Evidence-based policy: A practical guide to doing it better. New York: Oxford University Press, 2012.

111. VanderWeele TJ. On causes, causal inference and potential outcomes. International Journal of Epidemiology 2016; 45: 1809-1816.

112. Scott-Samuel A. Health impact assessment: An idea whose time has come. British Medical Journal 1996; 313: 183-184.

113. Krieger N, Northridge M, Gruskin S, et al. Assessing health impact assessment: Multidisciplinary and international perspectives. Journal of Epidemiology and Community Health 2003; 57: 659-662.

114. Mindell JS, Boltong A, Forde I. A review of health impact assessment frameworks. Public Health 2008; 122: 1177-1187.

115. Morrison-Saunders A, Pope J, Gunn JAE, et al. Strengthening impact assessment: A call for integration and focus. Impact Assessment Project Appraisal 2014; 32: 1-8.

116. Ruckert A, Schram A, Labonté R, et al. Policy coherence, health and the sustainable development goals: A health impact assessment of the Trans-Pacific Partnership. Critical Public Health 2017; 27: 86-96.

117. Welch VA, Akl EA, Guyatt G, et al. GRADE equity guidelines 1: Considering health equity in GRADE guideline development: Introduction and rationale. Journal of Clinical Epidemiology 2017; 90: 59-67.

118. National Institutes of Health. NIH-wide strategic plan, fiscal years 2016-2020: Turning discovery into health. Bethesda, MD: National Institutes of Health, 2015. Available at: https://www.nih.gov/about-nih/nih-wide-strategic-plan. Accessed May 31, 2018.

119. Satel SL. PC, M.D.: How political correctness is corrupting medicine. New York: Basic Books, 2000.

120. Mooney C. The Republican war on science. New York: Basic Books, 2005.

국제 및 국내법을 통한 인권의 보호

Protecting Human Rights Through International and National Law

헨리 A. 프리드먼·마사 데이비스
번역 이훈상

헨리 A. 프리드먼(HENRY A. FREEDMAN)_ 법학 박사(LLB, Hon Dr Law). 국가법과경제정의센터(National Center for Law and Economic Justice) 소장. HenryAFreedman@gmail.com

마사 F. 데이비스(MARTHA F. DAVIS)_ JD. 노스이스트 대학교 법학대학원 법학 교수, m.davis@northeastern. edu

이훈상_ 국제보건개발파트너스(GHDP) 대표, 경희대학교 공공대학원 글로벌거버넌스학과 객원교수, 연세대학교 통일의학센터 연구원. 아프리카와 아시아의 중저소득 국가와 북한 등에서의 보건의 향상을 위해 연구하며 활동하고 있다.

서론

국제법과 국내법은 인권을 보호하는 데 결적정인 역할을 할 수 있으며 이를 통해 사회적 불평등을 줄일 수 있다. 근본적인 인권의 개념은 고대로부터 기원한다. 개인이 국가의 법적 규약(legal code)에서 찾을 수 있는 권리를 초월하는 타고난 권리를 가지고 있다는 믿음은 모든 주요 문화권의 문헌들을 통틀어서 지속적으로 이어지는 주제이다. 미국에서 이 믿음은 독립선언문에 반영되고 있는데, 선언문은 이를 양도할 수 없는 권한(생명, 자유 행복의 추구)의 정의에 앞서 '자연과 자연의 신의 법(the laws of nature and of nature's God)'에 준거하고 있다(1).

국제적인 인권에 대한 성문화(codification)는 인도주의법(humanitarian law), 혹은 라틴 명칭으로는 *jus in bello*(전시국제법)라고 알려져 있는 전투요원의 도덕적 의무를 다루는 인권법의 분과와 함께 18세기에 시작되었다. 이러한 전쟁과 연계된 부작위(omission)와 작위(commission)의 의무는 오직 간접적으로라도 보호되어야 하는 인간과 제도가 갖게 되는 권한을 만들어냈다. 실례로 1782년 미국과 프러시아는 '우호와 통상'을 위한 조약에 서명했는데 이들 양자 간에 전쟁이 일어나는 경우 모든 여성과 어린이, 모든 분야의 학자, 토지 경작자, 예술가, 제조자 및 어부들이 무장이 되어 있지 않고 요새화되어 있지 않은 도시, 마을 및 장소에 있는 경우나 일반적으로 공통적인 생활과 인류의 유익을 위한 직업을 가지고 있는 모든 다른 이들의 경우, 이들이 자신들의 직업을 지속할 수 있어야 하며 괴롭힘을 받지 않아야 한다는 것을 제시했다(2). 이 조약은 전쟁에서 민간인은 정당한 표적이 아니라는 원칙을 분명히 했으며(3), 이는 이후 1899년과 1907년의 헤이그 조약과 1949년의 제네바 조약과 같은 국제적 조약에 소중히 간직된 원칙이기도 하다(4).

국제적인 인권법의 구속력 있는 계약으로서의 명문화는 제2차 대전의 종결과 함께 탄력을 얻기 시작했다. 1945년 효력을 갖게 된 유엔 헌장은 모든 유엔 회원국가에 구속력을 가지고 있는 조약이다. 헌장의 서문은 "우리 유엔의 인류"는 "전쟁의 재앙에서 다음의 세대를 구할 것"에 우리 스스로를 헌신하고자 한다고 이야기하고 있다. 헌장의 두 번째 문장은 이러한 헌신을 "근본적인 인권, 존엄 및 인간의 가치, 남성과 여성의 동등한 권리에 대한 믿음"을 재차 확인하는 것으로 확대하고 있다. 헌장에서 기술하고 있듯이 유엔의 핵심 목적은 "인권에 대한 존중을 촉진하고 장려하는 것"이다(5). 인종, 이주, 경제적이고 사회적 권리와 같은 좀 더 구체적인 주제들을 다루는 유엔 조약들은 이러한 근본적인 원칙들을 기반으로 한다.

하지만 국내법과 국제 인권법 사이에는 지속되는 긴장이 있게 된다. 미국에서는 본래의 헌법(1787)은 개인의 권리에 대해서는 매우 조금 포함하고 있다. 대신 미국의 헌법은 정부의 삼권에 대한 견제와 균형에 집중하고 있다. 이는 1791년에 변하게 되었고 이때 10개의 수정조항(권리장전, the Bill of Rights)이 추가되었는데, 이러한 수정조항의 추가를 통해 연방정부의 개입에서 보호되는 언론의 자유와 종교의 자유와 같은 개인의 권리를 확립되었다. 헌법에 대한 좀 더 권리 보호적인 수정조항은 남북전쟁(1861~1865) 직후에 추가되게 되었는데, 여기에는 노예제도의 금지와 함께 어떠한 주도 적법한 법적 절차 없이 개인의 생명과 자유, 혹은 재산을 빼앗을 수 없다는 것. 또한 주의 관할권하에 있는 어떠한 사람에게도 법의 동등한 보호를 부정할 수 없다는 것 등이 있다(6). 이러한 수정조항은 특정한 사회적이고 경제적인 권리에 대한 동등하고 공정한 접근권을 보장하는 데 대단히 중요했음이 판명되었다. 하지만 지금까지 대법원은 이러한 헌법의 조항들이 정부가 주거 및 복지와 같은 사회적이고 경제적인 권리를 확정적으로 제공하도록 명령하고 있지 않다는 입장을 견지하고 있다.

미국의 연방 구조 때문에, 컬럼비아구, 푸에리토리코와 50개의 주 또한 권리의 중요한 근원이 되기도 하다. 사회적·경제적 권리의 보호를 위한 많은 사법적 관할권이 연방정부의 권한보다 더 확장되어 있다. 일례로, 뉴욕주의 헌법은 궁핍한 이들에 대한 도움, 돌봄, 및 지지가 공적 관심사의 대상이며 주차원에서 대응이 되어야 한다는 것을 규정하고 있다. 일부 주들에서는 건강을 권리로 인정하고 있다. 20개의 주 헌법은 주 단위 동일 권리 수정조항을 포함하고 있으며, 이는 성에 기반을 둔 평등을 보장하고 있다. 대부분의 주 헌법은 교육에 대한 권리를 분명이 하는 조항을 가지고 있다. 이러한 조항들의 일부는 주법원에 의해서 ① 양질의 공공교육에 대한 긍정하는 차원의 기준 권리(affirmative baseline rights), 혹은 ② 적절한 주거 지원에 대한 접근성 등을 확립하기 위해 해석되기도 했다. 하지만 다른 주들에서는 법원이 이러한 주 헌법 조항들이 강제화하기 위한 기준을 확립하는 것을 의도한 것은 아니라고 해석하기도 했다.

국제법과 국내법은 사법상의 해석, 자국 내의 입법 과정, 국제조약, 그리고 학자들의 작업을 통해 형성되기 때문에 다음과 같은 주요한 질문들이 남게 된다. 이러한 뚜렷한 법률 전반 내용은 개인의 경제적·사회적 권리를 보호하기 위해 수렴될까? 만약 그렇다면 어떻게 그럴까?

국제법은 어떻게 사회 불의를 줄이는가

유엔 헌장은 나무의 원뿌리와 같으며, 다양한 범위의 개인의 권리를 더욱 구체적으로 제시하는 나무의 몸통과 많은 방향으로 뻗어난 가지를 내보내기 전에 근본적인 법률의 공간의 기반을 마련해 주는 역할을 한다.

만약 유엔 헌장이 뿌리라면 세계인권선언은 나무의 몸통 역할을 한다(1장 부록 참조). 엘리너 루즈벨트(Eleanor Roosevelt)의 리더십하에 미국의 승인과 함께 만들어진 세계인권선언은 조약은 아니지만 포괄적인 비군사적인 최초의 인권의 규칙을 구성한다. 이 선언은 투표와 정치 참여 등과 같은 시민적 및 정치적 권리를 보호하는 선언에 추가하여 경제적, 사회적, 문화적 권리에 대한 조항을 포함하는데, 이러한 조항들은 적절한 음식, 의복, 주거, 의료서비스와 필요한 사회복지 서비스를 가능하게 하는 사회보장, 교육, 건강과 안녕을 위한 적절한 생활수준 관련 내용을 다루고 있다(7). 더욱 중요하게도 세계인권선언은 주로 원칙에 대한 성명이다. 본 선언의 대부분의 조항들은 추구하고자 하는 염원을 담은 내용인 측면이 있긴 하다. 세계인권선언의 일부 측면들만이 구속력이 있는 관례적 국제법을 구성하는 것으로 인정되고 있는데, 이들은 조약보다는 국제적인 관행해 의해 형성된 구속력 있는 법이다(8).

1966년 세계인권선언으로부터 유래된 두 개의 규약이 유엔에 의해 채택되게 되었는데 이들은 경제적·사회적 및 문화적 권리에 관한 국제규약(9)과 시민적 및 정치적 권리에 관한 국제규약(10)이다. 이 규약들은 세계인권선언에서 기술된 권리에 대한 좀 더 상세한 세부 내용을 제공한다. 세계인권선언과는 달리 경제적·사회적 및 문화적 권리에 관한 국제규약과 시민적 및 정치적 권리에 관한 국제규약은 조약(treaty)들이다. 이에 따라 이들 규약들을 공식적으로 비준한 국가들은 이 규약들이 제시하고 있는 권리들을 인정하고 집행할 법적인 의무가 있다. 예를 들어 경제적·사회적 및 문화적 권리에 관한 국제규약하에서 회원국들은 ① 안전하고 건강한 근무환경에 대한 권한을 인정하는 것, ② 해로운 작업에 어린이와 청소년을 고용한 고용주를 처벌하는 것, ③ "모든 사람이 도달 가능한 최고 수준의 신체적·정신적 건강을 향유할 권리"를 인정하는 것에 대한 의무가 있다. 건강의 도달 가능한 최고 수준을 이루어내기 위해서 경제적·사회적 및 문화적 권리에 관한 국제규약 회원국들은 영아 사망률을 낮추고, 환경 및 산업 위생을 향상시키고, 감염성, 환경성, 작업적인, 그리고 다른 유형으로 인한 질병을 예방하고 치료하며 관리하고 의료서비스에 대한 아픈 이들의 접근성을 보장하는 것에 동의했다.

조약 및 규약에 비준한 국가들은 한두 해마다 그 조약과 규약의 기준을 달성하고 있는지에 대한 진행 상황을 보고하기로 동의했다. 정기적인 보고서들은 인권전문가들로 구성된 유엔 위원회에 의해 검토된다. 시민사회단체들은 정부의 보고서에 대해 종종 논평을 하며 "그림자 보고서(shadow report)"라는 그들 자신만의 비공식적인 보고서를 유엔에 제출할 수도 있다. 이러한 강제 집행의 방식이 항상 잘 작동하는 것은 아니다.

예를 들어 일부 미국의 행정 관료들은 모니터링 보고서를 제출하지 않거나 매우 늦게 제출하기도 한다. 하지만 미국에서는 의회 승인 없이는 조약이 일반적으로 고소할 권리와 같은 개인의 직접적이고 국내적인 의무를 발생해 내지 않는다.

시민사회(비정부) 단체들은 필요에 따라 국내적인 인권 이슈 및 변화를 위한 분투로 조약 모니터링 과정을 활용하는 전략을 세우기도 했다. 예를 들어 2006년 시카고 출신의 옹호자들이 수십여 년간 이어져온 경찰에 두둔을 받는 인종화된 고문을 밝혀내고자 했을 때, 그들 중 많은 이들은 그들의 염려를 미국의 고문방지협약(Convention Against Torture: CAT) 준수를 모니터링하는 위원회에 발표하기 위해 제네바로 갔다. 위원회는 미국 정부가 해당 이슈에 대해 다루는 것에 실패하고 있음을 반복적으로 규탄했다. 이 국제적인 옹 호활동은 2015년 시카고시에 의해서 이러한 불의에 의해 부상을 입은 이들에 대한 배상금을 제공하도록 하는 궁극적인 결정의 도출에 기여했다. 미국은 경제적·사회적 및 문화적 권리에 관한 국제규약을 비준하지 않았는데, 이는 아마도 이 규약의 의료서비스에 대한 접근성 보장의 필요조건이 보편적 의료보장(universal healthcare)에 대한 강제 조항(mandate)으로 해석될 수 있어서일 것이다. 하지만 미국은 1982년 시민적 및 정치적 권리에 관한 국제규약에 비준했다. 추가로 미국은 WHO의 회원국으로서 "도달할 수 있는 최고 수준의 건강을 향유한다는 것은 … 만인이 가지는 기본적 권리의 하나"라는 WHO의 원칙에 동의했다(11).

유엔 회원국들은 세계인권선언과 시민적 및 정치적 권리에 관한 국제규약, 그리고 경제적·사회적 및 문화적 권리에 관한 국제규약으로부터 유래되어 나온 새롭고 좀 더 구체적인 규약들을 형성해 가는 것을 지속해 가고 있다. 예를 들어 비록 미국이 비준하지 않았지만, 여성차별철폐협약은 많은 회원국들에 의해 비준되었다. 여성차별철폐협약의 많은 조항들은 평등과 차별 금지(nondiscrimination)에 초점을 맞추고 있으나 여성차별철폐협약은 또한 임신했거나 자녀를 키우는 여성의 권리 또한 구체적으로 다루고 있는데, "여성에 대해 임신 및 수유기 동안의 적절한 영양 섭취를 확보하고 임신, 해산 및 산후조리 기간과 관련하여 적절한 역무제공을 확보하여야 하며, 필요한 경우에는 무상으로 이를 제공하여야 한다"고 권리를 제시하고 있다(4장 참고)(12).

장애인권리협약 또한 2006년에 채택되었으나 미국이 비준하지 않았다. 이 협약의 조항 중, 이 협약은 장애를 가지고 있는 사람이 독립적으로 사는 것과 지역사회에 구성원으로 받아들여져 살아갈 권리를 보장한다(8장 참고)(13).

또 다른 주요한 조약 중 미국에서 비준된 조약은 인종차별철폐협약이다. 이 협약은 주거, 공중보건, 의료서비스 및 사회복지 서비스 등을 포함한 폭넓은 영역에서 인종적이고 민족적인 평등과 차별 금지에 중점을 두고 있다(14). 이 협약에 미국이 참여함으로써 정부는 협약의 기준에 대한 준수에 관련하여 유엔의 전문가들의 질문에 대해서 주기적인 보고서를 제출하도록 의무화하고 있다.

지역별 인권조약은 또 다른 사회경제적 책무에 대한 중요한 근원을 제공한다. 1951년 미국에 의해 비준된 미주기구(Organization of American States) 헌장(15)하에 회원국들은 "경제적

및 사회적 개발을 할 것"과 "국가 소득의 공평한 분배 … 농촌의 삶의 현대화, 현대적인 의료
과학과 적절한 영양 제공의 확대와 적용을 통한 인간의 잠재력의 보호 … 모든 계층의 인구에
대한 적절한 주거, 건강하고 생산적이며 충만한 삶을 위한 기회를 제공하는 도시환경"을 달성
할 것을 서약하고 있다.

뚜렷한 가지들이 세계인권선언으로부터 유래되어 퍼져나가는 것은 어떠한 권리들이 다른 권
리들부터 분리되어 제시될 수 있다는 것을 시사한다. 하지만 동일한 서문에서 시민적 및 정치
적 권리에 관한 국제규약과 경제적·사회적 및 문화적 권리에 관한 국제규약은 ① 시민적 권
리와 정치적 권리 그리고 ② 경제적, 사회적, 그리고 문화적 권리가 상호의존적이며 이들은
오직 둘 다 함께 달성될 수 있다는 것을 선언한다. 불행하게도 많은 판사들과 정책결정자들
및 학자들은 이 두 부류의 권리들을 구별해 왔다.

실례로 냉전 중 자본주의 서방 국가들은 일반적으로 시민적 및 정치적 권리에 관한 국제규
약 권리들은 실질적이고 집행 가능한 것으로 본 반면, 경제적·사회적 및 문화적 권리에 관한
국제규약은 그저 희망 사항으로 여겼다. 근래에 들어서 이러한 견해는 경제적, 사회적, 문화
적 권리를 '1세대' 권리인 시민적 및 정치적 권리에 부차적으로 뒤따라오게 되는 '2세대'적 권리
라는, 신뢰를 잃긴 했으나 여전히 자주 이루어지고 회자되는 개념으로서 지속적으로 이어지
고 있다. 하지만 시민적이고 정치적인 권리의 집행 또한 여전히 불완전한 상황이다. 실례로
미국에서는 21세기 들어 테러리즘에 대한 염려가 확산되어감에 따라 모두의 시민적이고 정
치적인 권리가 축소되게 되었다.

많은 옹호자들은 사회적이고 경제적인 권리를 추상적인 개념에서 법적으로 집행 가능한
도구들로 전환하고자 노력하고 있다. 불행하게도 일부 법정은, 특히 미국의 연방정부 법정은,
여전히 경제적, 사회적, 문화적인 권리에 대해 재판에 회부될 수 있는 것으로 인정하지 않고
있다. 이러한 법원들은 이 권리들이 입법부의 영역이며 법원에 의해 집행되면 안 된다는 견해
를 고수한다. 하지만 이러한 방임적 접근(hands-off approach)은 다른 국가들과 일부 미국의
주들에 의해서 채용되지 않고 있다. ESCR-Net의 판례 페이지는 다양한 국가들과 미국의 주
들, 그리고 국제적이고 지역적인 인권 기관들이 사회보장과 보건, 주거 및 교육과 같은 경제
적, 사회적 그리고 문화적인 권리에 대해 판결을 내리는 거의 250개의 판례들을 나열하고 있
다. 이들 사례들에서의 결정은 경제적이고 사회적인 권리에 대해 다루는 국제적인 법률들 및
국내 헌법들에 근거하여 내려졌다(16).

일례로 그루트붐(Grootboom) 판례는 2000년 남아공 헌법재판소에 의해서 판결이 이루어
졌다(17). 이 판례는 주거에 대한 권리와 기초적인 거주시설에 대한 어린이들의 권리를 다루
는 남아공 헌법의 항목에 기반을 둔, 주와 시 당국으로부터의 지원을 얻기 위한 무단 점유자

(squatters)들의 커뮤니티에 의한 진정과 관련된 것이었다. 남아공 대법원은 모든 무단 점유자들에 대해 상설 화장실과 설비의 설치와 운영 제공 및 상수도의 설치와 운영 지원, 그리고 760란드(130달러)에 이르는 건축 재료의 제공을 지시했다.

겨우 1년 후 그루트붐(Grootboom) 판례의 선례에 근거하여 남아공 헌법재판소는 치료액션캠페인(Treatment Action Campaign) 대 보건부장관 사례에서 모든 인간면역결핍 바이러스 양성 임신 여성에게 항바이러스제인 네비라핀(nevirapine)을 제공하라는 하위 법원의 명령을 확인했으며, 이로 인해 수천수만의 생명을 구했을 것으로 추정된다(18). 2011년에는 남아공에서 빈민가 거주자들이 헌법재판소에서의 또 다른 판례에서 이겼는데, 헌법재판소는 빈민가 거주자들에게 적절한 주거 공간이 확보되기 전 이들에 대한 강제 퇴거를 허용한 빈민가 법안(Slum Act, 1936)의 항목을 위헌으로 판결했다(19).

인권과 사회정의에 대한 사례는 국내 법원이나 (미주인권위원회 및 미주인권재판소, 혹은 유럽인권법원과 같은) 지역별 인권 재판소, 혹은 유엔 인권위원회 같은 국제기구들이 결정한다. 사회정의와 공중보건을 포함하는 중요한 판례들은 다음과 같다.

- 기차에서 떨어지고 정부병원 6곳에서 응급치료를 거부당한 원고가 제기한 파심 방가케트 사미티(Paschim Banga Khet Samity) 대 서뱅갈주(State of West Bengal) 판례에서 인도 대법원은 원고에게 보상금을 지급하도록 했으며 이와 함께 서뱅갈 주정부가 서뱅갈의 이용 가능한 의료서비스 제공 기반을 개선하라는 구체화된 법정명령을 발의함(20).
- 웰란(Whelan) 대 아일랜드 판례에서는 유엔 인권위원회에서 아일랜드 정부가 낙태를 불법화하고 범죄화함으로서 여성들의 근본적인 인권을 침해했다는 판결을 내렸다. 웰란(Ms. Whelan)은 그녀의 임신이 치명적인 태아 장애를 수반하고 있다는 사실을 안 후 낙태를 받고자 했다. 하지만 당시 발효되어 있던 아일랜드의 제약이 심한 낙태법으로 인해서 의사가 시술을 하는 것을 거절했다. 웰란은 시술을 받기 위해 아일랜드를 떠나야 했으며, 이후 아일랜드로 돌아와서는 시민적 및 정치적 권리에 관한 국제규약에 근거하여 유엔인권위원회에 아일랜드의 법의 적법성에 정식으로 법적 이의를 제기했는데, 이를 개인의 고소를 허용하는 선택의정서(Optional Protocol) 조항을 활용하여 진행했다. 위원회는 아일랜드에서 웰란으로부터 낙태 서비스에 대한 접근성을 금지하는 것을 통해 국가가 ① 그녀에게 극심한 정신적 괴로움과 고통을 초래했고, ② 이로 인하여 그녀의 잔인하고 비인도적인인 혹은 모멸적인 대우로부터 자유로울 권리, 사생활이 보호받을 권리, 법 앞에 평등할 권리 등을 침해했다고 결론을

내렸다(21).

- 호르헤 오디르 미란다 코르테스(Jorge Odir Miranda Cortez) 대 엘살바도르 판례에서는 미주인권위원회(Inter American Commission on Human Rights)가 미주인권협약(American Convention on Human Rights) 내에 건강할 권리(right to health)를 공표했다. 또한 위원회는 엘살바도르 정부에게 에이즈를 앓고 있는 고소인에게 항바이러스제를 즉각 제공할 것을 요청했으며, 이 요청은 이후 엘살바도르 대법원에 의해 법적 효력이 주어졌다(22).

- 쉴라 지아(Shehla Zia) 대 와프다(Wapda) PLD 판례에서는 파키스탄의 대법원이 자신의 인권이 침해되었다고 여기는 시민들의 직접적인 탄원을 받아들인 인도 대법원에 의해 제시된 전례에 따라 문제가 제안된 발전소가 심각한 건강 위해를 끼치게 되는지를 판단하기에 전문성이 부족하다고 언명했다. 하지만 대법원은 정부가 국제적으로 공인된 과학자들로 구성된 위원회를 구성하여 탄원인의 주장을 평가할 것을 명령했다(23).

- 알리에사(Aliessa) 대 노벨라(Novella) 판례에서는 뉴욕주의 최고법원이 법적 체류자 자격에 근거하여 개인들에게 주가 지원하는 메디케이드 급여를 거부하는 법이 주 헌법의 궁핍한 이들에 대한 지원의 보증 및 연방 및 주 헌법의 평등한 보호 조항을 위반했다고 만장일치로 판결을 내렸다(24).

이러한 판례들은 그저 빙산의 일각일 뿐이다. 건강과 관련하여 다룬 더욱 오래된 판례들을 확인하는 시작점은 존 토빈(John Tobin)에 의해 집필된 국제법에서의 건강의 권리(The Right to Health in International Law)에 실린 판례들의 표이다(25). 최근의 판례들은 ESCR-Net.org에서 찾을 수 있다.

인권법 외에도 인도주의법의 원칙도 사회적이고 경제적인 권리에 대한 시사점을 가지고 전쟁의 상황과 전쟁 직후의 상황에서의 개인에 대한 인도적인 대우에 대한 보편적 기준을 제시한다. 일례로 교전 지역(war zone)에서 피난하는 이주민과 난민은, 이주 난민으로서의 그들의 권리를 정의하는, 난민 캠프의 식수와 위생에 대한 접근성과 관련된 구체적인 조항이 포함된 인도주의법의 대상이 된다(11장 참고).

인도주의법은 국제재판소에서의 사회정의 소송의 기반이 되기도 한다. 근래에 들어 국가 간의 분쟁에 대한 공판을 하는 유엔 국제사법재판소(International Court of Justice: ICJ)는 인권과 인도주의법에 대한 초점을 넓혀왔다. 실례로 2012년에 벨기에 대 세네갈 판례에서 ICJ는 만장일치로 세네갈이 차드의 전 독재자로서 세네갈에 망명한 히셴 하브레(Hissene Habre)를 법정에 세우거나, 보편적 관할권(universal jurisdiction)의 원칙하에 그를 집단학살과 인류에 대한 범죄로 기소한 벨기에로 추방할 것을 판결했다(26). 인도주의 이슈를 제기하는 판례들은 "집단 학살, 전쟁 범죄, 그리고 인류에 대한 범죄"에 대해 개인을 기소할 수 있는 사법권을 가진 국제형사재판소(International Criminal Court)에도 재판이 제기될 수 있다(27).

미국의 국내법이 사회 불의를 줄이는 방법

사회적이고 경제적인 권리가 미국 헌법에는 언급되지 않았기 때문에 진보적 세력은 사회 정의와 인권 문제를 연방 및 주 단위의 법률 입법 과정에서 자주 주창해 왔다.

연방 수준에서 가장 중요한 세 가지의 전개 국면들은 ① 1935년 사회보장제도(Social Security Act: SSA)와 함께 시작된 소득 보장, ② 가장 최근에는 격렬하게 다툼이 벌어졌던 2010년의 환자 보호 및 적정 부담 보험법 등을 통한 의료서비스, 그리고 ③ 민권 입법을 통해 다루어졌던 다양한 형태의 차별 등이 있다.

소득 보장

1939년의 대공황 시절까지 연방정부는 경제적이거나 사회적 보호를 제공하는 것에서 역할이 매우 작았으며, 이러한 역할은 주정부에게 남겨졌다. 프랭클린 D. 루즈벨트 대통령에 의해 발의된 사회보장법(Social Security Act: SSA)은 연방정부 차원의 은퇴연금과 유족연금(장애연금은 이후 추가되었음), 그리고 실업보험 프로그램을 만들어냈다. 이러한 연금들은 현재의 경제적 필요보다는 소득 기록과 기여(contribution)에 기반을 두었는데, 이들은 85년 넘게 수백만 명의 미국인들이 가난에 빠지지 않도록 하는 데 중대한 역할을 했다.

사회보장법(SSA)은 또한 궁핍한 노인들과 주로 편부모 상황인 부양 아동이 있는 가족을 위한 주의 사회보장 프로그램에 연방보조금(matching funds)을 제공했다. 1935년 미국의 의회는 남부의 상원위원에 의해 장악되어 있었다. 연방정부에 의해 지원되는 필요 기반의 프로그램들이 민권 주제를 증진시키지 않도록 보장하기 위해 주정부들은 자격 규정과 연금을 설정하는 것에 막대한 재량권을 부여받았다. 1974년 연방정부는 노인과 장애인을 위한 필요 기반의 현금지원 프로그램(needs-based cash assistance programs)에 대한 책임을 떠맡는데, 현재 이는 보존적 소득 보장 프로그램(Supplemental Security Income: SSI)로 불린다.

시간이 지남에 따라 이렇게 연방정부가 재정을 지원하고 주에서 운영하는 필요 기반의 프로그램들의 관리에는 종종 임의적인 의사결정들과 인종적인 차별 등이 스며들어 있었다.

더욱 최근 수년간은 의회와 많은 주 의회들은 많은 필요 기반의 사회보장 프로그램에서 법적인 권한을 박탈했으며, 적격 요건을 축소했고, 프로그램에 대한 지원과 프로그램의 필수요건에 대한 준수를 더욱 어렵게 만들었다.

그럼에도 불구하고 1960년대 후반의 창의적인 변호사들의 활동은, 지원에 대한 법적인 '권한(entitlement)'을 확립한 미국 대법원 판례들을 통해 사회보장 프로그램에 근본적인 변화들을 가져왔다. 지금까지 좋은 법안으로 이어지고 있는 골드버그(Goldberg) 대 켈리(Kelly) 판례에서 법원은 사전 고지가 제공되고 대면 소명의 기회가 제공되지 않고서는 복지급여가 종료되지 못한다고 판결했다(28). 법원은 분명한 자격요건과 함께 만들어진 정부의 연금 등의 혜택은, 적당한 법적 절차 없이는 박탈될 수 없는 [법에 명시된 권리, "법적인 권한(statutory entitlement)"이라 불리는 자산의 한 종류라는 진보적인 변호사들과 학자들에 의해 제기된 논거를 채택했다. 이러한 노력이 임의적인 의사결정(arbitrary decision-making)을 줄이고 책무성을 향상시키는 데 역할을 했을 것으로 보이나, 관료체제는 여전히 거대하고 복잡했고 가난한 이들에 대한 사회적이고 정치적인 적대감은 너무나도 컸으며, 스스로의 권리를 주장하고 변호하기 위한 복지 수혜자들의 역량으로 완전한 합리성과 공정성을 달성하기에는 너무나도 많은 장애물이 있다.

1980년대로부터 필요에 기반을 둔 소득보장 프로그램은 이 프로그램이 반사회적인 행동과 장기적인 빈곤화를 키운다는 비난과 함께 지속적으로 늘어나는 공격을 받아왔다. 불행하게도 많은 빈곤층 옹호주의자를 포함한 대부분의 대중은 빈곤과 다른 사회적 병폐가 경제적 세력과 정부의 정책으로 인한 결과가 아닌, 개인의 혼자의 책임에 의한 것이라고 믿고 있다. 하나의 주요 경향은 연방정부에 의해 창조된 개개인의 권리를 주들에 대한 정부 보조금으로 대체하려는 것으로, 이를 통해 주는 기준과 규칙을 세우는 권한을 주와 지역 행정부서에 양도하는 것이다.

1996년, 연방 입법과정으로 1935년의 사회보장법(SSA)의 연방 및 주 차원에서 부양 아동 가족 부조(Aid to Families with Dependent Children program) 프로그램이 미국의 빈곤가정 일시 부조제도(Temporary Assistance to Needy Family: TANF) 보조금으로 대체했으며, 이를 통해 연방정부는 각 주에 고정된 규모의 재원을 제공하여 저소득층 가구들에게 지원 및 서비스를 제공해 줄 수 있도록 했다. 이 법은 구체적으로 연금 혜택의 권리가 아님을 구체적으로 제시하고 있다. 이 법안은 각 주에 더 큰 재량권을 준 한편 철저한 업무 요건을 부과했다. 2008년부터 시작된 대침체(Great Recession) 시기에 실업과 빈곤이 늘어감에 따라 빈곤가정 일시 부조제도 명부는 증가된 필요를 충족시킬 만큼 늘어나지 않았으며 이후에도 증가하지 않았다.

다행스럽게도 1960년대에 권리로서의 특정 식품 구매를 위한 비용 지불을 위해 만들어진 푸드스탬프 프로그램(이젠 저소득층 영양 보충 지원 프로그램 혹은 SNAP으로 불리는)이 성장할 수가 있었다. 이에 더해서 근로장려세제(Earned Income Tax Credit)는 저임금 근로자에게 소득세 체계를 통해 추가적인 현금을 제공할 수 있었다. 이러한 프로그램은 수백만 명의 개인과 가족들을 빈곤선 위로 끌어올릴 수 있었다. 인권의 많은 영역에서 주요한 진전이 이루어졌음에도 불구하고, 이후 논의하는 바와 같이 건강과 아이들의 성장에 있어 심각한 부정적인 영향을 끼치는 빈곤은 여전히 수백만 명의 개인과 가정들을 괴롭히고 있는데, 특히 유색인종들과 미혼모 및 그들의 자녀들에게 특히 그렇다. 불행하게도, 지금 빈곤 감소 프로그램은 도널드 트럼프 정권에 의해서 지속적인 공격을 받고 있다(29).

보건의료서비스

미국은 보건의료서비스를 근본적인 인권으로 인정하는 것에 있어 대부분의 다른 국가들에 비해 뒤처져 왔다. 보건의료서비스 제공에서 첫 번째 국가적인 주요한 진전은 1965년에 있었는데 이는 의회가 ① 노인과 장애가 있는 특정 사람들을 대상으로 전적으로 연방정부에 의해 재원이 제공되는 노인 의료 보험 제도(Medicare)와, 그리고 ② 특정한 궁핍한 가족과 노인 및 장애인들에 대한 의료서비스의 재정을 제공하기 위한 주와 연방정부의 혼합 프로그램인 저소득층 의료 보장 제도(Medicaid)를 제정했을 때이다. 이들 프로그램은 재향군인에게 하듯 정부가 의료서비스를 직접 제공하지는 않으나 사전 책정된 비용에 따라 정부가 의료서비스를 지불한다.

수세기 동안 더욱 보편적인 의료보장을 쟁취하기 위한 시도들이 실패한 이후 의회는 2010년 치열한 논쟁과 복잡한 입법 작전 행동, 야심 찬 풀뿌리 캠페인, 그리고 의료보험업계와 제약사들 및 병원과 의료인들에 의한 치열한 로비를 통해 환자 보호 및 적정 부담 보험법을 간발의 차이로 통과시킴으로서 결정적인 발걸음을 내딛었다. 환자 보호 및 적정 부담 보험법은 고용주들에게 의료보험을 제공하도록 유도했고 직장에서 의료보험에 가입이 되지 않는 사람들이 의료보험을 구매할 수 있는 거래소(exchange)를 개설했고 중위소득(moderate-income) 가구들이 의료보험 비용을 경감할 수 있도록 보조금을 제공했으며 저소득층 의료 보장 제도(Medicaid)의 보장 범위를 많은 저소득(low-income) 개인과 가구에 확대했다. 의료보험회사들은 기존 질병을 이유로 의료보험 가입을 거부하는 것이 금지되었으며 징수한 보험료 대부분을 의료서비스를 제공하는 데 사용해야 했다. 이러한 조치들은 모두 중요한 개선들이었으며 의료보험이 없는 사람들은 수백만 명이 줄게 되었다(30).

환자 보호 및 적정 부담 보험법의 핵심적인 두 개의 요소에 대해서 대법원에서 이의가 제기되었는데, 다음의 두 가지이다. ① 의료보험이 없는 개인에 대한 불이익("개별적 강제 가입 조항"), ② 주 내에서 메디케이드의 수혜 대상의 확대. 2012년의 주요 결정에서 대법원은 개별적 강제가입조항에는 손을 들어주었으나, 개별 주들은 메디케이드 프로그램을 확대할지 안 할지에 대해서는 선택할 수 있다고 판결했다. 2019년 1월을 기점으로 14개의 주가 메디케이드를 확대하고 있지 않은 것으로 나타났으며(31), 이는 200만 저소득 미국인이 의료보험이 없이 내버려져 있다는 것을 말한다(32).

2017년 의회의 공화당은 환자 보호 및 적정 부담 보험법를 폐지하려 하려고 시도했으나 실패했다. 그 이후 이 프로그램을 약화시키기 위해 많은 조치들이 의회와 트럼프 행정부를 통해 이루어졌다. 2017년 현재 환자 보호 및 적정 부담 보험법 법안이 통과되기 전 2010년 노인이 아닌 인구 중 17.8%(4450만 명)가 의료보험에 가입되어 있지 않았던 데 비해서, 지금은 노인이 아닌 인구 중 10.2%(2740만 명)가 의료보험에 가입되어 있지 않다(33).

차별

인권을 증진시키는 것에 있어 중요한 법적 성공이 이루어져 왔다. 1954년 미국의 대법원은 교육에서의 인종 분리가 위헌이라고 선언했다. 의회는 고용과 교통, 주거 및 많은 다른 영역에서의 인종 분리를 금지하는 법안을 통과시켰으며 그 결과 미국의 사회에는 근본적인 변화가 일어났다. 불행하게도 거주와 교육에서의 분리는 미국의 대부분에서 지속되어 왔으며 트럼프 행정부는 이에 대한 해결책을 찾는 것에 내켜하지 않고 있다. 유색인종의 사람들은 여전히 더 가난하거나, 경범죄로 체포되거나, 장기간 투옥될 가능성이 더 크다(3장 참고).

헌법적 결정 및 입법은 또한 여성에 대한 많은 종류의 차별을 차단했으며 여성은 비즈니스와 정치, 스포츠 등의 영역에서 이전에 비해 훨씬 더 많은 중요한 역할을 하고 있다. 현재는 더 많은 관심이 성희롱과 직장에서의 임신과 관련한 차별에 주어지기 시작하고 있다. 재생산의 권리에 대한 논쟁은 지속되고 있다. 2019년 2월 미국 대법원에선 근소한 차이의 다수 의견으로 여성의 낙태에 대한 헌법상 권리를 유지시켰다. 구속적인 연방 및 주 단위의 법률 제정은 낙태와 심지어 피임에 대한 접근성에 더욱 제약이 크게 만들었다.

옹호 활동과 입법 활동의 조합을 통해 성적 성향에 기반을 둔 다양한 형태의 차별 철폐에 많은 진전이 이루어져 왔는데, 이는 주가 동성 커플의 결혼을 허락할 것을 요구한 오버거펠(Obergefell) 대 호지스(Hodges) 사건에 대한 2015년 미국 대법원의 결정에 이르기까지 했다(34). 다른 한편으로는 2018년 더 많은 소송으로 이어지게 될 비슷하게 큰 판결을 통해 법원은 제빵사가 진심으로 갖고 있는 동성 결혼에 반대하는 종교적 신념이 주의 차별 금지법을 위반한 것으로 인정된 것이 부당하다고 판결했는데, 이는 법을 집행하는 위원회의 위원 중 한 명이 특정 종교에 대하여 적대감을 표현했기 때문이었다(35). 한편 트렌스젠더인 개인들의 권리와 보호의 범위를 다루는 것에서는 진전과 후퇴가 있었다(7장 참조).

장애를 가지고 있는 사람들의 권리는 의회에 의해 인정되었다. 그 결과로 공공시설과 프로그램들은 장애를 가지고 있는 사람들에게 훨씬 더 접근성이 커지며, 고용주들은 장애에 대하여 적절한 편의를 제공하도록 필수화되었다(8장 참조).

다른 권리와 혜택

많은 주들은 공공교육을 보장하는 주 헌법 조항을 가지고 있는데, 변호사들은 주가 교육에 대한 재정 지원 부족의 문제를 대처하도록 만드는 데 어느 정도 성공을 거두었다. 하지만 여전히 감세와 재정 적자를 금지하는 주 헌법의 조항들은 관리들이 교육을 위한 예산을 적절하게 지원하는 것을 어렵게 하고 있으며, 헌법에 언급되지 않은 다른 사회적 필요들은 더욱 부족한 상황이다. 추가로 보수주의자들은 법원이 학생들 간의 통합과 다양성을 달성하는 것에 있어 후퇴하도록 하는 데 성공했다.

미국은 이민과 이미 미국에 들어와 있는 이민자들을 어떻게 대할지에 대해서 크게 분열되어 가는 중인데, 막상 미국은 이민자들의 나라이다. 수세기에 걸쳐서 사람들은 미국이 제공하는 기회와 자유에 이끌려 미국에 왔다. 최근에 들어서는 미등록 이민자들은 부쩍 늘어난 적대감과 함께 의료서비스를 포함한 많은 혜택으로부터의 배제, 및 강제 추방의 압박을 마주하게 되었다. 다른 한편으로는 많은 지역들이 스스로를 '피난처 도시(sanctuary cities)'로 선포하였으며 연방 당국이 강제 추방을 집행할 경우 협조하지 않을 것을 천명했다(22장의 글상자 22.1 참고) 2012년에는 버락 오바마 대통령이 다른 곳에서 태어났으나 미국에서 자라나고 학업이나 군복무를 하고자 하는 젊은이들, 이른바 '드리머즈(dreamers)'들이 강제 추방되지 않을 것임을 발표했다. 하지만 2019년 1월 현재 이들 젊은이들이 미국 내에 남아 있을 수 있을지는 명확하지 않다.

추가로 트럼프 정부는 많은 난민들이 미국으로 들어오는 것을 막고 있는 중이다. 미국은 여기에서 연방법에 의해 집행되어 온 특정 국제협약의 당사자이기 때문에, 다른 국가에서 박해를 받아 탈출해 온 사람들은 이 나라 남아 있게 해주고 직업을 찾을 수 있게 해주는 난민 자격을 여전히 신청할 수 있다(36)(37). 추가로 고문을 피해 도망해 온 것을 증명할 수 있는 사람들은 미국에 남을 수 있도록 하는 허가를 신청할 수 있다(38).

권리는 오직 이를 집행할 법원이 있고 이를 주장할 변호사가 있을 때 의미가 있는데, 현재 이 두 가지 모두를 걱정해야 할 이유가 있다. 지난 30년 동안, 미국 대법관 중 극히 일부만이 공무원과 대기업에 대한 개인의 권리 주장 보호를 강화할 판결을 내렸다.

동시에 사회적 권리를 집행하는 변호사들이 너무 적은 상황이다. 미 대법원은 형사사건에 변호를 제공할 헌법에 의한 정당한 법 절차의 권리가 있다고 판결을 내린 바 있으나, 대부분의 민사 사례에서는 동등한 권리가 있었던 사례가 없다.

공적 재정 지원이 되는 민사 법률구조(civil legal aid)는 법률 시장에서 정부 기관을 상대하거나 가정의 문제를 가지고 소송에 나서는 개인들을 보호하는 데 초점을 두고 있다. 20세기 초반 민간에 의해 지원되던 법률구조협회(legal aid society)는 개인의 사건에 제한된 지원을 제공했다. 완전히 다른 접근－빈곤을 종식시키기 위한 법 개혁－은 1960년에 린든 존슨 대통령의 빈곤과의 전쟁의 일환으로 연방 법률서비스 프로그램이 만들어지면서 설계되었다. 1976년부터 법률구조공사(Legal Services Corporation)에 의해 배포되기 시작한 연방 재정은 지역 사무소들의 재정을 지원하기 위해 사용되고 있다. 국내법률경제정의센터(National Center for Law and Economic Justice) 및 국가보건법 프로그램(National Health Law Program) 등 법의 구체적인 영역에 집중하는 다양한 국가기관들이 만들어졌으며, 이들은 법적 이론을 개발하고 정부 기관들이 공정한 절차를 채택하도록 강제하며 의회의 의도대로 법이 집행되도록 하는 데 그들의 역할을 다했다. 국가 및 지역 차원에서 대부분의 일들이 특히 대규모 식량 재배자들과 정부 관료체계를 등 강력한 경제적 이해관계자들에 맞선 것이었기 때문에, 법률 서비스 프로그램은 초기 시작부터 매우 논란이 많았다. 1995년에는 정치적 우파 세력으로 의회 권력의 이동이 발생했고 재정도 대폭 줄어들었다. 프로그램들은 강력한 영향을 주는 집단 소송 (class action lawsuits)을 제기하는 것과 미국 시민이 아닌 이들의 변호에 나서는 것, 그리고 심지어 연방 재정을 이용해서는 수행될 수 없는 업무를 위해 민간으로부터 동원된 재원을 사용하는 것 등에서 차단되었다. 일부 주들은 이러한 일들에 재정을 지원하기 위해 개입했다.

미국에서는 민간으로부터 재원이 동원된 시민적 자유와 민권을 위한 법률 활동이 사회에 근본적인 변화를 가지고 온 풍성한 역사가 있다. 미국시민자유연맹(American Civil Liberties Union)과 전미유색인지위향상협회(National Association for the Advancement of Colored People: NAACP) 법적 지원 기금(Legal Defense Fund), 그리고 민족과 관련되거나 여성을 위한 것이거나 장애와 관련된, 혹은 성적 지향에 집중하는 협회 등의 그룹들이 주요한 영향을 끼쳐 왔다. 개별적인 변호사들은 전국변호사연합(National Lawyers Guild)과 같은 상대적으로 급진적인 회원 집단에서 권리를 지키기 위해 모여서 함께하기도 했다. 미국변호사협회(American Bar Association)와 같은 주류의 변호사협회도 점점 갈수록 더욱 시민자유와 민권을 위한 많은 싸움에 관여해 왔다. 너무나도 많은 법률권리 단체들이 민간 기부자들에게 전적으로 의존하고 있었기 때문에 스스로의 영향과 독립성을 유지할 수 있었는데, 이는 오직 재단과 개인들이 재정적 지원을 지속해 갈 의지가 있을 때만 그리할 수 있었다. 다행이도 연방 및 주 차원의 차별 금지법(anti-discrimination laws)들의 통과는 정부 변호사들이 권리를 집행하기 위해 법원으로 나오도록 했으며, 많은 민간 변호사들이 사건들에 대해서 무료로 자발적인 봉사 차원에서 수행을 자원하기도 했다.

사회정의를 달성하기 위한 국제 어젠다

교육
활동가들과 영향을 받는 지역사회를 위해 도움이 되는 배경 정보를 제공해 주는 많은 자원이 있는데, 이들은 다음과 같다.

- 인권과 건강권(right to health)의 주요 사실과 핵심 원칙을 설명하는 WHO의 인권과 보건 자료보고서(WHO's Human Rights and Health fact sheet)(39).
- "인권이 우리를 위해 무엇을 하는가" 등에 관련한 현실적인 연속 시리즈를 포함, 인권과 사회정의에 대한 폭넓은 정보들을 다루는 일련의 활기 넘치는 '설명회(explainers)'를 개최하는 (영국에 기반을 둔) 인권정보웹사이트(rights info website)(40).
- 폭넓은 건강과 인권에 대한 국제적인 이슈들에 대한 학술논문과 블로그 및 논평들을 중심으로 하버드 T. H. 챈 보건대학원에 의해 출간되고 있는 오픈 액세스(Open-access) 학술지인 ≪건강과 인권 저널(Health and Human Rights Journal)≫(41).

옹호 활동(Advocacy)
시민사회 조직들은 국제적 차원에서의 경제 및 사회적 권리를 증진시키는 데 매우 활발하게 활동하고 있으며, 이는 다음과 같은 사례들이 보여주고 있다.

- 경제사회권리연구소(Center for Economic and Social Rights, www.cesr. org)는 경제적 불평등을 국제적인 인권법의 침해행위로서 대응하는 사업을 실한다.
- 흑인어머니문제연합(The Black Mamas Matter Alliance, https://blackmamasmatter. org/)은 흑인 여성들에 의해 주도된 범분야 연합으로서 아프리카계 미국인 여성과 어머니들의 건강과 권리 및 정의를 위한 옹호 활동과 함께 연구를 증진하고 역량을 축적하며 문화를 변화시키는 역할을 한다.
- 옥스팜(Oxfam, https.//www.oxfamamerica.org)은 빈곤의 종식을 목표로 하는 국제적인 NGO로서 이들의 미션은 빈곤의 근본 원인과 싸우며 한편으로는 빈곤을 영속시키는 법과 관행에 이의를 제기하는 것이다.

고문의 예방

레오나르드 S. 루벤스타인(Leonard S. Rubenstein), 빈센트 이아코피노(Vincent Iacopino)

인류의 역사 내내 고문이 행해져 왔는데 이는 고문이 자백을 끌어낼 수 있고, 고문을 통해 개인이나 인구 집단 전체를 위협하거나 통제할 수 있다는 믿음에서였다. 오늘날에도 여전히 절반이 넘는 국가들에서 고문이나 다른 종류의 학대 등이 행해지고 있다.

고문 및 그 밖의 잔혹한 비인도적인 또는 굴욕적인 대우나 처벌의 방지에 관한 협약(Convention against Torture and Other Cruel, Inhuman or Degrading Treatment or Punishment)에 의하면 고문은 자백을 받아내려는 등의 목적을 위해 정부 대리인의 묵인이나 승인에 의해서 이루어지는 "물리적 혹은 정신적인 극심한 통증과 고통이 개인에게 의도적으로 가해지는 행위"(1), 실행 또는 실행이 의심되는 행동에 대한 처벌, 위협과 강압, 혹은 차별 등으로 정의된다. 협약은 또한 잔인하고, 비인간적이며 모멸적인 대우와 처벌의 사용을 금지하고 있다. 고문은 경찰과 다른 국가 내부 비밀조직, 무장단체, 군대 등에 의해서 사용되고 있다. 물리적 고문이 여전히 흔하며 정신적 고문은 특히 고문의 물리적 흔적을 피하고자 하는 정부에 의해 점차 그 활용이 늘어나고 있는 중이다.

고문의 예방은 법적 조사와 기소에 대한 한계를 고려할 때 대단히 어렵다. 고문의 지속과 고문이 가해자가 개인과 지역사회에 발휘하게 해주는 두드러진 위력은 다면적인 예방 전략을 필요로 한다. 이러한 전략에는 다음과 같은 방식들을 포함한다.

- 법을 통해 기준을 수립하고 강화하는 것.
- 효과적인 법률적 조사와 판결에 대한 역량 개발과, 시민단체 조직의 대표들, 법집행 당국 및 공안 관계자 등과의 고문 및 이의 예방에 대한 대화에 참여.
- 비밀리의 구금과 고문으로 얻어진 증거 사용의 금지, 구금과 심문에서의 안정장치의 도입 등을 포함한 경찰, 교도소, 감옥 및 공안요원 등의 행태를 다스릴 수 있는 엄격한 규칙의 유지.
- 이러한 관계자들에 대한 고문을 사용하지 않는 방법에 대한 교육.
- 재소자와 억류자에 대한 가족과 변호사, 의료 인력의 접근성의 보장.
- 가해자에 대한 책임 소명과 피해자들에 대한 피해 보상의 보장.
- 수감 장소에 대한 모니터링(2).

지난 30여 년간 국제사회는 고문을 예방하기 위한 장치 구조가 상당히 강화되었다.

가장 주목할 만한 것은 1987년 국제조약인 고문방지협약이 효력을 발휘하게 된 것이다(1). 본 협약의 주요 항목에는 정부가 고문을 자국법상에서 범죄화하는 것에 대한 강제 규정, 가해자에 대한 처벌, 피해자에 대한 민사적 구제 제공 등이 있다.

고문방지협약에 대한 국가들의 참여는 협약 준수 모니터링을 위한 유엔위원회에 의해서 정기적으로 검토된다. 하지만 협약 비준수는 경찰서와 감옥, 다른 구금시설 등에 걸쳐 전 세계적으로 매우 광범위 일어나고 있다. 예를 들어 2000~2010년 사이 미국의 군과 중앙정보부는 아프가니스탄과 이라크, 파키스탄 및 기타 지역에서 체포된 테러리즘을 지원하고 있는 것으로 의심되는 억류자에 대해 체계화된 고문을 자행하고 있었다. 협약의 준수를 강화하기 위해 유엔 총회는 고문방지협약의 선택의정서를 채택했으며 이는 억류 장소에 대한 엄격한 모니터링을 제공하도록 했다(3). 선택의정서는 국가들이 유엔 고문방지소위원회 (UN Subcommittee on Prevention of Torture)로부터 파견된 국제적인 모니터링 인력의 방문을 허용할 것을 요구했다. 국제적인 모니터링의 현실적인 한계 때문에-소위원회는 1년에 3개 국가를 방문할 수 있는 자원을 가지고 있음-선택의정서는 두 번째의 혁신적인 필수 요건을 가지고 있다. 각국은 사람들이 자유를 박탈당한 모든 장소에 대한 접근에 제약이 없는 자국 내 모니터링 방식을 생성해야 한다. 2018년 중반 현재, 88개국은 선택의정서를 비준했으며 15개국은 서명했으나 아직 비준을 하지 않은 상황이다. 미국은 비준도 서명도 하지 않았다.

보건의료 전문가들은 고문에서 생존한 사람들에게 치료를 제공하기 위한 지식과 기술을 가지고 있다. 그리고 고문의 증거를 기록할 수 있는 지식과 기술 또한 가지고 있는데 이는 재판의 과정과 함께 인권 조사 및 모니터링을 위해 핵심적으로 중요한 측면이 있다. 보건의료 전문가들은 고문의 의료-법률 문서를 위한 첫 국제 가이드라인을 만드는 데 매우 중요한 역할을 했는데, 이 가이드라인은 고문과 다른 잔혹하고 비인간적이거나 모멸적인 대우와 처벌의 효과적인 조사와 기록에 대한 유엔 매뉴얼인 이스탄불 의정서(United Nations' Manual on the Effective Investigation and Documentation of Torture and Other Cruel, Inhuman or Degrading Treatment or Punishment, "Istanbul Protocol")에 포함되어 있다. 이 매뉴얼은 관련된 법적 기준과 법의학적이고 의료적인 평가를 위한 상세한 가이드라인을 포함하고 있다. 또한 이 매뉴얼은 이스탄불 원칙으로 알려진 국가에 의한 고문의 효과적인 기록을 보장하기 위한 최소한의 기준을 포함하고 있다(4, 5).

이스탄불 원칙은 고문방지협약과 다른 국제적인 인권 조약의 이행을 모니터링하는 유엔 기관들과 인권 조약 기관들에 의해 인정되고 있다. 고문의 혐의가 제기되는 법정 사례에서 의료 전문가들은 이 원칙을 참고하게 된다.

1999년 이래 법, 의료, 인권 분야의 전문가들은 이스탄불 원칙을 많은 국가들에 적용하기 위해 노력해 왔다. 하지만 국가들의 인권기관들 및 시민사회단체들은 그들의 일에 이 원칙을 충분히 포함하여 반영하고 있지 않고 있다. 180개 이상의 이스탄불 원칙 관련 시민사회단체들과 전문가들로 이루어진 국제적인 컨소시움이 유엔의 반고문 조직들과 함께 이스탄불 원칙의 기준을 업데이트하고 강화하기 위해 일하고 있는데, 여기에는 국가와 시민사회에 효과적인 고문 조사와 기록의 실행을 위해 필요한 조건에 대하여 지침을 제공하는 것을 포함하고 있다.

개인들과 국가들이 책임을 짓도록 하는 것은 고문의 예방을 위해 핵심적이다. 이 책무성은 민사, 형사혹은 행정 법률과 규칙에 의해서 집행될 수 있다. 미국 정부가 2001년 9·11 공격 수년 후 미국 중앙정보부(Central Intelligence Agency)의 고문 프로그램을 설계하고 집행한 두 명의 개인들을 기소하는 것을 거절한 후 일부 피해자들이 공개적으로 나섰으며 그들을 고문한 것에 대한 책임이 있는 개인들을 대상으로 민사소송을 제기했다. 다만 재판이 있었던 당일 밤에 이 사건은 합의를 보게 되었다. 이에 피해자 중 한명은 "나는 정의가 구현되었다고 느낀다"라고 증언했다. 원고를 대변한 미국 시민자유연맹(American Civil Liberties Union)은 이 사건을 "우리들의 의뢰인과 법규칙의 역사적 승리"라고 했다.

참고문헌

1. Office of the United Nations High Commissioner for Human Rights. Convention Against Torture and Other Cruel, Inhuman or Degrading Treatment or Punishment, June 26, 1987. Available at: https://www.ohchr.org/EN/ProfessionalInterest/Pages/CAT.aspx. Accessed June 25, 2018.

2. Amnesty International. Amnesty International's 12-Point Programme for the Prevention of Torture and other Cruel, Inhuman or Degrading Treatment or Punishment by Agents of the State, April 21, 2005. Available at: http://www.amnesty.org/en/library/info/ACT40/001/2005/en. Accessed June 25, 2018.

3. Office of the United Nations High Commissioner for Human Rights. Optional Protocol to the Convention Against Torture and other Cruel, Inhuman or Degrading Treatment or Punishment, June 22, 2006. Available at: https://www.ohchr.org/EN/ProfessionalInterest/Pages/OPCAT.aspx. Accessed June 25, 2018.

4. International Rehabilitation Council for Torture Victims. Model curriculum on the effective medical documentation of torture and ill-treatment. Available at: http://phrtoolkits.org/toolkits/istanbul-protocol-model-medical-curriculum. Accessed June 25, 2018.

5. Office of the United Nations High Commissioner for Human Rights. Istanbul protocol. Geneva: OHCHR, 2004. Available at: https://www.ohchr.org/Documents/Publications/training8 Rev1en.pdf. Accessed June 25, 2018.

6. Fink S. Settlement reached in C.I.A. torture case. New York Times, August 17, 2017. Available at: https://www.nytimes.com/2017/08/17/us/cia-torture-lawsuit-settlement.html. Accessed June 25, 2018

유엔 특별조사위원회는 인권 옹호 활동을 위한 중요한 자원이다. 특별 대표들과 독립적인 전문가들은 유엔 인권위원회(UN Human Rights Council)의 방패하에 가동되는데, 종종 시민사회 조직과 함께 역할을 하기도 한다. 특별조사위원회(special Rapporteurs)는 신체적 및 정신적 건강, 극심한 빈곤, 주거, 식량, 인신매매, 여성 대상의 폭력, 깨끗한 음용수, 유독성 폐기물 등을 포함한 다양한 주제들을 다룬다. 정부의 책임을 묻는 것에 있어 시민사회단체들에 의해서 국제기구에 대한 로비를 통해 많은 것이 이루어질 수 있다. 예를 들어 남아메리카의 정신병원에 대해서 조사하던 두 인권 그룹은 과테말라의 병원들의 형편없는 상태에 대해 미주인권위원회(Inter-American Com mission on Human Rights)에 보고했으며, 미주인권위원회는 이에 대해 과테말라 정부에 공식적인 항의를 제기했다(42). 이러한 방식을 통해 이들 시설의 인권 상황을 향상시키기 위해 더욱 많은 것들이 이루어져야 하는 가운데 미주인권위원회 및 다른 인권 관련 기관들을 관여시켜서 진행하는 방식을 통해 많은 중요한 개혁들이 이루어지게 되었다. 하지만 국가 정부의 반응이 없더라도 옹호 활동가들은 국제적인 승리를 자국 내에서의 영향력을 발휘하는 데 활용할 방법을 찾을 수 있다. 일례로 제시카 레나한-곤잘레스(Jessica Lenahan-Gonzales)는 본인의 주장이 미국 대법원에 의해서 기각되었을 때, 남편으로부터 보호받아야 한다는 명령에 대해 콜로라도주가 집행의무가 있다는 그녀의 주장이 구현될 수 있는 방법을 찾기 위해 미주인권위원회에 항소했다. 레나한(Lenahan)은 위원회에서 결정적인 승리를 했다. 미국 정부가 정책을 바꾸지는 않았지만 옹호 활동가들은 이 사례에 대한 위원회의 결정 사례를 수십여 개의 도시에서 정책 변화를 촉구하는 구호로서 활용했다.

보건의료인들과 그들의 조직들은 인권을 보호하기 위해 중요한 역할을 할 수 있다. 예를 들어 보건의료 인력들을 고문을 기록하고 예방하는 것을 돕기도 했다(글상자 27.1 참고).

소송(Litigation)

국제적인 인권 이슈를 다루는 국내적 소송 과정이 이루어진 적이 있다. 일례로 헌법적 권리 센터(Center for Constitutional Rights: CCR)는 필라르티가(Filartiga) 대 페나-이랄라(Pena-Irala) 사건에서 국제적 인권 규칙을 국내 법원에 적용하는 것을 개척했다. 그 이후로 법령의 적용 범위는 사업 결정을 통해 상당히 줄어들었으나, 해당 법령은 인류에 대한 범죄(crimes against humanity)와 관련한 좁은 범주의 판례들에서 실행 가능한 소송 수단으로 남아 있다.

이후에는 헌법적 권리 센터의 실례들을 따라 많은 국내 옹호 활동 단체들이 지금은 국내 법원에서 특히 사형이나 독방 감금의 판례들에 있어 일상적으로 국제적인 인권의 이슈를 간략히 알려주곤 한다. 국제적인 법적 논리 주장 또한 결혼 평등과 차별철폐 조처(affirmative action), 그리고 환자 보호 및 적정 부담 보험법을 지지하기 위해 제기되었다.

국제적인 인권의 원칙은 다른 국가들에서도 사회정의 옹호 활동에서 또한 활용되었다. 헌법적 권리 센터에 상응하는 유럽의 기관인 유럽 헌법적 권리 센터(European Center for Constitutional and Human Rights)는 사회경제적 권리를 포함한 인권을 위해 옹호 활동을 하고 소송 활동을 하는 대표적 단체 중 하나이다. 비슷한 방식으로 유럽 로마인권센터(European Roma Rights Center) 또한 유럽에 주로 거주하는 소수민족인 로마니(Romani)의 식수, 주거 및 다른 권리들을 위해 경제사회적 인권의 표준을 옹호 활동의 도구로 종종 활용한다.

사회정의를 달성하기 위한 미국의 어젠다

국제 무대에서와 같이 사회경제적 권리의 증진은 전례 없는 수의 사람들에 의한 교육과 옹호 활동 및 소송 과정 등을 필요로 한다. 시간을 되돌리고자 하는-그리고 부와 안녕을 일부에게만 제한하려는-세력은 정책 어젠다를 설정해 왔으며 이러한 세력의 힘은 더욱 강해지고 있는 중이다. 하지만 사람들을 돌보는 것을 통한 통합된 노력은 이 상황을 바꿀 수 있다.

교육

다행히도 의료서비스에 대한 권리의 이슈 및 넓은 범위의 경제사회적 이슈에 대하여 스스로 학습하고자 하는 이들에게 어려움은 너무나도 풍성하게 갖추어져 있는 많은 자원들 중 하나를 선택해야 한다는 상황 자체이긴 할 것이다. 급속하게 진화하는 정치적, 경제적인 추세에도 불구하고 많은 기관들의 웹페이지에서 업데이트된 정보는 접근 권한이 제약되어 있다. 연방 및 주 수준에서 정책의 진보적 향상을 위한 옹호 활동을 지원하기 위해 설계된 디자인된 탁월한 웹사이트들은 예산 정책과 우선순위 센터(Center on Budget Policies and Priorities), 인간 필요에 대한 연합(Coalition on Human Needs), 지역사회 변화 센터(Center for Community Change), 빈곤법에 대한 사르젠트 슈리버 국립센터(Shriver National Center on Poverty Law) 등의 사례가 있다. 보건 옹호 활동 정보에 특별히 집중하는 웹사이트들은 USA 가족(Families USA) 프로그램과 국가 보건법 프로그램(National Health Law Program) 등이 있다. 다른 그룹들은 인종의 이슈에 집중하고 있는데 여기에는 빈곤과 인종 연구 행동 위원회(Poverty and Race Research Action Council), 인종 전진(Race Forward) 및 인종적 정의 혁신을 위한 센터(Center for Racial Justice Innovation) 등이 있다. 일부 웹사이트들은 좀 더 중립적이며 학술적인 내용들과 정부보고서 및 데이터에 집중하는데, 도시 연구소(Urban Institute)의 웹사이트는 사회복지 정보를 위한 훌륭한 출발점이 될 수 있다. 따라서 관심이 있는 사람들은 매우 빠르게 스스로 학습할 수 있으나, 어려운 점은 어떻게 실질적인 변화를 만들어가는 것이냐이다. 이와 관련해서는 할 일이 많이 있다.

옹호 활동

대부분의 주들과 워싱턴 DC의 단체들과 연합들은 선출직 공무원 및 의원들이 의료서비스에 대한 권리 및 다른 필수적인 권리를 지킬 것을 촉구한다. 이러한 단체들과 연합들은 자원봉사자들이 필요하며 또한 재정적 후원을 필요로 하는데, 앞서 기술된 '교육' 부분에서 언급된 많은 단체들이 관련한 정보들을 제공한다. 종교계의 많은 이들의 경우 사회경제적 정의의 변함없는 옹호자 역할을 해왔다. 다양한 이슈들과 캠페인들에 대하여 알아보도록 접근하는 정보 찾기의 풍성한 시작점은 미국 교회 협의회(National Council of Churches), 미국 가톨릭 자선기구(Catholic Charities USA), 및 개혁유대교 종교 행동 센터(Religious Action Center of Reform Judaism) 등이다. 사회정의에 관련 풀뿌리 단체들의 조직화 활동에 대한 더 많은 정보들은 지역사회 변화 센터 및 대중 민주주의 센터(Center for Popular Democracy)를 통해 얻을 수 있다.

저소득 커뮤니티의 지역사회 조직가들은 점점 더 유권자 동원에 집중하고 있는데, 이는 선출직 공무원들이 수행해 온 중요한 역할에 대한 인정 때문이다. 이에 반해 보수주의 조직들은 '유권자 억압(voter suppression, 사람들이 투표하는 것을 단념하게 하는)' 활동을 크게 늘려왔다. 유권자 동원에 대한 좋은 정보들은 데모스 앤드 브레난 센터(Demos and the Brennan Center)에서 찾을 수 있다. 이와 함께 누구든지 현재 논의되고 있는 정책에 대해서 선출직 공무원들과 신문 및 잡지의 편집자들에게 편지를 쓸 수 있다.

옹호 활동의 노력을 위한 또 다른 중요한 영역은 대법원과 하위 연방 법원들이 권리를 보호하는 연방법을 약화시키는 것을 막는 것이다. 많은 인권변호사들과 학자들은 권리를 창출하는 법률 제정을 무효화하는 사법적 입법 활동의 위험성에 대해서 대중에게 경종을 울리며 연방법원을 개인의 권리의 보루로서 그 역할을 회복시기 위한 행동을 취하는 야심 찬 캠페인을 개시했다. 더 많은 정보를 위해서는 정의 연합(Alliance for Justice)에 문의하라.

소송

핵심적인 법안과 헌법적 필요 요건에 있어 힘 있고 창조적인 집행이 현재의 복지프로그램에 대한 자격 등과 같은 많은 영역에서 필요한데, 이들은 다음과 같다: 저소득층 의료 보장 제도(Medicaid)와 보충 영양 지원 프로그램(SNAP, 푸드스템프), 임금과 작업조건, 그리고 단결권을 보호하는 연방 및 주 법, 인종과 민족성, 성, 시민권, 성적 지향 및 장애에 기반을 둔 차별을 금지하는 법, 그리고 헌법의 적법절차조항(due process clause). 이러한 옹 호활동은 많은 개인들을 도와줄 것이며, 의사결정에 있어서 합리성 및 공정성을 증진시키고, 상기 언급된 권리들의 집행하는 것과 편견과 고정관념에 대한 이의을 제기하는 것의 필요에 대해 대중과 법관들을 깨우치게 할 수 있을 것이다.

앞서 주목했던 것처럼, 이러한 권리를 집행하기 위한 변호사들은 너무나도 적게 존재하고 있다. 연방정부는 법률구조공단(Legal Services Corporation)을 통해 저소득층을 위한 민사 법률구조 서비스(civil legal aid services)를 제공하기 위해 제한된 재정 지원을 하는 가운데, 다양한 제약들은 이러한 권리를 대대적으로 광범위하게 집행하는 연방정부의 역량을 제한했다. ' 이러한 이슈들에 대해 관심과 염려를 가지고 있는 이들 중 만약 법적으로 훈련이 되어 있는 이들이 있다면, 본인들에게 가장 흥미로운 이슈들을 다루고 있는 조직을 찾아가 봉사활동을 할 수 있을 것이다. 또한 재정적으로 후원을 할 수도 있다. 추가적으로 관심이 있는 이들은 민사 법률구조 서비스를 위한 공적자금에 대한 우파의 끈질긴 공격을 대항하는 것에 있어 지역과 주 및 연방 차원에서 정치적으로 참여할 수도 있을 것이다.

결론

2001년 테러리스트의 공격 이후 이어진 시민적 자유의 감소와 미국 정부 지도자가 해결하지 못한 경제적 불평등 증가를 포함한 다양한 이유로 인해 많은 이들은 미국에서 민주주의가 심각하게 약화되었다고 생각된다. 하지만 국내의 법과 규칙이 압박을 받음에 따라 사회 불의에 대한 방파제로서 인권법은 더욱 중요해지고 있다. 미국에서는 인권적 기준이 시민사회와 정치적 법률적 삶의 중요한 기준 역할을 해준다. 강제할 수 있는 경제적, 사회적, 문화적 권리를 확립하는 것은 사회 불의에 맞서는 유일하게 확실한 방어막일 수 있다. 변호사들은 법정으로 나가야 하고 사회 불의의 피해자들과 그 지지자들은 거리로 나서야 하며 활동가들은 선출직 대표자들에게 로비를 해야 한다. 전적으로 국내에 한정한 법을 넘어서 유엔 기준과 기제를 끌어들이고 국내 캠페인에 인권을 통합하여 접근하는 것을 통해서 국제 인권법과 규범을 가져와 활동하는 것은 매우 중요하다. 전략적으로 잘 조율되어 활용된다면 국내, 국제 인권법들은 사회 불의에 맞서 싸우고 인권을 달성하는 데 강력한 도구를 제공할 수 있다.

참고문헌

1. The Declaration of Independence. Philadelphia, 1776. Available at: https://www.archives.gov/founding-docs/declaration. Accessed May 25, 2018.
2. Friedman I, ed. The law of war, a documentary history. New York: Random House, 1972, p. 150.
3. Gnaedinger A, Director-General of the International Committee of the Red Cross. The protection of civilians in armed conflict. Statement to the United Nations Security Council, December 10, 2002. Available at: https://unispal.un.org/DPA/DPR/unispal.nsf/0/4D0C7607540DEF7685256C8 E0059A814. Accessed May 25, 2018.
4. International Committee of the Red Cross. ICRC Rule 1. Available at: http://www.icrc.org/customary-ihl/eng/docs/v1_rul_rule1. Accessed May 25, 2018.
5. United Nations. Charter of the United Nations. Available at: http://www.un.org/en/documents/charter/. Accessed May 25, 2018.
6. U.S. Constitution, Amendments XIII and XIV.
7. United Nations. Universal Declaration of Human Rights. Available at: http://www.un.org/en/documents/udhr/index.shtml. Accessed May 25, 2018.
8. Hannum, H. The status of the universal declaration of human rights in national and international law. Georgia Journal of International and Comparative Law. 1996; 287: 25.
9. Office of the High Commissioner of Human Rights. International Covenant on Economic, Social and Cultural Rights. Available at: http://www.ohchr.org/EN/ProfessionalInterest/Pages/CESCR. aspx.Accessed May 25, 2018.
10. Office of the High Commissioner of Human Rights. International Covenant on Civil and Political Rights. Available at: http://www.ohchr.org/en/professionalinterest/pages/ccpr.aspx. Accessed May 25, 2018.
11. World Health Organization. Constitution of the World Health Organization. Available at: http://www.who.int/governance/eb/who_constitution_en.pdf. Accessed May 25, 2018.
12. United Nations. Convention on the Elimination of All Forms of Discrimination Against Women, Art. 12(2). Available at: http://www.ohchr.org/EN/HRBodies/CEDAW/Pages/CEDAWIndex. aspx.Accessed May 25, 2018.
13. United Nations. Convention on the Rights of Persons with Disabilities, Art. 19. Available at: http://www.ohchr.org/EN/HRBodies/CRPD/Pages/ConventionRightsPersonsWithDisabilities. aspx. Accessed May 25, 2018.
14. United Nations. Convention on the Elimination of All Forms of Racial Discrimination, Art. 6. Available at: http://www.ohchr.org/EN/ProfessionalInterest/Pages/CERD.aspx. Accessed May 25, 2018.
15. Organization of American States. Charter of the Organization of American States (A-41). 1948. Available at: http://www.oas.org/dil/treaties_A-41_Charter_of_the_Organization_of_American_States.htm. Accessed May 25, 2018.
16. International Network for Economic, Social and Cultural Rights. Caselaw database. Available at: https://www.escr-net.org/caselaw. Accessed May 25, 2018.

17. Constitutional Court of South Africa—CCT 38/00. Grootboom v. Government of the Republic of South Africa and others. 2000. Available at: http://www.saflii.org/za/cases/ZACC/2000/14.pdf. Accessed May 25, 2018.

18. Constitutional Court of South Africa—CCT 08/02. Minister of Health and Others v. Treatment Action Campaign and Others. 2002. Available at: http://www.saflii.org/za/cases/ZACC/2002/14.pdf. Accessed May 25, 2018.

19. Constitutional Court of South Africa-CCT 12/09. Abahlali Basemjondolo Movement of South Africa and Another v. Premier of the Province of KwaZulu-Natal and Others. 2009. Available at: https://docs.escr-net.org/usr_doc/ESR_Review_-_Chenwi_-_Slums_Act_Inconstitutional.pdf. Accessed May 25, 2018.

20. Supreme Court of India, Paschim Banga khet Mazdoor Samity v. State of West Bengal. 1996. Available at: https://dullahomarinstitute.org.za/socio-economic-rights/Cases/foreign-cases/paschim-banga-khet-mazdoor-samity-versus-state-of-west-bengal-1996-sol-case-no.-169-supreme-court-of-india. Accessed May 25, 2018.

21. U.N. Human Rights Committee. Whelan v. Ireland. 2017. Available at: http://www.ohchr.org/Documents/Issues/Women/WRGS/. Accessed May 25, 2018.

22. IACHR. Jorge Orge Odir Miranda Cortez et al. v. El Salvador. 2009. Available at: http://www.cidh.org/annualrep/2009eng/ElSalvador12249eng.htm. Accessed May 25, 2018.

23. Supreme Court of Pakistan. Shehla Zia v. Wayda PLD. 2015. Available at: https://www.escr-net.org/caselaw/2015/ms-shehla-zia-v-wapda-pld-1994-sc-693. Accessed May 25, 2018.

24. New York Court of Appeals. Aliessa v. Novello. 2001. Available at: https://www.law.cornell.edu/nyctap/I01_0059.htm. Accessed May 25, 2018.

25. Tobin JW. The right to health in international law. New York: Oxford University Press, 2012.

26. ICJ. Belgium v. Senegal. 2012. Available at: http://www.icj-cij.org/files/case-related/144/144-20120720-JUD-01-00-EN.pdf. Accessed May 25, 2018.

27. ICC. Rome Statute of the International Criminal Court. Available at: https://www.icc-cpi.int/nr/rdonlyres/ea9aeff7-5752-4f84-be94-0a655eb30e16/0/rome_statute_english.pdf. Accessed May 25, 2018.

28. Goldberg v. Kelly, 397 U.S. 254 (1970).

29. Center on Budget and Policy Priorities. Available at: www.cbpp.org. Accessed July 4, 2018.

30. Broaddus M. Share and number of people without health insurance fall to historic low. September 12, 2017. Available at: https://www.cbpp.org/blog/share-and-number-of-people-without-health-insurance-fall-to-historic-low. Accessed July 4, 2018.

31. Henry J. Kaiser Family Foundation. Current status of state Medicaid expansion decisions. Available at: https://www.kff.org/medicaid/issue-brief/status-of-state-medicaid-expansion-decisions-interactive-map/. Accessed February 4, 2019.

32. Henry J. Kaiser Family Foundation. The coverage gap: Uninsured poor adults in states that do not expand Medicaid. Available at: https://www.kff.org/medicaid/issue-brief/the-coverage-gap-uninsured-poor-adults-in-states-that-do-not-expand-medicaid/. Accessed February 4, 2019.

33. National Center for Health Statistics. Early release of selected estimates based on data from the January-September 2017 National Health Interview Survey. Available at: https://www.cdc.gov/nchs/data/nhis/earlyrelease/Earlyrelease201803.pdf. Accessed July 18, 2018.

34. Obergefell. v. Hodges, 576 U.S., 135 S. Ct. 2584 (2015). Available at: https://www.supremecourt.gov/opinions/14pdf/14-556_3204.pdf. Accessed July 4, 2018.

35. Masterpiece Cakeshop v. Colorado Civil Rights Commission, 584 U. S. (2018). Available at: https://www.supremecourt.gov/opinions/17pdf/16-111_j4el.pdf. Accessed July 4, 2018.

36. UNHCR: The UN Refugee Agency. Convention and protocol relating to the status of refugees, Article 1(A)(2), July 28, 1951. Available at: http://www.unhcr.org/protect/PROTECTION/3b66c2aa10.pdf. Accessed July 4, 2018.

37. Immigration and Nationality Act, 8 U.S. Code § 1158.

38. The Convention Against Torture, enacted into U.S. law on October 21, 1998, via the Foreign Affairs Reform and Restructuring Act (FARRA), 8 USC §1231 (2012).

39. World Health Organization. Health and human rights fact sheet. Available at: http://www.who.int/en/news-room/fact-sheets/detail/human-rights-and-health. Accessed May 25, 2018.

40. Rights Info Explainers. Available at: https://rightsinfo.org/explainers/. Accessed May 25, 2018.

41. Harvard School of Public Health. Health and Human Rights Journal. Available at: https://www.hhrjournal.org/.

Accessed May 25, 2018.

42. Archibold RC. Guatemala: Commission calls for patient protection. New York Times, November 30, 2012, p.A8. Available at: https://www.nytimes.com/2012/11/30/world/americas/commission-calls-for-guatemala-to-protect-patients.html. Accessed July 4, 2018.

1960년대의 사회운동으로부터 배우기

Learning from the Social Movements of the 1960s

· 올리버 파인·샬럿 S. 필립스
번역 이용우

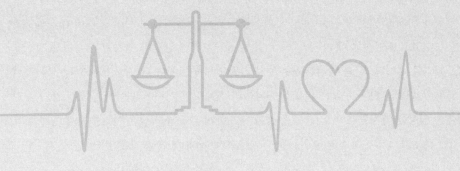

올리버 파인(OLIVER FEIN)_ MD. 임상의학/임상의료정책 및 연구 교수. 와일 코넬 의과대학(Weill Cornell Medicine), 의학과 보건의료정책 및 연구학과 부학장. ofein@med.cornell.edu

샬럿 S. 필립스(CHARLOTTE S. PHILLIPS)_ MD. 평화와 사회정의를 위해 노력하는 브루클린 시민들로 구성된 비당파 조직인 브루클린 포 피스의 의장. c.phillips8@verizon.net

이용우_ 영남대학교 경제금융학부 부교수, 역사문제연구소 연구위원. 사회구성원의 온존과 행복의 문제를 노동경제학의 시각에서 접근하고자 노력하고 있다. leastsquares@yu.ac.kr

서론

사회운동은 실제적인 변화를 일으킬 만한 규모의 평범한 사람들이 사회에 존재하는 불의에 대처하기 위하여 집단적 힘을 발휘하는 것을 목적으로 동원되는 경우 일어난다. 1960년대 미국에서 발생한 이러한 운동의 예는 흑인 민권 운동, 학생운동, 의료 개혁 운동, 반전 운동, 여성운동, 동성애자 인권 운동 등이다. 이러한 운동들은 공통의 목적과 사회적 연대에 기반하는 집단적 도전이며 엘리트, 반대자들, 권력과의 지속적인 (때때로 논쟁을 수반하는) 상호 작용하에서 발생한다(1). 이 장은 현재의 새로운 사회운동뿐만 아니라 1960년대에 시작되거나 성장한 이 6개 사회운동이 어떻게 사회 불의와 공중보건에 영향을 미쳤으며, 또한 현재에도 여전히 영향을 미치고 있는지 검토한다. 사회운동은 의료 노동자들이 사회 불의에 대처하도록 동기를 부여하고 힘을 불어넣어 주는 등 의료와 공중보건에 강력한 영향력을 가져왔으며 앞으로도 그러할 것이다. 비록 이러한 운동들의 기원은 50년도 더 되었지만 1960년대에 시작된 이들 각각의 운동은 이후 수많은 의료 노동자들의 전체적인 커리어와 이들의 특정 작업 행위에 심대한 영향을 끼쳐왔다. 이러한 운동들을 자세하게 검토하는 것은 사회운동이 어떻게 사회정의를 달성하고 공중보건을 발전시킬 수 있는지에 대한 통찰을 제공한다.

흑인 민권 운동(Civil rights movement)[1]

대중교통 체계에서의 인종차별에 반대하여 1955년 앨라배마 몽고메리에서 발생한 버스 보이콧(bus boycott)과 1960년 2월 노스캐롤라이나(North Carolina) 그린스보로(Greensboro)에 있는 울워스(Woolworth)에서 점심 판매대의 흑백 분리에 항의하여 (학생들이 주도하여) 발생한 연좌 농성은 인종 분리에 저항하여 당시 성장하고 있던 사회운동의 초창기 예이다. 당시 남부에서 보건소와 병원은 흑인과 백인을 위한 별도 출입구를 두고 명확하게 인종적으로 분리되었다. 또한 남부에서 대부분의 흑인 의사들은 백인의사협회(white-only medical societies)가 통제하는 병원에 출입할 수 있는 권리가 없었기 때문에 그들의 환자들이 입원했을 때 이 환자들을 치료할 수 없었다. 미시시피 민권 운동가들의 긴급한 요청에 따라 1964년 여름에 인권을 위한 의료협의회(Medical Committee for Human Rights: MCHR)가 설립되었다. 이를 통해 100명 이상의 의사, 간호사, 치과의사, 심리학자, 사회복지사들이 아프거나 부상당한 민권

---

[1] Civil rights movement는 1950년대와 1960년대 미국에서 흑인들이 법적으로 동등한 권리를 갖기 위해 조직한 사회정의를 위한 투쟁을 의미한다. 따라서 본 역서에서는 이를 민권 운동이 아닌 흑인 민권 운동으로 번역했다.

운동 자원봉사자들에 대해 자발적으로 응급처치를 제공하거나 치료와 입원을 주선했으며 교도소를 방문하거나 민권 운동 집회에 참여했다. 하지만 이보다 더 중요한 것은 민권 운동에 적대적인 지역에 인권을 위한 의료협의회가 운동에 동조적인 의료 노동자들을 파견했다는 사실일 것이다. 1965년 여름 인권을 위한 의료협의회는 앨라배마와 루이지애나로 활동 변경을 넓혔다. 북부의 지부들은 조기 진단 클리닉을 포함한 지역 프로그램들을 발전시켰다. 이후 10년간 인권을 위한 의료협의회는 계속해서 민권 운동가들에 대한 지원을 제공했고 인종차별적 의료서비스를 낳는 불평등에 대처했다.

학생운동

흑인 민권 운동은 학생운동에 대한 강력한 촉매제였다. 1960년에 남부 흑인 학생들의 조직체인 학생 비폭력 조정위원회(Student Nonviolent Coordinating Committee: SNCC)와 민주학생연합(Students for a Democratic Society: SDS)이 설립되었다(2). 민주학생연합과 학생 비폭력 조정위원회는 1960년대 미국 학생운동에서 지도적인 조직체였다. 1962년 민주학생연합은 포트휴런 선언(Port Huron statement)에서 다음과 같이 흑인 민권 운동에 경의를 표하였다. "우리가 성장해 오면서 … 우리의 평온함은 너무 괴로워서 떨쳐버릴 수 없는 사건들에 의해 흔들려왔다. … 인종적 편견에 대항한 남부의 투쟁에서 상징적으로 드러난, 우리 사회에 스며들어 마수를 뻗치는 인간 타락 현상은 우리로 하여금 침묵에서 행동으로 나아가도록 만들었다(3)."

민주학생연합은 참여민주주의를 촉구했다.

정치권력에 이르는 가교는 … 새로운 젊은 좌파들과 서서히 깨어나고 있는 협력자들의 공동체 간의 지역적, 국가적, 국제적 차원에서의 진정한 협력을 통하여 건설될 것이다. … 우리 민주학생연합은 전국의 캠퍼스와 공동체에서 이런 유형의 사회운동, 비전, 프로그램들을 활성화하는 데 전념한다(3).

1963년에 민주학생연합은 북부의 대도시들에서 지역사회를 조직하는 프로젝트를 수행하는 경제조사 및 행동 프로젝트(Economic Research and Action Project: ERAP)를 출범시켰다(4). 이 기구는 흑인공동체의 흑인민권 운동가들과 연대할 수 있도록 백인 저소득층 공동체에서 지역사회에 기반한 조직체를 건설하는 것에 집중했다. 이 기구의 주요 목표는 "인종을 초월한 빈곤층의 운동"을 조직하는 것이었다. 경제조사 및 행동 프로젝트들은 실업자들이 "지금 당장 일자리 아니면 소득을 제공하라"는 슬로건을 요구하고, 복지 수혜자들이 인간적 존엄, 존중, 적절한 혜택을 요구하도록 그들을 조직했다. 클리블랜드에서는 학생들과 최근 졸업한 사람들이 애팔래치아 백인 빈곤층 공동체에 거주하면서 집집마다 방문하여 주민 조직화에 참여하고, 지역 예술가들의 참여를 독려하는 공동체 연극 등의 프로젝트를 발전시켰다. 클리블랜드에서 공적 부조를 지원받는 백인 부모들과 흑인 부모들은 서로 협력하여 전국 단위에서 복지권을 조직화하는 운동 동력을 형성했다.

의료 개혁 운동

학생보건조직

이전에 학내의 진보적인 운동조직들에 참여했던 학생 운동가들은 1960년대에 의과대학, 간호대학, 공중보건대학, 기타 보건전문학교에 등록하기 시작했다. 1965년에 빈곤층을 위한 지역공동체봉사에 강한 결의를 가지고 뭉친 65명의 보건의료 관련 학생들이 학생보건조직(Student Health Organization: SHO)을 결성하기 위하여 시카고에서 만났다(5). 연방정부의 경제기회국(Office of Economic Opportunity)은 1966년에 세 개, 1967년에 여섯 개, 1968년에 아홉 개의 학생보건조직 여름 프로젝트를 후원했다. 이 운동이 최고조에 달했을 때는 40개의 학교에서 (이 책의 편집자를 포함한) 3000명 이상의 학생들이 이에 참가했다(6). 지역사회 봉사와 참여민주주의에 대한 학생보건조직의 헌신은 지역사회에 대한 책임감과 지역사회에 의한 통제를 강조한 흑인민권 운동가들의 영향을 크게 받았다(7). 지역사회와 동네에서 일하면서 봉사 프로젝트에 참여하는 학생들은 그들의 프로젝트를 지역사회 조직들에 납득시켜야 하는 상황에 직면하게 되었는데 이는 말처럼 쉬운 게 아니었다. 이를 둘러싼 논쟁은 지역사회 단체들이 이러한 학생 봉사프로젝트의 역할에 의문을 제기하기 시작한 1968년 브롱크스(Bronx)에서 발생했다. 이들 지역사회 단체들은 다음과 같은 의문을 제기했다. 대학 의료기관들은 선의에 기반한 학생 봉사 프로젝트를 이용하여 이러한 의료기관들의 변화를 요구하는 지역사회의 불만을 누그러뜨리기 위해 연방자금을 사용하고 있는 것은 아닌가? 즉, 학생보건조직과 여름 프로젝트들은 대학 의료기관들에 대한 방패막이로 지역사회를 이용하는 것은 아닌가? 일부 지역사회 지도자들은 학생들이 그들의 관심을 그들이 교육을 받고 있는 대학 의료기관 내부의 변화를 만들어내는 쪽으로 돌려야 한다고 주장했다. 그들은 많은 대학 의료기관에서 운영 중인 이중 관리체계(two-class care system), 즉 중산층과 상류층 환자들은 사적이거나 거의 사적인 전용 병실에서 치료를 받는 반면, 저소득층 환자들은 12~16개의 병상을 가진 공개 병동에서 치료를 받는 시스템에 학생들이 저항해야 한다고 주장했다. 이들 지역사회 지도자들은 학생들이 이들 대학 의료기관을 지역사회에 대한 방패막이로 만들기 위해 활동해야 한다고 주장했다. 학생보건조직은 이 논쟁으로 큰 충격을 받았고 1967년 스탠퍼드 대학교 의대생들은 그들이 수령한 연방 자금의 일부를 반납했으며, 1968년 알버트 아인슈타인 의과대학 학생들은 아예 모든 연방 자금의 수령을 거부했다.

보건정책자문센터

거의 비슷한 시기에 민주학생연합의 설립자 중 한 명은 보건의료 이슈들에 초점을 맞춘 신좌파 싱크탱크인 보건정책 자문센터 헬스팩(Health Policy Advisory Center: Health-PAC)을 발족시켰다. 이 기구는 미국 보건의료 시스템의 변화상에 대한 분석뿐 아니라 뉴욕의 지역사회 보건 이니셔티브에 대한 포럼을 제공하는 월간 회보를 출간했다(8). 1970년에 헬스팩은 민영 개인병원, 비영리병원, 영리 의료보험회사들로 구성되어 일견 비조직적으로 보이는 미국 보건의료 '비시스템(non-system)'이 사실상 조직화된 '시스템' – 의료산업복합체 – 이라는 것을 보여주는 책인 『아메리카 의료제국: 권력, 이윤, 정치(The American Health Empire: Power, Profits and Politics)』를 출간했다(6). 이 책에 헬스팩은 뉴욕시의 일부 대학 의료기관 이사진에 이러한 의료기관에 약물, 의료기기, 기타 의료제품들을 판매하고 있는 회사의 경영진이 포함되어 있다는 것을 기록했다. 헬스팩은 다음과 같이 결론을 지었다. "미국 의료시스템의 가장 명확한 기능은 환자의 치료가 아니라 이윤 창출이다. 이윤 창출에 있어서 보건산업은 이례적으로 잘 조직되고 효율적인 기제이다"(6).

헬스팩의 분석은 학생운동의 초점이 대학 의료기관으로 이동하는 것과 잘 맞아 떨어졌다. 1960년대 초에 학생들은 미국 의료계의 개혁에 대한 저항의 보루로 미국의사협회(American Medical Association: AMA)에 주목했다. 미국의사협회는 오랫동안 국민건강보험에 반대해 왔으며, 이것이 바로 프랭클린 루즈벨트 대통령이 뉴딜개혁안에 건강보험권을 포함시키지 못한 이유 중의 하나이다. 1965년에 미국의사협회는 메디케어 도입을 저지하기 위해 500만 달러 이상을 지출했으나 실패하고 말았다. 미국 의료학생협회(Student American Medical Association: SAMA)는 미국의사협회의 정책을 그대로 따랐으며, 이는 진보적인 학생들이 그 대안으로 학생보건조직을 설립했던 이유 중의 하나이다. 1970년이 되면 전국의 의과대학 학생들은 헬스팩의 분석과 지역사회 보건의료 활동에서의 경험을 바탕으로 의료서비스에서의 기업 부문, 특히 대학 의료기관에 관심을 집중했다. 예를 들면, 클리블랜드에서 의과대학 학생들은 당시 건설 중인 외래진료병동에서 민영 의료보험가입 환자와 공적 의료보험가입 환자에 대해 분리된 별도의 대기실을 만들려는 계획이 추진되자 이에 저항했다. 이들은 결국 두 그룹의 환자들에 대해 공동의 대기실을 만들도록 계획을 변경시키는 데 성공했다.

지역공동체의 통제와 링컨 조합

정치적 분석과 지역사회의 각성이 하나로 수렴하는 것을 보여준 사례가 링컨병원 소아과 조합(Lincoln Hospital Pediatric Collective)이다. 링컨병원은 미국의 가장 빈곤한 도시 지역사회 중 하나인 남 브롱크스에 위치한 공공병원이었다. 도망 노예들을 위한 시설로 1839년에 설립되었는데 너무 노후하여 1960년대에는 자체적으로 전기를 생산하고 있었으며, 이는 교류도 아닌 직류 전기였다. 알버트 아인슈타인 의과대학과 제휴 관계에 있었음에도 불구하고 링컨병원은 1968년 이전에는 자체 레지던트 프로그램에 미국 의과대학 졸업생들을 전혀 모집할 수 없었다. 1969년 두 명의 졸업생이 링컨병원 소아과 레지던트 프로그램에 들어왔다. 이들 중 학생보건조직에서 활동했던 경력이 있는 사람이 링컨병원에서 교대근무를 하도록 북 브롱크스의 자코비병원(Jacobi Hospital)에서 몇 명의 소아과 레지던트를 채용했다. 그들은 함께 또 다른 학생들과 레지던트 활동가들을 채용했다. 결국 1970년에 총 29명의 레지던트들이 링컨병원에 도착하여 링컨병원 소아과 조합을 설립했다(9)[같은 시기에 북 브롱크스에 있는 몬트피오리 의료센터(Montefiore Medical Center)에서 사회소아과 레지던트 프로그램이 설립되었는데(10), 이 또한 의료서비스를 제대로 받지 못하는 빈곤한 지역공동체에서 소아과의사들이 의료행위를 실천할 수 있도록 교육하기 위해 설립되었다. 이전에 링컨병원은 정신건강 부문에서 지역공동체 의료 노동 활동가들의 온상이었다. 아인슈타인대학도 연방재정으로 운영되는 지역사회 정신건강센터를 설립했었고 지역사회 거주자들을 정신건강 부문 의료 노동자들로 교육시키고 있었다. 1967년과 1968년에 이들 의료 노동자들은 센터의 운영에서 그들이 역할이 더 커져야 한다고 요구했다. 1969년에 이들 중 자신들을 의료혁명단결운동(Health Revolutionary Unity Movement: HRUM)이라고 자칭하는 150여 명이 2주간 링컨병원 정신건강센터를 점거했다. 그들은 전문적인 병원 관리자들을 대부분이 지역사회 거주자인 비전문가들로 교체했다. 또한 그들은 파업 대신 일단 점거를 하고 직접 병원을 관리 운영하는 전략을 택했다. 그들의 목적은 경제적 요구가 아니라 서비스를 개선하는 것이었다(6). 의료혁명단결운동은 의료기관들에 대한 지역 의료 노동자들의 통제, 무료 의료서비스, 예방적 서비스의 증대, 소수그룹 학생들에 대한 의과대학 전원입학제 등을 추구하는 10대 강령을 선포했다. 23명의 정신건강 관련 의료 노동자들이 체포되고 치열한 협상이 전개된 후 정신건강센터의 최고관리자들은 새롭게 재임명되었으며 의료 노동자들은 센터를 운영하는 내부 이사진을 그들이 선출할 수 있다고 통보받았다.

소아과 조합은 1960년대 사회운동에 참여한 경력이 있는 학생들과 레지던트들을 초창기 회원들로 모집했고, 더 나은 세상을 만들기 위한 광범위한 운동들에서 장기간에 걸쳐 유용하게 이용될 수 있는 기술을 발전시키기 위한 전문적인 훈련방법을 선택했다. 조합의 회원들은 동일한 관점을 공유하는 상당한 규모의 동료들을 확보하고 다른 부문 운동의 에너지에 기반을 두어 '전문화(professionalization)'의 부정적인 영향에 저항하는 것을 목표로 했다(11). 사회 불의가 공중보건에 미치는 중대한 영향에 대한 자각과 사회 불의에 도전하는 지역사회와 정치적 조직에서의 경험을 통해 회원들은 레지던트 훈련프로그램과 병원서비스를 변형시켰는데 이에는 서비스를 병원 담장 밖으로 확장하는 것도 포함되었다. 첫해에 링컨 조합은 흑표범당(Black Panther Party)과 젊은 예수당(Young Lords Party)에 접근했다. 두 당은 그들의 지역사회 조직화 작업의 일환으로 무료 클리닉 프로그램을 개발하고 있었다. 링컨조합회원들은 이 그룹들의 전체적인 정치적 프로그램을 지원할 목적으로 이러한 무료 클리닉에서 의료서비스를 제공하는 업무에 자원했다(12). 둘째 해에 뉴욕시 보건 당국이 고용한 일단의 지역사회 의료 노동자들이 링컨병원의 소아과와 접촉했다. 이들은 당시 지역사회의료단(Community Medical Corps)이란 이름하에 자신들을 조직화했는데 가가호호 방문하여 결핵에 대한 피부 테스트, 빈혈과 혈중 납 농도에 대한 테스트, 예방접종을 수행할 수 있는 기술적 지원과 훈련을 소아과에 요청했다(이들 중 많은 사람들이 이후 지역단과대학에 등록했고 공공 의료 노동자로 성장했다. 몇몇은 궁극적으로 의사와 간호사가 되었다).

한편 병원 내에서 조합은 환자의 돌봄 서비스를 향상시킬 수 있는 많은 개혁에 착수했는데, 이후 이 개혁들은 오늘날까지 미국 레지던트 훈련 프로그램의 표준 관행이 되었다. 예를 들면, 조합은 각 환자들이 클리닉에 방문할 때마다 동일한 레지던트와 만나게 함으로써 외래진료의 연속성을 확보했다. 또한 조합은 야간의 레지던트 근무를 향상시키고 당직인 레지던트가 잠을 더 잘 수 있도록 해주기 위하여 '야간순환(night float)' 시스템을 시작했는데 이는 즉각적이고 극적으로 환자의 돌봄 서비스를 향상시키는 변화였다. 또 조합은 소아과 레지던트를 뽑는 위원회에 지역사회의 부모들을 임명하는 계획도 이끌었다.

1971년에 조합의 프로그램들은 내과의 레지던트 프로그램으로 확산되었으며, 내과 프로그램도 비슷한 혁신들을 채택했다. 괄목할 만한 것은 병원 의사들이나 교수들이 아니라 레지던트 자신들이 이러한 개혁들을 주도했다는 것이다. 많은 레지던트 졸업생들이 링컨에서 다른 곳으로 근무지를 옮겨감에 따라 조합은 서서히 해체되어 나갔지만 개혁은 계속되었다. 1960년대의 사회운동은 젊은 의사들에게 힘을 주었고 또한 사회적 변화가 가능한 상황을 조성했다.

1960년대의 사회운동에 의해 지도받고 힘을 받은 이러한 의사들은 이후 어떻게 되었을까? 조합의 일부 회원들은 소수지만 오랜 기간 교수로 링컨병원에 남았다. 몬트피오리의 사회소아과의 레지던트 프로그램과 의학과 및 가정의학과의 유사한 프로그램들은 지금까지 계속되어 오고 있다. 링컨과 몬트피오리의 일부 졸업생들은 지역사회와 공공병원에서뿐만 아니라

도심 지역과 시골의 의료센터에서 진료를 해왔다. 또 다른 일부는 대학의료센터에서 일하면서 이들 센터들이 좀 더 사회적으로 책임감 있게 활동하도록 하는 데 일조해 왔다. 또 일부는 미국 공중보건국과 지역사회 의료센터운동에서 중요한 역할을 해오고 있다.

빈곤과 보건의료: 국민건강보험을 위한 의사

1986년에 미국 전역의 빈곤한 지역사회에서 활동하는 의료 활동가들이 빈곤층에 대한 보건의료 전달체계에서의 혁신을 논의하기 위해 뉴햄프셔에서 컨퍼런스를 소집했다. 메디케어와 메디케이드의 존재에도 불구하고 미국에서 의료보험이 없는 사람들의 수는 매해 100만 명 정도 꾸준히 증가하고 있었다. 컨퍼런스의 참가자들은 메디케어처럼 정부가 지원하는 보건의료 프로그램을 통해 국민들에게 보편적 건강보장을 제공하도록 캐나다와 유사하게 단일 보험자 시스템에 기반한 국민건강보험을 도입할 것을 제안했다. 이 제안은 국민건강보험 도입을 위한 의사회(Physicians for National Health Program: PNHP)의 설립을 낳았다. 1989년에 PNHP의 미국 보건의료 시스템 개혁안은 ≪뉴잉글랜드의학저널(The New England Journal of Medicine)≫의 권두논문으로 출판되었다(13).

국민건강보험 도입을 위한 의사회는 설립 이후 회원수가 2만 2,000명으로 증가했으며 44개 주에 활동 중인 지부를 가졌다(14). 이 단체는 단일 보험자 재정 시스템을 통한 보편적인 건강보장을 옹호했으며, 이는 "모든 이들을 위한 메디케어(Medicare for All)"의 향상되고 확장된 버전이었다. 대다수의 조직지도자들은 1960년대의 사회운동에 참가했던 경력이 있었다.

국민건강보험 도입을 위한 의사는 의료보험이 없어서 매년 미국에서 4만 5,000명이 사망한다는 사실을 제시했다(15). 또한 국민건강보험 도입을 위한 의사는 미국이 현재의 이윤 추구가 목적인 다보험자 민영 의료보험제도를 단일 보험자제도로 전환하면 매해 5,004조 달러를 절약할 수 있음도 입증했다(16). 이 재원은 의료에 지출되는 국내총생산의 비율을 증가시키지 않으면서 미국의 모든 비보험자 5,000만 명과 보험이 충분치 않은 8,900만 명에 대한 적절한 보장을 제공할 수 있는 금액이었다. 미국에서는 여전히 단일 보험자 보건 의료를 위한 대중적인 사회운동은 존재하지 않지만(17) 변화를 요구하는 그룹들의 수와 규모는 증가하고 있다. 예를 들어, 헬스케어 나우(Healthcare-NOW!)는 48개 주에 연계그룹들을 가지고 있는 풀뿌리조직들의 연합체이다(18). 캘리포니아간호사협회(California Nurses Association: CNA)와 전국간호사연합(National Nurses United: NNU)은 단일 보험자 시스템을 위한 노동운동 내의 주요 세력들이다(19). 또한 49개 주의 590개 노조 조직들은 2018년 7월 123명의 공동후원자들과 함께 미 하원에 제출된 '모두를 위한 확장되고 향상된 메디케어 법안(Expanded and Improved Medicare- for-All Act)'(H.R.676)을 공개적으로 지지했다(20).

반전운동

전쟁은 오랫동안 공중보건에 대한 주요 위협 요인으로 인식되어 왔다(17장의 글상자 17.1 참조). 종교적인 측면과 세속적인 측면에서 평화주의적인 믿음을 가진 그룹들은 미국에서 1600년대 이래 존재해 왔지만 미국 사회가 전쟁에 반대하는 광범위한 사회운동을 경험한 것은 제1차 세계대전 이후이다(21). 베트남전에 반대하는 운동은 1964년 상대적으로 소규모였던 그룹으로 시작하여 이후 전국적인 반전운동으로 성장했다. 베트남전에 반대하는 최초의 전국적인 시위는 1965년 4월 민주학생연합에 의해 조직되었다(22). 군대 내의 전쟁에 대한 저항은 군 훈련소 근처에 반전활동가들이 세운 "GI 커피하우스"를 통해 퍼져나갔다. 커피하우스들은 전쟁의 정치적·도덕적 정당성에 의문을 제기하기 시작한 군부대원들에게 사회적 공간과 심리적 지원을 제공했다(23). 의사, 간호사, 기타 의료 노동자들은 군복무를 앞둔 청년들에게 징집 거부에 대한 상담을 제공하거나 반전 시위에서 의료적 실천을 제공하는 등 다양한 방식으로 반전운동을 지원했다. 베트남전에 대한 광범위한 반대는 결국 의회가 전쟁에 대한 재원 조달을 멈추도록 하는 데 영향을 미쳤다.

운동의 지도자들은 전쟁을 목적으로 의료기술을 사용하는 것에 대해 윤리적 의문을 제기했다(24). 피부과 전문의인 하워드 레비(Howard Levy)는 그린베레(Green Berets)[2]에게 기초적 의료기술을 훈련시키도록 배치되었는데, 이러한 기술들이 베트남 부락들을 진압하는 작전에서 사용될 것이라는 것을 깨닫자마자 훈련을 거부했다. 이로 인해 그는 결국 군법회의에 회부되었고 2년 이상 수형생활을 하게 된다(25).

베트남전 기간 동안 모든 남성 의과대학 졸업생들은 군복무를 하도록 요구되었다. 전쟁 반대의 움직임이 커져감에 따라 느슨한 형태의 조직체인 반전의료연합(Medical Resistance Union)이 군복무를 거부한다는 서약서에 서명을 한 800명 이상의 의대학생들을 중심으로 조직되었다. 졸업 후 이들의 대부분은 군복무를 수행하는 대신 미국 공중보건국(U.S. Public Health Service)에서 대체복무를 했다. 하지만 일부는 비전투요원으로서의 군복무도 부상당한 병사를 치료하여 다시 전장에 그들을 되돌려 보내므로 결국 전쟁에 일조한다고 주장하며 양심적 병역 거부자 지위를 신청했다. 일부 의사들과 의료 전문가들은 병역을 회피하기 위하여 아예 캐나다로 이주했다.

사회적 책임을 위한 의사회(Physicians for Social Responsibility: PSR)는 1961년에 설립되었다. 이 조직의 목표는 핵무기의 위험에 대해 대중과 정책 입안자들을 교육시키고 핵무기의 폐

---

[2] 1952년 창설된 미국의 특수부대인 미육군특전부대의 별칭.

지를 옹호함으로써 핵전쟁의 위협을 종식시키는 것이었다(26). 1980년대에 거의 100만 명에 달하는 참가자를 가진 대중운동이 핵무기의 폐지를 주장했다. 1982년 뉴욕에서 열린 중요한 시위에서 참가자들은 핵무기가 문명에 용인할 수 없는 위험을 던지고 있다고 선언했다(27). 미국 공중보건연합(American Public Health Association: APHA)과 연계된 1986년 설립된 평화회의(Peace Caucus)는 그 해에 핵무기 개발을 종식시키기 위해 네바다(Nevada)주의 핵무기실험 현장에서 시위를 했다. 이들은 미국 공중보건연합의 연례회의에서 전쟁이 건강에 미치는 영향과 관련한 프로그램들을 꾸준히 후원하고 있다(28). 2011년 일본 후쿠시마에서 발생한 쓰나미 참사는 핵무기에 대항한 운동을 핵발전 폐지를 주장하는 운동과 결합하는 것이 중요하다는 것을 부각시켰다. 미국 경제에 강고하게 뿌리박은 군산복합체는 보건과 기타 인간적 필요를 충족하기 위해 필요한 자원을 국민경제에서 빼돌리고 있다. 다양하게 존재하는 은밀한 형태의 군국주의는 우리 사회 전반에 부정적인 영향을 준다. 평화를 위한 브루클린(Brooklyn for Peace)(29)과 같은 지역에 기반한 단체들은 이에 대한 이슈들을 연결하고 능동적으로 이에 대응할 수 있는 기회를 제공한다. 평화와 정의를 위한 연대(United for Peace and Justice)는 이러한 지역에 기반한 단체들의 전국연합체이다(30).

여성운동

가장 포괄적인 사회운동 중의 하나인 여성운동은 여성의 건강에 심대한 영향을 미쳐왔다(31)(4장 참조). 참정권을 획득한 이후에도 남성과 동등하게 여겨지지 않는다는 것을 점점 더 인식함에 따라 여성들은 모든 사회경제적 계층의 여성들을 포괄하는 의식화 그룹들을 형성하게 되었다. 특히 건강 관련 이슈들은 여성운동의 주요 관심사가 되었다(32). 당시 운동이 보유했던 힘과 "페미니즘은 그 핵심에 있어 여러 이슈를 포괄하는 운동"이라는 사실에 기반을 두어(33 p.542) 여성운동조직들은 여성들에게 영향을 미치는 정책에서의 변화와 여성에게만 관련된 의료서비스와 연구에서의 개선을 요구하기 시작했다. 여성들은 1970년대 초반 『우리 몸 우리 자신(Our Bodies, Ourselves)』의 초판을 출간한 보스턴 여성건강 서적 공동체(Boston Women's Health Book Collective)와 같은 조직을 통해 자신들의 주장을 피력했다(34). 1973년에 『마녀, 산파, 간호사: 여성치료자들의 역사(Witches, Midwives, and Nurses: A History of Women Healers)』가 출간되었는데, 이는 출산과 같이 여성 자신들의 체험과 지식에 기반을 두어 여성들에 의한 여성들의 돌봄이 지배적이었던 영역에 의료 전문가들이 자신들의 권리를 주장하는 것을 우려하여 이루어진 작업이다(35). 1973년 '로 대 웨이드'(Roe v. Wade) 판결3에 의해 달성된 낙태 서비스의 이용에 있어 엄청난 진전에도 불구하고 여성의 재생산 건강 권리를 유지하기 위하여 계속적인 사회적 행동과 정치적 압력을 지속할 필요가 있다.

보건의료에 대한 여성운동의 지속적인 영향은 의료교육에서 드러난다. 1960년대에 여성은 전체 의대학생에서 비중이 10% 이하였다. 의료 분야에서의 커리어가 여성들에게 특히 그들이 아이를 갖고자 한다면 너무 어렵다는 사회적 태도가 널리 퍼져 있어 여성들은 의과대학에 지원하는 것을 꺼려했다. 여성 지원자의 입학을 방해하는 명시적·묵시적인 입학 정책들도 부지기수였다. 반면 오늘날에는 많은 의과대학에서 학생의 절반 이상이 여성이다. 이제는 의과대학의 교육과정이 개혁되어 여성 관련 이슈들을 다루는 주제들을 교과과정에 포함해야 한다. 건강 검진 기법을 가르치기 위해 '훈련된 환자(trained patients)'를 도입한 것은 기본적으로 의료교육을 위해 계속해서 여성 환자를 지나치게 이용하는 것에 대해 여성들이 반발하여 이루어진 것이다.

동성애자 인권운동

1960년대 이전 동성애자 인권운동의 근본 추진력은 비차별적 고용 관행과 같은 동성애자들의 시민권을 획득하는 것이었다. 흑인 민권 운동에 의해 영향을 받아 동성애자 인권운동가들은 1960년대 후반 등장하기 시작했다. 1969년 뉴욕 시에 있는 동성애자 바인 스톤월 인(Stonewall Inn)을 경찰이 습격하여 발생한 3일간의 항쟁은 좀 더 행동적인 동성애자 인권운동의 탄생을 알렸다. 1987년 60만 명 이상이 레즈비언, 게이, 양성애자, 트랜스젠더(LGBT) 공동체에 대한 평등권을 요구하며 워싱턴에서 행진을 했다(7장 참조). 1980년대에 에이즈가 창궐함에 따라 LGBT 공동체 내부에서의 조직화가 맹렬해졌다(36). 뉴욕시의 '게이 남성의 건강위기(Gay Men's Health Crisis)'와 같은 봉사조직들이 에이즈 환자들에 대한 보건의료와 사회복지 사업을 제공하기 위해 설립되었다. 1987년에는 액트업(AIDS Colaition To Unleash Power: ACT-UP)이 에이즈 환자들에 대한 정치적 옹호 활동을 시작했다. 직접적이고 비폭력적인 활동을 통해 액트업 활동가들은 시스템을 변화시키는 데 성공했다. 이들은 뉴욕 증권거래소의 VIP 발코니에 자신들을 묶어놓고 제약 산업이 에이즈 치료제인 아지도타이미딘에 책정한 가격에 항의했다. 그들은 하루 동안 워싱턴의 미국 식약청(Food and Drug Administration: FDA)을 점거하고 새로운 에이즈 치료약의 출고에 제약적인 실험연구 프로토콜에 항의했다. 또한 이들은 공립학교에서 '안전한 성(safe sex)'에 대한 교육을 실시하고 콘돔을 나눠주는 것에 대해 반대하는 가톨릭 대교구에 저항하는 시위를 성패트릭성당에서 벌였다. 액트업의 활동으

---

3 Roe v. Wade는 1973년 미 연방대법원이 여성의 낙태 권리를 헌법이 보장하는 기본권으로 인정한 판결이다.

로 인해 제약회사들은 에이즈 치료약의 가격을 낮추고 미국 식약청은 실험의 최종 단계에 있는 에이즈 치료약의 출고를 서둘렀다. 효과적인 에이즈 치료가 많은 사람들에게 이용 가능해진 2000년에도 여전히 대다수의 에이즈 환자들이 의료보험에 가입되어 있지 않았으므로 액트업은 조직의 주요 활동을 보건의료에 대한 보편적 권리를 포함하는 것으로 넓혔다. 2007년에 액트업/뉴욕은 국민건강보험을 위한 의사, 헬스케어 나우!와 함께 환자와 의사가 공동으로 시민불복종을 실천한 첫 시위를 후원했으며, 모두를 위한 단일 보험자 국민건강보험을 요구하다 체포되었다(37, 38)(13장 참조).

새로운 사회운동

소득과 자산 격차는 미국에서 계속 증가하고 있다(39). 지난 30년간 상위 1%의 소득이 거의 150% 증가한 반면, 하위 90%에 위치한 사람들의 소득은 기껏 15% 증가했다(40). 이러한 격차의 증가에 대응하여 2011년에 점거 운동이 시작되었으며, 그중 대중적으로 가장 잘 알려진 운동이 월가 점거운동(Occupy Wall Street: OWS)이다(41). 월가 점거운동이 동원한 보건의료 부문 활동가들은 헬스케어 나우!, 국민건강보험 도입을 위한 의사회, 전국간호사연합, 기타 월가 점거운동 시위대에 참가하고 그들을 지원하는 조직들과 함께 99%를 위한 보건의료(Healthcare for the 99%)라고 불리는 조직을 설립했다. 뉴욕시에서 99%를 위한 보건의료는 월가 점거운동 점거 현장의 보건의료 텐트를 지원했고 무료독감 예방접종 캠페인을 실시했으며, 월가 점거운동 대중집회에서 보건의료에 대한 보편적 접근권리를 옹호했다.

점증하는 사회적 불평등에 대한 흑인 공동체의 또 하나의 대응은 '흑인의 목숨은 소중하다(Black Lives Matter: BLM)' 운동이다. 2014년 미주리 퍼거슨의 마이클 브라운(Michael Brown)과 뉴욕 스태튼 아일랜드의 에릭 가너(Eric Garner)의 사망에 책임이 있는 경찰들이 불기소되자 흑인 지역사회와 그 연대 세력은 소셜미디어 공간뿐만 아니라 거리 시위로 뛰쳐나와 흑인의 목숨은 소중하다 운동을 출범시켰다. 이러한 저항들은 인종주의와 경찰의 무자비함에 대한 흑인들의 목소리를 전국적으로 표출했다. 2014년 12월 10일 국제인권의 날에 미국의 몇몇 의과대학 학생들은 길거리에 드러눕는 전국적인 '다이-인(die-in)' 시위를 촉구했고 이 소식은 소셜미디어와 국민건강보험 도입을 위한 의사회의 보도 자료를 통해 퍼져나갔다. 결국 80개 이상의 의과대학에서 3,000명 이상의 학생들이 참가하여 의료 전문가들이 반드시 경찰의 무자비함과 제도적 인종주의에 대항해야 한다고 주장했다.

2015년에 의대학생들은 보건클리닉에서의 인종적 편견과 구조적인 인종주의의 보건의료에 대한 영향 등과 같은 일련의 주제를 포괄하는 보건직종에서의 인종주의에 대처하기 위하

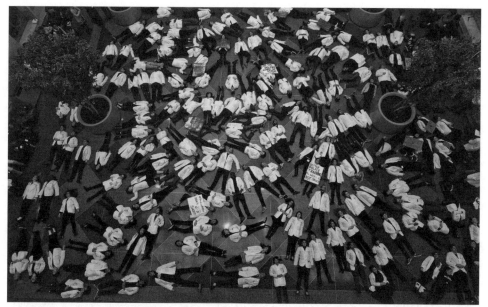

그림 28.1 2014년 12월 10일 국제인권의 날에 '다이-인'이 보스턴의 하버드 의과대학 의학교육센터에서 열렸다. 미주리주 퍼거슨의 마이클 브라운과 뉴욕시의 에릭 가너를 죽인 경찰들을 당국이 불기소하기로 결정한 것에 대응하여 뉴욕, 세인트루이스, 필라델피아, 보스턴, 클리블랜드, 시카고, 로스앤젤레스, 샌프란시스코, 워싱턴 DC, 그리고 그 밖의 지역에서 항의와 시위 및 의사가운을 입은 '다이-인'이 발생했다.

사진: David L. Ryan/The Boston Globe.

여 전국적인 조직인 흑인의 생명을 위한 의사 가운(White Coats for Black Lives)이라는 단체를 설립했다(＃whitecoats4blacklives)(42). 2018년에 이 단체는 인종적 정의에 대한 보고 카드(Racial Justice Report Card)를 배포했는데 이는 교과 내용, 학생과 교수의 인종적 다양성, 보건 클리닉에서의 인종 간 통합, 연구 프로토콜에서 소수 인종의 참여도, 이외 기타 지표들을 포함하는 15개의 척도에 기반하여 10개의 선도적인 미국 의과대학에서의 인종적 정의에 대한 실행 정도를 평가하는 도구였다(43).

　의과대학 학생들은 또한 이민자 권리 운동에도 참여했다. 예를 들어, 학생들은 2009년 고문, 처형, 학대의 희생자였던 망명 신청자들에 대한 법의학적 평가를 제공하기 위해 학생들이 운영하고 교수들이 지원하는 클리닉인 웨일코넬 인권센터(Weill Cornell Center for Human Rights)를 설립했다(44). 이들은 또한 보건의료 관련 전공 학생들을 훈련시키고 고문과 학대 이슈들에 대해 지역사회 구성원들을 교육했다. 2018년까지 이들은 67개국으로부터 온 379명에 대한 법의학적 평가를 실행했는데, 이들 중 145명에게 망명 지위 또는 다른 형태의 구제가 주어졌다. 이 단체는 또한 약 700명의 의대생들을 훈련시켰으며 이들 중 일부는 그들의 학교에 비슷한 성격의 클리닉을 설립했다.

기타 건강과 관련된 현재의 사회운동들은 장애인들의 권리(45), 죄수들의 권리와 대량 수감의 문제(46), 빈곤(47), 지구 온난화(기후 변화)(48), 총기 폭력 등에 집중하고 있다. 예를 들어, '우리의 생명을 위한 행진 운동(March for Our Lives Movement)'은 2018년 17명의 학생과 직원의 목숨을 앗아간 플로리다 파크랜드의 고등학교에서 발생한 총기난사 사건에 대응하여 설립되었다. 생존한 학생들은 미국 전역에서 120만 명 이상이 참가한 450개 이상의 행진을 조직한 운동을 출범시켰다. 최초에는 대부분 백인 고등학생들에 의해 시작되었지만 이후 많은 도시들에서 시위 지도자들은 유색 인종 학생들이었다.

결론

그간 의료관리와 공중보건에서의 사회 불의에 대한 사회운동의 영향은 심대했다. 1960년대 사회운동의 일부 지도자들이 언급하듯이 개혁에 대한 활동가들의 공헌이 드러나는 것은 운동이 끝난 이후 아주 오랜 시간이 지나서인데, 이는 최근의 많은 운동들을 통해 입증된다. 이러한 최근 운동들의 추진은 영향을 가장 많이 받는 당사자들에 의해 이루어졌지만 중요한 지원은 많은 1960년대 활동가들로부터 왔다.

많은 방식으로 1960년대의 사회운동은 의료관리와 공중보건에서의 사회 불의에 도전했다. 흑인 민권 운동은 미국 남부 병원들에서의 인종 분리 철폐와 의과대학에서의 소수자 입학 프로그램에 대한 관심을 낳았다. 의료기관들에 대한 지역사회 통제의 강조는 지역사회 의료센터들의 성장과 참여연구4의 확장에 공헌했다. 1960년대의 학생운동은 많은 보건의료 관련 전공 학생들의 직업적 열망을 변화시켜 그들이 지역사회와 연관을 맺게 했으며, 궁극적으로 그들로 하여금 대학 의료센터들이 전통적인 연구, 교육, 환자 돌봄의 사명에 더해 지역사회 의료서비스를 포함하도록 이들 기관에 도전하게끔 했다. 반전운동에서의 의료전문가들의 참여는 베트남전의 종식에 기여했으며, 이후 공중보건과 의료관리 영역에서 수십조 달러의 돈이 군사 영역으로 흘러가는 것에 계속해서 저항하도록 했다. 또한 의료전문가들은 핵전쟁의 위협과 지구 온난화(기후 변화)의 건강·환경적 결과에 대한 주의를 촉구하고 있다. 여성운동은 여성 관련 보건 이슈들에 대한 새로운 관점을 제공했고 의학교육에서의 양성 평등이 성장하는 것에 공헌했다. 동성애자 인권운동과 에이즈 환자 인권운동은 LGBT 환자들과 에이즈 환자들의 처우에 극적인 변화를 초래했다.

---

4 참여연구(participatory research)는 소외계층이 겪고 있는 문제에 대한 분석을 토대로 이들의 문제해결 또는 개선을 위한 행동의 실천까지 포함하는 연구를 말한다.

우리는 이러한 운동들로부터 무엇을 배웠는가? 가장 뚜렷한 교훈은 사회 변혁적 변화가 발생하려면 사회운동이 필수적이라는 것이다. 또한 우리는 인종주의가 우리나라에 얼마나 깊이 뿌리박혀 있는지를 배웠다. 하지만 우리는 1960년대 이래로 달성한 중요한 결실들이 얼마나 허약한지도 배웠다.

모든 사람이 각자의 완전한 잠재력을 발전시킬 수 있는 공정한 사회를 달성하기 위해서 해야 할 일들이 아직도 많이 남아 있기 때문에 우리는 1960년대 사회운동의 에너지와 정열을 가진 새로운 사회운동을 수립하기 위해 계속해서 노력해야 한다. 또한 1960년대 사회운동의 경험은 젊은이들의 지도력이 중요하다는 것을 가르쳐준다. 소셜 미디어의 보급을 통해 용이해진 새로운 사회운동이 등장함에 따라 진보적 변화를 위해서는 단일이슈를 가진 운동들이 서로 연대하고 협력하는 것이 중요하다.

참고문헌

1. Tarrow SG. Power in movement: Social movements and contentious politics. Cambridge, UK: Cambridge University Press, 2011.
2. Sale K. SDS. New York: Random House, 1973.
3. Hayden T. The Port Huron statement. New York: Thunder's Mouth Press, 2005, pp. 45-168.
4. Frost J. Interracial movement of the poor: Community organizing and the New Left in the 1960s. New York: New York University Press, 2001.
5. Hoffman LM. The politics of knowledge: Activist movements in medicine and planning. Albany, NY: State University of New York Press, 1989, pp. 57-66.
6. Ehrenreich B, Ehrenreich J. The American Health Empire: Power, profits, and politics. A Report from the Health Policy Advisory Center (Health-PAC). New York: Random House; 1970.
7. Weisberg IS. Cleveland Student Health Project—1968—final report. National Technical Information Service, U.S. Department of Commerce. 1968.
8. Health-PAC Archives (1968-1994). Available at: http://www.healthpacbulletin.org/. Accessed August 10, 2018.
9. Dittmer J. The good doctors: The medical committee for human rights and the struggle for social justice in healthcare. New York: Bloomsbury Press, 2009, p. 6.
10. Montefiore Medical Center. Social pediatrics residency program. Available at: http://www.montefiore.org/family-social-medicine-professional-training-programs-residency-program-tracks-pediatrics. Accessed July 8, 2018.
11. Mullan F. White coat, clenched fist: The political education of an American physician. New York: Macmillan Publishing Company, 1976.
12. Nelson A. Body and soul: The Black Panther Party and the fight against medical discrimination. Minneapolis, MN: University of Minnesota Press, 2011.
13. Himmelstein DU, Woolhandler S. A national health program for the United States: A physicians' proposal. New England Journal of Medicine 1989; 320: 102-108.
14. Physicians for a National Health Program. Available at: http://www.pnhp.org/about/about-pnhp. Accessed August 10, 2018.
15. Woolhandler S, Himmelstein DU. The relationship of health insurance and mortality: Is lack of insurance deadly? Annals of Internal Medicine 2017; 167: 424-431.
16. Woolhandler S, Himmelstein DU. Single-payer reform: The only way to fulfill the President's pledge of more

coverage, better benefits, and lower costs. Annals of Internal Medicine 2017; 166: 587-588.

17. Hoffman B. Healthcare reform and social movements in the United States. American Journal of Public Health 2003; 93: 75-83.

18. Healthcare-NOW! Available at: http://www.healthcare-now.org/. Accessed July 18, 2018.

19. National Nurses United. Available at: http://www.nationalnursesunited.org/. Accessed July 18, 2018.

20. Unions for Single Payer Healthcare. Available at: http://unionsforsinglepayer.org/. Accessed July 18, 2018.

21. Cooney R, Michalowski H. Power of the people: Active nonviolence in the United States. Philadelphia: New Society Publishers, 1987.

22. Garvy H. Rebels with a cause. Los Gatos, CA: Shire Press, 2007, pp. 44-50.

23. Zieger D. Sir! No Sir!—The suppressed story of the GI movement to end the war in Vietnam (documentary). Los Angeles: Displaced Films, 2005.

24. Levy H. The military medicinemen. In: Ehrenreich J, ed. The cultural crisis of modern medicine. New York: Monthly Review Press, 1978, pp. 287-300.

25. Levy H, Miller D. Going to jail: The political prisoner. New York: Grove Press, 1971.

26. Physicians for Social Responsibility. Available at: http://www.psr.org/. Accessed June 30, 2018.

27. Warburg J, Lowe D. You can't hug with nuclear arms! An Institute for Policy Studies book. Dobbs Ferry, NY: Morgan and Morgan, 1982.

28. American Public Health Association. Peace caucus. Available at: https://www.apha.org/apha-communities/caucuses/peace-caucus. Accessed June 30, 2018.

29. Brooklyn For Peace. Available at: http://www.brooklynpeace.org. Accessed June 30, 2018.

30. United for Peace and Justice. Available at: http://www.unitedforpeace.org/. Accessed June 30, 2018.

31. Morgan R. Sisterhood is forever: The women's anthology for a new millennium. New York: Washington Square Press, 2003, p. xv.

32. Reverby S. Health: women's work. In: Kotelchuk D, ed. Prognosis negative: Crisis in the healthcare system. New York: Vintage Books, 1976, p. 170.

33. Smeal E. The art of building feminist institutions to last. In: Morgan R. Sisterhood is forever: The women's anthology for a new millennium. New York: Washington Square Press, 2003, p. 542.

34. Boston Women's Health Book Collective. Our bodies, ourselves. New York: Simon and Schuster, 1973.

35. Ehrenreich B, English D. Witches, midwives, and nurses: A history of women healers. New York: Feminist Press, 2010.

36. Crimp D. AIDS demographics. New York: Bay Press, 1990.

37. Boyle A. ACT-UP letter, March 29, 2007 (personal communication).

38. Straube T. Rally to reform healthcare ends in "deaths." New York Blade, March 30, 2007, p. 1.

39. Moss NE. Socioeconomic disparities in health in the United States: An agenda for action. In: Hofrichter R ed. Health and social justice: Politics, ideology, and inequity in the distribution of disease. San Francisco: Jossey-Bass, 2003, p. 502.

40. Stiglitz JE. The price of inequality: How today's divided society endangers our future. New York: W.W. Norton, 2010.

41. Taylor A, Cessen K, eds. Occupy! Scenes from occupied America. London: Verso, 2011.

42. White Coats for Black Lives. Available at: http://whitecoats4blacklives.org/. Accessed July 28, 2018

43. White Coats for Black Lives. Racial justice report card. Available at: http://whitecoats4blacklives.org/rjrc/. Accessed July 28, 2018

44. Weill Cornell Center for Human Rights. Available at: https://humanrights.weill.cornell.edu/. Accessed July 14, 2018.

45. ADAPT—Free Our People. Available at: http://adapt.org/our-journey/. Accessed July 28, 2018.

46. Alexander M. The New Jim Crow: Mass incarceration in the age of colorblindness. New York: The New Press, 2012.

47. Poor People's Campaign. Available at: https://www.poorpeoplescampaign.org/. Accessed July 28, 2018.

48. Peoples Climate Movement. Available at: https://peoplesclimate.org/. Accessed July 28, 2018.

49. March for our Lives. Available at: https://marchforourlives/missionstatement.com. Accessed July 28, 2018.

50. Freudenberg N. The lessons of spring 1968 for public Health. American Journal of Public Health 2018; 108: 724-725.

51. Young E. Mapping the resistance: Insurgence and polarization between 2016 and 2020. Available at: http://www.rosalux-nyc.org/wp-content/files_mf/young_mappingtheresistance_eng51.pdf. Accessed July 28, 2018

공평하고 지속가능한 인간 개발을 통한 건강 증진

Promoting Health with Equitable and Sustainable

Human Development

리처드 졸리
번역 이화영

리처드 졸리(RICHARD JOLLY)_ PhD. 서섹스 대학교(University of Sussex) 명예교수, 개발연구소(Institute of Development Studies) 공동연구원 겸임. 개발 및 글로벌 거버넌스에서 UN의 역할에 대한 연구를 하고 있다. R.Jolly@ids.ac.uk

이화영_ 하버드 보건대학원 국제보건 및 인구학과(Department of Global Health and Population) 부연구위원, 연세대학교 미래융합연구원 객원교수. 중·저소득 국가의 보건의료 시스템, 사회적 자본에 관심이 있으며, 현재 중·저소득 국가의 보건의료 시스템 질 향상에 대한 연구를 하고 있다. 중·저소득 국가의 건강 지표 향상을 위해서는 점진적 접근법보다는 전반적인 보건의료 시스템이 재디자인 되어야 한다고 생각한다. diana0224@gmail.com

서론

공중보건에서 사회정의를 증진하기 위해서는 보건의료, 사회복지 서비스 이상의 훨씬 다양한 활동들을 필요로 하며, 이러한 활동들은 국가 내, 국가 간 사회 불의를 감소시키기 위해 필요하다. 이러한 활동들은 보다 보편적인 사회정의를 향상시키기 위해서 그리고 의료서비스를 개선시키고 지속가능하게 하며, 인류가 더 좋은 건강을 달성하도록 하기 위한 수단으로도 필요하다(1).

최근 수십 년 동안도 빈곤을 감소시키고 삶의 기본적 수요를 충족시키는 데에 상당한 진전을 이루어왔지만 아직도 그리 어렵지 않게 한층 더 진전을 이룰 수 있는 가능성이 있다. 하지만 사회정의는 빈곤 감소뿐만 아니라 형평에 가까워지는 것, 평등성의 증대라는 개념도 포함하는데, 바로 이 부분이 여러 활동들이 종종 실패해 왔고 진전이 어려운 부분이다. 소득 차이로 측정되는 가장 빈곤한 사람과 가장 부유한 사람, 가장 빈곤한 국가와 가장 부유한 국가 간의 경제적 불평등이 지금만큼 큰 적이 없었다(1장. 그림 1.3 참조). 가장 부유한 8명이 전 세계 인구 절반의 부를 합한 것에 이르는 부를 소유하고 있다. 2017년 세계에서 가장 부유한 1%는 새로이 창출된 부의 82%를 가져간 반면 하위 50%의 사람들은 어떠한 새로이 창출된 부도 가져가지 못했다. 같은 해인 2017년, 새로이 증가된 억만장자 수가 어느 때보다 가장 높았던 해로, 259명이 새로 억만장자가 되어 총 2,208명이 되었다(2). 국가 내 소득의 불평등 수준도 또한 유례없는 수치를 기록했다. 이러한 세계적, 국가적 차원에서의 불평등은 2011년 "건강의 사회적 결정인자"에 대해 개최되었던 세계 컨퍼런스(World Conference)에서 선언된 달성 목표인 건강 불평등을 감소시키는 데 큰 어려움을 던져주고 있다.

국가 간 권력, 소득, 생활수준에서의 구조적인 불평등은 전 세계적으로 오랫동안 존재해 왔으나, 지난 200년 동안 국가 간 권력과 소득 불평등은 한층 더 증가했다. 예를 들어 1820년 미국과 대영제국(Great Britain)의 평균 소득은 인도와 중국 소득의 약 3배 정도로 추정되었다. 하지만, 그 이후로 가장 부유한 국가들과 빈곤한 국가들 간의 평균 소득 격차는 상당히 증가하여, 1870년경에는 그 격차가 7배가 되었고, 1913년에는 11배, 1950년경에는 35배, 1990년대 후반에는 70배 이상, 그리고 마침내 2015년에는 100배의 격차에 이르게 되었다(3: pp.200~203). 지난 40년 동안 중국, 인도, 그리고 몇몇 아시아 국가들은 매우 빠른 성장을 했는데, 이러한 국가들의 경우 1인당 소득에서는 미국 혹은 영국과의 상대적인 격차가 감소했지만, 국가 내 불평등은 전반적으로 증가했다. 그리고 아프리카 내에서도 부유한 국가들과 빈곤한 국가들 간의 1인당 소득 불평등도 또한 증가했다.

부유한 국가들과 빈곤한 국가들 간의 이러한 소득 격차는 소득과 권력의 국가 내 불평등을 지속시키고 빈곤의 감소를 방해하는 사회 불의의 글로벌 프레임을 반영하는 것이라고 할 수 있다. 각 국가 내에서 보다 큰 사회정의를 향한 진보는 경제적, 사회적 발전을 진척시키는 데 초석을 제공할 수 있다. 하지만 국가 간 불평등을 상당한 수준으로 감소시키기 위해서는 현재 글로벌 어젠다에 올려져 있는 사안들보다 더욱 폭넓고 더 근본적인 국제적 행동을 필요로 한다. 이러한 극도의 불평등에 대한 인식을 고취시키는 것은 더 평등하고 더 큰 사회정의가 존재하는 세상으로 돌아갈 수 있다는 비전을 가지는 것만큼이나 중요하다.

사회정의에서의 발전: 유토피아적 꿈이 아니다.

사회 불의를 감소시키고 공중보건에서의 더 큰 형평성을 달성하는 것은 유토피아적 꿈이 아니다. 전 세계적으로 지난 50년 동안 불평등은 증가했지만, 건강과 공중보건 서비스에서 매우 큰 발전이 있었는데, 모든 지역에 걸쳐 아동(5세 미만) 사망률이 감소했고, 에이즈 유행에도 불구하고 기대수명 및 건강수명이 증가했다는 점이다. 또한 인권의 확립, 빈곤 감소를 위한 국제적 헌신, 생활수준 향상을 위한 실천 가능한 전략의 개발, 많은 국가들에서 이러한 발전들을 추구하는 것이 실질적인 정치가 될 수 있음을 입증하는 등 많은 관련 영역에서도 발전이 있었다.

인류의 진보 가능성은 많은 중·저소득 국가에서 학교 등록률 증가, 성인 문맹률 감소, 여성과 소녀들의 지위 및 인권 강화 등으로 증명되어 왔다. 지난 50년간 이러한 발전은 현재 고소득 국가들이 그들의 초기 발전단계에서 보여주었던 성과들을 넘어서는 것이었다. 예를 들면, 2015년 12개 국가를 제외한 모든 저소득 국가에서 1,000명의 정상 출생(live birth)당 100명 이하의 유아 사망률(infant mortality)을 기록했는데, 이는 노르웨이가 1900년경 달성했던 기록이다. 또한 2015년, 150개 국가 이상이 1,000명의 출생 당 70명 이하의 5세 미만 사망률을 보여주었으며 이는 미국이 약 1940년대 쯤 달성했던 수준이다(3).

이러한 진전들은 경제 발전에 따라 자연적으로 나타난 부산물도 아니고 빈곤층들의 생활수준이 향상되었다는 것을 나타내는 지표도 아니다. 이는 우리가 무엇을 이루어낼 수 있는지를 보여주는 예들이다. 증가하는 불평등으로 인해 폭넓은 발전들이 여전히 방해를 받고 있기는 하지만, 위와 같은 진전의 많은 부분들은 아동 사망률 감소, 모든 아동의 기본 교육 보장과 같은 보편적인 목적에 특별히 집중을 했던 국가 혹은 국제적 활동의 결과이다. 그간 악화되는 불평등에도 불구하고 모든 아동들을 대상으로 백신접종을 하고 새로운 학교를 짓고, 기본적인 식수 공급을 개선시키고 더 나은 위생시설에의 접근성을 높이는 성과들이 가능해 왔다.

불평등 문제 해결의 실패

현재 전례 없는 부와 소득수준을 고려했을 때, 공중보건에서 달성할 수 있는 잠재적 수준과 현재 달성된 수준 사이에는 여전히 차이가 많이 남아 있다고 할 수 있다. 이는 많은 국가에서 그리고 국제적으로 불평등 감소를 위한 노력을 행동으로 옮기는 정치적 실패의 중요한 예이다. 또한 이러한 차이에 대한 전례 없는 대중들의 인식을 고려했을 때 다른 주요 인간 생활 조건 지표에서의 큰 불평등도 마찬가지로 정치적 실패로 인한 것이다.

사회 불의는 인권의 침해뿐만 아니라 많은 기회 손실을 나타낸다. 이러한 불의들은 바로 정부가 자국 국민들이 (특히 아동들이) 달성 가능한 최고의 건강을 누릴 수 있게 해주겠다고 합의했던 의무들을 이행하지 못했다는 의미이며 고소득 국가들이 아동권리협약에 서명하고, 지속가능개발목표를 채택하면서 부여된 의무인 건강과 교육의 발전에 있어 국제적 협력이 실패했다는 것도 의미한다.

이 장에서는 이러한 사회 불의를 종식하는 데에 있어 더 광범위한 경제적, 정치적 사안들을 살펴볼 것이다. 또한 공중보건에서 더 큰 사회정의를 달성해 가는 과정에서 나타나는 경제적, 사회적 어려움을 분석하고, 특히 중·저소득 국가들이 취할 수 있는 조치들을 강조한다. 또한 고소득 국가들에 의해 지원될 필요가 있는 우선순위들을 고민해 본다. 마지막으로 모든 국가들이 인간 개발을 향상시키고, 지속가능개발목표를 수행하기 위해 우선적으로 해야 할 것들을 논의하면서 이 장을 마친다.

보건의료 인력의 역할

공중보건에서 더 큰 정의를 달성하기 위해서는 더 광범위한 경제, 사회정책과 조치들이 필요하다는 것은 대부분의 보건의료 인력들이 인정하는 사실이다. 이러한 정책과 조치에는 보건의료서비스 및 시설을 위한 적절한 공공 혹은 민간 재원 확보, 저가 의약품에 대한 접근성 증대, 의학연구 및 기술 발전 지원 등이 포함된다. 하지만 이 이외에도 기본적인 교육, 깨끗한 물, 적절한 위생에 접근성 개선, 빈곤 감소 및 사회정의 달성을 위한 전반적인 경제발전 등과 같은 더 폭넓은 정책과 정책들이 필요하다. 이러한 정책과 활동들은 바베이도스, 보츠와나, 중국, 코스타리카, 쿠바, 한국, 말레이시아, 모리셔스, 스리랑카, 튀니지, 그리고 베트남과 같은 많은 국가에서 성공적으로 이루어진 바가 있다(4: pp.228~231).

경제의 성장은 이러한 발전에 일부 역할을 했다. 즉 이러한 국가들은 초기에는 가난했고, 공중보건의 발전을 위해 필요한 가구 수준, 지역사회 수준, 정부 수준의 재원이 모두 부족했으나 경제 성장 덕택으로 이용 가능한 재원을 늘릴 수 있었다. 하지만 이러한 재원 증가만으로 이러한 발전이 이루어진 것이 아니라 경제, 사회정책의 실천, 법, 제도, 규범, 사회의 구조 등의 변화가 필요했고, 이 모든 것은 사회정의와 건강의 발전에 초석을 마련하는 데 역할을 했다.

경제 성장과 진보적인 정책의 결합

대부분 국가들의 경우 사회정의에서의 진보를 위해서는 경제적 성장과 함께 다음 세 가지 우선적인 목표를 향한 구조적, 제도적 변화가 함께 이루어지는 것이 필요하다.

- 성장 혜택이 광범위하게 분배되고 빈곤층이 혜택의 많은 부분을 차지하는 빈곤 친화적(Pro-poor) 경제 성장을 통한 빈곤의 감소.
- 모든 이들을 위한 교육 및 건강을 약속하는 것으로부터 시작하여 사회정의와 형평에 법적, 정치적 약속이 포함된 사회정책 지원.
- 후속 세대의 형평, 사회정의 보장에 필수적인 경제, 환경의 지속성을 위한 장기적인 정책.

이러한 전략들을 이행하는 것은 정치적으로 매우 어렵다. 하지만 앞에서 언급된 국가들의 대부분은 이러한 전략들을 활용하여 상당한 발전을 이루어냈는데 (쿠바는 예외적인 국가로 쿠바 공중보건의 놀랄 만한 발전에서 경제적 성장은 거의 역할을 하지 못했고 있다 하더라도 매우 극히 약간의 역할만을 했다). 아프리카에서는 보츠와나, 모리셔스, 튀니지가 인간과 사회 개발(human and social success)에서 성공을 한 돋보이는 예라고 할 수 있다(5-7)(안타깝게도 에이즈 유병률의 급격한 상승으로 약간 후퇴를 하기는 했으나 완전히 후퇴한 것은 아니다).

아시아에서는 한국, 대만, 중국, 말레이시아, 스리랑카, 베트남, 그리고 인도의 케랄라주와 타밀나두주가 급속한 경제성장과 정책·제도의 변화를 결합함으로써 빈곤, 영양실조, 기타 불건강의 주요 원인들을 감소시킬 수 있다는 실현 가능성 그리고 그것이 가져오는 가치를 입증한 국가들이다. 1950년과 1960년대를 시작으로 하여 한국과 대만은 강력한 경제성장 정책과 재분배 정책을 병합했고 보편적인 공중보건과 교육을 제공하고자 하는 헌신적 노력을 보여주었다. 한국과 대만에서의 이러한 진전은 어떻게 (1980년 이래 세계은행과 국제통화기금에 의해 강력하게 추진되어 온 신자유주의와는 극명하게 다른) 장기적이고 지속적인 경제적 성장이 적극적인 정부의 개입과 자유시장 정책을 바탕으로 하여 달성될 수 있는지를 설명한다.

라틴아메리카와 카리브해에서 코스타리카는 50년 이상 민주주의에 대한 부단한 노력과 공중보건, 보편적 교육 보장에 대한 정책을 동시에 해온 국가 중의 하나이다. 1949년에 채택된 헌법은 코스타리카 정부가 군대 혹은 어떤 군사력을 가지지 못하도록 했고, 그 결과 매년 군사에 소비되는 수십억 달러를 절약하여 다른 라틴아메리카와 카리브해 국가들보다 건강과 교육에 더 많이 투자가 가능했다. 코스타리카가 경제, 사회 지표에서 그 지역 중 가장 좋은 결과를 보인 것은 놀라운 일이 아니다. 바베이도스와 쿠바 역시 1인당 수입에 비해서 높은 수준의 사회 개발과 평등을 달성했다.

경제 성장

형평과 사회정의는 저소득 국가에서도 경제성장을 더 증폭시킨다. 그간의 경험들은 근거 없는 믿음과 정반대를 나타내며 그러한 믿음을 떨쳐버릴 수 있게 해준다.

신화 1: 저소득 국가에서 형평은 경제적 비효율성 관점에서 고비용을 초래하기 때문에 더 큰 형평을 이루어야 한다는 열망은 버리거나 혹은 나중으로 미루어 두어야 한다. 한국, 말레이시아, 모리셔스, 대만, 튀니지의 초기 경험은 이러한 근거 없는 믿음이 잘못된 이분법적 논리라는 것을 증명한다. 정교한 방법으로 형평과 사회정의를 추구한다면 경제적 성장, 생산성, 효율성에 긍정적으로 기여할 수 있다.

신화 2: 경제적 성장과 인권의 성장은 득실(trade off)이 있다. 이러한 득실에 대한 강력한 근거가 없으나 인권의 성장을 옹호하는 것이 경제적 성장을 항상 증진시킨다는 강력한 근거도 또한 없다. 1998년 경제학 노벨상 수상자 아마르티아 센(Amartya Sen)이 주장한 바와 같이 인권과 자유의 확대는 모두 성장에 필수적인 부분들이며(6, 8, 9) 따라서 개발은 인권의 성장과 조화되는 방식으로 추구되어야 한다.

신화 3: 사회정의, 인류의 목표들, 인간 개발은 국가가 그것들을 지원해 줄 형편이 될 만큼 부유해질 때까지 기다려야 하는 사치이다. 이 근거 없는 믿음은 앞에서 기술한 경제적으로 성공한 국가들의 경험으로 반박될 수 있다. 인간 개발, 보편적인 공중보건과 교육의 추구는 국가적 자원을 충분히 보유하고 있는가보다는 정해진 명확한 우선순위를 가지고 있는가에 더 좌우된다. 자원의 가용성이 부분적으로는 국가 발전 수준과 연관이 있기는 하나, 보편적인 건강과 교육을 달성하고자 하는 노력은 가능한 가장 높은 수준의 재원이 갖추어질 때까지 기다릴 필요가 없다. 1940년대 후반 말라리아 박멸에 성공했던 스리랑카를 포함한 일부 국가들의 경험은 공중보건의 발전이 낮은 수준의 국가 자원으로도 가능하고 이러한 발전은 추가적인 경제, 사회적 발전에 대한 토대를 마련할 수 있다는 것을 입증했다.

국민이 발전의 중심이 되어야 한다

사회정의를 달성하기 위해서는 국민이 발전의 중심에 놓여 있어야 한다. 국민들은 그들의 삶과 건강에 대하여 책임을 질 수 있도록 권한이 주어져야 하며 따라서 개발 전략은 교육을 통하여 인간의 역량을 강화하고, 사람들이 적절한 수입을 가질 수 있도록 기회를 제공하는 데에 초점이 맞추어져야 한다. 이러한 역량이 강화되려면 의료서비스, 안전한 식수, 기본적인 위생시설에 접근성이 용이해야 한다. 보건, 식수 공급, 농업, 교육 등의 영역에서 이루어지는 많은 좋은 의도의 프로젝트들이 계획과 이행에 국민을 중심에 놓지 않아 실패한다. 이러한 이유로 개발 프로젝트들이 종종 녹슨 물 펌프, 버려진 쟁기, 대부분의 혜택을 가져가는 이익집단이 점령해 버린 트랙터로 끝나버리고 대부분 현지 주민들은 프로젝트를 옹호하고자 하는 동기가 거의 없이 남겨지게 된다.

그간 인간 개발을 위한 참여적 인간 중심 접근법을 이행하는 실제적인 방법들에 대해서 많은 것들을 습득해 왔다(10). 인간 개발 프레임워크를 사용한 방법론이 개발되고 많은 국가에 적용되어 왔다. 140개국 이상에서 현 상황과 그들 국민들의 수요(needs)를 분석하고 정책 개발을 계획하기 위해서 인간 개발 보고서를 준비했다.

인간 개발은 인간이 가치를 부여할 만한 이유가 있는 삶을 살도록 하기 위하여 인간의 역량을 강화하고 인간의 선택권을 확장하는 개발에 초점을 맞춘다(11: p.1). 기본적인 역량은 인권을 기반으로 하고, 사회정의, 국가 내의 남/녀, 인종, 종교, 지리적 집단 혹은 다른 여러 집단들 간의 형평, 그리고 현재와 미래 세대 간의 형평에 대한 관심에 의해 정의된다.

인간 개발 접근법 및 지표들

인간 개발을 통한 건강 증진 접근법은 인간개발지수(Human Development Index: 이하 HDI)를 사용함으로써 국내·국제적으로 관심을 얻어 왔다. HDI는 장수(longevity), 지식(knowledge), 합당한 생활수준을 위한 충분한 수입에의 접근성 데이터를 병합한 것이다. 장수는 기대수명(life expectancy)로 측정되고 지식은 평균 교육 연수로 측정되며 합당한 생활수준을 위한 충분한 수입은 세계 평균 수입을 기준으로 그 이하의 수입에는 더 많은 가중치를, 그 이상의 수입에는 상대적으로 더 낮은 가중치를 적용한 보정된 1인당 수입으로 측정된다.

HDI는 편협하고 부적절했던 국민총생산이라는 지표에서 더 직접적이고 다양한 측정도구들로 관심을 이동시켰다. 유엔개발계획은 HDI 및 다른 인간개발지수의 가장 최근 결과를 매년 인간개발보고서(Human Development Report)로 발간하고 온라인으로도 발표한다.

또 다른 몇몇 지표들은 성별과 관련된 인간 개발을 측정하기도 하는데, 예를 들면 성별 개발지수(Gender Development Index)는 HDI를 여성과 남성에 별도로 적용하는 것이다. 성별 불평등 지수(Gender Inequality Index)는 생식 건강(reproductive health), 여성의 의회 점유율로 측정되는 권한부여(empowerment), 2차 교육을 완료한 여성인구 비율을 병합한 지표이다.

다차원적 빈곤 지표

다차원적 빈곤 지표(Multidimensional Poverty Index: 이하 MPI)는 국가의 전반적인 달성 수준뿐만 아니라 가장 빈곤층의 상태에도 초점을 맞추고 있으며, 이것이 국민총생산 혹은 HDI와의 근본적인 차이점이다. MPI는 교육, 건강, 생활수준에서 빈곤층이 직면하는 다양한 결핍을 측정한다. 즉 가구 서베이 자료를 이용하여, 교육, 건강, 깨끗한 물, 개선된 위생시설, 현대적 연료(modern fuel) 사용, 그리고 이 외에 3개 항목에서 최소의 수준에 이르지 못하는 가구의 비율을 병합하여 만들어진다. 예를 들면 6년 이상의 정식 교육을 받은 가구원이 없는 가구, 혹은 1명 이상의 아동이 학교에 가지 않는 가구는 교육에서 결핍되었다고 간주된다. 건강 측면에서는 영양실조(malnourished)가 있는 가구원이 있는 가구, 지난 5년간 사망한 아동이 1명이라도 있는 가구는 결핍되었다고 간주된다.

가구의 MPI는 모든 영역을 측정한 종합적인 점수로, 가구 단위, 그리고 특정 영역의 결핍에 초점을 맞추고 있기 때문에 국가 평균에 기반한 지표보다 결핍을 더 잘 측정하고 있다고 할 수 있다. 또한 개발도상국가에서 MPI는 시골지역 혹은 도시 근교 슬럼지역의 빈곤층에게는 거의 의미 없는 지표인 하루당 1.25달러 혹은 2달러와 같이 특정 소득수준 이하에서 살고 있는 사람들의 비율에 기반한 가난의 정의보다 더 큰 의미를 가진다.

하지만 사회정의는 가난의 문제뿐만이 아니라 불평등과 불공평을 감소시키려는 직접적인 조치를 필요로 한다. 「인간 개발 보고서 연보(annual human development report)」는 이러한 현실을 항상 인지해 왔으며 그에 따라 현재는 장수(longevity), 교육, 생활수준 지표를 불공평지수로 보정하여 병합한 「불공평 지수로 보정된 인간개발지수(Inequality-Adjusted Human Development Index: 이하 I-HDI)」를 보고서에 포함하고 있다.

만약 어떤 국가에서 장수, 교육, 수입이 모든 국민 간에 동일하다면 그 국가의 I-HDI와 HDI는 같을 것이다. 하지만 불평등이 존재하면 I-HDI는 각 지표의 불평등 정도에 따라 값을

표 29.1 불평등이 인간 개발 수준에 영향: 장수, 교육, 소득 불평등으로 인한 HDI의 손실(%)

지역	총 HDI 손실	기대수명 불평등	교육 불평등	소득 불평등
아랍국가들	28%	18%	37%	26%
동아시아/태평양	19%	11%	18%	27%
남아시아	28%	24%	40%	18%
라틴아메리카/카리브해	28%	14%	20%	35%
사하라 이남 아프리카	32%	35%	34%	27%
유럽/중앙아시아	13%	13%	8%	17%
저개발국	30%	31%	35%	24%
소규모 섬국가들	25%	19%	21%	34%
전체	22%	17%	26%	24%

자료: United Nations Development Programme. Human development report 2016: Human development for everyone, statistical annex, Table 3. New York: Oxford University Press, 2016, p.211.

하향조정한다. I-HDI와 그 구성요소들이 어느 정도 하향조정이 되는가가 바로 그 국가의 불평등 정도가 인간 개발을 얼마만큼 감소시키는가를 의미하는 것이다.

표 29.1은 불평등과 사회 불의로 인한 HDI의 손실 예측치를 보여주는데, 전 세계적으로는 약 22%, 그리고 지역에 따라서는 13~30%의 손실이 있음을 알 수 있다. 이 수치는 과소 추산되었음이 거의 확실한데, 예를 들면 이 지표는 한 지역에서의 불평등이 다른 지역에서의 불평등을 악화시키거나, 영향을 미칠 수 있는 중복 효과를 고려하지 않았다(11).

국가 내의 특정 집단들은 종종 인종, 민족, 성별, 카스트(신분), 장애, 사회계층, 때로는 언어 혹은 종교 등의 이유로 발전에서 소외되곤 한다. 이러한 집단들은 빈곤으로 인한 경제적 결핍에 더하여 학교교육 접근성, 직업, 건강, 그리고 기타 서비스 접근성에서 차별을 맞닥뜨리게 된다. 여러 상황에서의 차별은 다른 상황에서의 차별과 상호작용하여 사회적, 경제적 결핍의 영향을 더욱 강하게 하는 경향이 있다. 소외된 집단은 낙후된 지역에 집중하여 거주하고 있고 이는 정치적으로 소외되도록 만든다. 사회 불의를 해결하려는 정책과 조치들은 그러한 불평등에 맞서서 극복하고자 하는 강하고, 지속적이며 구체적인 관심을 필요로 한다(12).

무엇을 해야 하는가

그러한 사회적, 경제적 불평등은 공중보건 정책과 활동들의 채택을 제한하거나 좋은 정책들이 완전한 효과를 달성하는 데 방해가 된다. 이 부분에서는 국가, 지역, 그리고 국제적으로 행해질 수 있는 활동을 위한 주요한 우선적 경제정책에 초점을 맞추고자 한다.

모든 공중보건 인력들이 경제적 전문가일 필요는 없지만, 사회 불의를 줄이고자 노력하는 이들이라면 그들의 목적 달성에 도움이 되고 지원을 받을 만한 다양한 범위와 유형의 경제 정책들에 대해서 전반적인 이해를 가질 필요는 있다.

불평등 감소를 위한 정책의 우선순위 결정

불평등을 감소시키기 위해서는 세금, 급여 구조, 최저임금, 공공지출과 같은 영역에서 광범위한 국가 조치가 필요 하며, 이러한 조치들은 공공 및 민간영역 모두에서 이루어져야 한다.(13) 권력과 부를 가진 사람들의 정치적 영향력으로 인해 종종 단기간에 달성 가능한 것들이 제한을 받기도 하지만, 그간의 경험들에 비추어볼 때 장기적으로, 특히 지속적인 정치적 압력과 대중의 동원(public mobilization)이 있다면 그러한 제한은 덜할 수 있다. 다른 국가들이 그간 달성해 온 것, 그리고 지금 하고 있는 것들에 대하여 배우는 것은 종종 더 과감한 시각과 활동들에 대한 가능성을 열어주기도 한다.

브라질, 태국, 아르헨티나, 칠레, 말레이시아, 볼리비아, 이외 기타 수십 개 국가들은 2000년 이후 불평등을 감소시키기 위한 실질적인 정책들을 개발하고 이행해 왔다. 이러한 정책과 조치들은 대체로 다음과 같은 분야에서 강력한 정치적 리더십을 필요로 한다.

- 보건의료, 교육, 사회 보호와 같은 주요 영역에서 재정의 균형을 이루면서도 진보적인 공공지출 정책을 포함하는 국가재정정책.
- 고용을 촉진하는 팽창적 재정정책.
- 소득과 저소득층의 경제적 수준을 상승시킬 수 있는 최저임금 법안.
- 저소득층의 2, 3차 교육 접근성을 높일 수 있는 정책.
- 어머니들의 보건소 방문, 아동의 학교 등록을 조건으로 하는 저소득 가구를 위한 현금 지원(cash transfer) 등과 같은 사회적 보호 조치.
- 석유, 광물(mineral) 수출에 대한 증세를 통하여 전체 국가 재원의 세금 비율을 높임.

긴축 정책이 사회정의에 가지는 역효과의 인지

위와 같은 정책들은 2008년에 시작된 경제위기 이후로 많은 유럽 국가들이 채택해 온 재정 삭감, 규제와 같은 긴축 정책들 그리고 유럽 국가들보다는 덜했지만 미국에서 시행된 정책들과는 극명하게 대조된다. 긴축 정책은 축적된 빚, 그리고 금융시장으로부터의 위협과 압력을 고려했을 때 "다른 대안이 없음"을 근거로 정당화되어 왔다.

독일, 프랑스, 일본, 미국보다는 낮은 비율이었지만 2010년 국민총생산의 약 76%가 채무였던 영국의 연립정부는 이 두 주장을 모두 사용했다. 영국 정부는 다른 대안이 없음을 주장하면서 공공지출을 대대적으로 삭감했는데 이는 케인즈를 비롯하여 기타 진보주의적 경제학자들에게 자멸적이고 빈곤을 창출하는 정책이라고 강하게 비난을 받았다(15, 16).

이와는 극명하게 다른 사회정의와 궤를 같이하는 접근법은 제2차 세계대전 이후 영국의 경험으로 설명될 수 있다. 1945년 GNP 대비 공공 채무(public debt)는 220% 이상으로 2010년 수치의 3배 이상이었다. 하지만 이러한 높은 수준의 채무 속에서도 정부는 국민의료서비스, 국민연금 그리고 그 외에 여러 사회정의를 위한 프로그램들의 구축을 시행했으며, 완전고용 정책을 동시에 추구했고, 이는 그 당시 25년간 실업률을 3% 훨씬 이하로 유지시켰던 완전고용 정책의 추구를 유지하면서도 이루어낸 것이었다. 이러한 정책들로 인하여 또한 소득 불평등 수준이 오늘날의 수준보다 훨씬 낮고 20세기 초반의 수준보다도 낮게 유지할 수 있었다. 공공 채무도 간과되지 않았는데, 빈곤을 증가시키는 사회프로그램을 대폭 감소시키기보다는 공공 채무를 장기간 동안 점진적으로 GNP의 40% 수준으로 감소시키는 방향을 선택했다(17).

1980년대와 1990년대 라틴 아메리카와 사하라 이남 아프리카의 많은 국가들의 경험은 극도의 긴축 정책에 대한 부정적인 교훈을 준다. 이들 중 많은 국가들이 축적된 채무와 세계적 불황에 대처하기 위해 국제금융기구와 세계은행으로부터 국제적 지원을 받는 조건으로 구조 조정 정책을 시행하도록 요구받았고, 거의 항상 이러한 구조 조정은 교육, 보건의료, 혹은 다른 사회서비스에 대한 지원을 삭감하는 것을 포함하였는데, 이로 인하여 불평등과 사회 불의는 증가하게 되었다. 탄자니아의 대통령 줄리어스 니에레레(Julius Nyerere)는 "채무를 갚기 위해 우리 아이들을 굶겨야 하는가?"라는 질문을 던지면서 이러한 통설적 정책(orthodoxy)에 이의를 제기했다. 이러한 정책들은 결국 경제적 성장과 사회서비스에 커다란 영향을 주었고 인간과 경제적 실패에 이르게 만들었다. 1980년과 2000년 사이 라틴아메리카의 1인당 소득은 1960년대와 1970년대보다 더 느린 속도로 증가했고 사하라 이남 아프리카 국가들에서는 실제적으로 약 15% 감소했다(18).

성장과 함께 하는 재분배 정책: 사회정의를 향한 발걸음

이러한 모든 경험들은 경제적 성장과 사회정의를 촉진시키는 정책, 불평등을 감소시키는 정책들을 병합할 필요가 있음을 증명해 왔으며 이는 "성장과 함께하는 재분배 정책 (Redistribution with growth: RWG)" 전략으로 알려져 있다(19). RWG 전략하에서는 부유한 층이 벌어들이는 추가적 소득의 일정 비율을 조세를 비롯한 여러 방법들을 통하여 이전시켜 빈곤충의 사회적 투자, 교육, 의료서비스를 증가시키는 데에 사용하여 장기적으로 그들의 생산성을 개선하도록 한다.

국가 활동들의 국제적 지원 강화

사회 불의를 감소시키는 데 국가가 직접 취하는 활동들이 더 핵심이기는 하지만 국제적인 활동 또한 필요하다. 최근 더 강력한 국제적 활동에 대한 많은 제안들이 있었는데, 그중 2009년 국제적 금융위기 동안 스티글리츠 위원회(Stiglitz Commission)가 유엔에서 제안한 것이 가장 주목할 만하다(20).

위원회는 세계화된 시대에서 전 지구적 위기는 전 지구적 차원에서의 대응이 필요하다는 믿음에서 출발했다. 위원회는 일련의 국제, 그리고 지역 미팅에도 불구하고 성장 회복을 위한 국제적인 활동은 매우 빈약했고 사회적 관심과 목적에서 제한적이었다고 지적했으며, 이러한 결함은 지속되어 왔다. 원래 주장(Original rhetoric)에 존재했던 불평등의 감소 및 지속가능성은 실행상의 목적에는 부재했고, 전 지구적 경제 성장 둔화에 따라 효과적으로 실행하지 못해서 초래된 생산성 손실로 인한 연간 비용은 2011년 이래 적어도 1조 달러에 달했다. 많은 고소득 국가들도 빈곤 감소, 공공서비스, 복지 증진에서 후퇴를 경험했고 동시에 불평등은 치솟았다.

스티글리츠 위원회는 회복을 도울 수 있는 전 지구적 차원의 활동뿐만 아니라 고용, 평등, 환경의 지속성을 해결할 수 있는 지역 혹은 국제적 활동들이 이루어질 것을 권고했다. 위원회는 또한 ① 전 지구의 경제, 사회의 운영에서 유엔의 지위를 회복하고, ② 국제금융기구와 세계은행의 거버넌스 구조를 재구성하며, ③ 안정성, 지속성, 평등을 달성하기 위해 필요로 하는 근본적인 변화를 시도해 봄으로서 국제체제 강화를 위한 활동들을 권고하기도 했다. 위원회는 또한 경제적 불안정성의 원인을 감소시키기 위한 전 지구적 예비체계(global reserve system)와 각 국가들에서 채무가 축적되는 것을 방지하기 위한 방법들을 시도했다. 이러한 변화들은 특히 극도의 경제적 불평등, 특히 저소득 국가에 영향을 미치는 불평등을 감소시키는 데에 여전히 도움이 될 수 있다. 국제 비정부기구(International Non-Governmental organizations: INGOs), 그리고 재단들은 평등하고 지속적인 인간 개발을 촉진시키는 데에 중요한 역할을 한다(글상자 29.1, 29.2 참조).

지속적 개발 목표의 지원: 전 지구적 규모의 사회정의, 보건의료에 대한 우선순위

2015년 각 국가들의 수장 및 고위 대표들은 2015~2030년 지속가능개발목표에 만장일치로 합의했다. 이는 2000년에 만들어진 새천년 선언(Millennium Declaration)과 8개의 새천년개발

레이먼드 오펜헤이저(Raymond C.Offenheiser)*

국제 비정부기구는 종종 현장에서 일을 할 때 선한 의도가 종종 부정적인 결과를 가져오기도 한다. 하지만 국제 비정부기구는 원조 활동의 장기적인 성과를 달성하는 데 가장 최선의 방법인 국가 스스로의 자립 역량을 강화시켜 줌으로써 빈곤과 불평등과 맞서 싸우는 데 건설적인 역할을 한다. 지속적인 건강성과 여부는 국가가 잘 작동을 하는 보건의료 시스템을 가지고 있는지 여부에 달려 있다. 거의 박멸이 된 소아마비와 같은 질병도 국제적인 대형 프로그램 이후에 재출현하는 현상이 매우 종종 발생하는데, 이는 이러한 프로그램들이 이러한 질병 예방을 위한 백신 접종, 혹은 치료를 할 수 있는 지속가능한 보건의료 시스템을 구축하도록 하는 지원을 하지 않았기 때문이다.

개발은 국민과 정부 간 '협약(compact)'을 통해 이루어지며 그 협약을 통해 국민들은 세금을 지불하고 공공재를 요구하며, 또한 정부는 그에 대하여 공평한 성장이 가능하도록 도로, 보건의료와 같은 서비스를 제공한다. 원조는 국가의 이러한 협약을 강화시킬 수도 있지만, 약화시킬 수도 있다. 우간다 마케레레 대학교(Makerere university)의 프레디 셍구바(Freddie Ssengooba) 교수가 언급한 바와 같이 "시민들은 그들의 정부에게 책무성을 요구할 수 있어야 한다. 공여자가 보건부를 거치지 않고 병립하는 에이즈 프로그램을 구축하고자 한다면 시민들은 그들의 정부가 아니라 공여자를 직접 칭찬 혹은 비판한다"(1). 국제 비정부기구는 국민들이 그들의 정부에게 책무성을 요구할 수 있도록 지원하고 그들의 정부의 서비스 전달 역량 강화를 돕는 것을 지원함으로써 이러한 것들을 통제할 수 있다.

국제 비정부기구는 어떻게 건강과 개발을 촉진시키는 것을 도울 수 있는가.

국제 비정부기구가 저소득 국가에서 건강과 개발에 기여할 수 있는 다음과 같은 4가지 방법이 있다. 연대(solidarity), 역량 강화(capacity building), 새로운 접근법(piloting), 서비스 전달(service delivery)

연대

국제 비정부기구는 직접적으로 정부에 자신들의 우선순위의 옹호 활동을 하는 현지 시민사회 집단을 지지하는 역할을 할 수 있다. 시민들은 그들 국가의 건강과 복지에 가장 직접적으로 투자되는 당사자들이기 때문에 가장 효과적으로 지지 활동을 할 수 있다. 그러한 옹호 활동의 리더들이 현지의 비정부기구(local NGO)라면 국제 비정부기구는 옹호 활동에서 주요 역할을 할 수가 있다. 예를 들어 말라위에서는, 옥스팜(Oxfam)이 시민사회 집단들로 하여금 관리 부실이나 절도로 인한 지역 클리닉(regional clinic)의 필수의약품의 재고 부족(stockout) 현상을 감시하도록 지원했다(여기서 재고 부족(stockout)은 약품에 대한 수요 혹은 필요가 현재 물품으로 충족될 수 없는 상황을 의미한다). 재고 부족을 보고하는 시민들을 모집함으로써 시민사회 캠페인은 재고 부족율을 70%에서 25%로 낮출 수 있었다.

역량 강화

국제 비정부기구는 현지 단체들이 그들의 지역사회를 개선시킬 수 있는 역량을 강화하는 것도 도울 수 있다. 하지만 이러한 역량 강화는 현지의 수요에 의해 주도되는 경우에만 이루어질 수 있다. 예를 들어 과테말라의 소규모 농작민들이 시장에 접근성을 가지도록 돕는 프로젝트에서 세이브더칠드런이 미국 국제 개발처(U.S. Agency for International Development, 이하 USAID)로부터 재원을 받고 있는 주 수원기관 이었고, 과테말라 식품 수출자들의 컨소시엄인 AG EXPORT가 2차 수원기관이었는데, 세이브더칠드런의 5년간의 역량 강화 프로그램을 통하여 세이브더칠드런은 자문적 역할을 하고 AG EXPORT가 프로젝트를 직접 이끌 수 있게 되었다.

새로운 접근법의 시도

각 국가의 정부는 최고 의무수행자(chief duty bearer)로서 궁극적으로 국민들에게 필수적인 서비스를 제공해야 할 책임을 진다. 의무수행자인 정부는 국제법에 따라 국민의 권리를 존중하고, 보호하며, 충실히 이행할 의무를 달성할 것을 보장한다. 국제 비정부기구들은 정부가 새로운 정책 혹은 접근법들을 채택해서 시범 운영을 해보고 규모를 확대할 수 있도록 할 수 있다. 에티오피아의 농업인들을 위한 농작물 보험 프로젝트(Horn of Africa Risk Transfer for Adaptation: HARITA)는 국제 비정부기구들이 새로운 접근법들을 어떻게 시범 운영할 수 있는지를 보여준다. 에티오피아 시골지역의 농부들은 기후 변화에 대응하기 위하여 농작물 보험(crop insurance)이 필요했고, 이러한 요청에 따라 옥스팜, 티그레이 구호협회(Relief Society of Tigray)와 같은 현지 파트너들은 지역사회 프로젝트에 농부들이 노동을 제공하는 대가로 그들의 농작물 보험료를 지불해 주었다. 에티오피아 정부는 이러한 "노동의 대가로서의 보험(insurance for work)" 개념을 더 확대하여 전국적인 생산적인 안전망 프로그램(Productive Safety Net Program)으로 통합하고 HARITA가 40개 이상 마을에서 시행되도록 했다. 이러한 시험적 접근법은 현지의 독창성을 대체하려고 하기보다 그것을 기반으로 하여 시행되었기 때문에 성공할 수 있었다.

인도주의적 상황에서의 서비스 제공

인도주의적 응급상황이나 기타 위기 상황에서 정부는 필수적인 서비스를 제공할 의지가 없거나 제공할 역량 없어서 생명을 구하기 위한 일시적인 외부 원조를 요청하게 될 수도 있다. 하지만 이러한 접근법은 장기적인 해결책을 마련해 주지는 않는다. 이는 현지의 단체나 기관의 인재들을 흡수하는 병렬적인 시스템을 만들어서 그들이 스스로 장기적인 역량을 구축하는 것을 더욱 어렵게 만들 수도 있다. 따라서 현지 기관 및 조직과 긴밀하게 협력하는 인도주의적 구호 상황에서는 국제 비정부기구들의 역할은 단기적인 원조로만 제한되어야 한다.

예산 모니터링

지난 30년 동안 보건의료, 교육, 농업과 같은 중요한 사회 영역에서 정부 지출을 모니터링하는 데 초점을 맞춘 새로운 세대의 국가 비정구기구들이 출현했다. 포드 재단(Ford foundation)과 빌 앤드 멜린다 게이츠재단(Bill & Melinda Gates Foundation)이 지원하는 트레이닝으로부터 혜택을 받아왔던 이러한 비정구기구들은 국제 예산 협의체(International Budget Partnership)−국가 혹은 주정부 수준에서 일하는 200개 이상의 예산 모니터링 비정구기구들의 국제 네트워크−의 일원이며, 모든 사람들에게 접근 가능한 질 높은 보건의료 시스템을 구축하기 위해 정부가 책임을 지고 적절히 예산을 투자하도록 하는 데 중요한 역할을 한다.

참고문헌

1. Offenheiser R. Saving lives through country ownership: Three steps for President Obama's Global Health Initiative to succeed. Harvard College Global Health Review 2010; 2: 36-39. Available at: https://policy-practice.oxfamamerica.org/static/media/files/pages-from-HCGHRWinter2010. pdf. Accessed August 29, 2018.
2. Mazengera S. Missing medicines in Malawi: Campaigning against stock-outs of essential drugs. Local Governance and Community Action Programme Insights Series, May 30, 2012. Available at: http://policy-practice.oxfam.org.uk/publications/missing-medicines-in-malawi-campaigning-against-stock-outs-of-essential-drugs-226732. Accessed on August 29, 2018.
3. Cardenas C. Moving local organizations into the driver's seat. July 18, 2012. Available at: http://savethechildren.typepad.com/blog/2012/07/moving-local-organizations-into-the-drivers-seat.html. Accessed on August 29, 2018.

목표(MDGs)를 뒤따르는 것으로, 새천년개발목표는 2015년까지 모든 국가에서 빈곤층 인구 비율을 반으로 감소시키고 보편적인 일차교육 보장, 일, 이차교육에서 남녀평등, 아동 사망률 감소, 모성 및 생식 건강 증진, 에이즈와 말라리아 퇴치를 위한 대응법 개선, 환경의 지속성, 안전한 물과 적절한 위생시설에 대한 접근성 감소를 위한 노력에 초점을 맞췄다(21). 물론 각 목표마다 국가마다 지역마다 진전의 정도는 다르기는 하지만 증가하는 불평등에도 불구하고 각 목표에서 상당한 진전이 있었다. 유엔은 매년 진전의 정도를 모니터했고, 최종 포괄적인 보고서를 발행하기도 했다.

유엔 보고서에 보고된 바대로 새천년개발목표에서 상당한 진전이 이루어졌다(22). 아시아와 라틴아메리카에서 일부 목표는 2012년경 이미 초과달성하기도 했다. 하지만 사하라 이남 지역 아프리카 국가들과 48개 최저개발국가, 내륙국가, 군소 도서국가 들은 뒤처져 있었다. 최종 평가는 다음과 같다:

* 모든 지역에서 극한 빈곤이 감소했고, 빈곤 감소 목표는 예정보다 5년 앞선 2010년에 이미 달성했다. 2015년에는 극한 빈곤에 있는 인구의 수는 약 8억 3,600만(전 세계 인구의 약 14%)으로 감소했는데, 이는 1990년의 19억(세계 인구의 50% 이상)의 절반 이하

마크 시델(Mark Sidel)*

공정하고 지속적인 인간 개발의 과제는 일차적으로 시민, 사회운동, 그리고 정부의 일이다. 하지만 이들 외에도 또한 기여를 할 수가 있는데, 많은 국가들에서 국내외의 민간 재단들이 이러한 어렵고 복잡한 과정에서 중요한 역할을 해왔다.

종종 정부들은 공평하고 지속가능한 개발 혹은 건강과 사회정책 개발에서 시민들의 목소리를 효과적으로 듣기 위해 우리가 현재 알고 있는 최고 사례(best practices)를 활용할 의지가 없거나 혹은 기술적으로 잘 준비가 되어 있지 않기도 하다. 정부는 종종 불평등을 바로잡기보다는 더 악화시키는 역할을 하기도 하는데, 예를 들어 국민들의 인권을 침해하거나, 빈곤한 국민들을 지원하는 경제성장 정책보다 기업 혹은 부유한 국민들에게 혜택이 돌아가는 정책을 지원하기도 한다.

민간 자선단체들은 이러한 정책과 프로그램의 대안을 제시하거나, 기업 중심의 정책에 맞서는 시민 기반의 개발과 건강정책을 촉진하는 데 중요한 역할을 할 수 있다. 예를 들면 중국과 베트남에서 중요한 개발 및 경제성장 프로그램이 시행되고 있는데, 이들은 종종 기업 및 민간의 부를 강화시키는 정책들과 빈곤층, 사회정의를 증진시키는 정책들 간에 충돌을 불러일으킨다. 개발 의제가 대체로 경제성장의 기반이 되고 있는 이러한 국가들에서는 민간 재단들이 ─ 특히 이러한 국외에 기반을 둔 재단 ─ 종종 사회정의를 증진시키는 운동과 빈곤층에게 혜택을 주는 정책을 위한 유일한 지속적 지원을 제공하기도 한다.

중국과 베트남에서 건강정책, 환경옹호 운동, 1차 의료를 타깃으로 하는 사회정의, 에이즈 치료 및 예방, 환경 보건, 생식 보건, 담배 규제 등에서 새로운 시민운동 모델 개척에 국외 재단들이 도움이 된 바가 있다. 정부가 전통적인 보건의료 및 개발 프로그램을 지지하는 국가들에서는 포드 재단, 빌 앤드 멜린다 게이츠 재단, 윌리엄 제이 클린턴 재단, 중국 의사회 등과 같은 외부 재단들이 빈곤층을 위한 풀뿌리 운동을 지원하여 그들을 정부의 건강 정책 개발과 연계시켜 주는 일을 해왔다. 이러한 외부 재단들을 포함한 많은 다른 재단들은 또한 건강, 경제 및 시민들이 더 큰 목소리를 지원하는 기타 분야에서의 새로운 접근법, 지속적인 공공 지출, 정부가 운영하는 (민간이 아닌) 보건의료서비스, 1차 의료, 그리고 예방 프로그램(전문화된 3차 치료 시설이 아닌)을 지원했다.

공평한 개발에 초점을 맞추는 국내외 재단들은 다른 형태의 외부 원조가 점차 줄어들기 시작하고 있는 중국과 베트남과 같은 국가들에서 특별히 중요하다. 이 두 국가를 포함한 많은 국가들은 이미 중소득 국가가 되었거나 혹은 거의 가까워져 가고 있기 때문에 공평한 개발에 초점을 맞추고 있는 많은 다자 혹은 양자 원조기구들은 더 빈곤한 국가들로 옮겨가고 있고 실제로 그렇게 해야 하기도 하다. 그들이 옮겨갈 때 중국과 베트남과 같은 국가의 정부들은 성장 위주 정책에 대한 어떤 대안이 없을 수도 있다. 그 결과 대중의 참여와 빈곤층을 지원해 주는 풀뿌리 민주주의 운동에 초점을 둔 이러한 국가의 시민들은 그들의 일을 지속적으로 이어 나갈 수 있는 정신적, 재정적 지원이 없이 남겨질 수 있다. 이러한 상황에서 국외 재단들은 새로운 아이디어의 인큐베이터(incubator) 혹은 새로운 접근법의 지원자로서 한층 더 중요한 역할을 할 수 있다.

시간이 지날수록 국외 재단들도 결국 또한 떠날 것이고 바라건대 국내 재단 혹은 다른 재원들이 가난한 사람들을 지원하는 시민운동과 정책들을 지원하게 될 것이다. 이러한 변화가 현재 중국에서 국내 중국 재원으로부터 민간 자선단체를 통해 의미 있는 방식으로 일어나기 시작하고 있다. 하지만 주요 국내 재단들의 지도자들이 공평한 개발에 대해 관심을 두지 않는 곳에서는 앞에 놓인 길이 어려울 수도 있다. 국내 그리고 국외 비정부기관, 재단 및 기타 집단들은 따라서 새로운 국내 자선단체들이 공평한 건강 혹은 사회정책, 사회정의를 지원하도록 촉구하는 데 중요한 역할을 할 수 있다.

재단들이 할 수 있는 것에는 한계가 있다. 예를 들면 정부의 지원이 없거나 적절한 수준에 이르지 못하는 국가에서는 그들은 인권 의제를 지속시킬 수가 없다. 하지만 국내 혹은 국외 자선단체들은 평등하고 지속가능한 개발 및 사회정의를 증진할 수 있는 건강, 환경, 경제 정책들에 대한 새로운 접근법 개발을 촉진 및 지원할 수 있고 또 실제로 그렇게 하고 있다.

---

* 현재 위스콘신 대학교 매디슨(University of Wisconsin-Madison)의 법대 교수로 재직 중이며 중국, 인도, 베트남에 초점을 맞춘 비영리 법(Not-for-profit law) 국제 센터에서 아시아 컨설턴트로 활동하고 있다.

의 수치이다.

- 모성 사망률은 전 세계적으로 45% 감소했고, 대부분의 감소는 2000년 이후 발생했다.
- 개선된 식수원에 대한 접근성이 없는 인구 비율이 절반으로 감소했다. 2015년 26억 인구가 개선된 식수원에 대한 접근성을 가지고 있었고, 19억 인구가 가구 내에서 수돗물 접근성을 가지고 있었다.
- 2억 명의 슬럼가 거주자들의 생활에도 상당한 진전이 있었는데, 이는 슬럼에 거주하는 1억 명의 사람들에 새천년개발목표를 통합시키려는 2020년 목표를 초과한 것이었다. 중·저소득 국가에서 슬럼에 살고 있는 도시거주자 비율은 2015년 30%로 모든 지역에서 감소했으나, 슬럼에 살고 있는 인구수는 지속적으로 증가했다.
- 많은 국가들이 보편적인 1차 교육을 향한 상당한 진전을 이루었고, 2015년 약 91%로 추정되는 아동들이 초등 교육을 받았고, 전 세계적으로 1, 2, 3차 교육에서 남녀 간 동등성을 이미 달성했다.
- 5세 미만 사망률은 1990년 1200만에서 2015년 600만으로 감소했다.
- 인간면역결핍바이러스 치료제에 대한 접근성은 모든 지역에서 증가하여 650만 명의 환자들이 치료를 받고 있다. 새로운 감염은 40% 감소하여 210만으로 줄었다. 결핵 사망률은 2013년 41%로 감소했으며 말라리아 발생률은 2000년 수치에서 약 37%, 말라리아 사망률은 약 58% 감소한 것으로 추정된다(23).

시골 지역의 안전한 물에 대한 접근성과 적절한 위생시설에 대한 접근성에서의 진전은 미진했는데, 이러한 시골지역에서의 미진한 진전을 포함한 여러 가지 문제로 인하여 기아, 영양실조에 대한 2015년 목표는 달성되지 못했다. 5세 미만 아동의 약 25%는 발육 부진(stunting)을 겪고 있다(21).

증가하는 불평등과 전 세계적 경제위기는 새천년개발목표 달성을 위한 진전을 둔화시켰고 또한 고소득 국가에서도 긴축정책으로 인해 보건의료 및 교육 프로그램 예산이 삭감되어 빈곤과 실업 증가를 가져왔다.

대부분 국가에서 사회적으로 혜택 받지 못하는 층과 소외계층, 특히 소녀층과 여성층에서 새천년개발목표 달성을 위한 진전의 속도가 느렸고, 또한 진전의 정도도 적었다. 반기문 유엔 사무총장이 언급한 바와 같이 "새천년개발목표는 수백만 사람들을 가난으로부터 벗어나도록 했고 수많은 아동들의 생명을 구했으며 학교에 다닐 수 있도록 보장했다. 하지만 동시에 우리는 지속적인 개발을 추구하고, 가장 취약한 이들을 보호하면서 여성과 소녀들의 권리를 강화시키는 데에서는 아직도 갈 길이 멀다.

지속가능개발목표(표 29.2 참조)는 다음과 같은 세 가지 측면에서 새천년개발목표를 넘어서는 중요한 진전을 나타낸다.

1. 지속가능개발목표는 3년간 공식적인 정부 간 논쟁과 합의뿐만 아니라 많은 국가에서 많고 다양한 비정부기구가 관여한 참여적인 과정의 결과이다.
2. 지속가능개발목표는 중·저소득 국가뿐만 아니라 모든 국가에 적용되는 보편적인 목표이다. 더 이상 이러한 목표들이 지구 북쪽의 국가들이 가난한 나라들은 무엇을 해야 하는지에 대해 지구 남쪽 국가들에게 훈계를 하는 것처럼 기술되어서는 안 된다.
3. 지속가능개발목표는 새천년개발목표보다 더 광범위한 범위의 이슈와 목표를 다룬다. 새천년개발목표는 8개의 목표(goals), 21개의 하위 목표(target), 60개의 공식적인 지표(official indicators)를 포함했던 것에 반해 지속가능개발목표는 17개의 목표와 169개의 하위 목표를 포함하고 있다. 일부 비평가들은 지속가능개발목표의 수가 너무 많고 너무 과감한 의욕이라고 비난했지만, 이후 후속 발표에서는 각 국가들이 그들 자신이 지니고 있는 문제, 상황, 최근의 진전, 재원 등을 바탕으로 여러 목적들 중에 그들 자신의 우선순위를 설정해야 할 의무를 가진다는 것을 강조했다. 이러한 후속 과정은 또한 지역 그리고 국가 수준에서 국민과 지역사회가 연계되는 참여적이어야 할 필요가 있다.

각 국가들이 어느 정도로 진지하게 이러한 목표들을 추구하고 실제 행동으로 옮겨야 할지

표 29.2 지속가능개발목표(The Sustainable Development Goals)

지속가능개발목표는 2030년까지 다음을 목표로 한다.

1. 모든 곳에서 모든 형태의 빈곤 종식.

2. 기아 종식, 식량 안보 달성, 개선된 영양 상태의 달성, 지속가능한 농업 강화.

3. 모든 연령층의 모든 사람을 위한 건강한 삶 보장 및 복지 증진.

4. 포용적이고 공평한 양질의 교육 보장 및 모두를 위한 평생학습 기회 증진.

5. 양성평등 달성 및 모든 여성과 소녀의 권익 신장.

6. 모두를 위한 물과 위생의 이용 가능성 및 지속가능한 관리 보장.

7. 모두를 위한 저렴하고 신뢰성 있으며 지속가능하고 현대적인 에너지에 대한 접근 보장.

8. 모두를 위한 지속적이고 포용적이며 지속가능한 경제성장 및 완전하고 생산적인 고용과 양질의 일자리 증진.

9. 회복력 있는 사회기반시설 구축, 포용적이고 지속가능한 산업화 증진 및 혁신 촉진.

10. 국가 내 및 국가 간 불평등 완화.

11. 포용적이고 안전하며 회복력 있고 지속가능한 도시와 정주지 조성.

12. 지속가능한 소비 및 생산 양식 보장.

13. 기후 변화와 그 영향을 방지하기 위한 긴급한 행동의 실시.

14. 지속가능개발을 위한 대양, 바다 및 해양자원 보존 및 지속가능한 사용.

15. 육상 생태계의 보호, 복원 및 지속가능한 이용 증진, 산림의 지속가능한 관리, 사막화 방지, 토지 황폐화 중지, 역전 및 생물다양성 손실 중지.

16. 모든 수준에서 지속가능개발을 위한 평화롭고 포용적인 사회 증진, 모두에게 정의에 대한 접근 제공 및 효과적이고 책임 있으며 포용적인 제도 구축.

17. 이행수단 강화 및 지속가능개발을 위한 글로벌 파트너십 활성화.

자료: UN. Transforming our world: The 2030 Agenda for sustainable development. https://sustainabledevelop ment.un.org/post2015/transformingoungourworld. (검색일 2019.2.11).

에 대하여 불가피하게 큰 의견의 차이가 있을 것이다. 이는 사회정의와 보건의료를 확대하는 데 필요한 초치들을 추구하는 데서도 항상 그렇다. 유니세프에서 아동과 관련된 목표를 추구하면서 얻었던 경험들에 대부분 기반을 하고 있는 나의 입장은 유엔에 의해 설정된 야심 찬 목표들은 정치 지도자들에게 도전하고 사람들을 동원하고 인식을 고취시키는 데에 사용되어 효과적인 조치들로 이어질 수 있다면 실질적인 영향을 가질 수 있다는 것이다. 이 때문에 지속가능개발목표는 광범위한 지원을 받고 조치를 행할 가치가 있다.

사회정의를 향한 행동의 개시

대부분의 국가에서 더 큰 사회정의를 달성하기 위한 우선순위로서 네 가지 행동이 두드러진다.

1. 가장 소외되고 빈곤한 집단에 질 좋은 교육, 보건의료, 깨끗한 식수, 위생시설 그리고 기타 기본적인 서비스를 제공하는 데에 우선순위를 두면서, 경제성장에서 인간 개발과 형평을 향한 진전을 가속시키고 모니터링 하는 것으로 초점의 전환.
2. 특히 불평등과 사회 불의에 의해 영향을 받은 국민들이 그들 자신이 필요하다고 인지하고 있는 행동과 결과들을 이끌 수 있도록 모든 지역사회의 참여를 보장하는 분권화된 접근법 선택.
3. 정부 예산의 우선순위를 설정하고 지속가능개발목표 달성을 위한 조치를 지원하는 적절한 재원을 제공.
4. 지속가능개발목표 지원을 위한 국내외 재원을 권력 혹은 부를 가지고 있는 사람이 횡령하거나 유용해서 사용하지 않도록 부패와 갈등을 감소.

고소득 국가들의 지원활동

고소득 국가들은 그들 자신의 국가에서 지속가능개발목표를 추구하는 것에 더하여, 중·저소득 국가들이 지속가능개발목표을 향한 진전을 만들어내는 것을 촉진시키고 지원하는 데에도 중요한 역할을 한다. 이러한 역할은 종종 다음과 같은 혼란과 잘못된 신화(myth)로 가려져 있기도 하다.

신화 1: 고소득 국가들은 할 수 있는 것도, 할 필요도 거의 없다.
신화 2: 공공 영역(정부)은 할 수 있는 것이 거의 없고 민간 영역만이 중요한 것을 제공할 수 있다.
신화 3: 고소득 국가들의 주요 역할은 중·저소득 국가에 원조를 제공하는 것이다. 저소득 국가들은 이러한 원조를 통하여 지속가능개발목표를 향한 행동들을 가속화할 수 있는 자원을 얻게 된다. 중·저소득 국가 특히 최빈국들은 원조 없이 지속가능개발목표 달성이 불가능할 것이다.

이 세 가지 신화들은 아주 일부 사실을 담고 있기도 하지만, 모두 지나치게 단순화되었고, 오해의 소지가 있으며 과장되었다. 사실 고소득 국가들 그리고 그들의 경제는 중·저소득 국가들에서 미래의 경제, 사회, 특히 지속가능개발목표를 향한 진전을 가속화하는 데에 있어 막대한 중요성을 지닌다. 고소득 국가들의 가장 중요한 역할은 가장 가난한 경제 최저개발국에서 공정한 조건으로 무역 및 투자의 흐름이 가능하도록 하는 데 도움이 되는 환경 조성, 부채가 많은 저·중소득 국가의 부채 경감, 기술에 대한 접근성, 공정하고 합리적인 조건에서의 개발원조를 가능하도록 (혹은 저해하기도) 하는 것이다.

고소득 국가들의 우선 조치들의 시행

새천년개발목표는 고소득 국가들이 해야 할 다음과 같은 일곱 가지 우선적인 조치들을 제시했는데 이는 아직도 유효하며 중요하다.

- 투명하고, 규칙에 기반하며 예측 가능하고 비차별적인 국내, 국제 무역 및 금융 체계를 개발.
- 수출에서 비관세(tariff-free), 쿼터 면제(quota-free) 적용, 부채 경감 및 공식적인 양자 부채의 탕감을 위한 프로그램, 그리고 빈곤 감소에 노력하고 있는 국가에 더 관대한 원조 등을 통하여 48개 경제 최저개발국(least economically developed countries)들의 특별한 수요를 해결.
- 내륙 국가와 군소 도서국가들의 특별한 수요를 해결.
- 부채 문제를 장기적으로 지속가능하게 할 수 있도록 고안된 국내, 국제 조치들을 통하여 중·저소득 국가들의 부채 문제를 광범위하게 다룸.
- 청년층이 적절하고 생산적인 일을 할 수 있는 전략 개발 및 시행.
- 제약회사들과 협력하여 중·저소득 국가에 지불 가능한 필수의약품에 대한 접근성 제공.
- 민간 영역과 협력하여 신기술, 특히 정보와 커뮤니케이션 기술의 혜택을 누릴 수 있도록 함(24).

이러한 우선 조치들은 지금도 여전히 시행될 필요가 있고 많은 중·저소득 국가들이 전반적인 경제직, 사회적 발전을 가속화할 수 있도록 하는 데 많은 도움이 될 것이다. 이러한 조치들은 최근 선두적인 고소득 국가들이 추구해 왔던 정책에서 상당히 전환했음을 나타낸다.

그럼에도 불구하고 2000년 이후 국제사회에서 몇몇 의미 있는 변화들이 뒤따랐는데 이는 지속가능개발목표를 이행하기 위한 국제적 행동들을 지속시킬 수 있다는 희망을 던져준다.

- 모든 국가들은 지속가능개발목표 달성을 공개적으로 약속했다.
- 세계은행, 국제통화기금, 유엔은 지속가능개발목표와 빈곤 감소 지원을 위한 새로운 협력 기전을 만들었다.
- 신흥 국가들, 특히 중국, 인도, 브라질은 국가 소득, 부, 그리고 경제적 영향력을 빠르게 증가시켜 왔다. 그들은 또한 경제 및 사회개발에 대한 새로운 접근법을 개척해 왔

고 상당히 가속화된 시간 내에 발전할 수 있다는 가능성을 증명해 왔다. 이러한 국가들은 여러 측면에서 타 국가들에 모델을 제시하며 타 국가들은 이러한 선두적 신흥 국가들과 무역과 투자를 증가시킴으로써 혜택을 누릴 수 있을 것이다.

결론

전 세계적으로 사회 불의를 실질적으로 감소시키기 위해서는 보건의료 영역을 훨씬 넘어 국내, 지역, 국제적으로 더 광범위한 경제적, 사회적 정책에서 근본적인 행동이 필요하다. 모든 보건의료 인력들은 이러한 도전 과제를 이해하고 그를 위해서 과감하게 지지하며 사회 불의 감소를 위한 광범위한 행동에 참여할 필요가 있다.

참고문헌

1. Wilkinson RG, Pickett K. The spirit level: Why more equal societies almost always do better. London: Allen Lane/Penguin, 2009.
2. Forbes. The billionaires 2018. Available at: https://www.forbes.com/billionaires/. Accessed July 14, 2018.
3. United Nations Development Programme. Human Development Report 2016. Available at: http://hdr.undp.org/en/2016-report. Accessed July 18, 2018.
4. Mehrotra S, Jolly R. Development with a human face: Experiences in social achievement and economic growth. Oxford, UK: Clarendon Press, 1997.
5. United Nations Development Programme. Human Development Report 1997. New York: Oxford University Press, 1997. Available at: http://hdr.undp.org/sites/default/files/reports/258/hdr_1997_en_complete_nostats.pdf. Accessed July 18, 2018.
6. United Nations Development Programme. Human Development Report 2000: Human rights and human development. New York: Oxford University Press, 2000. Available at: http://hdr.undp.org/en/content/human-development-report-2000. Accessed July 18, 2018.
7. United Nations Development Programme. Human Development Report 2003: Millennium development goals: A compact among nations to end human poverty. New York: Oxford University Press, 2003. Available at: http://hdr.undp.org/en/content/human-development-report-2003. Accessed July 18, 2018.
8. Sen A. Development as freedom. New York: Random House, 1999.
9. Sen A. The idea of justice. London: Allen Lane, 2009.
10. Chambers R. Into the unknown: Exploration in development practice. United Kingdom: Practical Action Publishing, 2014.
11. United Nations Development Programme. Human Development Report 2011: Sustainability and equity: A better future for all. Available at: http://hdr.undp.org/en/content/human-develop ment-report-2011. Accessed July 18, 2018.
12. Kabeer N. Can the MDGs provide a pathway to social justice? The challenge of intersecting inequalities. New York: United Nations Development Programme, 2010.
13. Atkinson A.B. Inequality: What can be done? Cambridge, MA: Harvard University Press, 2015.
14. Cornia GA, Martorano B. Democracy, the new left and income distribution in Latin America over the last decade. In: Fitzgerald V, Heyer J, Thorp R, eds. Overcoming the persistence of inequality and poverty. Basingstoke,

UK: Palgrave and Macmillan, 2011, pp. 172-199.

15. Krugman P. End this depression now. New York: W.W. Norton, 2012.

16. Stiglitz J. The price of inequality: The avoidable causes and invisible costs of inequality. New York: W.W. Norton, 2012.

17. Jolly R, Cornia GA, Elson D, et al. Be outraged: There are alternatives. Oxford: OXFAM, 2013.

18. Weisbrot M, Naiman R, Kim J. The emperor has no growth: Declining economic growth rates in the era of globalization. Washington, DC: Center for Economic and Policy Research, 2001.

19. Chenery HB, Ahluwalia M, Bell C, et al. Redistribution with growth. London: Oxford University Press, 1974.

20. United Nations. Report of the Commission of Experts of the President of the General Assembly on Reforms of the International Monetary and Financial System. September 21, 2009. New York: United Nations, 2009. Available at: http://www.un.org/ga/econcrisissummit/docs/FinalReport_CoE.pdf. Accessed July 18, 2018.

21. United Nations. The Millennium Development Goals Report 2010. Available at: http://mdgs.un.org/unsd/mdg/Resources/Static/Products/Progress2010/MDG_Report_2010_En.pdf. Accessed July 18, 2018.

22. United Nations. The Millennium Development Goals Report 2012. Available at: http://www.un.org/millenniumgoals/pdf/MDG%20Report%202012.pdf. Accessed July 18, 2018.

23. United Nations. The Millennium Development Goals Report 2015. Available at: http://www.un.org/millenniumgoals/2015_MDG_Report/pdf/MDG%202015%20rev%20(July%201).pdf. Accessed July 18, 2018.

24. United Nations Development Programme. Human Development Report 1999. Available at: http://hdr.undp.org/sites/default/files/reports/260/hdr_1999_en_nostats.pdf. Accessed July 18, 2018

찾아보기

660

번역자 후기

1장. 사회 불의가 공중보건에 미치는 영향

신영전, 한양대학교 의대 보건대학원 교수

"불의를 조장하고 정당화하거나 용인하는 모든 이론은 틀렸다." _ 리처드 레빈스(Richard Levins)

이 땅에 정의는 살아 있을까?

역자 후기를 쓰고 있는 이 시간, 세상은 여전히 아픔으로 가득 차 있다. 2021년 7월 초 400만 명(실제로는 이보다 훨씬 많을)에 육박하는 사망자를 낳고 있는 코로나 팬데믹이라는 인류적 위기 속에서, 평소 스스로 자신의 도덕적 우위를 뽐내고 국제연대를 외치던 선진국들은 빈곤국 사람들의 아픔에는 눈감은 채 저마다 백신 사재기에 혈안이 되어 있다.

10년을 넘긴 시리아 내정은 40만에 달하는 사망자와 1100만 명이 넘는 피난민들을 낳고 있지만 해결 기미를 보이지 않고 있고, 팔레스타인 가자지구에는 5월 일주일 동안 1200회에 달하는 이스라엘의 공습이 이루어져 사상자가 속출했다. 그중 상당수는 어린이이고 민간인들이다. 미얀마의 쿠데타 세력은 민주화를 요구하는 시민들에게 발포와 폭력을 행사하여 800명에 달하는 사망자가 발생하고 4000명 이상이 체포되고 있다. 이러한 고통 앞에 미국, 중국 등 강대국들은 눈을 감은 채 저마다 주판알을 튕기기에 바쁘고, 국제사회도 매 순간 자신들이 얼마나 무력한지를 확인시켜 주고 있을 뿐이다.

폭력은 전쟁과 쿠데타 속에만 있는 것이 아니다. 약자들에 대한 혐오는 오랜 역사를 가지고 오늘로 이어지고 있다. 부의 양극화 심화, 남성, 백인 우월주의, 민족주의를 내세운 부패한 정권의 등장은 약자들에 대한 혐오와 폭력을 부추기고 있다.

고통은 정의롭지 못하다. 전쟁, 쿠데타, 폭력과 혐오 속에서 늘 더 아파하는 이들은 가난한 이들, 여성, 노인, 여성, 장애인, 수감자들, 홈리스, 이주민들이다. 또한 궁극적으로 사회 불의가 향하는 곳은 약한 존재들의 몸이다. 영국의 사회학자 사라 네틀턴(Sarah Nettleton)의 말처럼, 몸은 정치적 투쟁의 핵심적인 장소를 이루며, 이것이 보건의료 부문만큼 명백한 곳도 없기 때문이다. 그것이 이 책이 사회 불의가 건강에 미치는 영향에 주목하는 이유다.

책 소개

이 책은 배리 레비(Barry S. Levy) 교수가 중심이 되어 영미권 보건의료 분야 59명의 학자와 활동가들이 쓴 사회 불의에 대한 고발이자 저항과 투쟁의 기록이다. 무엇보다 이들이 기록하고 있는 것은 포기하지 않았던 이들의 역사다. 그렇기에 결코 허망하고 추상적인 단어들로 가득 찬 탁상공론이나 문약한 학자들의 수다가 아니며 사회정의를 향한 학술서이자 현장 싸움의 투쟁 지침서이다.

1부 1장에서는 사회 불의가 사람들의 건강에 미치는 영향을 소개하고, 2부에서는 취약집단(2장), 유색인종(3장), 여성(4장), 어린이(5장), 노인(6장), LGBT(7장), 장애인(8장), 수감자(9장), 홈리스(10장), 이주자(11장)에 가해진 사회 불의들과 그것에 저항했던 기록들을 적고 있다.

3부에서는 그러한 사회 불의가 행해지는 영역과 공간들, 즉 의료(12장), 감염병(13장), 영양(14장), 비감염성 질환(15장), 정신보건(16장), 폭력(17장), 환경보건(18장), 직업 의학 및 안전(19장), 구강보건(20장), 글로벌 보건(21장)에서 어떤 사회 불의들이 행해지고 그것이 어떻게 많은 이들의 건강을 해치고 있는지를 다룬다.

4부에서는 인권(22장), 보건사업(23장), 지역사회(24장), 교육(25장), 국제·국내법(26장) 영역에서 사회정의의 실현을 위한 행동 어젠다를 제안한다. 아울러 1960년대 미국을 중심으로 한 사회운동으로부터 무엇을 얻을 수 있는지(27장) 되돌아보고, 마지막으로 개인과 집단의 건강을 어떻게 하면 공평하고 지속가능한 인간개발을 통해 이루어낼 수 있을지 모색한다(28장). 각 장의 주요 주장 소개와 함의는 해당 장 번역자들의 역자 후기로 잘 정리되어 있다.

번역 동기와 경과

2020년 초 배리 레비(Barry S. Levy) 교수 등이 집필한 *Social Injustice and Public Health*의 3번째 개정판이 나왔다는 소식을 접했다. 이 책은 29개의 장으로 구성되어 있다. 혼자 번역할 자신은 없고 저자들이 그랬던 것처럼 해당 분야 학자나 활동가들 29명이 각자 1장씩 번역하면 어떨까 하는 생각을 했다. 그러나 이에 동의해 참여해 줄 많은 사람들을 찾을 수 있을까 염려하며 번역할 사람 손을 들라는 메시지를 개인 SNS에 올리고 연구실을 나와 집으로 향했다. 집에 도착하여 다시 컴퓨터를 켜니 이럴 수가! 놀랍게도 30여 명이 메일이 도착해 있는 것이 아닌가? 돌아보면 나는 이것이 한국 사회가 그간 만들어온 저력이라 믿는다.

최종적으로 역자들은 각 장의 주제 분야의 학자 또는 현장에서 활동하고 있는 비교적 젊은 보건의료분야 전문가로 최종 확정했다. 전문서적이 많이 팔리지 않은 우리나라 상황에서 얼마 안 되는 인세를 1/29로 나누면 거의 없는 거나 마찬가지일거라 이야기했지만 모두 개의치 않았다. 그렇게 이 책의 번역은 시작되었다.

저마다 전공이 조금씩 달라 생기는 번역 단어의 선택이나 스타일에 차이를 최대한 줄이고, 가능한 빨리 번역서를 출간하는 것이 내 임무였다. 하지만 개별 번역자의 소신도 존중하기로 했다. 그래서 장마다 일부 단어의 번역이 다를 수 있음을 양해해 주시기 바란다.

아무도 예상할 수 없었던 코로나 팬데믹이 덮치고, 역자들 대부분이 보건의료분야 종사자로 가장 바쁜 시간을 보내야 했기에 출간은 예상보다 늦어질 수밖에 없었다. 그래도 우리는 해냈다. 이례적으로 29명 번역자 모두에게 짧은 역자 후기를 부탁하였다. 저자들 못지않게 개별 번역자들의 목소리도 전하는 것이 독자들에게 더 많은 것을 보여줄 수 있겠다고 생각했기 때문이다.

감사

이 책의 출간을 앞두고 마땅히 제일 먼저 감사를 표할 사람은 보건의료 영역에서 일어난 사회 불의에 고발과 저항, 성취의 역사를 기록해 준 저자들이다. 그리고 각자의 영역에서 가장 바쁘고 치열한 시간을 보내는 와중에 잠을 줄여가며 이 책을 번역해 준 이들의 열정에도 감사의 마음을 전한다.

돈 안 되는 책들의 번역서도 서슴지 않고 발간해 준 한울출판사와 특별히 늘 큰 도움이 되어주는 윤순현 님, 번역의 완성도를 높여준 조수임 님께 감사드린다. 번역과 함께 자료들을 모으고 정리하느라 고생한 김태현 연구원의 수고도 각별했다.

그러나 그 누구보다 마땅히 감사의 인사를 받아야 할 이들이 있다. 거대하고 잔혹한 사회 불의 앞에서도 포기하지 않고 폭탄 떨어지는 전쟁터에서, 뜨거운 아스팔트 위에서 저항과 희망의 역사를 만들었고, 또한 지금 이 순간에도 만들어가고 있는 이 땅의 모든 사회정의의 수호자들이 바로 그들이다. 그들에게 가슴 속 깊은 곳에서 우러나오는 감사의 마음을 전한다.

맺음말

"정의는 건강에 필수적이다." "사회 불의의 제거만큼 건강에 도움이 되는 일이 없다." "사회정의를 말하지 않는 모든 건강정책은 기만이다." 어떤 표현을 사용하더라도 이 세상 모든 존재의 온존을 지키기 위한 사회정의의 중요성을 강조하는 데 충분하지 않다. 그래도 다시 한번 명토 박아둔다. "사회정의 없이 건강은 없다."

마지막으로, 이 책이 사회정의와 건강 문제를 다룬 마지막 '번역서'가 되길 바란다. 다음 책은 한국 사회에서 약자들에게 가해진 불의를 고발하고 이에 저항하고 마침내 승리한 이야기를 써 내려간 우리의 책이 나오기를 소망한다.

2021년 5월 신록에 심정풍헌(深淨風軒)에서 신영전

2장. 사회적으로 불리한 사람들

김재원, 서울대학교 보건환경연구소 객원연구원

　이 장은 유니버시티 칼리지 런던의 역학 및 공중보건학과의 교수이자 건강형평성 연구소의 소장을 맡고 있는 마이클 마멋과 건강형평성 연구소의 선임고문인 루스 벨 박사가 공동으로 저술하였다. 마이클 마멋 교수는 건강형평성 분야에서 기념비적인 초기 연구인 화이트홀 스터디의 주요 연구자였으며, 지난 30년간 건강불평등 연구를 수행해 온 저명한 학자이다. 루스 벨 박사는 비전염성 질환의 사회적 결정요인에 대해 특별한 관심을 가지고 있으며, 영국의 보건부 외 UNDP, WHO, UNICEF 등 국제기구를 위한 근거기반 보고서 작업을 해왔다. 현재는 두 개의 HORIZON 2020 프로젝트(INHERIT, Cities-4-People)를 평가하는 업무를 담당하고 있다.

　2장에서는 사회경제적 지위의 대표적 척도인 소득 외에, 사람들의 건강에 영향을 줄 수 있는 다른 광범위한 요인에 대해 검토하였다. 모든 사람에게 절대적인 소득의 크기가 중요한 것은 아니며, 물질적인 박탈(결핍)의 여부에 따라 혹은 소득의 높고 낮음에 따라 상대적인 지위가 중요할 수 있다는 주장과 그에 대한 근거를 제시하였다. 또한 현대로 오면서 빈곤의 양상이나 특성이 달라졌으므로 전통적인 관점을 벗어나야 할 것을 촉구하고 있다. 이에 더해 어린 시절의 부적절한 사회적, 환경적 환경, 보건의료 접근성의 차별적 수준, 주거환경, 근무(작업) 환경 등 일반적으로 간과될 수 있는 요인들이 불건강으로 이어질 수 있음을 보였다. 글의 말미에서 저자들은, 불건강의 피상적인 원인이 아닌 근본적이고 기저에 있는 요인들에 주목해야 한다고 말한다. 따라서 근본적으로 소외된 계층의 사회경제적 불리함을 최소화하는 것은 그들의 건강 문제를 해결하는 중요한 해결책이 되며, 보다 거시적인 차원에서는 사회 전체의 편익이 증가될 수 있는 방안이 될 것이라고 보았다.

　한국에서는 아직 건강의 사회적 결정요인에 대한 중요성이 크게 인식되지 못하고 있는 듯 보인다. 현재도 진행 중인 코로나19 역시 소득이 낮고, 고용이 불안정한 계층에게 보다 큰 여파가 있었다. 이 여파는 저소득층 맞벌이 가정의 경제적 위기, 그로 인한 해당 가정의 물질적 결핍과 보건의료에 대한 접근성 저하, 그리고 아동의 학습능력과 사회성 저하 등으로 이어질 것이다. 따라서 현재 보이는 것보다 장기적이고 심각한 부작용이 추후 나타날 것이 명약관화하다. 이 장의 내용을 통해, 흔히 간과될 수 있는 일상적인 요소들이 개인의, 더 나아가 인구집단의 건강에 중요한 영향 요인으로 작용할 수 있다는 사실이 많은 사람들에게 인식될 수 있는 계기가 마련되기를 바란다.

3장. 유색인종

이종식, 하버드대학교 과학사학과 박사 수료

이 장은 건강, 공중보건, 인종주의의 상관관계에 대해 오랫동안 연구해 온 두 명의 저자에 의해 집필되었다. 미국공중보건협회 회장을 역임한 캐럴 앨런 박사는 건강정책 컨설팅 회사 트윈 솔루션의 공동 설립자이자 연구원이며, 지난 30여 년간 유색인종 여성의 건강, 참전 군인의 건강, 보건정보 문해력, 기후변화가 건강에 미치는 영향 등에 관한 연구를 수행해 왔다. 셰릴 이슬리 교수는 2003년부터 알래스카 대학교 건강과 사회복지 대학의 학장으로 재직하고 있으며, 마찬가지로 미국공중보건협회 회장을 역임한 바 있다. 인권으로서 공중보건, 공중보건 간호사의 실천과 윤리, 여성 건강, 재소자의 건강 등에 대해 천착해 오고 있다.

저자들은 미국 인구의 1/3 이상을 차지하는 이른바 유색인종 시민들이 백인들에 비해 보다 열악한 보건의료 서비스를 받고 있음을 분명히 한다. 저자들의 이러한 주장은 인구 집단별 유병률 및 사망률, 보건의료 서비스 접근성, 건강정보 문해력 등 각종 데이터를 통해 구체적으로, 객관적으로 뒷받침된다. 저자들의 분석에 의하면, 유색인종이 경험하는 건강 불평등의 근본적인 원인은 바로 오랜 기간 역사적으로 제도화되어 온 미국의 인종주의이다. 이러한 진단을 바탕으로 저자들은 단기적, 중장기적 대책을 다방면으로 제시한다. 우선 현존하는 보건의료 제도의 문화적 포용 역량(cultural competence)을 제고하는 것이 급선무이며, 동시에 미래 세대의 유색인종 보건의료 전문가들을 적극적으로 양성해야 한다. 여기에 더해, 유색인종 시민들의 빈곤을 해소하고 사회경제적 지위를 향상시킬 사회경제적 정책이 폭넓게 뒷받침되어야 한다. 보다 근본적으로는 유색인종 보건불평등이라는 구체적인 문제를 인종주의라는 보다 보편적인 문제와 교차시켜 이해하면서, 인종주의를 해체하기 위한 노력에 보건의료 종사자들이 적극적으로 동참해야 한다.

2021년 현재 한국 사회에는 다양한 '유색인종' 이웃들이 살아가고 있다. 한국어가 서툰 다문화 가정의 어머니들, 언어와 문화를 공유함에도 다양한 문화적, 제도적 차별에 취약한 중국 및 중앙아시아 출신 '동포'들, 중소규모 제조업 및 농업 노동력의 대부분을 차지하는 이주 노동자들이 그들이다. 과연 이들은 한국이라는 삶의 터전에서 제대로 된 보건의료 서비스를 향유하고 있는가? '훌륭하고 번성하며 존엄을 잃지 않는 삶(good, flourishing, and non-humiliating life)'을 살 수 있는 최소한의 능력으로서 건강을 원활하게 유지하고 있는가? 한번쯤, 아니보다 전면적으로 이러한 질문들이 제기될 필요가 있다. 물론 한국 사회 내 이들 소수자들의 위치와 경험을 미국의 역사적 인종주의와 그로부터 파생된 '유색인종'이라는 개념으로 온전히 설명할 수는 없을 것이다. 그럼에도 불구하고 한국에 넓은 의미의 인종주의적 '타자'들이 살아가고 있음을 감안할 때, 이들이 경험하는 건강불평등을 비판적으로 연구하는 과정에서 이 장의 저자들이 제시하는 관점, 방법론, 대안, 그리고 결론이 대단히 유용할 것이라 생각된다.

4장. 여성

김새롬, 시민건강연구소 젠더와건강연구센터장

이 장의 저자인 지나 마란토는 마이애미 대학교 환경과학과 정책 프로그램을 담당하고 있는 시니어 렉처러로 1980년대 존스홉킨스 대학교에서 문학석사를 받았으며 ≪뉴욕타임스≫와 ≪디스커버리≫ 등 다수 매체에 글을 실어온 작가이다. 1996년 새롭게 등장한 생식기술에 대한 비판과 출생 결과에 개입하기 위한 역사를 다룬 책인 『완벽을 위한 여정(Quest for Perfection)』을 출판했다.

성별불평등 해소와 불평등한 젠더 관계 극복은 사회정의 실현을 위한 필수조건이다. 이 장은 여성의 건강에 영향을 미치는 사회부정의의 작동 방식으로 폭력·전쟁·강제이주와 전 세계적 젠더불평등, 여성건강에 대한 가족계획 접근(출산장려정책), 임신중지 접근성 제한 등 성·재생산 억압, 보조생식기술의 윤리적 문제 등을 다루었다. 저자는 여성에게 불평등한 영향을 미치는 사회 불의를 해결하기 위해 여성에 대한 폭력을 근절하고 국제개발에서 지속가능성 의제에 젠더 평등을 고려해야 하며, 재생산 건강을 보장해야 한다고 말한다.

사회정의 논의에서 성별/젠더 불평등을 이야기하기란 어째서 이렇게 힘이 드는 걸까. 진보를 표방하면서도 가부장적 구조와 젠더 위계를 당연시해 왔던 한국 사회의 수준이 낱낱이 드러나고 있다. 불행 중 다행은 가정과 일터, 학교, 온라인까지 거의 모든 공간에서 발생하는 젠더 폭력과 차별을 경험해 온 많은 이들이 이전과는 다른 눈으로 세상을 바라보기 시작했다는 사실이다. 사회부정의가 여성의 건강에 미치는 영향을 다루는 이 챕터는 공중보건이 사회정의와 무슨 상관이 있느냐고 되묻는 사람들에게 일상의 관계와 구조적 불평등의 기제로 성별/젠더가 작동하는 방식을 다양하게 보여준다. 다른 세상을 요구하는 한국의 시민들이 공중보건의 성차별과 젠더 편향을 문제 삼기 시작한 지금, 건강과 정치를 고민하는 책이 마땅히 보여주어야 할 문제의식을 담고 있다. 다만, 미국의 여성행진과 미투운동에서 시작해 유엔 등 국제기구의 활동을 따라가며 비제국·비백인 여성들의 고통을 다루고 서술하는 방식이 다분히 제국주의적이고 서구중심적이라는 점은 아쉽다.

5장. 아동

김태현, 한양대학교 보건학과 박사과정생

이 장은 소외 계층을 대상으로 현장 또는 연구 분야의 전문가 세 명이 공동 작업하였다. 법학을 전공한 사라 로젠바움 교수는 법률 변화에 따라 저소득층과 의학적으로 취약한 인구의 의료서비스 이용 및 보장에 잠재적으로 미치는 영향을 분석한 연구로 잘 알려져 있다. 건강정책 컨설팅 회사인 존슨 그룹 설립자이자 사장인 케이 존슨은 여성, 어린이 및 가족을 위한 건강정책의 리더로 1984년부터 메디케이드 및 아동 건강정책에 참여하였고, 40개 이상의 주 보건 및 메디케이드 기관에서 고문으로 일하였다. 레이첼 건살루스는 지역사회 의료 이용 취약계층의 1차 의료서비스 및 건강격차 감소를 위한 가이거 깁슨 지역사회 보건정책 프로그램에 보조 감독으로 참여하고 있다.

아동의 신체적, 정신적 발달의 문제는 성인 건강 문제로 나타날 수 있기 때문에 아동의 건강을 증진시키는 것은 매우 중요하다. 특히 아동 및 청소년은 성인과 비교했을 때 법적 권리나 자기 결정권에 제약이 있다는 점에서 이들을 위한 정책은 광범위한 맥락에서 고려될 필요가 있다. 이 장에서는 아동 건강에 영향을 미치는 다양한 요인 중 사회적 결정요인이 가지는 역할을 검토하였다. 아동 건강을 위협하는 기저에는 소득의 분배, 소득 지원정책, 주택지원, 양질의 육아와 교육 등 미국에서 행해지는 아동 및 그들의 가족을 위협하는 빈곤과 부적절한 사회정책의 결과에서 비롯되었음을 지적한다. 따라서 아동의 건강을 증진하기 위해 노력하는 행위자는 진보적인 사회 정책을 지지하는 것뿐만 아니라 개인적인 시간과 힘을 투자함으로써 사회 불의를 극복할 수 있도록 노력해야 한다는 구체적인 행동의제를 제시하였다.

한국사회에서 자라는 많은 아동은 행복하지 않다. 2018년 아동종합실태조사에 따르면, OECD 30개국 중 우리나라 아동의 행복도는 27위, 미국은 22위였다. 이러한 결과는 아동의 사회적 투자에 대한 정부 약속 불이행, 이에 따른 빈곤, 교육의 양극화 등 미국에서 일어나는 아동건강을 위협하는 행위들과 무관하지 않다는 점에서 이 책은 한국사회에도 아동건강을 증진하기 위한 하나의 지침서가 될 수 있을 것이다.

6장. 노인

장숙랑, 중앙대학교 적십자간호대학 교수

이 장은 노인의 건강불평등과 의료접근성에 관한 연구를 평생에 걸쳐서 해 온 스티븐 윌리스 UCLA교수와 건강 노화에 관한 연구로 저명한 캐럴 에스테스 UCSF 교수가 공동 작업하였다. 사회학을 전공한 스티븐 윌리스 교수는 30년 이상 미국 내 아프리카계 및 유색인종 노인에 대한 의료접근성과 건강불평등에 대한 연구를 수행하였다. 공공정책 분석, 공동체의 조직 역량 구축을 위한 사회참여 프로젝트를 통해 구체적인 중재 연구와 활동도 병행하고 있다. 캐럴 에스테스 명예교수는 50년에 걸친 경력 동안, 사회보험과 성별, 인종과 계급 문제와의 상호작용을 연구한 혁신적인 사상가이자 교육자이다. 30년 동안 미국의 사회보장국 국장을 역임했을 뿐만 아니라 미국 상원 및 하원의 고령화위원회 위원으로 활동하였다.

불평등과 차별, 정의롭지 못한 것에 대한 자각이 높아지고 있지만, 연령차별과 고령자에 대한 불평등은 변한 것이 없다. 노화(aging)는 모든 사람에게 영향을 미치고 모두에게 온다. 고정된 결과가 아니라 역동적 과정인 만큼, 노화에 대한 부정적 시각을 바꾸어야 한다. 인구고령화를 두려워하고 공포로 받아들일 것이 아니라 사회의 기회로 보아야 한다. 노년기는 생애과정 속 노출된 수많은 상흔과 불평등이 화학적으로 뒤엉켜 축적된 결과를 보여준다. 즉, 한 사회의 노인 건강은 사회적, 경제적 구조와 불평등을 고스란히 보여준다. 회복력은 낭만적인 개념이 아니며, 삶의 불평등은 운명이 아니다. 우리 사회의 보건복지 프로그램으로 충분히 품위 있는 노년을 이끌어낼 수 있다. 제도, 정치, 경제, 문화, 권력 네트워크에 내재되어 있는 불평등을 정책과 제도의 힘으로 풀어내도록 하는 진보적 지식과 사회구조 변화를 도모하는 학문을 우리는 계속해야 한다.

한국 사회에서 노인으로 살아간다는 것은 쉽지 않다. 오랫동안 아주 높은 수준의 노인 자살률이 그 사실을 알려주고 있다. 우리가 목격하는 한국 노인의 삶과 건강 수준은 곧 나의 미래이다. 건강 노화(healthy aging)를 실현하기 위한 사회적 연대활동은 때때로, '노화는 곧 취약함'이라는 우리 사회의 오래된 편견에 맞닥뜨려 동력이 약해지기도 한다. 노년기 건강불평등은 생애과정에 축적된 영향으로 훨씬 복잡한 것도 사실이다. 그러나 6장은 우리 사회가 할 수 있고, 해야 하는 것이 무엇인지, 그리고 내가 서 있는 위치에서 무엇을 해야 하는지를 명쾌히 말해준다. 학자, 실무자, 활동가, 학생들을 일일이 소환하며, 노인뿐만 아니라 전 세대가 함께 부정의(injustice)와 싸우는 활동에 동참해야 한다고 주문한다. 그것이 바로 해방적 노년학(Emancipatory Gerontology)이며, 정책과 제도로 모두를 위한 공평한 건강노화를 충분히 이끌어낼 수 있음을 분명하게 제안한다. 모든 세대, 모든 학제, 모든 구성원이 함께 할 일이 바로 건강불평등을 개선하는 건강노화정책이다.

7장. LGBT

이호림, 고려대학교 일반대학원 보건과학과 박사 수료

성소수자 건강에 대한 이 장은 의료사회학을 전공한 에밀리아 롬바디 교수와 철학을 전공한 탈리아 매 벳쳐 교수가 함께 썼다. 에밀리아 롬바디 교수는 성소수자의 사회적 경험과 건강, 건강위험행동, 의료접근성, HIV/AIDS 등의 주제를 연구하고 있다. 탈리아 매 벳쳐 교수는 학술지 ≪트랜스젠더 연구 계간지≫의 창간 편집위원이며, 트랜스젠더의 정체성과 트랜스 혐오, 젠더 이슈에 대한 연구 및 저술 활동을 해왔다. 두 저자 모두 트랜스젠더 당사자로서 트랜스젠더를 포함한 성소수자 운동에도 적극적으로 참여하고 있다.

2015년 미국 전역에서의 동성혼 법제화로 대표되는 성소수자에 대한 제도적 차별의 철폐에도 불구하고, 성소수자에 대한 사회적 낙인은 직접적인 폭력과 개인의 심리에 대한 영향, 건강 및 사회 서비스 접근성의 제한 등을 통해 성소수자의 건강에 지속적으로 영향을 미치고 있다. 이 장에서는 성소수자에 대한 사회적 낙인이 이들의 건강 불평등에 미치는 영향을 폭력과 신체적, 정신적 건강, 보건의료 접근성 등의 측면에서 검토한다. 또한, 사회적 낙인뿐만 아니라 성소수자 공동체 내부의 다양성과 인종적 및 계급적 계층화가 만들어내는 복잡성이 적절히 고려되지 않는다면 이 역시 성소수자에 대한 부정의에 기여할 수 있음을 지적한다. 끝으로 성소수자의 건강 증진을 위해 필요한 법정책적 변화, 의료기관과 단체의 역할, 교육과 연구의 방향을 제시하면서, 성소수자에 대한 사회 부정의를 만들어내는 사회적 환경의 변화를 위해 다른 소수자 집단과의 연대를 형성할 필요가 있음을 강조하고 있다.

2021년 2월부터 고작 한 달 사이에 이은용 작가, 김기홍 활동가, 변희수 하사, 트랜스젠더 세 사람의 죽음이 세상에 알려졌다. 각자 삶의 경험과 곤경은 달랐을지라도 이들 모두 한국 사회에서 트랜스젠더 정체성을 가지고 살고 있었다는 사실은 이 사회의 성소수자, 특히 트랜스젠더에 대한 편견과 혐오, 제도적 차별에 주목하도록 한다. 포괄적 차별금지법은 15년 가까이 국회의 문턱을 넘지 못하고 있는 가운데, 성소수자에 대한 혐오 선동 역시 세를 불려왔다. 정치인들은 성소수자를 '안 볼 권리'를 말하거나 '나중에'를 말하고, 성소수자는 보건복지부를 포함한 어떤 정부부처에서도 정책 대상으로 인식되지 못하고 있다. 이 책이 논의하는 미국의 상황은 성소수자에 대한 사회적 인식이나 법제도의 면에서 모두 한국의 현실에 비해 훨씬 나은 상황임은 분명하다. 그럼에도 불구하고, 이 책에서 다루는 다양한 의제들은 한국의 성소수자 건강연구와 법제도가 나아갈 방향에 대한 지침을 제공한다. 나아가, 성소수자 내부의 다양성과 복잡성에 대한 저자들의 성찰은 '누군가를 뒤에 남겨놓지 않는' 변화를 모색해야 함을 다시 한번 생각하게 한다. 성소수자 건강 증진을 위한 변화에 이 책이 조금이나마 기여할 수 있기를 바란다.

8장. 장애인

유원섭, 국립중앙의료원 일차의료지원센터 센터장

이 장은 영국 유니버시티 칼리지 런던의 인류학자이자 국제보건전문가이면서 장애연구센터 센터장인 노라 엘렌 그로스 교수가 저술하였다. 그녀는 저소득 및 중간소득 국가의 취약계층에 관한 연구 특히, 개발도상국가의 장애인에 관한 연구로 널리 알려져 있다.

전 세계 인구의 1/7 이상을 차지하는 장애인들은 사회적 낙인과 편견, 교육과 의료 등 사회적 자원에 대한 낮은 접근성, 그리고 빈곤으로 인해 잠재력을 최대한 발휘하는 데 많은 제한을 받고 있으며, 특히 여성 장애인은 남성 장애인에 비해 더 많은 차별과 불이익을 감수하고 있다.

권리와 사회정의에 기반한 유엔 장애인권리협약(CRPD), 지속 가능한 개발 목표(SDG)를 반영하여 많은 국가들의 법률이 장애인을 포용하기 위한 내용을 담고 있으나 중요한 것은 이러한 내용을 실행하는 것이다.

저자는 장애는 삶의 일부분이며, 장애를 포용하기 위한 중요한 첫 단계는 장애인이 개발, 사회정의, 보건에 관한 모든 과정에 포함되어야 한다는 인식을 심어주고, 이를 위한 참여를 이끌어내는 것이라고 주장한다. 또한 공중보건 종사자와 사회 정의를 옹호하는 이들이 공공보건 정책 개발, 실천, 교육 및 연구의 모든 단계에 장애 문제가 일상적으로 포함되도록 보장하고 노력하는 것이 중요하다고 강조한다.

역자의 생각을 유엔 장애인권리협약 및 선택의정서 비준 상황으로 대신한다.

유엔 장애인 권리협약은 장애인의 모든 인권과 기본적인 자유를 완전하고 동등하게 향유하도록 증진, 보호 및 보장하고, 장애인의 천부적 존엄성에 대한 존중을 증진하는 것이다. 한국은 2008년 4월 11일 '장애인 차별금지 및 권리구제 등에 관한 법률(약칭: 장애인차별금지법)'을 제정하고, 2008년 12월에는 유엔장애인권리협약 비준동의안이 국회에서 통과되어 2009년 1월 발효되었다. 그러나 2014년 10월 유엔장애인권리위원회가 협약의 이행상황에 관한 제1차 국가

보고서를 심의하여 협약 내용 중 3개 부문 66개 항에 대하여 우려 및 권고사항을 위원회의 최종견해로 기술하여 한국 정부에 전달하였다. 이후의 협약 이행 관련하여 2020년 9월 한국장애인단체총연합회는 "눈에 띨 만한 개혁이나 변화는 없었고, 유엔장애인권리위원회의 최종견해와 권고사항을 국내 평가에 활용하는 것도 상당히 부실했다"고 평가하며 175개국 중 110개국이 비준한 선택의정서를 비준할 것을 촉구하였다. 참고로 한국이 비준하지 않고 있는 '선택의정서'는 장애인 개인의 권리가 침해 되었을 때 국내에서 구제절차가 이행되지 않았을 경우 유엔장애인권리위원회에 청구할 수 있는 '개인진정제도'와 중대하고 체계적인 당사국의 협약 위반에 대한 신뢰할 만한 정보가 발견될 경우 유엔장애인권리위원회가 당사국을 조사할 수 있는 '직권조사'를 규정한 협약 부속 문서로 협약의 완전한 이행을 위해서는 선택의정서 비준이 중요하다고 여겨진다. 2021년 4월 20일 장애인의 날에도, 전국장애인차별철폐연대, 한국장애포럼, 한국장애인연맹 등 장애계는 협약의 완전한 이행을 위해 선택의정서 비준을 요구하였다.

9장. 수감된 사람들

최세진, 서울대학교병원 서울대학교 중개의학과 박사과정(전 서울구치소 공중보건의사)

이 장의 저자인 어니스트 드러커 교수는 뉴욕 대학교 국제공중보건 교수이자, 컬럼비아 대학교 보건대학, 몬테피오레 의학센터 가족 및 사회의학, 알버트 아인슈타인 의과대학 겸임교수이다. 그는 *A Plague of Prisons: The Epidemiology of Mass Incarceration in America*의 저자이자 *Decarcerating America: From Mass Punishment to Public Health*의 편집자이기도 하다.

미국에서 이루어지고 있는 대규모 수감은, 개인과 지역사회의 건강을 악화시키고, 여러 사회문제의 원인으로 작용하고 있다. 인종별 범죄 비율을 고려했을 때, 흑인들이 불균형적으로 많이 수감되고 있으며, 수감으로 인해 적절한 교육이나 취업의 기회가 제한됨으로써 다시금 재범으로 이어지는 악순환이 계속되고 있다. 수감 생활로 인해서 일차적으로 그 당사자가 감염성 질환, 약물 오남용, 정신질환 등의 건강 위험에 노출된다. 이차적으로는 수감 중인 부모를 가진 아이들의 부정적 아동기 경험이 이들의 비행과 정신건강 문제를 야기하기도 한다. 비폭력마약수에 대한 비수감 치료, 지역사회의 적절한 가족지원 프로그램 등을 통해 이를 개선할 수 있다.

비록 한국은 미국과 달리 대규모 수감이나 인종 간 격차, 교정 의료 서비스의 민영화와 같은 문제는 없으나, 교정시설이 단순 수감의 역할밖에 하지 못함으로 인해 생기는 문제는 공통적이다. 한국의 경우 첫째, 교정 의료 서비스가 개선되어야 한다. 교정 의료 서비스의 지속적인 질 관리가 시급하며, 특히 출소자에 대한 의료 및 사회복지 서비스의 연결이 필요하다. 둘째, 본 장에서 강조하듯 수감자 가족, 자녀가 다시 범죄자가 되지 않도록 하는 적절한 개입이 필요하다. 최근에는 수형자 자녀 학비 지원 등의 노력이 있으나 아직 미미하다. 셋째, 미국과 마찬가지로 정신건강복지법 개정 등으로 교정시설 내 정신질환자의 수가 급증하고 있지만, 이들은 교정시설에서 적절히 치료 및 관리를 받고 있지 못하다. 또한, 마약사범들은 수감기간 중 오히려 약물오남용의 위험 또는 마약사범 간 정보 교환의 위험에 노출되고 있다. 본 장에서 말하듯, 단순 구속보다는 정신질환 및 약물 중독에 대한 제대로 된 치료가 이루어질 때, 재범을 낮추고 사회를 안전한 곳으로 만들 수 있을 것이다. 사법입원제도의 도입 또한 적극 검토해야 한다. 치료, 교육, 예방의 역할을 하는 형사사법체계를 꿈꿔본다.

10장. 노숙

홍승권, 가톨릭의대 인문사회의학연구소 /록향의료재단, 신천연합병원

이 장은 노숙인(홈리스) 소외계층을 대상으로 UCLA 세멜 인간행동연구소 엘리자베스 M. 무어와 이자디마그수디, 같은 대학교 가정의학과의 릴리안 겔버그, 테레사 H. 정(정혜주) 등 4명의 저자가 공동 작업하였다.

행동의학과 가정의학 등 다학제로 이루어진 이 연구팀은 최근 2020년에 *Academic Psychiatry*에 노숙인들의 정신질환에 대하여 공동연구를 실을 정도로 실제 데이터를 가지고 사회 영향을 분석한 연구를 진행하는 것으로 알려져 있다. 특히 UCLA의 릴리안 겔버그는 저소득층에서의 라이프스타일 평가와 건강증진 방안, 마약중독 등에 대하여 연구를 활발히 하고 있고, 지난 20년간 지역사회돌봄 서비스에 대하여 연구를 함으로써 취약 계층의 건강영향 평가에 기여한 바가 크다. 데이터 확보가 어려운 부분, 즉 셸터, 숙식제공 프로그램 등의 노숙인들 정책에 대하여 활발히 연구를 하고 있다.

이 장에서는 다양한 사회적 요인 중 사회에 노숙인들이 생기는 이유에 대하여 세 가지를 제시하였는데 첫째는 불경기, 실직, 파산 등으로 인한 경제적인 문제에 기인한다고 하며, 빈민 지역의 개발로 인하여 거리로 내몰리는 경우도 있다고 했다. 둘째는 탈수용화 정책과 관련하여 지역사회에 정신질환자를 위한 충분한 정신보건관리체계가 부족하기 때문에 그들이 노숙인이 된다는 것이다. 마지막으로 자신의 선택에 의하여 노숙을 한다. 한국사회에는 많은 사회적 관심에도 불구하고 노숙인 집단의 구성과 크기에 대한 정확한 자료가 없어 연구에 어려움

이 많으며, 노숙인 연구 시 대상군 자체가 시대와 지역에 따라 그 특성이 다를 뿐만 아니라 대상군을 정하더라도 매우 소수를 대상으로 연구를 하므로 연구결과를 일반화하는 것이 커다란 한계를 지닐 수 밖에 없다[Bachrach LL(1984): Interpreting research on the homeless mentally ill: Some caveats. Hosp Comm Psychiatry 35(9): 914-917].

올해도 어김없이 '거리에서 죽어간 노숙인 추모제(homeless memorial day)'가 열린다. 노숙인 복지 개선을 위한 여러 시민단체들의 노력이 벌써 20년이 넘었다. 서울역광장에서 매년 진행되었던 동지팥죽 나눔은 2020년 겨울, 감염병 확산 방지를 위해 선물꾸러미 나눔으로 대체되었다. 팍팍한 민중의 삶에서 어느 시대나 나락으로 떨어진 경제적 어려움이나 정신적 고통은 감히 헤아리기 어렵다. 거리와 시설, 쪽방, 고시원 등에서 돌아가신 분들의 지난 일을 생각할수록 착잡한 일이다. 국가의 국민생명권에 대한 책임과 의무를 방기하기 때문이다. 노숙인 문제는 전 세계적으로 사회 및 공중보건의 중요한 문제로 부각되고 있다. 최근 통계인 2017년 11월 현재의 노숙인은 거리 노숙인 1500명을 포함해, 전국적으로 1만 1340명에 달할 것으로 추정하고 있다[보건복지부 담당부서/저자: 자립지원과 등록일: 2017.11 대한민국 정책브리핑(www.korea.kr)]. 보사연의 2018년 연구에 의하면 12월 기준 전국 노숙인은 1만 6,465명으로 전년보다 68명 줄었다. 그러나 쪽방주민(5,664명)과 일시보호시설 및 요양시설 입소자(9,906명) 등을 제외한 거리에 있는 노숙인(895명)은 오히려 3.8%(33명) 증가했다. 순수 거리 노숙인 증가는 최근 3년 만에 처음이다. 이로써 거리·시설 노숙인을 매년 2%씩 줄이겠다는 '제1차 노숙인 등의 복지 및 자립지원 종합계획(2016-2020)' 목표 달성도 실패했다. 이 중 상당수는 종교단체나 사회단체 등에서 운영하는 노숙인 쉼터에 있는 것으로 보이며, 거리 노숙인은 수백 명에 불과하다고 한다. 노숙인과 정신질환의 관계에 대해서는 우리나라에서 확실히 정립된 것은 없다. 유엔난민기구(UNCHR)에서는 옥외, 차량 또는 버려진 피난처, 인간 거주용이 아닌 건물 또는 기타 묵을 장소도 없는 것을 홈리스의 상태로 정의한다는 것을 이 장에서 다시 한번 확인하였으며, 우리는 빈곤과 부담 가능한 주거시설의 부족, 이환과 사망률의 증가에 따른 문제를 포함한 노숙의 전반적인 위험요인들에 대하여 관심을 가져야 한다.

11장. 강요된 이주: 난민과 실향민

윤창교, 세계보건기구 서태평양지역사무소 전문직원

이 장은 모내시 공중보건대학원 교수이자 호주 국경없는의사회 창립 멤버인 마이클 툴레 교수가 작성한 챕터이다. 저자는 지난 40년 동안 다양한 국가들에서의 공중보건 사업들, 특히 위기상황에서의 공중보건에 대한 경험을 기반으로 국제보건의 주요 이슈 중 하나인 난민, 실향민의 실태, 건강에 대한 직/간접적인 영향, 기저요인, 보건의료서비스 및 국제사회적 차원에서의 대응에 대해서 기술하였다.

지난 70년간의 역사 속에서 다양한 형태의 국가 간 전쟁, 내전, 박해, 민간인의 강제 이주 등으로 인해 엄청난 규모의 국제적 난민 또는 실향민들이 발생하였다. 사회 불의, 불평등이 건강 문제에 미치는 영향을 가장 잘 보여주는 끔찍한 사례로는 난민, 실향민일 것이다. 2017년 말 기준 약 6억 8500만 명의 사람들이 박해나 폭력으로 인해 난민 또는 실향민의 상태에 처했고, 이는 2012년보다 77% 증가하였다. 난민, 실향민이 되면서 많은 사람들은 사회 불의를 경험하였고, 이는 식량, 물, 보건의료서비스, 교육 등과 같은 기본적인 인권에 관계된 자원 및 서비스의 이용을 제한하였다. 이러한 문제의 기저요인으로는 불안정한 정부 기능, 군벌과 같이 정치운동으로 위장한 유사범죄조직, 국제적으로 연결된 자원 거래(다이아몬드, 미네랄 콜탄 등)가 무력단체들의 재정에 기여하면서 더 심화된다. 이런 상황에서 빈곤하고 무력한 사람들은 생존을 위해 고향, 나라를 떠날 수밖에 없다. 난민과 실향민 문제는 국제사회가 연대하여 부유한 국가들과 빈곤한 국가들 사이에 존재하는 빈곤, 불안정한 거버넌스, 착취, 분쟁, 불균형들의 근본적인 문제에 대해 진지하게 들여다볼 때 해결의 실마리를 찾을 수 있다.

최근 몇 년간 우리나라에서는 국내로 입국을 원하는 난민의 지위를 어떻게 보호하고, 우리 사회로 받아들일 것인가에 대해 사회적 논의가 진행되었다. 하지만, 주변 이웃국가들이 정치적으로 안정되어 있는 동아시아에 속해 있던 탓에, 중동 및 북아프리카에서 일어났던 급격한 정치 변화 및 난민 발생에 대해서는 상대적으로 무감각했다는 것을 부인하기 어렵다. 우리나라가 국제사회에서의 위치가 점차 향상되고, 국제개발 영역에서 참여가 높아짐에 따라, 국제사회의 주요 이슈 중 하나인 난민 문제에도 적극적으로 참여하도록 요구받고 있다. 따라서 이에 대해 인권 보호 차원에서 다루고 사회적 합의를 이끌어내는 것이 필요한 단계이다. 이 챕터에서 제시한 것처럼 건강 및 보건서비스 접근 제한은 난민, 실향민이 가장 부정적으로 영향을 받는 부분이며, 사회 불의가 사람의 몸과 마음에 어떤 영향을 미치는지 볼 수 있는 가장 극적인 사례라고 생각한다.

12장. 의료

은상준, 충남대학교 의과대학 / 보건대학원 부교수

이 장은 미국에서 전 국민 의료보장제도를 도입하기 위해 연구하고 실천해 온 두 명의 저자가 작성하였다. 임상의사이면서 인구 집단 보건과학 분야의 전문가인 올리버 파인은 보건의료제공체계 개혁과 취약 계층의 보건의료 접근성에 대해 연구해 왔다. 국민건강보험 도입을 위한 의사회의 회장과 미국공중보건협회 부회장을 역임하였다. 고(古) H. 잭 가이거는 미국 사회의학 분야의 석학으로, 노벨평화상을 수상한 단체인 인권을 위한 의사회와 사회적 책임성을 위한 의사회의 공동설립자이며 회장을 역임하였고, 소수자 건강 문제와 지역보건 분야에서 지대한 기여를 하였다.

고소득 국가인 미국의 의료 불평등은 세계적으로도 예외적인 극단의 사례로 취급 받고 있다. 그 이유를 경제적 논리나 보건의료체계의 결함에서 찾을 수도 있지만, 이 장은 정치적 선택이자 이데올로기의 문제에서 비롯된 의도적인 결과일 수 있다는 사실을 보여준다. 미국 정치의 문화와 역사 속에서 인구 집단의 건강은 사회의 집합적 노력보다는 개인의 선택과 책임에 맡겨져 왔다. 그로 인해 미국의 보건의료체계는 차별적인 접근성, 막대한 비용 낭비, 광범위한 의료의 질 격차라는 문제를 안고 있다. 이 장은 이러한 문제를 넘어서기 위한 전 국민 의료보장제도의 중요성을 강조하고 있다.

인구 집단의 건강은 보건의료서비스만으로 보장되진 않는다. 그러나 필요한 때에 필요한 보건의료서비스를 이용하지 못한다면, 인구 집단의 건강이 나아질 수 없다는 것은 분명하다. 사회체제의 중심부에서 밀려나 경제적, 문화적, 사회적 자본이 부족한 사람들은 질병과 사고의 위험에 더 노출되어 있다. 이들이 사회의 주변부에 자리 잡게 된 것은 오롯이 개인의 책임 때문은 아니며, 사회체제 자체의 불공정성도 한몫하고 있다. 따라서 의료보장제도는 한 사회가 인구 집단의 건강에 대해 갖는 책임성을 보여주는 그 사회의 거울이자 품격일 것이다. 우리나라의 건강보험제도가 빠르게 발전해 왔지만, 낮은 보장성과 의료의 질 변이 등 주요 문제는 여전히 과제로 남아 있고, 보건의료를 개인의 책임에 맡기려는 압력도 끊이지 않고 있다. 미국의 전 국민 의료보장제도 수립을 위한 분투는 인구 집단의 보건의료 이용에 대한 사회적 책임을 강화할 필요성을 역설하고, 집합적 필요의 충족을 개인의 책임으로 돌렸을 때 벌어질 수 있는 사회적 비용과 고통을 보여주는 반면교사가 될 것이다.

13장. 감염병

민진수, 가톨릭대학교 의과대학 임상조교수

이 장은 PIH(Partners In Health)이라는 비영리단체의 공동 창립자인 폴 파머와 PIH의 최고 의료책임자인 조이아 무커지가 공동 작업하였다. 두 저자 모두 감염내과 전문의이자, 하버드 의과대학 교수이다. 폴 파머는 아이티를 방문 후 가난한 사람들이 어떻게 살아가는지에 대해 관심을 갖게 되었고, 1987년 김용, 오필리아 달 등과 같이 PIH를 창립한 것은 유명하다. 세계 여러 나라에서 에이즈와 다제내성결핵 등의 감염병을 치료하고, 지역사회에 기반을 둔 의료 모델을 만들기 위해 노력하였고, 불평등한 사회가 질병 확산에 미치는 영향을 탐구하였다. 조이아 무커지는 인도 아버지와 미국 어머니 사이에 태어나서 어렸을 때부터 국제 빈곤과 사회적 정의에 관심이 많았다. 2000년부터 PIH의 최고의료책임자로 참여하고 있다. 주요 관심 주제는 에이즈의 인권과 자원이 부족한 환경에서의 복잡한 공중보건 중재사업이다.

전 세계적으로 감염병은 사회경제적으로 낙후한 나라의 가장 가난한 사람들에서 주로 발생하고, 가장 큰 고통을 받는다. 감염병의 계획은 빈곤층에게 제공되는 의료 서비스의 수준을 어디까지 용인할지에 대한 윤리적 문제 등을 포함해야 하며, 이를 정당화하기 위해서는 사회정의를 공중보건의 중심 요소로 만들어야 한다. 그리고 감염병 유행 초기에 질병을 통제하기 위해서는 보건체계를 강화하고, 고품질의 의료를 제공하고, 전염과 관련된 구조적 요인을 파악하는 것이 중요하다. 하지만 손 씻기 등의 기본적인 행동 변화를 홍보하는 것으로 그치고 있으며, 그로 인한 피해는 결국 가난한 사람들에게 돌아간다. 새롭고 혁신적인 방식의 대규모 자금 전략이 없을 경우에는 감염병의 발생을 촉진하는 불평등은 해결되지 않을 것이다. 불평등으로 인한 구조적 폭력을 제거하고, 모든 사람들을 치료하려는 사회정의가 세계 공중보건에서는 필요하다.

코로나19가 우리나라에 제시한 키워드는 '불평등'이다. 코로나19는 남녀노소를 가리지 않고, 전 세계 모든 사람들에게 들이닥친 문제이다. 하지만 코로나19가 미친 영향은 모든 이들에게 평등하지는 않았다. 소위 말하는 취약 계층의 어려움은 더 컸다. 코로나19에 따른 고용 감소는 여성·청년층·임시직에 집중됐다. 이는 빈부 격차의 악화를 유발할 것으로 예상된다. 또한, 사회로부터 소외된 아동들은 건강, 영양, 교육에 대한 접근성이 떨어져 코로나19의 영향은 더욱 가혹할 것이다. 건강 불평등뿐만 아니라, 사회적 불평등과 경제적 불평등은 또 다른 감염병 대유행을 조장할 수 있다. 저자들은 "정부는 건강, 교육, 식량, 식수 및 보호소에 대한 권리를 포함하는 기본적인 사회적 및 경제적 권리를 보장할 책임이 있다"라고 이야기하고 있다. 정부는 이런 불평등을 줄일 최소한의 사회적 안정장치를 마련하는 것이 중요하겠다.

또한, 최근에 의료서비스가 공공재인지에 대한 많은 논란이 있었다. 저자들은 "감염병의 예방과 치료는 공공재로 여겨져야 한다"라고 이야기하고 있다. 왜 이런 이야기를 할까? 결핵은 아주 좋은 예이다. 결핵은 돈이 되는 질환도 아니고, 힘없는 가난한 사람들이 주로 걸리는 질환이라 전 세계적으로 관심이 없다. 하지만 우리나라는 OECD 국가 중 결핵 발생률 1위라는 불명예를 없애기 위해 공공에서 많은 투자를 하고 있다. 그 결과 결핵 발생은 지속적으로 감소하고 있다. 만약에 정부에서 관심이 없었더라면 우리나라는 아직까지 결핵이 창궐하고 있었을 것이다. 코로나19도 그렇다. 코로나19의 백신과 치료제를 공공재로 사용될 수 있도록 제도를 구축하자는 국제적 논의가 지속되고 있다. 만약에 코로나19의 백신과 치료제가 자본주의 체제에 맡겨진다면, 결국 부자 나라의 특정 계층만이 혜택을 받을 것이며, 코로나19의 종식은 어려울 것이다.

14장. 영양

김기랑, 단국대학교 식품영양학과 교수

이 장의 저자인 제이 래리 브라운은 하버드 공중보건대학의 명예교수로 1980년대에 미국 25개 주의 기아 현황에 대한 현장 조사를 통해서 미국에서의 기아 문제에 대한 국가적 관심을 일으켰다. 기아 및 빈곤 센터(Center on Hunger and Poverty)의 창립이사로 페인스테인 기아 센터(Feinstein Famine Center)와 자산 및 사회정책연구소(Instutute on Assets and Social Policy)를 설립하였고, 인도, 우간다 등에서 평화봉사단 일원으로 봉사 활동을 하였다.

취약 계층에서 배고픔으로 인한 영양불량은 저·중소득 국가뿐만 아니라 고소득 국가에서도 빈곤, 불평등, 사회 불의와 강한 연관성을 보인다. 양적으로 불충분한 식사로 인한 배고픔뿐만 아니라 질적으로도 부족한 식사가 지속되는 식품미보장 상태는 영양결핍의 문제로만 국한되지 않고, 전 세계적으로 심각하게 증가하고 있는 비만과도 연관성을 가지며, 특히 아동에서는 신체적인 발육부진뿐만 아니라 정서적, 사회심리적 문제에, 그리고 노인에서는 고혈압, 당뇨병과 같은 만성질환 문제에 영향을 미치는 공중보건의 문제이다. 저자는 풍요로운 사회에서도 사람들이 왜 충분한 식량을 공급받고 있지 못하는지에 대한 근본 원인으로 잘못된 국가 정책 결정 등으로 인한 사회 불의의 산물로 지적하고 있다. 따라서 이를 해결하기 위해서는 사회계약의 재구성을 통한 정책 변화를 강조하였다.

국내에서도 잘못된 국가 정책으로 인하여 기대 효과와는 다른, 오히려 부정적인 결과를 가져온 경우가 있다. 대표적으로 빈곤 가구의 아동들에게 지급되는 아동급식카드(예: 꿈나무카드)는 돌봄이 필요한 아이들에게 따뜻한 밥상이 아닌 편의점에서의 건강하지 않는 식품과 음료로 혼자 배고픔을 해결하게 함으로써 이들의 건강 및 영양상태가 더 나빠지는 결과를 초래했다. 행정적 편의에 의한 정책의 부작용이다. 사회 전체가 양적으로 충분하면서 다양하고 균형 잡힌 질적인 식사가 지속 가능할 수 있는 식품보장 수준이 되기 위해서는 단순히 빈곤 대상자에게 끼니를 해결해 주는 정책만으로는 불가능하다. 1인 가구, 한 부모 가구, 노인 가구, 장애인 가구, 다문화가족, 농촌 산간 거주 가구 등에서의 식품미보장 문제가 경제적 요인뿐만 아니라 사회적, 문화적, 환경적, 지리적 요인 등에 의해서도 발생된다는 점에서 볼 때, 이를 해결하기 위해서는 사회, 문화, 환경, 돌봄, 건강 등 다른 분야와 연계된 정책을 통하여, 식품의 가용성, 접근성, 이용성(적절성), 지속가능성이 보장된 식품 체계(food system)를 구축하는 것이 필요할 것이다.

15장. 비감염성 질환

김태영, 질병관리청 책임연구원

이 장은 금연 세계를 위한 재단(Foundation for a Smoke-Free World)에서 활동하거나 그러한 경력이 있는 3명의 저자에 의해 공동 저술되었다. 이 중 데릭 야크(Derek Yach)는 재단의 대표로, 케이프타운 대학에서 의학 학위를, 존스홉킨스 보건대학원에서 보건학 석사학위를 취득하였다. 건강 증진과 비감염성 질환의 예방을 목표로 하는 연구기관인 바이털리티 인스티튜트(The Vitality Institute)에서 최고 건강 책임자(Chief Health Officer)와 이사(Executive Director)로, 록펠러 재단(The Rockefeller Foundation)에서 국제 보건 부서 책임자(Director)로 활동했다. 세계보건기구(WHO)의 담배규제기본협약(FCTC)과 식단 및 신체 활동에 대한 국제 전략 부서와(Cabinet Director), 비감염성 질환과 정신건강 부서에서(Executive Director) 근무하였다. 2017년 흡연으로 인한 질환과 사망의 감소를 목표로 하는 독립적 비영리 재단인 금연 세계를 위한 재단을 설립하여 대표로 활동하고 있다.

다른 많은 건강 문제들과 마찬가지로, 비감염성 질환의 유행은 건강의 사회적 결정요인들의 영향을 강하게 받는다. 저자들이 인용한 "사람들은 가난하기 때문에 아프고, 아프기 때문에 가난해진다"는 말은 그러한 특성을 잘 보여주는 말로, 이들은 개인의 생활습관 개선을 가로막는 구조적 요인을 간과해서는 안 되며 가난과 질병의 악순환을 끊기 위해 미봉책이 아닌 더욱 적극적이고 포괄적인 접근이 필요하다고 역설한다. 담배, 주류, 식품 업계 다국적 기업의 이해관계를 극복한 공중보건 중재와 교육, 고용, 보건의료, 복지 등 다분야에 걸친 사회경제적 해결 방안이 필요하다.

흔히 만성질환이라 부르는 비감염성 질환(NCD)이 현대 사회에 들어서 주요한 건강 문제가 되었다는 점에 이견을 제시하는 사람은 드물다. 그리고 이러한 종류의 질환을 예방하기 위해서 건강한 식생활, 적절한 신체활동, 음주와 흡연의 제한이 필요하다는 사실은 현대 사회의 상식이 되었다. 하지만 이러한 예방 수칙을 지키지 못하여 발생하는 질병과 사망의 분포는 사회경제적 요인에 따른 불평등을 내포하고 있다. 경제적으로 부유하고 사회적 지위가 안정된 사람일수록 건강한 신체를 유지하는 경향을 우리는 너무 당연하게 받아들이곤 하는데, 이는 비감염성 질환은 개인의 생활습관 관리를 통해 각자가 예방해야 한다는 신자유주의적 윤리의 일환이라 볼 수 있다. 비감염성 질환이 각자도생의 문제라는 개개인의 사고방식은 개인 수준의 윤리에 그치지 않고 사회의 구조적 요인을 해결하는 데에 장애물로 작용한다. 개인이 각자 자기 건강을 관리하는 것만으로는 해결할 수 없는 비감염성 질환과 관련한 거시경제적 요인이 존재하므로 학계와 정부, 세계 사회는 이 문제를 돌파하기 위해 노력을 기울여야 한다. 비감염성 질환과 사회적 결정요인의 관계에 대한 연구를 더욱 활성화할 필요가 있으며, 이를 반영하여 각자 위험요인을 관리하도록 유도하는 데에서 한걸음 더 나아가 사회 전반에 걸친 폭넓은 요인을 다루는 정책이 필요하다.

한편 이 장의 공동저자 3명은 이 책의 출판 시점에 금연 세계를 위한 재단 소속으로 활동했다. 이 재단은 역설적이게도 전 세계에서 가장 유명한 담배 브랜드 중 하나인 말보로를 생산하는 필립 모리스의 후원을 받아 설립되었고, 이후 세계보건기구는 이 재단과의 교류는 없을 것임을 발표하였으며 데릭 야크 재단 대표는 담배 규제와 관련한 국제 행사의 참석을 거부당하기도 하였다. 이는 저명한 연구자나 전문가조차도 산업의 이해관계에서 자유롭기 어려우며 늘 윤리적 고민이 뒷받침되어야 함을 역설한다. 담배 업계의 전문가를 동반해 과학적으로 담배의 판매를 옹호하려는 시도는 잘 알려져 있으며, 특히 근래 전자담배의 유해성과 효용에 대한 논란은 주목할 필요가 있다. 비단 담배 업계만의 이야기가 아니며, "와인 한 잔은 건강에 좋다"는 통설은 반박하는 연구 결과가 발표되기까지 '과학적 사실'로써 주류 업계의 든든한 방패가 되었을 것이다. 다행히도 이 장에서 저자들의 주장이 담배 산업을 옹호하는 것으로 읽히지는 않으나, 연구 및 직업윤리에 대한 경각심을 되살리기에 좋은 반면교사라 할 수 있겠다.

16장. 정신건강

박유경, 강원대학교병원 예방의학과 임상조교수

이 장은 정신건강뿐 아니라 사회복지, 사회정책, 국제연구 등 다양한 전문분야를 지닌 다섯 명의 저자가 공동으로 저술하였다. 카를레스 문태너 교수는 정치, 복지 레짐이 건강에 미치는 거시 분석에 저명한 학자로 특히 정신건강에 대해서도 비판적 관점에서 다양한 연구를 수행한 것으로 알려져 있다. 정혜주 교수는 오랫동안 고용, 빈곤, 경제 등 다양한 사회 정책과 건강불평등의 문제를 깊이 있게 다루어왔다. 에드윈 NG 교수는 문태너 교수와 함께 복지정책과 인구 집단의 건강에 관한 공동 연구를 다수 수행하였다. 필리프 헤셀 교수는 콜롬비아 혁명군(FARC)의 정신건강 문제를 다룬 연구를 수행하였으며, 윌리엄 W. 이튼 교수는 미국에서 20년 코호트 집단을 추적한 정신역학 연구를 포함한 다양한 정신장애 관련 프로젝트를 이끌고 있다.

저자들은 정신건강의 사회적 불평등이 사회 불의를 반영하는 사회적 과정을 통해 생산되고 재생산되는 다양한 경로를 개인적 관점, 구조적 관점에서 검토하였다. 정신건강의 불평등은 노출과 위험에 있어 다른 건강 영역과 유사한 사회적 불평등의 양상을 공유하면서 동시에 사회심리적 요인이나 젠더와 인종차별의 축과 같은 권력관계적 기제를 지닌다. 더욱이 정신건강서비스는 다른 의료서비스보다도 낙인과 편견, 문화적 맥락이 강력하게 작동하며, 정신장애를 가진 사람들에게는 단지 의료서비스가 아닌 더 포괄적인 돌봄체계가 필요하다는 것을 지적한다. 이에 행동지침으로 사회 불의가 정신 건강에 미치는 부정적 효과를 되돌리기 위해서는 개별 사회적 결정요인을 넘어 빈곤과 인종차별과 같은 더 넓은 사회 정책에 포괄적으로 대응해야 할 필요가 있음을 제안하였다.

점점 더 많은 사람들이 우울과 불안을 호소하고 정신건강의학과의 문턱이 차츰 낮아지고 있는 반면, 조현병과 같은 정신질환자에 대한 혐오와 차별은 더 깊어지는 모순된 시대인 듯 보인다. 코로나19 시대에 사람들이 느끼는 심리적 우울을 의미하는 코로나 블루가 있다면 정신장애인들에게는 코로나 블랙이라는 표현은 한국사회에서 정신건강 문제를 경험하는 사람들이 놓인 권력관계적 불평등을 응축한 뼈아픈 말일 것이다. 정신건강 문제의 사회적 불평등을 해결하는 것은 저자들이 제안하듯 특정 집단에 대한 수직적 개입을 넘어 사회 정책 전반에 걸친 지난한 노력이 필요한 쉽지 않은 길이다. 그럼에도 손쉽게 빠져드는 혐오와 차별의 경로 속에서 한국사회가 모두에게 더 정의로운 사회로 나아가기 위해 정신건강 문제는 반드시 직면해야 할 과제임에 틀림없다.

17장. 폭력

김명희, 경상국립대학교 사회학과 교수

이 장은 폭력 예방 분야와 미국 질병통제예방센터(CDC)에서 일하고 있는 두 명의 저자가 공동 집필하였다. 사회학을 전공한 제임스 A. 머시 박사는 아동 학대 및 청소년 폭력 전문가로 공중보건 문제로 폭력을 조사한 최초의 사람 중 한 명이다. 그는 3년 이상 폭력 예방에 대한 과학적 접근 방식을 개발해 왔고, 현재 질병통제센터의 폭력 예방과(DVP)의 책임자를 맡고 있다. 학부에서 심리학과 사회학을 전공하고 임상 심리학으로 박사학위를 받은 사라 대그 박사는 청소년 데이트 폭력 및 성폭력의 원인과 예방 전략을 주로 연구하며, DVP의 수석과학자로 일하고 있다.

저자들의 일관된 관점은 폭력의 문제를 사회 불의(social injustice)의 맥락에서 바라보고 공중보건 접근과 연결하는 것이다. 사회 불의는 근본적으로 폭력과 연관되어 있다. 경제적 착취나 빈곤의 문제와 같은 '경제적 형태의 사회 불의', 증오 폭력이나 성불평등으로 표출되는 '문화적 형태의 사회 불의', 정치적 억압이나 정의의 불공정한 집행으로 나타나는 '제도적 형태의 사회 불의' 등이 그것이다. 이 점에서 사회 불의는 폭력의 원인이자 결과라고 할 수 있다. 따라서 폭력을 도구로 자행되는 사회 불의의 건강상 결과를 예방하기 위한 실천 전략 또한 사회 불의의 영향을 축소하는 맥락에서 제시된다. 사회 불의의 비용을 높이고, 집중된 빈곤의 영향과 사회적 거리를 줄이며, 성평등의 규범과 민주주의 제도를 강화하는 것이야말로 사회정의를 찾아가는 공중보건 실천이 될 수 있다는 것이다.

이러한 관점은 폭력이 유발한 인간 고통의 사회적 맥락을 복원함으로써 현대 한국사회에서 점차 강화되고 있는 환원주의적 접근법에 대한 대안적 관점을 제시한다. 저자들이 강조하는 다학문적 접근법도 의과학적 해법과 사회정치적 해법을 통합하는 견지에서 주목할 만하다. 이 글을 통해 독자들은 폭력과 건강의 문제에 관한 과학에 기반하고 다학제적인 접근법의 새로운 가능성을 발견할 수 있을 것이다.

18장. 환경보건

황승식, 서울대학교 보건대학원 부교수

대학원에서 환경역학 수업을 진행하면서 환경정의에 대한 개략적 소개를 위해 배리 레비 선생이 2013년에 발간한 『사회정의와 건강』 초판 책자를 참고 도서로 활용했다. 1970년대 말에 시작한 환경정의 운동은 모든 사람이 위해 물질에 대한 노출과 환경 상태 저하로부터 보호받아야 한다는 기본권 개념에서 출발했고, 특정 인구 집단에 더욱 큰 영향을 주는 환경오염이 사회적 불평등의 대표적 사례라는 인식에 기초한다. 우리나라 헌법에도 1980년 제5공화국의 8차 개정 헌법에 "모든 국민은 깨끗한 환경에서 생활할 권리를 가지며, 국가와 국민은 환경보전을 위하여 노력하여야 한다"에 환경권이 명시되어 있지만, 기후변화와 환경 정의의 시대에 실체적 권리로 보장하기 위해 해결해야 할 문제가 산적해 있다.

한양의대 예방의학교실 신영전 교수님의 제안으로 『사회정의와 건강』 제3판 18장 「환경보건」을 기꺼이 번역하겠다고 나섰지만, 코로나19 팬데믹이라는 감염병 재난 상황을 맞아 우리나라에 많지 않은 예방의학과 공중보건 전문가가 수행해야 할 역할을 나눠 맡느라 번역 작업이 차일피일 미뤄졌고 결국 책자 발간 일정이 지체되는 민폐를 끼치고 말았다. 인류라는 집단 지성의 결과물인 코로나19 백신 개발과 도입으로 팬데믹이라는 긴 터널의 끝이 보이는 현재, 인류가 대처해야 할 심각한 문제인 기후변화에 대처하는 전략으로 저자는 학제 간 부문 간 접근의 중요한 사례로 지구 보건(planetary health)을 강조하고 있다. 팬데믹을 극복하고 일상으로 돌아갔을 때도 여전히 인류가 풀어야 할 심각한 문제인 기후변화 대처에도 집단 지성이 발휘될 수 있을 것이라는 소심한 낙관으로 역자 소감을 맺는다.

19장. 노동안전보건

김인아, 한양대학교 의과대학 직업환경의학교실, 보건대학원 교수

이 장의 저자는 일리노이-시카고 대학교의 린다 래 머라이 교수이다. 맞다. 1886년 헤이마켓 사건이 있었던, 그리고 직업의학의 선구자인 앨리스 해밀턴이 활동했던 '헐 하우스(Hull House)'가 있었던 바로 그 지역의 대학이다. 미국 이민자들의 정착지를 기반으로 대학을 다닌 린다 래 머라이 교수는 10대 이후 마르크시즘을 공부하기도 하였고 의사가 된 후에는 캐나다 위니펙 매니토바 노동조합의 보건의료책임자를 맡기도 했다.

저자의 생애사를 자세히는 모르지만, 단편적인 정보를 인터넷에서 확인하면서 저자가 19

장에서 노예노동에서 시작된 권력관계가 현재의 고용관계와 노동조건에 영향을 주고, 불평등을 증가시킨다는 주장을 하는 배경을 이해할 수 있었다. 저자는 노동과 자본의 권력관계가 노동자 건강을 결정한다는 사실을 설명하기 위해 미국 노동운동의 역사를 비판적 시각으로 바라보며 현재의 세계화와 신자유주의가 노동보건에 미친 영향까지를 조망하고 있다. 그리고 다양한 제도적 개선과 함께 민주주의에 기반하여 고용과 노동조건의 불평등을 해소할 수 있도록 사회정의를 추구하는 원칙적 노동운동이 필요하다고 주장한다.

미국의 역사와 상황을 읽고 있는 와중에도 한국의 상황이 겹치고 저자의 주장에 저절로 고개를 끄덕이게 된다. 열악한 비닐하우스 숙소에서 지내다가 코로나-19에 집단 감염된, 냉동창고 화재로 사망한, 비정규직으로 일하다 사라져간 노동자들과 청년들의 얼굴이 겹친다. 중대재해에 대한 처벌을 강화하는 법률이 시행되고 아프면 쉴 권리를 모두가 요구하는 세상이 되었지만 노조 조직률이 10% 정도에 불과한 한국에서 노동자의 안전과 건강이 자본보다 우선시되는 권력관계는 어떻게 형성할 수 있을 것인가? 이 무거움을 견뎌내고 함께 하기 위한 자세를 벼려야 할 때가 아닌가 싶다.

20장. 구강보건

김남희, 연세대학교 치위생학과 교수

이 장('구강보건' 챕터)은 미국 구강보건의 현안 문제점을 숨김없이 드러내고 그 쟁점들의 구체적인 해결방안과 전략을 이 책(Social Injustice and Public Health)의 한 부분을 할애해서 피력하고 있다. 미국이 '사회정의 구현을 위한 공중보건'의 엄연한 한 영역으로서 구강보건을 다루며 그 비중과 근거의 무게가 가볍지 않다는 사실만큼은 우리 한국사회가 기억하고 배울 점이다.

이 '구강보건(Oral health)' 챕터가 한국사회에 던져주는 함의는 분명하다. 치과계 내부와 외부(정부 보건정책) 모두가 구강보건과 관련된 사업과 정책 등을 지금 이대로 (변화 없이) 지속시키는 것이 사회 불의일지 모른다. 한국은 미국과 다르게 모든 국민이 건강보험 보장 혜택을 받는데도 불구하고 국민의 구강건강 수준과 구강보건 쟁점은 미국과 거의 비슷하다. 게다가 지난 반세기 동안 한국의 구강보건 인력과 시설이 증가한 속도와 기울기만큼 국민의 구강건강은 증진되지 못했고 구강건강 불평등은 뚜렷해졌다. 지금까지와는 다른 전략과 방식의 국가 및 지역단위 구강보건 정책과 사업이 필요하다는 반증을 시사한다. 구강건강이 (전체) 건강과 '매우 밀접한 관계'가 있으며 구강이 건강해야 '건강(overall health)하다'고 주장하는 사람도 소위 치과 분야 사람들이다. 한국의 보건정책에서 구강보건은 이(tooth(齒), 중의적으로 씀)보다 급하고 심각한 사안 뒤로 밀리고, 구강 관리를 소홀히 한 게으르고 무지한 탓이라며 '개인적으로 감당'하게 한다. 켜켜이 참아 둔 구강 문제는 중년 이후 노년기 삶의 전반을 괴롭히는 주범이 되며, 가족 갈등의 원인이 되기도 한다. 이는 결국 우리 사회가 떠안아야 할 짐으로 쌓인다.

이 장은 미국의 구강보건을 이끄는 두 명의 큰 학자가 공동으로 작업하였다. 하버드 대학교 치과대학 구강정책 및 역학교실 교수이자 세계보건협회 구강보건실무단 부의장을 맡고 있는 미론 알루키안 주니어는 수돗물 불소화사업의 효과를 주도적으로 증명해 왔고, 미국 공중보건 영역에 구강보건을 위한 인프라와 체계 구축에 앞장서 온 전문가로서, 의무감 보고서의 구강보건 부분을 집필하였다. 그리고 앨리스 호로위츠 교수는 치과위생사로서 미국 공중보건을 주도하는 교육자이자 연구자로 영향력이 큰 학자이다. 주로 건강 문해력(health literacy)을 높이고 충치를 조기에 예방하는 기전과 방법을 연구하였고 미국 구강건강 불평등 해소를 위한 정책들을 이끌어왔다.

구강보건과 관련된 사회 불의를 지적하는 저자들의 주장은 미국 치의학계(내부)뿐 아니라 정부의 보건정책(외부)을 겨냥한다. 미국은 사회 불의로 인해 많은 사람이 구강질환을 앓고 있다(silent epidemic). 그 이유는 첫째 식품, 담배, 광고산업의 무분별한 판매 전략을 규제하지 않고 묵인하는 치의학계의 무관심 때문이고, 둘째는 수많은 사람들이 치료받지 못한 채 고통 받고 있는데도 불구하고 구강질환 예방과 치과진료 접근을 위한 보건정책에 주력하지 않기 때문이다. 우선순위를 낮게 두는 이유는 건강(overall health)을 위해 구강건강이 필수적이라는 인식이 부족한 탓이고, 이는 또 치의학 전문가가 보건정책 결정 과정에 참여하지 않았거나 혹은 못하였기 때문으로 설명하고 있다. 이 외에 치의학계가 범하는 사회 불의는 구강보건인력[치아치료사(dental therapist)와 치과위생사(dental hygienist)]의 직무를 규제함으로써 사회·경제·지리적으로 치과진료 접근이 열악한 지역주민의 치과진료에 방해를 초래하는 것 그리고 건강보장 프로그램(메디케이드나 아동건강보험)에 참여율이 낮은 것도 그러하다는 주장이다. 사회 불의를 줄이기 위해 정부가 나서야 할 사안은 메디케어에 치과진료 건강보장을 강화하고 국가 혹은 지역단위 보건기관에 전문적으로 훈련된 구강보건인력을 배치해서 공중보건 활동을 조장하고 장려하는 것이다.

21장. 국제보건

장효범, 세계보건기구 기술전문직원

이 장은 이 책의 편집자인 배리 레비가 직접 쓴 3개 장 중 하나다. 다른 2개 장이 편집자로서 쓴 전체 서문과 본래 직업환경의학자로서의 전문분야인 환경보건(18장)에 대한 내용이라는 것을 생각하면, 그가 직접 저술한 이 장은 기후변화, 전쟁, 테러, 난민 등 다방면의 분야에 관심을 갖고 저술활동을 해온 그의 국제보건 문제에 대한 각별한 관심을 보여준다고 할 수 있겠다.

사회 불의는 그 어느 곳에 나타나든, 세상 모든 곳에 존재하는 사회 불의를 반영한다. 이 장에서는 중저소득 국가들에 나타나는 광범위한 사회 불의와 공중보건에 끼치는 영향에 대해 다루고 있다. 중저소득국 내 사회 불의 현상으로는 절대빈곤, 기아, 영양실조, 인권 침해, 납치와 인신매매, 부패 등 국가 내부에서 기인한 것들도 있지만, 불충분한 대외원조, 높은 대외부채, 세계화로 인한 무역 장벽과 불공정한 투자, 두뇌 유출, 국제 무기 거래, 그리고 유해물질 수입과 유해산업 이전 등, 고소득 국가, 초국적 기업, 국제금융기구들의 권력구조와 정책에서 기인하는 대외적인 요인 또한 크다. 즉 사회 정의와 건강 문제의 해결은 전 세계적이어야 하며, 온전한 사회 정의는 고소득 국가뿐만 아니라 중저소득 국가에서도 실현되어야 한다는 것이 저자의 궁극적 주장이다.

2020년 전 세계를 덮친 코로나바이러스 범유행은 건강과 보건 문제가 일부 국가나 지역이 아닌 전 세계 공통의 문제가 될 수 있다는 것을 충격적으로 알려주었다. 이 책의 번역 작업이 계속되고 있는 2021년 초중순부터는 전 세계가 합심하여 초단기간에 개발된 코로나 백신이 본격적으로 접종되면서 판데믹이 종식될 수 있다는 희망을 가져다주고 있지만, 고소득 국가들이 백신 물량을 독점하면서 중저소득 국가에 대한 백신 공급과 접종은 원활치 못한 실정이다. 일찌감치 백신 대규모 접종에 성공해 집단면역을 획득하고 마스크를 벗어던지고 있는 고소득 국가들에 비해, 중저소득 국가들은 나날이 악화되는 코로나 상황을 힘겹게 버티며 언제 올지 모르는 백신을 기다리고 있다. 사회정의와 건강이 전 세계적으로 실현되어야 한다는 저자의 주장이 그 어느 때보다도 적절한 시기이다.

22장. 사회정의와 인권

서현수, 한국교원대학교 교수, 한국인권학회 연구위원장

이 장은 건강과 인권 영역에서 국제적, 지역적(local) 차원을 넘나들며 연구하고 활동해 온 두 명의 전문가가 공동 저술하였다. 소피아 그러스킨은 서던캘리포니아 대학교에서 예방의학 및 법 전공 교수로 활동하며 같은 학교의 글로벌건강연구소 소장을 겸하고 있다. 의학과 법학의 경계를 가로지르며 그녀는 세계보건기구(WHO), 유엔개발계획(UNDP), 유엔인구기금 등 국제기구들은 물론 다양한 국가의 시민사회 단체들과 협력해 왔다. 폴라 브레이브먼은 샌프란시스코 캘리포니아 대학교의 가정 및 지역사회 의학 교수로 건강불평등센터 소장을 겸하고 있다. 그녀는 25년 이상 건강 형평성과 건강의 사회적 결정요인들에 대해 연구를 지속해 왔고, 건강불평등, 특히 산모와 영유아 건강에 관한 연구와 실천을 중점 수행하였다.

이 장에서 저자들은 건강과 인권의 연관성에 대한 검토를 바탕으로 공중 보건의 증진을 위하여 다양한 인권 원칙, 규범, 기준, 법률, 책임성 기제들을 적극 활용할 것을 촉구한다. 저자들에 따르면 인권의 규범과 원칙들은 건강과 사회정의 이슈들을 분석하고 공중보건 영역에서 정의를 옹호하기 위한 효과적 틀과 도구를 제공할 수 있다. 예컨대, 미등록 이주노동자들의 인권을 보호하는 것은 이들이 작업장의 불량한 위생 상태에 대해 강제추방 등의 두려움 없이 보건당국에 보고하도록 허용함으로써 공동체의 건강 증진에 중요한 기여를 할 수 있다. 나아가, 인권 원칙과 규범들은 건강 증진을 위한 제도와 정책 프로그램의 디자인과 실행을 위한 핵심적 틀을 제공한다.

2020년 이후 전 세계인들의 일상 풍경을 바꾸어놓은 코로나 19 팬데믹 위기는 새로운 사회적 위험들이 출현하는 후기 근대 사회로의 전환기 속에서 체계적이고 효과적인 공중보건 정책의 중요성을 드러냈다. 신종 감염병으로부터 자유로운 국가나 계층이 존재하는 것은 아니지만 동시에 코로나 19의 의료적, 사회경제적 영향은 국가와 계층, 연령, 젠더, 민족/ 인종 등에 따라 많은 불평등한 차이를 만들어냈다. 건강과 건강 불평등에 영향을 미치는 다양한 사회적 결정요인들에 주목하면서 인권 원칙에 기반한 사회정의 실현 방안을 모색하는 이 책은 코로나와 포스트 코로나 시대의 공중보건 정책을 고민하는 이들에게 하나의 훌륭한 나침반을 제공할 것이다.

23장. 공중보건사업을 통한 사회 정의의 증진

송은철, 서울특별시청 시민건강국 감염병관리과장

이 장은 로버트 우드 존슨 재단 연구-평가-교육 부서의 최고위 과학 책임자인 알론조 L. 플라우와 공동연구원인 프리야 간디가 공동 작업하였다. 알론조 L. 플라우는 25년간 공중보건사업 분야에서 활동하고 있으며, 2009년에서 2013년까지 로스앤젤레스 카운티 공중보건부에서 공중보건 비상 대비 및 대응 부서의 책임자로 있었다. 코넬 대학교에서 박사를, 예일 대학교에서 보건학석사를 받았고, 하버드 대학교, 터프츠 대학교, 보스턴 대학교에서 강의하였으며, 현재 워싱턴 대학교 보건대학원의 임상 교수와 로버트 우드 존슨 재단의 부이사장으로 재직 중이다.

공중보건사업이 사회 정의를 증진하는 방향으로 점차 발전하고는 있지만, 근본적인 변화가 지속적으로 필요하다. 공중보건사업이 사회 불의가 건강에 미치는 영향을 다루기 위해서는 개인의 행태 변화와 보건 서비스의 효과 향상을 넘어, 건강의 사회적 결정 요인과 인종, 계급, 성별 등 다양한 요인에 의한 차별의 건강 결과에 중점을 두어야 하며, 불평등의 근본 원인을 직시하고, 이러한 근본 원인을 다루는 것을 가로막는 재정적, 정치적 등 다양한 장벽들에 대응하는 것이 필요하다.

1978년 알마아타 선언에서 모든 인류에게 건강(Health for All)을 달성하기 위한 도구로 일차보건의료를 강조한 이후 우리나라의 공중보건사업은 일차보건의료의 개념을 바탕으로 발전해 오고 있다. 그러나 건강권, 건강 형평성과 같은 개념들이 공중보건사업에 본격적으로 반영되기 시작한 것은 그리 오래되지 않았으며, 아직 개인의 행태 변화를 넘어 사회 정의의 문제의식까지 도달하고 있다고 보기는 어렵다. 그렇지만 국민건강종합계획에서 건강 형평성을 목표 중 하나로 제시하고 있고, 다양한 공중보건사업에서 건강의 사회적 결정요인을 고려하고, 지역사회 참여를 강조하는 등 변화가 지속적으로 진행 중이다.

24장. 지역사회와 개인의 역할 강화

김정회, 국민건강보험공단 건강보험연구원 연구위원

이 장은 지역사회 대상 연구를 주로 한 네 명의 저자가 함께 작업하였다. 로버트 애런슨 교수는 지역사회 개입의 결과로 지역사회 수준의 변화를 평가하는 방법 개발을 주로 연구하며, 건강 결과의 불평등에 대해 생태학적 접근을 적용하는 전문가이다. 노스캐롤라이나 보건교육과 교수인 케이 러브레이스는 공중보건 인프라를 개선하는 데 중점을 두고 있다. 노스캐롤라이나 명예교수인 존 해치는 건강증진과 질병예방 분야를 주로 연구하였으며 지역사회 보건센터의 가치를 입증하는 데 기여하였다. 토니 화이트헤드는 메릴랜드대학교 인류학 명예교수로 인류학적 방법과 이론, 특히 지역사회 기반 환경에서 건강 프로그램을 통합하는 연구를 주로 하고 있다.

　지역사회 불평등은 사회적으로 생산되며, 이러한 불평등을 해결하기 위해서는 개혁적이고 근본적인 접근과 사회의 광범위한 영역에서 작동하는 포괄적인 접근이 필요하다. 사회적 불평등과 사회 불의로부터 나오는 결과를 바로 잡기 위해서는 다수준 전략이 필요함을 강조하고 있다. 그리고 지역사회 역량과 개인의 기술이 지역사회 문제 해결에 기여할 수 있는 방식으로 설계되고 실현되는 것이 중요하다. 질병과 장애를 예방하고 사회 정의를 증진하기 위해 지역사회와 개인의 역할 강화가 필요하며, 이를 위해 지역사회가 가지고 있는 장점과 자산인 개인 구성원, 사회 네트워크, 사회자본을 통해 지역사회의 현재 건강 문제와 근본적인 원인을 해결하는 능력을 강화시킬 수 있다고 제시하고 있다.

　최근 인구고령화로 인해 지역사회에 대한 관심이 주목을 받고 있지만, 한국사회는 지역사회 및 공동체 기능과 역할이 많이 약화되었다. 인구고령화라는 큰 사회 쓰나미를 어떻게 대처할 것인가에 대한 대안으로 지역사회 통합 돌봄이라는 국가 정책이 이슈가 되고 있다. 한국은 사회경제적으로 많은 성장을 하여 국가는 부유해졌지만 사회적 불평등과 함께 건강 격차도 더욱 커지고 있는 상황이다. 그뿐만 아니라 사회적 경제적 불평등이 건강 격차에도 영향을 미치고 있다는 연구와 논의는 지속되고 있지만, 근본적인 해결을 위한 정부 정책이나 대안은 적극적으로 이루어지지 못하고 있다. 사회불평등과 건강 격차를 줄이기 위해서는 건강행태 개선이나 질병 관리 등을 더 이상 개인의 몫으로 남겨둬서는 안 됨을 강조하고자 한다. 한국사회는 이 장에서 강조한 사회정의를 위해 지역사회와 개인의 역할을 강화해야 할 시기이다. 앞으로 개인과 지역사회에 대한 변화가 필요한 시점이며, 개인은 지역사회 생활에 필수적이고 집단적으로 참여할 때 지역사회와 사회 변화의 원동력이 될 수 있다. 개인주의가 아니라 상호의존성을 의식하고 참여하는 개인이 되어야 한다.

25장. 공중보건 교육을 통한 사회정의 증진

이은영, 가톨릭꽃동네대학교 간호학과 조교수

　로버트 S. 로런스 교수는 존스홉킨스 블룸버그 공중보건대학교 환경보건과 공학과 명예교수이다. 그는 1996년 존스홉킨스 블룸버그 공중보건대학에 살기 좋은 미래를 위한 센터를 설립하였다. 이 센터는 형평, 건강 그리고 지구의 자원에 관심을 둔 다학제 전문가로 구성되었으며, 식생활, 식품 생산 체계, 환경 그리고 인류의 건강 간의 관계에 대하여 연구하고, 교육하고, 옹호 활동을 하고 있다.

　이 장에서는 공중보건 교육 프로그램에서 사회정의를 증진할 수 있는 교육 기회를 살펴보고자 제2차 세계대전 종식 이후에 인권법의 발전과 함께 제기된 건강에 대한 권리와 건강에 대한 사회적 결정요인에 대한 양적·질적 연구의 큰 진전에 대하여 검토하였다. 그리고 사회정의를 반영한 공중보건 교육과정의 핵심에 건강에 대한 권리와 건강의 사회적 결정요인에 대한 교육이 있어야 한다고 주장하였다. 지역사회 참여 공중보건 석사 프로그램의 사례를 제시하고, 사회정의를 반영한 공중보건 교육 프로그램 확대를 위한 구체적인 활동 어젠다를 소개하였다.

　한국사회에서 건강권과 건강의 사회적 결정요인에 대한 이해는 점차 널리 퍼지고 깊어지고 있다. 그러나 보건의료계열 교육과정에서 건강권과 건강의 사회적 결정요인을 통합하여 교육하지는 않고 있다. 따라서 그동안 분절적으로 교육하고 있는 건강권과 건강의 사회적 결정요인을 교육을 통한 사회정의 증진의 핵심에 두고 교육과정을 운영할 것을 제안한 점은 신선하며 향후 우리 교육과정에 시사하는 점이 있다.

26장. 생태사회이론

김유미, 한양대학교 의과대학 예방의학교실 및 보건대학원 부교수

　맥마흔의 원인망모형(web of causation)에 "누가 거미를 보았는가"라는 도발적 질문을 던졌던 낸시 크리거는 자신의 역학이론을 생태사회이론(Ecosocial theory)으로 정리한다. 인구 집단 건강의 분석을 위한 이론으로서, 사회부정의를 과거와 현재의 시공간 척도에서 사회불평등의 생물학적 (체현을 핵심으로 하는) 표현으로 개념화하는 프레임워크이다. 이 프레임워크 위에서 공공보건연구의 근본으로 사회정의를 고찰한다. 사회 불의와 이의 건강 영향을 해석하고 방책을 찾기 위해, 크리거는 바탕이 되는 이론을 집요하게 추구하면서도 개별 핵심 문제

를 두텁게 다루고 있다.

한국에서 평등에 대한 시민의 요구가 포화되고 있다. 건강불평등과 형평에 대한 연구도 활발하다. 그러나 왜 부정의는 여전한가? 같지 않음을 불평등으로 오독하는 일이 많기 때문에, 정의와 가치에 기반한 연구에 대한 성찰이 더욱 절실하다.

27장. 국제 및 국내법을 통한 인권의 보호

이훈상, 국제보건개발파트너스(GHD) 대표파트너

이 장은 건강과 인권 및 법학 전문가인 두 명의 저자가 공동작업을 하였다. 법학박사인 헨리 A. 프리드만 전 소장은 국가법과경제정의센터(NCLEJ)의 소장으로서 오랫동안 공공 이익의 대변자로서 역할을 해왔으며, 그가 국가법과경제정의센터의 소장으로 있는 동안 센터는 전국의 지역사회기반 조직들과 함께 저소득층과 소외계층을 옹호해 왔으며 특히 이들을 위한 메디케이드, 푸드스템프와 현금지원을 보호하기 위한 기념비적 사법 소송 사례를 이끌어왔다. 노스이스턴 대학교의 법학과 교수인 마샤 F. 데이비스는 인권과 여성권 및 사회정의 분야에서 일해 왔으며, 사회보장권리운동(welfare rights movement)에 대한 연구를 진행해 왔다.

저자들은 국제법과 국내법이 인권을 보호하는 데 결적정인 역할을 할 수 있으며 이를 통해 사회적 불평등을 줄이는 데 역할을 한다고 주장한다. 근본적인 인권의 개념은 개인이 국가의 법적 규약(legal code)에서 찾을 수 있는 권리를 초월하는 타고난 권리를 가지고 있다는 믿음에서 기반하는데, 저자들은 인권적 기준을 기반으로 한 국제법 및 국내법 및 국제법의 적용은 사회보장제도를 통해 소득보장을 달성하고 보건의료서비스에 대한 권리를 보호하는 등 사회 불의를 줄이는 역할을 할 수 있다고 주장한다. 나아가 국내법과 국제법은 사회정의의 국제적인 어젠다를 달성하는 데 역할을 할 수 있는데, 인권에 기반한 건강권(right to health)의 개념을 통해 중저소득 국가들의 열악한 보건의료 현황의 개선 및 고문의 예방 등에 대한 주장의 근거가 될 수 있으며, 전략적으로 잘 활용된다면 국내, 국제 인권법들이 사회 불의에 맞서 싸우고 인권을 달성하는 데 강력한 도구를 제공할 수 있음을 제시하였다.

한국 사회에서는 소득보전 등에 있어서의 사회보장과 건강에 대한 권리를 위한 보건의료서비스의 제공이 복지적 혜택의 차원에서 시혜적인 측면으로 여겨지면서 사회적 비용을 초래하는 요소들로서 여겨지는 경우들이 많다. 이를 통해 어떠한 정권이 들어서든 경제적 논리에 따라 기초적인 복지와 소득의 보전 및 건강에 대한 의료서비스 및 공공의료의 확충과 건강의 보장이 경제적 부담의 차원에서 도외시 될 수 있는 사회정치적 상황이 있을 수 있다. 이러한 가운데 한국에서도 인간 본연의 권리 및 국민의 권리로서의 기초소득과 사회보장에의 구현 및 건강권(Right to Health)으로서의 의료의 보장과 공공의료체계 구축을 달성하는 주요 기재로서 인권의 개념에 기반한 국제법과 국내법을 적극 활용하여 접근하는 것은 공중보건에서 사회적 정의의 구현에 의미가 클 것으로 보인다.

28장. 1960년대의 사회운동으로부터 배우기

이용우, 영남대학교 경제금융학부 부교수, 역사문제연구소 연구위원

이 장은 본문에서 언급되는 사회운동에 직접 참가한 경력이 있는 2명의 저자가 공동 작업하였다. 현재 와일 코넬 의과대학 교수인 올리버 페인 교수는 1960년대 미국 의료개혁운동의 축이었던 링컨병원에서 레지던트과정을 수료하였다. 그의 주된 관심은 의료전달체계의 개혁이다. 그는 전국적으로 의료 혜택, 의과대학원 교육, 보건의료의 질, 공중보건, 의료사고, 반독점 등 광범위한 분야에 걸친 정책 형성에 관여한 바 있으며, 지역적으로는 취약 계층의 의료서비스 접근에 대한 문제해결에 주력해 왔다. 샬럿 필립스 박사는 평화와 사회정의를 위해 노력해 온 브루클린 포 피스의 공동 창설자이며 현 의장이다. 그녀는 뉴욕의 공공병원에서 소아과 의사로 근무하였으며 특히 아프리카계 미국인, 아이티, 자메이카, 남미, 서아프리카 이주민 환자들에 대한 의료행위에 주력하였다. 그녀는 소아과 의사로서 전쟁과 폭력을 중요한 공중보건 이슈로 간주하며 이런 생각에서 지난 29년간 지역에 기반하여 다양한 이슈를 제기하는 비당파 기구인 브루클린 포 피스의 활동에 매진해 왔다.

이 장은 1960년대에 시작되거나 성장한 흑인민권운동, 학생운동, 의료개혁운동, 반전운동, 여성운동, 동성애자 인권운동 등이 어떻게 사회 불의와 공중보건에 영향을 미쳤으며, 또한 현재에도 여전히 영향을 미치고 있는지 검토한다. 흑인민권운동은 미국 남부 병원에서의 인종분리 철폐, 의과대학에서의 소수자 입학 프로그램 설립, 지역사회 의료센터들의 성장, 참여연구의 확장에 공헌했다. 학생운동은 많은 보건의료 관련 전공 학생들이 지역사회와 연관을 맺게 했으며, 궁극적으로 대학 의료센터들이 전통적인 연구, 교육, 환자 돌봄의 사명에 더해 지역사회 의료서비스를 포함하도록 이들 기관에 도전하였다. 반전운동에서의 의료전문가들의 참여는 베트남전의 종식에 기여했으며, 이후 공중보건과 의료관리 영역에서 수십조 달러의 돈이 군사 영역으로 흘러가는 것에 저항하도록 했다. 여성운동은 여성 관련 보건 이슈들에 대한 새로운 관점을 제공했고 의학교육에서의 양성평등이 성장하는 것에 공헌했다. 동성애자 인권운동과 에이즈 환자 인권운동은 LGBT 환자들과 에이즈 환자들의 처우에 있어 극적인 변

화를 초래했다. 우리는 이러한 운동으로부터 무엇을 배웠는가? 가장 뚜렷한 교훈은 사회 변혁적 변화가 발생하려면 사회운동이 필수적이라는 것이다.

인간은 역사를 만들어나가는 동시에 역사를 배워나간다. 역사를 만들어나가는 과정은 역사를 통해 형성되어 우리 공동체에 각인되어 있는 그 무언가를 깨닫는 과정이다. 이 장의 내용은 그러한 구체적 실상을 미국의 1960년대 사회운동과 그러한 사회운동의 각인이 반신자유주의운동을 통해 드러나는 과정을 통해 여실히 보여준다. 이러한 내용은 역자와 우리사회에 엄중한 문제를 제기한다. 우리 공동체의 여기저기에 각인되어 있는 사회운동의 잔재는 어떠한 형태로 우리의 삶을 규정하고 있는가. 그리고 그러한 사회운동이 던졌던 문제는 해결되었는가. 아니 더 근본적으로 우리는 우리의 온존을 위해 노력했던 우리 공동체의 역사를 기억하고 있는가.

29장. 공평하고 지속가능한 인간개발을 통한 건강증진

이화영, 하버드 보건대학원 부연구위원

이 장은 사회적 정의에 기반한 중저소득 국가의 개발에 대하여 리처드 졸리 교수가 단독으로 집필하였다. 세계적인 개발경제학자 중의 한명으로 꼽히는 리처드 졸리 교수는 UN 사무부총장을 역임하면서, 동시에 UNICEF의 사무차장(Deputy executive director)과 UNDP의 인간개발 보고서의 부국장(coordinator)을 지냈다. 또한 매우 영향력 있는 저서인 *Adjustment with a human face: protection the vulnerable and promoting growth*를 공동 집필하였다.

사회정의는 전반적인 경제수준의 증진뿐 아니라 형평성을 증대시키는 개념도 포함한다. 형평성을 추구하면서도 충분히 경제적 성장, 효율성을 동시에 달성할 수 있으며, 인권과 경제는 조화로운 방식으로 성장할 수 있다. 이를 위해서는 국내적으로는 경제적 성장을 위한 정책들을 사회정의를 실현시키는 재분배 정책과 병합시키는 전략이 필요하며 또한 전 지구적 차원에서 이루어져야 할 노력들도 있다. 건강에서의 사회정의를 실현하는 것은 유토피아적 꿈은 아니지만, 단순히 보건의료 영역에서의 노력만으로 이루어질 수 없으며 국내, 지역, 국제적으로 더 광범위한 영역의 경제, 사회정책에서의 근본적인 행동을 통해서만 이루어질 수 있다. 보건의료 인력들은 이러한 도전 과제에 대한 정확한 이해를 바탕으로 사회 불의 감소를 위한 광범위한 행동에 적극적으로 참여해야 할 것이다.

한국은 짧은 기간 내에 경제성장을 이루었지만, 평균적 경제성장에만 치중한 나머지 경제적 불평등은 매우 심각하다. 1998년 경제위기 이후 소득불평등은 더욱 악화되었는데, 이에 따라 건강 불평등도 더욱 심화되었다. 이러한 건강불평등 해소를 위해서는 노동, 교육, 등과 같이 더 광범위한 영역에서의 근본적인 문제 해결을 위한 정책이 필요하다.

　또한 국내의 시각을 좀 더 넓혀 공여국으로서 중저소득 국가에서의 개발을 위한 정책을 시행할 때에도, 전반적인 경제 혹은 건강의 증진뿐 아니라 평등한 발전을 위한 장치가 같이 병합되는 방식으로 디자인되어야 할 것이다.

한울아카데미 2318
사회정의와 건강: 사회 불의에 맞서 어떻게 건강을 지킬 것인가?

엮은이 **배리 S. 레비** ㅣ 옮긴이 **신영전 외** ㅣ 펴낸이 **김종수** ㅣ 펴낸곳 **한울엠플러스(주)** ㅣ 편집 **조수임**

초판 1쇄 발행 **2021년 8월 30일**
초판 1쇄 인쇄 **2021년 8월 10일**

주소 **10881 경기도 파주시 광인사길 153 한울시소빌딩 3층**
전화 **031-955-0655** ㅣ 팩스 **031-955-0656** ㅣ 홈페이지 **www.hanulmplus.kr**
등록번호 **제406-2015-000143호**

Printed in Korea.
ISBN 978-89-460-7318-0 93510(양장)
        978-89-460-8097-3 93510(무선)

※ 책값은 겉표지에 표시되어 있습니다.
※ 무선제본 책을 교재로 사용하시려면 본사로 연락해 주시기 바랍니다.